前沿科技研究

THE BASIC STUDY AND CLINICS OF PANCREATIC CANCER, FRONTIER AND CONTROVERSY

胰腺癌基础与临床

——前沿与争论

主编　陈汝福　李志花　刘宜敏
主审　倪泉兴　李兆申

SPM 南方出版传媒
广东科技出版社｜全国优秀出版社
·广　州·

图书在版编目（CIP）数据

胰腺癌基础与临床：前沿与争论 / 陈汝福，李志花，
刘宜敏主编. —广州：广东科技出版社，2016.4
（前沿科技研究）
ISBN 978-7-5359-6440-3

Ⅰ. ①胰… Ⅱ. ①陈… ②李… ③刘… Ⅲ. ①胰腺
肿瘤—诊疗—研究 Ⅳ. ①R735.9

中国版本图书馆CIP数据核字（2015）第266555号

The Basic Study and Clinics of Pancreatic Cancer, Frontier and Controversy

胰腺癌基础与临床——前沿与争论

总 策 划：丁春玲
责任编辑：李 旻
封面设计：林少娟
责任校对：冯思婧 谭 曦 罗美玲 杨峻松
责任印制：彭海波
出版发行：广东科技出版社
地 址：广州市环市东路水荫路11号
邮政编码：510075
http://www.gdstp.com.cn
E-mail：gdkjyxb@gdstp.com.cn（营销中心）
E-mail：gdkjzbb@gdstp.com.cn（总编办）
经 销：广东新华发行集团股份有限公司
排 版：广州友间文化传播有限公司
印 刷：广州市岭美彩印有限公司
（广州市荔湾区花地大道南海南工商贸易区A幢
邮政编码：510385）
规 格：889mm×1 194mm 1/16 印张35 字数1050千
版 次：2016年4月第1版
2016年4月第1次印刷
定 价：268.00元

本 书 承

广东省优秀科技专著出版基金会推荐并资助出版

广东省优秀科技专著出版基金会

“前沿科技研究”系列
出 版 说 明

科学研究的真谛是勇于创新，追求真理。技术创新在某种程度上是科学的一种应用。但是发展到现在，科学与技术已经密不可分。

科技创新是新时代背景下的第一驱动力，是现代化的发动机，是一个国家进步和发展最重要的因素之一。科技创新能力是社会活力的标志，是国家实力最关键的体现。科技创新或许只是诞生于某一领域，但它具有乘数效应，常常能辐射到与之相关的其他领域，通过渗透作用放大各生产要素的生产力，提高社会整体生产力水平。

“前沿科技研究”系列致力于打造一个权威的科技原创成果发布平台，将自然科学、工程技术领域达到国内外先进水平的学术专著汇聚出版，力争最大限度地将某一领域的创新成果迅速发布、多渠道传播和及时推广应用，产生聚集辐射效应，更好地发挥科技对经济建设、社会发展的支撑引领作用，促进科技成果转化为生产力。更好地推动中国原创科技成果走出国门，走上国际学术舞台，为全球领域的创新发展贡献一份来自中华儿女的聪明才智。

“前沿科技研究”系列分设医学、工业、农业等子系列，出版该领域的最新研究成果，既有原始创新成果，也有对现有技术进行集成创新，或者是对引进技术的消化吸收再创新。作为一个开放的科技专著出版系列，我们将高度关注科技研究的重点领域和关键技术，围绕新理论、新技术、新工艺的研究进展，分批规划新的学科系列，丰富出版内容，增强科技创新驱动发展的动力和活力。

书稿的推荐遴选秉承质量第一、科学严谨、精益求精的精神，引进广东省优秀科技专著出版基金20余年100多本优秀专著评审的成熟机制：两位同行专家推荐，专家委员会半数以上人员同意方可入选。同时实行关联评委回避制度，保证入选书稿的品质。

祈望“前沿科技研究”系列能够成为中国科研人员展示原创成果的优秀平台、中国科技走向世界的桥梁纽带。

殷切期待各专业优秀科技专著的加入。

广东科技出版社

2015年12月

“前沿科技研究”系列
专家委员会

《胰腺癌基础与临床——前沿与争论》编写委员会

主　　编　陈汝福　李志花　刘宜敏

主　　审　倪泉兴　李兆申

主编助理　周泉波

编　　委　（以姓氏拼音为序）

曹铭辉　中山大学孙逸仙纪念医院
陈其奎　中山大学孙逸仙纪念医院
陈汝福　中山大学孙逸仙纪念医院
陈　双　中山大学附属第六医院
董　军　中山大学肿瘤防治中心
段朝晖　中山大学孙逸仙纪念医院
侯宝华　广东省人民医院
黄开红　中山大学孙逸仙纪念医院
黄穗乔　中山大学孙逸仙纪念医院
纪风涛　中山大学孙逸仙纪念医院
焦兴元　中山大学附属第一医院
李海刚　中山大学孙逸仙纪念医院
李江涛　浙江大学医学院附属第二医院
李志花　中山大学孙逸仙纪念医院
林浩铭　中山大学孙逸仙纪念医院
林　青　中山大学孙逸仙纪念医院
刘然义　中山大学肿瘤防治中心
刘宜敏　中山大学孙逸仙纪念医院
罗荣城　南方医科大学中西医结合医院
彭书崚　中山大学孙逸仙纪念医院
彭淑牖　浙江大学医学院附属第二医院
秦仁义　华中科技大学同济医学院附属同济医院
沈柏用　上海交通大学附属瑞金医院
唐启斌　中山大学孙逸仙纪念医院
王槐志　第三军医大学西南医院
王剑明　华中科技大学同济医学院附属同济医院
吴河水　华中科技大学同济医学院附属协和医院
吴沛宏　中山大学肿瘤防治中心
许林峰　中山大学孙逸仙纪念医院
余小舫　深圳市人民医院
虞先濬　复旦大学附属肿瘤医院
袁宇红　中山大学孙逸仙纪念医院
张世能　中山大学孙逸仙纪念医院
张太平　北京协和医院
周泉波　中山大学孙逸仙纪念医院

其他参编者　（以姓氏拼音为序）

毕卓菲　曹　喆　陈逢生　陈英圳　付志强　高文超　弓　毅　龚远锋　黄凤婷　金　赟
李爱民　李豆豆　廖　恺　刘　颜　彭娟菲　施　源　宋亚东　谭浪平　叶会霖　叶义标
叶良涛　余　敏　曾　兵　张泳欣　赵玉沛　周　玲　周　雨

主编简介

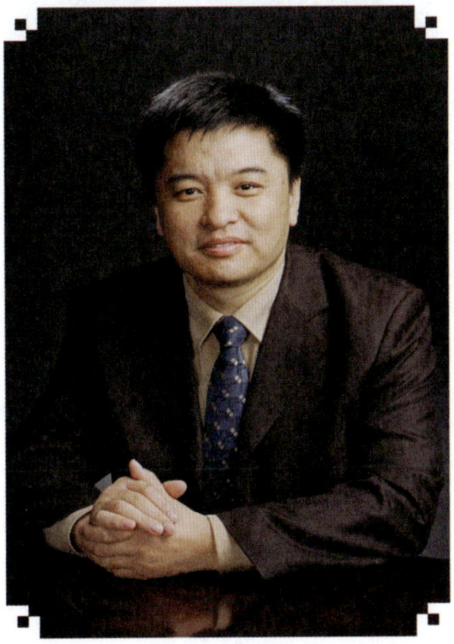

陈汝福教授

陈汝福，中山大学孙逸仙纪念医院副院长，胆胰外科主任。教授、主任医师，博士生导师。

从事外科临床工作32年，在肝胆胰脾疑难疾病的诊断和手术治疗方面积累了丰富的经验。擅长胰腺癌、胆管癌、肝癌、门脉高压症等的手术治疗；熟练进行腹腔镜胰十二指肠切除术、腹腔镜右半肝切除术、肝门部胆管癌根治术等高难度手术，率先开展达芬奇机器人辅助下肝胆胰手术、纳米刀胰腺癌消融等新技术。近年来，对胰腺疾病，如胰腺肿瘤、急性重症胰腺炎、慢性胰腺炎的个体化治疗和胰腺癌的根治性手术有较深入的研究，并提出“胰周后腹膜神经清扫可提高胰腺癌术后生存，减少局部复发率”以及“新发糖尿病可用于胰腺癌早期筛查”等观点。在国内外首先证实丙型肝炎病毒感染与肝门部胆管癌发生有关，并对其致癌机制进行了系列研究。作为学科带头人之一，其领导的普外科为国家临床重点建设专科，孙逸仙纪念医院胰腺外科成为华南地区最大的胰腺疾病疑难诊治中心。

获得国家自然基金及省部级课题14项，863子项目2项，主编外科专著6部，专利2项，获得省部级科技进步奖3项；以第一作者或通讯作者身份发表论著180篇，其中SCI收录28篇。

学术兼职：中国医疗保健国际交流促进会（中国医促会）胰腺疾病分会副主任委员及胰腺微创治疗学组副组长，中国抗癌协会肿瘤微创治疗委员会胰腺癌微创与综合治疗委员会主委，中国医师协会胰腺病学专业委员会常委，中华医学会外科分会脾脏外科学组委员，中国抗癌协会胰腺癌专业委员会委员，中国医师协会外科分会肥胖和糖尿病外科医师委员会常委；广东省临床医学学会副会长、秘书长，广东省抗癌协会胰腺癌专业委员会主委，广东省肝脏病学会副理事长、微创专业委员会主任委员，广东省健康管理学会肝胆胰病学专业委员会主委；广东省医学会外科分会副主委，广东省医师协会胰腺专业委员会副主委，广东省医师协会外科分会常委，广东省医学装备学会副理事长。《中华胰腺病学杂志》常务副主编、《中华肿瘤防治杂志》等15种学术期刊的编委。国家自然基金、教育部、科技部等重大项目评审专家。

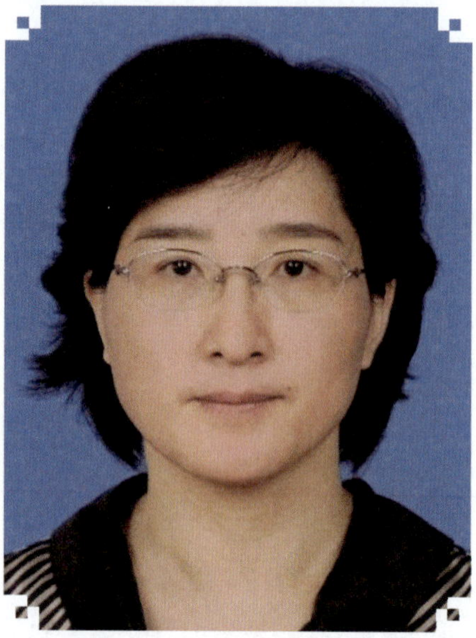

李志花副教授

李志花，中山大学孙逸仙纪念医院肿瘤化疗科副主任，副教授、副主任医师、硕士导师。

从事肿瘤临床与基础工作30多年，擅长实体肿瘤化疗为主的综合治疗，尤其在胰腺癌、肝癌、食管癌和结直肠癌等恶性肿瘤诊治方面有着丰富的经验，研究成果在*Cancer Letter*、*IJC*等核心期刊发表。承担广东省自然科学基金和广州市科技攻关项目等基金10项，获得广东省科技部三等奖1项。发表论文46篇，SCI 收录12篇，以副主编身份编写专著2部。

广东省健康管理学会肿瘤防治委员会副主委，广州抗癌协会肝胆胰肿瘤专业委员会常委兼秘书，广州抗癌协会第二届生物治疗专业委员会常委，广东省抗癌协会胰腺癌专业委员会委员。

刘宜敏，中山大学孙逸仙纪念医院肿瘤科副主任、放疗专科主任，主任医师、硕士生导师、医学硕士。

从事医、教、研工作二十余年，擅长鼻咽癌、胰腺癌、乳腺癌、宫颈癌精确放疗，以及放疗、化疗、热疗等综合治疗。在胰腺癌放射增敏方面有较深研究。近年来已发表论著40余篇，其中被SCI收录10余篇（3篇影响因子＞5分）。负责省级科研项目3项，横向科研项目2项。主译著作1部，主编著作1部，以副主译身份编译著作1部，参加编写翻译著作多部。并担任*Tumor Biology*、《中华医学杂志》《中山大学学报（医学科学版）》等杂志审稿人。香港医学科学院特聘院士。

学术兼职：广东省医学会放射肿瘤学分会常务委员、广州市医师协会放射肿瘤学分会副主任委员、广东省医学会肿瘤学分会鼻咽癌学组副组长、广东省健康管理学会肝胆胰病学专业委员会常务委员、中国抗癌协会妇科肿瘤专业委员会全国近距离放射治疗协作组委员、广州抗癌协会肝胆胰肿瘤常务委员、广州抗癌协会放射肿瘤学常务委员、广东省抗癌协会放疗专业委员会委员、广东省远程医疗标准化技术委员会专家、广东省远程医疗专家委员会专家。

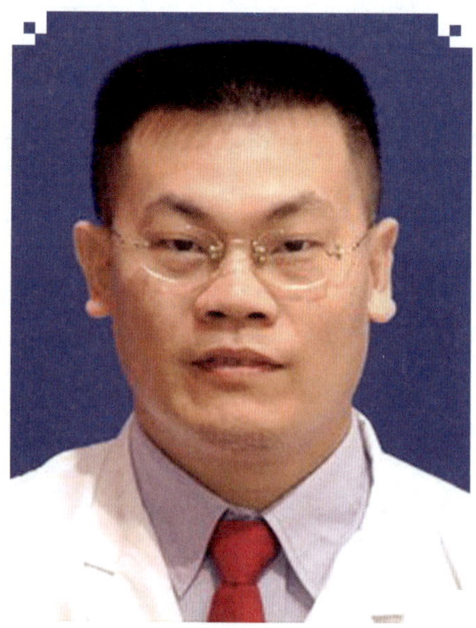

刘宜敏教授

序 Preface

胰腺癌仍是目前临床诊治最为困难的实体肿瘤。国内外研究表明，大约60%的胰腺癌患者在确诊时已发生远处转移，25%患者为局部晚期，不能行根治性切除术，中位生存期为6～9个月，不可手术切除的患者5年总体生存率不足5%。鉴于胰腺癌的研究现状，单纯强调某一方面的作用如早期诊断、外科手术方式改进、化学治疗及生物治疗等，对改善胰腺癌预后的作用有限。为此，必须重视胰腺癌的综合诊治，加强基础与临床研究的结合，寻找新的诊治方法，才能使胰腺癌治疗的总体状况有所改观。

近年来，有关胰腺癌基础与临床研究均取得了长足的进步，同时在胰腺癌诊断及治疗等方面仍存在诸多问题和争议，《胰腺癌基础与：临床——前沿与争论》一书及时总结了这些前沿研究成果，并重点介绍了胰腺癌基础与临床研究进展，以及有争议的问题，给出了当前的高级别证据及解决问题的方向。本书内容包括胰腺癌的病因研究、分子生物学机制研究进展、肿瘤标记物、手术方式改进和综合治疗，以及近年来出现的研究热点，如胰腺癌肿瘤干细胞、肿瘤表观遗传学、肿瘤微环境等。另外，本书比较全面地介绍了国际最新的胰腺癌诊治专家共识与争论。

本书主编陈汝福教授为国内知名的胰腺外科专家，参编者均来自国内著名高校，且为从事胰腺癌基础和临床研究的专业人员，所编章节均是其正在从事的研究内容，故能对前沿及热点问题提出自己的见解。本书同以往的胰腺癌专著相比，更注重胰腺痛基础及临床研究的前沿内容，并重点论述了基础与临床上的争论与热点问题。本书主题突出、内容新颖，有较强的可读性，特推荐给从事胰腺外科工作的各级临床医师、科研人员及研究生，希望能够对胰腺癌的基础与临床研究有所帮助。

中国科学院院士

北京协和医院院长

中华医学会外科分会主任委员

2016年3月于北京

内容提要 Introduction

胰腺癌仍是21世纪最凶险的恶性肿瘤之一，预后极差；其发病率有逐年上升趋势，已成为严重威胁人们健康的常见恶性肿瘤。《胰腺癌基础与临床——前沿与争论》一书全面、系统地介绍了胰腺癌基础和临床方面的相关理论和最新进展，并重点介绍了值得关注和有争议的问题。其内容包括胰腺癌的病因研究、分子生物学机制研究进展、肿瘤标记物、手术方式改进、放化疗治疗共识等，以及近年来出现的新的研究热点，如胰腺癌肿瘤干细胞、肿瘤表观遗传学、肿瘤微环境等。另外，本书及时、全面地介绍了国际最新的胰腺癌诊治相关的专家共识与争论。全书内容丰富，条理清晰，可供内、外科临床医生以及从事胰腺癌基础研究的科研人员参考阅读，也可作为其他专业的医学参考用书。

目录 Contents

第一部分　胰腺癌基础研究

第一章　胰腺癌发病机制概述 2

第一节　遗传因素 2

第二节　染色体 2

第三节　基因 3

第四节　表观遗传修饰 4

第五节　微环境 8

第六节　端粒酶 10

第七节　信号通路 11

第八节　细胞因子 15

第九节　生长因子 16

第十节　血管生成 18

第十一节　免疫耐受 19

第十二节　小结 20

第二章　胰腺癌分子生物学研究进展 22

第一节　原癌基因 22

第二节　抑癌基因 25

第三节　转移抑制基因 31

第四节　转移相关基因 33

第五节　凋亡抑制基因 34

第三章　胰腺癌干细胞的研究 37

第一节　干细胞与肿瘤干细胞 37

第二节　肿瘤干细胞的分离和鉴定 39

第三节　胰腺癌干细胞的研究进展 …… 41
第四章　胰腺癌的肿瘤微环境 …… 46
第一节　概述 …… 46
第二节　胰腺癌基质细胞微环境 …… 47
第三节　胰腺癌肿瘤微环境研究的展望 …… 54
第五章　胰腺癌的表观遗传学研究 …… 56
第一节　概述 …… 56
第二节　胰腺癌表观遗传修饰的研究 …… 57
第三节　表观遗传修饰的异常标志物对胰腺癌的诊断价值 …… 61
第四节　表观遗传修饰与胰腺癌的治疗 …… 62
第五节　胰腺癌表观遗传学研究的展望 …… 62
第六章　胰腺癌肿瘤标志物 …… 65
第一节　肿瘤标志概念及其发展历史 …… 65
第二节　胰腺癌早期诊断肿瘤标志物进展 …… 65
第七章　胰腺癌的病因学研究 …… 71
第一节　吸烟 …… 71
第二节　糖尿病 …… 74
第三节　慢性胰腺炎癌变机制 …… 76
第四节　其他病因 …… 82

第二部分　胰腺癌的诊断与分期

第八章　胰腺癌的影像学诊断 …… 92
第一节　胰腺的影像学解剖及胰腺癌病理类型 …… 92
第二节　多层螺旋CT …… 93
第三节　正常胰腺及胰腺癌磁共振成像 …… 96
第四节　胰腺癌的CT、MRI分期 …… 100
第五节　胰腺癌的影像学鉴别诊断 …… 102
第九章　胰腺癌实验室检查新进展 …… 107
第一节　血清学标志物 …… 107
第二节　分子生物学标志物 …… 112
第三节　胰腺癌相关的甲基化修饰作用 …… 116
第四节　胰腺癌相关的抗凋亡蛋白 …… 118
第十章　胰腺癌的鉴别诊断 …… 125
第一节　慢性胰腺炎 …… 125
第二节　胆总管下段癌 …… 128
第三节　壶腹癌 …… 131
第四节　十二指肠癌 …… 134
第五节　胰腺转移癌 …… 137

第六节 胆总管下段结石 …… 139
第十一章 内镜诊断和分期的研究进展 …… 145
第一节 小胰腺癌 …… 145
第二节 进展期胰腺癌 …… 147
第十二章 胰腺癌的病理学特征 …… 151
第一节 胰腺导管腺癌 …… 151
第二节 胰腺浆液性囊腺癌 …… 155
第三节 胰腺黏液性囊腺癌 …… 155
第四节 胰腺导管内乳头状黏液性肿瘤（导管内乳头状癌） …… 156
第五节 胰腺腺泡细胞癌 …… 157
第六节 其他罕见类型的胰腺癌 …… 158
第十三章 胰腺癌的早期诊断 …… 161
第一节 胰腺癌的传统检查方法 …… 161
第二节 胰腺癌早期诊断的新进展 …… 164
第三节 胰腺癌早期诊断的策略 …… 165
第十四章 胰腺癌神经侵犯的诊断与分级 …… 168
第十五章 胰腺癌的临床分期 …… 172
第一节 影像学分期 …… 172
第二节 胰腺癌的腹腔镜分期 …… 176
第三节 国际分期标准 …… 179

第三部分 胰腺癌外科治疗

第十六章 围手术期的处理 …… 186
第一节 术前一般准备 …… 186
第二节 伴有糖尿病患者的围手术期处理 …… 187
第三节 高血压患者的围手术期处理 …… 189
第四节 冠心病患者的围手术前处理 …… 190
第五节 慢性肾功能障碍患者的围手术期处理 …… 191
第六节 肝功能障碍患者的围手术期处理 …… 193
第七节 梗阻性黄疸的围手术期处理 …… 196
第八节 术后并发症的防治 …… 200
第十七章 营养支持在胰腺癌外科中的应用 …… 209
第十八章 术前可切除性评估 …… 218
第十九章 胰腺癌根治性手术方式研究进展与争论 …… 230
第一节 标准Whipple术与保留幽门胰十二指肠切除术 …… 230
第二节 胰腺癌局部或扩大淋巴结清扫的争论 …… 234
第三节 联合胰周后腹膜神经清扫的应用前景 …… 240
第四节 联合动静脉大血管切除术 …… 244

第五节 胰肠（胃）吻合方式的选择 …… 249
第六节 全胰腺切除术 …… 260
第七节 胰腺移植 …… 266
第二十章 腹腔镜技术在胰腺癌外科中的应用进展及争论 …… 285
第一节 腹腔镜在胰腺癌根治术中的应用 …… 285
第二节 腹腔镜胰体尾部切除术 …… 286
第三节 腹腔镜胰十二指肠切除的应用与争论 …… 288
第二十一章 “机器人”在胰腺外科手术中的应用 …… 298
第一节 机器人辅助腹腔镜手术系统介绍 …… 298
第二节 机器人胰腺手术国内外应用现状 …… 308
第二十二章 围手术期并发症发生的危险因素 …… 314
第一节 术前 …… 314
第二节 术中 …… 317
第三节 术后 …… 320
第二十三章 胰腺癌手术的麻醉 …… 326
第一节 胰腺癌手术患者的麻醉前准备及麻醉前用药 …… 326
第二节 临床麻醉方法 …… 329
第三节 胰腺癌手术麻醉期间的监测和管理 …… 334
第四节 胰腺癌手术麻醉恢复期的监测和管理 …… 337
第二十四章 中晚期胰腺癌的外科治疗 …… 340
第一节 重视早期诊断和术前可切除性评估 …… 340
第二节 手术R0切除和手术治疗方式 …… 341
第三节 姑息性治疗方式 …… 347
第四节 胰腺癌外科治疗的其他方面 …… 350

第四部分 胰腺癌化疗

第二十五章 胰腺癌的新辅助化疗 …… 354
第一节 开展新辅助化疗研究的必要性 …… 354
第二节 胰腺癌新辅助化疗现状 …… 354
第二十六章 胰腺癌化疗的地位 …… 357
第一节 胰腺癌化疗的发展史 …… 357
第二节 胰腺癌化疗与综合治疗的关系 …… 357
第二十七章 胰腺癌辅助化疗方案应用的争论与共识 …… 360
第一节 胰腺癌辅助化疗的现状 …… 360
第二节 胰腺癌常用化疗药物简介 …… 360
第三节 胰腺癌化疗的常见不良反应及处理 …… 363
第四节 胰腺癌辅助化疗方案专家共识 …… 365
第五节 胰腺癌辅助化疗方案存在的争论 …… 366

第二十八章 局部晚期及转移性胰腺癌的化疗 372
第一节 局部晚期胰腺癌的化疗 372
第二节 转移性胰腺癌化疗方案专家共识 374
第三节 局部晚期及转移性胰腺癌化疗最新进展 374

第五部分 胰腺癌其他辅助治疗

第二十九章 胰腺癌的放疗 382
第一节 放疗在胰腺癌治疗中的价值 382
第二节 放疗技术简介 385
第三节 胰腺癌术中放疗的研究进展 386
第四节 胰腺癌精确放疗进展 389
第五节 可手术胰腺癌术后辅助放疗 393
第六节 不能手术局部晚期胰腺癌姑息性放疗 395
第三十章 胰腺癌的介入治疗 402
第一节 经血管介入治疗 402
第二节 经皮穿刺抗癌治疗 408
第三十一章 晚期胰腺癌的内镜姑息治疗 413
第一节 胆道梗阻后支架植入 413
第二节 十二指肠狭窄或梗阻支架植入 418
第三节 胰腺癌介入治疗展望 420
第三十二章 胰腺癌疼痛的治疗 422
第一节 概论 422
第二节 外科干预 423
第三节 腹腔神经丛阻滞术 426
第四节 胸腔镜内脏神经切断术 429
第五节 HIFU 431
第六节 药物治疗 433
第三十三章 胰腺癌的分子靶向治疗 439
第一节 胰腺癌的分子病理机制 439
第二节 胰腺癌的分子靶向药物及进展 442
第三十四章 胰腺癌生物治疗前景与未来 452
第一节 免疫治疗 452
第二节 基因治疗在胰腺癌肿瘤治疗中的应用 459

第六部分 前沿与争论聚焦

第三十五章 胰腺癌多学科诊治模式的探讨 468
第一节 MDT的概念及组成 468

第二节 MDT的历史及国外胰腺癌MDT的发展 …… 469
第三节 我国胰腺癌MDT的建设历程和实施内容 …… 469
第四节 胰腺癌多学科会诊的意义 …… 473
第五节 MDT诊疗模式是胰腺病学科发展的必然趋势 …… 475
第三十六章 胰腺癌术前获取病理诊断的必要性及方法探讨 …… 478
第一节 非病理方法确诊胰腺癌介绍 …… 478
第二节 术前病理确诊胰腺癌 …… 480
第三节 术中快速病理切片确诊胰腺癌 …… 480
第四节 误切“胰腺癌”的思考 …… 481
第三十七章 胰腺外科专科化思考 …… 483
第三十八章 胰腺癌辅助治疗中尚待解决的问题 …… 487
第一节 放化疗是否都需要 …… 487
第二节 放化疗的顺序 …… 488
第三十九章 中晚期胰腺癌的治疗方法的选择 …… 490
第一节 治疗模式的转变 …… 490
第二节 影像引导下微创治疗 …… 493
第三节 治疗方式的选择 …… 496
第四十章 新发糖尿病与胰腺癌关系的研究 …… 510

第七部分 动物模型

第四十一章 胰腺癌实验动物模型 …… 518

第八部分 附录

附录1 胰腺领域专业网站、国内外期刊及投稿要求 …… 526
第一节 国外胰腺领域相关期刊 …… 526
第二节 国内胰腺领域相关期刊 …… 529

第一部分

胰腺癌基础研究

第一章 胰腺癌发病机制概述

第一节 遗传因素

胰腺癌的发病机制尚未明确，目前认为其发生是多种因素综合作用的结果。与胰腺癌发病相关的危险因素有多种，吸烟是唯一被公认的致病危险因素，高热量、高饱和脂肪酸、高胆固醇食品和富含亚硝胺的食品与胰腺癌的发生率增加有关，慢性胰腺炎、糖尿病、肥胖及长期暴露于各种物理化学生物有害环境的人群胰腺癌的发病风险亦增加。这可能与各种因素引起DNA损伤有关，这些损伤累积于细胞内，干扰正常细胞的生长、增殖、分化和凋亡进而引起肿瘤的发生。胰腺癌的发生发展过程极其复杂，根据流行病学和人类遗传学研究证据，携带癌症易感胚系突变基因或者易感多态性、低外显基因的个体是癌症的高危人群，遗传不稳定性（genetic instability，GI）与胰腺癌发生的相关性亦受到重视。人类肿瘤细胞中主要存在2种类型的GI，一种是错配修复基因突变导致的核苷酸水平的遗传不稳定性，称为微卫星不稳定性（microsatellite instability，MIN），此种不稳定性可导致点突变或小片段插入、缺失频率的增加；另一种是在染色体水平产生的遗传不稳定性，称为染色体不稳定性（chromosome instability，CIN）。目前有观点认为CIN是肿瘤发生发展过程中的早期事件，其可能是肿瘤发生的一个重要原因。

第二节 染 色 体

一、染色体不稳定性

癌细胞中出现染色体不稳定性（CIN）可能有两种原因：一种是“由于癌细胞向高恶性状态发展过程中出现的混乱状态导致的一种偶然结果”，即突变假说；一种是“CIN是肿瘤发生的一个重要原因，是肿瘤发生发展中的必然事件”，即CIN假说。目前越来越多的学者支持CIN假说。CIN主要包括染色体结构异常和染色体数目异常。结构异常包括杂合缺失（loss of heterozygous，LOH）、染色体易位、重排、基因扩增导致的染色体均染区、双微体等；而数目异常主要表现为非整倍体现象。其中，LOH是导致抑癌基因失活的一个重要机制，是肿瘤发生发展过程中的早期事件。

二、染色体不稳定性的机制

CIN的发生机制尚不十分清楚，目前认为可能是由于控制染色体活动的基因突变引起的，这些基因涉及染色体分离、DNA损伤修复、端粒功能、细胞周期调控等方面。染色体的数目异常可能是由于有丝分裂过程中染色体的错误分离造成的，这可能与参与有丝分裂检测点的功能蛋白的失活有关。一旦这些检测点失去对染色体分离的监控，就会发生染色体不分离现象，其结果是出现单体/三体的子细胞。而另一种情况就是某条染色体因未能与纺锤体纤维连接而在子代细胞的基因组中缺失。

断裂-融合-桥循环（B/F/B循环）以双着丝粒染色体和有丝分裂后期桥形成为典型的形态特征，主要由

DNA双链的断裂以及端粒的缩短和缺陷所致，是CIN的另一个主要机制。当染色体复制时，B/F/B循环可被某一丢失的端粒所启动。姐妹染色单体可在末端发生融合，融合的姐妹单体在分裂后期形成桥结构，当两个中心体的两极向相反的方向运动时，桥样结构发生断裂，由于断裂并不恰好发生在相融合的部位，所以常会发生一个子细胞获得染色体末端大量反向重复序列而另一个子细胞获得的染色体末端常伴有大段重复序列的缺失。由于这两种染色体都缺乏端粒，所以再次复制时B/F/B循环仍会出现，使DNA序列扩增和染色体末端缺失不断累积，直到染色体重新获得端粒。DNA扩增是B/F/B循环引起染色体重排的主要特征，B/F/B循环引起的扩增区域，在筛选条件严格时部分转变为肿瘤细胞的双微体。

DNA损伤修复和细胞周期检测点是人类正常细胞防止致癌剂作用的主要机制。染色体易位的主要机制则是偶发于DNA复制中的不可修复的DNA双链的断裂。人类细胞有4种主要的DNA修复途径：错配修复、核苷酸切除修复（NER）、碱基切除修复（BER）和双链断裂修复（double stand break，DSB），其中DSB修复主要由同源直接修复（HDR）和非同源末端连接（NHEJ）2种途径完成，而HDR和NHEJ与CIN密切相关。

三、染色体不稳定性与胰腺癌

如前所述，染色体不稳定性还表现在染色体的数目异常。正常细胞的染色体是二倍体，而肿瘤组织中染色体数目异常尤其是多倍体细胞的出现十分常见，这源于细胞周期中出现了染色体的错误分离或多极中心体和多极纺锤体的有丝分裂。目前普遍认为肿瘤的发生源于原癌基因的激活以及抑癌基因的突变、失活，多倍体、非整倍体不过是癌变的结果或者后期事件。然而，以每个特定肿瘤仅含有14～20个不同的突变基因计算，性质各异的肿瘤细胞的生物学特点包括染色体和表型的不稳定、非致癌性突变、多基因表型、肿瘤含特定的非整倍体以及非选择性表型等现象是无法充分解释的。越来越多数据表明，多倍体细胞表现出基因不稳定性，而这可能更容易使细胞发生遗传变化和癌性转变并最终导致肿瘤。

在全部具有CIN特征的20个胰腺癌细胞系中，胰腺癌相关基因的突变发生率依次为*DPC4* 20%、*p53* 45%、*K-ras* 75%和*p16* 90%，除此之外还表现出整条染色体或者染色体片段的增加或缺失，表明影响胰腺癌发生的因素可能是由大量的基因和非基因成分共同介导的。对胰腺癌进行比较基因组杂交研究发现，肿瘤细胞基因组常见的扩增区域在1q、7q和8q位点，且特异染色体区域拷贝数的变化对临床分期及预后有指导意义。比如，UICC分期为pT3、pT4和N_1期的胰腺癌标本中出现10q丢失过多时，强烈提示该类患者预后不良。多数胰腺癌细胞存在6、12、13、17和18号染色体缺失现象，且若频发的LOH在胰腺癌标本的某一染色体部位被检出，则可能提示在此位点附近存在与肿瘤相关的抑癌基因。在*DPC4*缺失的胰腺癌细胞系中导入该基因并不能逆转癌细胞的快速增长，而继续将整条18q位点基因导入后则有效地抑制其恶性增殖，说明除了*DPC4*，*18q*位点上尚有其他基因或者非基因成分与胰腺癌有关。近期亦有关于20q高频扩增与胰腺癌的相关性研究，其中有报道全部胰腺癌细胞系均存在20q扩增现象，提示20q位点可能是胰腺癌特征性的遗传学改变的发生位点。

第三节 基　　因

基因在人体的发生及维持正常的生理功能中发挥重要作用，但受多种因素的影响，基因发生突变或者丧失野生功能，可导致肿瘤的发生。恶性肿瘤的主要特征是基因组的不稳定性，其发生、发展涉及多种癌基因，包括原癌基因、抑癌基因、转移相关基因和转移抑制基因等。

第四节　表观遗传修饰

表观遗传（epigenetic）是指DNA序列不发生变化但基因表达却发生了可遗传的改变，这种改变是细胞内DNA序列以外的其他遗传物质发生的改变，且在发育和细胞增殖过程中通过减数分裂能稳定遗传。这种改变反映出环境因素和遗传因素的相互作用，也是遗传学中基因型相同而表现型却不同的最佳解释。尤为重要的是，通常DNA序列的改变是永久性的，而许多遗传改变是可逆的。通常，表观遗传修饰主要包括以下4个方面：DNA甲基化、组蛋白修饰、染色质重构和非编码RNA的调控。任何一方面的异常都将影响染色质结构和基因表达异常，导致复杂综合征——多因素疾病以及肿瘤。

一、DNA甲基化

胰腺癌中基因组整体化水平降低，导致遗传不稳定性增加；组织特异性基因的启动子区域出现从头甲基化，抑癌基因过度甲基化而失活，癌基因多为甲基化不足或去甲基化，导致重新开放或异常表达，细胞发生转化并向恶变发展。

（一）DNA高甲基化

高甲基化介导的基因失活是胰腺癌发生发展中的普遍现象，如APC、TSLC1/IGSF4、SOCS-1、cyclin D2、RASSF1A、WWOX、RUNX3、CDH13、DUSP6和HHIP（Hedgehog interacting protein）的异常与胰腺癌的关系得到广泛认可。胰腺癌中发生突变的$p16^{INK4a}$中未检出甲基化，而保持野生型序列的$p16^{INK4a}$其启动子CpG岛则被甲基化，基因突变或启动子甲基化均可使$p16^{INK4a}$失活，但两者不会同时存在。ppENK和$p16^{INK4a}$高甲基化的发生率在胰腺癌前病变—胰上皮内瘤—胰腺癌病变过程中逐渐增加，一般认为ppENK和$p16^{INK4a}$甲基化是胰腺癌发生发展过程中的中晚期事件，抑癌基因高甲基化可促进胰腺癌发展。甲基化差异分析研究胰腺癌发现27个CpG岛存在甲基化异常，其中13个基因高甲基化失活，SPARC和TFPI-2在正常的胰腺上皮细胞中表达，在多数胰腺癌细胞株中不表达。

（二）DNA低甲基化

DNA低甲基化包括全基因的低甲基化和局部位点低甲基化，这与叶酸代谢异常有关，参与甲基化形成的维生素B_{12}和叶酸的缺乏可增加胰腺癌等肿瘤的发病风险。研究表明亚甲基四氢叶酸还原酶的缺乏可导致DNA低甲基化和染色体的丢失，进一步证实了全基因的低甲基化可增加基因的不稳定性。胰腺癌甲基化筛查表明有7个基因*claudin4*、*lipocalin2*、*14-3-3sigma/stratifin*、*trefoil factor2*、*S100A4*、*mesothelin*和前列腺干细胞抗原在胰腺癌上皮细胞内高表达，而在正常胰腺细胞内不表达，高通量DNA芯片分析*S100P*和*maspin*也呈低甲基化状态，*S100A4*基因在胰腺癌中过度表达，这与第1内含子特定CpG位点低甲基化有关。

（三）DNA甲基化异常的分子机制

DNA甲基化是在Dnmt的作用下，以S-腺苷甲硫氨酸为甲基供体，将甲基基团转移到胞嘧啶和鸟嘌呤（CpG）的二核苷酸的胞嘧啶中5位碳原子上。Dnmtl主要起维持甲基化作用，Dnmt3a和Dnmt3b则以从头甲基化为主。生理情况下，CpG岛多为非甲基化，大部分散在的CpG二核苷酸则为甲基化状态。DNA甲基化也可能是基因序列改变、转录因子的丢失或启动子转录活性改变之后的继发事件，阻断肿瘤细胞系中DNA甲基化酶基因，发现组蛋白修饰（组蛋白H3-9甲基化）可导致*p16*基因静默。最近一项研究采用RNA干扰阻断雌激素受体表达，可导致雌激素下游基因的失活，主要机制是通过招募多梳抑制子和组蛋白去乙酰化酶结合在启动子上，导致启动子CpG岛甲基化聚集，RNA干扰是小片段双链RNA（20～30bp）分子阻断或降低同源基因表达的现象，可诱导靶向基因DNA甲基化。微小RNA在基因转录后调控中作用可能与DNA甲基化和组蛋白乙酰化密切相关。

二、组蛋白修饰

在真核细胞中，DNA以染色质的形式存在，核小体是染色质的基本组成单位，其核心主要由4种组蛋白（H2A、H2B、H3和H4）构成。组蛋白尾部可受多种共价修饰，包括乙酰化、甲基化、磷酸化、泛素化及ADP核糖基化，其中组蛋白赖氨酸甲基化与基因转录调节、基因组整合密切相关。一般认为，H3K9（组蛋白H3第9位赖氨酸残基）和H3K27甲基化与基因转录抑制相关。组蛋白修饰（乙酰化、磷酸化）是可逆的动态过程，组蛋白乙酰基转移酶（histone acetyl transferases，HATs）将乙酰辅酶A的乙酰基部分转移到核心组蛋白氨基末端上特定Lys残基的ε-氨基基团。组蛋白去乙酰化酶（histone deacetylases，HDACs）则移去组蛋白Lys残基上的乙酰基，抑制转录。HATs（例如p300/CBP、pCAF、ACTR等）或HDACs可与一些癌基因和抑癌基因产物相互作用，从而修饰或介导这些产物与细胞分化和细胞增殖有关的基因。组蛋白磷酸化主要影响信号传导通路相关激酶的活性，*c-fos*基因的活化与H3的磷酸化有关。

胰腺导管内乳头状黏液性肿瘤和正常胰腺导管上皮对比研究发现，*CDKN1C/p57KIP2*在肿瘤组织内低表达与*CDKN1C*启动子高甲基化和组蛋白乙酰化有关，*LIT1*基因低甲基化时*CDKN1C*等位基因的缺失也可导致*CDKN1C*低表达。

三、染色质重构

染色质重构使染色质结构发生一系列重要的变化，如染色质去凝集，核小体变成开放式的疏松结构，使转录因子更易接近并结合核小体DNA，从而调控基因转录等。通常，染色质重构受如下3种不同方式调控：①通过ATP依赖型重构复合体途径催化。目前已鉴定出许多种人类ATP依赖型重建复合体，如SWI/SNF、RSC、CHRAC、NURF ACF等等。这些重建复合体通过共激活因子、转录因子以及重建复合体之间的相互作用调控靶基因的表达。有些共激活因子可以结合并打开紧缩的染色质，改变DNA 与核小体中心颗粒缠绕的途径，或改变核小体中心颗粒本身的结构，从而促进转录因子及RNA聚合酶与启动子结合，起始转录。②通过组蛋白乙酰转移酶（HAT）修饰组蛋白。乙酰基转移至组蛋白末端的碱基氨基酸后，碱性组蛋白与酸性DNA之间的结合力将会降低。这一过程还需别的特异共激活因子的共同参与，而且ATP依赖型重建复合体与组蛋白乙酰转移酶HAT总是以协同作用的方式重建染色质。染色质重构通常首先发生在增强子位点，再延伸扩展到基因的启动子位点，使RNA聚合酶等与启动子结合，转录RNA。另外，乙酰化的组蛋白也可在组蛋白去乙酰酶（HD）作用下除去乙酰基，恢复紧缩的染色质结构。③重构染色质的第3种方式就是染色体内募集的多样性的组蛋白变异体，它们能改变组蛋白的稳定性，并调整被修饰的核心组蛋白。已发现组蛋白H2A、H2B、H3和H1都存在多种变异体。除了以上3 种主要机制之外，染色质重构和启动子DNA甲基化、组蛋白修饰紧密相连，任何一种组蛋白修饰组合或DNA甲基化修饰都将引起染色质构象的改变，并通过相关蛋白质因子募集转录共激活或共抑制因子，从而调控目的基因的表达。

在胰腺癌癌变分子机制研究中，胰腺癌基因组染色质重构的研究几乎还是个盲区，进行探索的人太少。期望不久的将来这一研究领域将得到学者们的关注。

四、非编码RNA

既往的研究多关注肿瘤编码基因，近年来非编码RNA（noncoding RNA，ncRNA）调控，特别是微小RNA（microRNA，miRNA）调控是表观遗传修饰中的一种新颖的基因表达调控机制。大量实验证据表明，miRNA在多种肿瘤组织中异常表达，miRNA广泛参与了基因调控网络，因此，miRNA的失调可能导致其调控的基因网络的异常，从而赋予细胞诸如无限增殖、抵抗凋亡、侵袭转移、促血管生成等恶性表型。

（一）miRNA

miRNA在基因组中多位于基因间或基因的内含子中，以单拷贝、多拷贝或基因簇的形式存在。以miRNA基因为模板，由RNA聚合酶Ⅱ或RNA聚合酶Ⅲ转录出具有茎环结构的miRNA初始转录本（pri-miRNA）；后者在核内被RNase Ⅲ成员Drosha 剪切成约80 nt的miRNA前体（pre-miRNA）；pre-miRNA由Exportin-5转运至胞浆，进一步被RNase Ⅲ家族的另一成员Dicer加工成22 nt的双链RNA；其中一条单链和RNA 沉默复合体（RNA-induced silencing complex，RISC）结合，形成miRNA-RISC功能单位。miRNA-RISC复合体通过碱基配对方式寻靶，从而实现对靶基因表达的转录后调控。miRNA与靶基因mRNA3'UTR 的碱基互补配对结合后，通过多种方式抑制mRNA 的翻译。miRNA 的种子区域（包括5' 端2～8位碱基）对于其识别和结合靶mRNA尤为重要。现已发现miRNA通过4种不同的方式抑制靶基因的表达：①抑制mRNA 翻译起始；②促使多聚核糖体脱落，抑制蛋白翻译延伸；③募集蛋白酶，降解翻译中的蛋白；④促进mRNA 降解。计算机预测显示人类细胞中至少有1/3的蛋白基因受miRNA的调控，提示miRNA 在全基因组的表达调控中起着不可或缺的作用。

胰腺癌前病变包括胰腺导管内乳头状黏液性肿瘤、黏液性囊腺瘤及胰腺导管上皮内瘤变（pancreatic intraepithelial neoplasia，PanIN）。胰腺癌前病变可能存在不同的miRNA表达谱。采用qRT-PCR和核酸锁定原位杂交的方法检测15例胰腺导管内乳头状黏液性肿瘤及对应的对照组织发现miR-155表达显著上调。有研究分析了miR-21、miR-155和miR-221在胰腺非浸润性病变（ PanIN-1、PanIN-2 和PanIN-3）的表达，结果显示，miR-155 表达上调出现在PanIN-2，而miR-21表达上调出现在PanIN-3。这些研究结果均提示miR-155表达异常出现在胰腺导管腺癌的较早期阶段，miR-155 可作为胰腺癌前病变的生物学标记物。

近几年miRNA 芯片和定量PCR 技术被应用于miRNA 的研究。有学者用这些技术研究胰腺导管腺癌的miRNA表达谱，比较胰腺导管腺癌来源的细胞系或胰腺导管腺癌组织与慢性胰腺炎、正常胰腺组织的miRNA表达情况，结果显示胰腺导管腺癌中有大量的miRNA表达出现异常。与正常胰腺组织相比，胰腺导管腺癌细胞系或癌组织中miRNA的表达异常，大部分表现为高表达，如miR-21、miR-155、miR-221、miR-210等，小部分为低表达，如miR-148a/-148b；并且发现慢性胰腺炎miRNA的表达谱与正常胰腺组织相似，而胰腺正常组织与胰腺导管腺癌的miRNA表达谱则明显不同。

由于肿瘤组织标本中包含了肿瘤细胞、间质、正常腺泡及导管等各种类型细胞，因此由整个肿瘤组织检测到的miRNA 不能直接反应肿瘤细胞的miRNA改变。用核酸锁定原位杂交方法可以明确定位哪种细胞出现了miRNA 表达改变。研究显示大部分miRNA 如miR-21和miR-155的过表达位于肿瘤细胞，而不是间质、正常腺泡或导管；另有报道miR-221、miR-376a及miR-301的表达亦定位于肿瘤细胞，而间质、正常腺泡或导管无表达。

近年陆续有关于胰腺导管腺癌miRNA 的功能研究及其靶基因的报道（表1-1）。但是由于miRNA与靶基因之间的调控网络非常复杂，特别是胰腺导管腺癌发生发展中发挥关键作用的miRNA与靶基因仍需要大量的研究进一步证实。

表1-1 胰腺导管腺癌相关微小RNA 的功能及其靶基因

miRNA	功能	靶基因
上调		
miR-21	凋亡，促进增殖、侵袭，耐药性，预后差的标记物	*Bcl-2*，*PTEN*，*RECK*，*PDCD4*，*TPM1*，*TIMP3*
miR-155	肿瘤形成，促进侵袭	*TP53INP1*
miR-196a	预后差的标记物	*HOXB8*，*ANXA1*，*HMGA2*

（续表）

miRNA	功能	靶基因
miR-27a	促进增殖，肿瘤形成，侵袭	*Spry2*
hsa-miR-520h	未知	*ABCG2*
miR-301a	未知	*NF-kappa B*
miR-132/-212	细胞增殖	*Rb1*
miR-421	促进增殖，肿瘤形成	*DPC4/Smad4*
miR-483-3p	促进增殖，肿瘤形成	*DPC4 /Smad4*
miR-214	化疗反应差	*ING4*
miR-200a	上皮间质转化	*DCAMKL-1*
miR-210	预后差	未知
下调		
Let-7	抑制增殖、纤维化	*K-ras*，*MT1-MMP MMP-14*，*ERK1/2*
miR-146a	抑制侵袭	*EGFR*，*MTA-2*，*IRAK-1*，*NF-kappa B*
miR-20a	抑制增殖和侵袭	*Stat3*
miR-96	抑制增殖和侵袭	*K-ras*
miR-217	肿瘤抑制	*K-ras*
miR-34a	抑制肿瘤干细胞	*53*

（二）长非编码RNA

在人的转录组中，存在着一类长度大于200 nt，但并不具备编码蛋白质功能的基因转录产物，即长非编码RNA（long noncoding RNA，lncRNA）。在整个基因组转录产物中，lncRNA 所占的比例远远超过编码RNA所占的比例。相比于小分子RNA，它们仍是目前基因组转录产物中较为陌生的部分，目前已成为继miRNA之后的又一研究热点。lncRNA通过多种方式产生，以多种途径调节靶基因表达，参与调控生物体生长、发育、衰老、死亡等过程；lncRNA功能异常往往导致疾病发生。

随着对lncRNA在细胞生物学中的功能不断的深入研究，lncRNA与疾病的关系受到越来越多的关注。很多研究已经表明，包括肿瘤在内的很多疾病都存在lncRNA 的异常表达，尽管目前对lncRNA的致病机制还知之甚少，但由临床观察和实验得来的大量证据显示，lncRNA的异常表达是疾病发生的重要原因之一。通过全基因组序列分析发现，lncRNA中特定的超保守元件在人类肿瘤细胞中存在着广泛表达。后续研究则发现这类超保守元件与正常细胞的原癌基因有关，起着抑制细胞凋亡的作用。它们在正常细胞中有很多拷贝，分布在染色体的脆性位点和肿瘤相关区域，说明这类超保守元件原本在正常个体发育中发挥重要作用，而其异常表达则会导致细胞发生恶性转化。OCC-1（结肠癌过表达基因-1）RNA 在结肠癌细胞中过量表达。而在前列腺肿瘤中，一种名为PCGEM1 的lncRNA 的过量表达，导致了肿瘤细胞的增殖和克隆形成。MALAT-1 RNA 是另一种已知的肿瘤相关lncRNA，多篇文献报道了它的高表达与非小细胞性肺癌、乳腺癌、结肠癌、前列腺癌、肝癌等肿瘤的恶性程度密切相关。

关于胰腺癌lncRNA的研究刚刚起步。运用芯片技术对源于基因间和内含子lncRNA在胰腺癌及其转移癌组织中的表达进行研究，发现在转移灶中，源于MAPK通路相关基因内含子的lncRNA显著升高，提示lncRNA参与了胰腺癌的恶性转化及转移；实时荧光定量PCR进一步验证了PPP3CB、MAP3K14和DAPK1 loci 3个lncRNAs在转移灶中的表达差异，但是其对应的蛋白编码基因在转移灶中的表达水平却无明显变化。相关性分析显示，lncRNA-MAP3K14与mRNA-MAP3K14呈正相关，提示lncRNA-MAP3K14可能是来自于其pre-mRNA的副产品。而lncRNA PPP3CB、DAPK1 loci与其对应的编码基因之间无相关性，其生成可能是一个独立的转录事件。研究发现，HOTAIR在胰腺癌组织中表达水平显著高于正常胰腺组织，并且和胰腺癌的恶性程度相关。在

Panc1和L3.6pL细胞系中敲除HOTAIR后，细胞生长变慢，周期停滞，细胞凋亡增加。在L3.6pL细胞构建的小鼠移植瘤模型中，敲除HOTAIR可以抑制肿瘤生长。这些都提示在胰腺癌中HOTAIR起促癌基因的作用。基因分析显示，在乳腺癌和胰腺癌中HOTAIR的靶基因很少重叠，在胰腺癌中HOTAIR仅靶向抑制干扰素和细胞周期相关的基因。EZH2敲除和免疫共沉淀试验显示，HOTAIR可不依赖PRC2，抑制靶基因的表达。

虽然lncRNA 的异常表达在各类肿瘤中相继被发现，但是它们在肿瘤发生、发展中所扮演的角色和所发挥的功能尚未被深入了解。目前关于lncRNA与包括肿瘤在内的疾病相关联的证据大多来自于lncRNA表达水平上的差异，此可为疾病诊断和治疗提供依据和靶点。而由ncRNA序列突变造成功能紊乱还有待进一步的研究。至于lncRNA的致病机制，除上述模型外，还存在别的类型，如在很多肿瘤中发现lncRNA作为基因沉默元件与抑癌基因转录产物结合，造成表达沉默，诱发肿瘤；或lncRNA形成特殊的发卡结构，干扰靶基因mRNA的正常剪切，造成病变等。

第五节 微 环 境

细胞与其微环境之间的动态平衡是上皮细胞内部结构和功能得以维持的基础。上皮细胞的微环境包括：①细胞外基质（extracellular matrix，ECM）；②直接接触的相邻细胞；③生长因子及激素等可溶性介质；④间质组织。肿瘤微环境指的是肿瘤在其发生发展中所处的内环境，由癌细胞及多种基质细胞、细胞因子、趋化因子等组成。肿瘤细胞不是孤立存在的，其发生发展的过程持续伴随着与其微环境的相互作用。

一、细胞外基质

细胞外基质（ECM）是由细胞合成并分泌到胞外、分布在细胞表面或细胞之间的大分子，这些大分子大致可归纳为4类：①胶原：由成纤维细胞、软骨细胞、成骨细胞及某些上皮细胞合成并分泌到细胞外；②非胶原糖蛋白：如层粘连蛋白（LN）、纤维连接蛋白（FN）；③氨基聚糖与蛋白聚糖：如透明质酸、硫酸软骨素、硫酸皮肤素、硫酸乙酰肝素等；④弹性蛋白。其中以胶原和蛋白聚糖为基本骨架在细胞表面形成纤维网状复合物，这种复合物通过纤粘连蛋白或层粘连蛋白以及其他的连接分子直接与细胞表面受体连接或附着到受体上，起着支持及连接组织结构、调节组织发生、促进细胞间黏附的作用，还能通过结合生长因子或生长因子结合蛋白参与生长因子的释放和对细胞行为的调节。ECM在细胞生理学方面的各种生理作用主要通过整合素受体家族实现的。

ECM是细胞生存必不可少的支撑结构和环境，其成分不同，对肿瘤细胞的转移能力的影响不同。肿瘤细胞通过其表面受体与ECM中的各种成分黏附后激活或分泌蛋白降解酶类来降解基质，协助肿瘤细胞穿过ECM进入血管，然后在某些因子作用下运行并穿过血管壁外渗到继发部位，继续增殖、形成转移灶。研究显示，不同阶段、不同部位的胰腺癌细胞的细胞外基质的表达种类也不同。原发灶内癌细胞间黏附程度下降，而癌细胞与ECM的黏附程度上升，利于肿瘤细胞从原发灶向远处转移；在靶器官的微血管处，癌细胞与ECM的黏附程度高于肿瘤细胞与血管内皮细胞间的黏附程度，表现为靶器官较易捕获肿瘤细胞。研究表明高表达层粘连蛋白受体的瘤株其体外侵袭性更强，体内转移能力更强。有转移的晚期胰腺癌患者胰腺癌细胞可表达基质金属蛋白酶（MMPs），同时还能刺激宿主成纤维细胞更多的表达MMPs以此来改变ECM结构，表现出层粘连蛋白表达下降、Ⅳ型胶原高表达，利于胰腺癌细胞的增殖、迁移及浸润。在体外培养的胰腺癌Panc-1细胞系中，FN与$\alpha 5\beta 1$整合素结合后，通过传递促分裂信号的方式作用于静止期的瘤细胞，使其再次进入S期，并且增加MMPs的分泌，使肿瘤细胞侵袭力增强。

基质细胞是存在于基质中的细胞，包括成纤维细胞、免疫细胞、内皮细胞、骨髓来源未成熟细胞等。有研究发现胰腺的基质细胞能够参与胰腺癌的形成和发展，其主要途径是通过自分泌和旁分泌，改变和维持自身生存和发展的条件，促进肿瘤的生长和发展。成纤维细胞是构成基质的最重要的一类基质细胞，通过促进肿瘤血管生成、促进癌细胞与细胞外基质黏附、促进细胞外基质降解等环节参与肿瘤的转移。肿瘤相关性巨噬细胞可合成和分泌EGF等细胞因子，引导肿瘤细胞穿越血管壁，促进肿瘤的转移。TGF-β由巨噬细胞、间质细胞和肿瘤细胞等产生，具有多种细胞生物学功能，能对抗血管内皮的紧密连接和黏附连接，使毛细血管壁完整性受到破坏，从而导致毛细血管通透性增加，使肿瘤细胞从血管中逸出并进入邻近器官组织中形成种植转移。研究表明，肿瘤相关成纤维细胞分泌细胞因子的作用是双向的，既能促进又能抑制肿瘤发展。TGF-β主要通过增加癌组织中胰岛素样生长因子-1、胰岛素样生长因子结合蛋白-3（IGFBP-3）以及IGFI负调节因子的表达促进或者抑制肿瘤的增殖。

胰腺癌发生发展过程中，肿瘤细胞周围有致密间质形成，此过程被称为促进结缔组织增生性反应，起关键作用的是一种叫做胰腺星状细胞的间质形成细胞，可被生长因子如TGF-β1、血小板源生长因子（PDGF）和成纤维细胞生长因子（FGF）等激活，能分泌胶原和细胞外基质等成分。胰腺癌的重要特征是血管少，而星状细胞是造成这种现象的原因。此外，胰腺癌组织中的星状细胞还可通过基质金属蛋白酶的生成来调节癌细胞周围基质的重吸收和转化。

二、上皮间质转化癌

上皮间质转化（epithelial-mesenchymal transition，EMT）即上皮细胞在特定的生理和病理情况下（如TGF-β、TNF-α、SF等细胞因子的影响）向间质细胞转化的现象，此过程表现为上皮细胞失去极性，与周围细胞和基质的接触减少，细胞黏附力下降，迁移和运动能力增加，在上皮表型丢失的同时逐渐获得间质表型的现象。目前发现，EMT有3种类型。Ⅰ型EMT在胚胎发育过程中起着重要作用；Ⅱ型EMT主要在组织再生和修复中发挥作用，与组织纤维化关系密切；Ⅲ型EMT与肿瘤的关系最为密切，促进肿瘤细胞侵袭和转移，并维持其间质特性和转移特性。目前已在胰腺癌、乳腺癌、直肠癌、食管癌、肝细胞癌和前列腺癌等多种肿瘤中发现EMT过程。

EMT由精确的细胞内信号转导机制调控，细胞外信号（如TGF-β、肝细胞生长因子SF/HGF、FGF、表皮生长因子EGF 及PDGF等）通过与细胞表面特异受体（TβR、c-met、FGFR、Raf等）结合而将信号转入细胞内，通过胞内的TGF-β、Ras-MAPK、Src、Rho、PI3K/AKT、Wnt、Notch等信号转导途径，活化不同的核内转录因子（Snail、ZEB1、ZEB2、Twist、slug、NF-κB等），最终调节基因的表达，进而下调上皮表型、上调间质表型。包括胰腺癌在内的肿瘤发生浸润的第一步即肿瘤细胞间黏附能力下降。E-钙黏附素介导了细胞间及细胞与基质间的紧密连接，而EMT的一个重要特征即表现为E-钙黏附素表达下降、N-钙黏附素及vimentin等表达上调，EMT增加了肿瘤细胞的运动能力，使其更具侵袭及转移能力。已知细胞外基质本身具有一定的生物屏障功能，因此通过各种蛋白酶对周围基质进行降解是肿瘤在侵袭过程必须完成的，而MMPs在其中发挥了重要的作用。MMPs不但能降解细胞外基质，还可通过激活生长因子或抑制蛋白酶活性及与E-钙黏附素、整合素等细胞黏附分子结合促进肿瘤的浸润及转移。研究发现，发生EMT现象的细胞内存在MMPs表达的增加。

总之，上皮组织的结构和功能处于相对平衡状态，每一个细胞个体都受到周围环境的影响。胰腺癌的发生发展也需要一个有利于其存活及增殖的微环境。

三、非可控性炎症

炎症通过影响机体微环境中多种细胞与因子的相互作用，调控机体多种生理与病理信号网络的平衡走向。在一般情况下，当炎症因素如感染或组织损伤消除后，炎症反应随即终结，之后转变成为一种高度活跃、精细调控的平衡状态，这种炎症被称为“可控性炎症”。但是，在某些不确定因素的存在下，如持续的或低强度的刺激、靶组织处于长期或过度反应时，炎症无法从抗感染、组织损伤模式下转变成为平衡稳定的状态，导致炎症反应的持续进行，表现为“非可控性炎症”状态。非可控性炎症和肿瘤之间存在着紧密联系。

目前，有15%～20%的肿瘤可归因于慢性感染，非可控性炎症则是这些慢性感染中的重要组成部分。幽门螺旋杆菌持续感染所形成的慢性炎症与胃癌相关，乙肝病毒和丙肝病毒可致肝细胞癌，人乳头状瘤病毒（HPV）可致宫颈癌。此外，炎症性肠病与直肠癌、慢性胰腺炎与胰腺癌、前列腺炎与前列腺癌等疾病之间也存在着密切的对应联系。在所有肿瘤动物模型和人早期肿瘤中，都发现了炎性细胞、细胞因子和化学因子的存在。炎性细胞因子过表达可促进肿瘤发展，而针对炎症介质（化学因子、细胞因子等），炎症相关转录因子或炎性细胞的靶向抑制可以减少肿瘤发生和播散的概率。

在非可控性炎症状态下，炎症信号刺激很多炎症因子，如TGF-β、TNF-α、IL-1及IL-6等持续上调，激活NF-κB和STAT3等信号通路，进而调节EMT相关转录因子，下调E-钙黏蛋白表达水平，诱导间质标记及基质金属蛋白酶MMPs的表达，从而诱导EMT的发生。同时，发生EMT的肿瘤细胞能表达化学因子受体如CCR4、CCR7、CCR9、CCR10、CXCR4及其配体CXCR12。这些化学因子能介导肿瘤细胞本身的黏附、运动以及远处转移，也能介导更多肿瘤相关巨噬细胞TAMs及髓源性抑制细胞MDSC向肿瘤细胞趋化。同时，发生EMT的肿瘤细胞以及肿瘤相关性炎性细胞（TAMs和MDSC等）释放大量促炎细胞因子如TNF-α、IL-1β和IL-6，形成肿瘤相关性炎症。此外，EMT过程的发生也可直接刺激促炎因子的产生，如Snail本身就能够上调促炎细胞因子COX-2、IL-1、IL-6和IL-8的表达。于是，炎症与EMT之间形成了一个正反馈环路，使得EMT过程和非可控性炎症状态得以维持，反馈性促进肿瘤微环境形成。有关非可控性炎症与胰腺癌微环境的研究尚少。

第六节　端　粒　酶

端粒（telomer）是真核细胞染色体末端的一个特殊结构，由端粒DNA重复序列和特异性端粒蛋白组成，可防止染色体降解、不适当的化学修饰、末端融合、非正常重组和染色体缺失等，具有维持染色体结构及功能的稳定性，保证遗传信息顺利完整复制的功能。正常人体细胞随着细胞分裂，端粒长度逐渐缩短，当细胞端粒缩至一定程度，染色体不再复制，细胞停止分裂并逐渐衰老、死亡。端粒酶（telomerase）是在细胞中负责端粒的延长的一种酶，是依赖RNA的DNA聚合酶，以自身携带的RNA为模板，在染色体DNA末端合成端粒重复序列以弥补复制造成的端粒缩短，使细胞不会因端粒耗尽而凋亡。其几乎在所有类型的肿瘤细胞中均有不同程度的表达，而对应的癌旁或者正常组织中无表达或者低表达，除生殖细胞和造血干细胞以外，正常人体细胞均未见端粒酶的表达。

正常细胞向恶性细胞转化的前提条件是细胞永生化。Harley等提出了“端粒-端粒酶”假说，认为在细胞有丝分裂过程中当端粒缩短到一定程度，可能启动了抑制细胞分裂的信号，导致细胞进入第一死亡期或者M1期，此期由*p53*、*Rb*和*p16*等抑癌基因控制，当细胞受阻于G0或者G1期时细胞不再分裂，退出细胞周期而衰老死亡。如果此时细胞被SV40或者HPV感染或发生了以上相关抑癌基因突变，细胞则越过M1期持续分裂，此后细胞不再表达端粒酶活性，端粒持续缩短，最终达到一个阈值并进入第二死亡期M2期，此时由于端粒太短使细胞丧失功能，染色体因末端融合等出现不稳定，导致细胞凋亡。但极少数细胞可出现端粒酶再激活，促使细胞恢复端粒的长度和功能而逃避死亡并具备了无限增殖能力及获得永生化。研究表明，随着细胞端粒的缩短，凋亡细胞逐渐增多但出现端粒酶激活时，细胞端粒长度延长并使S期和M2期细胞增多，细胞越过M2期获得永生。应用腺病毒作用于HPV永生化的细胞抑制HPV基因的早期表达，从而导致端粒酶活性下降，hTERT mRNA表达减少，最终导致p53和Rb通路激活，永生化细胞出现胞质增多，β-半乳糖苷酶活性增高等衰老现象。

如前所述，端粒酶存在于大多数恶性肿瘤及永生化细胞中，在恶性肿瘤中阳性率达84%～95%，而在正常体细胞及良性肿瘤中呈阴性表达。研究亦发现胰腺癌组织端粒酶活性明显高于慢性胰腺炎组织及胰腺腺瘤等良性病变，且端粒酶的活性同细胞运动及浸润能力明显相关。

第七节 信号通路

一、与细胞周期及增殖相关的基因及其信号通路

（一）*Ras*基因

*Ras*基因编码的Ras蛋白参与多种跨膜受体如EGFR、VGFR、TGFR和Erb2等信号通路，是MAPK磷酸化级联反应的主要分子。*Ras*基因突变时改变了Ras蛋白与GTP间的相互作用方式，显著降低了GTP酶的活性，使Ras保持在活化的状态，Ras通过催化其效应底物来调节一系列与细胞生长、分化、凋亡有关的重要功能，如通过缩短细胞周期来加速细胞生长，通过降低细胞对凋亡信号的敏感性来延长寿命以及诱导细胞发生转化等。这一过程涉及多个信号通路，包括Raf/MAPK、NF-κB和PI3K等。肿瘤细胞*Ras*基因突变率大约为25%，而胰腺癌为85%～90%。

1．Ras/Raf/MAPK通路 促分裂素原活化蛋白激酶（mitogen-activated protein kinases，MAPK）链是真核生物信号传递网络中的重要途径之一，参与细胞的多种生物活性，如调节基因转录、诱导细胞凋亡、调节细胞周期等。在Ras/MAPK通路中，当GTP取代GDP与Ras结合，Ras被激活后，再激活丝苏氨酸激酶级联放大效应，招集细胞浆内Raf1丝苏氨酸激酶至细胞膜上，Raf激酶磷酸化MAPK激酶（MAPKK），MAPKK激活MAPK，MAPK被激活后，转至细胞核内，直接激活转录因子。经典的MAPK通路可使多种转录因子如c-Fos、c-Jun和c-myc等磷酸化并被激活，最终，这些信号集中起来诱导cyclin D的表达和活性，cyclin D与cyclin依赖性激酶（如CDK4和CDK6）形成复合体，该复合体的形成促使细胞从G1期进入S期。MAPK有4个主要亚族：ERK、JNK、p38 MAPK和ERK5。其中ERK、JNK和p38 MAPK与胰腺癌密切相关。ERK1/2信号转导通路调控细胞生长和分化，JNK和p38 MAPK信号转导通路在炎症与细胞凋亡等应激反应中发挥重要作用。

ERK通路除可通过c-myc介导肿瘤细胞凋亡外，还可下调Bc1-2、上调Bax，作用于Caspase家族等。此外，ERK还可上调血管生成因子的表达促进血管生成，或介导基质金属蛋白酶的表达来增加肿瘤的侵袭性。活化的p38可增强c-myc表达、磷酸化p53、参与Fas/Fasl介导的凋亡；可增强TNF-α表达并作用于Caspase家族的上游而诱导肿瘤细胞凋亡。JNK通路通过磷酸化Bcl-2和Bcl-xL，促进线粒体释放细胞色素C，进而激活Caspase级联反应，最终作用于Caspase-3，导致细胞凋亡。MAPK通路在胰腺癌发生发展中发挥重要作用，该通路异常将导致胰腺癌细胞持续增殖、存活、侵袭和转移。

2．Ras/PI3K/AKT通路 PI3K/AKT通路广泛存在细胞中，是参与细胞生长、增殖、分化调节的信号传导通路。PI3K可被G蛋白偶联受体和（或）蛋白酪氨酸激酶受体激活，也可被Ras蛋白激活。多种生长因子通过

PI3K/AKT信号传导通路发挥作用。在Ras/PI3K/AKT通路中，活化的Ras能直接结合并激活PI3K，PI3K活化后将PIP2转化而生成第二信使PIP3，然后通过Rac/Cdc42等来调控细胞骨架运动及转录因子NF-κB的活化，以及通过激活生存信号激酶PKB/AKT等靶蛋白来调控细胞生存。PI3K/AKT还可调节多种凋亡相关蛋白如BAD、Bcl-xL、Caspase-9等的表达来抑制细胞凋亡。85%～90%胰腺癌有*K-ras*突变激活，且胰腺癌常有IGF-IR及其他多种受体酪氨酸酶（RTK）的过表达，此外10%～20%胰腺癌本身即有AKT2的扩增和过表达，均可导致PI3K/AKT通路的激活，证明PI3K/AKT通路为胰腺癌细胞增殖所必需。PI3K/AKT信号传导通路还受抑癌基因PTEN的调节。PTEN能使PIP3去磷酸化而抑制AKT的活化，进而抑制cyclinE-CDK2复合物的形成，使细胞阻滞在G期。抑癌基因*PTEN*突变或缺失的细胞将导致AKT活化而使细胞发生癌变。

3．Ras/ERK通路 Ras还可通过细胞外信号调节激酶（ERK）等来上调血管生成因子的表达从而促进血管生成，或通过ERK介导的基质金属蛋白酶的表达及Rac介导的细胞骨架运动等来增加肿瘤的侵袭性。

（二）*p53*基因

正常细胞中，p53蛋白主要是保护基因组的稳定性，防止基因积累突变的发生，并在细胞受损严重时诱导其进入凋亡程序。当细胞DNA受损严重时，p53可通过作用于Bcl-2家族及其受体，再进一步作用于Caspase-6及Apaf1，并诱导细胞凋亡。50%～80%的胰腺癌患者发生*p53*基因的点突变，使细胞抵抗凋亡而持续生长。*p53*的一个重要调节因子是mdm2基因产物，它可结合*p53*并抑制其转录活性，mdm2还可通过复杂的过程降解*p53*。Ras/Raf/MAPK通路及PI3K通路均对*p53*基因起抑制作用。在*Ras*及*p53*基因均出现突变时其联合效应能够明显增加胰腺导管细胞癌变的发生。

（三）*Smad*基因

Smad家族蛋白目前至少发现了9种，分别为Smad1-9，分为3个亚型，即受体活化型或通路限制性Smad（R-Smads）、共同通路型Smad（Co-Smad）和抑制性Smad（I-Smads），均参与了TGF-*β*的信号通路，不同的Smad介导不同的TGF-*β*家族成员的信号转导。研究表明，半数以上的胰腺癌存在TGF-*β*/smads信号传导异常。Smad7对胰腺癌的作用是双重的，一方面，可减弱TGF-*β*的抗增殖作用使肿瘤细胞增殖；另一方面，胰腺癌高表达TGF-*β*能诱导Smad7的表达，可使细胞纤溶酶原激活物抑制物持续表达，进而促进细胞的黏附与降解基底膜，促进肿瘤浸润转移。Smad家族成员还能介导下游的p15和p21等CDK4/CDK6抑制因子。55%的胰腺癌患者存在Smad4（DPC4）突变而缺少Smad4蛋白的表达，而Smad4可抑制肿瘤血管生成而抑制肿瘤的发生发展。

（四）*p15*、*p16*和*Rb*基因

肿瘤抑制因子$p15^{INK4a}$、$p16^{INK4a}$是细胞周期蛋白依赖的蛋白激酶CDK的抑制蛋白，胰腺癌细胞可通过等位缺失、启动子甲基化和少部分的基因突变的方式使这两个基因失活而使细胞不断增殖。目前已证实，Ras也能通过MAPK和PI3K通路经由下游的转录因子Ets1和Ets2直接作用于$p16^{INK4a}$启动子，将信号转导至$p16^{INK4a}$而调控细胞周期。

二、与凋亡相关的基因及其信号通路

肿瘤的发生发展不仅与细胞过度增殖有关，也与细胞凋亡减少密切相关。凋亡抑制是癌细胞的普遍特征，它能提高细胞的生存能力，逃避免疫监视。

（一）Caspase

Caspase有两类，一类是启动型（initiators），另一类是执行型（executioners）。前者包括Caspase-8、Caspase-9、Caspase-10，后者包括Caspase-3、Caspase-6、Caspase-7。凋亡一般由内源性和外源性两条信号通路激活并引发。内源性通路由细胞内应激信号激活，主要由线粒体中的细胞色素C介导，导致caspase-9激

活；而外源性通路由凋亡受体结合配体激活，如Fas/CD95、TNF-α、肿瘤坏死因子受体（TNFR）、肿瘤坏死因子相关因子受体（TRAIL）、Fas-L/CD95L等，它们都属于肿瘤坏死因子超家族，具有共同的死亡结构域，可以组成死亡信号复合体（DISC），激活Caspase-8，继而激活Caspase-3、Caspase-6和Caspase-7等，进而引起核碎裂，细胞骨架蛋白分解，最终导致细胞死亡。

胰腺癌细胞中可见Caspase异常表达，Caspase-8活力丧失，可以促使胰腺癌细胞对死亡受体介导的凋亡产生抵抗，与胰腺癌对化疗耐药密切相关。多种调节因子参与Caspase的凋亡过程，如IAPs、NF-κB、PI3K/AKT和p53等。NF-κB和Caspase-9在胰腺癌组织中表达明显高于非肿瘤性胰腺组织，两者在胰腺癌生长、浸润和转移过程中存在协同作用。IAP之一的survivin在胰腺癌组织中高表达，主要通过抑制Caspase-3、Caspase-7的活性而发挥作用，与胰腺癌细胞抵抗凋亡、异常增殖及放疗与化疗耐受等关系密切。

（二）Bcl-2家族

*Bcl-2*基因家族及其相关蛋白Bcl-2是研究最早的与凋亡有关的基因，也是目前最受重视的调控细胞凋亡的基因家族。按其对细胞凋亡的作用及同源结构分为3个亚家族：①具有BH1-4保守结构区域，对细胞凋亡起抑制作用，如Bcl-2、Bcl-xL、Mcl-1等；②具有BH1-3结构区域，对细胞凋亡起促进作用，如Bax、Bad、Bcl-xS等；③只有BH3结构区域，对细胞凋亡起促进作用，如Bid、Bik等。*Bak*基因在受到死亡信号如Fas抗体、TNF等刺激后能诱导肿瘤细胞凋亡。Bcl-2家族异常表达于在胰腺癌细胞中，在其发生发展中起重要作用。Bcl-2和Bcl-xS是受p53依赖性调节的抑凋亡蛋白和促凋亡蛋白，p53主要通过上调Bax和下调Bcl-2或Bcl-xL等实现其凋亡调节作用，通过他们的相互作用调节着细胞线粒体的通透性，从而影响着下游的促凋亡基因的功能。Bcl-2、Bcl-xL等可能通过抑制细胞自噬导致细胞基因组的不稳定从而诱发肿瘤的发生与发展。

（三）凋亡抑制因子家族

凋亡抑制因子家族（IAPs）是一组在癌细胞中存在并行使凋亡抑制作用的蛋白，包括survivin、NAIP和XIAP等。IAPs能直接抑制Caspase的激活和活化并可以和Caspase活性位点结合从而抑制底物的结合，使Caspase无法切断底物和启动凋亡。IAPs还可以激活JNK1和NF-κB抑制凋亡。XIAP和survivin在胰腺癌组织中高表达，其抗凋亡作用与抑制Caspase-3和Caspase-7活性有关。

三、其他信号分子及通路

（一）核转录因子-κB（NF-κB）

多种参与早期免疫反应和炎症反应的分子受NF-κB的调控，包括TNF-α、IL-1*β*、IL-2、IL-6、IL-8、IL-12、COX2、趋化因子、黏附分子、集落刺激因子等。此外，NF-κB还参与肿瘤坏死因子受体相关因子-1（TRAF-1）、IAP1/IAP2、TNF受体相关因子（TRAF1/TRAF2）、Bcl-2同源体等与细胞凋亡有关分子的调控。研究显示在胰腺癌细胞内活化的NF-κB能促进其拮抗凋亡过程，抑制NF-κB可以提高其对死亡受体介导的凋亡的敏感性。NF-κB是Ras、Notch下游重要的调节因子，上调Ras或者Notch可使NF-κB转录活性增加。NF-κB还与PI3K/AKT通路有关，被PI3K/AKT通路激活的NF-κB具有促进cyclin D1表达的功能，因而能导致细胞周期调节失控，细胞无限增殖和分裂。NF-κB还能调控胰腺癌细胞中IAP的表达，提高caspase-8的抑制因子FLIP的水平，诱导Bcl-2、Bcl-x的表达进而抑制凋亡。

（二）EG-VEGF

内分泌腺性血管内皮因子（EG-VEGF），其基因结构与血管内皮因子（VEGF）有一定程度的相似性，具有较强的促细胞分裂功能。研究表明，胰腺癌组织中EG-VEGF的阳性表达率为95%，而在正常胰腺组织中的阳性表达率为10%。EG-VEGF在胰腺癌细胞中可通过激活Ras-MAPK、PI3K/AKT和JAK-STAT3通路，并上调Mcl-1蛋白的表达发挥抗凋亡作用，该效应可被相应信号通路阻断剂所阻断。

（三）Hedgehog信号通路

Hedgehog（Hh）信号转导通路在胚胎发育的过程中发挥重要作用，控制着细胞的增殖和分化。Hh 通路不仅在消化道胚胎发育形成中发挥重要作用，而且与人类消化道肿瘤及癌前病变有密切关系。Hh 信号通路，主要由信号分子Shh、膜受体patched（Ptc）、smoothened（Smo）、一些中间传递分子和核转录因子Glis 组成。

目前已知Hedgehog信号转导的靶点是基因编码细胞周期调控中cyclin D1、N-myc、p21和Wnt蛋白。在正常情况下，Ptc抑制Smo蛋白活性，从而抑制下游通路。当Ptc和Hh结合以后，解除对Smo的抑制作用，促使Gli蛋白与PKA及一些未知因子与微管形成大分子复合物，使得全长Gli蛋白进入核内激活下游靶基因转录。Hh-Gli通路可以诱导Ptc的转录，形成负反馈的调控环。当Ptc发生突变或缺失时，或是Smo突变导致对Ptc的抑制作用不敏感致使基因活化，致使Hh信号通路失控，使Gli持续激活、启动靶基因转录。

研究表明激活Hh信号通路可通过激活PI3K/AKT通路或ERK1/2而增强细胞增殖及存活能力。此外，Hh信号的激活还可通过调控Bcl-2和Bcl-xL的活化而使细胞避免于Caspase-8介导的凋亡。Hh-Gli信号转导通路在胚胎形成发育的过程中参与胰腺的形成，但在正常的胰腺组织中仅轻度表达或者不表达。该信号通路异常在胰腺癌中具有普遍性，100%胰腺癌存在Hh信号通路相关分子的基因突变。胰腺癌的发生及其恶性生物学特性的维持与Hh信号通路的过度激活密切相关，该通路中各成员的过度表达是引起胰腺癌发生的早期及晚期重要的介导因子。有研究显示，用cyclopamine或者其他方式阻断Hedgehog信号通路后，其通路中两个重要基因*Gli2*和*Gli1*及与血管生成密切相关的*Ang-1*和*IGF-1*基因，共4种基因的mRNA表达水平明显下降，可诱导胰腺癌细胞凋亡、阻断细胞分裂，肿瘤生长明显受抑制，并可清除胰腺癌间质、提高药物输送，联合吉西他滨还可以清除肿瘤干细胞，改善胰腺癌患者预后。

胰腺癌是胰腺导管上皮细胞先发展成胰腺上皮瘤病变（PanIN）后进一步发展而来的。对不同时期的PanIN及胰腺癌进行分析，发现随着PanIN向胰腺癌的逐步发展，病变组织中Hh信号通路成员表达水平也急剧上升。Gli转录因子主要通过以下机制直接诱导肿瘤的发生：①诱导G1/S细胞周期调节蛋白的表达从而促进细胞的增殖；②直接诱导抗凋亡因子Bcl-2的表达以抑制凋亡；③直接激活可促进上皮组织向间质转化因子的转录以提高肿瘤的侵袭性。

（四）Wnt/β-catenin信号通路

经典Wnt通路又称Wnt/β-catenin信号通路，在生物进化中极为保守，从低等生物果蝇至高等哺乳动物，其成员都具有高度的同源性，调节转录辅助因子β-catenin的稳定性并依赖*β-catenin*基因的表达，其异常激活可促进细胞增殖、抑制细胞分化，导致肿瘤发生。目前至少有6种Wnt蛋白（Wnt1、Wnt2、Wnt3、Wnt3a、Wnt8和Wnt8b）被证实可以激活Wnt/β-catenin信号转导通路。

Wnt/β-catenin信号转导通路的活化由细胞质中β-catenin蛋白水平决定。正常情况下，细胞质中β-catenin由泛素蛋白酶体介导，呈降解状态而维持低水平表达。泛素蛋白酶体是由轴蛋白（Axin）、大肠腺瘤息肉（APC）蛋白、糖原合成激酶3β（GSK-3β）和酪蛋白激酶1α（CK1α）等组成的多蛋白复合物，包括泛素激活酶（E1）、泛素结合酶（E2）和泛素连接酶（E3）。GSK-3β除了在Wnt/β-catenin通路中发挥作用，还参与其他信号转导通路如Hedgehog、Notch等通路。Wnt蛋白与细胞表面基质及其特异性受体卷曲蛋白Fz相互作用，通过磷酸化其下游的散乱蛋白，抑制GSK-3β和CK1α的活性。

但是，目前对于Wnt蛋白结合Fz/LRP 受体后引起细胞信号转导的机制还不十分清楚。多数学者认为，二者结合后，受体复合物下游蛋白即细胞质散乱蛋白（disheveled，Dv1）被磷酸化，抑制GSK-3β和CK1α的活性，并通过固定axin蛋白，破坏多蛋白复合物的形成，最终导致非磷酸化β-catenin在细胞质中聚集，并逃脱β-TrCP的识别，避免了被降解的过程，进而转位到细胞核，在细胞核内，β-catenin与TCF 形成复合物。当没有β-catenin存在时，TCF与Groucho相互作用形成复合物抑制转录活性；当β-catenin存在时，则干扰TCF与

Groucho的相互作用，与TCF和其他转录辅助因子如CREB 结合蛋白（CREB binding protein，CBP）共同启动下游靶基因的转录。Wnt/β-catenin信号转导通路在人类肿瘤的发生、发展中起重要作用，以该通路分子作为抗肿瘤治疗靶点已引起众多肿瘤和药物研究者的极大兴趣，随之研发出越来越多的抗肿瘤药物与策略，这些药物与策略从不同水平阻断Wnt/β-catenin信号转导通路而发挥抗肿瘤作用。

针对Wnt通路，在临床前瞻性研究工作中发现，β-catenin和cyclin-D1蛋白表达水平与胰腺癌的病理特征有重要联系。深刻理解其调控机制，对于以Wnt/β-catenin信号转导通路为靶点的抗肿瘤药物的设计具有重要意义。

（五）JAK/STAT信号通路

JAK-STAT信号通路是一条由细胞因子激活的信号转导通路，参与细胞的增殖、分化、凋亡以及免疫调节等许多重要的生物学过程。它主要由3个成分组成，即酪氨酸激酶相关受体、酪氨酸激酶JAK和转录因子STAT。JAK是一类非受体型酪氨酸激酶，由JAK1、JAK2、JAK3和Tyk2 4个成员组成。目前在哺乳动物中已发现7个STAT家族成员：STAT1、STAT2、STAT3、STAT4、STAT5a、STAT5b、STAT6，其中STAT3的激活在胰腺癌细胞增殖和凋亡中起重要作用。迄今为止，已发现该通路涉及40余种细胞因子，包括GM-CSF、GH、EGF、PDGF以及IFN等。这些细胞因子与细胞表面受体结合，诱导受体二聚化，并通过酪氨酸磷酸化作用激活JAK，活化的JAK可使受体的酪氨酸结合位点磷酸化，当细胞受到信号刺激时，SH2 结构域与受体上磷酸化的酪氨酸残基相结合，磷酸化的STAT 从受体上解离下来，然后以同源或异源二聚化、多聚化形式进入核内，与DNA 靶序列特异性结合，调节相应基因表达，完成细胞因子介导的信号转导全过程。有研究发现，阻断STAT3信号传导通路，cyclin A、cyclin B1、Bcl-xL表达水平明显下降，且加强了化疗药物吉西他滨的抗肿瘤作用。

总之，胰腺癌由多种癌相关基因突变及相关信号通路紊乱所致，其发生发展机制复杂。目前的研究已证实多种基因及信号通路参与其中，不同基因及信号通路间存在交叉作用及部分重叠，各个信号通路也并非孤立起作用。

第八节　细 胞 因 子

细胞因子又称为细胞素（cytokine，CK），是一类在体液中以极低浓度发挥着生物学作用的物质，由机体活化的免疫细胞及某些非免疫细胞产生、分泌，调节细胞生长及分化，与造血、炎症反应、免疫应答、创伤愈合等生理过程密切相关的高活性多功能小分子蛋白的统称。细胞因子根据产生的细胞类型可分类为：淋巴细胞产生的淋巴因子、单核巨噬细胞产生的单核因子以及非淋巴细胞、非单核巨噬细胞产生的细胞因子。目前已知白细胞介素（interleukin，IL），干扰素（interferon，IFN）、集落刺激因子（colony stimulating factor，CSF）、肿瘤坏死因子（tumor necrosis factor，TNF）、转化生长因子（transforming growth foctor-β，TGF-β）等均是免疫细胞产生的细胞因子，它们在免疫系统中起着非常重要的调控作用，在异常情况下也会导致病理反应。细胞因子大多是通过自分泌方式和旁分泌方式短暂性地产生并在局部发挥作用。细胞因子的作用并不是孤立存在的，它们之间通过合成分泌的相互调节、受体表达的相互调控、生物学效应的相互影响组成细胞因子网络，可以取得协同效应，甚至可取得两种细胞因子单用时所不具有的新的独特的效应。病理状态下，细胞因子会出现异常性表达，表现为细胞因子及其受体的缺陷，细胞因子表达过高，以及可溶性细胞因子受体的水平增加等。

细胞因子具有抗肿瘤作用，主要机制为：①细胞因子对肿瘤细胞的直接杀伤作用而不影响正常细胞；②细胞因子作用于肿瘤的血管和营养供应系统；③细胞因子对宿主的肿瘤免疫反应有激发作用。细胞因子的参与在胰腺癌的免疫应答中起重要作用，可通过在体外把细胞因子基因导入受体细胞后再回输机体抑制肿瘤生长，或者将细胞因子基因直接导入体内，产生细胞因子，在肿瘤微环境发挥抗肿瘤作用。细胞因子可通过提高肿瘤免疫原性或者直接刺激免疫效应细胞达到抗肿瘤作用。TNF-α可以促进EGFR表达，增强胰腺癌的抗体依赖的细胞介导的细胞毒性作用（antibody-dependent cell-mediated cytotoxicity，ADCC），在胰腺癌肿瘤内注射重组TNF可抑制肿瘤的生长；INF-α能活化和增强自然杀伤细胞（NK细胞）的杀伤活力，联合5-FU治疗能有效提高胰腺癌患者胰十二指肠切除术后的生存率。IL-2基因修复的胰腺癌细胞瘤苗可产生特异性免疫反应，将IL-2、IL-4、IL-12、IL-15和IL-18转染胰腺癌细胞后再种植裸鼠，可明显抑制肿瘤的生长；联合IL-2和γ-干扰素基因可诱导更强的免疫反应来抗肿瘤。用突变Ras肽和粒-巨噬细胞集落刺激因子（GM-CSF）联合免疫接种胰腺癌患者，58%患者产生了Ras肽特异性T细胞，且患者的生存期较对照组明显延长。

趋化因子（chemokines）是具有促进细胞迁移至炎症、异物侵入部位的一种小分子细胞因子家族蛋白。趋化因子可通过诱导巨噬细胞和中性粒细胞浸润，激活特异性免疫应答，杀伤肿瘤细胞，达到抑制胰腺癌生长的作用。胰腺癌组织及细胞中具有CC类趋化因子MCP/CCL-2的高表达，CCL-2诱导的单核细胞浸润可抑制胰腺癌细胞增殖，促进胰腺癌细胞凋亡，血清中CCL-2高水平的胰腺癌患者存活率更高。CXCL-12/SDF-1能促进胰腺癌的增殖，多种胰腺癌细胞系高表达其受体CXCR4，CXCR4拮抗剂AMD3100可抑制胰腺癌细胞的增殖。CXCL-8/IL-8、CXCL-1/GROα等ELR-CXC类趋化因子可通过刺激内皮细胞增殖、迁移而促进血管形成。而non-ELR-CXC类趋化因子的作用相反，可抑制肿瘤血管形成。研究表明，胰腺癌细胞通过高表达IL-8诱导新生血管形成以促进胰腺癌的生长及转移，IL-8可被肿瘤局部缺氧微环境诱导的AP-1和NF-κB信号途径上调，阻断该途径可下调IL-8的表达，抑制胰腺癌生长。CXC类趋化因子还可通过诱导MMPs等的表达增强胰腺癌细胞的侵袭能力。

第九节 生 长 因 子

肿瘤微环境与肿瘤发生发展密切相关，而生长因子是肿瘤微环境中的一个重要组成部分，胰腺癌常见的生长因子的改变有成纤维细胞生长因子（FGF）和转化生长因子-β（TGF-β）、表皮生长因子（EGF）和血小板源生长因子（PDGF）等的高表达，这些生长因子均可促使血管内皮生长因子VEGF的表达上调，具有促进血管生成的作用。

一、成纤维细胞生长因子

成纤维细胞生长因子（FGF）是第一个被发现的促微血管生成因子。目前已发现有23种FGF，包括酸性成纤维细胞生长因子（aFGF/FGF1）、碱性成纤维细胞生长因子（bFGF/FGF2）及角化细胞生长因子（KGF/FGF7）等，它们均对细胞有促有丝分裂、促迁移作用，同时参与细胞分化、组织修复及血管生成等。据报道，aFGF及bFGF在人胰腺癌中的表达为正常组织中的8～11倍，bFGF被认为与肿瘤细胞及内皮细胞的增殖有关并与患者生存期缩短有关。胰腺癌可高表达FGFR和FGF，提示其可通过自分泌或者旁分泌激活FGF相关信号通路导致胰腺癌发生。

二、转化生长因子-β

转化生长因子-β（transforming growth factor-β，TGF-β）是属于一组新近发现的调节细胞生长和分化的

TGF-β超家族。人TGF-β1、TGF-β2和TGF-β3的基因分别定位于染色体19q3、1q41和14q24。TGF-β在表皮生长因子（EGF）同时存在的条件下，可改变成纤维细胞贴壁生长的特性，使其失去接触抑制及获得在琼脂中生长的能力。一般在细胞分化活跃的组织常含有较高水平的TGF-β，如成骨细胞及肾脏、骨髓和胎肝的造血细胞。几乎所有肿瘤细胞内可检测到TGF-β mRNA。TGF-β1在早期肿瘤的发生过程中起肿瘤抑制作用，但随着肿瘤进展，肿瘤细胞可摆脱TGF-β1的抑制，并在晚期作为促进因子刺激肿瘤血管生成、癌细胞扩散、癌细胞外基质合成及抑制免疫等。TGF-β对间充质起源的细胞起刺激作用，而对上皮或神经外胚层来源的细胞起抑制作用，其诱导成纤维细胞中*c-sis*基因表达，促进其在软琼脂中生长；而抑制上皮角朊细胞生长与抑制*c-myc*基因表达有关。

TGF-β在胰腺癌组织中表达成倍增加，尤其是TGF-β1。胰腺癌中高表达的TGF-β1可能来源于旁分泌途径，可通过激活Rac1和NF-κB，促使释放IL-6并增加MMP-2的分泌等刺激新生血管形成，调节细胞外基质、促进肿瘤生长和侵袭。而胰腺癌细胞自身丧失了对TGF-β生长抑制效应的反应，导致无限生长。研究发现约30%的胰腺癌中可检测到*Smad4/DPC4*基因的纯合性缺失，另外22%的胰腺癌中存在失活性点突变，而Smad4/DPC4的出现对TGF-β的生长抑制效应是必要的。因此，Smad4可能处于TGF-β信号途径的核心地位，其失活性突变可能是TGF-β信号途径中断的部分原因。

三、表皮生长因子

表皮生长因子（epidermal growth factor，EGF）和TGF-α是EGFR的两种主要配体，存在于正常的胰腺腺泡和导管细胞中。在胰腺癌细胞中EGF、TGF-α和EGFR过度表达，能刺激细胞的增殖，阻断EGF的信号转导可以抑制胰腺癌的生长。EGF可通过激活NF-κB的活性诱导MMP-9的表达，促进胰腺癌细胞的侵袭，NF-κB抑制物吡咯烷二硫代氨基甲酸盐可以抑制此过程。

四、胰岛素样生长因子

胰岛素样生长因子（insulin-like growth factors，IGFs）是一类多功能细胞增殖调控因子，包括IGF-Ⅰ和IGF-Ⅱ，在细胞的分化、增殖、个体的生长发育中具有重要的促进作用。肿瘤细胞可通过自分泌和旁分泌IGF-Ⅰ使IGF-ⅠR激活，再通过激活PI3K，导致AKT磷酸化，使Bad凋亡蛋白112位及136位的丝氨酸磷酸化，而磷酸化的Bad与14-3-3蛋白结合，阻止其与凋亡抑制因子Bcl-xL和Bcl-2结合，诱导Bax同源二聚体的形成，最终抑制细胞凋亡。研究表明，IGF-Ⅰ受体介导的有丝分裂信号传导在胰腺癌发病中发挥作用，抑制IGF-ⅠR可使胰腺癌体积缩小、重量减轻、血管密度减少、细胞增殖减慢和凋亡增加。在胰腺癌中，IGF-Ⅰ、IGF-ⅠR及胰岛素受体底物-Ⅰ（IRS-Ⅰ）都有高表达。

五、肝细胞生长因子

肝细胞生长因子（hepatocyte growth factor，HGF）由基质中的间质细胞产生，通过旁分泌方式作用于上皮细胞，是上皮细胞表面由met编码的酪氨酸激酶受体的间质性配体，可影响细胞增殖、分化、移行、血管生成和浸润。HGF和HGF/c-met受体在正常胰腺内表达很低，但显著表达于胰腺癌中。体外实验显示HGF可使人胰腺癌细胞株HGF受体磷酸化而引起细胞运动、生长及浸润性增强，用酪氨酸激酶抑制剂tyrphostin抑制HGF受体依赖的信号转导可以阻断HGF的促生长效应。

第十节 血管生成

血管生成（angiogenesis）是指源于已存在的毛细血管和毛细血管后微静脉的新生毛细血管性血管的生成。肿瘤组织生长必须依靠新生血管生成来提供足够的氧气和营养物质来维持。肿瘤血管生成是一个极其复杂的过程，包括血管内皮基质降解、血管内皮细胞的激活、增殖及移行、内皮细胞管道化分支形成血管环和形成新的基底膜等步骤。一方面肿瘤细胞释放血管生成因子激活血管内皮细胞，促进内皮细胞的增殖和迁移，另外一方面内皮细胞旁分泌某些血管生长因子刺激肿瘤细胞的生长。肿瘤细胞和内皮细胞的相互作用自始至终贯穿于肿瘤血管生成的全过程。肿瘤组织的新生血管结构及功能异常，血管基质不完善，这种微血管容易发生渗漏，因此肿瘤细胞不需经过复杂的侵袭过程而直接穿透到血管内进入血流并在远隔部位形成转移。越来越多的研究表明，良性肿瘤血管生成稀少，血管生长缓慢；而大多数恶性肿瘤的血管生成密集且生长迅速。血管生成在肿瘤的发展转移过程中起到重要作用。

一、促进血管形成的因素

多种活性物质可调节肿瘤血管生成，这些促进新血管生成的血管生成因子主要是一大类生长因子或细胞因子类的多肽物质如成纤维细胞生长因子FGFs、血管生成素（angiogenin）、血小板来源的内皮细胞生长因子（PD-ECGF）、TGF、TNF和血管内皮生长因子（vascular endothelial growth factor，VEGF）等。

血管内皮生长因子是血管内皮细胞特异性的肝素结合生长因子，在血管发生和形成过程中起着中枢性的调控作用，是关键的血管形成刺激因子。VEGF与内皮细胞上的两种高亲和力的受体KDR和Flt-1结合后，直接刺激血管内皮细胞增殖，并诱导其迁移和形成管腔样结构；同时还可增加微血管通透性，促进内皮细胞表达PA、PAI、间质胶原酶及凝血酶活性，引起血浆蛋白（主要是纤维蛋白原）外渗，并通过诱导间质产生而促进体内新生血管生成。肿瘤细胞分泌的VEGF多集中在肿瘤血管周围，肿瘤血管对VEGF的反应高于正常血管，表明VEGF与肿瘤血管生成关系密切。与正常胰腺和慢性胰腺炎组织相比，胰腺肿瘤管状上皮细胞VEGF和VEGFR存在过度表达，且VEGFR的表达与肿瘤大小、新生血管数量及局部浸润程度呈正相关。

细胞黏附分子（cell adhesion molecules，CAM）是介导细胞间或细胞与细胞外基质间相互接触和结合的分子的统称，包括免疫球蛋白超家族、整合素家族、选择素家族及钙黏蛋白家族等。血管生成过程中需要血管内皮细胞（EC）与细胞外基质间、血管内皮细胞与血管内皮细胞间及血管内皮细胞与其他周围细胞间的相互作用，而这个过程通过黏附分子完成。整合素在结构上起着连接ECM的各种组分蛋白质与胞内细胞骨架的作用，整合素家族可通过和不同配基结合，介导血管内皮细胞的迁移和黏附，有助于新生血管的成熟和稳定。胰腺癌与正常胰腺组织相比，MMPs的表达明显增加，MMP-2可降解基底膜糖蛋白及细胞外基质成分，启动内皮细胞的激活和迁移，促进瘤组织内新生血管生成。细胞黏附因子-1（ICAM-1）可产生免疫抑制和降低自然杀伤细胞的杀细胞毒性，有助于肿瘤细胞转移后在激发部位逃避机体免疫系统和自然杀伤细胞的的杀伤，促进肿瘤转移后的血管生成。

二、抑制血管生成的因素

血管形成是促血管形成因子和抑制因子协调作用的复杂过程，正常情况下二者处于平衡状态，一旦此平衡打破就会激活血管系统，使血管生成过度或抑制血管系统使血管退化。内皮抑制素、血管抑制素、基质金属蛋白酶抑制剂、血小板因子-4（PF-4），干扰素-α、白介素13、白介素4、白介素10、纤溶酶原激活因子抑制剂等都能抑制血管形成的过程。内皮抑制素（endostatin，ENS）是一种能特异抑制血管内皮细胞增殖和迁移的蛋白，能引起血管内皮细胞的细胞生长周期阻滞和凋亡，具有抑制VEGF和bFGF等促血管生成因子的生物学作用，还可与基质金属蛋白酶原及整合素$\alpha v\beta 3$、$\alpha v\beta 5$结合，抑制内皮细胞及巨噬细胞的迁移、黏附，具有强烈的抑制新生血管形成的能力，是目前已知最强的内源性血管形成抑制因子，在肿瘤血管形成调控中发挥重要作用。

第十一节 免疫耐受

免疫耐受（immunologic tolerance）是指对抗原特异性应答的T细胞与B细胞，在抗原刺激下，不能被激活，不能产生特异性免疫效应细胞及特异性抗体，从而不能执行正常免疫应答的现象。正常情况下，人体的免疫系统对肿瘤细胞起着监控作用，一旦发现异常，就会启动免疫应答机制来消灭肿瘤细胞。肿瘤的发生是人体免疫系统监控肿瘤的功能缺失的结果。

参与胰腺癌等肿瘤免疫耐受的机制可能有：①肿瘤分泌大量的免疫抑制因子如TGF-β、VEGF、IL-10等抑制免疫细胞如树突细胞、T细胞、NK细胞的功能，导致肿瘤的免疫耐受；②肿瘤通过其MHC-1类分子的表达下降或缺失，致使T细胞不能识别并攻击肿瘤细胞，导致肿瘤免疫耐受；③某些黏附分子如B7家族成员在T细胞激活中起辅助刺激作用，肿瘤细胞中这类分子表达降低，使T细胞缺乏共刺激信号而不能被激活；④FAS与FASL结合形成二聚体启动凋亡信号的传递，导致表达FAS的细胞凋亡。恶性肿瘤中，FAS表达下调或丢失使肿瘤组织逃避免疫监视或使FAS/FASL系统对其清除作用减低；另一方面恶性肿瘤高表达FASL，当活性的免疫细胞与之接触后，免疫细胞上FAS与恶性肿瘤上FASL结合导致这些活化的免疫细胞的凋亡，使肿瘤细胞逃避免疫攻击；⑤$CD4^{+}CD25^{+}$调节性T细胞可通过分泌细胞因子（IL-10、TGF-β）或以细胞-细胞接触依赖方式发挥抑制作用，维持肿瘤的免疫耐受；⑥肿瘤细胞表达T细胞的代谢活性酶如IDO、精氨酸酶等来降解局部微环境中色氨酸或精氨酸等来抑制效应T细胞的增殖；⑦肿瘤细胞可表达高水平的唾液酸粘多糖或表达纤凝激活系统，使得肿瘤细胞表面的抗原被掩蔽，不被免疫细胞识别和杀伤。研究发现，肿瘤患者体内T细胞的CTLA-4表达很强，抑制了T细胞的免疫应答能力，造成肿瘤患者免疫耐受。而CTLA-4抗体可以消除这种免疫耐受，达到治疗肿瘤目的。PD-1是T细胞表面的一种蛋白质受体，在PD-1L刺激下能引起T细胞的凋亡，减少激活的T细胞数目，保持免疫反应的平衡，避免免疫过度反应。而当肿瘤细胞表面表达PD-1L，可识别T细胞并与之结合进而杀伤该T细胞，造成肿瘤逃避免疫监督，使肿瘤患者的免疫系统处于免疫耐受状态。研究发现，利用PD-1抗体或PD-1L抗体来封闭PD-1或PD-1L，可以阻断T细胞的凋亡，即打破肿瘤患者的免疫耐受状态，激活其免疫系统，达到治疗肿瘤的目的。

胰腺癌细胞膜上大量MHC-Ⅰ类链相关分子（MIC）脱落形成血清的可溶性MHC-Ⅰ类链相关分子（sMIC），sMIC封闭NK细胞上的NKG2D受体，降低NK细胞的杀伤活性，诱发胰腺癌细胞的免疫耐受，利于胰腺癌的发生发展。江华等分析胰腺癌组织标本发现*FAS*基因在胰腺癌中低表达，提示在胰腺癌的分化过程中可能获得了逃逸FAS/FASL介导的凋亡功能。胰腺癌组织中高表达TGF-β，而TGF-β是介导肿瘤免疫逃逸最有效的免疫抑制因子，可通过自分泌或者旁分泌途径抑制各种免疫细胞在肿瘤组织中浸润，抑制肿瘤细胞表面靶细胞识别抗原的表达，诱导肿瘤细胞表面HLA-1类分子、B7-1、细胞间黏附分子的低表达或不表达；抑制多种免疫细胞的增殖、分化、活化；封闭由细胞因子启动的细胞通路。

第十二节 小　　结

胰腺癌的发生、发展是一个极其复杂的过程，是癌基因、抑癌基因、端粒酶等共同作用的结果。在胰腺癌发病机制的研究中仍存在以下问题需要思考：①大部分胰腺癌发病机制的研究是基于被切除的胰腺癌标本，这对于早期胰腺癌分子结构改变的了解就相对较少，所以对早期胰腺癌的深入研究是今后的首要任务，可能对全面认识胰腺癌的发病机制有很大帮助。②目前开展的很多研究还是基于一些已知的基因，说明对胰腺癌发病机制的研究还很有限，新基因包括非编码RNA的发现将开创新一轮对胰腺癌发病机制的研究。③迄今为止，国内外对胰腺癌信号转导通路进行的绝大部分研究都仅仅针对通路异常发生的某一环节，局限于单个通路，未涉及胰腺癌多通路的研究。而胰腺癌的发生是一个多因素过程，针对单靶点研究制定的治疗策略难免会顾此失彼，很难发挥全局性的效应。如果以多通路发生的几个环节为靶点，那么将有可能从整体上调节肿瘤细胞生长、凋亡、分化、免疫等，这可能为胰腺癌靶向治疗的实际应用提供可操作的理论依据，具有重要的价值。

（张世能　庄燕妍）

参考文献

[1] Apte MV, Wilson JS, Lugea A, et al. A starring role for stellate cells in the pancreatic cancer microenvironment[J]. Gastroenterology, 2013, 144 (6): 1210-1219.

[2] Bachem MG, Schünemann M, Ramadani M, et al. Pancreatic carcinoma cells induce fibrosis by stimulating proliferation and matrix synthesis of stellate cells[J]. Gastroenterology, 2005, 128 (3): 907-921.

[3] Balkwill F. Tumor necrosis factor and cancer[J]. Nat Rev Cancer, 2009, 9 (5): 361-371.

[4] Bartel DP. MicroRNAs: genomics, biogenesis, mechanism, and function[J]. Cell, 2004, 116 (2): 281-297.

[5] Bloomston M, Frankel WL, Petrocca F, et al. MicroRNA expression patterns to differentiate pancreatic adenocarcinoma from normal pancreas and chronic pancreatitis[J]. JAMA, 2007, 297 (17): 1901-1908.

[6] Ikeda Y, Tanji E, Makino N, et al. MicroRNAs associated with mitogen-activated protein kinase in human pancreatic cancer[J]. Mol Cancer Res, 2011, 10 (2): 259-269.

[7] Jones S, Zhang X, Parsons DW, et al. Core signaling pathways in human pancreatic cancers revealed by global genomic analyses[J]. Science, 2008, 321 (26): 1801-1805.

[8] Kim K, Jutooru I, Chadalapaka G, et al. HOTAIR is a negative prognostic factor and exhibits pro-oncogenic activity in pancreatic cancer[J]. Oncogene, 2013, 32 (13): 1616-1625.

[9] Kopp JL, von Figura G, Mayes E, et al. Identification of Sox9-dependent acinar-to-ductal reprogramming as the principal mechanism for initiation of pancreatic ductal adenocarcinoma[J]. Cancer Cell, 2012, 22 (6): 737-750.

[10] Lonardo E, Frias-Aldeguer J, Hermann PC, et al. Pancreatic stellate cells form a niche for cancer stem cells and promote their selfrenewal and invasiveness[J]. Cell Cycle, 2012, 11 (5): 1282-1290.

[11] Masamune A, Kikuta K, Watanabe T, et al. Hypoxia stimulates pancreatic stellate cells to induce fibrosis and angiogenesis in pancreatic cancer[J]. Am J Physiol Gastrointest Liver Physiol, 2008, 295: G709-G717.

[12] Navas C, Hernandez-Porras I, Schuhmacher AJ, et al. EGF receptor signaling is essential for K-ras oncogene-driven pancreatic ductal adenocarcinoma[J]. Cancer Cell, 2012, 22 (2): 318-330.

[13] Olive KP, Jacobetz MA, Davidson CJ, et al. Inhibition of Hedgehog signaling enhances delivery of chemotherapy in a mouse model of

pancreatic cancer[J]. Science, 2009, 324 (30): 1457–1461.

[14] Sato N, Fukushima N, Hruban RH, et al. CpG island methylation profile of pancreatic intraepithelial neoplasia[J]. Mod Pathol, 2008, 21 (3): 238–244.

[15] Shain AH, Giacomini CP, Matsukuma K, et al. Convergent structural alterations define SWItch/Sucrose NonFermentable (SWI/SNF) chromatin remodeler as a central tumor suppressive complexin pancreatic cancer[J]. Proc Natl Acad Sci USA, 2012, 109: E252–E259.

[16] Tahira AC, Kubrusly MS, Faria MF, et al. Long noncoding intronic RNAs are differentially expressed in primary and metastatic pancreatic cancer[J]. Mol Cancer, 2011, 10 (13): 141–160.

[17] Tian H, Callahan CA, DuPree KJ, et al. Hedgehog signaling is restricted to the stromal compartment during pancreatic carcinogenesis[J]. Proc Natl Acad Sci USA, 2009, 106 (6): 4254–4259.

[18] Yachida S, Jones S, Bozic I, et al. Distant metastasis occurs late during the genetic evolution of pancreatic cancer[J]. Nature, 2010, 467 (7315): 1114–1119.

[19] Yu M, Ting DT, Stott SL, et al. RNA sequencing of pancreatic circulating tumour cells implicates WNT signalling in metastasis[J]. Nature, 2012, 487 (7408): 510–513.

[20] Zhang S, Cai X, Huang F, et al. Effect of trichostatin A on viability and microRNA expression in human pancreatic cancer cell line BxPC–3[J]. Exp Oncol, 2008, 30 (4): 265–268.

[21] Zhang SN, Zuo HJ, Yu Z, et al. Expression profiles of miRNAs in human pancreatic cancer cell lines[J]. Chinese–German J Clin Oncol, 2009, 8 (2): 77–80.

第二章 胰腺癌分子生物学研究进展

众所周知，胰腺癌的发生、发展是一个极其复杂的过程，在细胞水平上可导致无法控制的细胞增殖、生长和凋亡，基因水平的具体改变包括癌基因的过度表达及抑癌基因的失活。因此学者们试图提出胰腺癌发病过程模式的假设：第一步最为关键，为*K-ras*癌基因的突变和*Her-2/neu*基因的过度表达；如果第一步发生后仍有细胞存活，它们将更易发生第二步，即*p16*抑癌基因的失活；第三步则以抑癌基因*p53*、*DPC4*和*BRCA2*的失活为代表。本章将介绍原癌基因、抑癌基因、转移相关基因等方面对胰腺癌分子生物学的研究进展。

第一节 原 癌 基 因

癌基因（oncogene）是一类编码产物与细胞的肿瘤性转化有关的核酸片段。癌基因中来自病毒的被称为病毒癌基因，来自细胞的称为细胞癌基因或者原癌基因。原癌基因主要是刺激细胞的正常生长以满足细胞更新的要求，但当其发生突变时，即使没有接收到生长信号，仍不断地促使细胞生长或者使细胞免于死亡，最终导致细胞癌变。

一、*Ras*基因

（一）*Ras*基因结构与功能

1964年*Ras*基因被首次从大鼠肉瘤（rat sarcoma）的急性逆转录病毒中分离获得，并以大鼠肉瘤的字首命名为Ras。已知*Ras*基因家族共有4种：①*H-ras*基因：1982年Weinberg和Barbacid从人膀胱癌细胞系T24中分离出的具有转化能力的*Ras*基因，可使NIH3T3细胞发生恶性转化，因与Harvery大鼠肉瘤病毒癌基因具有同源性得名；②*K-ras*基因：Krontiris基因在人肺癌细胞中发现与Kister大鼠肉瘤病毒基因的同系物，命名为K-ras；③*N-Ras*基因：这是在人神经母细胞瘤DNA感染NIH3T3细胞时发现的与Ras类似的基因。其中，K-ras对人类癌症影响最大；④*R-ras*基因作为Ras家族的新成员，位于质膜，起着“分子开关”的作用；作为GTP（guanine nucleotide binding protein）结合蛋白类，结合GTP时表现GTP酶的活性，处于激活状态，能够与下游因子相互作用，开启信号通路，调节细胞增殖，促进细胞凋亡，抑制细胞运动，调节细胞形态，调控细胞黏附分子，构塑神经突触，抑制血管再生和介导胞吐等相应的细胞生物学功能。

各种*Ras*基因具有相似的结构，编码相对分子质量21kD的P21蛋白。它们分别位于人类11号、12号及1号染色体。Ras蛋白为膜结合型的GTP/GDP结合蛋白，定位于细胞膜内侧。细胞信号转导中，无活性的Ras-GDP与有活性的Ras-GTP相互转化，规律地调节P21对信号系统的开启关闭，完成生长分化信号传入细胞内的过程。*Ras*基因被激活以后就变成有致癌活性的癌基因，其激活方式有3种：基因点突变、基因大量表达、基因插入及转位。目前认为*Ras*基因致癌的主要分子基础是点突变，多发生在N端第12、13和61密码子，其中绝大多数突变发生在第12密码子，而且多为GGT突变成GTT。*Ras*基因激活转变成癌基因后其表达产物Ras蛋白构型及功能发生改变，与GDP的结合能力减弱，和GTP结合后不需外界生长信号的刺激便自身活化；且Ras蛋白内在的GTP酶活性降低或影响了GAP的活性，使Ras蛋白和GTP解离减少，失去了GTP与GDP的有节制的调节，活化状态的Ras蛋白持续地激活PLC产生第二信使，造成细胞不可控制地增殖，进而发生恶变。*Ras*基因激活后通过其下游多个通路影响细胞的生物学行为。*K-ras*不仅对于胰腺癌的早期发生，而且对于胰腺癌早期演进都是极为重要的，最近的研究显示*K-ras*参与胰腺癌细胞糖代谢途径调节（图2–1）。

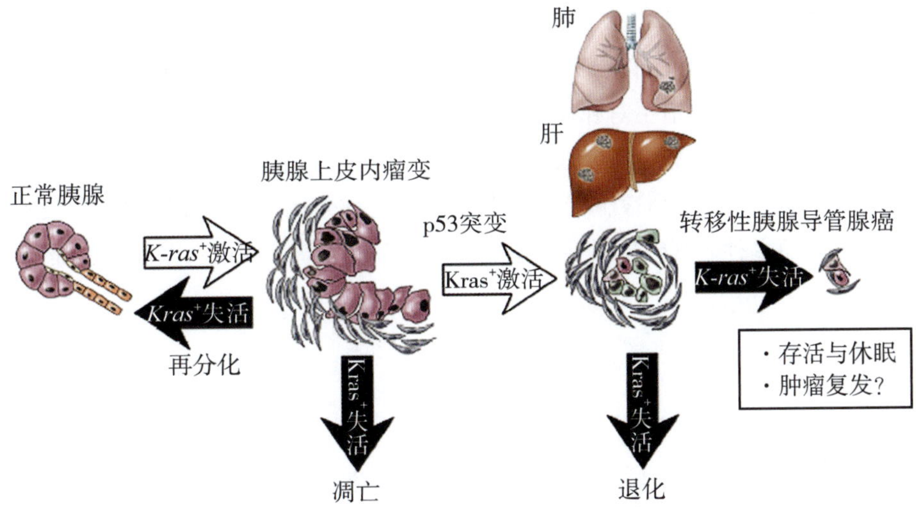

图2–1　*K-ras*在胰腺癌形成及演进中的作用

（二）*Ras*基因与胰腺癌

研究表明，约90%的胰腺癌患者存在*Ras*基因突变。*K-ras*基因突变是胰腺癌的早期事件，其突变几乎均发生于*K-ras*基因的第12位密码子及其周围，而正常胰腺、胰腺炎或者癌旁正常组织中几乎无突变。*Ras*基因突变早于病理检出及临床表现的出现，*K-ras*在胰导管癌、胰黏液细胞癌和慢性胰腺炎中突变率分别是81%、53%和7%，在相应胰液中的突变率分别为72%、53%和0，所以检测胰液中突变的*K-ras*基因即可为临床诊断提供有力的帮助。联合检测胰腺癌患者胰液中突变的*K-ras*基因和癌胚抗原水平在胰腺癌诊断中的准确度可达90%，可见联合检测*K-ras*基因和癌胚抗原可及早而准确地诊断肿瘤。

*R-ras*是近年来发现的Ras家族的新成员，是一种重要的原癌基因。*R-ras*定位于19q13.3，蛋白分子量约为23kD，在激活态的R–ras能够明显增强PI3K通路的活性，参与整合素激活、细胞迁移和细胞增殖的调控。R–ras在原发性胰腺癌中的表达水平明显高于癌旁组织，并与p21及一种仅在增殖细胞中合成或表达的核内多肽PCNA具有良好的一致性，后者促使胃肠道肿瘤细胞增殖并可作为恶性程度的指标之一。上述研究提示R–ras可能参与了胰腺癌的发病过程。

二、*Her-2/neu*基因

（一）*Her-2/neu*基因结构与功能

*Her-2/neu*基因是1981年在神经细胞瘤中发现的一种癌基因，将其命名为*neu*，其与表皮生长因子受体（EGFR）基因一样具有同源序列，故将*EGFR*基因命名为*C-erbB-1*（*Her-1*），而将neu命名为*C-erbB-2*（*Her-2/neu*），即表皮生长因子受体家族的第二号成员。人类*Her-2/neu*基因定位于17号染色体17q21–22上，其编码分子量为185kD的单链跨膜蛋白P185，P185含有1 255个氨基酸残基，其细胞内段具有酪氨酸激酶活性。由于目前尚未发现能与Her–2/neu蛋白直接结合的配体，推测其主要是通过与家族中其他成员包括EGFR（Her–l/erbB–1）、Her–3/erbB–3、Her–4/erbB–4形成异二聚体而与各自的配体结合。当与配体结合后，主要通过引起受体二聚化及胞浆内酪氨酸激酶区的自身磷酸化，激活酪氨酸激酶的活性，此过程主要介导细胞内

信号途径如MAPK途径、PI-3K途径、AKT途径。

（二）*Her-2/neu*基因与胰腺癌

Her-2/neu蛋白在多种人类肿瘤中过度表达，如乳腺癌、卵巢癌、肺腺癌、原发性肾细胞癌、子宫内膜癌等，并提示预后不良。Her-2/neu在胰腺癌组织中的表达率为58%～82%，明显高于良性病变及正常胰腺组织，其过度表达可能影响癌细胞分泌的多种血管生长因子而实现对新生血管的间接调控以促进胰腺癌的发展。Her-2/neu的过度表达还可激活AKT及NF-κB，持续活化的AKT和NF-κB可诱导抗凋亡级联反应，使癌细胞产生对TNF-α的抵抗性，降低宿主对肿瘤的防御能力。Her-2/neu分子不仅可以进入细胞核内，而且能与环氧合酶COX-2共同表达于胰腺癌组织和细胞中。COX-2与肿瘤的增殖、血管生成和转移能力密切相关，且COX-2的转录激活依赖于Her-2/neu的酪氨酸激酶活性，其作为转录因子促进胰腺癌的生长和增殖。Her-2/neu还可通过影响癌细胞分泌的多种血管生长因子而实现对新生血管的间接调控，以促进胰腺癌的发展。

三、*AKT*基因

（一）*AKT*基因结构与功能

AKT，又称蛋白激酶B（protein kinase B，PKB）。在哺乳动物中，*AKT*有*AKTl*（*PKBα*）、*AKT2*（*PKBβ*）和*AKT3*（*PKBγ*）3种亚型，分别位于染色体14q32、19q13及1q44上。生理状态下，AKT以低活性或失活状态存在于细胞质中。当其暴露于紫外线照射和缺乏生长因子等各种因素时，在多种调节因子如PI3K等的作用下，AKT因其 T308位点和S473位点同时磷酸化而被激活（p-AKT），p-AKT移位到胞质膜、胞溶质或胞核中，并与相应部位的底物蛋白发生作用。AKT是一种胞质内调节细胞凋亡/存活的信号转导蛋白。

（二）*AKT*基因与胰腺癌

*AKT1*基因突变有组织特异性，*AKT/PKB*基因的扩增和AKT的持续高度活化在许多肿瘤组织中均可发生，AKT在胰腺癌组织中高表达和异常激活与肿瘤的发生、发展密切相关。有研究显示AKT在胰腺癌中的高表达率为71. 8%。在9株胰腺癌细胞中发现7株S473AKT持续磷酸化，提示在胰腺癌细胞株中也异常活化。而p-AKT高表达者的生存期为24个月，明显长于低表达者的11个月。但亦有相反的研究报道，发现T308 p-AKT高表达者的5年生存率为14.1%，明显低于低表达者的57.0%。AKT异常表达和激活能促进胰腺癌的生长，拮抗凋亡，增加肿瘤细胞的生存能力。MiaPaCa-2过度表达AKT1，增加细胞的增殖和克隆形成。而在胰腺癌Panc-1和AsPC-1细胞中过度表达野生型或持续活化的AKT1或AKT2能明显上调肿瘤细胞侵袭转移相关的蛋白，即胰岛素样生长因子1受体（insulin-like growth factor 1 receptor，IGF-1R），AKT1或AKT2可通过上调IGF-1R增强胰腺癌细胞的侵袭能力。由此可见，AKT的活化与胰腺癌的侵袭、转移能力强度有关。有学者认为胰腺癌细胞PKB/AKT的高表达与营养缺乏的耐受有关，AKT1和AKT2的反义RNA能消除PANC-1细胞对饥饿的耐受，其可增强腺癌细胞在环境恶劣时的生存能力。Wortmannin可抑制AKT磷酸化，而应用透明质酸刺激胰腺癌SW1990细胞，诱导AKT磷酸化，使细胞的运动能力和迁移能力明显增加，并增加胰腺癌细胞的凋亡和吉西他滨在胰腺癌荷瘤鼠的抗癌效应。AKT靶向治疗能有效地抑制胰腺癌细胞生长的作用，增强细胞毒性化疗药物的抗癌效应。一种AKT1反义寡核苷酸（AKT1 antisense oligonucleotide，AKT1 AO）能有效抑制AKT1 mRNA和蛋白的表达。体外应用小剂量的AKT1 AO能抑制胰腺癌细胞的生长，腹腔注射14d后能使胰腺癌细胞（MIA-Luc）的荧光信号明显减少或完全消失，并明显抑制体内移植瘤的生长。以RNAi同时封闭AKT2和Ras能有效地抑制PANC-1细胞的增殖和克隆形成，增加细胞凋亡。

四、*Wnt*基因

*Wnt*基因于1982年在小鼠乳腺癌中被发现，最初被命名为INT-1，并被认为是癌基因，后来发现其与果蝇的无翅基因（wingless）高度同源，因而得名*Wnt-1*基因。人的*Wnt*基因定位于12q13上，编码分泌糖蛋白及Wnt蛋白，后者与细胞表面基质及其特异性受体卷曲蛋白（frizzled protein，Fz）相互作用，通过其下游的散乱蛋白（dishevelled protein，DSH）切断β-连环蛋白（β-catenin）的降解途径（主要由大肠腺瘤样息肉蛋白APC、Axin、糖原合成激酶-3β即GSK-3β、酪蛋白激酶1即CK1等构成），使β-catenin在细胞质中聚积，并进入细胞核，与T细胞因子相互作用，调节靶基因表达（如*c-myc*、*cycli nD1*）。经典Wnt通路又称Wnt/β-catenin信号通路，其异常激活可导致肿瘤发生。

采用微设备高效捕获老鼠内源性胰腺癌模型中循环肿瘤细胞（CTCs），并将这些细胞进行单分子RNA测序，可发现Wnt2在胰腺癌循环肿瘤细胞和转移瘤中高表达，但在原发肿瘤中这种表达Wnt2的细胞却很罕见，表明胰腺癌细胞表达Wnt2后，肿瘤细胞的失巢凋亡现象被抑制、体内转移的倾向增加。研究人员尝试在体外培养的循环肿瘤细胞中抑制胰腺癌Wnt2通路分子的活性，发现抑制TAK1能抑制癌细胞转移相关活性。在注射了表达Wnt2的循环肿瘤细胞的小鼠中，通过RNAi下调TAK1的表达也能减少癌细胞转移。这说明Wnt高表达后细胞的生物学行为改变与纤维连接蛋白上调以及TAK1蛋白受到抑制有关。临床数据也显示在胰腺癌患者的CTC中可发现了Wnt信号高表达。

五、*cyclin D1*基因

作为一种原癌基因，*cyclin D1*基因与CDKs家族成员相结合为cyclin D1/CDKs复合物，通过磷酸化视网膜母细胞瘤家族（Rb）蛋白而释放E2F因子，游离的E2F因子与特异基因启动子区相结合，促进这些基因开始转录和表达，使细胞完成由G期到S期的转变。cyclin D1的过度表达使细胞G期明显缩短，细胞增殖加速，继而导致癌变。

研究表明，*cyclin D1*基因参与MAPK及SAT等细胞外多种信号通路，并与胰腺癌细胞转移密切相关。通过RNA干扰沉默*cyclin D1*基因可抑制胰腺癌细胞系AsPC-1的细胞生长、侵袭及血管生成。

六、*BRAF*基因

*BRAF*基因，别名鼠类肉瘤滤过性毒菌致癌同源体B1（vraf murine sarcoma viral oncogene homolog B1），是RAF家族成员之一，定位于染色体7q34上，编码一种丝/苏氨酸特异性激酶（serine/threonine-specific kinase），该基因能诱导禽原代细胞增殖和NIH3T3细胞的转化，为一种癌基因。在许多肿瘤中存在*BRAF*基因的突变，并与细胞癌变密切相关。BRAF是Ras最为关键的效应分子，通过激活MEK/ERK信号通路发挥作用。其激活后能依次磷酸化并激活MEK和ERK，持续激活的ERK能影响多种癌的肿瘤标志物水平，参与调控细胞生长、分化和凋亡。胰腺癌中存在不同比例的*BRAF*突变，*BRAF*在胰腺癌组织中的表达明显高于正常胰腺组织，*BRAF*可被*Ras*基因激活，调节胰腺癌细胞的生长。

第二节　抑 癌 基 因

抑癌基因（tumor suppressor gene）也称为抗癌基因（antioncogene），指正常细胞中存在的抑制肿瘤发生的基因，正常情况下它们对细胞的发育、生长和分化的调节起重要作用。抑癌基因的产物抑制细胞增殖，促进细胞分化，抑制细胞迁移，起负调控作用，但在一定情况下被抑制、丢失或突变后可减弱甚至消除其抑癌作用，使激活的癌基因发挥作用而致癌。抑癌基因的产物主要包括：①转录调节因子，如Rb、p53；②负调控转录因子，如WT；③周期蛋白依赖性激酶抑制因子（CKI），如p15、p16、p21；④信号通路的抑制因子，如Ras-GTP酶活化蛋白（NF-1），磷脂酶（PTEN）；⑤DNA修复因子，如BRCA1、BRCA2；⑥与发育和干细胞增殖相关的信号途径组分，如APC、Axin等。

一、*p53*基因

（一）*p53*基因结构与功能

*p53*基因在1979年被首次报道，因编码一种分子质量为53kD的基因调节蛋白p53蛋白而得名，是一种抑癌基因，人类*p53*基因定位于17p13.1。野生型*p53*基因可抑制肿瘤生长，在正常细胞中表达量极低，但是当细胞受到低氧、紫外照射、化合物刺激等反应后表达量急剧增加并被激活。*p53*基因突变后，p53蛋白失活，失去了对细胞生长、凋亡和DNA 修复的调控作用，导致细胞发生癌变。

作为转录因子，p53可调节大量靶基因的表达，以影响细胞周期的阻滞、凋亡、分化、DNA损伤、血管生成和转移的抑制等功能。当*p53*基因转录调控功能启动，可发挥重要的作用：①通过修复调节下游效应基因，如周期蛋白依赖性激酶相互作用蛋白21、基因*Cip 1*、野生型p53激活片段1、基因*Wafl*、生长阻滞和DNA诱导损伤基因*GADD45*导致G1期阻滞；与此同时，GADD45与增殖细胞抗原相结合，以抑制DNA合成，阻止细胞进入S期；另外通过对细胞分裂周期2（cell division cycle 2，cdc2）和细胞周期蛋白B1（cyclin B1）的抑制促使细胞在G2期发生阻滞，以阻止受损细胞发生有丝分裂。②当DNA损伤无法修复时，p53通过两方面介导细胞凋亡。其一，p53通过转录激活其他前凋亡基因介导细胞凋亡，如*Puma*、*Noxa*、*p53AIP*、*Bax*和*Apaf21*等；其二，p53在Bc1-2家族作用下通过对线粒体调控来介导细胞凋亡。因此，突变型p53可通过多种途径诱导肿瘤细胞生长。

（二）*p53*基因与胰腺癌

*p53*突变比*p53*基因缺失更能促进胰腺癌转移。突变型p53蛋白在胰腺癌的恶性细胞中大量聚集将刺激机体产生p53抗体，检测p53抗体对肿瘤的诊断和预后判断具有重大意义，但亦有学者认为*p53*突变与胰腺癌患者的生存期无明显相关，故其在胰腺癌的发生、发展中的具体机制尚待进一步研究。*p53*基因突变是胰腺癌发生发展过程中的重要遗传突变事件，而这种突变事件常常发生在胰腺癌的晚期。因此，将*p53*突变与*K-ras*发生在胰腺癌早期事件相结合，对胰腺癌的诊断和预后判断可能有重要的临床价值。

二、*DPC4*基因

（一）*DPC4*基因结构与功能

1996年美国学者Hahn等应用基因组扫描和定位克隆的方法，率先发现在胰腺癌中频繁发生杂和性缺失片段，该片段部位包括原已发现的大肠癌缺失基因*DCC*（deleted in colon cancer），因其首先在胰腺癌中被发现频繁缺失，因此命名为胰腺癌缺失基因（deleted in color in pancreatic cancer，locus4，*DPC4*）。*DPC4*基因定位于人染色体18q21. 1上，由2 680个碱基构成，其含有11个外显子和l0个内含子，编码蛋白Smad4由552个氨基酸残基组成。Smad4蛋白的一级结构分为N-末端、C-末端和中间连接区；其中N端和C端与其他动物的MAD（mother against decapentaplegic）蛋白有高度同源，在进化上有高度保守区，MH1能与DNA上的SBE（Smads-binding element）区结合，而MH2与Smads相互作用，激活转录，以抑制细胞生长、增殖和分化。MH1对DPC4

整体结构的变化非常敏感，该区的C端和N端的改变并不影响DPC4与DNA的结合，但MH1的L43-R135区的突变可影响DPC4与DNA的结合，由此削弱了该基因抑癌能力，证实了此区的突变与肿瘤的形成有关。

*DPC4*是一种抑癌基因，其编码的DPC4/Smad4蛋白是DNA结合蛋白，与细胞内信号传导相关，是TGF-*β*信号传导途径的核心。TGF-*β*是一种对细胞生长起负调节作用的细胞因子，其主要作用是抑制细胞增殖、促进细胞分化和血管及骨组织生成；还可抑制NK细胞、巨噬细胞活性及淋巴细胞增殖。TGF-*β*主要由软骨细胞、成骨细胞、破骨细胞、成纤维细胞、血小板、单核细胞和T细胞合成分泌，通过与靶细胞膜上丝/苏氨酸蛋白激酶受体Ⅰ和Ⅱ的结合，使Ⅰ型受体细胞内激酶活化，催化Smads家族磷酸化。其中Smad1、Smad2、Smad3、Smad5、Smad8能被Ⅰ型受体磷酸化，促使其激活为R-Smad，是受体的直接底物；Smad6 、Smad7能竞争性与受体结合，但无磷酸化位点，进而抑制TGF-*β*信号通路。DPC4既不能与受体结合，也无磷酸化位点，但Smad4能与磷酸化的R-Smad形成活性的二聚体进入细胞核，与DNA结合，抑制基因转录，可将TGF-*β*的信号传递到细胞内。另外许多肿瘤细胞可逃避TGF-*β*转导途径的生长抑制作用，这种逃逸与DPC4的变异相关。其变异可概括为以下3种状态：①染色体片段的丢失，包括杂合性缺失或纯合性缺失；②基因突变，如移码、无义及错义突变等；③基因表达水平异常，即低或弱水平表达。

（二）*DPC4*基因与胰腺癌

1996年首次发现了约有50%的胰腺癌中存在DPC4的缺失。近年来，采用胰腺癌石蜡包埋组织、新鲜胰腺癌组织、针吸活检组织、胰腺癌细胞株和胰腺癌荷瘤裸鼠对DPC4的基因、RNA及其蛋白表达进行分析，并就该基因与其他抑癌基因的关系进行了系统研究，证明了胰腺癌组织中*DPC4*基因的外显子1、2、3、4、8和11易发生缺失和突变，而最常出现的突变位点是外显子8和11。*Smad4*基因缺失并不能启动肿瘤的形成，是作为一种启动子或起协同作用，在肿瘤形成的过程中促进肿瘤的发生与发展。重组后表达DPC4的胰腺癌细胞Hs766并未能恢复对TGF-*β*2的反应，却使VFGF生成减少和TSP-1生成增加，表明DPC4在胰腺癌中可通过抑制肿瘤血管的生成达到抑制肿瘤的作用。在对60例患者的451块胰腺上皮内肿瘤（pancreatic intraepithelial neoplasia，PanIN）进行研究后，发现DPC4的缺失大多发生在PanIN-2、PanIN-3和浸润性癌中。在浸润性癌中DPC4的缺失率约为85%，而在PanIN-2中DPC4缺失率为14%，说明DPC4的变异发生在此类癌晚期。另外，DPC4突变率在胰腺癌组织中约达60%，与正常胰腺组织相比有显著性的差异。在检测了249例胰腺癌患者癌组织中的DPC4表达后，发现其蛋白阳性表达的患者术后生存时间平均为19.2个月，高于DPC4蛋白阴性的患者（14.7个月）。亦有研究发现21%胰腺癌标本和50%的胰腺癌细胞株中有DPC4的改变，且31%DPC4缺失者仅发生在Ⅲ期和浸润性生长的胰腺癌，有DPC4表达者术后生存期延长，预后好，而正常胰腺组织DPC4无突变或缺失。*DPC4*基因突变及失活与胰腺癌的不良预后相关，结合患者年龄、淋巴结转移情况和肿瘤的大小等生物学特征，发现*Smad4*基因失活的患者生存期显著降低，平均生存期为11. 5个月，而*Smad4*基因未失活的患者生存期为14. 2个月。相反，也有学者认为在DPC4缺失的胰腺癌中，手术切除的可能性大，术后生存期长，且与患者的分化程度、术后生存期有关。通过尸检发现胰腺癌患者中30%死于胰腺疾病的局部浸润，而70%死于广泛转移，DPC4在局部破坏的胰腺癌中表达弱，而在广泛转移的胰腺癌中表达高。最新的研究发现，DPC4的表达尚与肿瘤细胞对化疗药物的敏感性有关。这些均提示*DPC4*作为一个抑癌基因，它的突变失活与胰腺癌的发生、发展有密切的关系。

三、*p16*基因

（一）*p16*基因结构与功能

1993年美国国立癌症研究中心Serrano等在应用酵母双杂合蛋白相关性筛选法研究与周期依赖性激酶4（cyclin-dependent kinases 4，CDK4）作用的蛋白时发现了*p16*基因。*p16*基因定位于9p21上，全长85kb，由

2个内含子和3个外显子构成，又称多肿瘤抑制因子1（multiple tumor suppressor 1，MTS1）、CDKN2、INK4a（inhibitor of CDK4）等。此基因编码分子量为16kD的蛋白。该蛋白质与周期依赖性激酶4和周期依赖性激酶6（CDK4、CDK6）特异性结合，在细胞周期中发挥重要的功能。细胞周期调节因素包括3种分子：细胞周期蛋白、依赖细胞周期蛋白的激酶和CDK抑制因子。一组细胞周期素蛋白可调控细胞周期，不同的细胞周期素通过与相应的CDK在细胞周期的特异位点组装成复合物，使细胞内Rb蛋白磷酸化失活并释放转录因子E2F，使细胞由G1期进入S期，促使细胞增殖。细胞周期素D与CDK4有特别的亲和力，细胞周期素-CDK4复合物可磷酸化Rb蛋白而使细胞进入增殖状态。p16蛋白为CDK4特异性抑制药，通过与cyclin D-CDK4复合物紧密结合或与CDK4结合竞争性地阻断cyclin D-CDK4复合物的形成，维持Rb蛋白非磷酸化状态，阻止细胞从G1期进入S期，抑制细胞增殖。*p16*基因可能的失活机制：①基因缺失：*p16*基因发生杂合性缺失，但其主要的灭活方式为纯合性缺失。在大多数人类恶性肿瘤中，纯合性缺失的比率明显高于杂合性缺失及突变；②基因突变：包括无义、移码、断裂或转录抑制突变及小片段缺失；③5′-CpG岛异常甲基化：在原发性膀胱移行上皮癌中有67%的肿瘤标本及细胞系查到*p16*基因CpG岛甲基化。在非小细胞肺癌中，*p16*基因结构似乎正常，而检测不到p16蛋白，这是由于5′-CpG岛多被甲基化，而阻碍了*p16*基因的转录。

（二）*p16*基因与胰腺癌

依据*p16*基因在胰腺癌细胞系中有50%纯合缺失和30%的点突变的特点，日本学者对6株人胰腺癌细胞系进行染色体分析后发现5株有*p16*基因变异，认为*p16*基因纯合缺失在胰腺癌的发生发展中发挥了重要作用。家族性胰腺癌，*p16*突变普遍存在295密码子的G-T替换，导致G1y93Trp突变，提示*p16*基因的失活参与了胰腺癌的发生。目前认为，胰管内损伤及PanIN是胰腺癌的癌前病变，在毗邻胰腺癌的PanIN进展过程中，*p16*基因的改变有重要作用。有学者通过对20例慢性胰腺炎新鲜的冷冻组织HE染色确定导管内病灶，显微解剖出PanIN，分别检测PanIN和非PanIN组织中DNA的*p16*基因突变及该抑制基因启动子甲基化，采用免疫组化检测p16蛋白表达，发现10例PanIN中4例免疫组化显示p16表达缺失，而20例非PanIN组织未出现p16表达缺失；*p16*基因的突变分析亦未显示有突变；10例PanIN中有2例出现*p16*基因启动子高度甲基化而导致基因失活。*p16*基因失活在胰腺癌发生、发展中发挥了重要作用。美国Johns Hopkins医学研究所报告*p16*基因变异与胰腺癌的家系分析的关系，对于胰腺癌的家庭聚集性，其遗传学基础是这些家庭中*p16*基因种系突变导致了胰腺癌患者的亲属易患胰腺癌，甚至这些患者的二级亲属患胰腺癌的危险亦明显增加。

胰腺癌的发生是多基因累积的结果，*K-ras*是胰腺癌发生的早期事件，而*p16*、*DPC4*基因是胰腺癌发生的晚期事件，对*p16*和*DPC4*基因的检测将有利于判断胰腺癌转移、分期及临床预后。有报道*p16*基因突变与胰腺癌生存期有相关性，发生*p16*突变的患者平均生存期为5.5个月，无*p16*突变的患者平均生存期为19个月，统计学上有显著差异。对*p16*基因表达阳性的患者总的生存期为28. 8个月，而表达阴性者生存期为18个月，因此，*p16*基因的检测对人胰腺癌的诊断及预后判断有重要的临床意义。但亦有研究表明，胰腺肿瘤有*p16*基因高水平突变，虽然它与晚期低分化肿瘤有关，但与患者的生存期无明显相关，由此认为*p16*基因变异无任何预后意义。总之，*p16*基因是一种多种肿瘤抑制基因，它的丢失和突变与胰腺癌发生及发展有密切关系，该基因的失活及基因封闭为胰腺癌的基因治疗奠定了基础。

四、*STK11*基因

（一）*STK11*基因结构与功能

STK11（serine threonine kinase，丝氨酸-苏氨酸蛋白激酶）基因又称*LKB1*基因，其克隆于Peutz-Jeg hers综合征（P-J综合征）患者，并与P-J综合征及其相关的肿瘤的发生密切相关。*STK11*基因定位于19p13.3上，全长23kb，由9个外显子和11个内含子构成，编码分子量为60 kD的STK11蛋白，即丝氨酸-苏氨酸蛋白激酶，

后者广泛存在于细胞核、细胞质及人体多种组织中。在*STK11*基因第43～88氨基酸中存在核定位信号序列（NLS），该序列能有助STK11蛋白定位于核内，如果此段氨基酸序列缺失，STK11蛋白就无法进入核内，调节功能可能丧失。另外，*LKB1*基因缺失的胰腺B细胞分泌胰岛素急剧增加，且*STK11*基因可通过MAPK信号途径调控细胞结构功能，参与胰腺肿瘤的代谢及生长。

（二）*STK11*基因与胰腺癌

*STK11/LKB1*基因失活可诱导胰腺癌的发生，并与遗传性胰腺癌相关。通过甲基化特异性PCR及应用D19S886、D19S565、D19S591、D19S549和D19S216共5个微卫星标记杂合性缺失（LOH）分析，在22例导管内粘液乳头状瘤（IPMN）患者中，LOH定位于*STK11/LKB1*基因，其中有7例有同源性缺失。采用免疫组化方法检测56例胰腺癌标本中有4例STK11表达缺失，推测*STK11*基因功能的缺失可能在IPMN中比胰腺导管细胞癌中更明显。进一步的研究发现在鼠体内LKB1单倍型不足，可与*K-ras*基因G12突变协同导致胰腺癌的发生，且在约20%的人胰腺癌中有LKB1表达的降低，而与P21的低表达和不良预后均相关。P-J综合征患者生殖细胞中*LKB1/STK11*基因失活，其发生胰腺癌的风险可增加100倍，但一项通过对欧洲39例遗传性胰腺癌患者DNA测序分析研究，结果发现遗传性胰腺癌患者生殖系中尚无*STK11*基因突变。

五、*PTEN*基因

*PTEN*基因又称为*MMAC1*和*TEP1*，定位于染色体10q23.3。*PTEN*基因通过FAK-P130Cas途径、PI3K途径和促细胞分裂素激活的蛋白激酶途径发挥抑制作用。*PTEN*的失活包括基因突变、缺失、启动子区的DNA甲基化、TGF-β的高表达导致PTEN低表达或者无表达和PTEN的异常降解等。PTEN可负调控细胞周期及多个信号途径，在肿瘤发生发展的作用包括：①抑制细胞的生长、促进凋亡；②抑制血管生成；③抑制细胞的黏附与转移。

胰腺癌罕见PTEN的完全失活，但PTEN表达有高低之别，从而可能导致功能上的部分失活。有学者采用免疫组化超敏SP法检测手术切除胰腺癌石蜡切片的PTEN、p53蛋白表达，结果显示所有胰腺癌组织都有PTEN蛋白表达，随胰腺癌分期增高，PTEN高表达率逐步下降，而低表达率逐步上升。而39%的胰腺癌组织p53阳性表达。*PTEN*基因转染胰腺癌细胞株可抑制其体外生长能力，其抑癌效应与下调PI3K-AKT通路有关，而不是通过阻断MAPK通路和下调HSP70表达所介导。PTEN表达与p53表达相关，胰腺癌很高的p53突变率可能是导致PTEN表达下降的原因之一。胰腺癌存在的PTEN-PI3K-AKT通路失衡可能与PTEN表达下降和活化K-ras和RTKs所致的AKT过度活化有关。

六、*RASSF1*基因

RASSF1（Ras association domain family 1）基因定位于3p21.3，作为Ras效应蛋白家族中的一员，可激活多条信号传递途径，并将信号由细胞外传递到细胞内，介导细胞分化、增殖及癌基因转化。*RASSF1*基因抑制肿瘤的途径有：①可能通过抑制Ras的激活途径而抑制癌细胞的生长和促进细胞凋亡；②可阻断cyclin D1的合成及细胞周期G1/S期的进展而抑制肿瘤生长。*RASSF1*基因主要是通过甲基化失活而不是突变失活发挥促肿瘤作用。

*RASSF1*基因失活在胰腺癌中是频发事件，8个胰腺癌细胞系中7个有*RASSF1A*启动子区CpG岛甲基化，并已发现*RASSF1A*基因的甲基化状态与胰腺癌的病理分化程度、TNM分期等有关，尤其有远处转移时，原发肿瘤RASSF1A甲基化检出率为100%，*RASSF1*基因失活与*K-ras*基因激活呈负相关。

七、*p27*基因

p27是细胞周期蛋白依赖激酶抑制因子（cyclindependent kinase inhibitor，CKI）调控网络中CIP-KIP家族的成员，定位于12p12-13.1，的交界处，编码p27蛋白。p27作为细胞周期的负调控因子，可抑制多种cyclin/CDK复合物的活性，受TGF-β诱导可以使细胞阻滞于G1期。该基因具有促进细胞分化、细胞间黏附与诱导细胞凋亡等功能。p27蛋白主要通过泛素-蛋白水解酶途径降解，其失活可能与异常甲基化和转录后水平失活有关。细胞重编程基因*SOX2*参与了肺癌、垂体肿瘤等几种癌症的发生，而且其受到抑癌基因*p27*的直接调控。有研究表明p27缺失在胰腺癌中是一个普遍事件，且其表达下降与胰腺癌组织分化程度、临床分期及淋巴结转移相关。

八、*FHIT*基因

*FHIT*基因定位于3p14.2，其编码的蛋白质属于三氨酸家族，因其易断裂，故名脆性组氨酸三聚体基因（fragile histidines triad gene，*FHIT*）。*FHIT*基因在肿瘤细胞系中存在缺失和重排。*FHIT*基因在肿瘤中失活的机制可能有：①致癌因子直接作用于*FHIT*基因的FRA3B引起其缺失；②致癌因子作用于*VHL*基因使FHIT蛋白降解增加；③致癌因子通过似*p53*基因点突变的*FHIT*基因缺失；④致癌因子直接或间接作用引起*FHIT*基因内含子重排如5’-非编码区的高甲基化等，是*FHIT*基因表达水平下降或缺失的原因。50%的胰腺癌细胞系存在*FHIT*基因的改变。在DNA水平常见外显子5的缺失，在mRNA水平，转录产物常为3种缩短的mRNA的混合及蛋白表达下降。

九、*BRCA1*基因

1990年，研究者发现了一种直接与遗传性乳腺癌有关的基因，命名为乳腺癌1号基因，英文简称*BRCA1*。*BRCA1*基因定位于17q21，在调节人体细胞的复制、遗传物质DNA损伤修复、细胞的正常生长方面有重要作用。胰腺癌组织细胞中存在BRCA1蛋白表达，其常见分布比例：细胞核占25%，细胞核和细胞质占40%，细胞质占35%，其质核分布比例在不同病例各异，表明BRCA1在胰腺癌存在蛋白出核现象，这可能与DNA修复功能及与肿瘤恶性程度有关。

十、*PTCH*基因

1996年Hahn等在人基底细胞痣综合征患者家族中发现，其位于9q22.3上，该基因为Shh信号通路的核心，具有与Shh结合及抑制Smo等2种功能。Shh信号通路与胰腺癌发生发展密切相关。通常情况下，PTCH与Smo结合，对Smo下游的传导通路起抑制作用，而Shh可和PTCH结合，解除PTCH对Smo的抑制作用，释放的Smo进入细胞内，引发信号传导，激活下游转录因子Gli家族，调节多种靶基因的表达，导致非程序性、无限制的细胞增殖。Shh及PTCH 在胰腺癌组织中过度表达，且在胰腺癌上皮细胞间质转化中起重要作用。

十一、*RUNX3*基因

*RUNX3*基因是一种肿瘤抑制因子，位于1p36.1上，编码的RUNX3蛋白是转化生长因子-β（TGF-β）信号转导通路下游的一个转录因子，其功能的改变可影响TGF-β信号的活性，与TGF-β超家族成员共同介导部分

重要的生物学效应。有研究发现，62.5%的胰腺癌组织中发生*RUNX3*基因的启动子高甲基化。

十二、*Syk*基因

*Syk*基因广泛表达于造血细胞中，属非受体型酪氨酸激酶，与T细胞激活中的ZAP270同属于一个PTK家族，位于9q22上。*Syk*基因启动子甲基化是*Syk*基因表达失活的主要原因之一。*Syk*与*Her-2/neu*是一对功能相反的基因，Her−2/neu的过表达可诱导血管内皮细胞收缩，使细胞易于穿过血管屏障发生转移；而*Syk*可抑制Her−2/neu的这个功能，阻止肿瘤转移。*Syk*基因被发现在胰腺癌组织中表达明显低于正常胰腺组织，提示其缺失可能与胰腺癌发生和转移有关。

第三节　转移抑制基因

转移抑制基因是指能够编码蛋白酶直接或者间接抑制具有促进转移作用的蛋白质，并降低癌细胞的侵袭和转移能力的一类基因，其表达与肿瘤转移有关，但一般不影响原位肿瘤的生长。

一、*nm23*基因

（一）基因结构与功能

*nm23*基因于1988年由Steeg首先从小鼠黑色素瘤K−1735细胞系中分离获得，是一种与恶性肿瘤转移有关的基因。*nm23*基因定位于染色体17q21,3−22上，编码含152个氨基酸，分子量为17kD的蛋白质。它与G蛋白相互作用参与信息转换。*nm23*编码产物与二磷酸核苷酸酶（NDPK）高度同源，通过与G蛋白结合和高能磷酸键的转换进而调节G蛋白活性，影响细胞内信号传导，发挥抑制肿瘤转移等负调节功能。NDPK提供的GTP可以直接影响微管和微丝等细胞骨架蛋白的生物活动，以抑制癌细胞转移。

（二）*nm23*基因与胰腺癌

*nm23*基因的表达与淋巴结转移呈负相关，与患者的术后生存率呈正相关，*nm23*基因可能是一种转移抑制基因。胰腺癌中*nm23*基因表达水平与肿瘤浸润及淋巴结转移相关，*nm23*基因高表达的患者的总生存期或无瘤生存期较*nm23*低表达者明显缩短。另外，*nm23-H1*基因的转移抑制效应可能具有组织特异性，通过细胞核DNA含量和PCNA表达联合检测，发现*nm23-H1*高表达的胰腺癌细胞核DNA含量高，而PCNA表达水平亦显著高于*nm23-H1*低表达者；显示*nm23-H1*基因产物高表达的胰腺癌具有较强的增殖活性，是一种多效性基因，在不同组织发生的恶性肿瘤中发挥不同的调控作用。对于胰腺癌而言，*nm23-H1*基因产物高表达与淋巴结转移及较高的细胞增殖活性有关。nm23蛋白表达在肿瘤组织中研究的矛盾结果显示肿瘤转移机制的复杂性。

二、*MKK4*基因

（一）*MKK4*基因结构与功能

1993年在非洲爪蛙体内筛选MKK家族成员时鉴定了MKK4（mitogen−acti−vated protein kinase kings 4，又称JN KK1或SEK 1），其是丝裂原活化蛋白激酶的激酶，能将细胞外刺激信号转导至细胞及其核内，并导致细胞的增殖、分化、转化及凋亡等生物学反应。*MKK4*基因定位于人染色体17p11，2上，其编码产物为含399个氨基酸的蛋白。MKK4蛋白催化区包含11个亚区，其2个磷酸化位点（Ser257和Thr261）位于Ⅴ区和Ⅷ区之间。

MKK4是MAPK信号转导通路的组成部分，在哺乳动物中发现并确认了4条相互并行的MAPK通路，分别是ERK通路、JNK通路、p38通路和ERK5通路。在所有MKK家族成员中，MKK4是唯一能同时磷酸化并激活2条MAPK信号转导通路：JNK通路与p38通路。MKK4能激活所有的JNK通路亚型（JNK1、JNK2和JNK3）及部分p38通路亚型（p38α和p38β）。

（二）*MKK4*基因与胰腺癌

*MKK4*是肿瘤转移抑制基因，能够抑制肿瘤细胞的转移，但不影响原发肿瘤形成的基因。将具有高转移能力的前列腺癌细胞株AT6,1（缺少MKK4表达）转染并表达MKK4获得了AT6,1-MKK4细胞株，当将其注入联合免疫缺陷小鼠后，与注入AT6,1细胞株的对照组相比，发现AT6,1-MKK4细胞株的转移能力显著下降。在正常的前列腺组织上皮层中，MKK4蛋白高度表达，间质层中无表达。而在有肿瘤形成的前列腺组织中MKK4蛋白表达水平下降，其下降水平与其转移潜能成正比关系。有学者对26例经病理证实的胰腺癌的患者进行尸检研究，经与原发灶及各转移灶行免疫组化试验比较，发现*MKK4*基因的丢失与胰腺癌的转移相关，支持了*MKK4*作为转移抑制基因在胰腺癌转移中所起的作用，表明*MKK4*基因在胰腺癌中具有转移抑制作用。

三、*SSTR2*基因

2型生长抑素受体（SSTR2 ）被发现是拥有5种亚型的生长抑素受体之一。在胰腺癌中，可通过SSTR2的介导对癌细胞生长起抑制作用。Shi等通过对胰腺癌SW1990HM细胞系研究发现其和胰腺癌的转移相关。生长抑素及其类似物对表达SSTR2的胰腺癌细胞的生长有明显抑制作用，而对不表达SSTR2的胰腺癌细胞无抑制作用。生长抑素通过SSTR2发挥抗癌作用的机制：①直接抑制肿瘤细胞增殖：这种作用与肿瘤表面表达SSTR有关，且与SSTR2关系最密切。②抑制肿瘤血管生成，减少瘤体血供：肿瘤外周血管有大量的SSTR表达，生长抑素类似物与SSTR结合产生缩血管效应，导致肿瘤血液循环障碍。

研究显示转染后表达SSTR2的胰腺癌细胞在无外源性生长抑素的情况下，其生长受到抑制，而不表达SSTR2的胰腺癌细胞生长不受抑制。综上可见，SSTR2不仅可通过与生长抑素及其类似物结合发挥抑癌作用，而且其自身的重新表达亦可发挥抗癌作用，故*SSTR2*基因被认为可能是胰腺癌特异性受体基因。如能将化疗药直接作用于受体特异位点，以增加抗肿瘤效率并减少多药耐药性，可能为胰腺癌的靶向治疗开辟新的前景。

四、*KAI1*基因

（一）*KAI1*基因结构与功能

KAI1cDNA长2. 4kb，编码含有267个氨基酸、分子量约为29.6kD的蛋白质。KAI1蛋白属第4跨膜超家族（TM4SF ），该家族包括ME491/CD63、MRP21/CD9、CD81、CD37和CD53等，其中大部分成员已被确定为白细胞表面蛋白，它们在细胞膜上的定位和广泛的糖基化说明它们在细胞与细胞、细胞与胞外基质的相互作用中发挥多种功能，在整合素细胞粘附分子、TM4SF蛋白和磷脂酰肌醇242激酶之间存在着连接，说明TM4SF蛋白可能介导细胞与周围的信号转导，进而影响细胞的运动和分化，在肿瘤的侵袭和转移中发挥重要作用。

（二）*KAI1*基因与胰腺癌

通过Northern blot及原位杂交分析发现伴有转移的胰腺癌患者KAI1 mRNA水平明显低于无转移的胰腺癌患者。而通过转染*KAI1*基因使KAI1蛋白表达上调后，胰腺癌细胞MiaPaCa-2降解细胞外基质及侵袭转移的能力下降。胰腺癌细胞可通过激活自噬活性，提高细胞抵抗失巢凋亡的能力，并增加细胞的增殖、转移能力。低氧环境可诱导肿瘤细胞自噬及*KAI1*基因的过度表达，提示*KAI1*基因可能通过自噬来影响肿瘤细胞（例如胰腺癌细胞）的转移能力。

第四节　转移相关基因

肿瘤转移基因是其基因改变和表达能够促进或者导致肿瘤转移，其主要作用是编码细胞表面受体。当此类基因发生突变而失活后会导致细胞黏附能力的下降，促使肿瘤发生转移。与胰腺癌转移相关的基因主要有如下几种。

一、乙酰肝素酶

乙酰肝素酶（heparanase，Hpa）是一种β葡萄糖醛酸酯酶，为迄今发现惟一作用于细胞外基质多聚糖的内切酶，能够特异性识别硫酸肝素结构，并能将其降解为10～20个糖单位的寡聚链，其基因定位于4q21.3，cDNA长度为1 629bp，开放阅读框编码543个氨基酸，相对分子质量为61.2kD。肿瘤发生时Hpa特异性高表达，通过特异性识别、裂解细胞外基质及血管基底膜上乙酰肝素蛋白多糖的硫酸肝素侧链，破坏细胞间质的屏障功能，与多种肿瘤的转移、侵袭及预后有关。其促进肿瘤的转移和侵袭的机制包括：①直接作用于内皮细胞以生芽方式促进血管生成和间接地释放和活化HS结合的多种生长因子，促进肿瘤血管生成；②降解HSPG破坏细胞侵袭的屏障；③介导细胞对ECM及BM的黏附，引起细胞在基质中的扩散以及促进BM的重塑，有利于肿瘤细胞侵入血管；④HSPG降解后产生的HS片段可激活HS受体CD44v3，发出细胞内迁移信号，促进肿瘤细胞的扩散与转移；⑤降解后的产物可以抑制活化T淋巴细胞，引起免疫抑制，促进肿瘤转移。

研究表明，胰腺癌组织中Hpa的表达远远高于胰腺癌旁组织及正常胰腺组织，Hpa促进了胰腺癌的增殖、侵袭和转移，直接影响了胰腺癌患者的预后和生存时间。胰腺癌细胞系MiaPaCa-2在低氧环境下高表达Hpa，而抑制其表达可降低MMP-9的活性而抑制其转移能力。

二、钙黏附素

肿瘤细胞的黏附性在肿瘤侵袭和转移中起着极为重要的作用，钙黏附素（cadherin，Cad）是调控肿瘤细胞之间黏附作用的关键分子，为细胞黏附分子中的一个重要家族，包括上皮型钙黏附素（E-cadherin，E-cad）、胎盘型钙黏附素（P-cadherin，P-cad）和神经型钙黏附素（N-cadherin，N-cad）等。E-cadherin基因定位于16q22.1，编码分子量124kD的单链Ⅰ型跨膜糖蛋白，具有调节胚胎组织的发育和组织形成、参与细胞与细胞间信息传递交流、促进细胞的黏附聚集、维持上皮形态结构的完整性、维持细胞极性和参与分化调节等作用。

研究表明，*K-ras*等位基因可通过下调E-cadherin促进胰腺癌细胞转移。E-cadherin还可通过旁观者效应及诱导凋亡等提高胸苷激酶/更昔洛韦（TK/GCV）自杀基因治疗的疗效。*N-cadherin*基因定位于18q11.2，其异常高表达可促进胰腺癌的浸润转移。有研究发现*N-cadherin*在转移的胰腺癌中表达阳性率明显高于胰腺原位癌，且与恶性程度、神经系统转移及组织学类型等因素有关。

三、纤维连接蛋白

纤维连接蛋白（fibronectin，FN）是一种单基因编码组成的多功能糖蛋白，广泛存在于血浆及多种体液中，亦存在于多种细胞膜和细胞外基质中，是细胞间的附着分子，在细胞黏附及肿瘤的侵袭和转移中发挥作用。FN异常高表达于各种恶性肿瘤。胰腺癌组织中*FN*基因表达明显高于正常对照组，伴有淋巴结转移的胰腺癌明显高于无淋巴结转移者。有研究表明抑制FN可抑制胰腺癌细胞的生长。这些都说明*FN*基因参与胰腺癌形成及胰腺癌转移过程。

四、黏液素

黏液素（mucins，MUC）是一类具有复杂糖基结构的大分子糖蛋白家族，至今已经得到20多种黏液素的基因和蛋白序列，但均具有5个共同特点：①可以随黏液分泌到黏液层；②高分子量的氧联寡聚糖蛋白；③含有一种串联重复序列，由一个特定的大外显子编码；④出现一个含高比例丝氨酸、苏氨酸和脯氨酸残基的多肽区；⑤mRNA表达方式复杂。由于黏液素的多样性，决定了其功能的多种多样。正常情况下，黏液素除直接或间接起到维持上皮完整性，润滑和保护上皮表面的作用，还参与上皮细胞更新和分化，细胞黏附调节以及细胞信号传导等。黏液素可进一步分为两个亚家族：①分泌型：如MUC2、MUC6等，主要由特化的上皮细胞表达；②跨膜型：如MUC1、MUC4等，由特定的细胞类型合成。

在胚胎发育早期，胰腺导管细胞已经表达MUC1和MUC6，前者表达限于小叶内导管的腔侧，后者是正常胰腺表达的主要黏液素。MUC1和MUC4是与胰腺癌关系最为密切的两种黏液素，虽同属跨膜型亚家族，但二者结构明显不同。MUC1在导管腺癌和多种癌细胞株都有表达，在大多数慢性胰腺炎和正常胰腺组织中仅低表达，而在胰腺上皮内瘤变（PanIN）的各级病变中均可观察到其过表达，提示MUC1是在导管腺癌早期形成的。MUC1的过表达可以降低细胞间和细胞-基质间的黏附，因此MUC1在胰腺癌侵袭和转移中可能起着重要作用。MUC4在胰腺癌组织和细胞株亦均有表达，但是否为胰腺癌细胞特异性表达物仍存在不一致的研究结果。

五、基质金属蛋白酶

基质金属蛋白酶（matrix metalloproteiase，MMP）具有组织基质的消溶作用，在肿瘤转移过程中，如肿瘤血管生成、肿瘤细胞脱落、基质浸润、侵入和逸出循环系统等重要步骤中发挥极为重要的效应。MMP9在胰腺癌组织、癌旁组织、正常组织中以及肿瘤大小、分化、淋巴结转移与否均存在差异表达，并与患者预后有关。

第五节　凋亡抑制基因

一、*Survivin*基因

*Survivin*是一种凋亡抑制基因，1997年耶鲁大学的Ambrosini等利用效应细胞蛋白酶受体cDNA在人类基因组库的杂交筛选中所得，定位于17q25，编码产物分子量为16.3kD，含有4个外显子和3个内含子。Survivin具有肿瘤特异性，只表达于肿瘤和胚胎组织中。*Survivin*所编码的蛋白是凋亡抑制蛋白（inhibitor of apoptosis protein，IAP）家族的重要成员，在调节细胞分裂、细胞应激反应、细胞周期检查点、组织模式、细胞因子激活和不同的细胞信号通路的激活中起关键作用，具有不同于家族其他成员的独特性质和结构，被认为是迄今发现的最强的凋亡抑制因子。

Survivin通过多种途径促进肿瘤形成与进展：①Survivin可竞争CDK4，因Survivin对CDK4的竞争力强于p16，可导致CDK4活化，进而使细胞从G1期向S期转化，最终造成细胞的无限制生长；②Survivin可增加血管生成素I的表达，从而促进毛细血管网的形成和内皮细胞的增生；③Survivin还可以表达于G2/M期，以调节周期及纺锤体微管的方式，促使细胞异常有丝分裂而避免凋亡；④Survivin抑制线粒体细胞色素C的释放以达到直接或间接抑制凋亡下游效应分子Caspase-3和Caspase-7，最终促进肿瘤进展。

Survivin mRNA在胰腺癌组织中表达率为74.2%，在慢性胰腺炎及正常胰腺组织中不表达，且*Survivin*基因表达与c-myc、p53蛋白表达显著相关，提示抑癌基因*p53*的失活和癌基因c-myc的上调与*Survivin*基因的表达可能在胰腺癌的发生中起协同作用。而通过siRNA和shRNA载体阻抑胰腺癌细胞系Pa-Tu8988的*Survinin*基因表达可以诱导胰腺癌细胞启动凋亡程序，加速细胞凋亡。

二、*Bax*基因

1993年Oltvai等用*Bcl-2*基因蛋白产物Bcl-2特异性单克隆抗体免疫沉淀等方法，从人和鼠B细胞中发现与Bcl-2共沉淀的一种分子量为21kD的蛋白质，命名为Bax（Bcl-associated X protein），它可识别位于线粒体膜上的Bcl-2蛋白并与之结合形成Bax-Bcl-2异二聚体，抑制Bcl-2的抗凋亡作用，同时可改变线粒体膜的渗透性，使细胞色素C由线粒体释放到胞质，进一步激活下游的caspase-3协同细胞凋亡。

Bax作为一个促凋亡因子，在胰腺癌中的表达受p53和PI3K/AKT等调控。p53蛋白可以通过激活*Bax*基因的启动子，上调Bax的表达，导致细胞凋亡。Bcl-2家族抑制剂通过自噬等方式提高了组蛋白去乙酰酶抑制药和索拉非尼的作用，有利于杀伤肿瘤细胞。在胰腺癌组织中，尤其是在癌组织形成的管样结构中Bax mRNA呈高表达，免疫组化结果Bax阳性者占83%，Bax高表达可增加胰腺癌对化疗药物如吉西他滨、5-FU以及放疗的敏感性。

胰腺癌的分子生物学机制研究不断取得新进展，必将为临床诊断和防治提供新的靶点和途径，期待未来取得新的有临床转化应用价值的成果。

（张世能　彭娟菲）

参考文献

[1] Bardeesy N，Aguirre AJ，Chu GC，et al. Both p16（Ink4a）and thep19（Arf）-p53 pathway constrain progression of pancreatic adenocarcinomain the mouse[J]. Proc Natl Acad Sci USA，2006，103（10）：5947-5952.

[2] Bardeesy N，DePinho RA. Pancreatic cancer biology and genetics[J]. Nat Rev Cancer，2002，2（2）：897-909.

[3] Collins MA，Bednar F，Zhang Y，et al. Oncogenic K-ras is required for both the initiation and maintenance of pancreatic cancer in mice[J]. J Clin Invest，2012，122（2）：639-653.

[4] di Magliano MP，Logsdon CD. Roles for K-ras in pancreatic tumor development and progression[J]. Gastroenterology，2013，144（6）：1220-1229.

[5] Hahn SA，Schutte M，Hoque AT，et al. DPC4，a candidate tumor suppressor gene at human chromosome 18q21. 1[J]. Science，1996，271（4352）：350-353.

[6] Hong SM，Park JY，Hruban RH，et al. Molecular signatures of pancreatic cancer[J]. Arch Pathol Lab Med，2011，135（2）：716-727.

[7] Iacobuzio-DonahueCA，Fu B，Yachida's，et al. DPC4 gene status of the primary carcinoma correlates with patterns of failure in patients with pancreatic cancer[J]. J Clin Oncol，2009，27（11）：1806-1813.

[8] Kanda M，Matthaei H，Wu J，et al. Presence of somatic mutations in most early-stage pancreatic intraepithelial neoplasia[J]. Gastroenterology，2012，142（3）：730-733.

[9] Lim W，Olschwang S，Keller JJ，et al. Relative frequency and morphology of cancers in STK11 mutation carriers[J]. Gastroenterology，

2004, 126 (6): 1788-1794.

[10] SakorafasGH, Smyrniotis V. Molecular biology of pancreatic cancer: how useful is it in clinical practice? [J]. JOP, 2012, 13 (4): 332-337.

[11] Schönleben F, Qiu W, Remotti HE, et al. PIK3CA, KRAS, and BRAF mutations in intraductal papillary mucinous neoplasm/carcinoma (IPMN/C) of the pancreas[J]. Langenbecks Arch Surg, 2008, 393 (3): 289-296.

[12] Vogelstein B, Kinzler KW. Cancer genes and the pathways they control[J]. Nat Med, 2004, 10 (2): 789-799.

[13] WadaM, Yazumi S, Takaishi S, et al. Frequent loss of RUNX3 gene expression in human bile duct and pancreatic cancer cell lines[J]. Oncogene, 2004, 23 (13): 2401-2407.

[14] Wu J, Jiao Y, Dal Molin M, et al. Whole-exome sequencing of neoplastic cysts of the pancreas reveals recurrent mutations in components of ubiquitin-dependent pathways[J]. Proc Natl Acad Sci USA, 2011, 108 (36): 21188-21193.

[15] Yamaguchi H, Kuboki Y, Hatori T, et al. Somatic mutations in PIK3CA and activation of AKT in intraductal tubulopapillary neoplasms of the pancreas[J]. Am J Surg Pathol, 2011, 35 (5): 1812-1817.

[16] Ying H, Kimmelman AC, Lyssiotis CA, et al. Oncogenic Kras maintains pancreatic tumors through regulation of anabolic glucose metabolism[J]. Cell, 2012, 149 (23): 656-670.

[17] Yachida S, Jones S, Bozic I, et al. Distant metastasis occurs late during the genetic evolution of pancreatic cancer[J]. Nature, 2010, 467 (10): 1114-1147.

第三章　胰腺癌干细胞的研究

第一节　干细胞与肿瘤干细胞

一、干细胞概述

1999年，*Science*将人类胚胎干细胞研究成果评为当年世界十大科技进展之首。2000年，*Time*周刊将其列为20世纪末世界十大科技成就之首，并认为胚胎干细胞和人类基因组将同时成为新世纪最具发展和应用前景的领域。干细胞是一类具有自我更新和高度分化潜能的细胞，它既能无限地增殖分裂，也可在较长时间内处于静止状态。在胚胎早期发育过程中，胚胎干细胞通过对称分裂产生2个子细胞，每一子细胞都保留有全能干细胞（totipotent stem cell）的特性。此时胚胎干细胞成对数扩增，在胚层形成后，才开始定向（determination）分化过程。随后胚胎干细胞开始非对称分裂的过程，产生的一个子细胞保留有自我更新的能力，而另一子细胞则开始分化，这种细胞在骨髓中被称为祖细胞（progenitor cell），在皮肤或其他组织中被称为瞬时扩增细胞（transit amplifying cell）。在一些增殖旺盛的组织中，干细胞通常是静止的，组织更新主要由这些瞬时扩增细胞定向分化为终末成熟的组织细胞来完成。这个非对称分裂过程受到严格的调控机制控制，一旦这些调控机制发生异常将有可能产生异常病变。分化细胞的数目受分化前干细胞的数目和分裂次数控制。可以说，干细胞是一类具有多分化潜能、自我更新、增殖速度较缓慢的细胞。在特定的条件下，它可以分化成不同的功能细胞，形成多种组织和器官。

二、干细胞分类

干细胞按分化潜能的大小，可分为3 种类型：①全能性干细胞，它具有形成完整个体的分化潜能，如胚胎干细胞（embryonic stem cell，ES细胞），具有与早期胚胎细胞相似的形态特征和很强的分化能力，可以无限增殖并分化成为全身200 多种细胞类型，进一步形成机体的所有组织、器官。②多能性干细胞（pluripotency stem cell），这类干细胞具有分化出多种细胞组织的潜能，但却失去了发育成完整个体的能力，发育潜能受到一定的限制，骨髓多能造血干细胞即是典型的例子，它可分化出至少12 种血细胞，但不能分化出造血系统以外的其他细胞。③单能干细胞（也称专能、偏能干细胞），这类干细胞只能向一种类型或密切相关的两种类型的细胞分化，如上皮组织基底层的干细胞、肌肉中的成肌细胞或叫卫星细胞。按照生存阶段划分，干细胞分为胚胎干细胞和成体干细胞 （adult stem cell）。胚胎的分化形成和成年组织的再生是干细胞进一步分化的结果。ES细胞是从早期胚胎的内细胞团（inner cell mass）分离出来的一种高度未分化的细胞系，具有与早期胚胎细胞相似的形态特征和很强的分化能力，高水平表达端粒酶。胚胎干细胞是全能的，具有分化为几乎所有组织和器官的能力，它可以无限增殖并分化成为全身200多种细胞类型，进一步形成机体的组织、器官。

早在1981年，Martin Evans已从小鼠中分离出胚胎干细胞并在体外进行培养，而人的胚胎干细胞的体外培养直到最近才获得成功。目前人类胚胎干细胞已可成功地在体外培养。成年组织或器官内的干细胞一般认为具有组织特异性，充当分化细胞预备队的角色，只能分化成特定的细胞或组织。成年动物的许多组织、器官，比如表皮和造血系统，具有修复和再生的能力，成体干细胞在其中起着关键的作用。在特定条件下，成体干细胞或者产生新的干细胞，或者按一定的程序分化，形成新的功能细胞，从而使组织和器官保持生长和衰退的动态平衡。过去认为成体干细胞主要包括上皮干细胞和造血干细胞。最近研究表明，以往认为不能再生的神经组织仍然包含神经干细胞，说明成体干细胞普遍存在。成体干细胞经常位于特定的微环境中，微环境中的间质细胞能够产生一系列生长因子或配体，与干细胞相互作用，控制干细胞的更新和分化。与胚胎干细胞相比，成体干细胞具有许多优势：①成体干细胞可从患者自身获得，而不存在组织相容性的问题，治疗时可避免长期应用免疫抑制剂对患者的伤害。此外，少量的骨髓移植治疗有助于形成部分造血嵌合，可使异体成体干细胞的治疗成为可能；②成体干细胞用于治疗前不必进行细胞诱导分化，不会引发畸胎瘤；③成体干细胞也具有类胚胎干细胞的高度分化能力，成体干细胞移植是治疗血液系统疾病、先天性遗传疾病以及多发性和转移性恶性肿瘤疾病的最有效方法。

三、肿瘤干细胞学说

肿瘤学传统观点认为，肿瘤中每个肿瘤细胞都具有无限增殖和形成克隆瘤灶的能力，因此，临床上主要采取手术、放疗和化疗等措施对整个实体肿瘤病灶进行杀伤。然而，这些治疗方法并不能有效地杀死肿瘤病灶，尤其是对转移病灶治疗效果更是有限，并且很多患者在结束治疗后会出现肿瘤复发现象，复发后的肿瘤对于化疗或放疗具有极强的耐受性，传统观点无法合理地解释肿瘤的发生、转移和复发现象。新近提出的“肿瘤干细胞（tumor stem cell）学说”却对此提出了挑战。“肿瘤干细胞学说”认为肿瘤组织中存在着一小群有干细胞特征的细胞，称为肿瘤干细胞；其单个细胞即可发展为肿瘤，具有干细胞的自我更新和多向分化能力，而绝大部分其他肿瘤细胞只具有相对的增殖能力；肿瘤干细胞是肿瘤形成的起始细胞，维持着肿瘤的生长，同时还可能是肿瘤转移、复发的根源。

“肿瘤干细胞学说”的提出起源于一系列肿瘤细胞体外培养实验以及肿瘤细胞与正常干细胞相似性的比较。早在20世纪50年代，研究人员把系列稀释的小鼠白血病细胞移植到同系的小鼠体内，发现移植的癌细胞仅有1%～4%能够形成脾内克隆。有学者从小鼠腹水中分离的骨髓瘤细胞在体外软琼脂上培养，仅有1/10 000～1/100 肿瘤细胞能够形成克隆。同样的现象在实体瘤中也能观察到，人肺癌、卵巢癌、神经母细胞瘤体外培养也仅1/5 000～1/1 000 能够形成克隆。这些现象都揭示肿瘤细胞是有异质性的。目前有两种理论解释了肿瘤细胞的异质性。传统的解释为：肿瘤组织中的每一个瘤细胞均具有无限增殖并形成新的瘤灶的能力，但具体哪个瘤细胞能够形成新的瘤灶是随机的；近年来“肿瘤干细胞学说”对此提出不同的解释：肿瘤细胞之间存在固有的差异，在肿瘤组织中存在一小群具备自我更新和不定分化潜能的细胞，是肿瘤形成的起始细胞并维持肿瘤的生长，而其他绝大部分肿瘤细胞只具备有限的增殖能力。2001年，Reya 和Morrison 等通过对造血干细胞与血液系统肿瘤研究的回顾性分析，提出完整的“肿瘤干细胞学说”，认为肿瘤干细胞不仅存在于血液系统肿瘤，还存在于众多实体瘤中。2003 年，Pardal 和Clarke等补充、丰富了“肿瘤干细胞学说”，提出将干细胞生物学特征应用到肿瘤研究上。“肿瘤干细胞学说”主要包括以下两点：①肿瘤细胞存在异质性，其中一小群具有自我更新、无限增殖能力和不定分化潜能的肿瘤细胞，是肿瘤形成的起始细胞并维持肿瘤的生长；②肿瘤干细胞对放疗以及化疗药物不敏感，可能是肿瘤转移、复发的根源。

第二节 肿瘤干细胞的分离和鉴定

一、肿瘤干细胞的分离

肿瘤干细胞占肿瘤组织或细胞系中比例较少，为0.01%～2%，从而导致其分离较为困难。目前常用如下几种分离方法。

（一）侧群细胞分选法

肿瘤干细胞具有对核染料Hoechest 33342拒染的特性，研究人员针对这一特性而建立了侧群细胞（side population，SP）分选法，经研究证实，该方法分离的侧群细胞具有肿瘤干细胞样特性。

Hoechest 33342是一种核酸染料，在紫外光激发下可发出蓝色荧光（波长450nm）和红色荧光（波长650nm），肿瘤干细胞可将燃料排出，因而不发出荧光，故可将其分选出来。大多数肿瘤细胞系中存在侧群细胞，如在C6神经胶质瘤、MCF-7乳腺癌、SW1990胰腺癌和Hela肿瘤细胞系中成功分离出侧群细胞，且这类细胞具有与肿瘤干细胞相同的表面标志物，多向分化和少量细胞成瘤的特性，从而证实侧群细胞是适用于肿瘤干细胞分离的一种方法。进一步研究发现干细胞标志物ABCG2高表达的细胞可高效外排Hoechest 33342，从而采用流式细胞仪分选出Hoechest 33342拒染的侧群细胞，该方法对于表面标志物尚未明确的肿瘤干细胞分离具有非常重要的意义。

（二）无血清培养基分选法

在合成培养基的基础上，引入特定的生长因子和细胞添加剂，使绝大多数肿瘤细胞由于缺乏生长所必须的血清成分而停止生长，经长时间培养后最终死亡，而肿瘤干细胞则可在含特定生长因子和添加剂的无血清培养基中呈球状悬浮生长，经数代的培养扩增形成富含肿瘤干细胞的球囊。已证实应用该方法可从HCT-116细胞系中培养出结肠癌干细胞球囊，从脑胶质瘤和成髓细胞瘤等脑肿瘤细胞中分离培养出脑肿瘤干细胞球囊。笔者课题组采用该方法从胰腺癌Panc1细胞系中成功培养出胰腺癌干细胞球囊。

（三）免疫磁珠分选法

又称磁性活化细胞分离法（magnetic activated cell sorting，MACS），是基于肿瘤干细胞表面结合特异性抗原能与连接有磁珠的特异性单克隆抗体相结合，之后在外部磁场作用下，连接有单抗磁珠的肿瘤干细胞停留在磁场中，而无特异性表面抗原的肿瘤细胞则不能与免疫磁珠结合，因而不能在磁场中停留，从而得以分离出肿瘤干细胞。

MACS是目前比较常用的分离肿瘤干细胞的技术，对设备要求相对较低，所获得的细胞纯度较高（一般可达90%以上），尤为重要的是该方法对细胞损伤小，不影响细胞活性和功能。

（四）荧光活化细胞分选法（fluorescence-activated cell sorting，FACS）

又称流式细胞分选法。其通过将待分选的肿瘤细胞和肿瘤干细胞用同一种或多种荧光素标记的特异性抗体标记，根据肿瘤细胞与肿瘤干细胞结合荧光素标记抗体能力的差异，通过流式细胞仪将肿瘤干细胞分选出来。

首次从人类急性粒细胞白血病中分离出白血病干细胞的Bonnet等即是采用FACS方法，目前，FACS技术是应用最为广泛的肿瘤干细胞分离方法，具有特异性和敏感性均非常高的优点，但由于成本、设备和技术要求较高，且对细胞易损伤，因此，该方法仍有待进一步改进。

上述分离方法见图3-1。

（五）单细胞分离法

目前，单细胞分离方法有4种：①手工机械分离法：在倒置显微镜下直接分离细胞，但易损伤细胞；②荧光流式细胞技术分离法：采用FACS能够有效获得单个细胞；③激光显微切割技术：能够从组织中分离

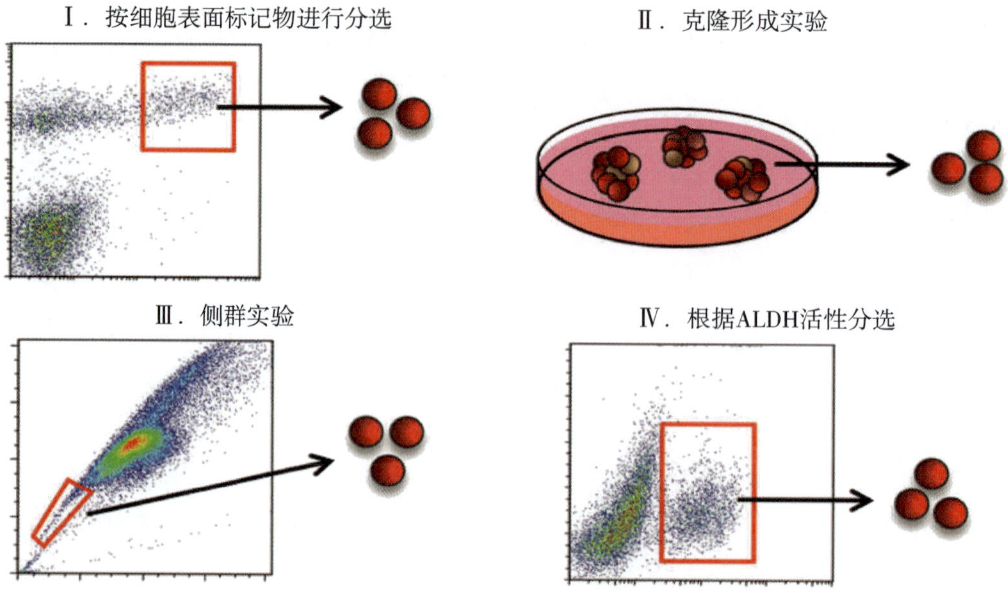

图3-1 几种分离肿瘤干细胞的图示

单个细胞，但不适用于细胞培养和扩增，且需要操作者极其熟练的切割技术；④显微操控仪：采用显微操控技术从单细胞悬液中吸取单个细胞，需要专业设备。国内丁彦青课题组采用改良的口控毛细管单细胞分离装置，将单个SW480细胞在无血清的培养环境中形成球囊，显示克隆形成率达1.04%，并且球囊中CD133的表达高而CK7表达低，进一步验证为结直肠癌干细胞。初步显示其简便、快捷、易推广的优势。

二、肿瘤干细胞的鉴定

肿瘤干细胞与普通肿瘤细胞之间虽有区别，但也有很多相似之处，因此，需要对分离的肿瘤干细胞进一步加以鉴定方能确定。

（一）肿瘤干细胞特异性表面标志物

目前，肿瘤干细胞最为广泛且可靠的鉴定方法就是利用肿瘤干细胞特异性表面标志物。将分离出的肿瘤干细胞通过免疫组织化学法、流式细胞检测技术等方法检测阳性或阴性细胞表面标志物表达情况，进而鉴定是否是肿瘤干细胞。因此，科学地探寻肿瘤干细胞表面标志物对于肿瘤干细胞的分离和鉴定十分重要，确定肿瘤干细胞表面标志物的一般原则为结合谱系标志、正常干细胞的特异性标志和正常组织特异性标志等的综合评价。表3-1为几种已鉴定出的肿瘤干细胞特异性表面标志物。

表3-1 肿瘤干细胞特异性表面标志物

名称	肿瘤干细胞特异性表面标志物
胰腺癌	$CD133^+$，$ALDH1^+$，$CD24^+/CD44^+/ESA^+$
	$CD44^+$/c-Met^{High}，Low 26S proteasome activity
乳腺癌	$Lineage^-/CD24^{-/low}/CD44^+$，$ALDH1^+$
肺腺癌	$CD133^+$
肝癌	$CD90^+$，$CD133^+$
肾癌	$CD105^+$
卵巢癌	$CD44^+/CD117^+$，$CD44^+/MYD88^+$，$CD133^+$

（续表）

名称	肿瘤干细胞特异性表面标志物
神经胶质瘤	$CD133^+$
黑色素瘤	$ABCB5^+$
子宫内膜癌	$CD133^+$
急性粒细胞白血病	$CD34^+/CD38^-$

（二）异种移植成瘤性实验

将分离出的肿瘤干细胞，制备成细胞悬液后接种到异种动物体内，如将人的肿瘤干细胞接种于NOD/SCID小鼠体内，观察其能否形成肿瘤病灶，当异种动物体内形成的肿瘤病灶在组织学结构上与原发肿瘤病灶类似，则可鉴定为肿瘤干细胞。一般来说，肿瘤干细胞形成肿瘤病灶所需的细胞密度比普通肿瘤细胞要小，如普通的肿瘤细胞接种密度必须达到$1\times10^9\sim1\times10^{10}L^{-1}$才能形成肿瘤，而肿瘤干细胞根据其纯度接种密度达到$1\times10^2\sim1\times10^4L^{-1}$即可形成肿瘤。从形成的肿瘤病灶中提取肿瘤干细胞，再次种植到免疫缺陷动物体内后，仍可形成肿瘤病灶，这种连续的异种动物致瘤能力说明这类细胞具有稳定的自我更新能力和致瘤能力，从而可进一步鉴定为肿瘤干细胞。这些现象也证明了肿瘤干细胞在肿瘤发生和发展过程中发挥着重要作用。肿瘤干细胞在异种动物体内的连续成瘤实验是鉴定肿瘤干细胞最为可靠的方法。

第三节　胰腺癌干细胞的研究进展

一、胰腺癌干细胞概念的提出

胰腺癌是预后最差的肿瘤之一，是一种恶性程度极高的消化道肿瘤，严重危害人类健康。胰腺癌干细胞也是具有干细胞特性的一种肿瘤细胞，随着对胰腺癌干细胞概念的提出及对干细胞和肿瘤起源研究的深入，人们认识到胰腺癌干细胞的异常分化和增殖会导致胰腺癌的发生。胰腺癌的起源及致瘤性、恶性程度、耐药性、复发和转移等均与胰腺癌干细胞基因的异常表达密切相关，因此，针对胰腺癌干细胞的研究对于胰腺癌的诊断和治疗具有重要意义。

2007年，有学者提出表面标志为$CD24^+CD44^+ESA^+$的这群胰腺癌细胞就是胰腺癌干细胞。他们在胰腺癌的研究中发现：胰腺癌细胞中有一表面标志为$CD24^+CD44^+ESA^+$的细胞亚群，这群细胞仅占癌细胞总数的0.2%～0.8%，但其致瘤能力却比其他的癌细胞强100倍，在裸鼠胰尾原位注射100个$CD24^+CD44^+ESA^+$细胞即可形成胰腺癌，并具有干细胞特性，如自我更新能力、Shh信号通路的上调。自此，针对胰腺癌干细胞的研究日益受到关注。

二、胰腺癌干细胞的分离

1997年，Bonnet 等在人类急性髓系白血病（AML）中首次发现了白血病干细胞。他们分离得到了一种$CD34^+CD38^-$表型的AML细胞，这些细胞所占的比例很小（约占0. 2%），但将这类细胞移植到非肥胖糖尿病/重症联合免疫缺陷（NOD/SCID）小鼠体内，可以产生类似人类的急性粒细胞白血病，并且能在小鼠体内连续传代。2003年Al-Hajj等利用流式细胞分选技术，在乳腺癌单细胞悬液中分选出表面分子标志不同的细胞亚群。进一步实验表明，表型为$CD44^+ESA^+CD24^{-/low}$的细胞具有干细胞样的生长特性，能够无限增殖，并分化产生多种类型的细胞。这类细胞虽然只占乳腺癌细胞总数的2%，但只需100个即可在NOD/SCID小鼠中形成肿瘤，他们将这群致瘤性细胞命名为乳腺癌干细胞，首次为实体肿瘤中干细胞的存在提供了依据。

与乳腺癌相似，胰腺癌细胞表面分子CD44、CD24和ESA的表达也存在异质性。研究发现，从患者原发性肿瘤中分离出的胰腺癌细胞，通过3种表面标志分子CD44、CD24及ESA进行分选后，接种至NOD/SCID小鼠中观察其成瘤性。结果显示，未经过流式分选的细胞在10^2～10^4个细胞范围内，接种后连续观察16周均无明显的肿瘤形成。但是，经过CD44、CD24和ESA分选后的细胞致瘤性明显增强，其中$CD44^+CD24^+ESA^+$的胰腺癌细胞虽然所占的比例很少（占0.2%～0.8%），但是致瘤性最强，只需100个即可在NOD/SCID小鼠中形成肿瘤，并且在小鼠体内连续传代的肿瘤中，这群细胞的比例不发生改变。不仅如此，$CD44^+CD24^+ESA^+$胰腺癌细胞作为胰腺癌干细胞的这一特征在组织学中也得到证实。$CD44^+CD24^+ESA^+$胰腺癌细胞形成的移植瘤与患者的原发性肿瘤相比，不仅病理表现十分类似，而且胰腺癌分子标志物S100P和分层蛋白（stratifin）的表达类型也非常相近。这些均说明$CD44^+CD24^+ESA^+$胰腺癌细胞具有自我更新和多向分化等干细胞特征。此外，在原发性胰腺癌和胰腺癌细胞株中，另一种常见的实体瘤肿瘤干细胞标志物$CD133^+$细胞较其他细胞具有更强的增殖能力和启动肿瘤发生的能力。$CD133^+$细胞虽然只占胰腺癌细胞的1%～3%，但是只需接种500个细胞即可在NOD/SCID小鼠中形成肿瘤，并且形成的移植瘤具有原发性胰腺癌的组织学表型。有趣的是，他们还发现$CD44^+CD24^+ESA^+$细胞和$CD133^+$细胞之间大约有14%的细胞重叠在一起。采用流式细胞仪对5种胰腺癌细胞株中ABCG2和CD133的表达进行检测，发现ABCG2在5个细胞株中表达均增强，而CD133在2个细胞株中表达增强并且其mRNA水平亦升高，提示$ABCG2^+$和（或）$CD133^+$细胞可能是胰腺癌干细胞中的一个亚群。

三、胰腺肿瘤干细胞生长调控机制

具有干细胞潜能的细胞，正常情况下其增殖和分化是平衡的，以维持组织细胞数量及功能的稳定，但是当组织受损或在其他应激条件下，干细胞可发生增殖，并分化为成熟的组织细胞，完成特定的功能。肿瘤干细胞与正常干细胞一样具有多向分化潜能和自我更新能力以及具有相同的信号转导通路。一些与细胞生长分化有关的信号转导途径，对调节干细胞自我更新、自我调控起着重要的作用，并且在肿瘤干细胞中被异常激活，如Notch、PTEN、Sonic hedgehog（Shh）及BMI1信号通路。许多研究表明，Shh途径的激活、Shh蛋白水平过高与人类的多种癌症有关，并且在人胰腺癌中也存在Shh通路的异常激活。与正常胰腺上皮细胞中Shh的mRNA表达水平相比，$CD44^-CD24^-ESA^-$非致瘤性胰腺癌细胞中Shh的mRNA表达增高4倍，但是$CD44^+CD24^+ESA^+$胰腺癌干细胞中Shh的mRNA却增高了46倍。研究表明，利用转基因技术在正常胰腺中过度表达Shh后，正常胰腺会逐渐发展成胰腺癌前病变即胰腺导管上皮内瘤变（PanIN），并且出现胰腺癌中常见的基因突变类型，如*K-ras*基因突变，以及Her2/neu的表达增加。采用环巴明（cyclopamine）抑制Shh通路后，体内体外均可明显抑制胰腺癌细胞的增殖，这些都说明Shh信号转导途径在胰腺癌的早期发生中起着重要的作用。参与正常干细胞调控的基因*BMI1*在肿瘤干细胞的维持及自我更新中也同样发挥着重要作用，如在乳腺、脑和结肠等肿瘤干细胞中*BMI1*基因的表达明显上调。应用生物芯片从远处转移的前列腺癌细胞中筛选出11个与促进BMI1表达信号途径相关的基因，这些基因在远处转移的前列腺癌细胞中的表达情况与干细胞相似，能准确预测患者是否会出现肿瘤早期复发及远处转移。与$CD44^-CD24^-ESA^-$的胰腺癌细胞相比，$CD44^+CD24^+ESA^+$胰腺癌干细胞中*BMI1*基因的表达明显增高，表明*BMI1*基因对胰腺癌干细胞的自我更新起着重要的作用。

四、胰腺癌干细胞与转移

侵袭和转移是恶性肿瘤的生物学特征之一。侵袭是指肿瘤细胞离开其原瘤灶组织而侵犯了邻近组织，并在该处继续繁殖生长的过程。转移是一个复杂的、多级的过程，包括肿瘤细胞从原发瘤脱落进入血流，经血管内皮细胞迁移和组织浸润，最后肿瘤细胞通过自我更新、增殖分化及诱导血管生成，形成新的远隔转移灶，这一过程涉及到多种活性因子和酶的干细胞，其中趋化因子及其受体（SDF-1和CXCR4）发挥着关键作用。Wehler等发现在进展性胰腺癌中CXCR4的表达明显增高，并且其表达强度与肿瘤的特性及患者的特征相关。研究发现侵袭性胰腺癌标本的切缘中存在$CD133^+$细胞，并且这些细胞中CXCR4的表达显著增强。此外，将$CD133^+CXCR4^-$和$CD133^+CXCR4^+$的胰腺癌干细胞分别皮下注射入小鼠体内，显示$CD133^+CXCR4^-$的肿瘤干细胞只能引起肿瘤的形成，却不能引起肿瘤转移，而$CD133^+CXCR4^+$的肿瘤干细胞既可引起肿瘤的发生，也可以引起肿瘤的转移，并且CXCR4信号通路的失活可以抑制肿瘤的转移。这些说明胰腺癌中存在两种肿瘤干细胞，其中一种肿瘤干细胞具有转移到其他器官的能力和特征，称为转移性肿瘤干细胞，这对于临床上防治胰腺肿瘤的转移具有重要的指导意义。

五、胰腺癌干细胞微环境

干细胞位于专门的干细胞微环境——干细胞龛（stem cell niche），干细胞龛由细胞、细胞外基质和可溶性成分如生长因子、细胞因子、蛋白酶和激素等组成，严格指导和控制干细胞的正常活动。肿瘤干细胞龛中的间质成分与上皮细胞之间的相互作用对肿瘤的发生、发展及转移有着重要的作用。胰腺癌的显著特点是结缔组织过度增生。尽管各种肿瘤干细胞通过其内在的防御机制能够耐受放疗及化疗的作用，但是在胰腺癌中，结缔组织的过度增生可能是胰腺癌产生顽固性耐药的原因之一。最近的研究表明，将具有胰腺成纤维细胞的培养液加入至胰腺癌细胞中，不仅能明显促进胰腺癌细胞的增殖并且增强其侵袭、迁移及克隆形成能力，而且能够显著抑制胰腺癌细胞对放疗及化疗的应答性。Jin等尝试通过干预肿瘤干细胞的干细胞龛，改变微环境破坏肿瘤干细胞的自我更新能力，抑制其增殖，取得了较好的疗效。另一方面，胰腺癌组织中氧含量极低，不利于细胞的生长，但是肿瘤干细胞则可能聚集在这些缺氧区，以维持干细胞的稳定及阻止其分化。缺氧能够诱导某些趋化因子的表达，如缺氧诱导因子1（HIF-1），而HIF-1能够上调血管内皮生长因子（VEGF）的表达并且促进肿瘤血管的生成。此外，HIF-1通过诱导细胞代谢途径，包括激活p53信号转导途径和诱导肿瘤细胞的增生，来影响肿瘤对放疗的反应性。胰腺癌中HIF-1和VEGF的表达明显增加，并且HIF-1和VEGF的表达与胰腺癌的分期、淋巴结转移及预后有关。胰腺癌干细胞和肿瘤微环境之间的相互作用提示我们，研究胰腺癌治疗新策略时应同时注重针对肿瘤干细胞和肿瘤微环境，在前期实验中应当采用原位胰腺癌模型，以更好的模拟胰腺癌的异质性并观察肿瘤微环境对肿瘤发生发展的影响。

六、胰腺癌干细胞的特征

（一）自我更新

肿瘤干细胞在增殖过程中有两种分裂方式，一种是对称分裂，分裂形成两个相同的干细胞，另一种是不对称分裂，一个肿瘤干细胞分裂成一个与亲代细胞完全相同的未分化的干细胞和一个已分化的子代肿瘤细胞。肿瘤干细胞借不对称分裂来维持肿瘤干细胞数目的稳定并产生肿瘤。Li采用RT-PCR检测发现相对于正常的胰腺上皮细胞，未分选的胰腺癌细胞Shh分子的表达高4.1倍，$CD44^-CD24^-ESA^-$细胞的表达高4.0倍，$CD44^+CD24^+ESA^+$细胞的表达则高46.3倍。

（二）分化潜能

肿瘤干细胞在体内和体外培养时，其产生的后代细胞具有分化成熟细胞的表型或具有分化成熟细胞的标志。多个学者的实验均表明，包括胰腺癌干细胞在内的肿瘤干细胞具有分化的能力。

（三）致瘤能力

对于一个肿瘤干细胞而言，具有自我更新和分化的能力是它最基本的特点。致瘤能力的强弱对肿瘤干细胞而言分外重要，这也是区分肿瘤干细胞和正常细胞的一个有效的方法。体内成瘤实验是目前检测所分选的细胞是否为干细胞的主要方法之一，将分选的细胞和对照细胞分别接种于免疫缺陷的同种动物如裸鼠体内，根据最终成瘤的大小、时间、数目来判定它的致瘤能力。有学者以连续成瘤实验检测$CD133^{+}$的干细胞的长期致瘤能力，结果显示体内连续传代$CD133^{+}$干细胞不但没有丧失强致瘤能力，反而增强了侵袭性。

（四）耐药性

肿瘤干细胞具有极强的耐药性，这也是导致肿瘤化疗失败、肿瘤反复发生的主要原因。目前研究发现肿瘤干细胞的耐药性可能与以下几个因素有关：①肿瘤干细胞通常情况下处于相对静止的状态，而目前大多数抗瘤药物只是针对分裂期的细胞，因此对它的治疗效果不大；②肿瘤干细胞膜上多数表达三磷酸腺苷结合盒转运蛋白（ATP-binding cassette transporter），这类药泵蛋白能将肿瘤干细胞内的药物转运出细胞外，从而提高了其抗药性；③对于肿瘤的某些用药不足的区域，化疗反而能诱导肿瘤干细胞的产生。

（五）转移与侵袭

转移与侵袭也是恶性肿瘤的生物学特征之一，侵袭是指肿瘤干细胞离开其原瘤灶组织部位后侵犯了邻近组织，并在该处继续繁殖生长的过程。转移是一个复杂的多级的过程，包括肿瘤细胞从原发瘤脱落入血，经血管内皮细胞间隙迁移至另一组织浸润生长，肿瘤细胞通过自我更新，增殖分化和诱导血管生成新的远隔转移灶的过程。研究发现在胰腺癌中，有两种细胞——即具有$CD133^{+}$的细胞，它的功能主要是维持原发瘤的生长及迁移；以及CXCR4细胞，它同$CD133^{+}$一样具有使肿瘤形成转移的能力。在利用小鼠进行实验时也发现，CXCR4信号通路的失活能抑制肿瘤的转移。CXCR4的发现和研究从另一个视角开拓了对于胰腺癌早期治疗的思路。

七、胰腺癌干细胞研究存在的问题和展望

胰腺癌干细胞的研究是目前胰腺癌研究的热点和方向，主要集中在分离鉴定胰腺癌干细胞和其与侵袭转移、耐药和信号通路等方面的研究。研究证实胰腺癌干细胞的存在，并进行了分离鉴定工作，但仍存在争议。后续研究发现胰腺癌干细胞与胰腺癌的转移及耐药有关，存在信号通路表现异常，但目前仍有太多的问题需要研究解决：①胰腺癌干细胞的特异性分子标志物；②胰腺癌干细胞是否存在某种关键信号通路异常；③胰腺癌干细胞在胰腺癌发生、发展以及耐药中的作用机制；④针对胰腺癌干细胞靶向治疗的药物的筛选。虽然传统的放疗、化疗方法对胰腺癌的治疗起到一定的作用，但其对肿瘤干细胞的杀伤作用却并不明显，未来胰腺癌的治疗方向之一应该从寻找杀灭肿瘤干细胞的角度着手。随着胰腺癌干细胞研究的深入，有可能找到从根本上改变胰腺癌预后的治疗。

（张世能　黄凤婷）

参考文献

[1] 邓永键，蒋强，于莉娜，等．简易的单个肿瘤干细胞分离及其培养方法[J]．南方医科大学学报，2012，32（6）：802-806．

[2] 黄凤婷，张世能，梁爱心，等．阻断Hedgehog信号通路对人胰腺癌干细胞自我更新的影响[J]．中华胰腺病杂志，2011，11（2）：92-94．

[3] 黄凤婷，张世能，黄奕俊，等．人胰腺癌细胞系SW1990中肿瘤干细胞样侧群细胞的分离及生物学特性研究[J]．中华胰腺病杂志，

2008，8（6）：376-379.

[4] 张世能，岵淑莉，黄凤婷，等. 胰腺癌肿瘤干细胞的悬浮培养法[J]. 中华胰腺病杂志，2009，9（5）：315-317.

[5] Adikrisna R，Tanaka S，Muramatsu S，et al. Identification of pancreatic cancer stem cells and selective toxicity of chemotherapeutic agents [J]. Gastroenterology，2012，143（1）：234-245.

[6] Bonnet D，Dick JE. Human acute myeloid leukemia is organized as a hierarchy that originates from a primitive hematopoietic cell[J]. Nat Med，1997，3（7）：730-737.

[7] Huang FT，Zhuang-Sun YX，Zhuang YY，et al. Inhibition of hedgehog signaling depresses self-renewal of pancreatic cancer stem cells and reverses chemoresistance[J]. Int J Oncol，2012，41（5）：1707-1714.

[8] Hermann PC，Huber SL，Herrler T，et a1. Distinct populations of cancer stem cells determine tumor growth and metastatic activity in human pancreatic cancer[J]. Cell Stem Cell，2007，1（3）：313-323.

[9] Kim MP，Fleming JB，Wang H，et al. ALDH activity selectively defines an enhanced tumor-initiating cell population relative to CD133 expression in human pancreatic adenocarcinoma[J]. PloS One，2011，6：e20636.

[10] Lee CJ，Dosch J，Simeone DM. Pancreatic cancer stem cells[J]. J Clin Oncol，2008，26（17）：2806-2812.

[11] Li CW，Heidt DG，Burant CF，et al. Identification of pancreatic cancer stem cells[J]. Cancer Res，2007，67（3）：1030-1037.

[12] OcBrien CA，Pollett A，Gallinger S，et al. A human colon cancer cell capable of initiating tumor growth in immunodeficient mice[J]. Nature，2007，445（7102）：106-110.

[13] Pece S，Tosoni D，Confalonieri S，et al. Biological and molecular heterogeneity of breast cancers correlates with their cancer stem cell content[J]. Cell，2010，140（1）：62-73.

[14] Penchev VR，Rasheed ZA，Maitra A，et al. Heterogeneity and targeting of pancreatic cancer stem cells[J]. Clin Cancer Res，2012，18（16）：4277-4284.

[15] Sugihara E，Saya H. Complexity of cancer stem cells[J]. Int J Cancer，2013，132（5）：1249-1259.

[16] Zhang SN，Huang FT，Huang YJ，et al. Characterization of a cancer stem cell-like sidepopulation derived from human pancreatic adenocarcinoma cells[J]. Tumori，2010，96（6）：985-992.

第四章 胰腺癌的肿瘤微环境

第一节 概 述

胰腺癌是常见的消化道肿瘤之一，近年来其发病率呈逐年升高趋势，因其起病隐匿、缺乏特异性表现、恶性程度高、解剖部位特殊、生存率较低、预后差等特点，诊断及治疗均颇为棘手。胰腺癌的发生是多基因、多步骤、多阶段的分子演变过程。胰腺癌的综合治疗体系包括外科手术、化疗、放疗、生物分子靶向治疗、热治疗、介入治疗、中医中药治疗等手段，其中手术切除是早期胰腺癌的首选疗法。然而，鉴于胰腺癌早期诊断困难，伴随其早期局部和远处转移的特性，确诊时大多数患者已达晚期，手术切除率低，术后复发转移率高，平均中位生存时间为2～3个月，1年生存率约为8%，5年生存率仅为1%～3%。显然，只有加强早期发现、早期诊断的研究，开展多学科、多中心联合的综合性治疗，以早期诊断、早期治疗为核心，才能真正提高胰腺癌的总体治疗效果，从而逐步改善与解决胰腺癌这一全球性难题。

长期以来，学者们认为肿瘤并非只是单种肿瘤细胞组成的肿物，而是由肿瘤细胞、成纤维细胞、免疫细胞、炎性细胞、胶质细胞等多种细胞构成的异质性混合体，同时亦包含附近区域的细胞间质、微血管以及浸润其中的众多生物分子。既往研究表明，许多上皮来源的恶性肿瘤如胰腺癌、前列腺癌、乳腺癌在肿瘤周围都存在极为明显的间质反应。早在100多年前，Stephen Paget基于乳腺癌的器官特异性转移的临床观察，提出了著名的“种子与土壤”概念。然而，此假说在当时并未受到足够的重视，人们仅将治疗思路局限于肿瘤细胞本身，致使人类的抗肿瘤征途异常艰难曲折。美国MD Anderson肿瘤研究中心的Ioannides和匹茨堡大学的Whiteside 1993年正式提出“肿瘤微环境（tumor microenvironment）”的概念。认为肿瘤的演进与肿瘤细胞所处的内外环境密切相关，它不仅包括肿瘤所在组织的结构、功能和代谢有关，而且亦与肿瘤细胞自身的内在环境相关。肿瘤细胞可通过自分泌和旁分泌的方式，改变和维持自身生存与发展的条件，促进肿瘤的生长和发展。反之，全身和局部组织亦可通过代谢、分泌、免疫、结构和功能的改变，影响和限制肿瘤的发生和发展。肿瘤与环境，两者既有相互依存、相互促进，亦有相互拮抗、相互斗争的关系。近年来因肿瘤细胞学和分子生物学的进展，人们对于肿瘤与环境的相互作用有了更深入的了解，这不仅对于认识肿瘤的发生、发展、转移、侵袭等生物学行为具有重大意义，而且对肿瘤的诊断、防治和预后亦将发挥重要作用。

肿瘤微环境是指肿瘤细胞产生和生活的内环境，是一个包含一系列参与肿瘤发生发展的非肿瘤性的支持细胞与细胞外基质的复杂场所，支持细胞中包含内皮细胞及它们的前体细胞、周皮细胞、平滑肌细胞、多种表型的成纤维细胞以及炎症相关细胞，如嗜酸性粒细胞、嗜碱性粒细胞、肥大细胞、淋巴细胞、巨噬细胞和树突状细胞等抗原提呈细胞，而肿瘤基质则由一种密集繁杂的混合性细胞外物质，包含细胞外基质（extra cellular matrix，ECM）蛋白、生长因子、蛋白酶和细胞因子等构成。这些非肿瘤细胞成分与周围的基质成分共同包裹肿瘤，与肿瘤细胞相互作用，共同构成了肿瘤的整体。随着众多基础科研和临床实践的进展，国内外学者已将肿瘤微环境中某些重要分子作为干预治疗肿瘤的研究靶点。肿瘤微环境是决定肿瘤细胞行为的一个主要影响因素，在肿瘤发生发展与转移复发中发挥重要作用。胰腺癌作为临床已很常见的消化系统肿瘤，与一般肿瘤不同，丰富的间质决定其肿瘤微环境具有特殊性。因此，通过对胰腺癌肿瘤微环境的深入研究，将有助于大家深入认识胰腺癌发生发展的机制，能更全面确切为临床诊断、治疗胰腺癌提供合理的依据。

第二节 胰腺癌基质细胞微环境

胰腺癌肿瘤间质是一个呈动态变化的微环境，其中成纤维细胞（活化的胰腺星状细胞为主）、微血管、神经组织、炎性细胞、免疫细胞和细胞外基质相互作用，共同促进肿瘤的生长与侵袭。胰腺癌肿瘤微环境的特征是肿瘤间质呈明显的纤维增生反应。正常情况下胰腺导管上皮由一层基底膜与结缔组织和细胞外基质分隔，在胰腺癌的演变过程中基底膜被破坏，癌细胞可侵入正常的胰腺实质，致使胰腺基质发生相应的变化，此时的胰腺癌微环境组成包括导致大量活化的成纤维细胞、新生血管、浸润的免疫细胞以及细胞外基质成分进入。此外，胰腺癌细胞通过分泌大量活性物质，如基质金属蛋白酶（MMPs）、血管内皮生长因子、转化生长因子-β等，可促进胰腺纤维细胞增生、血管生长及炎症细胞浸润，而这些变化的间质成分同时又影响肿瘤细胞的行为，反向促进肿瘤的进展和播散。

一、胰腺星状细胞（pancreatic stellate cell，PSC）

（一）胰腺星状细胞简介

胰腺星状细胞在1980年被发现，1998年由Bachem和Apte等分别分离并培养成功，确定胰腺组织胞浆中含维生素A的细胞为PSC，因其形态类似星星，故命名为星状细胞。研究发现PSC在慢性胰腺炎与胰腺癌的发生发展中均扮演重要角色。在正常胰腺组织中，PSC是胰小叶间隙和胰腺腺泡周围的一种成纤维细胞，约占细胞总数的4%。PSC由静止状态激活为肌成纤维样细胞是胰腺纤维化增生反应最重要的特征。活化PSC的维生素A脂滴减少、增殖加快、α-平滑肌肌动蛋白增加，且细胞外基质的生成增多，如Ⅰ型胶原、Ⅲ型胶原、纤维结合蛋白、层黏连蛋白等，众多细胞因子和生长因子的分泌增加，包括转化生长因子-β（TGF-β）、血小板源性生长因子（platelet-derived growth factor，PDGF）和血管内皮生长因子（vascular endothelial growth factor，VEGF）。此外，PSC还通过分泌MMPs和基质金属蛋白酶抑制物（TIMP）调节ECM的动态降解，致使ECM代谢紊乱，从而在胰腺癌生长、浸润、转移过程中起重要作用。

（二）胰腺癌细胞激活PSCs的机制

胰腺癌细胞通过释放癌细胞诱导的有丝分裂和纤维化因子可特异性地激活周围的PSCs，包括PDGF、FGF2和TGF-β1，其中PDGF可通过Src依赖激活的JAK2-STAT3通路和MAP激酶通路，调控细胞外信号调节激酶ERKl/2和p38诱导PSCs的增殖。胰腺癌细胞亦具有吸引PSCs的作用，其分泌的PDGF可通过激活PI3K/AKT通路促进PSCs的迁移。TGF-β1可通过SMAD2、SMAD3、SMAD4或非SMAD依赖性的通路调控PSCs。癌细胞通过呈现表面的糖蛋白，如细胞外基质的金属蛋白酶诱导物，可诱导PSCs MMP2的合成。MMPs与肿瘤的结缔组织形成有密切关系，如癌细胞可通过基质金属蛋白酶降解基底膜而发生侵袭转移。此外，癌细胞亦可通过分泌音猬因子（sonic hedgehog）蛋白、半乳糖凝集素3（galectin 3）、ETl等蛋白激活PSCs。

人hedgehog家族主要包括sonic（SHH）、Indian和desert 3个成员。近期研究发现在癌前病变组织和胰腺癌组织中可检测到sonic。SHH可直接或通过TGF-β信号刺激PSCs并促进纤维组织增生。利用胰腺癌转基因小鼠模型研究发现：抑制hedgehog信号可抑制肿瘤间质形成，并增加肿瘤细胞对吉西他滨的敏感性。抑制SHH可延长转基因实验小鼠的生存时间。可见，SHH抑制物的临床应用有希望成为胰腺癌诊疗的新方法。

Galectins属β-半乳糖苷结合蛋白家族的成员，可能是一种新的促肿瘤转移基因，其作为能结合含半乳糖成分的糖结合物的可溶性凝集素已引起诸多关注。其中，Galectins1促进癌周结缔组织生成，其在胰腺癌基质成分内过度表达，可诱导细胞凋亡，通过Galectins1免疫调节的特性，致使胰腺癌细胞逃避免疫反应；亦可能是因其在成纤维细胞中过度表达，使其在结缔组织形成过程中，对细胞外基质重塑发挥作用；而Galectins3可能参与癌细胞的生长和浸润。胰腺癌中Galectins3和Galectins1的mRNA和蛋白水平明显高于正常胰腺组织，淋巴结和肝转移的胰腺癌细胞表现出强烈的Galectins3免疫反应性。Galectins3从胰腺癌早期即可引起进行性损伤，并且可保持此生物学作用直至转移形成之后，并通过其抗凋亡特性延长细胞的存活时间。此外，Galectins3可促进神经轴突生长，诱导内皮细胞分化和血管生长，从而促进肿瘤发生发展。Calectins3能促进PSCs的增殖，揭示细胞外间质和多糖在胰腺癌的发生演进中发挥作用。Galectins3的表达水平伴随肿瘤的进展而逐渐增强，提示其可能与胰腺癌的发生、发展与转移密切相关。Galectins3广泛表达于正常组织和肿瘤组织中，参与多种生理病理过程，包括细胞生长与凋亡、细胞黏附及新生血管形成、肿瘤浸润与转移等生物学过程。

内皮素（endothelin，ET）是日本学者Yanagisawa等从培养的猪主动脉内皮细胞中分离纯化出一种由21个氨基酸残基组成的活性多肽，不仅存在于血管内皮，也广泛存在于各种组织和细胞中。N端结构决定其与受体的亲和力，C端结构决定其与受体的结合位置。研究发现ET1在多个器官的纤维化进程中发挥重要作用。胰腺癌细胞和PSCs中均发现有ET1及其受体表达，提示自分泌信号的存在。内皮素受体阻断剂波生坦（Bosentan）在相关研究中已被证实可抑制胰腺癌细胞和PSCs的生长分化。

（三）PSCs促进胰腺癌进展的机制

细胞外间质主要由胶原、非胶原糖蛋白、黏多糖、生长因子和糖蛋白构成。此外，尚存在另外一组细胞外基质蛋白，也称细胞间质蛋白，它们并非间质结构蛋白，而是发挥调控细胞与间质的相互关系，调节细胞功能的作用，主要包括：骨膜蛋白（periostin）、结缔组织生长因子、肌糖蛋白C（tenascin C），富含半胱氨酸的酸性分泌蛋白（SPARC）以及血小板反应蛋白（thrombospondin，TSP）。PSCs可分泌I型胶原，促进整合素介导的胰腺癌细胞之间的黏附、增殖与迁移。SPARC是分子量为32kDa钙结合的细胞间质糖蛋白，发挥抑制增殖和去黏附功能。相比胰腺癌细胞，PSCs表达更高水平的SPARC，但SPARC在胰腺癌发生发展中的具体机制仍待深入研究。

tenascin C亦称“肌腱蛋白C”或“细胞黏合素C”，是一种星形细胞合成并分泌的细胞外基质蛋白，主要功能是加强结缔组织结构，调节细胞形态，在不同方面的组织重建中均可表达，包括胰腺癌结缔组织增生反应。研究表明，在胰腺上皮内瘤样变进展为胰腺癌的过程中，tenascin C及其受体annexinⅡ表达相应增加。此外，TNF-α和TGF-β均可促进PSCs的tenascin C的表达。

骨膜蛋白（periostin）是由鼠成骨细胞分泌的含811个氨基酸残基的蛋白质，因其在骨膜和牙周韧带的定位表达而著称，与恶性肿瘤侵袭性和转移性相关。不同浓度的骨膜蛋白对胰腺癌的生物学行为发挥不同影响，低浓度periostin可抑制胰腺癌细胞恶性表型，而高浓度periostin则导致Akt的磷酸化、促进肿瘤细胞迁移。

肿瘤的浸润与转移的关键问题是细胞外基质（extracellular matrix，ECM）成分的降解，基质金属蛋白酶（matrix metalloproteinases，MMPs）能降解细胞外基质成分，而MMPs的活性与金属蛋白酶组织抑制剂（tissueinhibitor of metalloproteinase，TIMPs）有关。MMPs作为蛋白水解酶可促进间质降解和肿瘤侵袭，其中MMP2和MMP9与胰腺癌的发生、发展密切相关，PSCs可分泌MMP2及其抑制物，如组织金属蛋白酶抑制物1和2，从而发挥双向调节作用。在胰腺癌中，PSCs分泌的因子促进MMP的生成，如在间质表达的TSP可促使肿瘤细胞生成MMP9，进而促进肿瘤细胞的局部转移。

（四）PSCs促进胰腺癌血管生成与转移的机制

1955年Thomlinson发现许多恶性肿瘤组织中存在缺氧状态，缺氧区域内常常出现坏死现象，更容易发生肿瘤的扩散和转移。肿瘤细胞新陈代谢旺盛、生长迅速、繁殖能力强等特点决定其对能量需求高，对氧气及葡萄糖等能量物质的消耗比正常细胞高出许多。然而，随着肿瘤本身的体积不断增大，肿瘤组织因膨胀而远离含营养和氧气充足的血管，这种供血不足致使肿瘤微环境缺氧情况的进一步加深，进而导致低氧、低pH、高压的胰腺癌肿瘤微环境。利用单克隆抗体免疫组化技术发现有一种缺氧诱导因子即HIF-1α（hypoxia-inducible factor-1α）在这些缺氧的肿瘤组织中处于高表达状态，其在肿瘤细胞的侵袭、转移、永生化、肿瘤血管生成等方面都扮演重要角色。HIF-1α的肿瘤表达相当广泛，这也使其成为目前重要的抗肿瘤靶点之一。研究发现，多种复杂机制共同导致胰腺癌组织的缺氧微环境，相比正常胰腺组织，其微血管密度明显降低。胰腺癌和PSCs均可生成缺氧诱导因子，同时PSCs尚可产生促进血管生成的物质，包括FGF、periostin和VEGF等因子，因此，应该综合考虑PSCs具备的促进血管生成和抑制血管生成的双重作用。研究表明，在胰腺癌细胞和PSCs共培养的上清液中，内皮素的含量呈现显著增加，提示内皮素可能是PSCs调控胰腺癌细胞促进血管生成的蛋白分子。在缺氧环境中，激活的PSCs分泌Ⅰ型胶原蛋白和纤维连接蛋白（FN）增多，后者是1974年国外开始研究发现的一种高分子糖蛋白，广泛存在于动物组织中，具有多种生物学功能。在胰腺癌形成早期，PSCs为癌细胞提供了一个利于血管生成的微环境，而随着癌症的发展，PSCs通过抑制癌细胞促血管作用及纤维组织压迫血管的作用，导致肿瘤缺氧的微环境。

PSCs在胰腺癌的发生发展中具有重要作用。胰腺癌细胞产生有丝分裂和促纤维化因子，如TGF-β、PDGF、SHH、galectin 3、ET1和serpine2，这些因子促进并激活PSCs的表型。与此同时，激活的PSCs释放一系列的刺激因子，如PDGF、SDF- 1、EGF、IGF-1、FGF、SPARC、MMPs、小的富含亮氨酸的糖蛋白、periostin和I型胶原蛋白，进而正反馈调控肿瘤的增殖、凋亡、侵袭、转移、血管生成及对化疗的耐药。因此，通过深入研究PSCs与胰腺癌细胞及肿瘤微环境中的其他影响因素的作用机制，将有可能针对胰腺癌肿瘤微环境构建出新的治疗方案。

二、神经组织

神经浸润是胰腺癌最常见的特征之一，亦是引起胰腺癌复发和胰性疼痛产生的重要原因。胰腺癌神经浸润转移的发生率高达50%～100%，沿神经转移是胰腺癌有别于其他消化道肿瘤的一个生物学特征。胰腺癌细胞可直接破坏神经束膜或经进入神经束膜的脉管周围浸润神经束膜间隙并扩散蔓延；或再经神经束膜薄弱处侵至神经束膜外而形成转移灶。肿瘤的嗜神经侵袭（perineural invasion，PNI）指肿瘤细胞在神经纤维周围沿着神经或进入神经束膜内沿着束膜扩展的局部浸润转移现象，被认为是恶性肿瘤经典的4种转移途径之外的第5种转移方式。PNI最常见于黑色素细胞瘤、胰腺癌和腺样囊性癌，常常作为这些疾病独立的预后指标。Pour等人研究发现，胰头癌的神经浸润转移常累及胰外腹膜后的“胰头丛”，而胰体、尾部癌的神经浸润转移则以累及脾丛最为常见。Nagakawa等认为，胰腺癌周围神经浸润转移是影响预后极为重要的因素，甚至是独立的预后因素。因此，在切除胰头癌时，应力求同时彻底清扫胰头后面的神经丛，清除因神经浸润转移所致的残留癌。神经浸润与癌肿大小无明显关系，胰腺癌细胞对神经组织高亲和力的原因尚不清楚，神经组织产生的某些特异性生长因子有可能起到趋化因子的作用，导致胰腺癌神经浸润与转移的发生。神经胶质细胞和被神经支配的组织能产生支持神经元的神经营养因子（neurotrophin，NT），其对神经系统发挥作用主要是通过与细胞表面的两种受体结合来实现：一类是酪氨酸激酶原癌基因（Trk）表达的跨膜蛋白TrkA，它对NT有高亲和力；而另一类是神经营养因子低亲和力受体p75NTR（p75 neurotrophin receptor）。胰腺癌神经浸润相关的因子主要包括：

（一）神经生长因子（nerve growth factor，NGF）

NGF是一种重要的神经肽，参与中枢和周围神经的发育、存活等生物学活动，其功能性受体为酪氨酸激酶受体A（Trk-A）。NGF在胰腺癌细胞中呈高表达，而Trk-A在神经束膜表面高表达，在细胞内低表达。NFG通过自分泌与旁分泌机制对某些胰腺癌细胞发挥刺激生长的作用，即NGF一方面通过旁分泌途径与神经鞘膜表面的Trk-A受体结合，间接作用于神经细胞，进而为神经细胞轴突的生长提供适宜的肿瘤微环境与化学趋向性，促进神经细胞的轴突朝向肿瘤方向生长；另一方面，其可能通过自分泌途径，作用于癌细胞自身表面的TrkA受体，引发p42/44MAPK信号途径活化，诱导MMP-2表达的增强，从而加剧肿瘤细胞的侵袭力。此外，

NFG亦可促进肿瘤细胞的增殖能力。NGF可以通过Trk-A的磷酸化作用和有丝分裂活性的蛋白酶活化，激活细胞内信号转导途径，进而刺激神经生长和轴索再生，促使肿瘤细胞沿着神经侵犯和转移。既往研究表明，发生胰周神经侵犯的NGF和Trk-A的mRNA水平明显高于无胰周神经侵犯者。Sakamoto等的实验显示Trk-A在胰腺管状腺癌中的高表达与肿瘤神经浸润有显著相关性，是肿瘤细胞增殖与神经浸润的生物学标志之一。

（二）转化生长因子（transforming growth factor-alpha，TGF-α）

TGF-α是由50个氨基酸组成的单链细胞信号分子，可与表皮生长因子受体（epidermal growth factor receptor，EGFR）结合，TGF-α可见于正常胰腺组织，而在胰腺癌组织中表达增高，正常胰腺腺泡和导管细胞可同时表达TGF-α和EGFR。当细胞发生恶变后，TGF-α和EGFR分别过度表达于神经组织和胰腺癌细胞，二者相互作用可刺激促进癌细胞增殖、生长的信号产生，导致癌细胞扩散加剧且发生神经浸润。近年来研究表明：当胰腺癌局限于胰腺实质范围内，来源于正常或恶变细胞的大量TGF-α通过自分泌或旁分泌机制使得肿瘤细胞增殖，而当肿瘤细胞的繁殖扩展超过胰腺实质范围时，TGF-α则主要来源于神经细胞而非胰腺实质细胞，通过配体-受体的结合作用致使肿瘤倾向神经侵犯。

（三）神经细胞黏附分子（neural cell adhesion molecule，NCAM）

NCAM是黏附分子免疫球蛋白超家族的重要成员，介导细胞间黏附，在肿瘤转移中发挥重要作用，其“嗜神经性”可能是胰腺癌神经浸润的原因。胰腺癌细胞的原癌基因*K-ras*被激活，诱导肿瘤细胞表面上调表达多唾液酸化的NCAM（PSA-NCAM），后者可与N-钙黏蛋白结合，在空间上阻断N-钙黏蛋白介导的黏附作用，使胰腺癌细胞迁移能力提高，进而促进肿瘤细胞向神经组织迁移。此外，NCAM尚可能具有抗凋亡作用。当胰腺癌细胞突破生长屏障后，癌细胞表面的NCAM或可诱导癌细胞向神经细胞移动、黏附，在肿瘤浸润神经的过程中发挥引导功能。NCAM在胰腺癌早期阶段并不表达或低表达，伴随胰腺癌进展至胰腺外神经浸润时才逐渐表达，其与胰腺外神经浸润和腹膜后浸润相关。

（四）神经胶质细胞源性神经营养因子（glial cell line-derived neurotrophic factor，GDNF）

GDNF家族包括GDNF、NRTN（neurturin）、PSPN（persephin）、ARTN（artemin）4个成员。它们不仅可以支持中枢神经系统内中脑多巴胺能神经元与运动神经元等多种神经元的存活和发育，还支持许多外周神经元如交感、副交感、感觉与肠道神经元等的存活并调节其分化。GDNF家族成员通过其相应受体介导信号转导引起一系列细胞效应，即在GFRα1-4的帮助下与受体Ret结合，促进Ret二聚化和自磷酸化，继而由Ret结合和激活下游信号分子，发生一系列信号级联反应，最终激活Ras/MAPK、PI3-K以及PLCγ等信号转导通路。GDNF的受体RET是原癌基因*c-ret*的蛋白产物，属于受体酪氨酸激酶（receptor tyrosine kinase，RTK）家族成员，是一种跨膜糖蛋白，含胞外域、跨膜段和胞内域3个部分。其中胞内域含酪氨酸激酶活性区和重要的酪氨酸结合位点，可激活MAPK或PI-3K等途径，促进神经元存活及轴突生长或分支。大多数胰腺癌系有*c-ret*原癌基因及其产物的表达。将胰腺癌细胞和能够产生GDNF的神经胶质细胞共同培养，可发现大多数胰腺癌细胞向胶质和神经元性肿瘤细胞迁移扩散，并且此类迁移与GDNF的浓度明显相关，而抗GDNF抗体可抑制此移动活性。GDNF与其受体相互作用，可致使胰腺癌细胞沿着GDNF浓度梯度向神经浸润。

三、癌相关成纤维细胞（cancer-associated fibroblast，CAF）

CAF又称为肿瘤相关成纤维细胞（tumor-associated fibroblast，TAF）、肌成纤维细胞（ myofibroblast）、瘤旁成纤维细胞（peritumoral fibroblast ）或间质反应性成纤维细胞（reactive stroma fibroblast ），是指肿瘤间质中成纤维细胞群，它首先由病理学家在伴有结缔组织生成的许多实体瘤如乳腺癌、胰腺癌间质中观察到。该细胞群形态相似、功能多样又具有较大的异质性，其细胞体积较大、呈梭形，细胞核存在凹陷或切迹，细胞浆中有各种收缩细丝或张力纤维丝、丰富的粗面内质网、细胞间连接和发育成熟的纤维粘连素

（fibronexi）。大多数CAF均有波形蛋白（vimentin）和A-平滑肌肌动蛋白（A-smooth muscle actin，A-SMA）的共同表达，根据CAF的来源部位和病理状态的不同，可有或无其他细胞丝如核纤层蛋白（lamin）、结蛋白（desmin）、钙结合蛋白（calponin）、平滑肌肌球蛋白（smooth muscle myosin）和钙调素结合蛋白（caldesmon）。在肿瘤组织中，CAF分布于肿瘤侵袭前沿、肿瘤-间质界面或肿瘤间质中靠近肿瘤血管内皮细胞并包绕着癌巢。CAF是肿瘤-宿主界面微环境中最主要的细胞，具有促进肿瘤细胞生长、侵袭及免疫抑制的作用，它通过直接的细胞-细胞接触、可溶性因子的分泌和对细胞外基质的修饰对该体系的平衡起着重要的调控作用。尽管成纤维细胞是TAF的主要前体细胞，但有关TAF起源始终存有争议。CAF的来源有以下5种可能：① CAF由宿主残存间质中的成纤维细胞在肿瘤细胞分泌的TGF-β和PDGF作用下转分化而来，可能是CAF的主要来源；②由于CAF与血管平滑肌细胞和血管外膜细胞有极大的相似性，因而推测少部分CAF有可能是血管平滑肌细胞和血管外膜细胞从血管基底膜迁移至间质后转分化而来；③上皮性肿瘤细胞也是CAF的来源之一，通过依赖TGF-β机制下调其E-钙黏素表达，从而向间充质细胞转变即发生上皮间充质转变（epithelia mesenchymal transition，EMT）现象；④CD34阳性的骨髓基质干细胞，当TGF-B上调其A-SMA的表达导致其向CAF分化；⑤衰老的人成纤维细胞有增加EGF、ECM 蛋白和基质金属蛋白酶（MMP）表达的现象，改变邻近上皮的微环境、促进上皮细胞增殖，以致产生致瘤性，其功能特性类似于CAF，故衰老的人成纤维细胞也可能是CAF的前体细胞。

CAF在功能和表型方面均和正常成纤维细胞不同，前者具有更强的增殖能力及表达不同的ECM。新近研究认为胰腺癌肿瘤微环境中存在大量的CAF，其主要通过促进血管生成和ECM形成两方面共同促进肿瘤的发生发展。研究发现将胰腺癌细胞与CAF共同培养后，两种细胞的*COX-2/PTGS2*基因表达均显著升高，而利用COX-2的抑制剂可降低胰腺癌的侵袭能力。已证实CAF中可表达CXCL12（即SDF-1）分子，而CXCR4在胰腺癌肿瘤细胞中表达，SDF-1（stromal cell-derived factor-1，基质细胞衍生因子-1）-CXCR4通路在胰腺癌演进过程中发挥不可或缺的作用。鉴于CAF基因组稳定且占肿瘤成分的比例较大，故有望成为抗肿瘤治疗的新靶点。

四、胰腺癌炎症微环境

早在150年前，学者Virchow就发现慢性炎症与癌变之间存在相互关系，但至今很多相关机制尚未明确。研究表明，某些肿瘤发生前或发生时常伴有慢性炎症，其对启动、维持、促进肿瘤发生、发展具有重要作用。当前研究较为深入的肿瘤微环境中的炎症细胞主要包括如下几种：

（一）肥大细胞（mast cells，MCs）

嗜碱性细胞在结缔组织和黏膜上皮内时，称肥大细胞，其结构和功能与嗜碱性细胞相似。肥大细胞主要分布于机体与外界环境相通的地方，如皮肤、气道和消化道，这些部位经常可以接触到病原体、变应原以及其他环境中的物质。MCs在肿瘤中的作用具有两面性，一方面它在过敏性疾病和免疫过程中发挥着前哨作用（sentinel function），并通过TLR途径抑制癌症的发展，但另一方面它又能促进肿瘤的生成，大量的MCs致使实体肿瘤周围的血管过度生成，从而降低患者预后水平。在胰腺导管细胞癌的发展过程中MCs发挥不可或缺的肿瘤免疫抑制作用，该研究认为MCs迁徙到肿瘤微环境中导致局部的免疫抑制，故针对MCs的免疫功能抑制治疗有望成为胰腺癌的新治疗途径。

（二）巨噬细胞（macrophages）

巨噬细胞是肿瘤浸润炎症细胞中的主要成分。肿瘤相关性巨噬细胞（tumor-associated macrophages，TAMs）与肿瘤细胞的相互作用复杂且具有两面性，该特性又被称为巨噬细胞平衡假说（the macrophage balance hypothesis）。Balaz等发现胰腺癌中巨噬细胞金属弹性蛋白酶（human macrophage metalloelastase，

HME）的mRNA表达与正常组织相比提高了64%，且其异常表达与患者预后不良相关。但HME对肿瘤侵袭性的确切作用与肿瘤类型有关，鳞状细胞癌、基底细胞癌和脑肿瘤等恶性肿瘤的研究显示HME是促进肿瘤侵袭性的标志物；而在肝癌中，HME高表达的患者发生门静脉及肝内转移的概率较低且预后较好。肿瘤的免疫抑制微环境能够削弱机体抗肿瘤的免疫力，这种抑制作用在胰腺导管癌中最为显著。研究发现，CD40能够削弱肿瘤微环境中的免疫抑制作用并能驱使T细胞产生抗肿瘤效应，是由被CD40激活的巨噬细胞迅速浸润至肿瘤细胞周围、杀灭肿瘤细胞和清除肿瘤基质而产生的结果，相关研究发现使用CD40激动剂能够有效地治疗无法手术的胰腺导管癌。

（三）淋巴细胞

胰腺癌组织中可见大量的免疫细胞浸润，但其并未发挥应有的免疫监视作用。胰腺癌细胞可通过对自身表面抗原的修饰及改变周围的微环境来逃避机体的免疫识别和攻击，且胰腺癌肿瘤微环境的改变致使免疫细胞功能的欠缺。T细胞、B细胞是两种重要的炎症细胞，尤其是细胞毒性T淋巴细胞（cytotoxic T lymphocyte，CTL）在胰腺癌中发挥重要作用。但肿瘤特异性免疫反应却没有完全战胜肿瘤细胞，这显然是肿瘤微环境抑制CTL的结果。Liyanage 等学者研究发现，胰腺癌患者肿瘤细胞浸润的淋巴结中调节性T细胞比正常人明显偏高。调节性T细胞表达CTLA-4和CD45RO共受体，并分泌TGF-β和IL-10，但不分泌IFN-γ。调节性T细胞能抑制活化的$CD8^+$或$CD4^+$ $CD25^-$细胞增殖，同时抑制其分泌IFN-γ。因此，胰腺癌肿瘤微环境中调节性T细胞的增多会减弱机体的抗肿瘤免疫，引起肿瘤抗原免疫的不足。Elnemr等的研究表明，胰腺癌细胞可以通过表达无功能的Fas受体来躲避淋巴细胞的杀伤，同时通过表达Fas配体诱导淋巴细胞的凋亡，此抑制作用可能并非抑制T细胞本身，而是通过骨髓源性抑制细胞（myeloid-derived suppressor cells，MDSCs）释放自由基过氧硝酸盐（peroxynitrite，PNT），PNT进一步导致I类MHC分子中结合肽键的硝酸化，致使CTL不能有效识别肿瘤细胞。既往研究认为IL-1β能导致MDSCs增多，但实验证明T细胞、B细胞或者NK-T细胞并没有参与其中，因此通过抑制PNT的产生有可能成为胰腺癌治疗的新途径。

五、血管和淋巴管的生成

血管生成是肿瘤生长、侵袭与扩散的重要先决条件之一，亦是肿瘤发生、发展的基础。肿瘤演进过程中，肿瘤细胞可分泌多种血管细胞生长因子，包括血管内皮细胞因子（vascular endothelial growth factor，VEGF）、碱性成纤维细胞生长因子（bFGF）、血小板衍生生长因子（PDGF）、转化生长因子（FGF）、血管生成素等，刺激肿瘤血管生成。其中，VEGF是已研究的最强烈的直接激活血管生成的蛋白质，是刺激血管内皮细胞增生最重要的细胞因子。丰富的微血管不仅增加肿瘤局部环境的血流量，促进肿瘤侵袭与转移，能辅助肿瘤细胞侵入与微血管伴行的淋巴管而发生淋巴转移。血管内皮细胞生长因子可分为VEGF-A、VEGF-B、VEGF-C、VEGF-D、VEGF-E，是针对内皮细胞特异性最高、促血管形成作用最强的有丝分裂原之一，在肿瘤血管形成过程中发挥不可或缺的调节作用。研究表明*K-ras*和*p53*基因的突变是诱导和上调VEGF的重要机制之一。VEGF由肿瘤细胞和细胞外基质以旁分泌方式产生，与内皮细胞膜表面的酪氨酸跨膜受体结合。鉴于微血管结构的不完整，致使肿瘤细胞容易穿过血管屏障，侵犯周围组织和血管或进入血液循环播散发生远处转移。

此外，肿瘤细胞亦可通过表达淋巴管生成调控因子VEGF-C和VEGF-D诱导淋巴管生成，促进肿瘤细胞淋巴道转移。受体VEGF-3与其配体VEGF-C、VEGF-D结合促进淋巴内皮增殖、分化和迁移，对淋巴管的形成、发育与维持发挥重要作用。VEGF-C和VEGF-D的高表达促进淋巴管内皮增生，增加肿瘤边缘的淋巴管数量，扩大肿瘤细胞与淋巴管内皮接触的表面积，提高微血管、微淋巴管内皮的通透性，改变淋巴管内皮黏附特性或表达相关趋化因子，最终致使癌细胞黏附、迁移、侵袭能力增强，抑或是胰腺癌早期发生淋巴结转移的重要机制之一。

六、胰腺癌肿瘤微环境中的细胞外基质

（一）黏附分子的作用

细胞间的黏附因子在胰腺癌的侵袭和转移中发挥重要作用，主要包括：①E-钙黏蛋白：其通过链蛋白和盘状蛋白与肌动蛋白的细胞骨架连接，抑制生长信号通过细胞质中的链蛋白传递至细胞内信号系统。E-钙黏蛋白与β-链蛋白结合破坏引发的细胞间黏附，降低与细胞的侵袭性能转变相关，链蛋白的磷酸化作用可降低细胞间黏附性并增加细胞移动性能；②细胞黏附分子：神经细胞黏附分子（N-CAM）的表达下调导致胰腺癌侵袭性生长，细胞间黏附分子-1（ICAM-1）、血管细胞间黏附分子-1（VCAM-1）的过度表达利于癌细胞的迁移和播散。胰腺癌细胞上的CD44v9表达增加，可致使其与基质透明质酸的结合力减弱，利于肿瘤细胞发生局部浸润，容易突破管壁组织而发生血行或淋巴转移；③整合素：该家族包括主要基质成分，如层粘连蛋白、胶原蛋白、纤维连接蛋白、透明连接蛋白及细胞间黏附介导物等，细胞主要通过作为跨膜受体蛋白的整合素家族介导与细胞外基质的联系，包括细胞生长、分化与存活所需的信号转导功能。

（二）基质金属蛋白酶家族（MMPs）的作用

MMPs是一种水解酶，可促进生长因子的释放，降解细胞外基质，参与促进细胞外基质结构的重塑，与多种恶性肿瘤的不良预后相关。MMPs与基质金属蛋白酶抑制剂（TIMP）是调节细胞基底膜和细胞外基质完整性的重要因素，在肿瘤细胞的浸润和转移中起到重要作用。MMPs通过降解基底膜和包绕肿瘤的基质，突破基质屏障，促进肿瘤侵袭转移，增加肿瘤新生血管生成，促进肿瘤的生长和转移；而TIMP则发挥抑制MMPs活性的作用。MMPs包括一系列分泌型蛋白和跨膜蛋白，根据其作用底物的性质可分为5种：胶原酶、明胶酶、基质降解酶、金属弹性蛋白酶和膜型基质金属蛋白酶。胰腺癌中MMP-2与MMP-9的mRNA和蛋白质表达增加，两者参与IV型胶原（血管基膜的主要成分）的降解，其表达上调可促进胰腺癌细胞浸润，与肿瘤静脉侵犯血源性转移有关；而TIMP的过度表达可减少胰腺癌细胞种植、生长、转移和血管生成。

（三）肿瘤微环境中的细胞因子

众多细胞因子形成复杂的作用网络，在肿瘤局部微环境中调节机体免疫反应，促进或抑制肿瘤生长、浸润、转移。学者Bellone等人研究表明，细胞因子的表达水平与患者预后水平相关，IL-1β、IL-11高表达，IL-12中表达，而IL-6、IL-18、TGF-β2低表达的胰腺癌患者存活率较高。IL-8属于CXC趋化因子家族成员，具有激活和趋化中性粒细胞的作用。近年研究发现，胰腺癌组织以自分泌方式分泌IL-8促进血管形成，为胰腺癌细胞供给营养，促进胰腺癌细胞的增殖和侵袭。基质细胞衍生因子-1（stromal cell-derived factor-1，SDF-1）属于CXC趋化因子家族成员，CXCR4（C-X-C chemokine receptor type 4）是其受体，两者结合后形成SDF-1-CXCR4生物轴，该轴除参与胚胎发育、调控造血干细胞迁移及归巢、介导免疫及炎症反应外，还在恶性肿瘤的浸润与转移中发挥重要作用。SDF-1促进肿瘤细胞与层粘连蛋白的黏附，增加肿瘤的黏附与侵袭能力，CXCR4抑制剂TN14003可通过调节有丝分裂原蛋白激酶的磷酸化抑制SDF-1的促胰腺癌细胞迁移能力。新近研究证明，SDF-1/ CXCR4生物轴中的一个关键性因子是β-连环蛋白（β-catenin，β-cat），其介导的wnt/β-连环蛋白通路在SDF-1刺激作用下能促进胰腺癌细胞发生嗜器官性的转移。白细胞抑制因子（leukemia inhibitory factor，LIF）是诱导胰腺癌发生恶病质的生长因子，通过*jun-B*、*c-fos*基因和周期蛋白E的表达促进人胰腺癌细胞的增殖。在肿瘤微环境的细胞因子网络中，TNF-α1、IL-1β、IL-6、IL-8促进LIF的转录，LIF与TNF-α能协同促进胰腺癌细胞IL-8的表达。其他许多细胞因子，如趋化因子家族MCP-1/CCL12与胰腺癌巨噬细胞浸润及肿瘤细胞增殖活性下降明显相关；TNF-α、IFN-γ、CCL12和IL-1β协同发挥抗肿瘤增殖效应；EGF、TGF-β、PDGF、FGF、IL-6、NGF等均能促进肿瘤细胞的生长与侵袭。

第三节　胰腺癌肿瘤微环境研究的展望

随着肿瘤生物学及肿瘤免疫学研究的不断深入，人们认识到肿瘤已不再简单地等同于基因表达异常的癌细胞，还应包括与肿瘤细胞发生相互作用的成纤维细胞、免疫细胞、上皮细胞及特定的间质细胞等，这些不同类型的细胞受到恶性肿瘤的募集，形成一个适合肿瘤细胞生长并使免疫细胞活性受到抑制的微环境。肿瘤微环境不仅为肿瘤细胞增殖、恶性演变提供“肥沃土壤”，也是钝化免疫攻击武器、使瘤细胞逃避免疫监视的重要因素。因此，人们对肿瘤的研究不能再局限于肿瘤细胞本身，对肿瘤细胞所处的微环境也应加以重视。肿瘤细胞与其周围的基质细胞相互作用对抑制性肿瘤微环境的形成及肿瘤的进展发挥重要作用。

对肿瘤微环境认识的加深，促使学者们意识到靶向治疗可能是胰腺癌治疗的新方向。当前针对胰腺癌肿瘤微环境组成成分的靶向药物，主要着重于抗VEGF的单克隆抗体、EGFR抑制剂、MMPI、酪氨酸激酶抑制剂、环氧化酶-2（COX-2）抑制剂等。虽然靶向药物治疗对部分重症患者显示效益，但仍缺乏完善的临床资料以便更好地将靶向药物应用于胰腺癌的治疗。靶向药物作用的发挥与周围肿瘤微环境密切关系，仍有待学者们深入探究。

胰腺癌肿瘤微环境在病变发生发展与诊断治疗方面有着重要作用，胰腺癌肿瘤微环境的研究已取得部分进展，但相对于肿瘤分子遗传学方面的知识，学者对肿瘤微环境的认识仍严重欠缺，因此，需要对胰腺癌肿瘤微环境的细胞、分子及细胞外组成成分进行研究，并了解其起源与演变过程，弄清胰腺癌细胞与微环境之间的相互作用机制，为胰腺癌的早期诊断与确切治疗带来崭新的希望。

（陈汝福　周泉波　叶会霖）

参考文献

[1] 张鹏，陈颖．胰腺癌的肿瘤微环境研究进展[J]．国际消化病杂志，2009，29（5）：331-333.

[2] 文张，廖泉，赵玉沛．胰腺星状细胞在胰腺癌发展中所扮演的角色[J]．中华内分泌外科杂志，2012，6（3）：192-194.

[3] 焦兴元，任建林，陈汝福．胰腺癌——新理论，新观点，新技术[M]．北京：人民军医出版社，2010：18-21，67-83.

[4] 蒋斐，李兆申．肿瘤微环境在胰腺癌研究中的进展[J]．国际消化病杂志，2009，29（6）：377-387.

[5] Li D，Xie K，Wolff R，et al．Pancreatic cancer[J]．Lancet，2004，363：1049-1057.

[6] Jueng Soo You，Peter A．Jones．Cancer genetics and epigenetics：two sides of the same coin? [J]．Cancer Cell，2012，22：9-20.

[7] Audrey Vincent，Joseph Herman，Rich Schulick，et al．Pancreatic cancer[J]．Lancet，2011，378：607-620.

[8] Chu GC，Kimmelman AC，Hezel AF，et al．Stromal biology of pancreatic cancer[J]．Cell Biochem，2007，101：887-907.

[9] Juuti A，Lundin J，Nordling S，et al．Epithelial MMP-2 expression correlates with worse prognosis in pancreatic cancer[J]．Oncology，2006，71：61-68.

[10] Mahadevan D，Von Hoff．Tumor stroma interactions in pancreatic ductal adenocarcinoma[J]．Mol Cancer Ther，2007，6：1186-1197.

[11] Feurino L，Bharadwaj U，Zhang R，et al．IL-6 promotes pancreatic cancer growth by upregulating VEGF and neuropilins and increasing Th2 cytokine secretion[J]．Surgi Res，2007，137：326.

[12] Johanna A，Joyce．Therapeutic targeting of the tumor microenvironment[J]．Cancer Cell，2005，7：513-520.

[13] Kopf stein L，Christ of ori G．Metastasis：cel-1 autonomous mechanisms versus contributions by the tumor microenvironment[J]．Cell Mol Life Sci，2006，63：449- 468.

[14] Jazag A，Ijichi H，Kanai F，et al．Smad-4 silencing in pancreatic cancer celllines using Stable RNA interference and gene expression profiles induced by transforming growth factorβ[J]．Oncogene，2005，24：662-671.

[15] Marshall J. Clinical implications of the mechanism of epidermal growth factor receptor inhibitors[J]. Cancer, 2006, 107: 1207–1218.

[16] Desmond P, Toomey MB, Ellen Manahan, et al. Vascular endothelial growth factor and not cyclooxygenase 2 promotes endothelial cell viability in the pancreatic tumor microenvironment[J]. Pancreas, 2010, 39: 595–603.

[17] Wanglong Qiu, Gloria H. Su. Challenges and advances in mouse modeling for human pancreatic tumorigenesis and metastasis[J]. Cancer Metastasis Rev, 2013, 32: 83–107.

[18] Duner S, Lopatko Lindman l, Ansari D, et al. Pancreatic cancer: the role of pancreatic stellate cells in tumor progression[J]. Panereatology, 2010, 10 (6): 673–681.

[19] Aok i H, Ohni shi H, Hama K, et al . Existence of autocrine loop between int erleukin–6 and transforming growth factor– beta1 in activated rat pancreatic stellate cells[J]. Cell Biochem, 2006, 99: 221–228.

[20] Mukherjee P, Ginardi AR, Madsen CS, et al. MUC1–specific CTLs are non–functional within a pancreatic tumor microenvironment[J]. Glycoconj J, 2001, 18: 931–942.

[21] Overall CM, Kleifeld O. Tumour microenvironment opinion: validating matrix metalloproteinases as drug targets and anti–targets for cancer therapy[J]. Nat Rev Cancer: 2006, 6: 227–239.

[22] Jaster R, Sparmann G, Emmnch J, et a1. Extracellular signal regulated kinases are key mediators of mitogenic signals in rat pancreatic stellate cells[J]. Gut, 2002, 51 (4): 579–584.

[23] Olive KP, Jacobetz MA, Davidson CJ, et a1. Inhibition of Hedgehog signaling enhances delivery of chemotherapy in a mouse model of pancreatic cancer[J]. Science, 2009, 324 (5933): 1457–1461.

[24] Karademir S, Sokmen S, Terzi C, et al. Tumor angiogenesis as a prognostic predictor in pancreatic cancer[J]. Hepatobiliary Pancreatic Surg, 2000, 7: 489–495.

[25] Chiodoni C, Colombo MP, Sangaletti S. Matricellular proteins: from homeostasis to inflammation, cancer, and metastasis[J]. Cancer Metastasis Rev, 2010, 29 (2): 295–307.

[26] Erkan M, Reiser–Erkan C, Michalski CW, el a1. The impact of the activated stroma on pancreatic ductal adenocarcinonm biology and therapy resistance[J]. Curt Mol Med, 2012, 12 (3): 288–303.

[27] Vonlaufen A, Joshi S, Qu C, et al. Pancreatic stellate cells: partners in crime with pancreatic cancer cells[J]. Cancer Res, 2008, 68: 2085–2093.

[28] Cheng N, Bhowmick NA, Chytil A, et al. Loss of TGF–beta type II receptor in fibroblasts promotes mammary carcinoma growth and invasion through upregulation of TGF–alpha, MSP and HGF–mediated signaling networks[J]. Oncogene, 2005, 24: 5053–5068.

[29] Lillemoe KD, Yeo C J, Cameron JL. Pancreatic cancer: state of the art care[J]. CA Cancer J Clin, 2000, 50: 241–268.

[30] Kanno A, Satoh K, Masamune A, et a1. Periostin, secreted from stromal cells, has biphasic effect on cell migration and correlates with the epithelial to mesenehymal transition of human pancreatic cancer cells[J]. Int J Cancer. 2008, 122 (12): 2707–2718.

[31] Hwang RF, Moore T, Armnugam T, et a1. Cancer–associated slromal fibroblasts promote pancreatic tumor progression[J]. Cancer Res, 2008, 68 (3): 918–926.

[32] Farrow B, Albo D, Berger DH. The role of the tumor microenvironment in the progression of pancreatic cancer[J]. J Surg Res, 2008, 149 (2): 319–328.

第五章　胰腺癌的表观遗传学研究

第一节　概　　述

胰腺癌是恶性程度很高的消化系统肿瘤，发病率在全球范围内逐年升高，其发生是多基因病变、多步骤、多阶段的演变进程。迄今为止，手术仍是胰腺癌综合治疗体系中最核心的手段，能否行根治性切除是影响胰腺癌预后的重要因素。胰腺癌起病隐匿、恶性程度高、缺乏特异性临床表现，确诊时多数患者已失去根治性手术切除的机会，因此攻克治疗胰腺癌这一全球性难题仍然任重道远。伴随现代遗传学、分子生物学等相关学科的快速发展，学者们发现肿瘤的发生、发展、侵袭、转移与基因表达异常密切相关。通过对遗传信息及其表达机制的深入研究与探索，可帮助人们逐步了解胰腺癌的致病机制，并为早期预防、早期诊断和根治性治疗提供切实有效的方法。

基因突变对肿瘤的演进发挥非常重要的作用，当前研究已发现多种癌基因和抑癌基因，此类传统遗传学的研究解释了许多复杂的临床现象，为解开生命奥秘与征服疾病带来令人欣喜的进展。然而，当生物体表现型（phenotype）改变后，许多基因碱基序列并未相应发生改变，传统遗传学尚无法对此类现象进行解释。肿瘤的形成和发展主要有遗传学与表观遗传学两大机制。经典遗传学认为遗传的分子基础物质为核酸，生命的遗传信息全部存储在核酸序列中，碱基序列的变更可引发表现型的改变，且这种改变能从亲代传递到子代。然而，伴随遗传学的快速进展，学者们发现，在基因的DNA序列不发生改变的前提条件下，组蛋白、DNA、染色质水平的修饰亦会造成基因表达模式的变化，且这种改变也能从上一代传递到下一代，导致可遗传的表现型变化，此种表现型变化并未直接涉及基因的碱基序列改变，而是“表观（apparent）的变化”，故被称为“表观遗传变异（epigenetic variation）”，又称“表观遗传修饰（epigenetic modification）”。1939年，生物学家Waddington首先在《现代遗传学导论》中提出“epigenetics”这一术语，1942年，他将表观遗传学阐释为一个控制从表观基因型（epigenotype）到表现型的机制。1987年，Hollidy提出，应在两个层面上研究高等生物的基因属性：第一个层面是基因的世代间传递规律，此为遗传学；第二个层面是生物从受精卵进展到成体的发育过程中基因活性变化的模式，这是表观遗传学。1999年，Wollfe将表观遗传学定义为“研究没有DNA序列变化的、可遗传的基因表达改变。”

当前对表观遗传学的普遍定义为：“在基因的DNA碱基序列未发生改变的情况下，基因功能发生可遗传的遗传信息变化，并最终导致可遗传的表型变化。”表观遗传有3个特征：①可遗传性，可通过有丝分裂或减数分裂在细胞或个体世代间遗传；②可逆性的基因表达调节（基因活性或功能改变）；③没有DNA碱基序列的变化或不能用DNA序列变化来解释。因此，可以认为基因组包含两类遗传信息：一类为传统意义上的遗传信息，由DNA碱基序列提供生命所必需的模板，即遗传编码信息；另一类为表观遗传学信息，影响基因转录活性而不涉及DNA序列的改变，由其决定何时、何地、以何种方式去应用遗传信息的指令。

研究胰腺癌的表观遗传学，对于明确肿瘤的发生、发展机制，寻找肿瘤诊断、分期、判断预后的标志物，开展预防、干预治疗方面具有重要价值，是当前肿瘤科学研究最活跃、最具有发展前景的领域之一。新近研究发现，胰腺癌的发生发展受遗传学和表观遗传修饰的影响，基因突变或缺失等遗传学改变参与肿瘤的形成，DNA甲基化、组蛋白修饰、RNA干扰、染色质重塑等表观遗传学修饰与基因表达密切相关。伴随基因组筛选技术的飞速发展，胰液中DNA甲基化定量检测已被认为是诊断胰腺癌的潜在手段，以DNA甲基化与组蛋白乙酰化为基础的表观遗传学研究已成为胰腺癌诊治领域中的新方向。

第二节　胰腺癌表观遗传修饰的研究

一、胰腺癌中DNA甲基化修饰异常及其机制

甲基化是基因组DNA的一种主要表观遗传修饰形式，是调节基因组功能的重要手段，在明确胰腺癌的发病机制、早期诊断、靶向治疗等方面具有重要意义。DNA甲基化是由DNA甲基转移酶（DNA methyltransferases，DNMTs）催化，以S-腺苷甲硫氨酸（SAM）为甲基供体，将甲基转移到特定碱基上，使胞嘧啶转变为5-甲基胞嘧啶（5mC），但并不改变DNA序列和遗传密码，具有可逆性。DNA甲基化对维持染色体结构具有重要作用，与X染色体失活、基因印记和肿瘤的发生发展密切相关。真核生物体内甲基化状态主要分为3种：持续的低甲基化状态，如持家基因；诱导的去甲基化状态，如发育阶段的一些基因；高度甲基化状态，如女性的一条缢缩的X染色体。DNA甲基化的方式主要包括两种：腺嘌呤甲基化和胞嘧啶甲基化。胞嘧啶甲基化是在DMT（DNA甲基转移酶）的作用下，CpG（CNG，CCGG）位点胞嘧啶C5位被甲基化；腺嘌呤甲基化是通过DAM（DNA腺嘌呤甲基转移酶）识别回文序列GATC，此位置两条链的腺嘌呤在N-6位置上同时被甲基化，同时SAM转变为SAH（S-腺苷高半胱氨酸）。DNA甲基化的生物学意义在于通过影响基因的表达状态发挥作用：①通过该表达基因调控区域DNA甲基化程度调控基因转录；②参与基因组防御功能：通过高度甲基化使转座子等外源DNA处于沉默状态；③提高环境适应能力：在不改变基因型的情况下，通过甲基化修饰产生可遗传的新表型。

脊椎动物中的CG序列（CpG二核苷酸）是DNA甲基化发生的主要位点，该位点在基因组中呈不均匀分布且广泛存在。通常将基因组中富含CpG的一段DNA称CpG岛（CpG island），其长度约为1～2kb，主要位于基因启动子区，该区在正常状态下一般为非甲基化的，当其发生甲基化后，常导致基因转录沉默，致使部分重要基因如抑癌基因、DNA修复基因等功能丧失，导致正常细胞的生长分化调控失常、DNA损伤无法及时修复，影响多种肿瘤的发生发展，如胰腺癌、胃癌、乳腺癌、肺癌、结肠癌等，众多恶性肿瘤都不同程度地存在一个或多个肿瘤抑制基因CpG岛甲基化。伴随特异基因启动子区的异常高甲基化，整个基因组中普遍存在低甲基化现象，这种现象主要发生在DNA重复序列中，如长散布元件（LINES）、微卫星DNA、Alu顺序等，进而可造成基因组不稳定，与肝细胞癌、宫颈癌、尿道上皮细胞癌等多种肿瘤有关。此外，当甲基化对印记基因修饰紊乱后亦会造成印记丢失、抑制和刺激生长的信号失衡，进而引发多种肿瘤。DNA甲基化过程主要通过DNA甲基转移酶家族催化实现。碱基的共价修饰主要包括：胞嘧啶甲基化、腺嘌呤甲基化和鸟嘌呤甲基化。哺乳动物中DNA甲基转移酶主要包括4种：DNMT1、DNMT2、DNMT3a和DNMT3b。DNMT1 作为DNA复制复合物的组分，主要诱导半甲基化状态的DNA双链分子上与甲基胞嘧啶对应的胞嘧啶甲基化，维持DNA新生链的甲基化状态及复制过程中甲基化位点的遗传稳定性；DNMT2为tRNA的甲基转移酶，仅有微弱的DNA甲基转移酶活性；DNMT3家族则主要催化CpG从头甲基化，DNMT3包括两个从头甲基转移酶DNMT3a、DNMT3b和一个调节蛋白DNMT3L。DNMT3a与DNMT3b可在未甲基化的DNA双链上进行从头甲基化而无须母链的指导，二者根据细胞类型和发育阶段对不同的位点进行甲基化修饰，可能直接作用于DNA序列或者在RNAi的辅助下的DNA甲基化，在胚胎发育中起重要的作用。

研究发现，胰腺癌中基因组整体甲基化水平降低，致使遗传不稳定性增加；组织特异性基因的启动子区域出现从头甲基化，抑癌基因过度甲基化而失活，癌基因多表现为甲基化不足或去甲基化，导致重新开放或异常表达，从而促进肿瘤发生与发展。

（一）胰腺癌与DNA高甲基化

既往研究发现，高甲基化介导的基因失活是胰腺癌发生与发展进程中的普遍现象。在人类胰腺良性、恶性肿瘤中可发现CpG岛超甲基化而致使表达沉默，主要包括TSLC1/IGSF4、cyclin D2、SOCS-1、RASSF1A、CDH13、DUSP6、WWOX、RUNX3、APC和HHIP（hedgehog interacting protein）的异常与胰腺癌的关系已获广泛认可。

*p16*基因定位于人类染色体9p21，全长为8.5kb，包括2个内含子和3个外显子，编码分子量为16 000的核酸蛋白p16，后者包含一个148个氨基酸的开放阅读框架，并由4个回钩状重复序列构成其空间构型。p16蛋白是CDK4的抑制因子（CDK4I），在细胞周期中发挥着重要的作用，它可竞争性结合细胞周期素依赖性激酶4蛋白（CDK4），使之不能与细胞周期素D1结合，避免Rb蛋白磷酸化失活。胰上皮内瘤变属癌前病变，*p16*基因启动子区高甲基化，预示其可能趋向胰腺癌发生、发展。*ppENK*基因和抑制肿瘤细胞生长有关，它定位于8q23-24，包括4个外显子和3个内含子。作为神经肽介质基因，*ppENK*基因编码产物为阿片样生长因子：甲硫氨酸-脑啡肽，在大脑、胰腺、心脏、胃肠平滑肌和骨骼肌等多种组织中均可表达，参与包括反射、疼痛、心脏功能和细胞凋亡等多种机制，对包括胰腺癌在内的多种肿瘤发挥负生长调节作用。研究发现，在胰腺癌前病变-胰上皮内瘤（PanIN）和胰腺癌细胞中均发现*ppENK*过度甲基化，在胰上皮内瘤中，*ppENK* 甲基化率随其病变分期递增而增加，其抑制作用与*ppENK*启动子GpG岛甲基化干扰顺式作用转录因子与启动子的结合相关。目前多认为*ppENK*和*p16INK4a*甲基化是胰腺癌发生发展过程中的中晚期事件。Zhu等通过检测胰腺导管腺癌患者病灶中黏蛋白4（MUC4）的表达及启动子甲基化状态，发现从正常组织到癌前病变甚至胰腺癌，mRNA的表达和DNA过度甲基化的频率呈现上升趋势，提示*MVC4*基因mRNA的高表达和DNA超甲基化可能参与胰腺癌演进过程。

采用高通流量寡核苷酸微阵技术研究胰腺癌的诸多甲基化位点，发现4种胰腺癌细胞系中将近475个候选基因可被DNA甲基转移酶抑制剂5-aza-dC诱导重表达，有11个基因存在高甲基化，如*Reprimo*、*UCHL1/PGP9.5*在80%的胰腺癌中呈现高甲基化状态。甲基化差异分析研究胰腺癌标本，发现27个CpG岛存在甲基化异常，*SPARC*与*TFPI-2*在正常的胰腺上皮细胞中表达，而在多数胰腺癌细胞系中并不表达。Ito等人的研究发现，在人类胰腺癌细胞中，胰腺导管腺癌的水闸蛋白18（Cldn18）在转录水平受到蛋白激酶C（PKC）信号通路调节及DNA甲基化限制。*BNIP3*是低氧诱导的凋亡前基因，其丢失能够增加细胞对低氧诱导凋亡与化疗药物吉西他滨的耐受性。

DNA超甲基化与胰腺癌的生长、侵袭、转移与化疗药物耐药性相关，*SPARC*基因表达有利于增加胰腺癌对化疗和放疗的敏感性。*WWOX*属抑癌基因，能抑制胰腺癌细胞凋亡与集落形成。TFPI-2（组织因子通路抑制2）可维持细胞外基质完整性，抑制胰腺癌细胞增殖、转移与侵袭力。Zhang等人研究胰腺癌细胞株中神经元正五聚蛋白2（NPTX2）的表达水平和其启动子甲基化水平之间的关系，发现经DNMT抑制剂5-氮-2-脱氧胞苷（5-aza-dC）处理后细胞中NPTX2的表达重新恢复，NPTX2的异位表达使Panc-1细胞停止在G0/G1期，可显著促使细胞凋亡，减少细胞增殖、迁移和侵袭，同时细胞周期蛋白亦显著下调，该基因主要发挥抗肿瘤效应，其低表达与启动子超甲基化有关，且可能参与胰腺癌发生机制。*RASSFIA*基因属RAS相关域1基因家族，人类*RASSFIA*位于人类第3号染色体短臂（3p21.3）上，其编码的蛋白预测分子量为39 000，包含一个ras蛋白相关域与一个氨基端二酰甘油结合域。*RASSFIA*是一种候选肿瘤抑制基因，主要作用于ras蛋白相关的细胞信号转导途径，表达的RASSFIA蛋白可与ras蛋白结合，进而诱导细胞凋亡和抑制细胞周期素D1聚合以阻断细胞周期发展。包括胰腺癌在内的部分恶性肿瘤中*RASSFIA*表达明显降低，且其主要机制与基因突变无关，而是*RASSFIA*启动子区Cpc岛超甲基化所致。常见基因甲基化的异常高表达及其染色体位点和功能详见表5-1。

表5-1　胰腺癌常见基因甲基化异常高表达及其染色体的位点与功能

基因名称	基因位点	功能（明确或待定）	甲基化率（%）	
			细胞系	癌组织
TFPI-2	7q22	丝氨酸蛋白激酶抑制因子	82	73
BNIP3	10q26.3	低氧诱导细胞死亡	90	80
ppENK	8q23-q24	阿片样生长因子	100	91
SPARC	5q31.3-q32	细胞基质相互作用，细胞生长抑制因子	94	88
TSLC1/IGSF4	11q23.2	细胞间/细胞基质间相互作用	24	27
DUSP6	12q21-q22	MAPK负调控因子	13	42
CDKN1A/p16	9p21	细胞周期依赖性蛋白激酶抑制因子	33	14
CDKN1C/p57KIP2	11p15.5	细胞周期依赖性蛋白激酶抑制因子	78	未测
SOCS-1	16p13.13	JAK/STAT通路抑制因子	32	22
Reprimo	2q23.3	p53诱导的G2/M细胞周期抑制因子	91	80
NPTX2	7q21.3-q22.1	神经因子转运蛋白	95	100
WWOX	16q23.3-q24.1	甾体类固醇代谢物，细胞凋亡因子	22	13
HHIP	4q28-q32	Hedgehog通路负调控因子	50	47
RARb	3p24	细胞生长调控因子	56	11
FOXE1	9q22	甲状腺激素转录因子	64	75
MLH1	3p21.3	DNA错配修复因子	0	6
Cyclin D2	12p13	细胞周期调控因子	86	65

（二）胰腺癌与DNA低甲基化

DNA低甲基化具有肿瘤特异性，通过筛查检测DNA甲基化水平，对肿瘤的早期诊断、治疗及预防发挥重要意义。DNA低甲基化与维生素B_{12}、叶酸代谢异常相关，包括全基因组整体的低甲基化和局部位点的低甲基化。叶酸致使DNA低甲基化的可能机制包括：叶酸盐主要是5-甲基四氢叶酸（5-甲基THF），其作为甲基供体在生成S腺苷甲硫氨酸（SAM）的反应中发挥重要作用，使高半胱氨酸经甲硫氨酸转变为SAM。SAM在DNA中可以使特定的胞嘧啶甲基化，从而调控基因的表达。而叶酸缺乏的情况下，细胞中SAM减少而导致DNA低甲基化，可致原癌基因表达而发生肿瘤。亚甲基四氢叶酸还原酶的缺乏可能导致DNA低甲基化和染色体的丢失，而全基因组的低甲基化可增加基因的不稳定性，其主要致病途径包括：①DNA低甲基化可致突变率增加：低甲基化状态能激活原癌基因而形成突变热点、增加染色体不稳定性，使转座子异常表达而引发基因表达异常，导致细胞恶变；②DNA低甲基化可致杂合丢失：如在尿道上皮细胞癌中，位于1号、9号、16号染色体的Sat2、Sat3重复序列的低甲基化能导致该区的异染色质解压缩，从而使染色体重组的发生率提高，并且这种重复序列的低甲基化与9号染色体的杂合性缺失的出现呈显著相关；③DNA低甲基化致基因激活作用。

尽管癌细胞普遍存在基因组低甲基化现象，但不同肿瘤类型的DNA低甲基化规律呈现出一定的特异性。DNA低甲基化可能是肿瘤细胞染色体重构不可或缺的成分，进而导致细胞表型的变化。既往研究证明：单拷贝基因的低甲基化可能发生在肿瘤转移的过程中，此阶段基因功能的选择基于低甲基化的随机性。低甲基化提高了癌细胞对不断变化的肿瘤组织微环境的适应能力；全基因组的低甲基化与染色质的重构和癌细胞中核组织分裂相关，主要反映在组蛋白修饰酶的许多变化及其他染色质调节器中；部分DNA低甲基化可能作为细胞分裂周期的结果发生，干扰DNA复制与DNA甲基转移酶之间的协调作用。在肿瘤基因组中，基因启动子CpG岛去甲基化可促进抑癌基因的表达，因此极有可能成为胰腺癌基因治疗的新靶点。DNA低甲基化如何与其他致癌因素起协同作用以促进肿瘤发生仍有待进一步研究。深入研究以明确DNA低甲基化改变和肿瘤发展的相关性，对肿瘤的早期诊断、判断肿瘤亚型、分析肿瘤对化疗药物的敏感性、辅助治疗及判断预后具有深远的意义。常见的基因甲基化异常低表达及其染色体的位点和功能详见表5-2。

表5-2 胰腺癌常见基因甲基化异常低表达及其染色体的位点与功能

基因名称	基因位点	功能（明确或待定）	甲基化率（%）	
			癌细胞系	癌组织
Claudin 4	7q11.23	细胞黏附和侵袭	85	89
Maspin/SERPINB5	18q21.3	调节细胞有丝分裂和细胞死亡	87	94
S100A4	1q21	有丝分裂、侵袭和微管蛋白聚合作用	50	76
trefoil factor 2	21q22.3	分泌性多肽，上皮细胞修复	65	84
S100P	4p16	细胞周期和细胞分化	57	88
14-3-3sigma/stratifin	1p36.11	p53诱导的G2/M细胞周期抑制因子	85	97
Lipocalin2	9q34	上皮细胞分化	80	92
PSCA	8q24.2	细胞表面抗原和细胞分化	30	54
Mesothelin	16p13.3	细胞表面抗原和细胞黏附	40	92

二、胰腺癌组蛋白修饰及染色质重塑

肿瘤时常伴随不同形式的组蛋白修饰、多梳单位和异染色质蛋白1等病变，引发核小体结构发生变化，导致染色质重塑，且影响各类转录因子与DNA的结合而影响基因的转录。

真核细胞的基因组DNA在细胞核中以染色质形态存在，染色质是由DNA、组蛋白、非组蛋白和少量的RNA组成，核小体是其基本组成单位。核小体由DNA双螺旋分子缠绕组蛋白八聚体（H2A、H2B、H3和H4各两分子）形成，其N-末端可通过乙酰化、磷酸化、泛素化、甲基化、ADP核糖基化等进行翻译后修饰，其中以乙酰化和甲基化修饰尤为重要，与基因转录调节、基因组整合关系密切。组蛋白乙酰化状态受到组蛋白乙酰化酶（histone acety transferases，HATs）与组蛋白去乙酰化酶（histone deacetylases，HDACs）双重调节，其修饰部位主要发生在N-端保守的赖氨酸残基上，如组蛋白H3Lys9、H3Lys14、H3Lys1 8、H3Lys23及H4Lys5、H4Lys8、H4Lys12、H4Lys16。组蛋白乙酰化是一个可逆的动态过程，HAT将乙酰辅酶A的疏水乙酰基转移到核心组蛋白氨基末端上特定Lys残基的ε-氨基基团，从而中和掉一个正电荷，使组蛋白与DNA之间相互作用减弱，染色质呈转录活性结构，且DNA易于解聚、舒展，有利于DNA模板与转录因子相结合而激活转录；而HDAC通过组蛋白N-端的去乙酰化，使组蛋白带正电荷，从而与带负电荷的DNA紧密结合，使染色质呈致密卷曲的阻抑结构而抑制转录。通常认为组蛋白氨基末端赖氨酸残基的高乙酰化与染色质松散及基因转录激活有关，而低乙酰化与基因沉默或抑制相关。因此，由HAT和HDAC异常引发的组蛋白乙酰化的失衡能影响正常功能的基因表达，导致肿瘤的发生。

组蛋白磷酸化主要通过影响信号传导通路相关激酶的活性，活化c-fos基因与H3的磷酸化相关。联合应用EGFR抑制剂和MAPK抑制剂能有效抑制胰腺癌细胞生长，MEK抑制剂亦可增加胰腺癌细胞对化疗药物的敏感性。甲基化亦是组蛋白修饰的重要方式，可调节相应位点的基因表达与维持染色质结构，组蛋白甲基化位点多位于H3与H4的赖氨酸和精氨酸残基上。一个组蛋白上的赖氨酸残基至多可被3个甲基修饰，通过不同位置的甲基化标记可判断基因的激活状态，如H3K9、H4K20甲基化与基因沉默相关，而H3K4、H3K36、H3K79甲基化却能使基因活化。组蛋白赖氨酸甲基化依据其甲基化位点的不同可呈现不同的生物学效应。普遍认为，H3K9（组蛋白H3第9位赖氨酸残基）和H3K27甲基化与基因转录抑制关系密切。组蛋白甲基化和DNA甲基化可联合作用共同参与抑癌基因沉默而诱发肿瘤发生发展。

在基因表达的复制和重组过程中，相应基因特别是基因调控区的染色质包装状态，核小体、组蛋白及对应的DNA分子会发生系列改变，与基因表达调节所伴随的染色质结构和位置的改变的现象称为染色质重塑（chromatin remodeling）。

DNA通过与组蛋白结合经核小体、螺线管、染色质等多级的反复折叠缠绕，使其处于高度压缩状态，即遗传物质在有限的空间中完成复制和转录活动，并且在有限的体积中保证基因失活和激活状态的转变。染色质重塑主要包括两种类型：①依赖ATP的物理修饰：通过ATP水解释放的驱动能量，组蛋白和DNA的构象发生局部变化；②共价性化学修饰：主要包括组蛋白末端乙酰化、磷酸化、甲基化与泛素化等修饰，被统称为"组蛋白密码"，参与基因转录等染色质调控过程。染色质重塑复合物、组蛋白修饰酶的突变均与转录调控、DNA重组、细胞周期、DNA甲基化、DNA复制和修复的异常密切相关，这些异常可引发生长发育畸形、智力发育迟缓甚至引发肿瘤。

多梳（polycomb）是指兆道尔顿的大分子复合物，参与维持胚胎干细胞生物学和个体器官生长发育，部分基因在胚胎发育期静默可持续到整个生命过程，具有持久静默作用，此现象称为"转录后记忆"。多梳导入早期胰腺癌细胞，能降低对化疗药物的耐药性，静默癌基因的表达。异染色质（heterochromatin）是指细胞在整个细胞周期内都处于凝聚形态的染色质，如端粒、着丝粒等，异染色质不具有转录活性。异染色质蛋白1（HP1）最初从果蝇多线染色体异染色质中被分离出，包含chromo结构域与chromo阴影结构域两个高度保守的结构区域，是组成异染色质的重要结构蛋白。HP1与花斑位置效应现象相关，能引起稳定的转录沉默，在基因调控、端粒保护与维持、组装染色质上发挥重要作用。此外，异染色质蛋白1也可与HDACs共同作用使组蛋白去乙酰化，HP1的染色区可特异性地与甲基化的H3K9相互作用，在基因调控中发挥重要作用。

第三节　表观遗传修饰的异常标志物对胰腺癌的诊断价值

肿瘤发生发展过程中可出现不同程度的DNA甲基化修饰，故通过对启动子区高甲基化CpG岛的筛查检测可帮助发现因DNA甲基化沉默的抑癌基因。该技术的原理主要是通过重亚硫酸钠修饰，将目的序列中未甲基化状态的胞嘧啶脱氨基转变成尿嘧啶，而甲基化的胞嘧啶不会发生转变，然后样品经DNA测序技术或PCR技术等对甲基化胞嘧啶进行特异性分析，达到检测甲基化胞嘧啶的目的。DNA异常甲基化的筛查用于肿瘤的诊断主要体现在3个方面：①CpG岛异常甲基化可通过肿瘤细胞的活组织或肿瘤来源的DNA来检测；②CpG岛甲基化异常可作为肿瘤诊断、化疗反应与预后复发的一种标志物；③非癌性组织中CpG岛异常甲基化可能作为肿瘤风险评估的一种标志物。在正常组织与癌前病变组织中发现表观遗传中的DNA甲基化异常，有可能作为监测正常细胞向肿瘤细胞恶性转化的生物学指标，为预测肿瘤的恶变提供新的诊断方式。

微阵列技术先后应用于乳腺癌、肺癌和胰腺癌等肿瘤CpG岛甲基化研究，相应的CpG岛甲基化谱不仅可作为早期诊断指标，还与肿瘤的病理分型、药物治疗敏感性和预后判断密切相关，亦是胰腺癌家族史的高危人群的筛查标志物。微阵列检测胰液中*NPTX2*、*SARP2*与*CLDN5*基因甲基化异常发生频率，发现75%的胰腺癌患者存在DNA甲基化异常，而良性对照组均无甲基化异常；62%存在p16高甲基化，而良性胆道疾病组为13%，胰腺炎组为8%。应用定量PCR技术检测胰液中6个候选基因（*cyclin D2*、*ppENK*、*FOXE1*、*NPTX2*、*p16*和*TFPI2*）的甲基化，发现11例胰腺癌患者中有9例胰液中至少2个基因甲基化大于1%，而64例非肿瘤患者的基因甲基化却小于1%（敏感性82%；特异性100%；$P<0.000\ 1$），且慢性胰腺炎患者胰液中基因甲基化发生率低于胰腺癌患者。

肿瘤中许多特异癌基因也可呈现低甲基化，且伴随肿瘤的发展，它们的表达有不同程度的增加。Sato等采用基因芯片筛查胰腺癌标本，发现其中*maspin*和*S100P*存在低甲基化和表达增加。S100P在绝大多数胰腺癌组织中存在过度表达，在PanIN 1级即可见到S100P过度表达，且随着PanINs病变程度加剧而表达增强，提示*S100P*的低甲基化是其激活的可能途径，S100P可能会成为有价值的早期诊断胰腺癌的肿瘤标志物。胰腺癌血清*RUNX3*基因的异常甲基化较常见抑癌基因突变的敏感性更高，可能作为胰腺癌的肿瘤标志物。胰腺病变时细胞DNA可脱落至胰液，故胰液有助于诊断包括胰腺癌在内的胰腺相关疾病。正常十二指肠液中亦存在部分基因高甲基化，采用基因甲基化检测诊断胰腺癌，必须通过选择性胰管插管收集纯胰液，当前仍需进一步的大样本研究以明确最佳甲基化标志物，指导胰腺癌的早期诊断、癌变风险评估，并帮助寻找最佳检测方法及提高其敏感性和特异性。

甲基化CpG岛扩增技术联合差异性分析方法分离出系列甲基化的异常CpG岛，发现其中超过90%的胰腺癌患者存在*ppENK*基因高甲基化。胰腺癌存在特异性基因高甲基化表达，14%胰腺癌存在CpG岛甲基化表型（CIMP），但CIMP与胰腺癌的病理类型、临床分期和生物学关系尚有待深入研究。既往研究曾分析胰腺癌血浆中异常的分子标志物，如突变型*K-ras*基因，但此基因一般在胰腺癌中晚期才可检查出，且血液循环中肿瘤源性DNA异常的浓度非常低。因突变基因存在个体差异，故采用DNA甲基化异常标志物代替基因突变可能是今后筛查胰腺癌的重点研究方向。鉴于这些基因广泛涉及肿瘤细胞信号转导的各个途径，其甲基化状态决定肿瘤的生物学特性，因此通过分析不同的甲基化模式将有利于肿瘤的诊断、预后分析及治疗方案的优化选择。

第四节　表观遗传修饰与胰腺癌的治疗

不同于基因突变，肿瘤发生发展过程中的DNA甲基化、组蛋白乙酰化等表观遗传修饰改变可以动态逆转。运用表观遗传学理论治疗胰腺癌主要从抑制DNA甲基化和抑制组蛋白的脱乙酰基两个方面着手。通过特异性抑制DNMT活性，如竞争性底物（发夹式半甲基化寡核苷酸）、小分子抑制物（SAH）、反义寡核苷酸、核苷类似物（5-aza、5-aza-dC）等，可有效抑制甲基化的发生。研究表明：5-aza-dC能抑制胰腺癌细胞株生长，该效应和干扰素相关性基因的活化相关，并能增加TNF、顺铂和吉西他滨的化疗敏感性，且能诱导多种雄激素抗原，对研发免疫调节药物具有重要意义。但有相关研究发现DNMT抑制剂治疗胰腺癌可能导致癌基因表达上调，增强肿瘤细胞的侵袭力，呈现出一定的毒性作用和致突变性。新近研究发现，胞苷类似物Zebularine可抑制DNA甲基化，具有化学稳定性好、适合口服、细胞低毒性等特点，其全部消除DNMT1的效应的同时，亦可部分消除DNMT3a和DNMT3b的作用，可持久有效地抑制胰腺导管细胞癌Cf-Pac-1中p16的表达。此外，部分HDAC抑制剂（比如TSA和FR901228）已被证实具有抑制肿瘤生长与诱导细胞凋亡的作用。近年来，SAHA、MS-275、CI-994、丁酸盐、TSA等多种HDAC抑制剂已陆续进入Ⅰ期和Ⅱ期临床试验。*MUC2*基因5’端转录结合位点富含甲基化的H3K9、乙酰化的H3K9与H3K27，MUC4主要受到DNMT、HDAC的调控作用，应用HDACs抑制剂对胰腺癌进行治疗后，观察该抑制剂的疗效良好，不良反应较少。联合应用HDACs抑制剂与其他抗肿瘤药物具有十分广阔的前景，如联合应用DNMT抑制剂与HDACs抑制剂能重新激活抑癌基因，促进肿瘤细胞凋亡，5-aza-d与TSA联用能相应减少5-aza-dC的不良反应并发挥协同增效作用。

第五节　胰腺癌表观遗传学研究的展望

诚然，表观遗传学的研究已成为基因组测序后的人类基因组重大研究方向与探索热点之一，此飞速发展的科学研究领域从分子水平揭示了复杂的生物学现象，为解开人类及其他生物的生命奥秘、造福人类健康带来欣慰暖心的希望。1999年在欧洲成立了人类表观基因组协会（human epigenome consortium，HEC），该协会于2003年10月正式宣布开始投资与实施人类表观基因组计划（human epigenome project，HEP），其主要任务旨在大规模检测并绘制出不同组织类型或疾病状态的人类基因组甲基化位点（methylation variable positions，MVP）图谱。MVP指在不同组织类型或疾病状态下，基因组序列中甲基化胞嘧啶的分布和发生概率。HEP计划可以进一步加深研究学者对人类基因组本质的认识，为探寻人类发育和疾病相关的表观遗传变异提供宝贵的蓝图。表观遗传学领域日新月异的研究进展无疑使得人们更透彻全面地明晰肿瘤的发生发展机制，具有十分重要的理论指导和实践引领意义。表观遗传学已成为生命科学研究的前沿与热点，研究胰腺癌表观遗传中各种因子突变致病的机制，将有助于理解胰腺癌表观遗传范畴的分子机制，从而更好地为胰腺癌的早期诊断、早期治疗、预测复发、评估预后及靶向治疗等方面提供崭新方法和优化途径。

（周泉波　陈汝福　叶会霖）

参考文献

[1] 王霞，王晖，张啸．胰腺癌中表观遗传修饰研究进展[J]．世界华人消化杂志，2010，18（11）：1141-1146.

[2] 房静远．表观遗传修饰与肿瘤[M]．上海：上海科学技术出版社，2003：46-76.

[3] 高文涛，蔡辉华，徐泽宽，等．胰腺癌表观遗传学研究现状[J]．中华胰腺病杂志，2009，9（4）：285-288.

[4] Mark A，Dawson，Tony Kouzarides，et al．Cancer epigenetics：from mechanism to therapy[J]．Cell，2012，150：12-27.

[5] Audrey Vincent，Joseph Herman，Rich Schulick，et al．Pancreatic cancer[J]．Lancet，2011，378：607-620.

[6] Lomberk G，Mathison AJ，Grzenda A，et al．The sunset of somatic genetics and the dawn of epigenetics：a new frontier in pancreatic cancer research[J]．Curr Opin Gastroenterol，2008，24：597-602.

[7] Sato N，Fukushima N，Matsubayashi H，et al．Aberrant methylation of Reprimo correlates with genetic instability and predicts poor prognosis in pancreatic ductal adenocarcinoma[J]．Cancer，2006，107：251-257.

[8] Kumari A，Srinivasan R，Vasishta RK，et al．Positive regulation of human telomerase reverse transcriptase gene expression and telomerase activity by DNA methylation in pancreatic.cancer[J]．Ann Surg Oncol，2009，16：1051-1059.

[9] Fukushima N，Sato N，Ueki T，et al．Aberrant methylation of preproenkephalin and p16 genes in pancreatic intraepithelial neoplasia and pancreatic ductal adenocarcinoma[J]．Am J Pathol，2002，160：1573-1581.

[10] Lee KH，Lotterman C，Karikari C，et al．Epigenetic silencing of MicroRNA miR-107 regulates cyclin-dependent kinase 6 expression in pancreatic cancer[J]．Pancreatology，2009，9：293-301.

[11] Sato N，Fukushima N，Hruban RH，et al．CpG island methylation profile of pancreatic intraepithelial neoplasia[J]．Mod Pathol，2008，21：238-244.

[12] Yasuda K，Yashiro M，Sawada T，et al．ERas oncogene expression and epigenetic regulation by histone acetylation in human cancer cells [J]．Anticancer Res，2007，27：4071-4075.

[13] Brune K，Hong SM，Li A，et al．Genetic and epigenetic alterations of familial pancreatic cancers[J]．Cancer Epidemiol Biomarkers Prev，2008，17：3536-3542.

[14] Mahon PC，Baril P，Bhakta V，et al．S100A4 contributes to the suppression of BNIP3 expression，chemoresistance and inhibition of apoptosis in pancreatic cancer[J]. Cancer Res，2007，67：6786-6795.

[15] Omnra N，Li CP，Li A，et a1．Genome-wide profiling of methylated promoters in pancreatic adenocareinoma[J]．Cancer Biol Ther，2008，7：1146-1156.

[16] Fukushima N, Walter KM, Uek T, et al. Diagnosing pancreatic cancer using methylation specific PCR analysis of pancreatic juice[J]. Cancer Biol Ther, 2003, 2: 78–83.

[17] EstellerM. Cancer epigenomics: DNA methylomes and histone modification maps[J]. Nat Rev Genet, 2007, 8: 286–298.

[18] Sato N, Maehara N, Goggins M. Gene expression profiling of tumor–stromal interactions between pancreatic cancer cells and stromal fibroblasts[J]. Cancer Res, 2004, 64: 6950–6956.

[19] Yamada N, Nishida Y, Tsutsumida H, et al. MUC1 expression is regulated by DNA methylation and histone H3 lysine 9 modifi cation in cancer cells[J]. Cancer Res, 2008, 68: 2708–2716.

[20] Matsubayashi H, Canto M, Sato N, et al. DNA methylation alterations in the pancreatic juice of patients with suspected pancreatic disease[J]. Cancer Res, 2006, 66: 1208–1217.

[21] Wu LP, Wang X, Li L, et al. Histone deacetylase inhibitor depsipeptide activates silenced genes through decreasing both CpG and H3K9 methylation on the promoter[J]. Mol Cell Biol, 2008, 28: 3219–3235.

[22] Espino PS, Pritchard S, Heng HH, et al. Genomic instability and histone H3 phosphorylation induction by the Ras–mitogen activated protein kinase pathway in pancreatic cancer cells[J]. Int J Cancer, 2009, 124: 562–567.

[23] Sawabu N, Watanabe H, Yamaguchi Y, et al. Serum tumor markers and molecular biological diagnosis in pancreatic cancer[J]. Pancreas, 2004, 28: 263–267.

[24] Schernhammer E, Wolpin B, Rifai N, et al. Plasma folate, vitamin B_6, vitamin B_{12} and homocysteine and pancreatic cancer risk in four large cohorts[J]. Cancer Res, 2007, 67: 5553–5560.

[25] Missiaglia E, Donadelli M, Palmieri M, et al. Growth delay of human pancreatic cancer cells by methylase inhibitor 5–aza–2'–deoxycytidine treatment is associated with activation of the interferon signalling pathway[J]. Oncogene, 2005, 24: 199–211.

[26] Jiang P, Watanabe H, Okada G, et al. Diagnostic utility of aberrant methylation of tissue factor pathway inhibitor 2 in pure pancreatic juice for pancreatic carcinoma[J]. Cancer Sci, 2006, 97: 1267–1273.

[27] Ueki T, Walter KM, Skinner H, et al. Aberrant CpG island methylation in cancer cell lines arises in the primary cancers from which they were derived[J]. Oncogene, 2002, 21: 2114–2117.

[28] Li D, Xie K, Wolff R, et al. Pancreatic cancer[J]. Lancet, 2004, 363: 1049–1057.

[29] Kuroki T, Tajima Y, Kanematsu T. Role of hypermethylation on carcinogenesis in the pancreas[J]. Surg Today, 2004, 34: 981–986.

[30] Cavallari I, Silic–Benussi M, Rende F, et al. Decreased expression and promoter methylation of the menin tumor suppressor in pancreatic ductal adenocarcinoma[J]. Genes Chromosomes Cancer, 2009, 48: 383–396.

[31] Wu Ct, Morris JR.Genes, genetics and epigenetics: a correspondence[J]. Science, 2001: 293: 1103–1105.

[32] Chan AO, Rashid A. CpG island methylation in precursors of gastrointestinal malignancies[J]. Curr Mol Med, 2006, 6: 401–408.

第六章 胰腺癌肿瘤标志物

由于解剖部位的特殊性，胰腺癌的临床诊断现今仍主要依赖有创或费用昂贵的影像学检查。上百年来，学者们就研究和发现特异肿瘤标志物进行了不懈的探索。1846年，临床生物化学家Bend-Jones从浆细胞瘤患者的小便中发现第一个肿瘤标志物，称为Bend-Jones蛋白，迄今已达150多年。在跨越这一个半世纪以来，人们已陆续地发现了一系列肿瘤标志物。随着分子生物学、现代遗传学等相关学科的迅猛发展，人们发现肿瘤的发生、发展的根本问题是基因表达的改变，即癌基因的激活和抑癌基因的失活。通过对癌基因、抑癌基因的深入研究，可以逐步了解胰腺癌发生、发展的机制，并可找到预防、早期诊断和根治性治疗的有效方法。

第一节 肿瘤标志概念及其发展历史

肿瘤标志是指肿瘤组织产生并可以反映肿瘤细胞存在于宿主体内的化学分子，故又可称为肿瘤标志物。理想的肿瘤标志物，归纳起来，具有以下几个方面的特点：①肿瘤细胞所特有而不存在于正常组织或非癌组织内，可采用高灵敏方法定量或定性地检测；②肿瘤细胞可大量分泌并进入体液内，可采用高灵敏方法定性或定量地检测；③肿瘤标志物的含量与肿瘤细胞或组织的大小呈平行关系，并能通过定量或定性检测而应用于临床以反映癌症患者的期别（早、中、晚）和治疗预后。

然而，自1846年临床生物化学家Bend-Jones从浆细胞瘤患者的小便中发现第一个肿瘤标志物以来，肿瘤标志的研究至今已达150年。人们已陆续地发现了一系列肿瘤标志物。在20世纪80年代至90年代初，诺贝尔奖获得者Bishop博士首先提出了癌基因与肿瘤发生的相关性，以及美国国立癌症研究所Vogelstein等人提出的人体肠癌演变过程中的分子病理学的模式，使肿瘤标志的研究从分子水平提高到基因水平，从而为拓展肿瘤分子诊断和分子治疗奠定了重要的基础。

第二节 胰腺癌早期诊断肿瘤标志物进展

胰腺癌为高度恶性的消化系统肿瘤，其起病隐匿，一旦发现多属晚期，预后差。目前改善预后的主要干预方针仍集中在早期诊断。胰腺癌的临床诊断主要依赖有创或费用昂贵的影像学检查，使用无创手段筛查可疑患者可以提高检查效率、降低医疗费用。近20年来分子生物学的发展、血清肿瘤标志物的检测为此提供了可能，因此，寻找用于胰腺癌早期诊断的肿瘤标志物已引起重视。虽然近年来医学界对胰腺癌肿瘤标志物进行了大量的研究，至今仍未找到一种对胰腺癌特别是早期胰腺癌有足够敏感性、特异性的肿瘤标志物，由于单项肿瘤标志物阳性率不高，故需与其他标志物联合检测。

一、血清标志物

Jiang等比较了甲胎蛋白、癌胚抗原CEA、CA50、CA724、CA125、CA153、CA19-9和CA242共8个肿瘤标

志物，发现血清中CA19-9、CA242、CA50和CA724是诊断胰腺癌最敏感的指标，且它们的灵敏度达89.2%，特异性达92.3%，是胰腺癌诊断首选的肿瘤标记物。现将对临床早期诊断胰腺癌有一定意义的肿瘤标志物逐个介绍如下：

（一）CA19-9

CA19-9以唾液糖蛋白和唾液酸糖脂为主要成分，应用结肠癌细胞为免疫原制备出来的CA19-9单克隆抗体，这种抗原是一种神经节苷脂抗原，以脂或脂蛋白结合的形式存在于细胞膜，是一种较普遍的肿瘤相关抗原。因此，CA19-9是由单克隆抗体所识别的一种黏液性糖蛋白，是较普遍的肿瘤相关抗原。

临床研究表明在胰胆管癌、结直肠癌、胃癌、肝癌等消化道恶性肿瘤患者外周血中的CA19-9明显升高，但在各种疾病中升高的程度不同，而正常人血中含量甚微。因此，CA19-9在消化系统肿瘤患者中含量明显升高，有许多研究比较了CA19-9和其他肿瘤标志物（癌胚抗原，糖抗原50，细胞黏附分子17.1等）检测胰腺癌的效能；多数研究认为CA19-9以其高度敏感性（大约80%）和高度特异性（60%～70%）成为目前检测胰腺癌的最好指标，因此CA19-9对胰腺癌患者的阳性检出率具有十分重要的临床价值，是目前临床上应用于胰腺癌诊断和随访最有价值、也是最常用的一种肿瘤相关抗原。Safi等报告347例胰腺癌患者血清中CA19-9的表达水平，发现肿瘤不可切除时血清CA19-9值明显升高。一般认为CA19-9＞300 μg/mL时，胰腺癌的不可切除率为70%～80%，＞1 000 μg/mL时这一比例上升到97%。术前CA19-9明显升高常提示预后较差；如果手术或放疗后CA19-9值持续下降则提示预后相对良好；CA19-9再次升高常常是复发的标志。

CA19-9通常在中等或大导管细胞内被发现，位于肿瘤细胞的腔表面。由于发现标志物升高时，患者的胰腺肿瘤通常已超过3cm，因此限制了它在检测早期可切除肿瘤中的作用。尚有许多研究表明CA19-9诊断胰腺癌敏感性较高，但特异性不高，容易出现假阳性，假阳性多见于梗阻性黄疸、肝硬化、胰腺炎及其他恶性肿瘤患者。当无症状人群的血清CA19-9升高时，只有低于1%的人最终诊断为胰腺癌。尽管CA19-9筛查胰腺癌的敏感度较高，但由于阳性预测值很低，因此检测无症状人群血清CA19-9以筛查胰腺癌的有效性较低。单独检测血清CA19-9水平对胰腺癌早期诊断价值有限，Sawabu等报道20例小胰腺癌CA19-9阳性率是50%；目前多采用联合其他肿瘤标记物检测有助于提高诊断敏感性和特异性。Jiang等研究联合检测血清CA19-9、TSGF及CA242对胰腺癌的诊断价值，发现联合检测对胰腺癌诊断敏感性为77%，而特异性及阳性预测值均为100%，随着肿瘤期别的升高敏感性升高，在I期TSGF的敏感性较CA242和CA19-9高。

CA19-9是目前诊断胰腺癌最常用的标志物，其敏感性、特异性均不高，特别是良性胆管炎的患者CA19-9可以显著升高。CA19-9对于早期胰腺癌敏感性更低，直径≤2cm的T1期肿瘤其阳性率仅有37.5%，因此不能用于胰腺癌早期诊断。其他肿瘤标志物如CA50，CA242，CA494等对胰腺癌的诊断均不优于CA19-9。但是CA19-9作为胰腺癌肿瘤标志物，测定其浓度是对肿瘤活性的一种反映，肿瘤标志物的出现往往比影像诊断早半年，所以检测血清CA19-9对胰腺癌早期诊断和预后复查有一定的临床价值。综上所述，当前国内较为流行的糖类抗原CA19-9是诊断胰腺癌的重要诊断标志物，但其早期诊断阳性率并不高，目前推荐多种肿瘤标志物联合检测用于胰腺癌的早期诊断。

（二）CA242

CA242是一类唾液酸化的鞘糖脂类抗原，1983年Limdholm等人用Colo205单克隆抗体免疫小鼠得到系列抗体，1985年经单克隆抗体CA242筛选得到CA242，它的抗原决定簇为糖链结构，出现于黏蛋白表面，在胰腺癌、胆管癌、结肠癌、肺癌、食管癌、乳腺癌等都有不同程度表达，近年来很受关注。健康人和良性疾病时血清CA242含量很低，消化道恶性肿瘤时，血清CA242水平明显增高。

Jiang等检测胰腺癌患者时，比较甲胎蛋白、癌胚抗原CEA、CA50、CA724、CA125、CA153、CA19-9和CA242共8个肿瘤标志物，发现血清中CA19-9、CA242、CA50和CA724是诊断胰腺癌最敏感的指标，且它们的灵敏度达89.2%，特异性达92.3%，是首选对胰腺癌进行诊断的肿瘤标记物。因此，CA242对于胰腺癌有一定的临床诊断价值。CA242以20U/L为血清分界值。Jiang等报道其诊断胰腺癌的敏感性、特异性分别为82.3%、93.5%，与CA19-9相比，CA242敏感性稍差而特异性较高，在良性肝、胆、胰疾病中升高不如CA19-9明显，表明CA242是诊断胰腺癌的辅助指标。

目前认为对于胰腺癌的诊断，CA242的敏感性与CA19-9相同，但特异性高于CA19-9。CA242在许多良性病变如胆道结石、胰腺炎、肝硬化中很少升高，且在非胰腺肿瘤CA242升高也不明显，从而表明CA242在特异性方面明显优于CA19-9。国外有免疫组织化学研究表明，在胆道结石或狭窄时，CA242在胆管和胰腺组织中表达明显少于CA19-9，因此释放到血液中也减少。由此可解释CA242在胆道良性梗阻性病变时很少升高，这也是CA242假阳性率低的原因。CA242在肝、胆、胰良性疾病患者很少或轻微升高，其假阳性率明显低于其他癌性糖类抗原标记物，因此对胰腺良、恶性疾病的鉴别有独立价值。可以认为CA19-9升高如无CA242升高时应注意排除胆、胰腺、肝及心脏等良性病变或非胰腺癌，而CA19-9升高伴CA242升高时应高度怀疑胰腺癌可能。

Jiang等还发现，肿瘤特异生长因子（tumor specific growth factor，TSGF）和CA242的水平除了随着胰腺癌分期上升，这2个肿瘤标记物的血清水平也逐渐升高。当癌症发生在胰腺头部时，CA242和TSGF比在其他部位，例如胰体、尾部或胰脏全部发生癌症时其血清水平显著升高，但未发现CA19-9有这种空间定位相关性，提示CA242和TSGF对胰腺癌的定位有重要意义。而且CA242血清检测值不易受胆汁淤积或急性胰腺炎的影响而升高，在这些良性疾病中的升高比率仅为11%。

鉴于CA242以上优点，有人不禁要问CA242在判断胰腺癌时是否可以取代CA19-9？Kawa等比较了CA19-9与CA242后提出以下观点：CA242和胰腺癌肿瘤标志物CA19-9对于胰腺癌的诊断敏感度相似，但二者在化学结构上不同。另外，良性疾病，尤其是良性肝、胰和胆道疾病时，CA19-9常常会升高，但CA242不升高。尽管在正常状况或胰腺炎时，组织中CA242的出现类似于CA19-9，但血清的CA242水平并不受胆汁淤积或胆管细胞破坏、胰管狭窄或阻塞等因素影响，并且对慢性胰腺炎组织的免疫组化研究显示，CA242在这些组织中的表达比CA19-9明显要少。CA242和CA19-9相比会更少受到胰液潴留的影响，且在胰腺炎、慢性肝炎和肝硬化中很少升高。Plebani等也指出，CA242和CA19-9在诊断胰腺癌时有相似的诊断价值，它们的相似特性是因为CA242的抗原和CA19-9的抗体有交叉反应性。因此，考虑到CA242的高度特异性和CA19-9相似的敏感度，可以说CA242优于CA19-9，是一种胰腺癌肿瘤的标记物。但是单独应用CA242、血清肿瘤标志物进行检测，其敏感性和特异性均不够理想，因此仍需联合检测。

（三）CA50

糖链抗原CA50（carbohydrate antigen 50）是1983年Lindholm等发现的肿瘤标志物。主要分布在糖脂及高分子糖蛋白中，遍布于结肠癌、胃癌、肺癌、胰腺癌、胆囊癌、子宫癌和肝癌等组织中，也见于少量正常胰腺、胎粪中，是一种较普遍存在的肿瘤相关抗原。

Lindholm等于1983年用人结肠癌细胞培养的细胞株Colo-205免疫老鼠，得到免疫的脾细胞，再与老鼠的骨髓瘤细胞杂交，得到一系列单克隆抗体，从中筛选出一种对结肠癌细胞反应强烈的单克隆抗体C50，并将其所识别的抗原命名为CA50。多种上皮类恶性肿瘤患者体液和组织中CA50升高。CA50与CA19-9密切相关，常同时表达糖鞘脂抗原，其化学结构是去岩藻糖基的CA19-9，此岩藻糖结构只在Lewis抗原阳性的人群中表达。因此，CA19-9检测只能检出Lewis血型阳性的肿瘤患者，而CA50检测对Lewis阳性和阴性的肿瘤患者都可能检出，故认为CA50对肿瘤的识别谱较CA19-9更为广泛。

研究结果表明，正常人及良性疾病患者血清CA50水平及阳性率较低，而大肠癌、胰腺癌、食管癌、胃癌、肝癌、乳腺癌、肺癌患者血清中CA50水平及阳性率均显著高于正常人及良性疾病组，其中大肠癌、胰腺癌、肝癌阳性率较高。CA50作为上皮来源恶性肿瘤的血清学标志之一，有助于恶性与良性疾病的鉴别诊断，并具有较宽的恶性肿瘤识别谱，对大肠癌、胰腺癌及肝癌的诊断价值较高。在消化系肿瘤患者血清中CA50含量升高。黄跃等研究提示其在各类消化系肿瘤中均明显升高，各组间虽无显著差别，但其在胰腺癌组中阳性率最高。其他学者研究也表明，CA50在胰腺癌组敏感性虽略低于CA19-9，但其特异性及临床符合率最高。国内刘涛等报道CA50对胰腺癌诊断的敏感性和特异性分别为38.9%和72.7%。赖建平等研究469例胰腺疾病患者，223例患者CA50>25KU/L，其中181例诊断是胰腺癌，特异性为81.17%；在296例胰腺癌中，有181例CA50>25KU/L，敏感性为61.15%。因此，有学者提出CA50在胰腺癌中明显增高，并与CA19-9联检阳性率明显增高，可以作为胰腺癌的辅助参考指标。

对正常人血清CA50检出发现，其假阳性率为2.2%，良性病变假阳性率达7.2%，说明CA50检测尚不能用于健康人群的普查，也不能用于恶性肿瘤的确定诊断，但可以作为辅助诊断的一个有价值的指标。

张卓等人研究发现胰腺癌伴有淋巴结转移者CA50血清值多明显升高，而无淋巴结转移的早期胰腺癌患者其血清CA50升高不明显，说明CA50对早期胰腺癌诊断的敏感性较低，且其含量变化与胰腺癌的病理机制密切相关，随着胰腺癌由早期向进展期发展，血清CA50含量亦升高，提示胰腺癌患者血清CA50含量变化与肿瘤组织的浸润转移等生物学行为密切相关。

CA19-9、CA50是存在于肿瘤细胞表面和部分存在于正常组织中的肿瘤标记物，CA19-9抗原在血清中以唾液黏蛋白形式存在，分布于正常人胰胆管上皮等处，它与CA50是目前国外应用较多的一种检测胰腺癌的糖类相关抗原。上述两种肿瘤标记物联合使用可提高诊断胰腺癌的特异性和敏感性。本组胰腺癌总阳性率为91.7%，而对照组只有10.9%，并且其血清含量也较低，胰腺癌患者CA19-9、CA50血清值与对照组比较有着显著性差异（$p<0.01$）。胰腺癌属较常见，且预后极差的肿瘤，切除率低，确诊后大部分患者在一年内死亡，其主要原因是大多数患者在诊断时已属晚期，因此早期诊断实为改善本病治疗和预后的关键。尽管影像学诊断（B超、CT、ERCP）已广泛应用于胰腺癌的诊断，但由于胰腺癌缺乏典型特征，尤其对早期胰腺癌诊断结果并不尽人意，对于那些早期出现的消化系症状及用糖尿病无法解释时，应进行此标志物测定以诊断早期胰腺癌。CA19-9、CA50在血清中的含量与瘤组织的大小、转移及病情的严重程度也有着直接定量关系，在临床上有一定的应用价值。

（四）其他

γ-谷氨酰转移酶（γ-GT或GGT）在人体肝、肾、胰组织中均很丰富，GGT是参与谷胱甘肽及其衍生物代谢的一种关键酶。在很多肿瘤组织中表达高水平的GGT。而胰源性γ-谷氨酰转移酶（pancreatic gamma glutamyl transrerase，PGGT）是从胰腺中提取的GGT，以血清PGGT>4U/L、PGGT/TGGT>0.1作为诊断胰头癌的指标，阳性率达100%。PGGT的临床价值在于鉴别良、恶性梗阻性黄疸（阻黄），确定恶性阻黄的病变部位，阳性者绝大多数为胰头癌，其次为壶腹部癌或十二指肠乳头部癌。PGGT国外相关研究较少。PGGT在临床梗阻性黄疸鉴别诊断中有其重要意义，有望成为胰腺癌的新肿瘤标志物。

丙酮酸激酶（the pyruvate kinase，PK）是糖酵解的关键酶，在三磷酸核苷的合成过程中也起着决定性作用，M2-PK是丙酮酸激酶（PK）的一种同工酶。目前的研究表明，M2-PK几乎在所有的增殖细胞中表达，在肿瘤细胞中过表达，故称Tu M2-PK，多种肿瘤均可使M2-PK水平明显增高。M2-PK在多细胞生物，如哺乳动物中有四聚体和二聚体之分，二者可相互转化。在肿瘤细胞中，则以二聚体形式为主，肿瘤细胞的这种优先表达同工酶M2-PK二聚体的变化导致了新陈代谢的改变，从而导致肿瘤细胞增殖不被限制。研究发现Tu M2-PK的二聚体形式在大部分肿瘤中显示出过表达状态，体液中之所以能检测到Tu M2-PK，很可能是肿瘤坏死或转移过程中释放出来的，1993年，在德国汉堡召开的（德国）第七届肿瘤标志物研讨会上，Tu M2-PK就作为一种新的肿瘤标志物被提了出来。德国Schebo.Tech公司已经开发出一种检测M2-PK的试剂盒，从而用于肿瘤的监测。对于胰腺癌，Ventrucci M等研究比较M2-PK与CA19-9的诊断能力，结果发现，Tu M2-PK的敏感性与特异性分别为85%和41%；CA19-9的敏感性与特异性分别为75%和81%，而联合检测的敏感性达到97%，特异性却不尽如人意，只有38%，由此可见联检可大大提高敏感性，而相对于M2-PK的敏感性而言，它的特异性有待进一步研究。另外，当发生胆汁淤积时，CAl9-9会明显升高，而M2-PK不会受影响，因此在伴黄疸的胰腺癌中，M2-PK有一定的鉴别诊断作用。

二、基因标志物

（一）原癌基因

①*K-ras*基因：*Ras*原癌基因家族由*H-ras*、*K- ras*和*N-ras* 3个成员组成。人类多种肿瘤中存在*K- ras*基因突变，但突变发生率最高的是胰腺癌，以第12位密码子突变最为多见。*K-ras*基因突变可能是胰腺癌发生的早期事件。有报道称从细针抽吸（FNA）胰腺癌组织甚至是胰液中均可测到*K- ras*基因突变，此为胰腺癌的早期诊断提供了可能。但慢性胰腺炎患者黏液细胞增生灶中*K-ras*基因突变也较常见，故单独分析*K-ras*基因突变诊断胰腺癌的特异性不令人满意。②C-myc和C-fos：C-myc是一个由细胞核表达的调节细胞生长和分化因子。人类胰腺癌中关于C-myc高表达，有学者认为C-myc在胰腺癌和正常组织中的表达无显著差异。目前文献报道胰腺癌组织中常有C-fosmRNA过度表达，4/5的胰腺癌患者中可以检测到这一结果。

（二）抑癌基因

①*p53*基因：*p53*基因失活是胰腺癌中的常见事件。58%～100%的胰腺癌细胞株、75%的胰腺癌异种移植瘤和近70%的胰腺癌中存在基因突变，而这种改变与吸烟也有密切关系。因*p53*基因存在于多种肿瘤中，且其在胰腺癌中的突变率远低于*K-ras*基因，而某些良性胰腺疾病中也可能出现*p53*基因阳性，故*p53*基因在胰腺癌诊断中的应用有待深入研究。②*DPC4*基因：*DPC4*基因是近年来发现的一种新的抑癌基因，约50%的胰腺癌有*DPC4*基因丢失或失活，而其他肿瘤中的*DPC4*基因失活率通常小于10%，可见*DPC4*基因丢失或失活在胰腺癌的发生具有特异性，可作为一种新的胰腺癌标志物。③*p16*基因：*p16*抑癌基因位于染色体*p16*上，其编码的p16蛋白通过抑制细胞周期蛋白依赖性激酶（CDK4），对细胞增殖起调控作用。约80%的胰腺癌存在*p16*基因失活。

（三）DNA MMR基因

作为与胰腺癌相关的第3大类肿瘤基因，DNA MMR基因引起了人们的重视。其突变主要表现为微卫星不稳定性，其异常可能导致整个基因组的多突变或错误复制的堆积，由此造成单一重复系列的广泛改变。胰腺癌微卫星不稳定性的研究结果目前尚有争议。有些学者肯定有相当比例的胰腺癌存在微卫星不稳定性，但有学者认为这可能是一个罕见的现象，可能与地域或种族有关。

（四）端粒酶

人体正常体细胞端粒酶活性均为阴性，而90%左右的恶性肿瘤细胞端粒酶呈活化状态。胰腺癌是高度恶性肿瘤，肿瘤组织生长迅速，端粒是活化状态。有研究表明端粒酶在正常胰腺和良性胰腺疾病时处于抑制状态，在胰腺癌时则被重新持续激活，表明端粒酶活化在胰腺癌的发生中起重要作用，并可作为一个有价值的诊断指标。

（五）多肽生长因子及其受体

生长因子及其受体的过表达对恶性肿瘤的生长起重要作用。表皮生长因子受体（EGFR）可被一系列多肽家族激活，正常胰腺组织中EGFR表达水平降低，而胰腺癌细胞株出现EGFR高表达的概率为95%，有学者认为这是由于其基因转录增加所致。纤维母细胞生长因子（FGFS）及其受体（FGFRS）对各种体细胞和上皮细胞的有丝分裂均有促进作用，同时又促进血管形成，这一作用在神经组织中表现得特别明显，反映了胰腺癌患者神经易受侵犯的分子基础。

（焦兴元）

参考文献

[1] 焦兴元，任建林，陈汝福. 胰腺癌[M]. 北京：人民军医出版社，2010：128-136.

[2] Kim HC，Park SJ，Park SI，et al. Multislice CT cholangiography using thin-slab minimum intensity projection and multiplanar reformation in the evaluation of patients with suspected biliary obstruction：preliminary experience[J]. Clin Imaging，2005，29（1）：46-54.

第七章 胰腺癌的病因学研究

第一节 吸 烟

一、吸烟的现状

（一）流行病学

吸烟是人体多种疾病的危险因素，WHO于2002年将吸烟列为可防可治的5种慢性病行为危险因素之首。20世纪全世界共有1亿人死于吸烟，据WHO估计，21世纪，全球将有10亿人死于吸烟及其相关疾病。2010年，中国疾病预防控制中心开展了一项纳入98 526名调查对象的关于吸烟现状的流行病学研究，结果提示，吸烟者中，男性多于女性，城市多于农村，平均年龄为46.5岁。调查人群吸烟率为26.4%，18岁以上居民吸烟率为28.3%，城市、农村无差异。2010年我国成年男性吸烟率为53.3%。吸烟者的戒烟意图随着年龄增长呈下降趋势。2010年进行的全球成人烟草调查（GATS）中国部分的调查结果显示，我国15岁以上男性吸烟率为52.9%，男性吸烟者戒烟率和成功戒烟率分别为16.5%和11.7%。受教育程度低和无须从事特殊职业者更易成为烟民。

（二）吸烟的方式

吸烟的方式主要为吸香烟，其他方式还包括烟斗、雪茄以及无烟烟草（smokeless tabacco）。在美国，吸食无烟烟草的主要方式为口用鼻烟（oral snuff）和咀嚼烟草（chewing tabacco），而在英国则以口用鼻烟为主。瑞典男子广泛吸食口用鼻烟。

（三）烟草的有害成分

烟草的烟雾是一种飞沫气溶胶（颗粒状），内含水分、烟碱、其他生物碱以及焦油。烟雾中含有几千种化学物质，其中很多成分都对人有致病性。其中，以颗粒出现的毒性化学物质主要是烟碱、苯并吡和其他多环烃、N–亚硝基去甲烟碱、β–萘酸、钚–210、镉、镍、砷、铅等。在这些毒性成分中，有很多致癌物质，比如：N–亚硝胺、多环芳烃、有苯基嘌呤（也称苯并芘）、β–萘胺、甲基荧和芳香胺等。雪茄和无烟烟草与香烟相比具有相同的毒性、刺激性以及致癌作用。另外还有咀嚼烟草的过滤嘴中的放射性元素钚–210。

（四）烟瘾

香烟的主要成分尼古丁是一种具有很高成瘾性的物质，烟瘾是指对烟草的强迫性应用，并由此产生的危害个人及社会的后果。了解烟瘾的本质，有助于采取有效的戒烟措施。烟雾中的烟碱很快就会进入肺循环中，并快速进入脑，作用于烟胆碱能受体，产生欣快感。无烟烟草吸收较慢，故其药物学作用也较小。长期吸烟，脑中烟胆碱能受体就会增多，从而发生依赖性。长期吸烟后，如无烟可吸或者仅仅是停烟数小时，就会出现戒断症状，表现为焦虑、激惹、注意力难以集中、饥饿、睡眠不宁，严重的还会出现精神抑郁等表现。

二、胰腺癌的流行病学

胰腺癌是一种恶性程度极高的恶性肿瘤，其每年的发病患者数和死亡人数接近。胰腺癌每年的新发病例数约占全美恶性肿瘤发病病例数的2.8%，而死亡病例数约占全球恶性肿瘤的7%。亚洲国家特别是中国虽然并不是胰腺癌的高发区域，但是随着经济水平的提高和世界各国交流的深化，人民的饮食方式与生活方式与越来越接近欧美，故而近年来胰腺癌的发病率逐年上升。胰腺癌总体的5年生存率<5%。近20年来，随着胰腺癌的外科技术、围手术期处理水平、术后处理水平的不断提高，在某些高水平胰腺外科中心接受根治性手术的患者远期生存率提高到了12%～40%。

传统认为，胰腺癌的危险因素/病因包括：老化、明确的家族遗传史、吸烟（包括吸食香烟、雪茄、烟斗、二手烟、环境中烟草暴露）、肥胖、新发糖尿病、胰腺炎、黑色人种、其他特定职业暴露和工业暴露等。目前，一些新的可疑危险因素、病因正在研究中，包括：HIV感染、ABO血型（A型血）、乙肝病毒感染、幽门螺旋杆菌感染等。也有一些可疑病因，比如咖啡、轻中度的饮酒，已经被反复研究并被证实与胰腺癌的发生、发展并无明确关系。

本章节将就吸烟以及吸烟与胰腺癌的关系作重点论述。

三、吸烟与胰腺癌

（一）吸烟是研究最广泛的胰腺癌环境危险因素

大量研究结果证实和确定了吸烟为胰腺癌的病因。由吸烟导致的胰腺癌的比例（也称为归因危险度）接近25%～35%。2008年，Schenk M等人的一篇纳入83个关于吸食香烟和胰腺癌的流行病学研究的Meta结果提示，现在或者既往有病史的患者相对没有吸烟病史的患者，其胰腺癌的相对危险度（RR）为1.74。而现在或者既往有吸食烟斗或者雪茄病史患者，患胰腺癌的相对危险度（RR）虽然相对于香烟略低，但是仍然高达1.47。吸烟后戒烟10年的人患胰腺癌的相对危险度为1.48。同时，吸烟与其他危险因素/病因具有协同作用。如果有胰腺癌的家族史，同时有既往的吸烟历史，那么其患胰腺癌的相对危险度则提高到了正常人的2倍。如果一级亲属有胰腺癌，并且现在仍在吸烟，那么其患胰腺癌的相对危险度则高达8.23。

（二）吸烟与发生胰腺癌的相对危险度呈剂量效应关系

一项2012年的临床研究表明，每天吸烟小于15根的人相对于不吸烟者，其患胰腺癌的RR值为1.60；每天吸烟量介于15～25根的人相对于不吸烟者，其患胰腺癌的RR值为2.30；而每天吸烟量大于25根者相对于不吸烟者，其患胰腺癌的RR值则提高至3.03。

（三）环境性吸烟（ETS）

环境性吸烟指的是被动吸烟或吸二手烟。有研究证实，在环境性吸烟中的暴露与胰腺癌的发展存在明显的相关性，并且呈剂量效应关系。环境吸烟的烟雾主要来自于点燃的香烟或者雪茄，或者是吸烟者上一次吸入之后呼出的烟草烟雾，包括85%的侧流烟和15%的主流烟。当主流烟气吸入后，会在肺内停留数秒钟，在这期间，尼古丁、碳氧化物、颗粒状物质会在呼出之前吸收；侧流烟气则是由燃烧的香烟或者雪茄产生的，由于其燃烧的温度较低，并且是不完全燃烧，因此比主流烟气存在更高水平的致癌物质。国际癌症研究学会将含有43种致癌物质的环境性吸烟烟雾（ETS）列为A类致癌物质。疾病预防控制中心通过检测血液中的残留ETS的量，发现其半衰期为48～96h，并得出88%的成年人暴露在ETS中。2020美国国家健康议程的目标就是将不吸烟的儿童、青少年以及成年人暴露在ETS中的比例在现有水平的基础上减少10%。McGhee等人随机抽样了中国香港的14 325个家庭，以预测被动吸烟的流行程度。结果提示，在1 961个不吸烟的全职工人中，47.5%的人在公共场所暴露于二手烟中，而只有26%的人在家受到二手烟的暴露。在工作中暴露于二手烟与很多因素有关，比如年轻、男性、低受教育程度、低收入等。在这些暴露于工作场所的二手烟的人群中，有37%的人在接下来的2周内因为呼吸系统疾病而就医。

一系列的临床研究也表明，ETS与胰腺癌的发生、发展都存在正相关关系。下面摘录了2项大宗研究结果。一项来自国家家族性胰腺疾病中心的回顾性观察研究，纳入了1 258例胰腺癌患者，结果表明，在小于21岁以及21～41岁的患者中，相对于没有暴露在ETS中的患者，暴露于ETS的患者的发病年龄明显提前。而来自欧洲的一项大宗队列研究则表明，在儿童时期日常暴露于ETS的人发生胰腺癌的概率是未暴露于ETS的人的2倍。

（四）烟草中致癌成分到达并作用于胰腺的可能机制

主要机制包括：①吸烟促使烟草特异性N–亚硝酸盐分泌到胆管，随后反流入胰管并作用于胰腺；②烟草特异性N–亚硝酸盐对器官的特异性作用可随血液流入胰腺；③吸烟增加血脂水平，促发胰腺癌。目前，对于上述机制，主流观点则认为吸烟引发胰腺癌的主要机制是通过血流而不是十二指肠或者胆管反流到达胰腺。这些致癌物质会和人体DNA结合，并形成聚合物，当DNA没有及时修复时，就会在基因表达的过程中引发突变，同时吸烟可导致细胞甲基化水平低而致癌。Stlozenberg等人的研究证实，保持足够多的叶酸和吡哆醛浓度，可减少吸烟相关的胰腺癌的危险性。

四、吸烟促进胰腺癌发生、发展的机制

（一）烟草特异性亚硝酸胺类物质与胰腺癌

亚硝酸胺类属于吸烟相关致癌物质中最重要的一类物质，它是在烟草吸收的过程中由尼古丁经过亚硝化作用产生，内生于哺乳动物。烟草特异性亚硝酸胺仅仅在烟草中发现（也许还存在于其他含有尼古丁的产品当中），因此，它们不仅存在于有烟烟草中，还存在于无烟烟草中，其在美国产的无烟烟草产品和瑞士产的经过巴斯德消毒法的鼻烟产品中含量较少。在所有的烟草特异性亚硝酸胺类中，4–甲基亚硝氨基–1–（3–吡啶基）–丁酮（以下简称NNK）和N'–亚硝基去甲基尼古丁（以下简称NNN）普遍被认为是最强的致癌物，且都被国际癌症研究中心评定为A级致癌物。自从在动物实验模型中被证实具有致胰腺癌作用以来，NNK就被认为是一种强力促癌剂。NNK的主要代谢产物NNAL［4–甲基亚硝氨基–1–（3–吡啶基）–丁醇］是一种强力的动物致癌物，同时也被认为是一种潜在的人致癌物。在动物实验中，NNK或者NNAL处理过的小鼠和仓鼠都曾诱导出胰腺肿瘤。

（二）NNK的多重作用

NNK是一种酶促代谢产物，催化它的酶包括细胞色素酶P450、环氧化酶、脂肪氧化酶等。这些代谢产物可以与DNA形成化合物，比如O6–methylguanine（O6–甲基鸟嘌呤）和pyridyloxobutyl，O6–methylguanine会引起基因激活为点突变，比如*K-ras*基因。对于*K-ras*基因，存在两方面的意见，Schuller HM等一方认为吸烟引起其突变最终导致胰腺癌；而以Porta M等为代表的一方的结论正好相反，他们认为，吸烟会引起胰腺癌，但是不是通过*K-ras*而是通过其他的机制；一个折中的观点认为，如果与*K-ras*基因有关，那么吸烟通过*K-ras*起作用是一个很早期的事件。这个问题有待进一步的研究给出定论。

此外，Schuller HM等研究证实NNK可以通过胎盘对胎儿起作用。在他的实验当中，在仓鼠生产前的1天用NNK饲喂，结果发现65%的子代在一年内患胰腺癌。这个结果在一些病例对照研究也得到了间接的肯定。

NNK还是一种肾上腺素能受体激动剂，可以刺激多种细胞分泌花生四烯酸（简称AA）。AA具有促有丝分裂、促DNA合成和促进细胞增殖的作用。而且脂肪会引起AA的释放增加。Schuller HM和Zyromski NJ等的动物实验已经证实高饱和脂肪酸饮食的小鼠更易患胰腺癌，且肿瘤的恶性程度更高，并且其和NNK具有协同促进作用。该结果在临床病例资料中也得到了证实。Li等的一项医院病例对照研究结果显示，在胰腺癌患者当中吸烟者占21.3%而不吸烟者仅仅只有10%左右，并且肥胖者恶性程度更高。

除此之外，环氧化酶–2（COX–2）和脂肪氧化酶（LOX）也被发现在胰腺癌中高表达。而具有COX和LOX抑制剂作用的非甾体抗炎药（NSAID），比如阿司匹林和布洛芬则能显著减少通过NNK处理过的仓鼠患

胰腺癌的风险。

（三）多环芳烃（以下简称PAH）与胰腺癌

PAH存在于污染的大气层、某些食物以及烟草当中。PAH是由于有机物的不完全燃烧产生的，包括木材、煤炭、柴油、烟草。炭烤食物中也有PAH。PAH普遍存在于自然界中，这使得学者很有必要深入地研究其与胰腺癌的关系。烟草当中含量最丰富的PAH是甲基化蒽和菲烷。最近的研究显示，PAH中的甲基化蒽会促进花生四烯酸（AA）的释放，这和NNK的作用类似。在胰腺癌细胞系中，PAH会抑制细胞间的缝隙连接，同时增强细胞内有丝分裂，这极大地证明和支持了PAH和亚硝酸胺在促胰腺癌过程中的起始作用。

（四）吸烟与DNA修复的基因多态性

最近一个与胰腺癌相关的吸烟和DNA修复基因单核苷酸基因多态性的研究表明，吸烟者或者存在XRCC1、XPD/ERCC2和XRCC3等的等位基因被修复的人其患胰腺癌的风险提高。这些类似的研究有很多，他们的结果都表明吸烟具有破坏DNA的潜能，并且吸烟很可能是胰腺癌发生的一个很早期的生物学事件。

（五）吸烟的促炎症作用与胰腺癌

众所周知，吸烟会促进胰腺的炎症。Wittel UA等的小鼠动物实验表明长期暴露在烟雾中的小鼠会发生明显的炎症性改变以及胰腺组织的形态学损伤（包括纤维化、瘢痕、免疫细胞浸润、胰蛋白酶原/胰凝乳蛋白酶原基因的表达改变以及促进胰腺的自我消化）。胰腺组织的炎症以及级联放大效应会促使现有癌症细胞的恶化。除此之外，烟草烟雾本身含有大量的氧自由基，会引起脂类的过氧化反应，比如DNA的断裂和解螺旋等等。

吸烟引起胰腺癌的机制极其复杂，还有很多问题存在争议，尚待解决。除了上述的主要机制之外，还有一些其他机制，比如丙烯酰胺、苯乙烯、甲醛、镉等等在胰腺癌发生、发展中的作用，以及吸烟引发胰腺慢性炎症在胰腺癌发生中的作用，因为尚待研究，并未作详细阐述。

（周泉波　叶啸）

第二节　糖　尿　病

胰腺癌是恶性程度极高的一种消化道肿瘤，因其早期诊断困难，胰腺癌侵袭迁移能力强，对目前治疗方案抵抗等导致胰腺癌患者预后极差，因此如何早期诊断胰腺癌成为胰腺癌研究的关键。本文主要阐述胰腺癌与糖尿病之间的流行病学、临床与实验证据，以求为进一步探索以新发糖尿病来早期诊断胰腺癌的可能性。

胰腺癌是肿瘤患者死亡的第4大死因。因其恶性程度高，治疗效果差，因此其发病率与死亡率几乎相等（约40 000人/年）。而目前胰腺癌的治疗手段主要为手术治疗，然而，诊断为胰腺癌的患者能够手术治疗的仅占15%，超过85%的患者诊断胰腺癌时已经失去手术治疗的机会。不能通过手术治疗的胰腺癌患者的5年生存率＜5%，如果不采取治疗，生存时间为4～6个月。能手术切除的胰腺癌患者的5年生存率为10%～20%；而肿瘤直径＜20mm的患者，5年生存率为30%～60%；肿瘤直径＜10mm的患者，5年生存率可超过75%。因此，胰腺癌的研究关键在于如何早期诊断与早期预防。

一、胰腺癌相关糖尿病的临床特点

胰腺癌相关新发糖尿病的临床特点多见于老年患者，男多于女，常为轻度至中度2型糖尿病。大多患者早期表现不明显，特异性不高，常表现为上腹胀痛、纳差、体重减轻，少数患者可表现为腰背痛，半数患者可有黄疸。由于这些症状都不具有特异性，而且出现的时间一般为胰腺癌发展后期，因此依靠临床症状来早期诊断胰腺癌并不可行。

二、胰腺癌与糖尿病相关性及流行病学证据

目前，越来越多的流行病学、临床及实验证据证明胰腺癌与糖尿病间存在双向关系。糖尿病特别是胰腺癌相关新发糖尿病目前受到越来越多的注意。早在1833年，Bright R教授研究团队已经发现胰腺癌与糖尿病之间存在联系。在1958年，在梅奥诊所开展了首次针对糖尿病与胰腺癌的临床研究。目前证据表明，60%以上胰腺癌患者有糖尿病或者糖耐量异常，而且胰腺癌患者的糖尿病或者糖耐量异常多数为新发。在一项纳入765位胰腺癌患者及1 865位正常对照的回顾性研究中，发现诊断糖尿病后36～48个月是患上胰腺癌的高峰期，其中36～24个月、12～24个月、0～12个月的患癌率明显递增。因此，胰腺癌相关的糖尿病可能最早出现在胰腺癌诊断之前2～3年。荟萃分析表明，Everhart等对1975—1994年文献数据作meta分析发现，糖尿病患者患胰腺癌合并RR值为2.1（95%*CI*：1.6～2.8），9个队列研究的RR值（2.6，95%*CI*：1.6～4.1）比11个病例对照研究RR值（1.8，95%*CI*：1.2～3.2）有更高的趋势，提示在长期持续性的糖尿病患者中胰腺癌发生的危险性增加。Huxley综述了截止到2005年的文献，结果显示糖尿病患者患胰腺癌的危险率比一般人高2倍左右，然而新发糖尿病（病程小于3年）的患者患胰腺癌的危险率进一步升高到4～7倍。Ben综述了到2011年的所有队列研究的结果，显示新发糖尿病（病程小于1年）的患者患胰腺癌的危险率为5.4（95%*CI*：3.5～8.3），然而危险率随着糖尿病病程延长逐渐下降，病程大于5年的糖尿病患者患胰腺癌的危险率下降到1.5倍。因此，胰腺癌相关糖尿病有可能参与了胰腺癌的发展或者胰腺癌相关糖尿病是胰腺癌的一个早期临床表现。目前糖尿病的诊断临床上简单易行，为大规模筛查胰腺癌相关糖尿病提供了必要的技术。然而，胰腺癌相关糖尿病缺乏特异性指标，也就是说，医生无法区分患者的糖尿病究竟是传统类型的2型糖尿病还是胰腺癌相关糖尿病。

三、胰腺癌与糖尿病之间关系的实验室证据

胰腺癌与胰腺癌相关糖尿病之间的关系密切，目前证据表明胰腺癌能够破坏胰岛组织。Gullo团队进行的一项纳入720例胰腺癌患者的多中心研究，发现56.1%患者在诊断胰腺癌前的2年内确诊为糖尿病，而最近2年内的糖尿病的发病率（56.0%）明显高于对照组（13.3%），因此作者认为胰腺癌使胰岛组织受到破坏或对胰岛素的周围抵抗导致了糖尿病的发生。胰腺癌患者的胰岛素水平比正常对照高，提示了胰腺癌患者有胰岛素抵抗的发生。同时，胰腺癌诊断之后，有糖尿病的胰腺癌患者糖尿病症状加重。经过手术切除胰腺癌后，大多数胰腺癌患者的糖尿病症状得到明显好转。体内与体外实验证明，胰腺癌细胞培养的上清可以导致肝细胞、成肌细胞的胰岛素抵抗以及β细胞功能紊乱。然而，胰腺癌导致糖尿病的具体机制尚未明确。在最早研究胰腺癌如何导致β细胞功能失调的过程中，人们发现amylin和S-100A8蛋白N端肽链能够在体外引起胰岛素抵抗。梅奥诊所与安德森癌症中心一项联合研究中，发现胰腺癌分泌的肾上腺髓质素可以明显抑制体内和体外β细胞胰岛素的释放。该研究同时发现，胰腺癌患者的血浆里的肾上腺髓质素的水平明显比传统2型糖尿病患者及正常人的水平高，而新发糖尿病的胰腺癌患者，肾上腺髓质素的水平是最高的。该研究进一步研究发现，肾上腺髓质素在大多数胰腺癌组织中高表达。另一个团队研究也发现类似情况，在缺氧以及营养不足的情况下，胰腺癌细胞会高分泌肾上腺髓质素，通过β细胞表面的受体直接作用于β细胞，抑制胰岛素的释放。胰腺肿瘤组织释放细胞因子所引起的胰岛素释放异常也引起了广泛的关注：如白介素1和肿瘤坏死因子，前者对细胞产生细胞毒作用，而后者在高浓度下抑制胰岛素释放。Cerosimo等也认为诱导外周胰岛素抵抗的某些肿瘤介导的细胞因子可能是胰腺癌患者糖尿病的发生原因；Syrigos等对36例新诊断的胰腺癌患者进行了抗胰岛素抗体（0AA）和抗胰岛细胞抗体（0"A）检测，发现57%的患者0"A阳性，48%的患者0AA阳性，与1型糖尿病

相似，认为胰腺癌患者0"A和0AA的产生是由于肿瘤细胞导致机体免疫调节紊乱或在胰腺癌组织表达的抗原触发了这些自身抗体的产生，因此认为在胰腺癌患者中糖尿病的高发生率是由于这些自身抗体的作用所致。

除了胰腺癌可以引起β细胞的功能紊乱，同时胰腺癌可以通过引起胰岛素抵抗引起糖尿病。证据表明，胰腺癌患者骨骼肌的糖原合成与降解和正常人或者传统的2型糖尿病明显不同。自1990年以来，科学家一直在努力寻找胰腺癌分泌的可以引起患者胰岛素抵抗的产物。其中胰岛淀粉样蛋白聚肽受到大家的关注。正常情况下，β细胞分泌胰岛淀粉样蛋白聚肽，胰腺癌细胞可以促进β细胞分泌胰岛淀粉样蛋白聚肽增加，导致在胰腺癌患者血清中的胰岛淀粉样蛋白聚肽的水平明显比其他癌症患者、糖尿病患者和正常人高。然而，在后续深入研究中发现，胰岛淀粉样蛋白聚肽并不能作为区分传统2型糖尿病与胰腺癌相关糖尿病的依据。

四、胰腺癌相关糖尿病作为早期诊断胰腺癌的可能性探讨

胰腺癌虽然目前有标准的手术与化疗方式，但是预后仍旧不理想。早期诊断胰腺癌是改善预后、改善胰腺癌治疗的很有前景的方法。值得注意的是，1%的新发糖尿病（病程小于3年）的患者患胰腺癌，然而传统的2型糖尿病发病率至少是胰腺癌相关糖尿病的100倍。因此，如何在众多传统2型糖尿病中筛选出胰腺癌相关糖尿病成为利用新发糖尿病来早期诊断胰腺癌的瓶颈。传统新发的2型糖尿病诊断时多伴有代谢综合征、体重增加以及糖尿病的家族史。而诊断胰腺癌相关糖尿病时，体重减轻，并没有出现代谢综合征或者糖尿病的家族史。糖尿病诊断前出现体重减轻有可能是区分这两种糖尿病的方法。而体重变化受到多个因素影响，因此依靠体重改变来区分这两种糖尿病可行性不高。尽管科学家发现相当多的因素（比如胰岛淀粉样蛋白聚肽、肾上腺髓质素）在胰腺癌中异常表达，然而这些实验室证据尚缺乏进一步的临床证据。胰腺癌相关糖尿病为早期诊断胰腺癌提供线索，但目前为止学者尚未能充分利用这个线索早期诊断胰腺癌，因此，学者需要更加努力在胰腺癌相关糖尿病中发现敏感性、特异性更高的指标。

（陈汝福　周泉波　余敏）

第三节　慢性胰腺炎癌变机制

慢性胰腺炎（chronic pancreatitis，CP）是指胰腺腺泡和胰管慢性进行性炎症、破坏和纤维化的病理过程，常伴有钙化、假性囊肿及胰岛细胞减少或萎缩。临床上有慢性复发性胰腺炎和慢性持续性胰腺炎2种类型。主要表现为反复发作或持续性腹痛、消瘦、腹泻或脂肪泻，后期可出现腹部囊性包块、黄疸和糖尿病等。CP是一种世界范围内的常见病，由于病因复杂，对其确切发病机制尚不十分清楚，目前尚无特异的诊断方法和有效的治疗措施。CP是胰腺癌独立的危险因素，与胰腺癌关系密切，其恶性转化的机制未明，对高危患者进行随访监测是早期诊断胰腺癌的重要手段。

一、慢性胰腺炎流行病学

目前关于CP临床流行病学的研究数量很少，这可能是因为早期确诊CP有一定难度。有关资料表明，CP呈非规律性分布于世界各地，且发病率的地区差异极大。波兰、德国等国家曾报道CP的临床流行病学研究结果，发病率从0.16/10万～6.4/10万不等；美国CP发病率从1940年的1.9/10万上升到1969年的3.5/10万。日本1994年进行的全国范围普查发现CP患病率和发病率分别为28/10万和5.4/10万人，但近年已上升到45.4/10万人和14.5/10万人。英国1989—1990年与1999—2000年间住院人数中，CP患者数量增加1倍以上。从世界范围

看，CP的发病率呈上升趋势，但由乙醇诱导的比例似乎逐渐下降。尽管各国学者报道的CP发病率存在明显地区差异，但由于诊断手段各国有别，缺乏统一的诊断标准，因此难以比较各国CP的临床流行病学调查结果。我国目前尚无较完整的大规模CP临床流行病学资料，但有迹象表明，发病率亦在逐年增加中。赵玉沛等报道1993—2001年共收治CP患者262例，占同期住院总人数的0.63%，可见本病并不少见。

二、慢性胰腺炎病因及发病机制

（一）胆道系统疾病

在胆道系统疾病是否为CP 的主要病因这一问题上，我国学者与西方学者一直存在分歧。传统观点认为，我国胆道系统疾病为CP 最主要的病因，其次为慢性乙醇中毒。引起CP 的胆道疾病包括胆石病、胆囊炎、胆道蛔虫症及Oddi 括约肌痉挛或功能障碍等。胆源性CP的致病机制尚不是很清楚，可能的机制为：在上述疾病发生过程中，胆道结石或炎症导致胆总管开口部或胆胰管交界处及其远端狭窄或梗阻，继而胰管内压力增高及胆汁反流进入胰腺。两者单一或综合作用可通过不同途径引起胰腺内小导管及胰腺腺泡组织坏死损伤。继发于胰腺组织损伤后的组织修复过程将引起胰管扭曲变形、胰腺实质纤维化，最终导致CP。

（二）慢性乙醇中毒

慢性乙醇中毒是西方国家和日本CP的主要病因和危险因素。最近，曹家月等对中国人民解放军第451 医院近20 多年收治的400 例CP 患者进行病因分析，结果显示CP 患者中合并胆道系统疾病和饮酒史的分别占40.05%和38.00%。2007 年全国多中心慢性胰腺炎流行病学调查提示，长期过量饮酒、胆道疾病为CP 的主要病因，分别占35.4%、33.9%，说明在我国乙醇因素所致CP 已经占有重要部分。目前对乙醇性CP 的发病机制研究较多。众所周知，长期饮酒与CP 关系密切。然而，过度饮酒者患CP 的不足10%。因此，乙醇单独作用还是与其他因素共同作用，具有直接毒性还是通过间接方式导致CP 至今尚不清楚。目前认为乙醇导致CP 主要是通过代谢产物的毒性作用、氧化应激等途径发生。但是，并不是所有的酗酒者均发生乙醇性CP，说明乙醇并不是独立引起乙醇性慢性胰腺炎发生的唯一因素。研究显示，高脂、高蛋白饮食的饮酒者容易发生CP。此外，参与乙醇代谢的CYP2E1 基因多态性与乙醇性CP 发生相关，动物模型研究提示小剂量乙醇诱导CYP2E1而增加了同时作用于动物的其他化学物质的毒性。由此可见，慢性乙醇中毒诱发CP 是一个复杂的病理发生过程，任何一个单一的途径都不能充分解释其病程特点。

（三）遗传因素

遗传性胰腺炎较为少见。1996 年，Whitcomb等开创性地发现了遗传性胰腺炎患者7 号染色体长臂阳离子胰蛋白酶原基因突变，这证实了长期以来认为遗传性胰腺炎是基因缺陷结果的理论。阳离子胰蛋白酶原又称丝氨酸蛋白水解酶1（serine protease 1，PRSS1），是胰腺合成的最多的分泌蛋白。其最常见的基因位点变异是3 号外显子第122 个氨基酸残基组氨酸代替了精氨酸（R122H），其他突变位点还包括28delTCC、16V、22G、23R 和N29I。这些基因突变可致胰腺实质内胰蛋白酶活性增加并引起胰腺自身消化和炎症反应。

（四）自身免疫因素

自身免疫性胰腺炎在临床上较少见且多伴有其他自身免疫性疾病，如原发性胆汁性肝硬化、炎症性肠病等，也可单独胰腺受累。其特征为高丙种球蛋白血症、IgG 增高，自身抗体阳性（包括抗核抗体、抗线粒体抗体、抗乳铁蛋白抗体和抗碳酸脱水酶抗体），激素治疗有效。免疫因素不仅能引起胰腺组织慢性、迁延性炎症，还可诱发胰腺急性炎症反应，但确切机制尚不清楚。据推测可能由于自身免疫异常，机体对胰腺组织特异性抗原（包括胰腺导管上皮靶抗原碳酸脱水酶）产生体液免疫及细胞免疫反应，从而引起胰腺组织慢性炎症和纤维化。幽门螺旋杆菌（Hp）是公认的胃溃疡的致病因子，近来发现Hp可能通过分子模拟宿主结构引发自身免疫反应，而在自身免疫性胰腺炎的发生和发展中起到一定作用。

（五）热带性胰腺炎

热带性胰腺炎主要发生在发展中国家，如亚洲、非洲和中美洲，好发于年轻患者，易发生糖尿病和巨大结石。热带性胰腺炎的病因和发病机制至今尚不清楚，其发病可能与饮食因素与严重的营养不良有关。因为在热带性胰腺炎流行区广泛食用木薯，其碱性代谢产物具有毒性，可能损伤胰腺而诱发胰腺炎。有人认为营养不良是一个可能原因，因为蛋白质热量不足会引起胰腺萎缩。然而，营养不良亦可能是慢性胰腺炎的结果而不是其原因。微量元素缺乏也可引起慢性胰腺炎。最近，有关热带性胰腺炎的遗传基础的研究越来越多，并认为遗传因素在其发生过程中有重要作用。

（六）特发性胰腺炎

一部分CP 患者无明确的病因，称为特发性CP，但是通过相关特殊检查，有部分特发性胰腺炎仍可以找到确切的病因，随着医学诊断技术的不断进步，将有更多的特发性胰腺炎患者有望找到病因。研究发现，特发性CP 潜在的病因主要包括胆系微结石、Oddi 括约肌运动功能障碍、胰腺分裂征等。如上所述，很多因素参与CP 的发生发展。然而，很多CP 患者的病因并不清楚。有研究认为，大多被广泛接受的病因只能被视为危险因素，因为大多数受此类因素影响的个体并不发生胰腺炎。TIGAR-O 分类标准提出了危险调节因子的概念，而不是病因，其在CP 患者的疾病发生中相互作用、相互影响。在TIGAR-O 分类标准中，这些危险调节因子中任何一个都使个体易患慢性胰腺炎，通过不同的机制发挥作用。

（七）慢性胰腺炎发病的相关假说

很多学者对慢性胰腺炎的发病机制提出了假说。Bordalo 和Noronha 等认为胰腺分泌异常是继发于形态学改变的，而胰腺的形态学改变则是乙醇及其代谢产物作用的结果。Klöppel 和Maillet 认为急性胰腺炎和慢性胰腺炎存在一系列演变过程。开始是间质脂肪坏死、出血，逐渐形成叶周纤维化，叶周纤维化反过来使叶内胰管扭曲变形，导致其狭窄和扩张。一旦胰管结构发生改变，胰腺分泌的正常胰液流出受阻，于是蛋白沉积形成蛋白栓并最终钙化形成胰石。上述过程反复发生将导致胰管阻塞，继而腺泡细胞损伤，替代以纤维化组织。Cavallini 等基于对不饮酒患者的观察提出了新的假说，认为发生在大导管的CP 患者导致胰管破坏的致病因素可能是导管上皮的免疫学损伤，最后引起炎症和纤维化。Schneider 和Whitcomb 提出了另一种新的假说，其中心内容是：①进展到慢性胰腺炎阶段需要一起始事件，它可导致胰腺纤维化的发生；②胰腺纤维化因抗炎症细胞反应（而不是促炎症细胞反应）所致。最近，Braganza 等根据慢性胰腺炎的原发受累部位提出了原发导管假说、原发胰腺腺泡假说及二次打击学说等。引起慢性胰腺炎的病因及危险因素多种多样，但临床中的具体病因及发病机制尚不清楚，慢性胰腺炎的病因及发病机制有待进一步研究。

三、慢性胰腺炎病理

慢性胰腺炎病情轻重不一，炎症范围可累及整个胰腺，也可只涉及某一部分。胰腺可稍增大或缩小，质硬，被膜增厚，表面苍白呈斑块或结节状。大体上常常很难区分慢性胰腺炎和胰腺癌，通常二者切面均呈灰白色或黄白色，质地较硬，胰腺癌病灶常常深埋于胰腺实质内，与正常组织分界不清，二者的鉴别主要依靠组织学诊断。慢性胰腺炎的组织学特征是导管上皮的化生、萎缩和纤维化。大多数不同分化程度的导管腺癌也显示着重度的纤维结缔组织化，而且胰腺癌往往比其他实质性脏器的癌肿要致密得多。胰泡萎缩或消失，有弥漫性纤维化或钙化；胰管有多发性狭窄与囊状扩张，管内常有结石或钙化；有时可见到假性囊肿形成，亦可萎缩。慢性胰腺炎在组织病理学上主要表现为不可逆转的外分泌和内分泌细胞逐渐丧失、纤维化发生及胆管上皮和腺泡上皮特有的形态学改变。近年来，胰腺上皮内瘤变（pancreatic intraepithelial neoplasia，PanIN）被用来描述胰腺小导管上皮细胞非典型增生至原位癌这一系列癌前病变的连续过程，PanIN分为1～3级，其中PanIN-1A和PanIN-1B为低级别，PanIN-2和PanIN-3为高级别。正常胰腺到胰腺导管腺癌，PanIN的发生率逐渐增加，尤以高级别PanIN更为显著，而PanIN-3仅见于导管腺癌和慢性胰腺炎组织中，因此有人认为PanIN是胰腺癌发生的前阶段或早期事件，是慢性胰腺炎向胰腺癌发展过程中的重要形态学改变。

四、慢性胰腺炎研究模型

饮食、胰管结扎、铃蟾肽、二丁基二氯化物（DBTC）、动脉注射微球、动脉结扎及胰管注射等方法可诱导不同的CP动物模型。饮食法诱导自发性CP，胰管结扎法和胰管注射法诱导慢性阻塞性胰腺炎，铃蟾肽诱导复发性慢性胰腺炎，动脉注射微球和动脉结扎诱导慢性活动性胰腺炎。不同的方法均可诱导CP模型，但各具特点。

五、慢性胰腺炎临床表现

40岁以上男性多见，病程长达数年或十余年。由于病变程度不同，症状和体征等临床表现也有很大差异。无症状期与症状轻重不等的发作期的交替出现，也可无明显症状而发展为胰腺功能不全的表现。典型病例可出现五联征：腹痛、胰腺钙化、胰腺假性囊肿、脂肪泻及糖尿病。

（一）腹痛

腹痛为最突出的症状。初为间歇性，后转为持续性腹痛，性质可为隐痛、钝痛、钻痛甚至剧痛，多位于中上腹可偏左或偏右，可放射至后背、两肋部。坐位，膝屈曲位时疼痛可有所缓解，躺下或进食时疼痛加剧。

（二）胰腺功能不全的表现

吸收不良综合征（腹胀、食欲减退、恶心、嗳气、厌食油腻、乏力、消瘦、腹泻甚至脂肪泻）和糖尿病（胰腺内分泌功能不全）的表现。

（三）体征

腹部压痛与腹痛不相称，多数仅有轻度压痛。并发假性囊肿时出现包块。胰头肿大和纤维化肿块及胰腺囊肿压迫胆总管时出现黄疸。少数患者可出现腹腔积液和胸腔积液、消化性溃疡和上消化道出血、多发性脂肪坏死、血栓性静脉炎或静脉血栓形成及精神症状。

六、慢性胰腺炎诊断

CP早期症状不典型，且无特异性实验室和影像学检查手段，早期诊断较为困难。患者的血糖和糖耐量试验往往呈阳性反应，但对诊断CP缺乏特异性，而且内分泌功能损伤的出现一般晚于外分泌功能的损伤，因此胰腺外分泌功能的检测对于早期诊断有一定意义。影像学方面，CT可以发现胰腺钙化、胰管扩张和胰管结石等CP的典型变化，ERCP可通过造影、刷取细胞和放置支架对CP进行诊断、鉴别诊断和治疗，具有重要意义。PET对于慢性胰腺炎的诊断和鉴别诊断有一定意义，其敏感性和特异性分别为94%和88%，有一定的应用前景。目前，尚无一个生物标记物具有足够的敏感性及特异性可用于临床。Gold等以单克隆抗体PAM为试剂定量分析患者血清中的黏蛋白MUC，作为一种新的免疫测定方法用以鉴别胰腺癌和胰腺炎，结果发现该方法用于诊断胰腺癌的敏感性为77%、特异性为95%；用以和胰腺炎鉴别的特异性为95.4%，与CA19-9相比差异显著，提示该方法对诊断胰腺癌很有价值。另一种分子标记物为癌胚抗原相关细胞黏附分子1（CEACAM1）Semione等研究发现，与非胰腺癌患者相比，胰腺癌患者CEACAM1水平明显升高，91%的胰腺癌患者、24%的正常患者、66%的慢性胰腺炎患者血清表达CEACAM1，其敏感性及特异性均较CA19-9高。

对反复发作的急性胰腺炎、胆道疾病或糖尿病患者，有发作性或持续性上腹痛、腹泻、消瘦者具备下列条件之一，可诊断为慢性胰腺炎。

1. X线腹片示：胰腺钙化、结石。

2. 胰腺外分泌功能检查有显著降低。

3. 组织病理学有慢性胰腺炎改变。

七、慢性胰腺炎治疗

目前CP的治疗方法主要有内科治疗、内镜介入治疗及外科手术治疗3种。

（一）内科治疗

除有明确病因的阻塞性的CP外，多数患者首先应接受系统的内科治疗，治疗后大多数患者症状可缓解。CP的一般治疗可概括为避免过度劳累及精神紧张，严格戒烟，禁酒，控制饮食，少食多餐，避免高脂、高糖饮食，补充高蛋白、高维生素饮食，改善营养状况，补充消化酶等。对于高胃酸患者可用H_2受体阻滞剂，腹痛剧烈者可恰当使用止痛剂。必要时可行腹腔神经丛封闭。可辅以中医治疗，并积极治疗并发症。常用的治疗药物包括：胰蛋白酶抑制剂、奥曲肽、维生素、胰岛素等。

（二）内镜治疗

近年来，随着微创科治疗观念的普及，胰腺疾病的内镜治疗也已广泛开展，与外科治疗相比，内镜治疗和检查可一次进行，安全性高、操作成功率高、治疗痛苦小、术后症状缓解率高，具有较低的病死率，已逐步成为缓解胰管梗阻引起腹痛的首选方法。常规术式包括：①经内镜胰管括约肌切开术；②胰管扩张术；③胰管支架术；④内镜下胰管取石术；⑤内镜下胰腺假性囊肿引流术；⑥内镜下鼻胰管引流术；⑦肉毒杆菌毒素括约肌注射；⑧超声内镜下内脏神经（腹腔神经节）阻滞术等方法。

（三）外科治疗

CP外科手术治疗的目的在于消除或缓解难以药物控制的疼痛，治疗胰腺假囊肿、胰瘘、胆管梗阻、十二指肠梗阻等并发症，减缓疾病进程和改善内、外分泌功能，并取得病理结果以排除胰腺癌。CP手术的主要适应证为：①各种治疗难以控制的顽固性腹痛；②不能除外癌的诊断；③波及邻近器官。CP是一种病因、病程复杂的疾病，目前还没有一种手术方式能够作为标准术式解决所有患者的问题。其常用的手术方式有：①胰管减压术；②胰腺切除术；③止痛术等。

八、慢性胰腺炎与胰腺癌

（一）慢性胰腺炎与癌变

CP已经被证明是胰腺癌的独立危险因素，与胰腺癌关系密切。CP与胰腺癌的关系可从两个方面考虑，一是CP可以促进正常胰腺发生癌变，二是CP直接癌变。越来越多的证据表明，CP可直接发生癌变。

首先，胰腺癌的高发年龄在CP发病年龄后10～20年，符合炎症癌变的时间。而且，从发病部位上，CP和胰腺癌都好发于胰头。胰头肿块型胰腺炎患者的病理标本中可以有灶性癌变，其发病时间和发病部位上的吻合是二者相关联的有力的病因学证据。其次，胰腺的慢性炎症逐渐破坏和损伤胰腺的正常生物屏障，长期刺激可诱发胰腺癌。关于癌前良性病变的概念可以追溯至19世纪，Virchow提出良性炎性疾病可以导致肿瘤。众所周知，在其他消化器官，某些先期存在的良性疾病如胆石症、溃疡性结肠炎等都是使病变器官发展为癌症的危险因素，因此将CP认为是胰腺癌的癌前病变是有病因学根据的。再次，CP患者胰腺癌患病风险增加。1993年开展的一项涉及6个国家共1 552例CP患者的国际性大样本队列研究结果表明，诊断CP后10年和20年，患者发生胰腺癌的累积风险分别为1.8%和4.0%。在一项共有7 956例急、慢性及未明确类型的胰腺炎患者参与的研究中发现，CP发生胰腺癌的标化发病比为3.8。Talamini等对715例CP患者平均随访10年，结果发现，其发生胰腺癌的危险性明显增加（SIR为18.5），尤其是遗传性CP患者，其70岁时发生胰腺癌的累积风险接近40%。父系遗传模式的遗传性CP进展为胰腺癌的累积风险接近75%。

（二）慢性胰腺炎癌变的危险因素

1. 吸烟　CP本身容易转变为胰腺癌。而吸烟更是CP发生胰腺癌的一个危险因素。一项大型队列研究显示，吸烟加速了CP的发展进程，吸烟者更易发生糖尿病和胰腺钙化。由于CP患者很多都吸烟，很难详细说明吸烟在CP癌变发生发展过程中的相对作用。一项针对497例遗传性CP患者的研究表明，与不吸烟者相比，吸烟者发生胰腺癌的危险性增加2倍，且出现胰腺癌的时间要早20年。

2. 胰腺癌家族史　胰腺癌家族史是指与患者有血缘关系的亲属中有2人或2人以上发生胰腺癌。研究表明，具有遗传性胰腺癌综合征及胰腺癌家族史的患者，发生胰腺癌的危险性增加。一级亲属中有1例胰腺癌患者，其发生胰腺癌的危险性增加4.6倍；一级亲属中有2例胰腺癌患者，其发生胰腺癌的危险性增加6.4倍；一级亲属中有3例胰腺癌患者，其发生胰腺癌的危险性增加32倍。

3. 肥胖　虽然有人认为，30%的胰腺癌可能与饮食有关，但其中的原因并不清楚。由于胰腺并不像消化道一样直接与食物接触，因此饮食可能是通过机体代谢状态的改变以及代谢产物和血液中的致癌物质对胰腺产生某些影响的。研究显示，过量的能量摄取会增加胰腺癌的发病率。最近一项荟萃分析也表明，在西方国家，胰腺癌的风险性随体重指数（BMI）的增加而轻度增加，肥胖者（BMI≥30 kg·m^2）较BMI正常者（22 kg·m^2）发生胰腺癌的风险增加19%。但在日本，肥胖与胰腺癌之间没有联系，其原因可能与日本肥胖人数较西方国家少有关。

（三）慢性胰腺炎癌变机制

1. 慢性胰腺炎癌变的细胞生物学　慢性胰腺炎是病理生理学层面的概念，涉及胰腺组织及免疫系统两大方面，其中任何一个方面的任何环节出现问题都会导致疾病的发生。胰腺组织起源的CP其细胞生物学本质是：胰腺导管细胞、胰岛细胞、胰腺成纤维细胞等细胞成分由于外部刺激或者内部改变发生损伤，释放损伤相关模式抗原、细胞因子、趋化因子等，从而激活免疫系统，造成固有免疫细胞、特异性免疫细胞的浸润。免疫系统起源的CP的本质是：免疫系统紊乱，免疫细胞或者抗体直接攻击胰腺组织细胞。众多研究表明，胰腺癌，尤其是导管腺癌，起源于胰腺组织，即CP组织中发生癌变的细胞最有可能的是胰腺导管细胞、胰岛细胞、胰腺腺泡细胞、胰腺成纤维细胞、胰腺血管细胞、胰腺神经细胞，前三者都可以通过细胞表型转化发展成胰腺癌，后三者没有证据表明具有此现象。目前，尚未有证据表明免疫系统来源的细胞可以转化成胰腺癌。所以，从细胞层面上来说，CP癌变的本质是炎症组织中胰腺导管细胞、胰岛细胞或者胰腺腺泡细胞的恶性转化。

2. 慢性胰腺炎癌变的分子生物学

（1）慢性炎症　慢性炎症与肿瘤形成密切相关，如Barrett 食管与食管癌，炎性肠病与结直肠癌，慢性胰腺炎与胰腺癌等。广泛的慢性炎症使组织、器官长期暴露于细胞毒性介质中（如促炎因子和活性氧离子等），从而导致细胞DNA 突变，随着DNA 损伤不断累积而发生癌变。但是具体机制仍然不明确，NF-kB 等转录因子及细胞因子可能在其中发挥重要作用。在慢性胰腺炎的发生、发展过程中，由于受到损伤因子的刺激，上皮细胞表达NF-kB，进而促进TNF-α 和IL-1β等促炎因子的分泌；同时激活内皮细胞并募集活化的巨噬细胞至损伤部位，从而引起炎症因子的释放，并诱导急性期基因如COX-2 和IL-8 表达，促进VCAM、ICAM、E-选择素和P-选择素表达，进而诱导白细胞向损伤部位聚集。白细胞是产生活性氧和一氧化氮的主要细胞；活性氧和一氧化氮是破坏DNA 的主要毒性介质。氧化应激又能活化AP1 和NF-kB 等转录因子，从而激活生存和促生长信号通路，并进一步促进细胞因子释放，导致恶性循环，加剧DNA 损伤，引起恶变。

（2）DNA损伤　在慢性炎症过程中，细胞因子、氧自由基、趋化因子及生长因子等炎症介质会导致细胞和DNA损伤，反复累积的损伤将最终导致DNA修复失败，从而引发癌症。胰腺导管增生及*K-ras*突变是导致慢性胰腺炎向胰腺癌进展的潜在原因。一项针对774例慢性胰腺炎患者的回顾性分析表明，*K-ras*密码子平均突变率为13%（0～60%）。*K-ras*突变出现于进行性累积性基因缺陷损伤的早期，其下游通路包括p16失活、p53表达上调、肿瘤抑制基因DPC4失活及其他癌相关基因如乳腺癌易感基因BRCA2的改变。

（3）胰腺星状细胞　近来研究发现，胰腺星状细胞在慢性胰腺炎癌变过程中发挥重要作用。正常情况下这类细胞处于静止状态，但是在炎症过程中，TNF-α、TGF-β、TGF-α、PDGF 等细胞因子刺激这类细胞增殖、分化为肌成纤维细胞。肌成纤维细胞表达α-平滑肌肌动蛋白，并分泌细胞外基质（ECM）蛋白如Ⅰ型和Ⅲ 型胶原以及纤维结合蛋白，从而导致胰腺纤维化；胰腺纤维化引起胰管堵塞，胰管内压力升高，导致胰管受损；长期的胰管受损，持续激活Notch 及Hedgehog等信号通路，并促进COX2 表达，从而引起胰腺导管上皮内瘤变，最终发展为胰腺癌。同时，胰腺星状细胞活化，分泌IFN-γ、IL-1、TNF 家族、TGF-β等促炎因子，发挥自分泌作用持续自我活化，而且这些细胞因子也可以激活NF-κB 等转录因子，从而导致癌变。

（四）CP与PC鉴别诊断的研究进展

CP与PC在活检材料的组织学鉴别诊断上存在争论，由于胰导管梗阻，PC常伴发CP更增加了诊断的难度，临床上经常遇到胰腺癌误诊为CP，采用非手术治疗，后因病情恶化并发现癌转移，才认识到原来诊断失误，但已失去手术切除的机会。近年诸多国外学者将注意力转移到肿瘤及分子标记物身上，认为*K-ras*基因12密码子点突变、p53过表达及端粒酶活性检测是PC临床病理诊断的分子标记物，同时也发现MUC1、MUC4、TUM2-PK（tumor M2-Pyrvate kinase），TPS（tissue polypeptide specific antigen），CA19-9、CA242等肿瘤标记物的免疫组化在CP与PC病理鉴别诊断上有一定的参考价值。CP与PC血清学鉴别诊断指标较多，最常用且特异性和敏感性均较高的有CA19-9、CA242、CEA等，新近发现TUM2-PK、TPS等肿瘤标记物也具有较高的特异性和敏感性，如果这些标记物联合应用可能更有助于临床CP与PC的鉴别诊断。但这些血清标记物多出现于PC晚期阶段，对于胰腺良、恶性病变的鉴别，仅靠这些标记物的定性检测尚只具有参考价值，而定量又相当困难，因此在PC早期诊断方面的价值受到一定限制。

（五）慢性胰腺炎癌变的监测

胰腺癌进展快、恶性程度高、起病隐匿，诊断明确时多已属晚期。CP是发生胰腺癌的高危人群，胰腺癌起病的症状和结构异常也与CP类似，并且胰腺癌还可因胰管阻塞而并发胰腺炎。这些都给确诊带来很大困扰。年龄45岁以上、吸烟、肥胖、有CP及胰腺癌家族史、新发糖尿病的CP患者均应纳入监测计划。由于对CP发生胰腺癌的自然病程及进展情况知之甚少，目前对于高危个体的监测频率缺乏一致意见，一般为1～3年。在没有可供参考的指导方案之前，可以根据患者的危险因素评估及其影像学检查等结果制定监测方案。

总之，慢性胰腺炎是导致胰腺癌的独立危险因素，吸烟、肥胖、胰腺癌家族史等是慢性胰腺炎癌变的危险因素。因此，对高危个体进行定期监测对早期发现胰腺癌并早期干预具有重要意义。CT、MRI、EUS等影像学检查手段及ERCP可用于慢性胰腺炎癌变的监测，但目前尚无一种生物标记物具有足够的敏感性及特异性可用于临床诊断。相信随着研究的深入，会发现比较理想的标记物，结合良好的影像学技术，成为诊断胰腺癌的最佳方法。

（陈汝福　周泉波　李志花　高文超）

第四节　其 他 病 因

胰腺癌的发病率虽然较低，但其预后极差。在发达国家，胰腺癌在所有癌症致死率中已排到第4位或第5位。胰腺癌的发病率在不同的国家或地区大相径庭，这表明生活方式，如饮食和环境因素发挥着一定作用。

由于胰腺癌发病率具有较强年龄相关性，所以人均寿命的提高及人口老龄化将导致胰腺癌在未来数十年的全球发病率呈增长趋势。吸烟是胰腺癌最常见的公认危险因素，占胰腺癌病因的20%～25%。虽然酗酒常诱发胰腺炎，但仅稍微增加了胰腺癌的发病风险。病毒感染并不是胰腺癌发病的主要危险因素，但已有的证据支持幽门螺旋杆菌感染可导致胰腺癌发病风险增高。胰腺癌的家族史与胰腺癌发病密切相关，估计占胰腺癌病因的5%～10%。代谢综合征，包括肥胖、糖耐量受损和长期糖尿病可增加发病风险，而使用二甲双胍则可降低发病风险。过敏（特别是花粉症）可降低发病风险，已有一致的结论，但其他类型的过敏，除哮喘外，证据仍然有限。一些研究证据表明，胰腺癌患者与对照组相比，既往更容易患胰腺炎。这些研究还发现，胰腺炎的发病和胰腺癌的诊断时间间隔越长，风险则越低，而长期胰腺炎则可增加胰腺癌发病风险。一些研究认为胆石症可增加发病风险，但胆囊切除术与胰腺癌发病风险则缺乏相关性。溃疡和胰腺癌发病相关性结论尚未一致，但胃大部切除术则可增加发病风险。总体而言，在许多研究中，混杂因素很多，缺乏足够的对已知的混杂因素（如吸烟）的调控，使得许多结论难以让人信服。此外，虽然某些胰腺癌的危险因素不能改变，但采取健康的生活方式，仍可大幅度降低胰腺癌的发病风险。

一、年龄、性别和种族

在美国，胰腺癌确诊的中位年龄是72岁。几乎与其他的成人肿瘤一致，胰腺癌亦呈现出强烈的年龄相关性。只有5%～10%的患者在50岁前确诊为胰腺癌，但这些患者往往有潜在的遗传易感性或以前因为其他肿瘤接受过放疗。胰腺癌的终身累积概率男性约为1%，女性略低。由于男性的吸烟率比女性高，吸烟很可能是导致胰腺癌发病率男性略高于女性的一个主要因素。胰腺癌的发病率在各种族间存在显著差异，黑人发病率明显高于白人，而一些亚洲人群中发病率最低，导致这种差异的原因尚不清楚。

二、乙醇

在食管癌和肝癌中，乙醇是一个已知的危险因素。但是，许多早期的研究发现乙醇与胰腺癌的发病没有或仅有较弱的相关性。虽然一项纳入了14个队列研究的汇集分析支持乙醇与胰腺癌存在较弱的相关性，然而此相关性只存在于大量饮酒（＞30g乙醇/天）的女性人群中。最近一项荟萃分析结果显示大量饮酒（每天饮酒≥3次或者≥30～40g乙醇/天）可使胰腺癌的发病风险增加22%。由于吸烟和饮酒存在着密切关系，混杂因素的存在可能会高估了乙醇对胰腺癌发病的影响。

三、饮食

大量摄入肉类（尤其是烧烤）、胆固醇、油炸食品和其他含亚硝胺食品可能增加胰腺癌的发病风险。除此之外，并没有发现其他饮食与胰腺癌发病风险存在较大的关系。最近一项大型队列研究纳入了10个欧洲发达国家超过500 000名研究对象，遗憾地发现水果和蔬菜摄入并没有起到任何保护作用。然而，坚持健康饮食，所谓的“地中海饮食”似乎可降低胰腺癌的发病风险。有趣的是，大量摄入柑橘类水果可减少胰腺癌发病风险。

早在1981年，麦克马洪等报道了喝咖啡人群，其胰腺癌发病风险可能会增加，然而对同一人群的后续跟踪研究和来自其他研究者的数据并没有发现两者之间存在相关性。另一些研究发现大量摄入软饮料可增加胰腺癌的发病风险，特别是在超重妇女人群中。

在美国，大概有一半的成年人在服用维生素。两项研究提示摄入叶酸可起到保护作用，尤其表现在吸烟人群中。而其他一些研究则证实摄入蛋氨酸亦可起到保护作用。

四、维生素D和紫外线照射

维生素D在降低胰腺癌发病风险的潜在作用也被广泛探讨，但维生素D可来源于阳光和饮食，这对评估维生素D的总摄入量增加了难度。然而，一些研究仍然支持饮食摄入维生素D和血清25-羟维生素D水平可起到保护作用。一项随访20年纳入118 597人的研究计划发现较高的25-羟维生素D水平可使胰腺癌发病风险降低35%，且呈明显的剂量依赖性。

五、职业暴露

由于胰腺的发病率相对较低，且很难控制吸烟等混杂因素，因此很难评估职业暴露与胰腺癌发病风险的相关性。一项纳入了77个研究的荟萃分析，对9种职业暴露因素进行了分层，发现只有氯化烃类溶剂一种可增加患胰腺癌发病风险。在27个工种中，只有洗衣工人、干洗工人和电镀工人的胰腺癌发病风险可能增高。在其他职业暴露因素中，使用甲醛防腐者和病理学家、解剖学家的胰腺癌发病风险也可能增加。

六、肥胖

一些研究表明，高热量摄入和肥胖是胰腺癌发病的危险因素。其机制仍不明确，可能是肥胖直接促进了肿瘤的发生，或者通过肥胖和炎症反应之间关系间接促进肿瘤发生。最近两篇纳入前瞻性队列研究的系统评价和荟萃分析结果显示BMI增高与胰腺癌的发病风险密切相关。在随后的一篇纳入13个前瞻性队列研究的荟萃分析结果显示超重和肥胖可使胰腺癌发病风险增加20%。该分析还发现，中央型肥胖可增加胰腺癌的发病风险，尤其是女性。另一项最新研究发现，青少年期超重或肥胖可显著增加胰腺癌的发病风险，且使发病低龄化，比平均发病年龄提早了2~6年。

七、体力活动

关于体力活动和胰腺癌发病风险的相关性，结果并不一致。两项基于现有循证医学证据的系统评价，并没有提供有力的证据证明两者之间存在关系。

八、过敏

过敏史可降低许多肿瘤的发病风险，包括胰腺癌。其机制可能是免疫系统亢进可使机体加强对内环境监控，从而对胰腺癌细胞的发生起到保护作用。

九、胆石症和胆囊切除术

到目前为止有超过20个观察性研究探讨了胆石症与胰腺癌发病风险的关系，大部分的研究结果支持胆石症可增加胰腺癌发病风险。最近一项纳入了18个观察性研究的荟萃分析结果显示，胆囊切除术后胰腺癌发病风险增加了23%，亚组分析还发现胆囊切除术独立于其他危险因素。

十、胃切除术

过去二三十年，由于抑酸及抗幽门螺旋杆菌药物的使用，消化性溃疡治愈率已超90%，只有非常少的一部分患者（如穿孔、瘢痕性幽门梗阻、内镜治疗无效的出血或再出血及对药物反应较差）需要行胃大部切除术。但二三十年前，胃切除术依然是普外科最常见的手术，有研究显示术后20～30年，胰腺癌发病率会明显升高。此外，胃切除术仍然是发达国家治疗肥胖的主要措施。本课题组的一篇纳入了15个观察性研究的荟萃分析结果显示，胃切除术后胰腺癌发病风险增加了54%，随术后时间推移，发病风险显著增高，行毕Ⅱ式切除术患者较毕Ⅰ式患者发病风险有所增高。而行胃切除术的病因中，胃溃疡与十二指肠溃疡两者间则无明显差异。分析胃切除术后胰腺癌发生机制，有以下几点：①胃切除术后低胃酸环境导致产硝酸盐的细菌过度生长，产生亚硝胺致癌。②行胃切除术患者大部分存在幽门螺旋杆菌感染，幽门螺旋杆菌DNA在PTCD引流胆汁中可以检出，荟萃分析也显示幽门螺旋杆菌感染与胰腺癌发病密切相关，幽门螺旋杆菌的定植可以增加亚硝胺的致癌作用，但部分行胃切除术的患者由于胆汁反流幽门螺旋杆菌可自动消失，提示幽门螺旋杆菌可能并非直接致癌。③输入襻梗阻导致反复发作的急性胰腺炎也是原因之一。阿司匹林及其他NSAID类药物相关溃疡的发病率近年有所上升，阿司匹林及其他NSAID类药物可抑制很多肿瘤的发生，NSAID类药物的使用在需要手术干预的消化性溃疡患者中更常见，因此可能会低估了胃切除对胰腺癌发病风险的影响。

十一、牙周疾病

基于2项队列研究的结果显示，牙周疾病可增加胰腺癌发病风险。该相关性似乎独立于其他已知的危险因素，如吸烟。然而，并非所有的研究都调整了糖尿病这个危险因素，而糖尿病是导致牙周疾病的重要危险因素。

十二、血栓栓塞事件

深静脉血栓和肺栓塞是恶性肿瘤公认的并发症，特别是胰腺癌。但是，原因不明的血栓栓塞事件是否为胰腺癌的早期事件，仍不确定。一项荟萃分析结果表明，在一些隐匿的肿瘤患者中，其不明原因的深静脉血栓和肺栓塞发病率要比正常人高2～3倍，而在卵巢癌和胰腺癌则更明显。但该相关性可能还有其他危险因素在共同起作用，如ABO血型。

十三、感染

病毒性感染（如腮腺炎）和细菌性感染（如沙门氏菌肠炎和伤寒）均可影响胰腺。因此，我们有理由怀疑他们可能在胰腺癌发生中起到一定作用。已有2项研究发现乙型肝炎病毒或丙型肝炎病毒感染和胰腺癌具有相关性，尤其是乙型肝炎病毒。一项纳入了7篇观察性研究的荟萃分析结果显示，感染幽门螺旋杆菌的人群，其胰腺癌的发病风险增加了65%。

十四、药物使用

阿司匹林和非甾体类抗炎药的使用似乎可降低许多消化道肿瘤的发病风险，但至今仍无有力的证据证实这些药物可降低胰腺癌的发病风险。尽管基础实验研究证实他汀类药物具有保护作用，但迄今为止，无论是随机对照试验还是观察性研究，其结果均不一致，但总的结果并不支持他汀类药物对胰腺癌具有保护作用。口服降糖药二甲双胍可降低胰腺癌的发病风险，而胰岛素和胰岛素促分泌剂使用则可增加胰腺癌的发病风险。

十五、肿瘤家庭史

随着人类基因组计划的完成，研究者越来越关注家族性和散发性胰腺癌的遗传学改变。胰腺癌家族史与胰腺癌发病是密切相关的。一项系统评价和荟萃分析结果发现，有胰腺癌家族史的人群，其胰腺癌发病率增加了近2倍。这提示胰腺癌的发生可能与某些特定的基因突变有关，而这些基因突变通常与某些特殊的综合征或疾病有关。这些综合征或疾病包括有FAMMM综合征、遗传性胰腺炎、黑斑息肉综合征、家族性胰腺癌、乳腺癌、囊性纤维化和Fanconi贫血症、家族性腺瘤性息肉病、Li-Fraumeni综合征、Lynch综合征。其中，遗传性胰腺炎、FAMMM综合征、黑斑息肉综合征、Li-Fraumeni综合征、囊性纤维化和BRCA1 / BRCA2基因突变将与吸烟一起，增加早发性胰腺癌的发病风险。总的来说，这些遗传性的基因突变占胰腺癌病因的5%～10%，而散发性的胰腺癌可能与吸烟或食物所致的体细胞多态性突变以及DNA的损伤修复有关。

十六、血型

血型具有遗传特性，其与肿瘤的发生与发展关系一直被广泛地研究。最近，全基因组研究发现胰腺癌易感基因位于ABO血型基因位点上。随后，一项大型的前瞻性研究证实ABO血型与胰腺癌确实存在一定联系。基于之前已经发表的几个小型研究，荟萃分析结果表明，非O型血占所有新发胰腺癌病因的17%。但是，胰腺癌和血型相关的确切机制仍不清楚。

除了小肠之外，胰腺癌的发生率远较其他消化器官低。然而，由于胰腺部位较隐匿，缺乏有效的血清肿瘤标志物，难于获得病理诊断，且胰腺癌发展迅速，对化疗和放疗均不敏感，因此，死亡率极高。目前，遗传因素只占胰腺癌病因的一小部分，环境因素似乎占了很大的比例。已知的预防措施包括减少吸烟和保持正常体重。摄入足够的水果和蔬菜也可能起到预防作用，但关于这点仍缺乏有力的循证医学证据。在胰腺癌病因学领域中具有前景的研究，包括胰腺癌的种族差异性，胰腺癌与血型的关系，胰腺癌与病毒感染的关系，许多已知的原癌基因与抑癌基因突变和胰腺癌的关系。

（李志花　周泉波　龚远锋）

参考文献

[1] 李兆申. 加强慢性胰腺炎临床流行病学及病因学研究[J]. 中华消化杂志，2004，24（12）：705-706.

[2] 赖晓伟，廖专，李兆申，等. 慢性胰腺炎癌变研究进展[J]. 世界临床药物，2008，29（12）：705-709.

[3] 王兴鹏，张汝玲. 慢性胰腺炎的病因和发病机制[J]. 中国实用外科杂志，2011，31（9）：778-780.

[4] 张太平，徐建威，赵玉沛. 慢性胰腺炎癌变研究进展与鉴别诊断[J]. 中国实用外科杂志，2011，31（9）：794-797.

[5] 殷向华，李非，孙家邦. 慢性胰腺炎的病因与发病机制[J]. 中华肝胆外科杂志，2004，10（4）：286-288.

[6] 耿琼梅，张海蓉，段丽平. 慢性胰腺炎的治疗进展[J]. 医学综述，2011，17（5）：741-744.

[7] 陈启龙，温浩，李国威. 慢性胰腺炎动物模型研究进展[J]. 中国普外基础与临床杂志，2003，10（6）：560-563.

[8] 赵玉沛，李秉璐. 慢性胰腺炎与胰腺癌的关系及诊治现状与展望[J]. 中国普外基础与临床杂志，2003，10（6）：521-524.

[9] 梁珊，杨竹林. 慢性胰腺炎与胰腺癌相互关系的研究进展[J]. 肝胆胰外科杂志，2006，18（3）：197–202.

[10] Raimondi S，Maisonneuve P，Lohr JM，et al. Early onset pancreatic cancer：evidence of a major role for smoking and genetic factors[J]. Cancer Epidemiol Biomarkers Prev，2007，16：1894–1897.

[11] Deutsch M，Rosenstein MM，Ramanathan RK. Pancreatic cancer in a young adult after treatment for Hodgkin's disease[J]. Clin Oncol（R Coll Radiol）1999，11：280–282.

[12] Rohrmann S，Linseisen J，Vrieling A，et al. Ethanol intake and the risk of pancreatic cancer in the European Prospective Investigation into Cancer and Nutrition（EPIC）[J]. Cancer Causes Control，2009，20：785–794.

[13] Jiao L，Silverman DT，Schairer C，et al. Alcohol use and risk of pancreatic cancer：the NIH–AARP Diet and Health Study[J]. Am J Epidemiol，2009，169：1043–1051.

[14] Genkinger JM，Spiegelman D，Anderson KE，et al. Alcohol intake and pancreatic cancer risk：a pooled analysis of fourteen cohort studies[J]. Cancer Epidemiol Biomarkers Prev，2009，18：765–776.

[15] Tramacere I，Scotti L，Jenab M，et al. Alcohol drinking and pancreatic cancer risk：a meta–analysis of the dose–risk relation[J]. Int J Cancer，2010，126：1474–1486.

[16] Zheng W，Lee SA. Well–done meat intake，heterocyclic amine exposure，and cancer risk[J]. Nutr Cancer，2009，61：437–446.

[17] Vrieling A，Verhage BA，van Duijnhoven FJ，et al. Fruit and vegetable consumption and pancreatic cancer risk in the European Prospective Investigation into Cancer and Nutrition[J]. Int J Cancer，2009，124：1926–1934.

[18] Jiao L，Mitrou PN，Reedy J，et al. A combined healthy lifestyle score and risk of pancreatic cancer in a large cohort study[J]. Arch Intern Med，2009，169：764–770.

[19] Bae JM，Lee EJ，Guyatt G. Citrus fruit intake and pancreatic cancer risk：a quantitative systematic review[J]. Pancreas，2009，38：168–174.

[20] MacMahon B，Yen S，Trichopoulos D，et al. Coffee and cancer of the pancreas[J]. N Engl J Med，1981，304：630–633.

[21] Larsson SC，Bergkvist L，Wolk A. Consumption of sugar and sugar–sweetened foods and the risk of pancreatic cancer in a prospective study[J]. Am J Clin Nutr，2006，84：1171–1176.

[22] Mueller NT，Odegaard A，Anderson K，et al. Soft drink and juice consumption and risk of pancreatic cancer：the Singapore Chinese Health Study[J]. Cancer Epidemiol Biomarkers Prev，2010，19：447–455.

[23] Schernhammer ES，Hu FB，Giovannucci E，et al. Sugar–sweetened soft drink consumption and risk of pancreatic cancer in two prospective cohorts[J]. Cancer Epidemiol Biomarkers Prev，2005，14：2098–2105.

[24] Larsson SC，Hakansson N，Giovannucci E，et al. Folate intake and pancreatic cancer incidence：a prospective study of Swedish women and men[J]. J Natl Cancer Inst，2006，98：407–413.

[25] Stolzenberg–Solomon RZ，Pietinen P，Barrett MJ，et al. Dietary and other methyl–group availability factors and pancreatic cancer risk in a cohort of male smokers[J]. Am J Epidemiol，2001，153：680–687.

[26] Gong Z，Holly EA，Bracci PM. Intake of folate，vitamins B_6，B_{12} and methionine and risk of pancreatic cancer in a large population–based case–control study[J]. Cancer Causes Control，2009，20（8）：1317–1325.

[27] Larsson SC，Giovannucci E，Wolk A. Methionine and vitamin B_6 intake and risk of pancreatic cancer：a prospective study of Swedish women and men[J]. Gastroenterology，2007，132：113–118.

[28] Giovannucci E. Vitamin D and cancer incidence in the Harvard cohorts[J]. Ann Epidemiol，2009，19：84–88.

[29] Bao Y，Ng K，Wolpin BM，et al. Predicted vitamin D status and pancreatic cancer risk in two prospective cohort studies[J]. Br J Cancer，2010，102：1422–1427.

[30] Ojajarvi A，Partanen T，Ahlbom A，et al. Estimating the relative risk of pancreatic cancer associated with exposure agents in job title data in a hierarchical Bayesian meta–analysis[J]. Scand J Work Environ Healthm，2007，33：325–335.

[31] Collins JJ, Esmen NA, Hall TA. A review and meta-analysis of formaldehyde exposure and pancreatic cancer[J]. Am J Ind Med, 2001, 39: 336-345.

[32] Berrington DGA, Sweetland S, Spencer E. A meta-analysis of obesity and the risk of pancreatic cancer[J]. Br J Cancer, 2003, 89: 519-523.

[33] Fryzek JP, Schenk M, Kinnard M, et al. The association of body mass index and pancreatic cancer in residents of southeastern Michigan, 1996-1999[J]. Am J Epidemiol, 2005, 162: 222-228.

[34] Patel AV, Rodriguez C, Bernstein L, et al. Obesity, recreational physical activity, and risk of pancreatic cancer in a large U. S. Cohort[J]. Cancer Epidemiol Biomarkers Prev, 2005, 14: 459-466.

[35] Reeves GK, Pirie K, Beral V, et al. Cancer incidence and mortality in relation to body mass index in the Million Women Study: cohort study[J]. BMJ, 2007, 335: 1134.

[36] Khasawneh J, Schulz MD, Walch A, et al. Inflammation and mitochondrial fatty acid beta-oxidation link obesity to early tumor promotion[J]. Proc Natl Acad Sci U S A, 2009, 106: 3354-3359.

[37] Larsson SC, Orsini N, Wolk A. Body mass index and pancreatic cancer risk: a meta-analysis of prospective studies[J]. Int J Cancer, 2007, 120: 1993-1998.

[38] Renehan AG, Tyson M, Egger M, et al. Body-mass index and incidence of cancer: a systematic review and meta-analysis of prospective observational studies[J]. Lancet, 2008, 371: 569-578.

[39] Arslan AA, Helzlsouer KJ, Kooperberg C, et al. Anthropometric measures, body mass index, and pancreatic cancer: a pooled analysis from the Pancreatic Cancer Cohort Consortium (PanScan) [J]. Arch Intern Med, 2010, 170: 791-802.

[40] Li D, Morris JS, Liu J, et al. Body mass index and risk, age of onset, and survival in patients with pancreatic cancer[J]. JAMA, 2009, 301: 2553-2562.

[41] Bao Y, Michaud DS. Physical activity and pancreatic cancer risk: a systematic review[J]. Cancer Epidemiol Biomarkers Prev, 2008, 17: 2671-2682.

[42] O' Rorke MA, Cantwell MM, Cardwell CR, et al. Can physical activity modulate pancreatic cancer risk? a systematic review and meta-analysis[J]. Int J Cancer, 2010, 126: 2957-2968.

[43] Gandini S, Lowenfels AB, Jaffee EM, et al. Allergies and the risk of pancreatic cancer: a meta-analysis with review of epidemiology and biological mechanisms[J]. Cancer Epidemiol Biomarkers Prev, 2005, 14: 1908-1916.

[44] Maisonneuve P, Lowenfels AB, Bueno-de-Mesquita HB, et al. Past medical history and pancreatic cancer risk: Results from a multicenter case-control study[J]. Ann Epidemiol, 2010, 20: 92-98.

[45] Turner MC, Chen Y, Krewski D, et al. An overview of the association between allergy and cancer[J]. Int J Cancer, 2006, 118: 3124-3132.

[46] Sherman PW, Holland E, Sherman JS. Allergies: their role in cancer prevention[J]. Q Rev Biol, 2008, 83: 339-362.

[47] Lin G, Zeng Z, Wang X, et al. (2012) Cholecystectomy and risk of pancreatic cancer: a meta-analysis of observational studies[J]. Cancer Causes Control, 2012, 23: 59-67.

[48] Gong Y, Zhou Q, Zhou Y, et al. Gastrectomy and risk of pancreatic cancer: systematic review and meta-analysis of observational studies [J]. Cancer Causes Control, 2012, 23: 1279-1288.

[49] Fitzpatrick SG, Katz J. The association between periodontal disease and cancer: a review of the literature[J]. J Dent, 2010, 38: 83-95.

[50] Meyer MS, Joshipura K, Giovannucci E, et al. A review of the relationship between tooth loss, periodontal disease, and cancer[J]. Cancer Causes Control, 2008, 19: 895-907.

[51] Iodice S, Gandini S, Lohr M, et al. Venous thromboembolic events and organ-specific occult cancers: a review and meta-analysis[J]. J Thromb Haemost, 2008, 6: 781-788.

[52] Maisonneuve P, Iodice S, Lohr JM, et al. Re: ABO blood group and the risk of pancreatic cancer[J]. J Natl Cancer Inst, 2009, 101: 1156, 1156–1157.

[53] El–Serag HB, Engels EA, Landgren O, et al. Risk of hepatobiliary and pancreatic cancers after hepatitis C virus infection: A population–based study of U. S. veterans Inst. Hepatology, 2009, 49: 116–123.

[54] Hassan MM, Li D, El–Deeb AS, et al. Association between hepatitis B virus and pancreatic cancer[J]. J Clin Oncol, 2008, 26: 4557–4562.

[55] Risch HA, Yu H, Lu L, et al. ABO blood group, helicobacter pylori seropositivity, and risk of pancreatic cancer: a case–control study [J]. J Natl Cancer Inst, 2010, 102: 502–505.

[56] Capurso G, Schunemann HJ, Terrenato I, et al. Meta–analysis: the use of non–steroidal anti–inflammatory drugs and pancreatic cancer risk for different exposure categories[J]. Aliment Pharmacol Ther, 2007, 26: 1089–1099.

[57] Larsson SC, Giovannucci E, Bergkvist L, et al. Aspirin and nonsteroidal anti–inflammatory drug use and risk of pancreatic cancer: a meta–analysis[J]. Cancer Epidemiol Biomarkers Prev, 2006, 15: 2561–2564.

[58] Bonovas S, Filioussi K, Sitaras NM. Statins are not associated with a reduced risk of pancreatic cancer at the population level, when taken at low doses for managing hypercholesterolemia: evidence from a meta–analysis of 12 studies[J]. Am J Gastroenterol, 2008, 103: 2646–2651

[59] Li D, Yeung SC, Hassan MM, et al. Antidiabetic therapies affect risk of pancreatic cancer[J]. Gastroenterology, 2009, 137: 482–488.

[60] Permuth–Wey J, Egan KM. Family history is a significant risk factor for pancreatic cancer: results from a systematic review and meta–analysis[J]. Fam Cancer, 2009, 8: 109–117.

[61] Landi S. Genetic predisposition and environmental risk factors to pancreatic cancer: a review of the literature[J]. Mutat Res, 2009, 681: 299–307.

[62] Amundadottir L, Kraft P, Stolzenberg–Solomon RZ, et al. Genome–wide association study identifies variants in the ABO locus associated with susceptibility to pancreatic cancer[J]. Nat Genet, 2009, 41: 986–990.

[63] Wolpin BM, Kraft P, Gross M, et al. Pancreatic cancer risk and ABO blood group alleles: results from the pancreatic cancer cohort consortium[J]. Cancer Res, 2010, 70: 1015–1023.

[64] Annese V, Minervini M, Gabbrielli A, et al. ABO blood groups and cancer of the pancreas[J]. Int J Pancreatol, 1990, 6: 81–88.

[65] Vogel F. Controversy in human genetics. ABO blood groups and disease[J]. Am J Hum Genet, 1970, 22: 464–475.

[66] Braganza JM, Lee SH, Mc Cloy RF, et al. Chronic pancreatitis[J]. Lancet, 2011, 377: 1184–1197.

[67] Pannala R, Basu A, Petersen GM, et al. New–onset diabetes: a potential clue to the early diagnosis of pancreatic cancer[J]. Lancet Oncol, 2009; 10: 88–95.

[68] Sah RP, Nagpal SJ, Mukhopadhyay D, et al. New insights into pancreatic cancer–induced paraneoplastic diabetes[J]. Nat Rev Gastroenterol Hepatol, 2013, 10: 423–433.

[69] Chari ST, Leibson CL, Rabe KG, et al. Pancreatic cancer–associated diabetes mellitus: prevalence and temporal association with diagnosis of cancer[J]. Gastroenterology, 2008, 134: 95–101.

[70] Huxley R, Ansary–Moghaddam A, Berrington de Gonzalez A, et al. Type–Ⅱ diabetes and pancreatic cancer: a meta–analysis of 36 studies[J]. Br J Cancer, 2005, 92: 2076–2083.

[71] Ben Q, Xu M, Ning X, et al. Diabetes mellitus and risk of pancreatic cancer: a meta–analysis of cohort studies[J]. Eur J Cancer, 2011, 47: 1928–1937.

[72] Gullo L, Pezzilli R, Morselli–Labate AM, et al. Diabetes and the risk of pancreatic cancer[J]. N Engl J Med, 1994, 331: 81–84.

[73] Hornowski S, Olkowski L, Dzwonkowski S. Diabetes in patients treated surgically for pancreatic carcinoma[J]. Pol Tyg Lek, 1973, 28: 574–575.

[74] Girelli CM, Reguzzoni G, Limido E, et al. Pancreatic carcinoma: differences between patients with or without diabetes mellitus[J].

Recenti Prog Med, 1995, 86: 143–146.

[75] Pannala R, Leirness JB, Bamlet WR, et al. Prevalence and clinical profile of pancreatic cancer–associated diabetes mellitus[J]. Gastroenterology, 2008, 134: 981–987.

[76] Permert J, Ihse I, Jorfeldt L, et al. Improved glucose metabolism after subtotal pancreatectomy for pancreatic cancer[J]. Br J Surg, 1993, 80: 1047–1050.

[77] Basso D, Valerio A, Brigato L, et al. An unidentified pancreatic cancer cell product alters some intracellular pathways of glucose metabolism in isolated rat hepatocytes[J]. Pancreas, 1997, 15: 132–138.

[78] Valerio A, Basso D, Brigato L, et al. Glucose metabolic alterations in isolated and perfused rat hepatocytes induced by pancreatic cancer conditioned medium: a low molecular weight factor possibly involved[J]. Biochem Biophys Res Commun, 1999, 257: 622–628.

[79] Basso D, Millino C, Greco E, et al. Altered glucose metabolism and proteolysis in pancreatic cancer cell conditioned myoblasts: searching for a gene expression pattern with a microarray analysis of 5000 skeletal muscle genes[J]. Gut, 2004, 53: 1159–1166.

[80] Basso D, Brigato L, Veronesi A, et al. The pancreatic cancer cell line MIA PaCa2 produces one or more factors able to induce hyperglycemia in SCID mice[J]. Anticancer Res, 1995, 15: 2585–2588.

[81] Aggarwal G, Ramachandran V, Javeed N, et al. Adrenomedullin is up–regulated in patients with pancreatic cancer and causes insulin resistance in beta cells and mice[J]. Gastroenterology, 2012, 143: 1510–1517.

[82] Keleg S, Kayed H, Jiang X, et al. Adrenomedullin is induced by hypoxia and enhances pancreatic cancer cell invasion[J]. Int J Cancer, 2007, 121: 21–32.

第二部分

胰腺癌的诊断与分期

第八章 胰腺癌的影像学诊断

从影像学的角度来说，胰腺以及胰腺癌的检查方法很多，包括超声、CT、MRI、同位素成像以及传统的腹部X线和DSA等。由于胰腺的位置深藏在腹膜后，周围结构复杂，传统的腹部X线和DSA对其显示效果有限，超声成像简单方便，价格便宜，对胰头的病变显示有一定的作用，但由于肠管的干扰作用，对胰体、胰尾病变的判断较难，且由于分辨率不足，对腹膜后、肠系膜根部的淋巴结转移显示欠佳；同位素成像，主要是PET-CT对胰腺病变的定性及胰腺癌的转移判断有很大价值，是精确术前评估胰腺癌不可或缺的手段，但由于其分辨率尚不足，对胰腺癌的诊断还需有其他影像学，如CT、MRI作为支持，而且，由于其检查较昂贵，限制了其应用。本章节将以目前临床胰腺疾病最常用且效果最好的2种影像学检查方法，即CT、MRI的最新技术为主作介绍。

第一节 胰腺的影像学解剖及胰腺癌病理类型

胰腺是一横置于肾前间隙内的腹膜后位器官，约平T_{11}～L_2椎体下缘水平或T_{12}～L_3椎体水平，分头部、颈部、体部、尾部，但各部间无明确分界，通常利用胰周的解剖结构来大致进行区分。腹腔干和肠系膜上动脉通常是胰头、胰体背侧的分界，胰头向后下方绕向肠系膜上静脉的后方为钩突部；胰体向脾门方向走行，走行于脾肾韧带内为胰尾，脾静脉走行于胰体、胰尾背侧，是胰腺的重要定位标志。一般来说，从胰头至胰尾，胰腺是逐渐变细的，但存在个体差异。老年人的胰腺因纤维化及脂肪浸润，体积会稍缩小，边缘亦呈羽毛状改变。胰腺是一富血供组织，胰头部主要由胰十二指肠上、下动脉组成的动脉弓供血，胰体尾部的血液供应主要来自脾动脉，也有少数直接来自腹主动脉的胰背动脉及其分支胰横动脉以及脾动脉的分支胰大动脉和胰尾动脉。这些供血动脉在胰腺组织内进一步过渡到毛细血管、小静脉，进而回流至胰十二指肠上、下静脉和肠系膜上静脉等，最后回流入门静脉。

根据2010年WHO胰腺肿瘤组织学分类，最常见的是导管腺癌，其包括变异型腺鳞癌、印戒细胞癌、胶样癌、间变性癌和伴破骨样巨细胞的简便性癌；其次是胰腺神经内分泌肿瘤、胰腺导管内乳头状黏液性肿瘤伴浸润性癌、实性假乳头状瘤、黏液性囊腺癌、腺泡细胞癌、混合性腺泡细胞-内分泌癌、混合性导管-内分泌癌、浸润性导管内乳头状黏液腺癌伴神经内分泌癌。胰腺癌是一恶性程度较高肿瘤，绝大部分为导管上皮腺癌，极少数起源于胰腺腺泡，就目前的影像学手段，还不能准确区分胰腺癌的病理组织类型。胰腺癌根据部位可分为胰头癌、胰体尾癌及全胰腺癌。胰腺癌血供少，无包膜，容易向周围组织浸润并发生转移。胰腺癌的病死率极高，预后十分不乐观，主要原因是胰腺癌起病隐匿，临床症状不典型，除了发生于胰头部的病变由于引起黄疸能让患者相对早来医院就诊外，胰腺其他部位的癌变均缺乏典型的临床表现，患者就诊时病灶往往较大甚至侵犯周围血管、发生其他脏器转移而失去手术机会，再者，现有的实验室及影像学检查对于发现早期的胰腺癌或者是小的胰腺癌能力有限，为了提高胰腺癌的早期诊断率，新的影像技术的发展是十分必要的。

第二节　多层螺旋CT

多层螺旋CT（multi-slice helical CT，MSCT）因其无创、密度分辨率高和可重复检查的优点，近年来已成为诊断胰腺疾病最重要的影像手段。采用容积扫描的方式，在一次屏气后就能完成整个胰腺以及肝脏的扫描并能获得较为清晰的图像，提高了对胰腺病变尤其是小于1cm病灶的检出率。多层MSCT可以根据实际工作需要来选择层厚及层间距，扫描结束重建时仍可重新选择需要的层厚及层间距来最大限度地显示病变。当选择的层间距小于层厚时，所获得的图像即会产生重叠扫描的效果，这点对于显示胰腺小肿瘤尤为重要，如果病灶横跨在两个层面上时显示效果较差，只有当病灶在一个层面的中心上时才能够清楚显示病灶。另外，可以将容积扫描所获得的图像进行任意间隔、任意位置的重建，常用的后处理技术主要有：多平面重建法（multi-planar reconstruction，MPR）、遮蔽表面显示法（shaded surface display，SSD）、最大密度投影法（maximum intensity projection，MIP）、曲面重建法（cured planar reformation，CPR）、容积显示法（volume rending，VR）等，这些后处理技术能够从整体上显示病变的结构以及病变与周围结构的关系，给临床提供直观的视角。利用多层螺旋CT进行动态增强扫描，通过对不同时相的选择，可提高对胰腺小病变的诊断率，并进行胰腺癌术前分期、手术切除可能性的评估。增强扫描的同时可以完成螺旋CT血管造影检查（CTA），给临床提供更为直观的胰周血管信息。

一、MSCT技术

（一）检查前准备

一般情况下，患者检查前常规禁食6～8h，检查前0.5～1h口服稀释的水溶性对比剂（1%～3%泛影葡胺溶液）1 200～2 000mL以充盈小肠和结肠，扫描前再口服400mL～600mL泛影葡胺溶液，必要时右侧卧位5min进一步充盈胃和十二指肠。可使用抗胆碱能药物减少胃肠道蠕动及使胃肠道处于充分扩张状态。虽然临床上进行上腹部CT检查时常用泛影葡胺充盈胃肠道，但有文献报道使用阴性对比剂如清水等对于显示胰腺与周围结构关系效果更优，因有助于鉴别胆道系统阳性结石以及与胃肠道相邻的脏器钙化病灶，而且使用阳性对比剂会影响CT增强扫描对胰周动静脉的观察。

1. 患者体位与扫描范围　仰卧位，从剑突到脐，相当于T_{11}～L_2椎体下缘水平或T_{12}～L_3椎体水平，应因人而异，把胰腺头、体、尾组织包全为准，通常扫描范围应包括全部肝脏以评价是否存在肝内转移灶。训练患者呼吸，于吸气末屏气进行扫描，必要时加用腹带。

2. 胰腺平扫、增强扫描及其表现　从头侧向足侧，亦可反方向。以10mm层厚，间隔连续扫对胰腺进行平扫定位，对感兴趣区加做3～5mm薄层扫描，或可用更薄层如薄层层厚为1mm的增强扫描。

在横断面图像上，胰腺呈弯曲的带状结构，自胰头至胰尾逐渐变细，部分正常人胰尾部可肥大。胰腺密度均匀，年轻者胰腺边缘多光滑，年长者因胰腺组织萎缩且脂肪浸润，胰腺体积会缩小且密度会减低，边缘呈羽毛状改变。CT平扫正常胰腺实质与肝实质相比，呈等密度或稍高密度，老年人呈等或稍低密度，胰管一般情况不可显示，少数情况下可见纤细弯曲走行管道影，呈低密度。平扫主要观察胆道系统结石、胰腺内钙化灶以及是否存在出血，同时可以观察胰腺形态及密度改变，后者是胰腺病变诊断的依据。

增强扫描采用自动压力注射器，经肘静脉注射碘对比剂100～160mL，注射速率为3～4mL/s，并选择适当浓度，Fenchel等人曾比较过400g/L和300g/L 2种浓度的碘对比剂对胰腺多层螺旋CT检查的显示效果，结论是高浓度的对比剂在动脉期更有利于动脉血管的显示。有学者报道，对比剂的浓度以及流速与胰腺的强化程度是呈一定的正相关的。扫描方法包括双期薄层扫描和三期薄层扫描，亦有文献报道采用四期扫描。双期扫描方案大致可分为以下2种：①动脉期和门脉期；②实质期和肝脏期。动脉期时间为20～30s，胰腺期时间为30～40s，门脉期或肝脏期时间为60～90s；三期扫描方案包括动脉期、门脉期、延迟期，扫描时间分别为20～25s、30～35s和60～70s。

（二）胰腺癌的CT表现

胰腺癌的CT表现主要包括形态以及密度的改变。胰腺正常轮廓中断、正常形态消失，局部增大或者形成突出于胰腺轮廓外的肿块，边缘可（或不）呈分叶状。病灶远端胰腺实质萎缩，胰管中断伴远端胰管扩张。肿瘤较小时多数呈均匀等密度，肿瘤较大时其内可见发生不规则的边缘模糊的液化坏死区，呈低密度。

胰腺癌是一乏血供肿瘤，一般来说动脉期强化不明显，而此期周围正常胰腺实质强化亦不明显，两者间密度对比不利于发现肿瘤，但是动脉期胰周动脉强化明显，可以根据血管受累程度来判断手术切除的可能性；胰腺期胰腺实质强化明显，与胰腺内乏血供肿瘤产生明显对比，这对于检出乏血供病灶意义较大；门脉期或肝脏期胰周静脉和肝脏明显强化，进一步评价胰腺病变的血供情况、胰周静脉是否受累及受累程度、是否发现肝内转移灶等。

对于胰腺增强扫描期相的选择仍存在争议Fishman等人认为，动脉期时胰腺实质与肿瘤组织对比密度差最大；亦有学者认为门脉期对于胰腺病灶的检出优于动脉期。根据实际工作经验，对于怀疑胰腺癌但病灶较小者，应行门脉期扫描；对于明确胰腺癌诊断需进行临床分期选择治疗方法者，同时进行动脉期扫描是有必要的。

胰腺癌向周围胰腺实质浸润时表现为病灶与周围胰腺实质分界不清；浸润周围脂肪间隙时表现为正常脂肪密度不均匀增高，边缘模糊，甚至形成软组织肿块影；侵犯邻近血管时（如肠系膜上动脉、脾动脉）可导致血管移位，或包埋血管致其形态不规则、走行僵硬、中断或有癌栓形成，增强扫描主要表现为血管管壁欠光滑，边缘呈结节状改变，血管中断，或其内见低度至中度不均匀强化的充盈缺损影。理论上动脉期、门脉期及延迟期分别对显示动脉、门静脉及下腔静脉系统较优，可清楚显示受累程度，但这与扫描时间的选择、胰腺微循环的改变有关，因此，总的来说，各期相的选择以及延迟扫描时间应根据具体情况而具体分析。具体图示详见图8–1至图8–3。

1. 螺旋CT血管造影检查（CTA） 利用多层螺旋CT进行胰腺增强扫描，可以同时完成螺旋CT血管造影检查。文献报道，进行CTA重建时一般采用动脉期和门脉期两时相的数据。将这两时相的原始图像传输至计算机后处理工作站并重建后可获得动脉和门静脉系统的三维图像。重建方法主要包括曲面重建法（cured planar reformation，CPR）、容积显示法（volume rending，VR）、最大密度投影法（maximum intensity projection，MIP）、遮蔽表面显示法（shaded surface display，SSD）、多平面重建法（multi–planar reconstruction，MPR）等，各重建方法各有优势。SSD及VR均能较好显示血管轮廓及整体情况，而且对于血管解剖变异的显示较为直观，更容易让外科医生接受；MRP能显示病灶对周围血管（癌栓）、脂肪组织以及周围脏器的累及情况；MIP则能较好地显示血管的细小分支以及血管腔内情况。CTA作为一种无创检查，现已普遍应用于临床，对临床外科的价值在于协助判断临床分期，对于胰腺癌与血管的关系，目前比较公认的判定标准为：①肿瘤凸向血管的程度：Loyer等人将胰腺癌与血管的关系分为6型。A型，肿瘤与血管之间的脂肪层仍可见；B型，肿瘤与血管之间有正常胰腺组织分隔；C型，低密度肿瘤与血管以凸面相接触；D型，低密度肿瘤与血管以凹面相接触或肿瘤部分包绕血管；E型，肿瘤完全包绕血管；F型，肿瘤栓塞血管。A型、B型可以切除；C型、D型有切除的可能性，需根据术中血管切除，静脉移植或补片的情况而定；E型、F型为不可切除。②肿瘤包绕血管的程度：Lu等人将胰腺癌与血管的关系分为0～4级。0级，未包绕；1级，＜1/4周径；2级，1/4～1/2周径；3级，1/2～3/4周径；4级，＞3/4周径。肿瘤包绕血管周径的1/2作为胰腺癌能否切除的分界点。③血管狭窄程度：分为O～3级。O级，无狭窄；1级，变扁；2级，狭窄；3级，阻塞/血栓形成。胰腺癌能否切除的分界点定在血管狭窄程度的1级与2级之间。④血管边缘不规则：不存在，存在。前者认为可切除，后者认为不可切除。Nakayama等人认为其特异性达100%，但其敏感度不足20%。按以上4项标准，其中

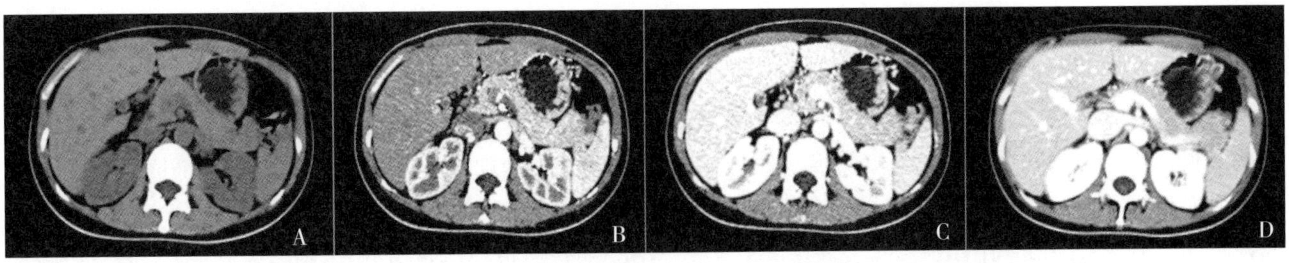

图8-1　正常胰腺CT平扫+三期增强扫描

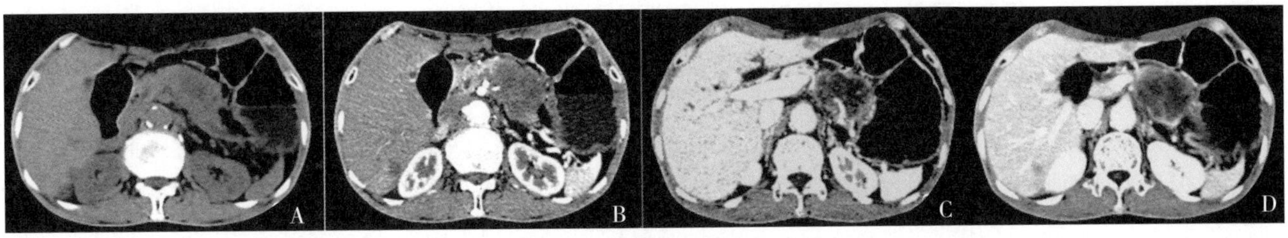

图8-2　胰腺癌影像

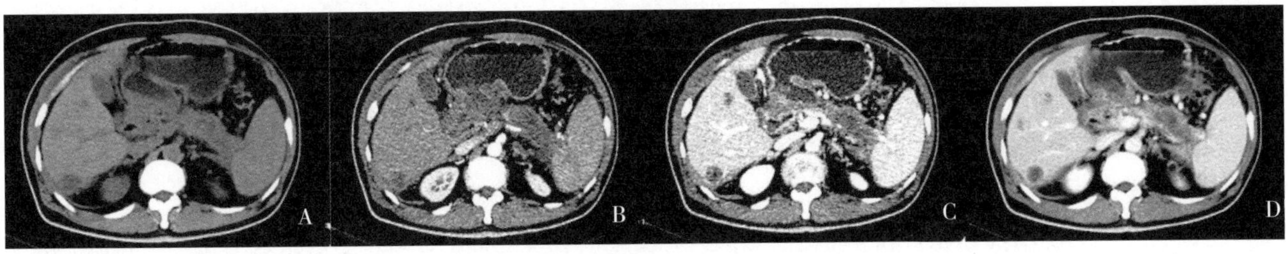

图8-3　胰腺癌影像，伴发肝内转移

图8-1A平扫期：胰腺密度与肝脏及脾脏相近，胰腺轮廓光滑，边界清楚，呈弯曲走行；图8-1B动脉期：胰腺实质明显强化，强化程度高于同层面肝实质，胰周动脉亦明显强化；图8-1C门脉期：胰腺实质仍维持明显强化，强化程度较同层面肝实质稍低，门静脉、脾静脉及肠系膜上静脉强化；图1d延迟期：胰腺实质强化程度下降，下腔静脉及肝静脉强化。

图8-2A、图8-3A平扫期：胰体尾正常形态消失，呈局限性增大，病灶平扫呈不均匀低密度改变，边界较清楚；图8-2B：病灶强化不明显，在周围正常强化胰腺实质对比下呈不均匀低密度，胰周动脉强化，其中图8-2B显示病灶包容肠系膜上动脉及脾动脉；图8-2C门静脉期：病灶边缘呈轻度不均匀强化，与周围胰腺实质相比仍呈低强化，门静脉、肠系膜上静脉及脾静脉强化；图8-2D延迟期：病灶仍呈低强化。

图8-3显示肝内转移。图8-3A平扫期：肝内转移灶呈低密度；图8-3B动脉期：病灶中央强化不明显，边缘似呈轻度环形强化；图8-3C、图8-3D门静脉期+延迟期：肝实质明显强化，与肝内转移灶密度产生明显对比。

如有1项达到不可切除的定义范畴，影像学判定为胰周血管受侵。Phoss SS等人认为联合应用胰周静脉的狭窄（Loyer的血管关系D型、E型）和肿瘤包绕管腔＞90%的血管评价标准较为可靠，以此作为侵犯标准，敏感度为60%，特异度为90%。

2．多层螺旋CT灌注成像　利用CT灌注成像评价组织器官的血流灌注情况这一理念是1979年由Axel首次提出，由于扫描技术不成熟而限制了其使用。随着多层螺旋CT技术的发展及日趋成熟，CT灌注成像已逐步于临床上普及，现主要集中于中枢神经系统或者部分肝脏肿瘤中，其他部位病变的灌注成像仍有待进一步研究。CT灌注成像技术的基本原理是组织器官内血流灌注量决定了对比剂聚集的浓度，对比剂浓度的多少间接反映了组织密度变化的差异，通过检测组织密度间的差异，经过一定的处理而得到组织的血流灌注图。胰腺是一个血供丰富的器官，多种胰腺疾病均会影响其微循环灌注情况，CT灌注成像恰恰是利用这一点来反应胰腺病变早期的功能学改变。由前所述可知，胰腺主要是有胰十二指肠动脉和脾动脉供血，其时间密度曲线（time-density curve，TDC）与腹主动脉是一致的，所以行胰腺CT灌注检查时，选取腹主动脉为输入动脉，腔静脉、门静脉或肠系膜上静脉为输出静脉。首先使用轴扫方式进行常规平扫，确定需要的起止层面，要求应包括胰头、胰体、胰尾；使用快速团注法，经肘正中静脉注入非离子型对比剂，对选定的层面进行动态扫描，记录该层面内每一像素密度与时间的变化的动态关系，选取感兴趣区（region of interest，ROI）并由此绘制成时间-密度曲线，通过数学模型转换、图像重组及仿真色彩处理等一系列后处理程序，最终得到组织器官的彩色灌注图像，从而间接地评价组织器官的血流灌注情况。感兴趣区的选取应在避免部分容积效应影像的前提下，尽量选择大的ROI以减少光子噪声；另外，ROI的选取也应尽量避开胰腺边缘、血管、胰管以及胆管等结构。主要观察指标有血流量（blood flow，BF）；血容量（blood volume，BV）；平均通过时间（mean transit time，MTT）；表面通透性（pemeability surface area product，PS）。

选用的数学模型主要有非去卷积模型和去卷积模型，有研究者还利用最大斜率法对灌注参数进行了评价，由于去卷积模型偏差相对较小，现多普遍选用此灌注算法。

根据文献报道，对比剂的使用剂量为40～50mL，多个文献报道采用的是50mL，注射对比剂后可追加20mL生理盐水冲洗静脉，另亦有文献报道在灌注扫描结束后，间隔2min追加对比剂80mL进行常规增强扫描。根据灌注算法的不同，采用的对比剂注射流率4～8mL/s不等，对于不同的疾病，灌注流率也应适当选择，例如对于缺血性脑卒中患者曾有学者使用注射流率20mL/s。使用18-21G注射针，注射前对比剂需加热至37℃。扫描层厚5～10mm不等，薛华丹等人选用3mm的层厚，另多位学者选择5mm和10mm的层厚，薛华丹的研究测量的标准差相对值在同类研究中是最小的，这提示小的层厚有利于提高结果的精确性。层间隔0，管电压120kV，管电流60～300mA，注药后延迟5～15s，每次扫描时间为1s，扫描周期为1s，数据采集45～50s。为保证图像质量，应对被检查者训练呼吸后屏气进行扫描，对于恶性病变晚期或有心肺疾患、无法呼吸配合者必要时应加用腹带。

目前，关于胰腺CT灌注正常和异常的参数国内外文献尚无统一标准，多位学者报道的正常胰腺血流灌注均有出入，这可能与各医院所采用的扫描方式，各厂家所提供的商业软件包以及来自患者（如年龄、性别、病变部位）的差异等综合因素有关，因此，胰腺CT灌注指标的相对值可能更具有临床意义。对于病变胰腺，如胰腺癌、胰岛细胞瘤、急性胰腺炎及慢性胰腺炎等同样存在着上述问题。胰腺癌是乏血供肿瘤，多位学者报道胰腺癌患者的血流量、血容量均减低，表面通透性增高，而MTT与正常胰腺组织的关系各文献报道结果未达一致，因此，CT灌注成像用于胰腺癌的诊断与鉴别诊断尚处于初步得研究阶段，有待进一步研究和积累经验。

第三节　正常胰腺及胰腺癌磁共振成像

随着磁共振成像（magnetic resonance image，MRI）技术的日趋成熟，MRI在胰腺疾病的诊断方面越来越体现出巨大作用和潜力。与CT相比，MRI对胰腺肿瘤的检出有其独特的优势，以下情况应考虑行MRI检查：CT可疑胰腺病变但不明确者；对慢性胰腺炎、复发性胰腺炎与胰腺肿瘤之间的鉴别；评价腹内脏器（如胰腺、肝脏、脾脏等）的铁沉积情况；对CT的非离子型造影剂过敏者等。胰腺磁共振成像序列丰富，各序列有其不同的组织对比机制以及显示病变特点的侧重点不同，因此各序列间起着相互补充、联合应用于诊断的作用，互相不可替代。

（一）T1WI和T2WI及其脂肪抑制成像（fat suppress，FS）

T1WI成像及T1WI-FS对胰腺疾病的诊断尤为重要。快速小角度激发成像（FLASH）序列T1加权（TIWI）成像，由于其成像速度相对于常规SE-T1WI加权成像序列快，呼吸运动少，且图像质量好，现已常规用于胰腺MRI扫描中。在FLASH -T1WI上，胰腺与肝实质相比是呈略高信号或等信号，以前者更为常见，有学者认为这与胰腺腺泡细胞内含丰富的内质网组织和水溶性蛋白有关，但是胰管在FLASH -T1WI像上呈低信号却与此说法不同，因此这一机制仍有待探讨。FLASH -T1WI像上胰腺周围脂肪明显高信号，这对于显示胰腺癌向周围侵犯及淋巴结肿大有明显优势，但同时高信号的脂肪与胰腺信号间界面会产生伪影，加之不可避免的呼吸运动伪影，这些均会影响胰腺疾病的观察，尤其是影响胰腺内小病灶的轻微信号改变的观察。

FLASH-T1WI的脂肪抑制序列能很好地把胰腺内部及其周围脂肪信号抑制，正常的胰腺组织呈高信号，胰腺癌多数呈低信号，两者间组织信号对比差异增大，亦无周围脂肪高信号影响，大大提高了胰腺癌诊断的敏感性。快速自旋回波序列FSE-T2WI对显示胰管内积液、胰周积液、部分胰腺肿瘤（如胰岛细胞瘤）及胰腺癌转移灶效果理想，在FSE-T2WI上正常胰腺组织相对于肝脏来说呈等信号或略高信号，胰腺癌则信号多样，而在FSE-T2WI-FS上，正常胰腺组织呈低信号，胰腺癌呈明显高信号，因此，相对于FSE-T2WI来说，FSE-T2WI-FS显示效果更优。有些情况下，如年老体弱者和小孩、心肺严重疾患等患者，无法很好地控制呼吸时，可选用单次激发的自旋回波T2WI序列，此序列成像速度快，但是图像质量相对较差，临床工作中应酌情选用。胰管于T1WI呈低信号T2WI呈高信号，走行自然稍迂曲管道影。总的来说，FLASH-T1WI-FS及FSE-T2WI-FS均能提高胰腺癌的诊断率，而FLASH-T1WI序列对显示胰腺癌对周围脂肪侵犯及淋巴结转移情况效果较为理想，因此，此3种序列应常规用于胰腺病变检查中。

（二）MRI增强扫描

胰腺MRI增强检查中主要涉及动态增强扫描及使用胰腺相对特异性对比剂增强扫描。现今临床上常用的动态增强扫描序列主要是在序列FLASH-T1WI-FS基础上的动态增强。检查前常规禁食6～8h，有学者报道检查前15min和30min分别口服硫酸钡对比剂150mL，上检查床后右侧卧位5min以充盈胃及十二指肠，必要时可肌内注射抗胆碱能药物，减少胃肠蠕动，这可提高胰头病变的检查率。对比剂选用钆喷替酸葡甲胺（Dd-DTPA），成人常规剂量为15～20mL，精确的剂量以及对于小孩使用的剂量为0.1～0.2mmol/kg，注射速率2～3mL/s。动态增强扫描包括动脉期、门脉期、延迟期，扫描时期分别为25s、60s、120s。胰腺癌的肿瘤实质是分布在胰腺纤维间质和正常胰腺组织之间的，其血供情况与肿瘤实质量、纤维间质多少、残留正常胰腺组织量以及坏死组织坏死的程度有关，胰腺癌相对于正常胰腺组织是少血供的，动脉期大部分胰腺癌强化不明显，而实质期在周围正常胰腺组织明显强化的衬托下，相对低强化的肿瘤组织显示更为明显，延迟期较大的肿瘤趋向于低信号，中央坏死区始终不强化，而相对小的肿瘤则信号多样，可为低信号、等信号或稍高信号。行胰腺动态增强时，扫描范围应包括肝脏，以便提高肝内转移灶及淋巴结转移情况的诊断率。有研究者利用3.0TMR配合体部相控阵专用线圈，同时采用肝脏容积加速采集（LAVA）技术，在最短的时间内获得了全胰腺九期动态增强扫描序列。通过对正常胰腺不同部位、胰腺病变区域与非病变区域、胰腺病变区域与正常胰腺间的30s强化率（SER_{30}）、90s强化率（SER_{90}）、阳性强化积分值（PEI）、达峰时间（TTP）、最大强化斜率（MSI）等指标的评价。认为正常胰腺的不同部位间不存在灌注差异；胰腺癌病变区域与非病变区域灌注情况存在统计学意义，而这种异常可能与阻塞性炎症或者是肿瘤浸润情况有关；胰腺癌非病变区域与正常胰腺间TTP的差异可能反映潜在病变的可能，这提示临床不仅需要切除肿瘤本身，还应切除临近相关异常区域。另外，此研究认为增强50～60s后扫描，病变区域与非病变区域对比最明显。另一种增强扫描方式是使用Mn-DPDP，胰腺腺泡细胞具有较为明显的摄取Mn-DPDP及其代谢产物的特性，正常的胰腺组织在注射此对比剂后呈显著强化，这种摄取Mn-DPDP的特性直接与胰腺腺泡功能有关，而胰腺癌的腺泡功能是受损的，因此可根据此原理进行胰腺病变的检查诊断。相对于胰腺的相对特异性来说，Mn-DPDP更是一种肝脏特异性对比剂，肝脏特异性摄取后显著强化，这非常有助于肝脏转移灶的检出。按0.5mL/kg剂量，2～3mL/min的速率经肘前静脉滴注Mn-DPDP，注药结束后5～40min内每5min进行扫描，24h后再扫描一次。据相关文献报道，注药后5min胰腺即开始强化，于35min达到最大值，而后开始极为缓慢地下降，相对于Gd-DTPA来说，胰腺强化最大值与动态增强的门脉期接近，较动脉期低，较延迟期高。使用Mn-DPDP对比剂进行胰腺增强扫描比较适用于配备中低场MR设备的医院，对于评价肝脏转移情况有较大优势；但是此增强扫描方式时间较长，且对血管强化欠佳，不能很好地提供胰腺癌侵犯血管的情况以及术前切除性的评估，因此，临床上并未普遍使用。

（三）脂肪抑制序列三维动态增强磁共振血管成像（3D-DCE-MRA）

使用Gd-DTPA行动态增强扫描时即可同时获得腹部血管的磁共振成像，通过最大密度投影（MIP）和容积显示法（VR）来显示动静脉系统。MRA主要是显示胰腺癌侵犯胰周血管情况、肿瘤分期以及术前评估肿瘤切除可能性的大小，MRA最大的优势是显示门静脉系统及侧支循环情况，多层螺旋CT的CTA擅长显示动脉系统，两者结合使用可最大程度地显示胰周血管情况。

（四）磁共振胰胆管成像（MRCP）

单次激发的自旋回波序列除了应用于快速扫描的T2WI像上，还主要应用于显示胆道系统及胰管的MRCP上。实质上是重构T2像，胆道系统及胰管因含不流动的液体呈明显高信号，周围软组织及流动的血液呈明显低信号，明显的组织信号对比使得能够很好地对胆管、胰管进行观察，需注意的是，MRCP对显示微细管道结果的效果仍欠佳。胰管或胆总管胰腺段突然截断，其远端胆管、胰管中度、重度扩张，即“双管征”“软藤征”的出现强烈提示胰腺癌的可能。而其他炎性病变及良性肿瘤性病变虽可造成胰胆管扩张，但程度以轻度、中度为多。Icihkawa等人根据胰管形态的改变把其分为4型5类：Ⅰ型为主胰管阻断伴远端胰管的扩张或不扩张；Ⅱa型为病变段胰管狭窄并有胰管壁的不规则改变，Ⅱb 型为病变段的胰管狭窄但无管壁的不规则改变；Ⅲ型为整个胰管扩张但无明确的狭窄；Ⅳ型定义为主胰管正常。Ⅱb型和Ⅳ型多提示胰腺炎性肿块（inflammatory pancreatic mass，IPM），而Ⅰ型和Ⅱa型多提示胰腺恶性病变。MRCP能多轴多角度立体地评价胰胆管系统，特别适用于急性胰腺炎、相关术后需早期观察胰胆管情况、ERCP失败后、存在ERCP禁忌证等患者。另外，当胰管阻塞，MRCP还能显示其远端胰管情况，而ERCP无法显示。在诊断层面上，MRCP基本上可以媲美ERCP，但ERCP能治疗不同原因造成的胰管阻塞或狭窄，因此，MRCP仍不能代替ERCP（图8-4，图8-5）。

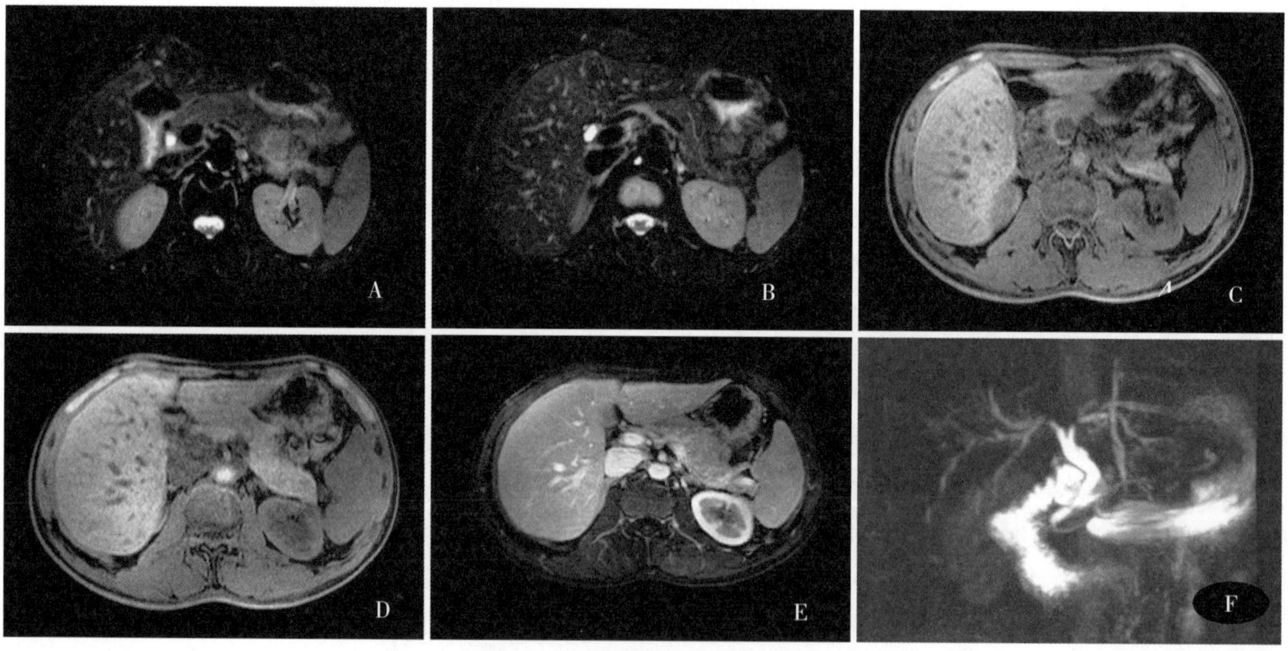

图8-4　正常胰腺MRI平扫+增强

图8-4A、图8-4B FSE-T2WI-FS：正常胰腺信号较同层面肝脏稍高，轮廓光滑，边界清楚，走行迂曲；胰管呈高信号纤细管道影。图8-4C、图8-4D FLASH-T1WI-FS：正常胰腺与同层面肝脏相比呈等信号或稍高信号；胰管呈低信号纤细管道影。图8-4E T1WI-FS增强期：胰腺呈均匀强化，强化程度接近同层面肝实质。图8-4F MRCP：肝内胆管及肝外胆管呈均匀高信号，胆管走行迂曲，边缘光滑，微细胆管显示欠佳；胃肠道黏膜呈高信号。

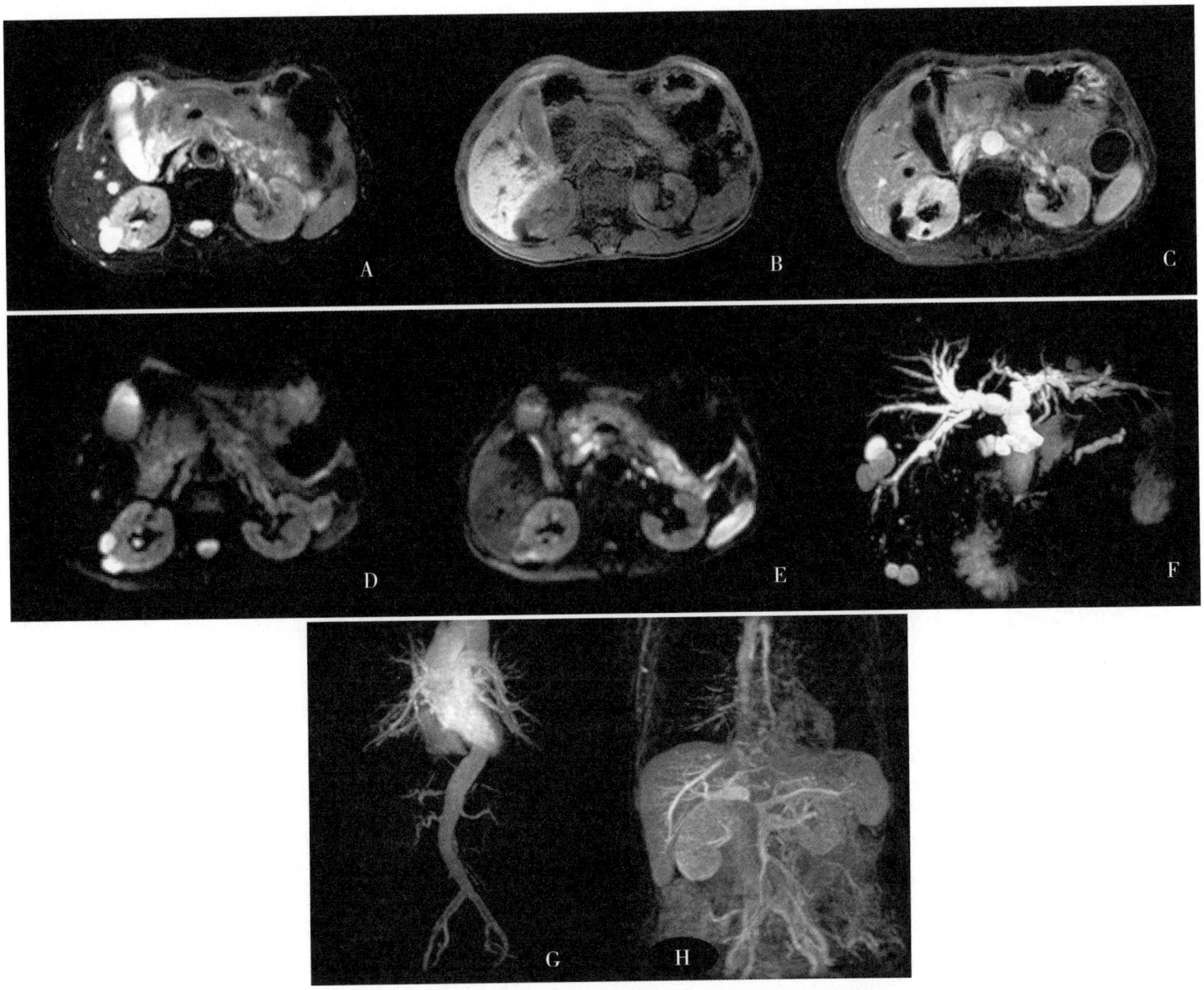

图8-5 胰头癌MRI平扫+增强+DWI+MRCP+MRA

图8-5A FSE-T2WI-FS：病灶呈不均匀高信号改变，边界不清。图8-5B FLASH-T1WI-FS：病灶呈不均匀低信号改变，胰管扩张呈低信号。图8-5C FLASH-T1WI-FS+C：病灶呈不均匀轻度强化。图8-5D、图8-5E DWI：病灶呈明显弥散受限，边界不清。图8-5F MRCP：肝内胆管及肝外胆管明显扩张，呈“软藤征”改变。胰管扩张，与扩张胆总管呈“双管征”改变；图8-5G、图8-5H MRA：门脉明确受侵、缩窄。

（五）磁共振波谱（magnetic resonance spectrum，MRS）

MRS技术是通过分析分子水平的代谢产物变化，来间接反映活体组织的代谢情况。胰腺癌血供少，代谢过程中产生大量脂肪酸，虽然这种缺血缺氧状态会导致癌组织的脂肪变性，且癌组织可进一步取代正常胰腺组织，因此，相对于正常胰腺组织来说，胰腺癌的胆碱复合代谢物及脂肪含量均低于正常胰腺组织。有研究者以非抑制水的MRS峰下面积作为内部参照物，对胰头癌的其他代谢产物作相对定量分析，结论是正常胰腺的脂水峰下面积比（$6.754 \times 10^{-3} \pm 0.007$）与胆碱内参水峰下面积比（$1.897 \times 10^{-3} \pm 0.002$）统计学上高于胰腺癌[（$3.162 \times 10^{-3} \pm 0.004$），$P$=0.039；（$0.544 \times 10^{-3} \pm 0.001$），$P$=0.000 013]；正常胰腺的脂肪酸与脂类代谢物峰下面积比（$40.349 \times 10^{-3} \pm 0.057$）统计学上小于胰腺癌[（$102.904 \times 10^{-3} \pm 0.140$），$P$=0.028]。

另有研究者对急性水肿型胰腺炎、慢性胰腺炎和胰腺癌的胆固醇和不饱和脂肪酸的混合峰（Chol+Unsat）与脂肪峰（Lip）峰高的比值［（Chol+Unsat/Lip）］进行了统计分析，得出的结果分别为 0.179 ± 0.056、0.274 ± 0.099 和0.325 ± 0.187，急性水肿型胰腺炎与慢性胰腺炎及胰腺癌间（Chol+Unsat）/Lip比较，其差异有统计学意义（$P < 0.05$），而慢性胰腺炎与胰腺癌之间该比值的差异无统计学意义

（P=0.712），研究认为这一比值对鉴别急性胰腺炎与慢性胰腺炎及胰腺癌有一定参考价值。黄文才等研究者通过单体素1 H-MRS检查，对胰腺癌的脂质相对含量（relative lipid，rLip）和胆碱类代谢物/谷氨酸盐复合物比值（cho1ine-containing metabolites，CCM/Glumate+Gluta-mine，Glx；CCM/Glx）进行定量分析，并与肿块型胰腺炎和正常胰腺比较。胰腺癌CCM/Glx（0.367 ± 0.094）低于肿块型慢性胰腺炎（0.446 ± 0.039，P=0.011）和正常胰腺（0.592 ± 0.233，P=0.007）；胰腺癌rLip值（0.420 ± 0.164）也低于正常胰腺（0.645 ± 0.396）和肿块型慢性胰腺炎（0.725 ± 0.059），并认为rLip以0.647作为截点值来鉴别胰腺癌与肿块型胰腺炎的敏感性和特异性分别为90.9%和92.6%。各文献报道的胰腺癌MRS分析观察指标及指标绝对值并不统一，而且各研究选取的患者及研究方法存在差异。胰腺MRS成像目前受干扰的因素较多，因此，现阶段MRS分析对胰腺癌的诊断仅能提供一定意义的参考价值，仍然需大样本量及有待MRS成像技术进一步完善来提高对胰腺癌诊断和鉴别诊断的敏感性和特异性。

（六）磁共振弥散加权成像（diffusion-weighted imaging，DWI）

DWI是基于水分子的布朗运动，在分子水平间接反应活体组织的病理生理状态和功能学改变。多年来已普遍适用于头颈部及腹盆腔器官的检查。分子弥散导致了MR信号的丢失，而弥散受到限制的分子在MR呈高信号，DWI中常规使用的两参数为梯度因子（b值）以及表观弥散系数（ADC值）。在活体组织中，ADC值与水分子的弥散运动、毛细血管内血液的微循环、细胞的密度、纤维成分及量有关。一般来说，b值越小，弥散效应受微循环影响较大，且T2“透射效应”越明显，ADC值较高，因此理论上说，b值越大，ADC值越小越接近真实值。对于胰腺癌、癌周正常胰腺组织、病变远端炎症、胰腺炎及正常胰腺组织，多位学者进行过相关研究，但结论并不一致。陈锦秀等使用0、400、600、800 4个b值分别对胰腺癌、癌周胰腺组织、正常胰腺组织以及慢性肿块型胰腺炎分别做了研究，ADC值由低到高的顺序为胰腺癌、正常胰腺组织、癌周胰腺组织，各b值下均有统计学意义；而仅在b=800时，胰腺癌与慢性肿块型胰腺炎ADC值才有统计学意义，且前者较低。另一些学者选用0及600 2个b值，得出ADC值从低到高依次为胰腺癌、正常胰腺组织、远端炎症及癌周胰腺组织。而姚秀忠等亦是选用0和600 2个b值，ADC值由低至高为肿块型胰腺炎、胰腺癌及正常胰腺组织。总的来说，各学者均认为胰腺癌的ADC值较正常胰腺组织低。胰腺癌的病理特征是恶性肿瘤细胞伴有较多的炎症细胞以及纤维结缔组织增生、粘连。细胞膜、核浆比、细胞器成分及量、纤维溶质成分以及恶性肿瘤细胞的密度均会影响水分子的弥散受限，因此癌组织内细胞及间质的成分不同ADC值也不尽相同，当细胞数目及致密纤维占主要组成部分时，ADC值较正常胰腺组织低；如果水肿或胶原纤维占主要成分时，ADC值较正常胰腺组织高。癌巢远端的炎症、慢性肿块型胰腺炎的ADC值与炎症所处阶段有关。癌巢远端的胰腺组织可能因为肿瘤的阻塞导致组织渗出、水肿而成急性炎症改变，因此ADC值较正常胰腺组织高。而慢性肿块型胰腺炎主要由自身免疫性以及慢性胰腺炎所致，前者是淋巴细胞、浆细胞等慢性炎性细胞浸润伴周围胰腺组织纤维增生，后者是指纤维化的肉芽组织增生。理论上来说这种慢性肿块型胰腺炎主要是由于细胞密度较低以及纤维组织大量增生而导致了ADC值的降低，但具体情况仍然是由胰腺炎所处的炎症阶段决定，如果这种肿块型胰腺炎渗出较多则ADC值较高，如果纤维成分较多则ADC值较低。DWI作为一种无创性磁共振功能序列，为胰腺病变的鉴别诊断提供了一定的参考价值，但各胰腺病变的统一参考指标及绝对值尚未达到统一意见，这方面仍有待进一步研究。

第四节　胰腺癌的CT、MRI分期

胰腺癌诊断可分为胰头癌、胰体尾癌和全胰腺癌。胰腺癌的可切除性需综合考虑肿瘤大小、胰周组织器官浸润、转移灶的多少、主要大血管受侵犯情况等。胰腺癌的分期主要根据AJCC提出的TNM分期法，2011年

《NCCN胰腺癌临床实践指南》（中国版）较前版增加了MRI用于术前影像学评估，增强MRI可以用于对CT造影剂过敏的患者，同时还可作为CT的补充检查方法，更好地诊断胰腺外病变。同时，2011年《NCCN胰腺癌临床实践指南》（中国版）更加详尽客观地阐述了PET-CT的作用，将旧版中“如果CT结果模棱两可，可考虑PET扫描”更新为“PET-CT扫描的作用仍不明确。在高危患者中，可在常规胰腺CT检查后考虑使用PET/CT扫描，以便检出胰腺外的转移灶。PET-CT不能代替高分辨率增强CT。”

新版TNM分期如下：

T 原发肿瘤

Tx：原发肿瘤不能确定

T0：无原发肿瘤证据

Tis：原位癌

T1：肿瘤局限于胰腺，直径≤2cm

T2：肿瘤局限于胰腺，直径＞2cm

T3：肿瘤侵犯胰腺周围组织，但未累及腹腔干及肠系膜上动脉（强调可切除性的解剖因素，累及CA和SMA即为T4，所有其他胰外侵犯均为T3）

T4：肿瘤侵犯腹腔干及肠系膜上动脉（不能切除原发灶）

N 区域淋巴结

NX：局部区域淋巴结转移不能确定

N0：无局部淋巴结转移

N1：有局部淋巴结转移（对阳性淋巴结的数目不作区别）

M 远处转移

M0：无远处转移

M1：有远处转移

分期

0期：TisN0M0（原位癌）

ⅠA期：T1N0M0（局限于胰腺内，可手术切除）

ⅠB期：T2N0M0（局限于胰腺内，可手术切除）

ⅡA期：T3N0M0（可能切除，可累及胰周组织、静脉、脾脏、肝动脉，但不累及CA和SMA）

ⅡB期：T1N1M0，T2N1M0，T3N1M0（可能切除，可累及胰周组织、静脉、脾脏、肝动脉，但不累及CA和SMA）

Ⅲ期：T4，任意N分期，M0（局部晚期，不可切除）

Ⅳ期：任意T、N分期，M1（有远处转移，不可切除）

运用新的成像技术，比如多层螺旋CT的容积扫描、MRI薄层压脂扫描及DWI技术，大大提升了胰腺癌原发肿瘤最小体积的发现率，肿块直径1cm左右即可发现，运用MRI压脂与非压脂序列，胰腺癌的胰腺旁浸润显示也有所提高。正如前文所提到的，无论CTA或增强MRA对胰腺癌侵犯腹腔大血管，如腹主动脉干、肠系膜上动脉及门静脉等的侵犯方式、程度和范围都能很好地显示，大大提高了分期的准确性。运用DWI技术，明显提高了腹腔淋巴结肿大的发现率，但其特异性尚需进一步研究、提高，目前，临床可用于术前筛查。同样的，DWI技术可用于胰腺癌的全身转移筛查，因其无射线或其他副作用，操作也较简便，在一定程度上可替代PET-CT，特别是那些不适宜行PET-CT检查的患者。

第五节　胰腺癌的影像学鉴别诊断

胰腺癌在鉴别诊断中需与以下几种疾病鉴别，包括：急性胰腺炎、慢性胰腺炎、胰腺功能性内分泌肿瘤、胰腺囊腺瘤和囊腺癌等。

（一）急性胰腺炎

急性胰腺炎主要由于胆总管及胰管壶腹部出口梗阻，导致胰蛋白酶原溢出至胰腺间质及胰周组织内而被激活为胰蛋白酶，后者进一步消化自身组织，主要分为病情较轻的急性水肿性胰腺炎以及病情较重的急性出血坏死性胰腺炎。出血坏死型胰腺炎的胰腺实质局限性或广泛性出血和坏死，伴有特征性胰周广泛脂肪组织坏死等。急性胰腺炎的诊断除了依靠临床表现、体征以及相关实验室检查外，影像学已成为不可缺少的诊断方法。急性水肿型胰腺炎在影像学上表现为胰腺局限性或者是全胰腺增大，轮廓模糊，CT表现为胰腺密度均匀或不均匀减低，MRI上T1WI呈低信号，T2WI呈稍高/高信号改变。出现胰周渗液时，胰周脂肪内模糊，CT上呈比脂肪稍高的密度改变，MRI上T1WI呈低信号，T2WI呈高信号，边界欠清，即所谓的“脏脂肪”征。T2压脂序列能敏感地显示少量胰周积液。但需注意的是，少数急性胰腺炎在形态及密度/信号上与正常胰腺无明显差别，甚至是动态增强扫描其强化模式及程度与正常胰腺相似。急性出血坏死性胰腺炎胰腺明显肿胀，轮廓模糊，CT平扫密度明显不均匀减低，局部可见灶状或片状更低密度坏死区，有时可见小片状高密度出血灶。MRI上胰腺信号混杂，T1WI呈不均匀低信号，T2WI呈不均匀高信号，合并坏死时，T1WI信号更低，T2WI信号更高。出血及血性积液在T1WI和T2WI上均表现为较高信号。增强扫描胰腺强化程度较正常胰腺明显下降且呈不均匀强化、坏死及出血区不强化。急性胰腺炎因病变范围广，胰周多有渗出，再加上临床表现和实验室检查，多不难与胰腺癌鉴别。但胰腺炎表现为局限性胰腺肿大时，与胰腺癌鉴别就很重要，两者均可表现为均匀或不均匀低密度或混杂信号改变，边界欠清晰，但胰腺癌多有包绕大血管的倾向，增强扫描胰腺癌有其相对特征性的强化方式，少有胰周积液、胰周脂肪层坏死、肾前筋膜增厚等，DWI成像上胰腺癌弥散明显受限，再结合临床病史及相关实验室检查可做出鉴别。

（二）慢性胰腺炎

是由各种原因造成胰腺局部或弥漫性的慢性进行性炎症，导致胰腺实质和胰管组织的不可逆性损害，并伴有胰腺外分泌和（或）内分泌功能的障碍。胰腺组织在反复的损害和修复过程中，逐渐被纤维肉芽组织代替，最终会出现一系列相对特征性的表现，包括直接征象与间接征象。直接征象：胰腺萎缩钙化、假性囊肿、胰管扩张与闭塞、肿块；间接征象：胰周筋膜增厚与腹腔内广泛粘连、胰周脂肪层改变、胆道梗阻性扩张、腹部淋巴结肿大、腹水。慢性胰腺炎可累及整个胰腺，也可局限在胰头。整个胰腺的慢性胰腺炎表现为胰腺萎缩，密度及信号减低；沿胰管走行分布散在的、多发的小钙化灶；胰管呈不同程度的扩张或扭曲，表现为跳跃状或串珠状，也可呈均匀扩张。胰管内可有小结石，T2WI及MRCP能够清晰显示扩张胰管，呈明显高信号影。

弥漫性的慢性胰腺炎与胰腺癌较易鉴别，但局限于胰头部的慢性胰腺炎，亦即胰头部假肿瘤性胰腺炎，与胰头癌鉴别较为困难。一方面是前者影像表现缺乏特异性，慢性胰腺炎可发展为胰腺癌，而胰腺癌导致的胰管阻塞常伴有继发性的炎症改变，即使是病理活检，由于病变所处阶段的纤维化程度、肉芽组织比例、炎症细胞浸润程度以及活检时所选择的部位不同也会导致偏差。影像学上两者缺乏特征性的表现，过去曾认为胰头部假肿瘤性胰腺炎的动态强化方式是渐进性强化，而胰腺癌的强化方式是缓慢低强化，以此为两者相对特异性鉴别点，但近年来有研究表明两者都具有相似的渐进性强化方式，这也间接反映了影像学的常规表现以及动态增强病灶强化模式与病变的阶段有关。慢性胰腺炎的胰腺内毛细血管数量减少、血流灌注明显减少以及间质内压力增加，因此组织血流灌注减少，对比剂扩散入胰腺实质的量减少。总的来说，慢性胰腺炎的BF、BV均减低，PS增高，MTT及TTP均延长，但是绝对值各文献报道不一，与胰腺癌的区间有相当一部分重叠，因此，此部分仍在探索阶段。慢性胰腺炎的DWI成像呈弥散受限表现，理论上较胰腺癌的弥散受限重，但尚无标准的绝对值可供参考。另有文献报道胰头部假肿瘤性胰腺炎内的小囊泡影、假性囊肿以及沙粒样钙化具有一定的鉴别诊断价值，但并不具特异性。由于慢性胰腺炎中相对特征性的表现并不是百分百地出现在所有病例中，因此CT更擅长于诊断中晚期的慢性胰腺炎。胰腺组织发生纤维化时胰腺腺泡消失，故在T1压脂和T2WI上均呈低信号改变；同时，纤维化会造成胰腺正常毛细血管床的损害并由乏血管的纤维肉芽组织取代，因此MRI的动态增强上纤维化的胰腺不强化或强化不明显。MRI不仅能显示慢性胰腺炎的形态改变，而且能够了解胰腺纤维化的程度，因此MRI对于发现早期慢性胰腺炎优于CT。

（三）胰腺内功能性内分泌瘤

胰腺内分泌肿瘤可分为功能性和无功能性两大类，前者与特定的激素分泌有关，并具有相应的临床症状。功能性胰腺内分泌肿瘤包括胰岛素瘤、胃泌索瘤、胰高血糖素瘤、生长抑素瘤、血管活性肠肽瘤、胰多肽瘤等，其中以胰岛素瘤最为常见，其次为胃泌素瘤，其余均少见。功能性者因具相应临床症状，较早就诊，因此病灶均较小，而无功能性者因不具典型的临床症状，因此就诊时病灶往往较大。较小的胰腺内内分泌瘤常不造成胰腺形态的改变，较大者可突出于胰腺边缘而呈浅分叶状。CT平扫肿瘤呈等密度或稍低密度，MRI上T1WI及T1压脂呈低信号，T2WI呈高信号；肿瘤周围可见环形包膜，CT平扫呈稍低密度，T1WI及T2WI呈低信号改变；动态增强扫描动脉期肿瘤呈早期明显强化，门脉期及延迟期趋向于与正常胰腺密度/信号相近。因内分泌肿瘤血供与胰腺癌截然不同，因此CT灌注成像两者有明显差别，易于鉴别。典型的胰腺内分泌肿瘤与胰腺癌容易鉴别，若影像学表现不典型者需结合相关实验室检查。

（四）胰腺囊腺瘤和囊腺癌

胰腺囊腺瘤是起源于胰腺导管细胞的肿瘤，分两类，即浆液性囊腺瘤和黏液性囊腺瘤。

浆液性囊腺瘤又称微囊腺瘤，可发生在胰腺各部位，以胰头更多见，该类肿瘤由数量不等小囊构成，囊的直径一般不超过2cm，内含浆液，部分肿瘤中心有纤维分隔。CT平扫时，囊腺瘤呈多个低密度小囊结构及纤维分隔，边界清楚，有时纤维分隔可见高密度钙化，增强扫描时纤维分隔有轻度强化，其平扫及增强表现与胰腺癌不同。胰腺微囊腺瘤MRI检查很有特点，T1WI呈低信号，内隐约可见等信号或稍低信号的纤维分隔影，T2WI呈高信号的蜂窝状影，瘤内高信号小囊低信号的分隔清晰可见；增强扫描，瘤内纤维分隔可有轻度、中度强化，瘤体在各序列上边界清楚，无周围浸润征象，DWI成像时瘤体弥散受限程度不如胰腺癌。

黏液性囊腺瘤又称大囊腺瘤，多见于胰体、尾部，瘤体边界清楚、光滑，可单房或多房，其囊较大，直径一般超过2.5cm，囊内含黏液，CT值比浆液性囊腺瘤要高，平扫呈等密度或稍高密度。黏液性囊腺瘤瘤内可见纤细或厚薄不均的纤维结缔组织间隔，CT平扫较难区分，但增强扫描时，间隔可轻度、中度强化而显示出来，有时囊壁或间隔可见小的结节，强化较明显。MRI检查在T1WI像上，由于存在黏液，肿瘤呈混合性高、低信号，T2WI肿瘤呈高信号，囊壁及分隔呈低信号，显示清楚，增强扫描后囊壁及分隔可强化，DWI成像时肿瘤弥散不均匀受限。

囊腺癌体积一般较大，多超过10cm，囊壁及分隔不规则、较厚，壁结节多见且较大，边界不清，其晚期亦可见胰旁侵犯及转移。

（黄穗乔　张泳欣）

参考文献

[1] 林晓珠，陈克敏，潘自来，等. 胰腺影像学检查进展[J]. 中国医学计算机成像杂志，2002，8（4）：274-282.

[2] 周康荣. 螺旋CT[M]. 上海：上海医科大学出版社，1998.

[3] 程万里，刘光华，韩希年，等．多层螺旋CT血管造影对胰腺癌侵犯胰周血管的判断[J]．医学影像学杂志，2007．17（7）：695-699.

[4] 尚建敏，夏进东，赵年，等．多层螺旋CT血管成像对胰腺癌侵犯胰周血管的表现及可切除性评价[J]．放射学实践．2010，25（6）：662-665.

[5] 薛华丹，刘炜，孙昊，等．多层螺旋CT灌注技术在胰腺肿瘤术前鉴别诊断中的临床应用[J]．癌症进展，2010，8（5）：415-420.

[6] 文戈，张雪林，李颖嘉，等．多层螺旋CT灌注扫描成像技术评价正常胰腺和胰腺癌的血流动力学特点[J]．中国组织工程研究与临床康复，2007，11（22）：4284-4289.

[7] 程祝忠，许国辉，黄娟阳，等．胰腺癌CT灌注成像表现及其生物学相关性研究[J]．四川大学学报（医学版），2009：521-524.

[8] 盛敏，黄振华，薛华丹，等．多层螺旋CT灌注技术对胰腺癌化疗疗效的评估价值[J]．中国医学科学院学报，2012：77-80.

[9] 邢千超，冯平勇，程豪，等．2型糖尿病患者胰腺的多排螺旋CT灌注研究[J]．临床荟萃，2013，28（8）：861-864.

[10] 柴瑞敏，任克．CT灌注技术在胰腺中的应用[J]．国际医学放射学杂志，2010，33（3）224-227.

[11] 薛华丹，金征宇，刘炜，等．正常胰腺及胰岛细胞瘤的多层螺旋CT灌注参数特征[J]．中国医学科学院学报，2006，28（1）：68-70.

[12] 赵心明，周纯武，吴宁，等．胰腺多层螺旋CT灌注研究[J]．中华放射学杂志，2003，37（9）：845-849.

[13] 王琦，徐荣天，徐克，等．胰腺多层螺旋CT灌注成像[J]．中国医学影像技术，2005，21（5）：754-756.

[14] 梁宗辉，冯晓源，祝瑞江，等．正常胰腺的多层螺旋CT灌注成像研究[J]．生物医学工程与临床，2006，10：218-223.

[15] 陆娜，郭启勇，任莹，等．64层CT灌注在胰腺癌诊断中的价值[J]．中国临床医学影像杂志，2007，18：554-558.

[16] 叶荣，郭顺林，周怀棋，等．64层螺旋CT对胰腺癌的灌注成像研究[J]．中国医学影像技术，2007，23（9）：1362.

[17] 伍炳华，郭文强．16层螺旋CT灌注成像在胰腺病变诊断中的应用[J]．CT理论与应用研究，2008，17（3）：72.

[18] 郝强，田建明，左长京，等．CT灌注成像在胰腺癌诊断中的应用[J]．第二军医大学学报，2005，26（7）：732-735.

[19] 李震，胡道予，肖明，等．16层螺旋CT胰腺癌灌注研究[J]．放射学实践，2005，20（10）：857-860.

[20] 邵娟．胰腺疾病CT灌注成像的研究进展[J]．医学研究生学报，2008，21（4）：412-415.

[21] 周康荣，陈祖望．体部磁共振成像[M]．上海：上海医科大学出版社，2000：956-960.

[22] 李小明，王承缘，刘鹏程，等．胰腺MRI：技术及诊断研究[J]．放射学实践，2000，15（2）：85-88.

[23] 张晶，田建明，郝强，等．磁共振灌注成像在胰腺癌中的应用初探[J]．中国医学计算机成像杂志，2008（06）：569-572.

[24] 马霄虹，赵心明，欧阳汉，等．3.0T MR动态增强扫描对正常胰腺及胰腺癌的定量分析．中国医学影像技术，2010，（26）：10-13.

[25] 龚静山，周康荣，汪澄斌，等．Mn-DPDP增强MRI胰腺强化特征以及与Gd-DTPA动态增强MRI比较的初步研究[J]．腹部放射学，2002，21（1）：41-45.

[26] 姚秀忠，曾蒙苏，孙非，等．3.0T ^{1}H—MRS在胰头癌中的应用研究[J]．腹部放射学，2010，25（10）：1153-1156.

[27] 苏天昊，申皓靳，梁宇霆，等．3.0T 质子磁共振波谱在鉴别诊断胰腺癌和胰腺炎中的初步应用[J]．国际医学放射学杂志，2011，34（5）：413-417.

[28] 黄文才，陆建平．磁共振波谱在胰腺癌诊断中的临床应用[J]．华南国防医学杂志，2012，26（5）：488-495.

[29] 陈锦秀，宋彬，吴芯，等．3.0TMR弥散加权成像对鉴别胰腺癌与慢性肿块型胰腺炎的价值[J]．中国普外基础与临床杂志，2008，15（10）：779-783.

[30] 陈高宏，姚秀忠，程伟中，等．3.0T自由呼吸背景抑制弥散加权成像在胰腺癌中的应用研究[J]．医学影像学杂志，2011，21（6）：873-876.

[31] 王健，姚秀忠，饶圣祥，等．3.0T磁共振弥散加权成像在胰腺癌中的应用价值[J]．医学影像学杂志，2012，22（1）：91-93.

[32] 姚秀忠，刘豪，陈文芳，等．3.0T磁共振自由呼吸背景抑制弥散加权成像对胰腺肿块的诊断价值[J]．中国临床医学，2013，20（1）：64-66.

[33] 宋彬，闵鹏秋，吴菇，等. 磁共振VIBE序列鉴别胰腺癌与肿块型慢性胰腺炎的价值探讨[J]. 2006，21（5）：498–502.

[34] 温大勇，吴慧萍，吴兴友，等. 胰头部假肿瘤性胰腺炎的CT表现[J]. 实用放射学，2012，28（8）：1298–1300.

[35] Takeda K，Mikami Y，Fukuyama S，et al，Pancreatic ischemia associated with vasospasm in the early phase of human acute necrotizing pancreatitis[J]. Pancreas，2005，30（1）：40–49.

[36] Bosman FT，Carneiro F，Hruban R，et al. WHO Classification of Tumours of the Digestive System[M]. Fourth Edition. Geneva：World Health Organization. 2010：279–337.

[37] McNally J，Francis R，Platt F，et al. Multi–detector row helical CT of the pancreas：effect of contrast–enhanced imaging on enhancement of the pancreas，peripancreatic vasculature，and pancreatic adenocarcinoma[J]. Radiology，2001，220：97–102.

[38] Richter GM，Wunsch C，Schneider B，et al. Hydro–CT in detection and staging of pancreatic carcinoma[J]. Radiologe，1998，38（4）：279–286.

[39] Fenchel S，Fleiter TR，Aschoff AJ，et al. Effect of iodine concentration of contrast media on contrast enhancement in multi–slice CT of the pancreas[J]. Br J Radiol，2004，77（922）：821–830.

[40] Fletcher JG，Wiersema MJ，Farrell MA，et al. Pancreatic malignancy：value of arterial，pancreatic，and hepatic phase imaging with multi–detector row CT[J]. Radiology，2003，229（1）：89–90.

[41] Gral O，Boland GW，Warshaw AL，et al. Arterial versus portal vemous helical CT for revealing pancreatic adenocarcinoma：conspicuity of tumor and critical vascular anatomy[J]. AJR，1997，169（1）：119–123.

[42] Fishman EK，Horton KM，Urban BA，et al. Multi–detector CT angiography in the cavluation of panercatie carcinoma：preliminary observtions[J]. Comput Assist Tomogr，2000，24（6）：849–853.

[43] Horton KM，et al. Multidetector CT angiography of pancreatic carcinoma：Part 1，evaluation of arterial involvement[J]. AJR，2002，178（4）：827–831.

[44] Horton KM，Fishman EK. Multidetector CT angiograph of pancreatic carcinoma：Part2，evaluation of venous involvement[J]. AJR，2002，178（4）：833–836.

[45] Loyer EM，David CL，Dubrow RA，et al. Vascular involvement in pancreatic adenocarcinoma：reassessment by thin–section CT[J]. Abdom Imagine. 1996，21：202–206.

[46] Lu DS，Reber HA，Krasny RM，et al. Local staging of pancreaticancer：criteria for unresectability of major vessels as revealed by pancreatic–phase thin–section helical CT[J]. AJR，1997，168（6）：1439–1443.

[47] Nakayama Y，Yamashita Y，Kadota M，et al. Vascular encasement by pancreatic cancer：correlation of CT indings with surgical and pathologic results[J]. Comput Aided Tomogr，2001，25（3）：337–342.

[48] Phoa SS，Reeders JW，Stoker J，et al. CT criteria for venous invasion in patients with pancreatic head cinoma[J]. Radiology，2000，73（875）：1159–1164.

[49] Axel L. Cerebral blood flow determination by rapid–sequence computed tomography：theoretical analysis[J]. Radiology，1980，137：679–686.

[50] Miles K. Measurement of tissue perfusion by dynamic computed tomography[J]. Br J Radiol，1991，64：409–412.

[51] Miles KA，Hayball MP，Dixon AK，et al. Color perfusion imaging：a new application of computed tomography[J]. Lancet，1991，337：643–645.

[52] Cenic A，Nabavi DG，Craen RA，et al. Dynamic CT measurement of cerebral blood flow：a validation study[J]. Am J Neuroradiol，1999，20：63–68.

[53] Bader TR，Herneth AM，Blaicher W，et al. Hepatic perfusion after transplantation：non–invasive，measurement with dynamic singlesection CT[J]. Radiology，1998，209：129–134.

[54] Koenig M，Klotz E，Luka B，et al. Perfusion CT of the brain：diagnostic approach for early detection of ischemic stroke[J]. Radiology，

1998，209：85–92.

[55] Klotz E，Konig M. Perfusion measurements of the brain：using dynamic CT for the quantitative assessment of cerebral ischemia in acute stroke[J]. Eur J Radiol，1999，30：170–184.

[56] Fuentes MA，Keith CJ，Griffiths M，et al. Hepatic haemodynamics：interrelationships between contrast enhancement and perfusion on CT and Doppler perfusion indices[J]. BJR，2002，75（889）：17–23.

[57] Goh V，Halligan S，Taylor SA，et al. Differentiation between diverticulitis and colorectal cancer：quantitative CT Perfusion measurements versus morphologic criteria–initial experience[J]. Radiology，2007，242：456–462.

[58] Miles KA，Hayball MP，Dixon AK，et al. Measurement of human pancreatic perfusion using dynamic computed tomography with perfusiong imaging[J]. BJR，1995，68：471–475.

[59] Yoshito T，Shoichi K，et al. Age dependent decline in parenchymal perfusion in the normal human pancreas：measurement by dynamic computed tomography[J]. Pancreas，1998，17：148–152.

[60] Cameron IL，Ord VA，Fullerton GD，et al. Characterization of proton NMR relaxation times in normal and pathological tissues by correlation with other tissue parameters[J]. Magn Reson Imaging，1984，2（2）：97–106.

[61] Mitchell DG，Vinitski S，Saponars S，et al. Liver and pancreas：Improved spin–echo T1 contrast by shorter echo time and fat suppression at 1.5T[J]. Radiology，1991，178：67–71.

[62] Semelka RC，Chew W，Hricak H，et al. Fat–saturation MR imaging of the upper abdoment[J]. AJR，1990，155：1111–1116.

[63] Wang C，Gordon P，Hustvedt S，et al. MR imaging properties and phamacokinetics of Mn–DPDP in healthy volunteers[J]. Acta Radilo，1997，38：665.

[64] Gehl HB，Vorwerk D，Klosek C，et al. Pancreatic enhancement after low dose infusion of Mn–DPDP[J]. Radiology，1991，180：337.

[65] Ichikawa T，Sou H，Araki T，et al. Duct–penetrating sign at MRCP：usefulness for differentiating inflammatory pancreatic mass form pancreatic carcinomas[J]. Radiology，2001，221：107.

[66] Sugahara T，Korogi Y，Kochi M，et al. Usefulness of diffusion weighted MRI with echo–planar technique in the evaluation of cellularity in gliomas[J]. Magn Reson Imaging，1999，9（1）：53.

[67] Lyng H，Haraldseth O，Rofstad EK，et al. Measurement of cell density and necrotic fraction in human melanoma xenografts by diffusion weighted magnetic resonance imaging[J]. Magn Reson Med，2000，43（6）：828.

[68] Oinuma M，Ohashi I，Hanafusa K，et al. Apparent diffusion coefficient measurements with diffusion–weighted magnetic resonance imaging for evaluation of hepatic fibrosis[J]. Magn Reson Imaging，2005，22：80–85.

[69] Rmitage PA，Schwindack C，Bastin ME，et al. Quantitative assessment of intracranial tumor response to dexamethasone using diffusion，perfusion and permeability magnetic resonance imaging[J]. Magn Reson Imaging，2007，25：303–310.

第九章 胰腺癌实验室检查新进展

胰腺癌是具有相对低发病率和极高死亡率的高度恶性肿瘤。张思维等在2003—2007年中国癌症死亡分析报告中指出胰腺癌的发病率无论是在男性或女性中均位居前10位。而根据最新数据统计，2010年美国胰腺癌的新发病例是43 140例，其中有36 800位患者在当年即死于此病。由于胰腺癌起病隐匿，临床表现缺乏特征性，腹部不适或轻微疼痛等症状经常被患者当作胃病、慢性胆囊炎、慢性肾结石对待，且胰腺处于人体上腹部腹膜后部，B超、CT等影像手段不易发现病变，诸多原因导致疾病未能及时诊治，确诊时已存在局部或广泛转移，错过了手术治疗的最佳时期。胰腺癌预后极差，患者的平均生存期为2～3个月，5年生存期仅为1%～3%。因此早诊断和提高早期诊断率，及时治疗是提高患者生存期及改善生活质量的关键。

第一节 血清学标志物

根据美国NCCN（National Comprehensive Cancer Network，NCCN）指南，针对约97%的癌症种类提供相应的治疗方案，其中胰腺癌诊治指南及中国胰腺癌诊治规范，指出细胞病理学检查仍然是诊断胰腺癌的“金标准”。但是由于胰腺解剖位置特殊，在病理活检中存在一定难度，所以目前临床上胰腺癌的筛查及诊断主要依赖血清肿瘤标志物及影像学检查。肿瘤标志物（tumor marker，TM）指在细胞癌变过程中，由于癌基因、抑癌基因等异常表达所产生释放的某种物质，常以抗原、酶、激素等相关代谢产物的形式存在于肿瘤细胞内或宿主体液中，根据其生化或免疫特性可以识别或诊断肿瘤，判断预后，检测治疗效果和判断复发。

在肿瘤标志物面世后，许多学者致力研究，期望寻找具有高度特异性的理想肿瘤标志物。理想的肿瘤标志物应具备以下条件：①高敏感性；②特异性强，具有高度的器官相关性；③能反映肿瘤细胞的状态与其发展情况、恶性程度、转移与否，并能辅助肿瘤分期的诊断以及反映治疗效果；④存在于体液中，易于检测，成本较低。可是到目前为止，还未能寻找一个具有高度器官相关性的肿瘤抗原。临床上对于肿瘤的早期检测及预后判断，除了采用影像学证据外，最常用的就是糖类抗原的检测。自单克隆抗体面世，人们就制备各种肿瘤抗原的单抗，结合免疫发光技术，用于体外检测患者体液中各种肿瘤抗原，协助癌症的早期诊断及预后分期。

肿瘤标志物可以分为肿瘤特异性抗原（tumor specific antigen，TSA）和肿瘤相关性抗原（tumor associated antigen，TAA）。TSA是一种由肿瘤细胞特异分泌，不存在于正常组织细胞的抗原；TAA普遍存在于正常组织中，但在细胞癌变时其分泌量有别于正常组织原有含量，临床上多以检测TAA为主。常用的胰腺癌血清学肿瘤标志物有糖类抗原CA19-9、癌胚抗原CEA、糖类抗原242等。

一、糖类抗原

糖类抗原（carbohydrate antigen）的化学成分以碳水化合物为主，主要存在于细胞膜。当细胞发生癌变时，细胞膜上的碳水化合物，如糖蛋白（glycoprotein）、黏蛋白（mucin）发生变化。一些原本只在胚胎期活跃的蛋白被激活或某些糖基化酶失活，形成和正常细胞不同的抗原或分泌大量的抗原。

（一）糖类抗原19-9（CA19-9）

1979年美国Koprowski等利用人结肠癌细胞株SW116免疫小鼠后，将其脾细胞和骨髓瘤细胞融合后制成116NS19-9，特异识别CA19-9。CA19-9是LEWIS血液抗原的唾液酸衍生物，而LEWIS抗原阴性的胰腺癌患者无法形成CA19-9，从而导致其在CA19-9检测上出现假阴性。CA19-9在正常人胰腺导管上皮细胞、胆管细胞、胃、结肠等上皮细胞中合成分泌。当胰腺导管上皮细胞发生癌变时，由于接受癌基因活化调控，使得CA19-9大量合成。而胰腺导管及胰管被肿瘤细胞堵塞，使大量CA19-9由癌组织中逸入周围的血液中，因此可以通过血液或体液检测到胰腺癌患者高浓度的CA19-9。自1983年Del Villano报道CA19-9在胰腹癌诊断方面的意义后，CA19-9就成为临床上胰腺癌的诊断及监测中最常用、最有价值、敏感性最高的检测项目。CA19-9定量检测多采用免疫电化学发光法，一般以37 000U/L作为临床临界值，根据不同检测人群，CA19-9的敏感性为41%～86%，特异性为33%～100%。除了胰腺癌，其他消化道肿瘤及胰腺的良性病变中也可见CA19-9的升高。国内学者向大开等报道了在各种消化道肿瘤患者里，CA19-9水平升高以胰腺癌发生率最高（62.04%），其次是肝癌（44.25%）、胃癌（26.40%）、结肠癌（26.32%）。KIM等从1994—2000年共检测70 940个无症状试验者的血清CA19-9水平，并对参加者进行随访，在这群人中共有1 063人血清CA19-9水平超过临床临界值37 000U/L，当中仅有4人确诊为胰腺癌，可见CA19-9对无症状人群的胰腺癌筛查阳性预测率低。在慢性胰腺炎患者中，有5%～20%患者血清CA19-9水平也会升高，这给鉴别诊断胰腺癌带来很大困难。因此，单一的血清肿瘤学指标并不能作为诊断的有力证据，应考虑合并影像学检查或联合多种肿瘤标志物检测。胡晶晶等对63例术前进行CT及血清CA19-9检查最终被病理确诊为胰腺癌的患者的回顾分析中，CT对胰腺癌的特异性和敏感性分别为56.7%、87.3%；而血清CA19-9的特异性、敏感性为60.0%、76.2%。而将两者联合检测后，特异性则提高为90%。

近年，越来越多学者关注血清CA19-9在术前评估、预后判断及疗效观察中的作用。宗明等对CA19-9在胰腺癌患者中与肿瘤远处转移及血管侵犯之间的关系进行分析，收集了50例已经病理学确诊为胰腺癌的患者并对其CA19-9与各临床症状及肿瘤分期等资料作回顾性分析。发现CA19-9高水平组中（＞200U/L）合并远处转移有14例，明显高于CA19-9低水平的5例（≤200U/L）。Jiang等研究CA19-9水平与胰腺癌分期的相关性，发现I期到IV期的诊断阳性率分别为40%（4/10）、58.3%（7/12）、84.0%（21/25）和85.7%（42/49），CA19-9对晚期胰腺癌有较高诊断价值。但有学者则持相反看法，最近，Kyong Joo Lee等对187例胰腺癌患者的血清CA19-9和CEA水平进行了回顾分析，探讨两者与胰腺癌的肿瘤分期及患者生存时间的关系。发现高CA19-9水平组与正常CA19-9水平组比较，CA19-9的变化与肿瘤分期不相关（P=0.150）；在生存时间的相关研究中，血清高CA19-9水平组的中位生存期为11.6个月，而正常水平组为8.4个月（P=0.597）。

（二）糖类抗原242（CA242）

糖类抗原242是与CA19-9结构上相似的一种重要的胰腺癌相关抗原。CA242属于唾液酸化的糖类抗原，主要存在于正常人的胆管、胰腺及结肠的柱状细胞中，但含量极少。其单克隆抗体是由人结肠癌细胞株Colo205免疫小鼠所得，在抗原决定簇上也属于LEWIS抗原。CA242与胰腺癌相关的最早报道是由Kuusela在1991年报道的，虽然发现两者相关只是短短20多年，但CA242在临床上已经得到广泛的应用。众多文献报道，CA242以＞20 000U/L作为诊断胰腺癌的临界值时，其检测敏感性为68%～80%，特异性为80%～95%；与CA19-9比较，CA242的特异性比较高。不少研究还指出，CA242升高水平与肿瘤负荷程度、肿瘤定位及分期都有着密切关系。Jian等报道CA242在胰头癌中水平明显高于胰体癌或胰尾癌，并且发现CA242也与肿瘤分期有关，在Ⅰ期、Ⅱ期CA242的诊断率为30%及50%，而在Ⅲ期、Ⅳ期患者中则升高至80%、81.6%，说明CA242也和CA19-9一样是晚期胰腺癌的诊断标志。虽然CA242早期诊断敏感度和CA19-9相似，但其在良性、恶性胰腺疾病鉴别中明显优于CA19-9。KAWA等系统地比较了CA242、CA19-9对胰腺癌的诊断意义，发现CA19-9在原发性肝癌中阳性率高达35%，而CA242仅为7%。陈熹等的研究分别比较CA242在胰腺癌、良性胰腺疾病及非胰腺消化道肿瘤中的表达，发现3组的阳性率分别为73.1%、9.5%、25.0%，证实CA242有良好的鉴别胰腺良、恶性疾病价值。同时有报道也提出在子宫内膜癌中，CA242的阳性率几乎和胰腺癌一样高。

（三）糖类抗原724（CA724）

CA724是一种相对分子质量高的糖蛋白抗原，可在胃癌、胰腺癌、结肠癌、直肠癌、乳腺癌、肺癌、卵巢癌等腺癌组织中检出，是一种较新的肿瘤标志物。已有研究结果显示，CA724多用于胃癌的诊断，被认为是诊断胃癌的一个可靠指标。但在杨锐等的研究结果中显示，进展期胰腺癌患者血清中CA724的水平明显高于早期胰腺癌、慢性胰腺炎，80%以上的腺癌可在细胞膜上检测到CA724，与在正常组织中可表达的糖类抗原CA19-9、CA125相比具有更强的特异性。胰腺癌患者血清中CA242、CA724单独检测和联合检测的敏感性分别为61.7%、57.3%和84.9%，特异性分别为91.0%、87.6%和90.3%，结果证明CA724与CA242联合检测胰腺癌敏感性高，对于胰腺癌的诊断、疗效观察及良、恶性肿瘤的鉴别具有重要意义。

二、胚胎类抗原

癌胚抗原（CEA）是从结肠腺癌和胎儿肠中提取的一种肿瘤胚胎抗原，是具有人类胚胎抗原决定簇的酸性糖蛋白，是广谱的肿瘤标志物，对大肠癌、乳腺癌、胰腺癌的疗效判断、病情发展、监测和预后有重要的意义。张东艳的研究结果显示，胰腺癌患者血清CEA含量明显高于正常人，差异有统计学意义（$P<0.05$），表明血清CEA的检测对胰腺癌有诊断价值。CEA单独检测时阳性率仅为76.1%，与CA19-9联合检测时，阳性率明显提高，达95.6%，因此联合检测可明显提高胰腺癌的检出率，对胰腺癌的早期发现有较强的临床价值。

三、胰腺癌侵袭转移相关血清学标志物

（一）胰腺炎相关蛋白（pancreatitis associated proteim，PAP）

1984年，法国学者Keim首次在急性胰腺炎大鼠的胰液中发现胰腺炎相关蛋白，它是一种植物血凝集素相关蛋白，是由胰腺细胞分泌的一种分子量为17 500的多肽。有研究认为其分泌与应激时的细胞因子产生有关，并在正常胰腺组织中几乎不表达，但在急性胰腺炎细胞中大量合成。而有关PAP与胰腺癌相关的报道比较少。刘学强等采用免疫组化和RT-PCR检测36例胰腺癌组织，28例胰腺炎组织和5例正常人胰腺组织及人胰腺癌细胞系PANC1中PAP的表达水平，并分析PAP与临床病理指标的关系。研究发现在5例正常胰腺组织中免疫组化的结果均为阴性；胰腺炎组织中多为弱阳性或阳性，阳性表达率为21.4%（6/28）；而在36例胰腺癌组织中有28例都表达了阳性或强阳性，阳性率为77.7%，与正常组和胰腺炎组的阳性率比较存在统计学差异（$P<0.01$）。RT-PCR检测结果与免疫组化相符，PAP基因在胰腺癌组织中高表达，而正常组则无相关基因的表达。而高水平PAP可能提示存在淋巴结转移和远程转移（P值分别为0.034和0.028）。CERWENKA等使用ELISA对30例胰腺癌、15例胰腺良性疾病和30例正常人血清PAP进行检测分析，以18 000U/L为临界值，其对胰腺癌诊断的特异性和敏感性分别为82.8%和90%，其高特异性对鉴别胰腺良性、恶性疾病有着很大帮助。

（二）骨桥蛋白（osteopontin，OPN）

骨桥蛋白是细胞外基质中的一种非常重要的非胶原蛋白，含有298个氨基酸残基的分泌性磷酸化唾液酸糖蛋白，由Senger等在恶性转化的上皮细胞株中分离而得。OPN可由机体的多种细胞分泌和表达，参与调节多种病理和生理过程，参与细胞骨架重建，在细胞增殖、迁移和凋亡过程中发生作用。在肝癌、胰腺癌、胃癌和乳腺癌中都有OPN表达并和肿瘤的恶性程度、预后有密切关系。有研究认为在肿瘤发生过程中，OPN可通过其黏附，激活间质金属蛋白酶，刺激肿瘤细胞的迁移和侵袭，从而增加肿瘤转移能力。胰腺导管腺癌患者发生淋巴结转移是最主要的转移方式之一。OPN在人体正常组织中呈低表达或无表达，经纬等检测了50例胰

腺癌组织和20例癌旁正常胰腺癌组织的OPN mRNA和蛋白表达，并分析OPN的表达与淋巴结转移的关系。结果显示癌组织的OPN表达率明显高于正常组织（90% vs 15%）；OPN的表达也与淋巴转移有着密切关系。这提示OPN可能可以作为胰腺癌患者早期诊断及预后评价的指标。而最近，在国外AMYL的研究中，却显示在Ⅰ期胰腺癌患者的癌组织中表达OPN的患者其生存期比不表达OPN的长，分别是17.1个月和11.6个月（38% vs 24%）。研究者认为OPN可能是胰腺癌发生过程中的一个保护因素，这与人们一直认为OPN可能参与肿瘤进行恶化过程的看法不一致。到底OPN在胰腺癌中的作用是什么？目前仍需要更多的研究探讨。

（三）基质金属蛋白酶（matrix metalloproteinases，MMP）

大多数胰腺癌患者都由于胰腺癌极易发生组织浸润及远处转移而丧失手术治疗的机会。有研究表明，肿瘤细胞转移的前提条件之一是必须要具备降解细胞外基质（extracellular matrix，ECM）及基底膜的能力，当细胞外基质组织的屏障作用被破坏后，肿瘤细胞就可以外扩散，侵袭及转移到邻近器官组织。

MMP是一个可以结合锌离子的蛋白水解家族，到目前发现了至少20种MMPs，被认为与机体内组织修复、炎症反应及肿瘤发生、发展过程有密切关系。MMP-2和MMP-9是研究得较深入的2种蛋白酶，在多种肿瘤中均可检测到，如胰腺癌、卵巢癌、肝癌等。王连才等研究结果显示，MMP-2和MMP-9在胰腺癌组织的表达率分别为50.6%和58.6%，明显高于癌旁组织及正常胰腺组织，并发现两者单独或联合表达与肿瘤分期、胰周浸润有关，但两者并不能作为胰腺癌预后评估的指标。在肿瘤细胞浸润、转移的过程中，MMP与其天然抑制剂（tissues inhibitors metalloproteinases，TIMP）的不平衡状态也是引起细胞外基质等被过度降解的原因之一。A.Lekstan等研究结果显示，在胰腺癌及慢性胰腺炎患者的病变组织中均能检测到MMPs及TIMPs的活性，这或许能为许多疾病发生都有MMPs及TIMPs参与提供证据。另外，研究者的结果还发现MMP-9在两组中的水平明显高于MMP-2，并且在胰腺癌组中MMP-9的表达明显高于慢性胰腺炎组。这与前期研究结果相符。因此，许多学者认为胰腺癌中MMP-9高水平可能提示肿瘤细胞更有侵犯其他组织的倾向。在Giannopoulos等的研究中显示TIMP2表达水平与胰腺癌分化程度有关，分化较差的胰腺癌表现为TIMP2低水平表达；而高浓度的TIMP2则与淋巴血管侵犯存在相关性。

（四）Toll样受体-4（Toll-like receptor-4，TLR4）

Toll样受体（Toll-like receptors，TLRs）是学者们在研究果蝇胚胎发育的过程中发现的Toll基因编码的一种穿膜受体蛋白，后在人类细胞表面鉴定出同源的Toll样蛋白，即TLR4。TLR4是最早发现的研究最广泛的Toll样受体。研究证实，TLR4可在多种免疫细胞中表达，参与机体天然免疫过程，同时TLR4在多种肿瘤细胞中呈高表达，并参与肿瘤的发生、发展。TLR4在外源性配体脂多糖（lipopolysaccharide，LPS）的刺激下，可诱导肿瘤细胞分泌多种细胞因子和炎症介质，促进肿瘤的侵袭和转移。Riddell等报道，TLR4在被激活后，可调控VEGF的表达，促进血管内皮细胞的增殖、迁移和分化，导致血管生成增加。满晓华等对62例胰腺癌患者、35例正常胰腺组织进行TLR4蛋白表达检测，结果显示胰腺癌组织中TLR4蛋白阳性表达率为74.2%（46/62），显著高于正常胰腺组织的17.1%（6/35）。存在淋巴结转移的胰腺癌组织中TLR4蛋白阳性表达率为83.8%，显著高于无淋巴结转移的60.0%，差异有统计学意义。另外TNM分期中，Ⅲ期和Ⅳ期的胰腺癌组织中TLR4蛋白阳性表达率为85.3%，显著高于Ⅰ期和Ⅱ期的60.7%。实验结果说明，胰腺癌组织中TLR4蛋白表达显著高于正常胰腺组织，且与胰腺癌的TNM分期以及淋巴结转移有着密切的关系。TLR4是如何促进肿瘤侵袭和转移的，这一分子机制目前尚未完全阐明。孙运良等的研究发现，MMP-9是TLR4促进胰腺癌侵袭和转移中重要的下游蛋白，TLR4蛋白在胰腺癌组织中的高表达在肿瘤的侵袭和转移中起着重要的作用，其机制可能与促进MMP-9蛋白的表达有关，确切的分子机制有待进一步研究。

（五）BAG-3蛋白

BAG-3蛋白是一新发现的抗细胞凋亡的蛋白，属于BAG家族（Bcl-2 associated athanogene）。*BAG-3*基因定位于10q25染色体上；BAG-3蛋白由588个氨基酸组成，主要通过2个途径发挥生物效用：①与热休克蛋白

HSP70结合，通过影响细胞信号发挥抑制凋亡等作用。BAG-3是HSP70的调节蛋白，它与HSC70/HSP70的ATP酶功能域具有高度亲和力。②与Bcl-2结合发挥协同作用，拮抗Bax与Fas/FasL介导的细胞凋亡作用。在正常组织中存在少量表达，如造血组织、心肌等。

近年研究发现，与正常胰腺组织相比，胰腺癌组织中BAG-3表达明显增高，而在不同胰腺癌细胞株中，BAG-3的表达也不一致。另有研究显示，导管腺癌中BAG-3蛋白高表达同时伴有*P53*基因低表达，而在黏液腺癌中BAG-3蛋白低表达同时伴有*P53*基因高表达，由此可得出，早期发现并联合检测胰腺癌组织中的BAG-3蛋白和*P53*基因的表达对导管腺癌、黏液腺癌的早期诊断和鉴别诊断有重要意义。BAG-3的发现及其机制的阐明为胰腺癌的个体化治疗提供了依据。LIU等报道了在对TRAIL和蛋白酶体抑制剂等化疗药物产生耐药的胰腺癌组织中可以发现BAG-3的高水平表达，提示BAG-3可能在胰腺癌细胞耐药性中扮演重要角色。

四、与胰腺癌微血管形成有关的标志物

在胰腺癌发生过程中，微血管的形成无论在发生、发展及侵犯、转归中都起着非常重要的作用。随着研究技术的成熟，检测血管形成相关的标志物有可能为临床上胰腺癌预后评估、病情监测提供可靠证据。目前较为熟知的与血管形成有关的标志物有血管内皮生长因子（vascular endothelial growth factor，VEGF）、肝细胞生长因子（hepatocyte growth factor，HGF）、肿瘤微血管密度（microvessel density，MVD）。

（一）血管内皮生长因子（VEGF）及肝细胞生长因子（HGF）

VEGF 是一种内皮细胞的特异有丝分裂原，能促进血管内皮细胞生长的细胞因子，在GF家族中是最强力、特异的一员，在体外能促进内皮细胞的生长，在体内可诱导血管发生。在恶性肿瘤微血管形成中，VEGF通过与细胞膜上相应受体结合，产生调节内皮增殖、血管生成、抗细胞凋亡等作用。姜明一等经病理诊断为胰腺癌患者进行手术前后的VEGF浓度的自身比较，结果发现术前患者的VEGF浓度明显高于术后（分别为398.6和197.3 ）。研究者同时检测肝细胞生长因子（HGF），HGF也是一种多功能因子，通过c-met受体介导其作用，包括减弱细胞间的黏附作用，并可以激活内皮细胞增殖迁移，研究结果显示胰腺癌患者术前HGF也高于术后，并发现术前VEGF和HGF存在相关性，相关系数为0.796 9。可能反映胰腺癌患者存在肿瘤血管新生成，提示这两者有机会成为胰腺癌预后相关检测指标。而在Hiroki等的研究中，分别检测了45例胰腺癌，16例良性胰腺病变及58例结肠癌患者的多种与血管生成有关的因子，如HGF、IL-8、VEGF、血小板源内皮细胞生长因子等。结果显示胰腺癌组与其他两组比较，HGF和VEGF升高没有意义；只有IL-8与胰腺癌患者化疗结果和预后评估有关。

（二）肿瘤微血管密度（MVD）

肿瘤微血管密度（MVD）是目前在临床上最常用来监测的指标之一，肿瘤内丰富的血管生成与肿瘤细胞转移浸润有很大关系，肿瘤的MVD是衡量血管生成的重要标准，并可预测肿瘤转移、复发和预后。通常采用CD^{31}标记血管内皮细胞，组化染色后再计数微血管数。许多国外研究都显示MVD在胰腺癌组织中明显高表达，而且与TNM分期、淋巴转移有关。国内Wang等检测41例胰腺癌患者组织中MVD，结果也与前者相同。不少学者认为胰腺癌旁组织的淋巴微血管生成在癌细胞转移过程中起了重要作用。所以Wang等同时也采用免疫组化方法，选用特异的标志物D2-40标记淋巴管，结果显示癌旁组织中MVD的密度明显高于癌组织，并且与癌组织的MVD存在相关性。这可能提示密切监测癌旁组织的淋巴微血管密度和微血管密度能作为胰腺癌预后评估的一个参考指标。

（三）CD146

CD146是近年来发现的一种具有跨膜结构的黏附分子，属于免疫球蛋白（Ig）超家族成员。CD146在黑色素瘤、前列腺癌、乳腺癌、胰腺癌、肝癌、尿路上皮癌和妇科肿瘤中表达，并与这些肿瘤的转移密切相关。

CD146最初是从黑色素瘤细胞上发现的肿瘤相关抗原，介导肿瘤细胞间、肿瘤-内皮细胞间的同型或异型黏附。CD146的表达有利于肿瘤的生长和转移，特别是与肿瘤新生血管生成有密切关系。王艳等研究了CD146及MVD在胰腺癌组织中的表达及其意义，实验结果表明，CD146主要表达于胰腺实质细胞的胞质及胞膜中，在胰腺癌组织中，CD146表达阳性率为78%，明显高于癌旁组织35%，差异有统计学意义。

胰腺癌的进展与血管生成密切相关，目前认为肿瘤的转移需要肿瘤细胞进入血管系统，研究发现CD146在参与肿瘤的血管新生过程中不仅作为细胞黏附分子，而且作为膜感受器信号转导分子。CD146阳性的肿瘤血管内皮细胞与肿瘤细胞上的CD146受体结合，并相互作用引起肿瘤细胞聚集堵塞血管，继而黏附于血管内皮，使肿瘤细胞侵入周围组织，通过对CD146的表达与胰腺癌临床病理特征关系的分析可以发现CD146的表达与胰腺癌的肿瘤大小、淋巴结转移情况及TNM分期有关，进一步提示CD146与胰腺癌的浸润、转移及肿瘤微血管形成相关，对其预后具有一定的预测作用。通过抑制CD146的受体而降低其表达水平，可能减少胰腺癌中血管生成数量，降低肿瘤浸润、转移的可能性，为胰腺癌的治疗提供新的靶点，具体作用机制有待进一步研究探讨。

（四）CXCL12/CXCR4生物轴

趋化因子CXCL12（CXC chemokine ligand 12），又称基质细胞衍生因子-1（SDF-1），是小分子的细胞因子，属于趋化因子蛋白家族，参与细胞归巢、肿瘤转移、血管新生。趋化因子的受体CXCR4（CXC chemokine receptor type 4）是CXCL12的特异受体，通常在肿瘤细胞中高度表达。CXCR4和CXCL2作为趋化因子受体与配体，呈一配一的受体配体关系，与细胞间信息传递、细胞迁移关系密切。

CXCL12与 CXCR4 结合后可使细胞肌动蛋白丝聚合，可形成假伪足，定向迁移、侵袭，形成“趋向性学说”。CXCR4受体表达于多种恶性肿瘤，如乳腺癌、胰腺癌、前列腺癌、黑色素瘤等。CXCL12/CXCR4之间的相互作用，可以促进肿瘤组织中的血管生成，增加肿瘤细胞的侵袭，加快肿瘤细胞的迁移，抑制肿瘤细胞凋亡，导致肿瘤细胞的快速生长。如将两者之间的作用阻断，可明显抑制肿瘤细胞的转移。王铮等的实验发现脊髓DRG细胞中有CXCL2、CXCR4 mRNA的表达，而胰腺癌细胞无CXCL12的表达，仅有其特异性受体CXCR4的表达，肿瘤神经之间的交互作用可能来源于CXCL12对CXCR4阳性的胰腺癌细胞产生吸引作用；外源性CXCL12可显著提高胰腺癌细胞MMP-2、MMP-9基因表达，而CXCR4特异性抑制剂则能有效抑制这些基因表达。这一实验结果说明，CXCL12对胰腺癌的生物学作用可能是通过其配体CXCR4实现的，同时CXCL/CXCR4生物轴对胰腺癌细胞外基质降解具有明显作用，可以导致胰腺癌细胞外基质降解、肿瘤细胞的侵袭转移。肿瘤细胞的血管内皮细胞也存在CXCR4的表达，CXCL12与CXCR4结合可引起血管内皮细胞迁移，可能是引起肿瘤血管生成的机制之一。

第二节　分子生物学标志物

随着分子生物学等技术的快速发展，人们很快发现研究肿瘤的发生与发展要从分子水平上探讨研究。基因异常突变是引起正常组织发生癌变的一个因素，其他因素还有环境、生活方式等。当意识到基因突变在癌变过程中起着这么重要的作用后，科学家们就开始寻找一些具有肿瘤特异性的分子生物学标志物，希望通过检测这种标志物能做到预测肿瘤的发生，进行人群筛查的流行病学统计，甚至以这种标志物作为攻克肿瘤的靶点。胰腺癌存在着发病隐匿、缺乏典型临床表现、恶性程度高等特征，所以寻找特异而敏感的胰腺癌标志物是攻克胰腺癌的重要课题之一。近年来，在胰腺癌分子生物学方面的研究已有很大的突破，研究发现了许多与胰腺癌发生、发展相关的基因。

一、胰腺相关癌基因

（一）微小RNA（microRNA）

微小RNA 是一非编码内源性小分子单链RNA。通常由18～25个核苷酸组成，平均长度是22个核苷酸。通过与靶mRNA 3'端配对结合引导沉默复合体（RISC）降解或阻碍mRNA翻译表达，从而在转录后水平调控基因表达，调节靶基因的功能。

已有不少研究发现miRNA家族与许多肿瘤发生有着密切关系，且不同的肿瘤组织，甚至同一种肿瘤不同发展时期，miRNA的表达水平均不相同，并通过多种途径调节肿瘤的发生、发展、凋亡和侵袭扩散。Zhang等鉴定大量与胰腺癌相关miRNA，结果显示在PANC1等10种胰腺癌细胞株及胰腺癌组织中，miRNA1190、miRNA186、miRNA198a等8个miRNA表达上调了2～2 018倍。Dillhoff等的80例晚期胰腺癌患者研究中发现，miRNA21在胰腺癌组织中阳性表达率是79%，正常组织的阳性表达率是8%。Lee等的研究中描绘出221个miRNA表达谱，发现miRNA155、miRNA21、miRNA222、miRNA376a及miRNA301在胰腺癌组织中均表达上调。Liu等的最新研究中对55例怀疑胰腺癌患者的血清联合检测7种miRNA，包括miRNA20a、miRNA21、miRNA24、miRNA25、miRNA99a、miRNA185和miRNA191，发现联合7种miRNA作为标志物的检测准确性为83.6%，提示miRNA在未来可以作为一个新的更灵敏的早期诊断胰腺癌的标志物。

除了诊断作用外，最近有学者研究miRNA在胰腺癌化疗中的疗效评估作用，研究发现50例对吉西他滨（Gemcitabine）化疗药敏感或耐药的胰腺癌患者的血浆中，miRNA21高度表达于化疗药耐药组中。这或许能为临床筛选治疗药物提供参考。

（二）*K-ras*基因

*ras*基因家族是人类肿瘤中可监测到的癌基因突变中最常见的原癌基因，由*K-ras*、*H-ras*和*N-ras*三者组成，其中*K-ras*基因是与胰腺癌相关性最高的基因之一，研究发现在胰腺癌组织中，*K-ras*突变的发生率为90%。*K-ras*编码的蛋白为P21蛋白，分子量为21KD且具有鸟苷酸三磷酸酶（Guanosine Triphosphatase，GTPase）活性，能协助细胞传递细胞增殖信号到下游蛋白激酶。

*K-ras*的突变主要发生在第12位密码子上，使原本的甘氨酸GGT转为丙氨酸GCT、精氨酸AGT、半胱氨酸CGT等。突变后的*K-ras*编码的蛋白能与GTP持续结合，使细胞得到持续生长信号，引起细胞恶性增殖、迁移、扩散等。大量研究证实*K-ras*突变是胰腺癌发生的一个重要分子因素，且可能与癌前病变有关。在胰腺癌患者的癌组织、活检组织、胰液、十二指肠液及血浆等样本的*K-ras*基因检测中，发现*K-ras*基因均有发生突变，但在胰液、血浆中敏感性较低，在细胞组织中检测的敏感性和特异性是97%和100%，可见组织样本的*K-ras*突变检测对胰腺癌诊断有较高价值。王文耀等联合检测*K-ras*基因及CA19-9，结果显示单独的*K-ras*突变率为60%，其敏感性不及CA19-9（83.3%）；二者联合后敏感性达100%。Arvanitakis等的研究结果显示146例慢性胰腺炎患者中44例检测出*K-ras*基因突变，经过随访其中有4例发展为胰腺导管腺癌。Tada等研究74例胰腺增生上皮中有19例发生*K-ras*突变，突变率为24%。YOSHIZAWA等发现胰腺导管内乳头状黏液腺瘤（intraductal papillary mucinous neoplasma，IPMN ）*K-ras*点突变随着上皮不典型增生程度而增加。这些研究都提示*K-ras*可能参与了胰腺癌的癌前病变，并有可能作为一个高危人群的筛查指标。

（三）*BRAF*基因

*BRAF*基因是RAS-RAF-MEK-ERK-MAPK信号通路中的一个重要基因，RAS-RAF-MEK-MAPK信号通路已被证实与许多肿瘤的发生关系密切。*BRAF*基因属*RAS*基因家族成员，长度约190Kb，编码783个氨基酸的蛋白。Huser和Mikula均报道*BRAF*是MEK/ERK关键的激活因子。近年有研究显示，在许多肿瘤中除了存在*K-ras*基因突变，也能检测到*BRAF*突变基因，两者间的关系暂时未有一致说法。有学者认为两者的突变在肿瘤发生过程中相互独立；而有研究则报道*BRAF*突变与*K-ras*突变相互排斥，呈负相关。Smalley等研究表示BRAF蛋白

的激活能使MEK/ERK激活，引起细胞增殖侵袭，增加基质金属蛋白酶分泌，提示BRAF参与肿瘤的转移。在程张军等的研究中，检测胰腺癌*K-ras*及*BRAF*基因的突变，发现野生型*K-ras*基因组中未能检测到*BRAF*基因的突变，但在3例*BRAF*基因突变的胰腺癌组织中，可以同时检测出*K-ras*突变。这与Ishimura的研究结果相符。但*BRAF*和*K-ras*在胰腺癌发生过程中确切关系及生理机制有待进一步探索。

二、与癌前病变相关基因

Wnt信号通路是近年来肿瘤研究中的热点。*Wnt5a*基因是Wnt信号通路中的重要成员，它既能介导经典的Wnt/β-catenin通路，又可启动非经典的Wnt/Ca^{2+}通路，与多种恶性肿瘤的发生密切相关。Wnt5a的介导以Wnt的经典通路为主，由Beta- catenin/T细胞因子（TCF）调节靶基因；非经典的Wnt/Ca^{2+}通路，调节细胞间的黏附作用及细胞活力。Wnt信号通路异常活化发生在许多恶性肿瘤生成过程中，特别是*Wnt5a*基因表达异常已在多种恶性肿瘤，如黑色素瘤、肺鳞癌中有所报道。Ripka等的研究显示胰腺癌中Wnt5a能增强癌细胞的增殖、转移等活性。国内王伟等学者利用免疫组化分别检测了正常胰腺导管、胰腺上皮内瘤变、胰腺癌等多种不同胰腺良、恶性疾病中Wnt5a蛋白的表达水平，结果显示在胰腺上皮瘤变（PanIN）、胰腺导管内乳头状黏液性肿瘤（IPMN）中，Wnt5a的表达逐渐增强，提示Wnt5a可能参与了胰腺癌癌前病变过程，在未来有望成为一个早期诊断胰腺癌的敏感指标。

三、抑癌基因

（一）*p53*基因及蛋白

*p53*基因位于人类染色体17p13.1上，结构上由10个内含子和11个外显子组成，编码393个氨基酸，分子量为53KD的p53蛋白。*p53*基因上有5个高度保守区，大量研究分析表明肿瘤的发生与这些保守区发生突变有关。未发生突变的p53称野生型*p53*基因，主要维持细胞生长，抑制肿瘤增殖等；而突变型的p53由于丧失调控细胞周期，抑制细胞增殖生长的作用，导致细胞发生恶变成肿瘤细胞，参与肿瘤的发生发展。许多肿瘤患者都可以检出突变的*p53*基因及蛋白，有50%～70%胰腺癌患者可以测出突变的*p53*基因。但是也有报道指在良性胰腺病变中也可以检出突变*p53*，所以*p53*基因不能作为诊断胰腺癌的指标。Campani等报道p53的阳性表达与胰腺癌淋巴转移及细胞增殖明显相关。孟石凡等利用免疫组化测定胰腺癌组织中的p53蛋白，发现在导管腺癌中p53呈低表达，黏液腺癌则相反，这可能提示p53在两种胰腺癌中的参与方式不同，有望作为区分两种胰腺癌的参考指标。

（二）*DPC4/Smad4*基因

抑癌基因*DPC4*，又称*Smad4*基因，是新发现的一个抑癌基因，定位于染色体18q21.1上，其编码的Smad4蛋白属于Smad4家族，主要参与TGF-beta超家族的信号传导，TGF-beta信号通路能抑制细胞生长，在组织发育中起重要作用。DPC4最早由Hahn在胰腺癌细胞上发现，*DPC4*基因的缺失会导致其编码的Smad4蛋白无法参与TGF-beta信号传导通路，使TGF-beta无法发挥其生物学作用，细胞增殖不受控制，最后导致肿瘤生成。众多研究都报道胰腺癌中大约有55%发生*DPC4*基因的缺失，而且*DPC4*基因缺失很少发生在其他肿瘤中，大约只有10%。这表明DPC4对胰腺癌存在高度特异性，或许能作为新一代的胰腺癌早期诊断标志物。李军等的研究显示，胰腺癌组织中抑癌基因*Smad4* mRNA表达水平降低，但与癌旁组织中Smad4表达情况差异无统计学意义。研究还发现，胰腺癌组织中原癌基因Jun激活区域连接蛋白1（Jab1）表达明显升高，其表达趋势与胰腺癌组织中Smad4的表达趋势相反。Hao等的研究发现微小RNA，miR483-3P和miR-421能调节DPC4的作用，与DPC4的表达呈负相关。

（三）*p16*基因

*p16*基因，又称*CDKN2*或*NTS1*基因，定位于9p21染色体上，编码的蛋白能和细胞周期素依赖性蛋白激酶（cyclin dependent kinase，CDK）4或6结合，CDK4或CDK6丧失酶活性，抑制了Rb的磷酸化，非磷酸化的*Rb*基因又能抑制E2F蛋白活性，阻止细胞从细胞周期G1（细胞准备染色体复制期）到S期（进入染色体复制），从而抑制细胞增殖。*p16*基因表达缺失在95%的胰腺癌中可以发生，是重要的胰腺癌相关抑癌基因。Dammann等报道在8株胰腺癌细胞系中，*p16*基因启动子甲基化发生率为63%，而RASSF1A为87.5%，提示甲基化为*p16*基因失活的主要原因。Rosty等研究胰腺导管上皮内肿瘤（pancreatic intraepithelial neolpasias，PanIN）与*p16*基因失活的相关性，发现*p16*基因失活与PanIN的病变进程有关，有40%的PanIN-Ⅲ组织中存在*p16*基因失活，提示*p16*失活可能参与腺癌癌前病变。

（四）*APC*基因

APC（addenomatous polyposis coli）基因定位于染色体 5q21，编码由 2 843 个氨基酸组成、主要起支架作用的大蛋白分子，即 APC蛋白。*APC*基因是一种抑癌基因，在Wnt/β-catenin信号通路中起负向调控作用，在正常情况下通过抑制β-catenin/TCF的转录活性调节细胞增殖、分化，*APC*基因突变致Wnt/β-catenin信号通路异常活化则可促进肿瘤发生。王伟等研究APC蛋白在胰腺癌及其癌前病变中表达的差异，结果表明 APC 表达与胰腺导管腺癌（PDAC）患者的各项临床病理特征均无关，而与术后生存期显著相关，APC 阳性表达组术后中位生存期显著短于APC阴性表达组，表明APC表达阳性提示患者预后不良。然而，APC在胰腺癌中究竟是发挥抑癌作用还是促癌作用，如为抑癌作用，其蛋白表达上调是*APC*基因抗肿瘤作用增强的表现，还是基因突变造成的无功能蛋白过度表达，均有待进一步研究。

四、肿瘤转移相关基因与抑制基因

肿瘤转移是恶性肿瘤的基本生物学特性之一，是多个癌基因和抑癌基因参与调节的复杂过程。局部及周围浸润和远处转移是很多恶性肿瘤的共同特点，其中远处多器官转移是很多恶性肿瘤的共同特点，远处多器官转移是临床治疗的难题，也是危及患者生命的主要原因。远处转移的存在决定了恶性肿瘤患者的治疗效果和预后。转移是一个多因素、多步骤的复杂而多变的过程，目前已经明确证明细胞外基质降解、肿瘤细胞黏附与移行、血管生成和淋巴浸润在恶性肿瘤的转移过程中发挥重要作用。

（一）肿瘤转移相关基因1

肿瘤转移相关基因1（MTA1）是肿瘤转移相关基因家族中第一个被发现的基因，最初是从鼠的乳腺癌细胞株中克隆出来，全长2.2Kb，因其参与肿瘤的转移，故命名为肿瘤转移相关基因。MTA1通过对细胞表面黏附分子、细胞骨架蛋白转录水平的调控使细胞间黏附力的下降，从而参与肿瘤细胞侵袭转移过程。*MTA1*基因的表达与多种恶性肿瘤的浸润转移有着密切的关系，刘勇等的实验对36名胰腺癌患者进行检测，MTA1的阳性表达率为77.8%，高于癌旁组织中的表达。当胰腺癌的分化程度降低，淋巴结转移产生；临床分期增加时，MTA1的阳性表达率明显上升，提示临床上检测MTA1的表达可能有助于评估胰腺癌的分化程度及判断患者的预后。

（二）肿瘤转移抑制的*KISS-1*基因

*KISS-1*基因定位于染色体1q32，编码一个大小为145个氨基酸组成的亲水性蛋白，是1996年在应用显微细胞介导的染色体转移技术、递减杂交和差异显示技术的条件下，在人类黑色素细胞株中发现的一种新的肿瘤转移抑制基因，可抑制肿瘤细胞的趋向性和侵袭性，并限制其迁移能力，从而抑制恶性肿瘤的侵袭与转移。最新研究表明，*KISS-1*基因抑制肿瘤转移的机制可能与信号转导途径有关，通过调节细胞质内抑制性Kba降解细胞质中p65/p50NFKB蛋白，使其与MMP启动子的结合降低，进而抑制MMP-9的活性，抑制肿瘤细胞的机动

性、趋化性和侵袭性。同时还可通过G蛋白耦联途径激发钙动员抑制肿瘤细胞增殖。实验结果显示，KISS-1在胰腺癌组织中的阳性表达率38.9%，显著低于癌旁胰腺组织的90.0%，并伴随分化程度的降低、淋巴结转移的出现及临床分期增加而降低。*KISS-1*基因在无转移和有转移的胰腺癌原发灶和转移灶组织中表达水平呈降低趋势，转移灶中的表达水平最低，MTA1与KISS-1存在负相关性。以上提示KISS-1的表达降低与胰腺癌侵袭和转移密切相关，可能参与胰腺癌侵袭和转移的调控，同时也预示KISS-1可能成为新的预测胰腺癌恶性潜能的标记物。

（三）*Slug*基因

*Slug*基因是转录因子Snail家族中编码锌指蛋白的基因，Slug可上调肿瘤细胞内*VEGF*基因的表达，因此认为*Slug*基因可能与恶性肿瘤的血管生成有关，可影响胰腺癌的侵袭性转移。研究表明Slug在正常胰腺组织中无表达，在胰腺癌组织中阳性表达率为50%，在侵袭恶性转移的胰腺癌组织中，Slug的表达更为明显。发生转移的胰腺癌组织中Slug蛋白表达明显高于非转移的胰腺癌组织，差异有统计学意义。Slug上调的肿瘤容易出现远处转移、较深的肿瘤浸润深度和较差的预后。另有研究发现，Slug可通过调节基质金属蛋白酶家族成员表达增加细胞的侵袭能力。陈俭云等对胰腺癌组织中的Slug采用SlugRNA干扰重组腺病毒载体（rAAV2-Slug-siRNA）进行抑制，发现胰腺癌细胞的血管生成和转移能力有所下降，未经抑制的肿瘤细胞与经过rAAV2-slug-siRNA处理的肿瘤细胞MVD比较差异有统计学意义。结果证明，Slug与肿瘤的血管生成和侵袭性转移有关，可作为胰腺癌基因治疗的切入点。

第三节 胰腺癌相关的甲基化修饰作用

DNA甲基化是肿瘤基因表观修饰的最要方式之一，越来越多研究报道指出肿瘤的发生与某些基因的甲基化被沉默有关。DNA甲基化是由DNA甲基转移酶（DNMT）催化的过程，以S-腺苷蛋氨酸（SAM）作甲基的供体，将甲基转移到特定碱基上，通常是基因启动子的CpG岛。DNA甲基化并不改变DNA的序列和遗传密码，是一可逆的基因修饰方式之一。在人类肿瘤组织中可发现CpG岛超甲基化，考虑生长控制基因由于启动子超甲基化而沉默是发生胰腺肿瘤的关键。而肿瘤基因组中，基因启动子CpG岛去甲基化可促进抑癌基因的表达，这可能作为胰腺癌基因治疗的新靶点。近年有不少有关胰腺癌相关基因甲基化的研究越来越受到关注。

一、RAS相关区域家族1A

RAS相关区域家族1A （*RASSF1A*）基因定位于第3号染色体上，属于肿瘤抑制基因。目前对RASSF1A作用机制有两个学说。第一是当RAS信号通路被激活后，RASSF1A作为其下游效应器，与MTS1结合促进细胞凋亡。另一种是抑制cyclinD1的聚集，阻断其介导的细胞增殖旁路。最近研究结果发现在许多肿瘤中出现RASSF1A表达缺失，如乳腺癌、神经母细胞瘤中，但其与胰腺癌相关性的研究比较匮乏。目前认为*RASSF1A*基因失活与启动子被甲基化有关。彭泉等应用重亚硫酸盐测序PCR 与 TA克隆联合检测胰腺癌组织、癌旁组织，胰腺癌细胞株PANC-1及正常胰腺组织中*RASSF1A*表达。结果发现在前3组中*RASSF1A*基因均无表达，并且该基因的甲基化率在这3组中都呈现高表达，分别为100%、93.7%和100%。而正常组呈RASSF1A阳性表达；随后将PANC-1细胞用甲基化酶抑制剂5-aza-dC处理再次检测，发现RASSF1A启动子的甲基化率有所下降，但RASSF1A mRNA仍无表达。国内学者肖东等利用小干扰RNA（small interrupt-RNA）沉默胰腺癌细胞株BxPC-3中的2种DNA甲基化酶，分别为DNMT1和DNMT-3b；DNMT1能持续甲基化，而DNMT-3b则催化从头甲基化；结果显示沉默*DNMT-1*基因组中，细胞株中的*p16*抑癌基因甲基化呈阴性，*RASSF1A*则部分甲基化；而沉默*DNMT-3b*基因则只对*p16*基因甲基化逆转有效，*RASSF1A*则无。这是否提示着不同基因由不同的DNMT来进行甲基化，还需要更多研究证实，但这些研究无疑能为胰腺癌的基因治疗提供新思路。

二、人RUNT相关转录因子3基因

人RUNT相关转录因子3（human runt-related transcription factor 3，*RUNX3*）是新发现的抑癌基因，属于RUNX家族成员，其他还有RUNX1、RUNX2分别和造血功能及骨代谢有关，*RUNX3*编码的RUNX3蛋白由415个氨基酸构成。目前研究认为RUNX3的作用机制与TGF-Beta 信号通路相关。TGF-Beta通路具有抑制细胞生长、调控细胞凋亡的作用，Smads 蛋白是该通路中一个重要的蛋白，其核内定位必须在RUNX3蛋白协作下完成，并与RUNX3蛋白共同激活靶基因，执行细胞周期调控、分化、凋亡等生物学作用。*RUNX3*基因最早是在胃癌中被发现，后来成为胃癌等消化道肿瘤相关基因研究热点。关于RUNX3与胰腺癌的研究报道较少，Wada等研究结果发现RUNX3mRNA及其蛋白在75%的胰腺癌细胞株中均未表达。Nomoto 等研究显示有32例胰腺癌标本中*RUNX3*基因启动子甲基化的检出率为62.5%；国内林志川等也分别检测了胰腺癌、癌旁组织、胰腺癌细胞株（PANC1，SW1990，CEPAC-1）及正常胰腺组织中*RUNX3*基因的甲基化率，结果显示51.79%胰腺癌中可以检出*RUNX3*基因CpG岛的甲基化，明显高于癌旁组织及正常胰腺组，这与Nomoto的研究相符，并发现甲基化与淋巴结转移、病理分化程度有关；研究者同时用5-aza-dC处理3株胰腺癌细胞株，再次检测发现RUNX3均恢复表达，提示RUNX3可能成为新一代胰腺癌治疗靶点。对于RUNX3在胰腺癌发生中的确切作用机制，及与其他信号通路的关系有待更深入探讨。

三、人类组织因子途径抑制物-2（TFPI-2）

TFPI-2 又名胎盘蛋白-5，是一种丝氨酸蛋白酶抑制剂，可抑制细胞外基质（ECM）的降解，抑制肿瘤细胞增殖，进一步抑制肿瘤细胞的浸润和转移。已有研究证实，在多种癌症中，TFPI-2的表达明显减弱，甚至失活，可能由于该基因启动子区出现了异常的甲基化。郑浩等的研究显示45例胰腺肿瘤患者中，*TFPI-2*基因甲基化阳性率达到71.11%（32/45），包括完全甲基化和不完全甲基化，明显高于癌旁组织的31.1%（14/45），差异有统计学意义；正常胰腺组织中无甲基化发生。结果证明，*TFPI-2*启动子的异常甲基化可能是导致该基因表达下调甚至失活的主要原因，通过使异常甲基化而失活的抑癌基因区甲基化以恢复活性可成为一条治疗胰腺肿瘤的新思路，在肿瘤的发生，发展过程中发挥可能的抑制肿瘤作用。

四、DNA错配修复基因

DNA错配修复基因是一类重要的看管基因（caretaker gene），可识别并及时纠正DNA复制过程中出现的错配碱基，以保证复制的正确性和基因的稳定性。DNA错配基因位于癌基因和抑癌基因的上游，hMSH2和MutL家族的hMLH1和hMLH3是目前广泛研究的DNA错配修复基因。上述基因可在DNA聚合酶协助下，切除并修复错配碱基。DNA错配修复缺陷常可导致DNA复制过程中的错误无法纠正，使基因组稳定性下降，继而出现微卫星不稳定（microsatellite instability，MSI），最终诱导肿瘤的发生。已有研究采用甲基化特异性聚合酶链反应（MSP）技术对90例胰腺癌患者进行检测，观察其*hMLH1*和*hMLH2*基因启动子区的高甲基化状态，结果显示60%患者的*hMLH1*基因启动区高甲基化，此类患者不表达hMLH1，而癌旁组织不存在*hMLH1*基因高甲基化。结果证明DNA错配修复基因与胰腺癌的发展密切相关，其具体机制有待继续研究。

第四节　胰腺癌相关的抗凋亡蛋白

（一）Survivin凋亡抑制蛋白

凋亡抑制蛋白（inhibitor of apoptosis proteins，IAPs）是一组结构上相关的抑制细胞凋亡的蛋白。*Survivin*是IAPs的新成员，其抑制凋亡作用最强，具有肿瘤特异性，只高表达于肿瘤和胚胎组织，并且与肿瘤细胞的分化、增殖及浸润转移密切相关，是肿瘤增殖和化疗耐药的重要因子。Caspases为凋亡起始分子及凋亡效应分子，*Survivin*可间接抑制Caspase依赖或非依赖的凋亡途径，Caspase家族是细胞凋亡过程中的关键元件。孙建建等选取54例胰腺癌患者，根据TNM分期标准将患者分为Ⅰ期、Ⅱ期、Ⅲ期、Ⅳ期，并对其*Survivin*及Caspase-3表达情况进行检测。结果显示，*Survinin*在胰腺癌组织中的阳性率高于正常胰腺组织，差异有统计学意义。Caspase-3在胰腺癌组织中的阳性率明显高于正常胰腺组织。Survivn蛋白表达强度与胰腺癌组织分化程度呈负相关性，随组织分化程度降低，表达呈逐渐增强趋势。而Caspase-3表达强度与胰腺癌组织分化程度呈正相关性，随组织分化程度减低，Caspase-3表达呈逐渐减弱趋势。分析实验结果，Survivin蛋白与Caspase-3蛋白在胰腺癌组织中的表达呈负相关，证实在胰腺癌的发生、发展过程中，Survivin蛋白通过直接或间接途径抑制了Caspase-3的表达而抑制肿瘤细胞凋亡，从而促使肿瘤的发生。Survivin可以使用RNA干扰诱发基因沉默，通过阻碍特定基因的翻译或转录来抑制*Survivin*基因表达，并通过启动子内甲基化等诱导靶基因的染色质结构改变，使靶基因的转录受阻；或者抑制靶mRNA的翻译，使靶蛋白表达受阻。宰红艳等的研究显示RNAi对Survivin的基因表达有明显的抑制作用。Survivin的过度表达与肿瘤细胞的放疗、化疗抵抗密切相关，通过下调其表达可抑制肿瘤细胞的生长，并逆转放疗、化疗抵抗，增加其对放疗、化疗的敏感性。因此RNAi技术可通过其对Survivin表达的抑制作用，来增强机体对放疗、化疗的敏感性。

（二）*Bcl-2*基因

*Bcl-2*基因是目前研究的最深入、最广泛的凋亡控制基因之一。*Bcl-2*最初在非霍奇金滤泡状B细胞淋巴瘤中分离出来，属于一类新的癌基因家族成员，通过有效抑制许多不同类型细胞中许多不同类型的凋亡刺激诱导细胞凋亡，延长细胞活力而发挥其生物学作用，对细胞周期的进程不发生影响。凋亡发生紊乱或者下调可以引起多种疾病，严重可以导致肿瘤的产生。大量研究表明*Bcl-2*基因在多种造血细胞、乳腺癌、肺癌、前列腺癌等上皮恶性肿瘤中表达。曹双双等对胰腺癌、胰腺外分泌良性肿瘤、慢性胰腺炎和正常胰腺组织的Bcl-2表达情况进行检测，结果显示胰腺癌组织中Bcl-2的表达明显高于其他组织，差异有统计学意义。Sun等对97例原发性胰腺癌患者、32例胰腺炎患者及21例正常胰腺组织的Bcl-2表达情况进行检测。在3种组织中，Bcl-2的阳性率分别为72.2%、9.4%、4.8%。Ⅲ期、Ⅳ期胰腺癌组织Bcl-2蛋白表达水平明显低于Ⅰ期、Ⅱ期和分化程度高的胰腺组织，Bcl-2表达水平与术后生存时间呈反比。这一实验结果表明*Bcl-2*基因的表达与胰腺癌的发生、发展关系密切，与癌前病变组织密切相关，主要在肿瘤发生早期起作用，对于评估胰腺癌预后有很大价值。另有研究表明Bcl-2家族促凋亡基因和抗凋亡基因在化疗耐药的机制中也起重要作用，*Bcl-2*基因的上调可抑制凋亡的发生，是胰腺癌细胞产生耐药性的重要原因，这为研究胰腺癌细胞的化疗耐药性提供了新的思路，也为胰腺癌的基因治疗提供了新的靶点和依据，对提高胰腺癌的化疗效果和减少化疗副作用有重大意义。

（三）端粒酶（telomerase）

端粒酶是在细胞中负责端粒的延长的一种酶，是基本的核蛋白逆转录酶，可将端粒DNA加至真核细胞染色体末端。端粒对于保持染色体稳定性和细胞活性有重要作用，端粒酶能延长缩短的端粒，从而增强体外细胞的增殖能力。在正常人体细胞中，端粒酶的活性受到相当严密的调控，只有在造血细胞、干细胞和生殖细胞，这些必须不断分裂克隆的细胞之中，才可以侦测到具有活性的端粒酶。端粒酶在人体大多数正常组织中的活性被抑制，只有在肿瘤尤其是胰腺癌中，端粒酶被重新激活，可能导致细胞无限增殖及肿瘤的发生、发展。已有研究表明，在绝大多数恶性肿瘤中可检出端粒酶活性，几乎全部永生化细胞均可检出端粒酶活性，人的睾丸组织、造血干细胞及表皮的生发层因有不断分裂增生的能力，也表达端粒酶活性，而在其余正常人体细胞中检测不到端粒酶活性。在人类超过90%的肿瘤尤其是恶性晚期肿瘤中，端粒酶的表达都有增加，然而，端粒酶的表达并不是胰腺癌发生的动因，端粒酶自身并没有能力引起肿瘤，肿瘤的形成与端粒酶的活性无明显关系，端粒酶可通过影响p53等途径，引起肿瘤的发生。对端粒酶引起胰腺癌的机制的进一步研究，可为胰腺癌的治疗开辟新的视野。

（四）热休克蛋白90α（HSP90）

热休克蛋白（heat shock proteins，HSP）是一组高度保守的蛋白，广泛存在于所有细胞和生物体中，属于热应急蛋白质。当有机体处于应激状态时，激发合成此种蛋白。HSPs主要参与一些重要的细胞生理活动，如蛋白转位、折叠和装配，HSPs的合成可稳定细胞结构，维持细胞正常生理活动，发挥保护因子的作用，具有分子伴侣活性。根据同源程度及分子量大小可分为HSP100、HSP90、HSP70、HSP60、小分子HSP（22-23kD）及泛素（7～8kD）等几个家族。其中HSP90是细胞内最活跃的分子伴侣蛋白之一，与许多信号转导蛋白的正常功能发挥有关。Ogata等通过实验证实了胰腺癌组织中的HSP90α mRNA较正常组织中明显增多，提示胰腺癌中HSP90α mRNA的过度表达可能与细胞增殖有关。杨士勇等对40例胰腺癌患者进行检测，实验结果显示，在胰腺癌组织中，HSP90α高表达［72.5%（29/40）］，明显高于癌旁组织中的表达情况［17.5%（7/40）］，差异有统计学意义（$P<0.05$）。且HSP90α在不同TNM分期中表达不同，Ⅲ期、Ⅳ期胰腺癌组织中，HSP90α表达率明显高于Ⅰ期、Ⅱ期胰腺癌组织中的表达，这一结果表明，HSP90α与胰腺癌的侵袭、转移能力具有一定的相关性，具体作用机制有待进一步研究探讨。

（五）葡萄糖调节蛋白（glucose regulated protein，GRP）

葡萄糖调节蛋白是一种内质网分子伴侣蛋白，包括GRP78、GRP94和PDI等。GRP94蛋白可以与Ca^{2+}结合具有蛋白伴侣特性，能协助新合成的多肽转位、折叠、寡聚体的组装、降解，抑制错误折叠蛋白的分泌。同时，GRP94还具有抗原呈递的作用，可以作为肿瘤细胞的伴侣蛋白，参与肿瘤细胞的新陈代谢，保护肿瘤细胞免受有害因素的侵害，与肿瘤的发生密切相关。为进一步研究GRP94表达水平与胰腺癌的发生发展、恶性程度、侵袭及转移潜力之间的关系，白纪刚等对71例胰腺癌患者进行实验分析，胰腺癌组织的GRP94表达水平高于癌旁组织，癌旁组织的GRP94表达水平高于正常胰腺组织（$P<0.01$）。同时还发现，GRP94表达水平随肿瘤细胞分化程度降低、临床分期的增加及肿瘤的转移呈增高的趋势。因此，检测GRP94表达水平对于指导临床治疗以及估测预后有重要价值。

（六）肿瘤相关巨噬细胞（tumor-associated macrophage，TAM）

在肿瘤发生、发展的过程中，肿瘤微环境的改变对肿瘤的生成有着重要的影响，复杂的肿瘤微环境中，免疫细胞占有重要的地位。在肿瘤细胞的诱导下，巨噬细胞可促进肿瘤细胞增殖，抑制T细胞、自然杀伤细胞的抗肿瘤活性，其中巨噬细胞是最主要的免疫群体，称为“肿瘤相关巨噬细胞”，与肿瘤的发生、发展和转移密切相关。M2型巨噬细胞为替代性活化的巨噬细胞，Sica等进一步将M2巨噬细胞分为M2a、M2b、M2c，主要参与Th2型免疫反应，与组织的修复、重建及血管生成密切相关。TAM可产生多种生长因子（如EGDF、HGF、EGF、PDGF以及TGFβ）和细胞因子（如TNFα、白介素-6、白介素-1以及干扰素），继而刺激肿瘤细胞的生长、运动以及侵袭。TAM可分泌uPA以及多种基质金属蛋白酶，可降解基底膜，有利于肿瘤细胞侵袭。体外实验证实，巨噬细胞与肿瘤共同培养，可提高肿瘤细胞的TNFα及MMP依赖的侵袭特性，MMP表达可破坏组织结构和基底膜，有利于肿瘤细胞生长及肿瘤细胞转移、播散。林显敢等的实验显示胰腺癌组织中TAM浸润密度高于胰腺良性病变组织中TAM的浸润密度，差异有统计学意义，在低分化的胰腺癌组织中TAM浸润较明显。胰腺癌TAM低密度患者生存时间长于TAM高密度患者，TAM浸润密度越高，其预后越差。

（七）黏蛋白4（MUC4）

黏蛋白是表达与人体管腔器官上皮细胞表面的一类高分子量的糖基化蛋白，是黏液中含量最为丰富的大分子物质，对细胞有保护及润滑作用。MUC4是跨膜型黏蛋白家族中的一员，具有潜在癌基因特性，在多种肿瘤细胞中均有异常表达。MUC4在正常胰腺组织中不表达，在胰腺癌组织中高度表达。熊炯圻对MUC4在胰腺癌组织中的表达情况进行研究，选取60例胰腺癌患者，12例慢性胰腺炎患者，检测组织中MUC4的表达情况。MUC4蛋白在胰腺癌组织中阳性表达率为88.33%，慢性胰腺炎组织中阳性表达率为8.33%，正常胰腺组织中未见表达，差异有显著意义。王伟艺等研究显示，MUC4高表达的胰腺癌患者其生存期显著低于MUC4低表达患者。另有研究表明，MUC具有伴随癌细胞进入外周循环的作用，有研究在乳腺癌患者外周血单个核细胞中检测到MUC4 mRNA的表达，而在乳腺炎患者及正常健康人中没有检测到MUC4 mRNA的表达，这提示在临床工作中可检测血液中是否有MUC4 mRNA的表达，以早期鉴别诊断胰腺癌。各研究结果显示，MUC4的检测可鉴别胰腺癌与慢性胰腺炎，并能提高胰腺癌的诊断正确率，判断胰腺癌患者的预后。对于*MUC4*基因的进一步研究有利于胰腺癌的诊断与治疗。

（八）细胞S期激酶相关蛋白2（S-phase kinase associated protein 2，SKP2）

SKP2由Zhang等1995年从人的成纤维细胞中首次克隆，定位于人类染色体的5pl3区，全长31 962bp。SKP2是F-box蛋白家族中的一员，在G0/G1 期非常低，而在S期表达增加，可与S期激酶cyclinA-CDKI复合体相互作用，在细胞由G期向S期转化过程中起重要作用。SKP2可通过调节泛素-蛋白酶途径，特异性识别底物，进而参与细胞周期的调控，其异常表达可参与肿瘤的形成。SKP2还参与细胞信号转导的调控和转录调控，SKP2可与TGF-β信号转导通路下游重要蛋白因子smad4蛋白相互作用，几种肿瘤导致的基因突变可使SKP2与smad4蛋白结合加强，从而加速smad4的泛素化降解速度。在正常组织中，脾、扁桃体、胎盘和结肠等组织呈阳性表达，但未发现在正常胰腺导管上皮及腺泡细胞中表达。SKP2在多种肿瘤细胞中表达，与肿瘤的发生、发展、转移及预后有密切关系，SKP2阳性表达患者，其进展快，易发生转移和复发，预后差。李居剑等的研究发现，SKP2在胰腺癌组织中的阳性表达率显著高于癌旁胰腺组织，同时随着胰腺癌组织分化程度越低，临床分期越晚，SKP2的表达水平越高，差异有统计学意义。这一实验结果提示胰腺癌组织中SKP2的表达与分化程度、淋巴结转移及临床分期有关，为临床评估胰腺癌分化程度及转归提供了一定的理论基础。

（九）低氧诱导因子1α（hypoxia-inducible factor，HIF-1α）

HIF-1α是缺氧刺激肾脏分泌红细胞生成素基因表达时的一种DNA结合蛋白，是广泛存在于多种慢性缺氧细胞中的转录因子，对低氧时肿瘤细胞相关基因的表达发挥着重要调控作用，可以认为HIF-1α是诱导低氧基因和修复细胞氧内环境的核心调节因子。胰腺癌患者的CT检查结果常常显示，肿瘤占位病变中心存在缺血性坏死，且在增强扫描时坏死灶无增强，提示肿瘤内缺乏有效血管，肿瘤处于缺氧状态。肿瘤缺氧微环境可诱导HIF-1α表达，进而调控血管内皮生长因子的表达，促进肿瘤新血管形成，在肿瘤生长、浸润和转移中起重要作用。裘正军等对46例胰腺癌患者的HIF-1α表达情况进行检测，结果显示胰腺癌组织中HIF-1α的阳性率为63.4%，明显高于正常胰腺组织。另外，HIF-1α表达阳性的胰腺癌组织MVD计数明显高于HIF-1α表达阴性者。HIF-1α的阳性表达程度与肿瘤的大小、淋巴结转移和临床分期有关，临床分期越晚，HIF-1α阳性表达越高，提示HIF-1α在胰腺癌的发生、发展中起重要作用。另有研究证实，survivin 在胰腺癌中的表达与 HIF-1α的表达呈显著正相关，这说明HIF-1α可能通过直接诱导survivin表达或间接影响其活性而增强其抗凋亡作用，其具体机制有待更进一步的研究。

（十）黏着斑激酶（focal adhesion kinase，FAK）

FAK是分子量为125KDa的非受体型酪氨酸蛋白激酶，其酪氨酸残基磷酸化后可介导细胞内信号转导。FAK处于整合素、生长因子等多条信号传导通路的交汇点，广泛参与多种细胞的黏附、迁移及增殖过程。近来研究表明，FAK参与多种信号途径，与细胞生存、细胞周期调控、黏附、迁移侵袭及血管生成等相关，起着极为重要的调控作用，表达于多种组织起源的肿瘤中。吴晓媚等的实验显示，胰腺癌组织中FAK的表达明显高于癌旁组织中的表达，差异有统计学意义。胰腺癌晚期患者FAK表达高于早期患者，淋巴结转移者的

FAK表达高于无转移者。这一结果证明，FAK的阳性表达与胰腺癌的增殖、侵袭、转移能力密切相关，FAK可以作为临床判断肿瘤侵袭及预后的标志。另有研究显示SKP2与FAK在胰腺癌组织中的表达呈正相关，两者高表达预示肿瘤分化程度低，淋巴结转移率高，预后差。FAK与SKP2联合检测可作为判定胰腺癌转移能力的指标，对指导临床治疗和判断预后有着重要的意义。

（段朝晖）

参考文献

[1] 张思维，陈万青，郑荣寿，等. 2003～2007年中国癌症死亡分析[J]. 中国肿瘤，2012，21（3）：171-178.

[2] 向大开，谢家印，罗维，等. 多肿瘤标志物蛋白芯片CA19-9表达水平升高对恶性肿瘤的诊断价值[J]. 实用癌症杂志，2012，27（2）：147-152.

[3] 胡晶晶，许崇安，李琳，等. CT和血清CA19-9联合检测在胰腺癌诊断中的价值[J]. 中国老年学杂志，2012，32：2036-2038.

[4] 宗明，汤朝晖，傅晓辉，等. 血清CA19-9水平与胰腺癌转移及手术切除率关系的初步探讨[J]. 肝胆外科杂志，2003，11：27-29.

[5] 陈熹，秦兆寅，纪宗元，等. 血清CA242的测定在胰腺癌中的临床价值[J]. 新消化病学杂志，1996，4：501-502.

[6] 刘学强，陈海生，万恒荣，等. 胰腺癌组织中胰腺炎相关蛋白的表达及意义[J]. 实用医学杂志，2005，21（17）：1985-1986.

[7] 经纬，胡先贵，周旭宇. 骨桥蛋白在胰腺癌中的表达及其临床意义[J]. 现代生物医学进展，2012，12（5）：915-917.

[8] 张弘炜，王太洪，卢有胜. MMP-2与HGF在胰腺癌组织中的表达及临床意义[J]. 中国肿瘤外科杂志，2012，4（6）：338-342.

[9] 王连才，李德宇，高春辉，等. 基质金属蛋白酶-2及-9在胰腺癌组织中表达及意义[J]. 中华实用诊断与治疗杂志，2012，26（5）：452-455.

[10] 姜明一，杨文东. 胰腺癌患者手术前后血清VEGF与HGF水平变化及相关性研究[J]. 滨州医学院学报，2009，32（2）：145-146.

[11] 王文耀，胡先贵，曹贵松，等. 胰腺癌患者外周血浆中*K-ras*基因突变和CA19-9联合检测的临床意义[J]. 解放军医学杂志，2002，27（5）：455-456

[12] 秦玉璇，李东风，李良芳，等. 胰腺癌中*EGFR*，*K-ras*，*BRAF*基因突变状况分析及意义[J]. 实用医学杂志，2012，28（14）：2339.

[13] 程张军，石欣，杨平华，等. 胰腺癌组织中*BRAF*基因和*K-ras*基因突变分析[J]. 第二军医大学学报，2011，32（10）：1158-1160.

[14] 王伟，满晓华，郑建明，等. Wnt5a 在胰腺癌及癌前病变中的表达差异分析[J]. 第二军医大学学报，2012，33（3）：265-269.

[15] 孟石凡，王石，刘程伟，等. *BAG-3*及*p53*基因在胰腺癌中的表达及意义[J]. 黑龙江医药科学，2012，8（35）：64.

[16] 彭泉，张立洁，蔡辉华，等. 应用BSP联合TA克隆测序检测胰腺癌中*RASSF1A*基因启动子区异常甲基化[J]. 南京医科大学学报（自然科学版），2012，32（1）：72-76.

[17] 林志川，陈谭根，李建国. 胰腺癌中人RUNT相关转录因子3基因启动子区甲基化子其临床意义[J]. 上海交通大学学报，2012，32（8）：1034-1037.

[18] 焦兴元. 胰腺癌新理论　新观点　新技术[M]. 北京：人民军医出版社，2010.

[19] 赵平. 胰腺癌[M]. 北京：北京大学医学出版社，2006.

[20] Koprowski H，Steplewski Z，Mitchell K，et al. Colorectal carcinoma antigens detected by hybridoma antibodies[J]. Somatic Cell Genet，1979，5（5）：957.

[21] Bunger S，Laubert T，Roblick UJ，et al. Serum biomarkers for improved diagnostic of pancreatic cancer：a current overview[J]. J Cancer Res Clin Oncol，2011，137：375-389.

[22] Kim JE，Lee KT，Lee JK，et al. Clinical usefulness of carbohydrat antigen 19-9 as a screening test for pancreatic cancer in an asymptomatic population[J]. J Gastro -enterol Hepatol，2004，19：182- 186.

[23] Jiang JT，Wu CP，Deng HF，et al. Serum level of TSGF，CA242 and CA19-9 in pancreatic cancer[J]. World J Gastreenterol，2004，10：1675-1677.

[24] Kyong Joo Lee，Serung Woo Yi，Moon Jae Chung，et al. Serum CA19-9 and CEA levels as s prognostic factor in pancreatic adenocarcinoma[J]. Yonsei Med J，2013，54（3）：643-649.

[25] Jiang JT，Wu CP，Deng HF，et al. Serum level of TSGF，CA242 and CA19-9 in pancreatic cancer[J]. World J Gastroenterrol，2004，10：1675-1677.

[26] Kawa S，Tokoo M. Comparative study of CA242 and CA19-9 for the diagnosis of pancreatic cancer[J]. British Journal of Cancer. 1994，70（3）：481-486.

[27] Keim V，Iovanna JL，Dagorn JC. The actue phase reaction of exocrine pancreas，gene expression and synthesis of pancreatitis associated protein[J]. Digistion，1994，55（2）：65-72.

[28] Dusetti NJ，Ortiz EM，Mallo CV，et al. Pancreatitis associated proteim，an acute phase proteim induced by cytokines[J]. J biolchem，1995，270（6）：22417-22421.

[29] Cerwenka H，Aigner R，Bacher H，et al. Pancreatitis associated protein（pap）in patients with pancreatic cancer[J]. Anticancer Res，2001，21：1471-1474.

[30] Pan HW，Ou YH，Peng SY，et al. Overexpression of osteopontin is associated with intrahepatic metastasis，early recurrence，and poorer prognosis of surgically resected hepatocellular carcinoma[J]. Cancer，2003，98：119-127.

[31] Wu Y，Denhardt DT，Rittling SR. Osteopontin is required for full expression of the transformed phenotype by the ras oncogene[J]. Br J Cancer，2000，83：156-163.

[32] Oates AJ，Barraclough R，Rudland PS. The identification of osteopontin as a metastasis-related gene product in a rodent mammary tumour model[J]. Oncogene，1996，13：97-104.

[33] Amy L Collins，Jonathan Rock，Lavina Malhotra，et al. Osteopontin Expression is Associated with Improved Survival in Patients with Pancreatic Adenocarcinoma[J]. Ann Surg Oncol，2012，19（8）：2673-2678.

[34] Sounni NE，Noel A. Membrane type-matrix metalloproteinases and tumor progression[J]. Biochimie，2005，87（3-4）：329-342.

[35] Lambert E，Dasse E，Haye B，et al. TIMPS as multifacal proteins[J]. Crit Rev Onclo Hematol，2004，49：187-198.

[36] Koshiba T，Hosotani R，Wada M，et al. Detection of matrix metalloproteinase activity in human pancreatic cancer[J]. Surg Today，1997，27：302-304.

[37] Ellenrieder V，Alber B，Lacher U，et al. Role of MT-MMPS and MMP2 in pancreatic cancer progression[J]. Int J Cancer，2000，85：14-20.

[38] Qian X，Rothman VL，Nicosia RF，et al. Expression of thrombospondin-1 in human pancreatic adenocarcinomas：role in matrix metalloproteinase-9 production[J]. Pathol Oncol Res，2001，7：251-259.

[39] Giannopoulos G，Pavlakis K，Parasi A，et al. The expression of matrix metallo-proteinases-2 and -9 and their tissue inhibitor 2 in pancreatic ductal and ampullary carcinoma and their relation to angiogenesis and clinicopathological parameters[J]. Anticancer Res，2008，28（3B）：1875-1881.

[40] Hiroki Sakamoto，Hideharu Kimura，Masaru Sekijima，et al. Concertrations of angiogenesis-related molecules in patients with pancreatic cancer[J]. Jpn J Clin Oncol，2012，42（2）：105-112.

[41] Wang Chang-zheng，Zhang Bin，Hang Sheng -long，et al. Clinical significances of measredvalue of microvessel density and lymphatic vessel density in pancreatic carcinoma tissue[J]. Progress in Modern Biomedici，2012，12（11）：2035-2040.

[42] Padera TP，Kadambi A，Di Tomaso E，et al. Lymphatic metasitasis in the absence of functional intratmor lymphatics[J]. Science，2002，296（5574）：1883-1886.

[43] Zhang Y，Li M，Wang H，et al. Profiling of 95 micro RNAs in pancreatic cancer cell lines and surgical specimens by real-time PCR

analysis[J]. World J Surg, 2009, 33（4）: 698–709.

[44] Dillhoff M, Liu J, Frankel W, et al. MicroRNA-21 is overexpressed in pancreatc cancer and a potential predictor of survival[J]. J Gastrointest Surg, 2008, 12（12）: 2171–2176.

[45] Lee EJ, Gusev Y, Jiang J, et al. Expression profiling identifies microRNA signature in pancreatic cancer[J]. Int J Cancer, 2007, 120（5）: 1046–1054.

[46] Liu R, Chen X, Du Y, et al. Serum microRNA expression profile as a biomarker in the diagnosis and prognosis of pancreatic cancer[J]. Clin Chem, 2012, 58（3）: 610–618.

[47] Ali S, Almhanna K, Chen W, et al. Differentialy expressed miRNAs in the plasma may provide a molecular signature for aggressive pancreatic cancer[J]. Am J Transl Res, 2010, 3（1）: 28–47.

[48] Bos JL. Ras oncogenes in human cancer: a review[J]. Cancer Res, 1989, 49: 4682–4689.

[49] Arvanitakis M, van Laethem JL, Parma J, et al. Predictive factors for pancreatic cancer in patients with chronic pancreatitis in association with *K-ras* gene mutation[J]. Endoscopy, 2004, 36: 535–542.

[50] Tada M, Ohashi M, Shiratori Y, et al. Analysis of *K-ras* gene mutation in hyperplastic duct cells of the pancreas without pancreatic disease[J]. Gastroenterology, 1996, 110: 227–231.

[51] Yanagisawa A, Kato Y, Ohtake K, et al. C–ki–ras point mutations in ductectatic –type mucinous cystic neoplasms of pancreas[J]. Jpn J cancer Res, 1991, 82: 1057–1060.

[52] Huser M, Luckett J, Chiloeches A, et al. MEK kinase activity is not necessary for Raf–1 function[J]. EMBO J, 2001, 20: 1940–1951.

[53] Mikula M, Schreiber M, Husak Z, et al. Embryonic lethality and fetal liver apoptosis in mice lacking the c–raf–1 gene[J]. EMBO J, 2001, 20: 1952–1962.

[54] Smalley K S. A pivotal role of ERK in malignant melanoma[J]. Int J Cancer, 2003, 104: 527–532.

[55] Ishimura N, Yamasawa K, Karim Rumi MA, et al. *BRAF* and *K-ras* gene mutations in human pancreatic cancers[J]. Cancer Letters, 2003, 199: 169–173.

[56] Liao Q, Ozawa F, Friess H, et al. The antiapoptotic protein BAG–3 is overexpressed in pancreatic cancer and induced by heat stress in pancreatic cancer cell lines[J]. FEBS Lett, 2001: 503（2–3）: 151.

[57] Liu P, Xu B, LI J, et al. *BAG-3* gene silencing sensitizes leukemic cells to bortezomib– induced apoptosis[J]. FEBS Lett, 2009, 583（2）: 401–406.

[58] Moon RT, Bowrman B, Boutros M, et al. The promise and perils of Wnt signaling through beta– catenin[J]. Science, 2002, 296: 1644–1646.

[59] Kuhl M, Sheldahl LC, Park M, et al. The Wnt/Ca2+ pathway: a new vertebrate Wnt signaling pathway takes shape[J]. Trends Genet, 2000, 16: 279–283.

[60] Lozzo RV, Eiehstetter I, Danielson KG. Aberrant expression of the growth factor Wnt–5a in human malignancy[J]. Cancer Res, 1995, 55: 3495–3499.

[61] Ripka S, Konig A, Buchholz M, et al. WNT5A– target of CUTL1 and potent modulator of tumor cell migration and invasion in pancreatic cancer[J]. Carcinogenesis, 2007, 28: 1178–1187.

[62] Campani D, Boggi U, Cecchetti D, et al. p53 overexpression in lymph node metastases predicts clinical outcome in ductal pancreatic cancer[J]. Pancreas, 1999, 19: 26–32.

[63] Hahn SA, Schutte M, Hoque AT, et al. *DPC4*, a candidate tumor supressor gene at human chromosome 18q21. 1[J]. Science, 1996, 19: 350–353.

[64] Hao J, Zhang S, Zhou Y, et al. Micro RNA 483–3p suppresses the expression of DCP4/Smad4 in pancreatic cancer[J]. FEBS Lett, 2011, 585: 207–213.

[65] Witkiewicz AK, Knudsen KE, Dicker AP, et al. The meaning of p16 (ink4a) expression in tumors: functional significance, clinical associations and future developments[J]. Cell Cycle, 2011, 10 (15): 2497–2503.

[66] Dammann R, Schagdarsurengin U, Liu L, et al. Frequent RASSF1A promoter hypermethylation and K–ras mutations in pancreatic carcinoma[J]. Oncogene, 2003, 22 (24): 3806–3812.

[67] Rosty C, Geradts J, Sato N, et al. p16 inactivation in pancreatic intraepithelial neoplasias (PanINs) arising in patients with chronic pancreatitis[J]. Am J Surg Pathol, 2003, 27: 1495–1501.

[68] Shivakumar L, Minna J, Sakamaki T, et al. The RASSF1A tumor suppressor blocks cell cycle progression and inhibits cyclinD1accumulation[J]. Mol Cell Biol, 2002, 22 (12): 4309–4318.

[69] Dumont N, Crawford YG, Sigaroudinia M, et al. Human mammary cancer progression model recapitulates methylation events associated with breast premalignancy[J]. Breast Cancer Res, 2009, 11 (6): R87.

[70] Misawa A, Tanaka S, Yagyu S, et al. RASSF1A hypermethylation in pretreatment serum DNA of neuroblastoma patients: a prognostic marker[J]. Br J Cancer, 2009, 100 (2): 399–404.

[71] Yu MY, Tong JH, Chan PK, et al. Hypermethylation of the tumor suppressor gene *RASSF1A* and frequent concomitant loss of heterozygosity at 3p21 in cervical cnacers[J]. J Cancer, 2003, 105 (2): 204–209.

[72] Xiao Weidong, Li Yong, Zou Yeqing, et al. Effects of gene silencing of *DNMT1* and *DNMT3b* on the methyaltion in the promoter region of p16 and *RASSF1A* gene in pancreatic carcinoma BxPC–3 cells[J]. Chinese Journal of General Surgery, 2012, 21 (3): 322–326.

[73] Hermann A, Gowher H, Jeltsch A. Biochemistry and biology of mammalian DNA methyltransferases[J]. Cell Mol Life Sci, 2004, 61 (19–20): 2571–2587.

[74] Zaidi SK, Sullivan AJ, van Wijinen AJ, et al. Integration of Runx and Smad regula–tory signals at transcriptionally active subnuclear sites [J]. Proc Natl Acad Sci USA, 2002, 99: 8048–8053.

[75] Wada M, Yazumi S, Takaishi S, et al. Frequent loss of *RUNX3* gene expression in human bile duct and pancreatic cancer cell lines[J]. Oncogene, 2004, 23: 2401–2407.

[76] Nomoto S, Kinoshita T, Mori T, et al. Adverse prognosis of epigenetic inactivation in *RUNX3* gene at 1p36 in human pancreatic cancer[J].Br J Cancer, 2008, 98: 1690–1695.

第十章 胰腺癌的鉴别诊断

第一节 慢性胰腺炎

慢性胰腺炎（chronic pancreatitis，CP）是指由各种病因引起的胰腺组织和功能不可逆的慢性炎症性疾病，其病理特征为胰腺腺泡萎缩、破坏和间质纤维化，最终将导致胰腺内、外分泌功能的部分或全部丧失。疾病导致的顽固性疼痛和内、外分泌功能不足或丧失及各种并发症严重影响了患者的生活质量，同时存在的增生性改变也是潜在的癌变基础，慢性胰腺炎患者，患胰腺癌的危险增加 2.3～18.5 倍 。Lowenfels等对6个国家1 552例慢性胰腺炎国际大样本队列研究，发现慢性胰腺炎患者在诊断后 10 年和 20 年，发展成胰腺癌的累积风险分别1.8%和4.0%。最近美国一项病例对照研究表明：与年龄、性别匹配的健康对照相比，有慢性胰腺炎病史者患胰腺癌风险增加 7.2 倍，其中年龄 <55 岁者患胰腺癌风险增加 10 倍；慢性胰腺炎病程不足3 年、介于3～10 年、超过10 年者患胰腺癌风险分别为29%、2.6%、1.8%，提示慢性胰腺炎可能是部分胰腺癌的继发改变。迄今，其发病机制、病理生理和临床过程仍不十分清楚，各种治疗也仅限于慢性胰腺炎的症状和胰管狭窄、胰管结石、胰腺假性囊肿、胰腺脓肿、胰瘘等并发症对症治疗为主，慢性胰腺炎仍是严重威胁人类健康的疾病。

一、病因

与慢性胰腺炎发病有关的危险因素较多，如胆道系统疾病、慢性乙醇中毒、吸烟、营养不良、基因突变或缺失、自身免疫性疾病、代谢因素、热带性慢性胰腺炎、特发性慢性胰腺炎、胰腺外伤或手术、胰腺先天性异常（胰腺分裂症）等。在西方国家乙醇性胰腺炎所占比例最高，我国以梗阻性胰腺炎为主要类型。据估计，该疾病在欧美比较少见，法国、印度南部发病率相对较高。我国2008年的慢性胰腺炎发病率为13.25/100 000，已接近西方国家，且呈逐年升高趋势，并有资料显示乙醇性胰腺炎在我国慢性胰腺炎中所占的比例逐渐上升。20%～30%患者的相关致病因素不明确。迄今为止，对CP病理生理学的解释尚未达成共识。目前，对CP病因及发病机制的研究从某种程度上揭示了不同原因引起的CP的病理生理发生、发展过程，然而在临床实践中，CP的发生可能是多种病因、多种发病机制共同作用的结果，具体机制还需进一步研究。

二、病理改变

慢性胰腺炎的基本病理变化包括不同程度的腺泡破坏、胰腺间质纤维化、导管扩张、囊肿形成等。不同因素导致的慢性胰腺炎其病理改变类似，但病变程度可轻重不一，这主要取决于病程的长短。病变早期，胰腺可无明显改变。随着疾病的进展，腺体出现水肿、脂肪坏死和出血，呈结节状。覆盖胰腺的腹膜增厚，表面有结节状隆起的白点。当胰腺逐渐发生萎缩，体积变小，弥漫性纤维组织增生，呈不规则结节样硬化和钙质沉着时，提示慢性胰腺炎已发展到终末期。显微镜下可见程度不同的纤维化和炎症代替了胰腺腺泡和胰岛组织，偶有小脓肿。愈合的坏死区有纤维化和异物反应及潴留性囊肿。主胰管及其分支有不同程度的狭窄和扩张，管腔内有稠厚黏液与组织碎屑，胰管可有鳞状上皮化生。慢性胰腺炎的病理可作为此病诊断的金标准，通过胰腺组织学及穿刺活检对早、中期慢性胰腺炎有重要价值。

三、临床表现

腹痛是重要的临床症状，但表现差异较大。疼痛多位于上中腹（胰体）或上中腹偏右（胰头）或左上腹部（胰尾）。多为阵发性绞痛，常放射到腰背部，呈束腰带状。疼痛持续时间较长。少数为钝痛或胀痛，饭后疼痛加剧。但压痛较轻，腹痛可因进食、饮酒而诱发。一部分患者无典型的疼痛症状。后期随着胰腺内、外分泌功能下降，疼痛程度可能会减轻甚至消失。可有食欲减退和体重下降。约1/3患者有胰岛素依赖性糖尿病，1/4患者有脂肪泻。通常将腹痛、体重下降、糖尿病和脂肪泻称之为慢性胰腺炎的四联征。少数患者可因胰头纤维增生压迫胆总管而出现黄疸。呈慢性病程，发病缓慢，有反复的急性发作史。查体可有不同程度的上腹部压痛、腹肌紧张，有时可触及肿块。可有胰腺潴留性囊肿或假性囊肿、胆道梗阻、十二指肠梗阻、胰源性门静脉高压、胰性腹水、胰腺癌等并发症，并可能出现相关的症状和体征。约20%患者以内、外分泌功能障碍的临床症状为首发表现，而无腹痛症状。由于缺乏特异性的临床表现，常常导致慢性胰腺炎的误诊和漏诊。因此对有长期酗酒史、胆道系统疾病、急性胰腺炎病史等高危因素的腹痛患者应考虑慢性胰腺炎的可能性。

四、诊断

血清淀粉酶在急性发作期可见升高，发生胰性腹水、胸腔积液的患者，其腹水、胸腔积液中的淀粉酶含量升高。最常见升高的标记物为 CA19-9，但通常升幅较小，如果明显升高，应该警惕合并胰腺癌的可能。短期内升幅较快，胰腺癌的可能极大。目前除常规化验外，粪便的检查分析有重要意义，72 h 粪便脂肪定量可以作为标准之一，超过7g/d 的脂肪含量可以诊断吸收障碍，符合此标准并结合患者有典型的腹痛症状即可诊断 CP，但这种检测较难在临床实施。单次粪便样本的弹力蛋白酶检测对评估胰腺外分泌功能有一定的意义，当粪便弹力蛋白酶含量低于200μg/g 时可以提示胰腺外分泌功能不足，并且该检测不受胰酶替代治疗的影响。胰腺外分泌功能和内分泌功能检查方面，外分泌功能检查分为直接外分泌功能试验和间接外分泌功能试验2类。直接外分泌功能试验包括胰泌素试验（secretin test）、增大胰泌素试验（augmented secretin test）及胰酶泌素-胰泌素联合试验（pancreozymin-secretin test），慢性胰腺炎患者碳酸氢盐浓度减少或不变，胰液量有一定程度增加。间接外分泌功能试验利用配方餐等方法（如Lundh标准餐试验）刺激胰泌素和胰酶泌素分泌，继而达到刺激胰腺分泌，并通过测量胰腺分泌的胰液量、胰液电解质浓度和胰酶量来评估胰腺外分泌的功能。间接法还包括通过测量口服一些胰酶消化底物所生成的产物，如对氨基苯甲酸（PABA）试验、胰月桂基试验或直接测定粪便脂肪量、氮量、弹力蛋白酶1（E1）等评估胰腺外分泌功能。但目前的各种胰腺外分泌功能检查的敏感度较低，仅在胰腺功能明显受到损害时才能出现诊断性的结果。胰腺外分泌功能的直接测定主要用于诊断无其他阳性检测结果的早期 CP，无法鉴别胰源或非胰源性外分泌功能不全，不能独立诊断 CP，但由于其检测的复杂性，目前仅在少数胰腺疾病中心应用。此外，还可选择放射性核素试验，包括双标记Schilling试验、^{14}C和^{13}C呼气试验等，由于其诊断价值有限，临床应用较少。

腹部X线平片可发现部分患者胰腺区域的钙化灶、结石影；超声可发现患者出现胰腺轻度增大或萎缩，有散在钙化点；胰管扩张呈扭曲状或串珠状；胰管内小结石等表现；有钙化或结石的慢性胰腺炎，腹部 X 线平片和超声检查可以做出约 90%的可信度诊断，这2种影像学检查目前仍然作为最初的筛选诊断。十二指肠低张造影可见十二指肠环扩大等，均对明确诊断提供了有价值的依据。在对慢性胰腺炎的诊断和排除中，CT 仍是目前最广泛使用的影像学检查手段，尤其是胰腺薄层扫描及三维重建技术的应用，更提高了CT对中度、重度 CP 诊断的敏感性。其可以确定胰管胆石和胰实质的钙化、主胰管扩张和胰实质萎缩，并可显示假性囊肿的形成和胰周筋膜增厚等，对中、晚期病变诊断的准确性较高，对早期、胰腺病理改变轻微的慢性胰腺炎，CT的诊断作用受到限制。磁共振胰胆管造影术（MRCP）能清晰显示正常和明显的胰管扩张、假性囊肿等改变，具有无创性的优势，对小胰管病变检测相对更敏感，在诊断胆胰管病变方面 MRCP和内镜逆行胰胆管造影ERCP无差异，MRCP 因此更多地应用于诊断胰管方面的疾病，尤其在静脉胰泌素的应用后，更促进此检查的应用优势。ERCP除病变晚期可以发现胰管的扭曲、狭窄、结石和囊肿外，其最大优势是对轻型病变的胰腺小胰管或分支出现的扩张和不规则的诊断有帮助，但对一些无胰管改变或变化轻微的患者，其诊断价值受限。此属于有创检查，因此多用于同时合并治疗的患者而并非用于单纯诊断。超声内镜（EUS）除显示影像学特征外，可以同时进行胰腺活检和收集胰液做功能性检查，较CT、MRI、ERCP等影像学检查可更早发现主胰管管壁不规整、狭窄及胰腺实质病变。EUS诊断的敏感性与 ERCP 或胰腺功能检测差异无统计学意义。EUS除显示影像学特征外，同时可以进行胰腺活检和收集胰液做功能性检查。胰管内镜直接观察，胰腺导管内壁充血、水肿、扩张或瘢痕性狭窄，50%患者可见蛋白栓和10%患者可见结石，对慢性胰腺炎与胰腺导管内肿瘤有鉴别意义，但目前该内镜尚不能完整观察管腔，技术要求较高，在我国尚未全面开展。组织活检是慢性胰腺炎诊断的最关键环节，也是诊断中的最后一环，尤其对病理形态改变尚不明显的早、中期慢性胰腺炎有重要价值，但其是侵入性的方法，有一定的并发症。通过剖腹术或腹腔镜行胰腺活检 可以安全获得足够的胰腺组织供组织学诊断，但不建议为获得诊断而常规采用。CT 或超声引导下的经皮胰腺穿刺活检有一定的并发症发生率，正常胰腺的并发症发生率较慢性胰腺炎高。EUS引导的胰腺活检提供了可能更安全的方法，缺点是获取的组织量小导致有时定性困难。*K-ras*基因的突变与胰腺癌最为密切，其突变率为 75%～100%，且几乎全表现为12密码子的点突变，该突变主要发生在胰腺癌的早期阶段，因此是早期诊断的重要证据。周国雄等在 ERCP 下收集纯胰液，利用聚合酶链反应–限制性片断长度多态性分析（PCR–PELP）和直接测序法检测*K-ras*基因第 12 位密码子点突变，发现胰腺癌与慢性胰腺炎胰液标本中*K-ras*突变率差别有统计学意义（58.3% vs.12.5%），对其进行跟踪随访对早期诊断胰腺癌有一定价值。多数学者均认同在胰腺癌中*K-ras*的突变出现可远远早于细胞组织学的改变，这对早期诊断而言意义尤甚。但是这种突变存在于胰液的非典型增生细胞，且在癌旁组织中也有发现，因而其特异性不令人满意。端粒酶基因：端粒是染色体末端的一种特殊结构，与细胞老化和细胞周期调控有关。在胰腺癌组织中，端粒酶阳性率95%，而在良性胰腺组织中均阴性；在胰腺癌患者胰液中，端粒酶阳性率92%，而在良性胰液标本中为18%，因此测定胰液或组织端粒酶活性有助于胰腺良、恶性疾病的鉴别诊断。总之，建议应用X线、超声进行慢性胰腺炎的初步筛查；有怀疑者采用CT、MRCP或ERCP检查；仍未能明确诊断再行EUS或胰管内镜检查，同时收集病理活检标本，有利于诊断。

目前国际上存在不同的诊断标准，Cambridge分类、Mayo 评分、马赛标准、苏黎世分类都从不同角度描述了 CP 的诊断。2000 年的亚太共识会上确定的 CP 诊断标准为，有临床症状和体征，并具备下列情况之一者：① ERCP 显示胰管有改变；②促胰泌素试验阳性；③胰腺钙化；④ EUS异常。2007年 Schneider 等报道建立了 M–ANNHEIM 分类系统，从病因、分期、严重程度评估等角度对该病做了更为全面的详细分类。在中国，中华医学会外科学分会胰腺外科学组于 2009 年制定了 CP 诊治指南（讨论稿），中华医学会消化内镜学分会和中华胰腺病杂志编委会于2012年也修订了相关指南。

五、与胰腺癌的鉴别诊断

在慢性胰腺炎的诊断中，最重要也是最困难的是与胰腺癌的鉴别，两者的临床表现、实验室、影像学检查相似，常规检查难以鉴别。Tierney Jr等报告慢性胰腺炎20年后，4%患者发生胰腺癌。慢性胰腺炎患者发生癌变的比例高于正常人群，故有学者认为慢性胰腺炎是胰腺癌的癌前病变，应对慢性胰腺炎患者密切随访。另一方面，胰腺癌患者也可能合并胰腺炎。近年来，胰腺癌的肿瘤标志物研究已有较大进展，但尚无一种筛选早期胰腺癌的理想标志物。CA19–9是目前最有诊断价值也是应用最多的一种标志物，敏感度可达90%，但特异度较低，约为75%，甚至须细针穿刺或胰腺活组织检查才能加以鉴别。有时开腹手术时肉眼不能判断，或判断出现失误。临床上大量病例常把胰腺炎当作癌而行胰十二指肠切除手术，术后病理证实为炎症。有的不能切除做了内引流术，术后多年患者仍存活。也有误把胰头癌当作胰腺炎进行内引流术，术后患者日趋恶化，用十二指肠镜检查，可见癌浸润乳头部或十二指肠壁，甚或菜花样隆起。这时因为在胰腺癌的周围常有慢性炎症组织覆盖包绕，表面取材或穿刺取不到癌组织而取下了炎症组织，造成误诊误治。另外，慢性胰腺炎深部常有硬结，取材、穿刺病理学诊断虽然阴性，但仍不能除外癌瘤，切除标本病理检查为炎症。近年来术中应用细针穿刺细胞学检查，90%呈阳性结果，但仍有10%左右得不到确切病理诊断，只有按患者的实际情况分析判断进行处理。胰腺外分泌功能检查及CT、ERCP、MRCP、EUS、CA19-9等检查有助于本病的鉴别，其中以ERCP的敏感度和特异度最好，还可同时做胰液细胞学或刷片细胞学检查。KUBO等对51例胰腺癌患者在术前做超声内镜检查，指出主胰管型肿瘤伴主胰管直径扩大≥10 mm，分支胰管型肿瘤直径>40mm并有不规则分隔，以及直径>10mm的壁结节应肯定提示为胰腺癌，诊断正确率为86%。当各种联合检查都难以鉴别慢性胰腺炎和胰腺癌时，应考虑行剖腹探查术，行活检或施行部分胰腺切除术。

六、治疗

慢性胰腺炎的治疗原则包括：②控制症状，改善生活质量；②去除病因和纠正存在的胰管梗阻因素，保护胰腺功能；③预防和治疗并发症，寻求胰腺内、外分泌功能替代治疗。目前，常采用的治疗包括非手术治疗、侵入性的微创治疗和手术治疗。

非手术治疗包括胰酶制剂等药物替代治疗，辅以饮食治疗；发生糖尿病患者的治疗按糖尿病的处理原则治疗；疼痛治疗等。侵入性的微创治疗指内镜治疗。手术治疗指征：①难处理的疼痛；②并发症如胆管梗阻、十二指肠梗阻、脾静脉血栓形成和胰性腹水或假性囊肿等；③胰腺炎性包块。选择术式需考虑的解剖因素有胰管的直径、胰管梗阻的部位和是否存在局部包块。手术方式有胰管纵行切开减压胰肠侧侧吻合术（longitudinal pancreaticojejunostomy，LPJ）、标准的胰十二指肠切除术（standard Whipple，SW）和保留幽门的胰十二指肠切除术（Pylorus preserving pancreaticoduodenectomy，PPPD）、保留十二指肠的胰头切除术（duodenum- preserving pancreatic head resection，DPPHR）、胰体尾或胰尾切除术、局部切除术加胰肠吻合术、全胰切除、自体胰岛移植术等。

第二节　胆总管下段癌

胆管癌（cholangiocarcinoma，CCA）是一种来源于胆管上皮的肝胆系统恶性肿瘤，居肝胆恶性肿瘤的第2位，仅次于肝细胞癌，约占消化系统肿瘤的3%。肝外胆管癌是指发生在左右肝管至胆总管下端的胆管癌，约占胆管癌的90%，按其发生部位，可分为：①上段胆管癌，或称为高位胆管癌、肝门胆管癌，肿瘤位于肝总管、左右肝管及其汇合部，位于后者部位的肿瘤又称Klatskin瘤。②中段胆管癌，肿瘤位于胆囊管水平以下、十二指肠上缘以上的胆总管。③下段胆管癌，肿瘤位于十二指肠上缘以下、肝胰壶腹以上的胆总管。其中中下段胆管癌占肝外胆管癌的25%～45%，下段胆管癌占18%～27%，肝门部胆管癌占55%～75%。胆总管下段癌是肝外胆管癌的一部分，一般是指胰腺上缘至十二指肠壁之间胆管发生的癌，不包括壶腹癌及十二指肠乳头癌。胆管下段与胰头、十二指肠、门静脉、肠系膜上动、静脉以及周围神经、淋巴管一同被屈氏韧带联合筋膜包绕在同一间隙内，如同胰腺癌，胆管下段癌也容易侵犯肠系膜上动、静脉以及早期发生淋巴结转移，所以预后不良。

一、流行病学

胆管癌的发病率有逐年上升的趋势，不同地域之间发病率差异很大，主要原因是各地环境的危险因子不同。美国每年新增胆管癌约2 500例，胆管癌的发病率为1/10万～2/10万，日本和以色列最高为5.5/10万人和7.3/10万人，年龄多在50～70岁。欧洲每年新增胆管癌为10 000例，年龄标化的年发病率为1.5/10万，绝大多数患者发病时超过65岁，高峰年龄为70～80岁。男性略高于女性，可能与男性原发性硬化性胆管炎的发病率高有关。在我国，尚无胆管癌发病率的精确数字，但从临床资料总结发现，肝外胆管癌的发病率已高于胆囊癌，患者的年龄大多在50～70岁，男性与女性的比例为（2～2.5）：1。

二、病因

胆管癌的确切病因尚不明确。目前，已经确认胆管慢性炎症和胆道梗阻诱发的胆道细胞损伤是胆管癌发展过程中的2个主要因素，炎症状态下胆汁微环境中释放的细胞因子可导致细胞恶化。胆管癌可能的相关危险因素有原发性硬化性胆管炎（PSC）、肝吸虫病、先天性胆管扩张症、胆胰管连接异常、肝炎病毒、胆石症、溃疡性结肠炎、伤寒和副伤寒杆菌感染和带菌者、胆管腺瘤和乳头状瘤手术、药物（异烟肼、甲基多巴、口服避孕药）、暴露因素（亚硝胺、石棉、胶质二氧化硅、氡）、EB病毒感染、错构瘤。据上海市胆道癌临床流行病学调查资料，既往有胆囊炎病史者胆管癌的危险性升高，肝硬化者胆管癌的危险性也明显增加，虽然目前尚无证据显示吸烟与普通人群胆管癌发生有关，但吸烟与PSC患者胆管癌的发生密切相关，近来研究提示肥胖也是肝外胆管癌发生的危险因素之一。

三、病理改变

胆管下段癌的病理，大体形态分为硬化型、结节型、乳头型、浸润型，早期胆管癌分为降起型、表面型及凹陷型。组织学分类有乳头状腺癌、管状腺癌、黏液癌、鳞癌、未分化癌等，其中乳头状腺癌和管状腺癌占90%以上。乳头状腺癌预后相对比较好，但乳头状腺癌容易沿胆管黏膜面扩展。

四、临床表现

胆管下段癌的典型症状主要是无痛性黄疸，但约16%的早期患者可以无任何明显的临床症状。由于此部位接近于壶腹部，胆管壁增厚或呈肿瘤样，局部胆道相对狭窄，致胆总管闭塞，病变早期即可出现黄疸，进行性加重，出现陶土色大便。多无胆道感染。临床常伴发热、胆绞痛。如有肿瘤破溃，可发生胆道出血，继之黄疸轻度减轻。查体常可触及肿大的胆囊。

五、诊断

（一）实验室检查

胆管癌最重要的肿瘤标记物是CA19-9，敏感性为53%，特异性75%～90%。Fu等报告血清 CEA水平可作为胆管癌诊断的辅助指标。胆管癌可因肿瘤突入腔内或胆管壁广泛增厚、硬化、管腔狭窄导致阻塞性黄疸，并进行性加重，使血清中总胆红素、直接胆红素显著升高。胆管内压升高加上细菌感染可出现右上腹疼痛、畏寒、发热。因胆汁不能进入肠腔，大便呈灰白色，肠内无粪胆原形成，阻断了胆汁的肠肝循环，致尿胆原阴性。肝内胆汁淤积造成肝细胞损害，血中C-GT、ALP明显升高，ALT、AST轻度升高。

（二）辅助检查

1．腹部超声　是评估胆道梗阻的首选检查，对于肝外胆管癌诊断的敏感性和准确性为89%和80%～95%，但容易受到肠气的干扰；CT在局部扩散、血管浸润、淋巴结侵犯和远处转移等方面能够提供信息，对于胆管癌诊断的准确性为78.6%～92.3%。

2．胆管造影

（1）内镜逆行胆胰管造影（ERC）　ERC能够进行充分的胆胰管造影，可清晰地观察整个胰胆管形态，对胆管下段肿瘤的定位、定性诊断起决定性作用，并可取病理及进行胆汁引流。金震东等报道，ERC胆管下段癌检出率为95.2%。ERC对胰胆管下段良、恶性病变的定性诊断准确率明显高于CT和超声，但因CT与超声均属无创性操作，且对某些恶性肿瘤也有较高的定性诊断准确率，因此在影像诊断中应考虑3项技术优势互补。

（2）经皮肝穿刺胆管造影（PTC）　PTC能显示梗阻以上胆管的形态，明确肿瘤的部位、肿瘤累及胆管的范围，诊断正确率达90%以上，因其为侵袭性检查，有引起出血、胆漏、胆管感染等并发症的可能，不宜列为常规，对胆管下段癌的诊断应用已较少。

3．PET-CT　全称为正电子发射计算机断层扫描。以代谢显像和定量分析为基础，应用组成人体主要元素的短命核素如^{18}氟等正电子核素为示踪剂，通过PET显像观察肿瘤组织葡萄糖的代谢率（^{18}氟-脱氧葡萄糖，在肿瘤细胞中摄取明显增高），用于肿瘤良、恶性的鉴别诊断。

4．MRI及MRCP鉴别胆道梗阻的良性、恶性有较高的敏感性、特异性及准确性　MRCP由于不使用造影剂，属于非创伤性检查项目。其原理是应用静止水磁共振成像技术显示肝胆管及胰管，对胆管下段癌的诊断有极高的价值。MRCP对于胆管癌诊断的准确性和ERCP或者PTC相当，且各有优势，均为胆管内成像，可提示肿瘤长径的浸润范围，ERCP胆管不显影或梗阻上方胆管扩张，其下端中断，胰管可显影正常，诊断胆管下段癌的正确性可达95%，但肿瘤较小时亦难发现。

5．EUS　胆管下段癌检出率为92.9%，可显示胆管癌壁内进展程度、胰腺实质侵犯、侵及血管、淋巴结转移等情况。EUS与ERCP对胆总管下段癌具有相当高的检出率，EUS和ERCP联合IDUS可提高早期胆管下段癌的诊断水平。使用术中EUS可以明确胆管下段癌的诊断，减少漏诊和误诊，有助于术者选择合理的手术方式。EUS可观察邻近十二指肠和胃的组织，对于怀疑胆管癌的患者，EUS诊断的敏感性为78%，特异性为84%。IDUS需要在内镜下做乳头切开，可以对胆管下段癌的壁内浸润程度、胰腺实质浸润、血管浸润及淋巴结转移做出诊断，报道胆管下段癌的IDUS检出率为100%。胆管内径向扫描，可以获得胆管横断面像。使用15～30 MHz无衰减的高频超声，可显示胆管壁的细微变化。

6．胆道镜分为经皮经肝胆道镜及经口胆道镜2种　经皮经肝胆道镜需借助PTCD通道，并需要进行通道扩张，适用于胆管梗阻近侧端的观察。经口胆道镜与经皮经肝胆道镜相比创伤性小，无扩张的胆管亦可观察。术中胆道镜可以明确胆管下段癌的诊断，对于合理选择手术方式有决定性定义。

一般患者都具有高危因素如硬化性胆管炎、肝胆管结石、胆胰汇合异常、肝炎，根据临床表现如上腹胀、隐痛不适、纳差、乏力或伴黄疸等，结合血清学检查如肝炎标志物及CEA、CA19-9、胆红素水平等，超声检查胆道扩张，胆道狭窄或阻塞，再根据CT、MRI、MRCP判断梗阻部位和性质，即可得出临床诊断。超声内镜对胆管癌的诊断和鉴别诊断也起重要作用。

六、治疗

胆管下段癌的切除率为50%～75%，根治切除基准是将病灶完整切除，病灶无残留，并进行区域淋巴结廓清。过去主张扩大的胰十二指肠切除术，近年多数主张采用保留幽门的胰十二指肠切除术或胃次全保留的胰十二指肠切除术，国内有采用腹腔镜胰十二指肠切除术治疗胆总管下段癌的报告。周围神经浸润、淋巴结转移、胰腺实质浸润及肝侧胆管断端癌残留均为胆管下段癌预后不良的相关因子，有如下情况难以达到根治切除应进行姑息手术：①局部肿瘤转移，如腹膜表面或大网膜上有肿瘤种植转移结节；②肝十二指肠韧带以外的广泛淋巴结转移；③肝转移：胆管近端切除范围应在肝总管水平切断，断端需做术中病理，确定有无癌残留，并且需要进行肝十二指肠韧带及肠系膜上动脉周围的淋巴结廓清。如有局限性门静脉浸润，根据病例情况，可以进行门静脉合并切除，血管重建，需要自体血管移植可采用颈内静脉或大隐静脉。手术需要注意预防严重的术后胰瘘，胰肠吻合目前多采用胰腺空肠套入式吻合及胰管空肠黏膜吻合，但均有一定的胰瘘发生率。广东省人民医院采用胰腺空肠套入式吻合，效果满意。

姑息性手术的方法

（1）胆囊空肠袢式吻合术　优点是操作相对简单，术中要确认胆囊管通畅，胆囊管汇入胆总管处至少距肿瘤2～3cm。

（2）胆管空肠Roux-en-Y吻合术　操作相对复杂，损伤略大，对一般情况较好者，应积极采用，优点是具有良好的抗反流作用以及防止短期内吻合口梗阻。

化疗与放疗　化疗可选用5-FU、阿霉素、丝裂霉素等药物。放疗方面，包德强等报道，三维适形放疗胆管下段癌能有效地控制肿瘤，近期疗效满意。中位总生存期为12 个月，肿瘤局部进展是胆管癌放疗失败的主要原因。运用PTCD结合其他放疗、腔内化疗等综合疗法，能减轻患者痛苦并延长存活期。^{125}I粒子联合胆道支架治疗晚期胆管下段癌也是积极有效的治疗方法。

其他胆管癌也可进行光动力治疗。内镜支架置入也是治疗晚期胆管下段癌的有效方法，以金属支架置入为优。

胆管癌预后很差，总的5年生存率不到5%。肝门胆管癌的预后最差，平均生存时间短于肝内胆管癌和中下段胆管癌，为12～24个月，因此改善胆管下段癌预后的关键是早期诊断、早期治疗、合理综合治疗。

第三节　壶　腹　癌

传统将胰头癌、胆总管末端癌以及十二指肠乳头癌统称为壶腹周围癌，因为它们在临床上表现均有黄疸，手术治疗上常常采取同一种治疗方法。实际上这几种癌除黄疸和手术方式选择上具有共同点外，其余无论肿瘤发生、恶性程度、影像学表现、手术切除率、治疗和预后均有差别。目前随着现代医学诊断技术水平的发展，已经应用综合影像诊断技术和有效的临床检查方法对这几种不同类型的恶性肿瘤进行区分，并在临床上分别对待。壶腹癌（ampullary cancer，AC）是指发生在胆总管与胰管穿入十二指肠降部汇合成肝胰（Vater）壶腹，并开口于降部后内侧的十二指肠大乳头的恶性肿瘤。壶腹癌是一种少见的消化道恶性肿瘤，发病率低，约占消化道肿瘤的0.2%，流行病学统计其发病率约为0.6/10万，男性为0.45/10万，女性为0.7/10万。壶腹癌的发病年龄为40～70岁，以男性多见。近年发病率呈上升趋势。

一、病因

壶腹癌病因不明，可能与慢性胆管炎、胆石症、胆道感染、家族性腺瘤样息肉病（FAP）、溃疡性结肠炎以及壶腹部乳头状瘤、腺瘤恶变等因素相关。壶腹癌多以散发形式出现，但一些遗传性疾病为其高发因素。如FAP为其高风险的癌前病变，在FAP患者中大约有3%～12%的患者转化为壶腹癌。

二、病理改变

壶腹癌大体形态可分为肿块型和溃疡型，组织类型以腺癌最多见，其次是乳头状癌、黏液癌，腺鳞癌、类癌等少见。其组织来源主要包括：①胆总管远端1/3黏膜上皮；②主胰管的黏膜上皮；③壶腹部共同的上皮；④十二指肠乳头表面的黏膜。壶腹癌组织病理学以肠型腺癌和胰胆管腺癌为主。多数肠型腺癌起自覆盖于乳头部的肠上皮细胞，并且经历腺瘤—不典型增生—癌变这样一个类似于结肠癌的癌变过程；免疫组织化学表达为keratin 7（－），keratin 20（＋），MUC2（＋）；而胰胆管行的腺癌起自远端胰管、远端胆管或者两者合并部位的上皮细胞，其发展过程与上皮内瘤变类似，较前者更具有浸润性，组织行为上类似胰腺腺癌，预后较前者差。免疫组织化学通常表达为keratin 7（＋），keratin 20（－），MUC2（－），通过免疫组织化学的表达不同可以判定壶腹癌的组织学来源。壶腹癌的病理学分化程度决定了肿瘤的临床特征及其生物学行为，Albores-Saavedra等统计的5 265例壶腹癌患者的病理学资料显示，高分化的肿瘤细胞较低分化的肿瘤细胞在侵犯深度、淋巴结转移及远处转移的概率低。由于壶腹癌其特殊的解剖位置，其病变组织来源有所不同，这也决定了其预后结果亦不相同。因此在病理学诊断过程中应翔实描述其大体标本情况、组织学病理情况及免疫组织化学情况，以利于评估疾病的风险及指导后续的治疗。

三、临床表现

壶腹癌与胰头癌的临床表现类似，但其手术切除率和预后都明显好于胰头癌。黄疸是壶腹癌最常见症状。壶腹癌多呈浸润型生长，生长缓慢，首先阻塞胆胰管开口，早期就可出现黄疸和消化不良，黄疸深浅呈波浪式变化为壶腹癌的特点。黄疸病史在15天以内者，一般为早期病变；如黄疸病史超过3个月，则病期已属晚期。故黄疸持续时间长短对判断壶腹癌的病期具有参考意义。建议临床对于黄疸患者早期即应进行B超检查，以尽早发现病变。患者血清胆红素含量的高低亦可反应肿瘤病期的早晚。随着梗阻性黄疸的出现，可有胆囊肿大、肝大、尿如浓茶、皮肤瘙痒、陶土便等。中上腹胀痛也较多见，可与黄疸同时或者先后出现，在进食后明显，疼痛可放射至背部，但没有胰头癌明显。壶腹癌合并胆道感染时可出现寒战、高热。早期患者消瘦不明显，中、晚期可出现食欲缺乏、消瘦，体重下降没有胰头癌明显。癌肿浸润肠壁及溃疡形成时，可引起十二指肠梗阻和上消化道出血。壶腹癌可并发急性胆管炎、急性胰腺炎、上消化道出血、十二指肠梗阻、肝衰竭、肾衰竭等并发症。

四、诊断

由于只有少部分患者通过体检或因其他疾病就诊发现该病，因此，对于中年男性临床表现类似胰腺癌而又有胆囊炎，粪便隐血阳性、贫血和出现波动性皮肤（巩膜）黄染的患者应警惕存在壶腹癌的可能。

壶腹癌淋巴结转移和远处转移总体较胰头癌晚，多转移至肝，晚期可累及周围大血管和脏器，如胰头、肝十二指肠韧带、门静脉和肠系膜上静脉。

由于解剖部位特殊，壶腹部附近许多良性、恶性病变都可以有相同的临床表现，壶腹癌的误诊率高达74%，壶腹癌实验室检查无特异性，当出现梗阻性黄疸时可表现为血清总胆红素、直接胆红素明显升高，尿胆红素阳性，血、尿淀粉酶升高等。文献报道CA19-9及CEA除在胰腺癌、胆管癌中升高以外，在壶腹癌也可升高。

影像学诊断主要包括腹部B超、腹部CT、PTC、腹部MRI、MRCP、胃镜（十二指肠镜）、EUS以及逆行胆管造影（Endoscopic retrograde cholangiopancreatography，ERCP）等手段。由于壶腹癌自身的解剖特点及发病规律，各影像学检测手段优势各有不同，这些检查对明确肿瘤部位、判断肿瘤大小、胆道梗阻程度、肿瘤与周围组织器官关系和鉴别诊断，以及判断外科手术切除的可能性具有重要意义。腹部彩超可显示胆总管。肝内胆管扩张，胆囊肿大，肿大<2cm时，易受肠道气体干扰从而对肿块的显示更差，故对壶腹癌适用性较差。十二指肠低张造影可显示十二指肠乳头部充盈缺损、黏膜破坏“双边征”；增强型MRI对于区分壶腹部肿瘤的性质、大小以及周围组织关系的作用类似于增强CT，磁共振血管成像（MRA）与CTA作用相近。MRCP是一项无创能显示患者整个胆道、胰管情况的检查方式，是对于增强型CT或者增强型MRI的有力补充，对于诊断和鉴别诊断壶腹癌作用显著。胃镜（十二指肠镜）、EUS及ERCP在判断壶腹癌浸润深度及判断病变周围是否存在转移淋巴结方面优势明显。Ito等报道EUS对壶腹癌的诊断准确率为95%，并且可以通过内镜及ERCP进行活检，获得病理学诊断。Clary等报道34例壶腹癌术前活检阳性率为81%，特异性为100%。EUS文献报道内镜超声的诊断复合率为93%；对淋巴结转移的诊断率为53%～87%，对胰腺受侵犯的诊断的准确率为86%。EUS对于壶腹癌诊断价值很高，同时对指导治疗作用明显，可作为首选辅助检查。ERCP对侵犯十二指肠乳头的病变可取病理组织活检，明确诊断。早期的位于壶腹周围的胰头癌与壶腹癌较难鉴别。ERCP可直接观察十二指肠乳头部病变，行钳取组织活检，同时可做胰胆管造影。由于壶腹癌肿瘤组织往往长于黏膜深面，检查因管腔狭窄阻塞常不易成功，故活检假阴性率较高，约为38%。故ERCP对于早期壶腹癌容易漏诊，文献报道漏诊率达30%。薄层动态增强CT不仅能清晰地显示出病变的部位、大小和周围组织关系，还可通过CT血管成像（CTA）明确门静脉、腔静脉、肠系膜上动、静脉等周围血管受侵犯情况，对壶腹癌的分期、手术可切除性做出有效的评估。CT是壶腹癌常规且有效的检查手段。

五、鉴别诊断

因此，鉴别诊断的推荐顺序为：彩超—MRCP—纤维十二指肠镜检查—EUS—胰头薄层CT增强扫描。经前2项检查，可以确定病变位于壶腹部附近，再经纤维十二指肠镜检查，可行活检以确定肿瘤性质。约半数壶腹癌累及乳头开口，表现黏膜粗糙、糜烂；另一半壶腹癌的乳头开口正常，但可见乳头基底部黏膜下隆起，如行内镜超声检查，可清楚地显示壶腹部肿瘤及是否侵犯十二指肠壁和胰腺，并行细针穿刺活检。当内镜检查有上述发现时，不宜行ERCP。因为壶腹部已变形，插管困难。如诱发急性胆管炎、重症胰腺炎，则又给胰十二指肠切除术增添麻烦。如内镜检查无阳性发现，可行胰头薄层CT增强扫描，以观察有无胰头癌、慢性胰腺炎、后腹膜淋巴结肿大等病变。

正确规范的选择术前检查的方式有助于及时准确地诊断疾病，为治疗方式的选择提供准确的资料信息。在术前的辅助检查评估手段中，高分辨率的MRI/MRCP、CT、消化内镜及消化内镜下超声应推荐为常规检查手段。

目前尚有一种管腔内超声（intraductal ultrasonography，IDUS）对于壶腹癌的侵犯深度具有较高的诊断准确性。Ito等报道IDUS对于壶腹癌的诊断准确率为100%，但由于设备昂贵，目前广泛使用具有一定困难。

对于肿瘤部位不完全明确的早期梗阻性黄疸，可采取剖腹探查术，术中B超检查结合双手触摸，确定肿瘤部位，常可发现早期壶腹病变。

壶腹癌临床诊断主要靠影像学检查，同时结合病史、体征和实验室检查，在排除其他疾病引起的梗阻性黄疸或胰腺炎等情况下，即可诊断。一般可有如下诊断步骤：①实验室检查明确是否存在黄疸；②腹部CT、MRI及MRCP检查以明确病变部位及病变与周围组织关系情况；③内镜检查和内镜下超声检查以及ERCP明确诊断并取得活检病理。取得病理学诊断是诊断该病的金标准。

六、治疗

壶腹癌的治疗主要以手术治疗为主，包括根治性手术和局部切除术。对于血清胆红素在10mg/dL以下者，一般不需术前胆道引流减黄，应积极行根治性手术。对于肿瘤局限于壶腹内者可采取肿瘤局部切除术。其中根治性手术以胰十二指肠切除术（pancreaticoduodenectomy，PD）和保留幽门的胰十二指肠切除术（pyloruspreserving pancreaticoduodenectomy，PPPD）的应用最为广泛，但PD术后的高死亡率和高并发症发生率影响了壶腹癌的治疗效果。1889年Halsted首次提出局部切除术，因其复发率高，使得局部切除术在早期壶腹癌中的应用较为局限。但自20世纪80年代以后，随着大家对于壶腹部肿瘤的进一步认识，壶腹癌是否可行局部切除再次成为争论的焦点。目前国外文献报道的壶腹癌局部切除因其复发率较高而持保守态度，局部切除术选择的病例多为良性或pTis-T、肿瘤直径较小的病例。目前尚有内镜下乳头切除术，这是一种对于壶腹肿瘤新的治疗方式，其具有并发症及发生率低、恢复快的优点，但内镜下治疗由于病例数较少，缺少大样本对照研究，因此，有待于进一步随机对照研究说明其作用。内镜下乳头切除术是一种壶腹肿瘤新的治疗方式，其具有并发症发生率低、恢复快的优点。文献报道内镜下乳头切除术多用于良性肿瘤及高级别内瘤变及原位癌的患者，但由于病例数较少，有待于大样本的对照研究来进一步判断其治疗效果。目前，对于壶腹癌患者手术方式的选择学者们还存在争论，特别是对于早期壶腹癌（pTis-pT1）的病例是采取局部切除术，或者是采取根治性的胰十二指肠切除术（PD），或者保留幽门的胰十二指肠切除术（PPPD）尚存在很大的争论。对晚期无法切除的患者，可行胆管空场Roux-en-Y吻合术、胆囊空肠Roux-en-Y吻合术，或经内镜置入人记忆合金胆道支架或临时胆道支撑管。对不能耐受手术的晚期患者可行PTCD外引流术，其缺点是易发生出血、感染、导管阻塞或滑脱等并发症。晚期肿瘤引起十二指肠梗阻时，行胃空肠吻合术，解决患者无法进食的问题。

对于壶腹癌术后是否给予辅助放化疗，目前研究文献较少。Zhou等统计的111例壶腹癌患者术后给予辅助放化疗，结果显示在长期生存率方面没有统计学意义。但据JohnsHopkins医院统计的多中心研究的290例壶腹癌病例，显示在淋巴结阳性病例患者术后辅助给予以5-Fu为主的放化疗方案能使患者在长期生存方面获益。对于T2期以上的壶腹癌病例应采取哪种根治术目前也存在很大争论。对于壶腹癌术后的辅助治疗及其治疗方案的选择，各学者之间尚没有达成一致的共识，有待进一步的研究。

临床上对壶腹癌应予足够重视，争取早期发现，早期诊断，早期治疗，以获取好的疗效。影响预后的主要因素包括：肿瘤的分化程度、肿瘤的大小、肿瘤的侵犯深度、是否存在淋巴结转移、神经侵犯、R0切除等。总体来说，壶腹癌的预后是壶腹周围癌中较好的，要好于胰头癌及胆总管癌。文献报道壶腹癌的5年生存率为36.8%～75.2%。

第四节　十二指肠癌

由于十二指肠癌大部分以腺癌病理分型为主，故本章节以十二指肠腺癌论述为主。十二指肠腺癌（duodenal adenocarcinoma，DA）是指起源于十二指肠黏膜 Lieberkuhn 腺上皮的恶性肿瘤，由 Hamburger 在 1746 年首先描述。其发病率很低，仅占全部消化道肿瘤的 0.3%。尽管十二指肠长度仅占全部小肠长度的 8%，但占小肠恶性肿瘤的 33% ～48%。它可发生于十二指肠的任何部位，但以降部居多，发生在十二指肠球部者较少。男性略多于女性。十二指肠腺癌缺乏特异的临床表现，不易早期发现，极易误诊，故一旦发现，病情已属晚期，手术根治的难度极大，预后也较差。加上涉及胆、胰、门静脉和肠系膜血管的复杂解剖关系，其临床的重要性显而易见。

一、病因

本病的病因学因素尚不完全清楚，可能与胆汁中的某些胆酸在细菌作用下的形成具有致癌特性的胆蒽和甲基胆蒽等产物有关。很多其他疾病与DA的发生也有一定联系，如色素沉着息肉综合征（Peutz-Jeghers综合征）、肠息肉病合并多发性骨瘤和多发性软组织瘤（Gardner 综合征）、家族性腺瘤性息肉病（FAP）（家族性结、直肠息肉病、Gardner及Turcot综合征）、神经纤维瘤病 I 型（Von Recklinghausen综合征）、遗传性非息肉性结直肠癌 综 合 征（Hereditary Non-PolyposisColorectal Cancer，HNPCC）、成人乳糜泻综合征、错构瘤、克罗恩病、息肉病如绒毛状腺瘤等。DA 在家族性腺瘤性息肉病（FAP）患者中的发病率随年龄增长而逐渐增加，1.6% ~5%的 FAP 患者最终会发生 DA，风险为普通人群的 331 倍，且即使切除病变的结肠，仍可发生十二指肠癌，它已成为 FAP 患者最主要的死因。文献表明，约有2.3%的十二指肠腺癌源于息肉病，尤其与绒毛状腺瘤有密切关系，因为此种腺瘤约有45%诊断时已含侵袭性癌。不良饮食习惯、吸烟、酗酒和胆囊切除术后等也认为是 DA 发病的高危因素。DNA 错配修复（mismatch repair，MMR）是机体内 DNA修复机制的重要形式，在防止基因突变、维持基因组稳定性和DNA 复制高保真的过程中起关键作用，现已证实 MMR 基因突变与小肠腺癌的发生有密切联系。钙结合蛋白 S100A14在十二指肠组织中表达缺失被认为是 DA 发病的因素之一，Eom 等研究小肠腺癌患者手术切除标本中 S100A14 蛋白表达情况时发现 73.1%的患者缺失，且其程度与淋巴结转移情况及肿瘤分期呈正相关。*K-ras*基因突变与 DA 的发生也有一定的相关性，Younes等研究探讨*K-ras*突变对肿瘤发生的意义，结果提示12例十二指肠腺癌中，有4例（33.3%）证明*K-ras*突变，而11例空肠腺癌或5例回肠腺癌则未见*K-ras*突变。Sutter等研究5例十二指肠腺癌，发现4例有*K-ras*突变，说明*K-ras*突变对十二指肠腺癌的发生有重要意义。

二、病理改变

十二指肠腺癌来源于包括壶腹部在内的十二指肠黏膜，由Brunner腺体发生者较少见。原发于胆管、胰管上皮的癌向壶腹部突出者不属于此列。镜下所见为柱状细胞排列成不规则的管状腺癌或管内乳头状腺癌，少数癌巢可含有大量黏液。Burgerman将十二指肠腺癌的大体形态分为息肉型、溃疡型、环状溃疡型和弥漫浸润型，以前两型为多见。据统计，腺癌位于壶腹周围占65%，壶腹上部占20%，壶腹下部占15%，但位于十二指肠上部者罕见。本病的病理分期一般采用美国癌症联合委员会小肠恶性肿瘤分期标准：Ⅰ期，局限于肠壁；Ⅱ期，侵犯至肠壁外；Ⅲ期，有淋巴结转移；Ⅳ期，有远处转移。

三、临床表现

早期无明显症状或症状轻微，大多数就诊时已属中、晚期。首发症状主要为体重减轻和腹痛，临床症状与病变部位密切相关，上腹部隐痛为其最常见的临床表现，疼痛呈阵发性，多于餐后发生，餐后2h可自然缓解，有时伴有恶心、呕吐，易与溃疡病及胃、胆道、胰腺疾病相混淆。乳头部及壶腹部癌可以侵犯或阻塞胆总管开口部而致不同程度的黄疸，极易误诊为胆管结石、胆管癌及胰头癌。肿瘤生长堵塞肠腔会引起胃、十二指肠梗阻，表现为频繁的恶心、呕吐，常误诊为幽门梗阻和十二指肠瘀滞症。肿瘤组织溃烂可引起上消化道出血，以血便为多见，严重者可呕血，有时出血可能为其唯一的早期症状，常误诊为胃、十二指肠球部溃疡出血。巨大瘤体常可触及腹部包块。患者一般有营养不良、贫血，主要是由长期呕吐及肿瘤溃疡出血引起。

四、诊断

由于早期因缺乏特异性临床表现，起病比较隐匿，早期诊断比较困难，易误诊为十二指肠溃疡（误诊率可达79.4%）、黄疸型肝炎、胰腺癌、胆管癌等。DA的早期诊断困难，这使得辅助检查手段在 DA 的诊断过程中起着非常重要的作用。

（一）实验室检查

实验室检查中部分DA患者可出现血清胆红素、碱性磷酸酶和糖链抗原CA19-9的升高，但无特异性。

（二）辅助检查

常用的辅助检查方法如B超、CT、钡餐造影、胃镜、十二指肠镜等，各有其优缺点。

1．B超　主要表现为肠壁的不规则增厚，部分患者有近端肠管扩张、积液、周围脏器浸润和淋巴结肿大。但B超诊断率不高，仅23%～30%。

2．CT　主要表现为肠壁增厚、肠腔局限性狭窄或有向腔外生长的软组织肿块、近端肠管扩张，其正确诊断率为43%～58%。

3．多层螺旋CT（MSCT）　多平面中冠状位重建处理后能较好显示十二指肠水平部肿瘤以及与周围胰腺、腹主动脉及肠系膜血管关系，一定程度上代替传统介入方法腹腔动脉造影。

B超、CT和MRI影像学检查除可发现十二指肠局部肠壁增厚和巨大肿块外，尚可见胆管、胰管梗阻扩张等间接征象，有助于诊断。还可提示肿瘤浸润深度、区域淋巴结及肝脏等脏器转移情况，弥补X线胃肠造影和内镜检查的不足，对鉴别诊断、临床分期、指导治疗及预后判断均有一定的参考价值，应作为术前常规检查项目。

4．纤维十二指肠镜检查　内镜可直接观察病变形态，并取材活检做出组织学诊断，确诊率达89%。近年来高分辨扩大内镜（magnifying endoscopy，ME）已经问世并应用于临床，它通过变焦将图像放大最高至80倍，结合黏膜染色技术可清晰显示黏膜表面细微结构，能发现微小的早期病灶，对早期诊断和内镜下黏膜切除术（endoscopic mucosal resection，EMR）的实施有指导作用。临床上多与气钡低张造影相结合，以提高检出率。

5．X线十二指肠气钡低张造影　X线上消化道造影特别是低张十二指肠气钡对比造影（hypotonic duodenograghy，HD）是DA术前诊断的首选方法，其简便易行、无创，患者易接受。HD能更清晰地显示肠道黏膜面的微小病变，鉴别功能性和器质性狭窄，确诊率可达81．9%。但并非所有病变均有阳性发现，且消化性溃疡与溃疡型十二指肠癌在X线下有时不易鉴别，极易漏诊和误诊，需同时结合其他检查。

6．选择性腹腔动脉造影（selective celiac arteriography，SCA）和ERCP、PTC选择性腹腔动脉造影　可显示十二指肠肿瘤的染色及附近血管侵犯情况，用于术前评估可切除性以及在血管侵犯时准确显示受侵部位。ERCP不仅可于内镜下直接发现乳头周围区的病变，还能显示胆胰管下端梗阻、扩张及充盈缺损等改变，对乳头周围区肿瘤和合并梗阻性黄疸的患者尤为重要。国内兰明银等报道，B超和CT结合ERCP及活检对乳头区肿瘤检出率达100%。

7．EUS　是确定肿瘤浸润深度比较有效的方法，它能对消化道管壁准确分层，显示病灶与十二指肠壁各层次的关系，从而判断肿瘤的起源、大小、边界、有无肌层和周围血管的浸润，对指导行EMR或其他手术方案的制定有重要意义。内镜表现分为3型：①肿块型。肿瘤呈菜花样或分叶状突起，通常黏膜表面有糜烂及出血。②溃疡型。溃疡大而不规则，边缘多呈结节状隆起，溃疡深凹表面有污秽苔，易出血。③浸润型，黏膜呈不规则肉芽肿样隆起，质脆易出血，上有污秽苔，肠腔僵硬狭窄或变形，蠕动差。

在肿瘤领域的研究和临床应用，已取得不少的成绩，然而这种分子水平的检测用于十二指肠腺癌的临床诊断，为数甚微。据报道，FAP可伴发结肠直肠腺癌和十二指肠腺癌，即使手术切除FAP的结肠，仍有发生壶腹部周围癌的危险性。近年证实FAP患者存在异常的致癌原代谢，检测十二指肠息肉的基因状态有助于早期发现腺癌的形成。Kashiwagi报道在FAP的结肠和十二指肠腺瘤组织中，7%～25%存在*K-ras*基因突变，3%～5%存在*p53*基因突变；96%腺瘤细胞呈p53免疫染色阳性，48%为强阳性。推测p53过度表达反映异常的细胞环境，尤其是DNA损害。认为在FAP的十二指肠组织中，p53过度表达可能是检出十二指肠腺癌高危患者的一个有效标志物，p53过度表达比*K-ras*或*p53*基因突变更为常见和有意义。

五、治疗

手术切除是十二指肠腺癌最基本、最有效的治疗方法。DA 患者总体手术根治性切除率为 43% ~ 87%，切除后 5 年生存率约 54%，手术死亡率与3%。原则上应行根治性切除，即距肿瘤边缘 2 cm 以上切除病灶，同时清扫区域淋巴结。过去曾认为，原发于十二指肠的腺癌对放化疗均不敏感。近几年随着 PDA 检出率的提高，临床病例数增多，多项关于 PDA 的辅助治疗与预后相关性的研究得以开展，结果提示放化疗均可改善预后、延长生存期，可作为术后辅助治疗或晚期患者的姑息性治疗手段。证实有效的化疗方案有 FAM 方案、FOLFOX 方案、FOLFIRI 方案和 XELOX 方案，后2种效果明显优于前者。Onkendi 等认为，PDA同样可在术前应用新辅助化疗，降低肿瘤分期，提高手术切除率。近年有报道通过动脉插管化疗药物局部灌注的介入性治疗，取得一定的临床疗效。

根据肿瘤的部位、大小、分期及患者全身情况的不同，可选择实施胰十二指肠切除、保留幽门的胰十二指肠切除、十二指肠肠段切除、局部肿瘤切除、内镜下黏膜切除术（endoscopic mucosal resection，EMR）以及短路手术如胃空肠吻合、胆管空肠吻合、T管架桥引流等。新近研究表明，PDA 和胰腺癌相似，具有嗜神经特性，有无神经浸润可作为肿瘤复发和生存率的预测指标。病变组织中 CpG 岛甲基化表型（CpG island methylator phenotype，CIMP）表达和 DNA 错配修复基因 MLH1 突变均提示预后不良。此外，有无吸烟史、体重减轻、持续的消化道出血以及血清谷草转氨酶（AST）水平等与预后均相关，而与患者的性别、年龄和肿瘤大小无关。随着现代影像学技术的进步和消化内镜的广泛应用，越来越多的原发性十二指肠腺癌将会被发现，提高对本病的认识、早期诊断和规范化治疗是提高疗效的关键。手术为其治疗的主要方法，根治性手术能显著延长患者生存期，肿瘤较晚无法切除者应采取姑息性治疗措施，改善患者生存质量。

第五节 胰腺转移癌

胰腺转移癌是指身体其他部位的恶性肿瘤转移至胰腺所致的继发性胰腺恶性肿瘤。由于胰腺组织动脉血液供应丰富，故胰腺转移癌临床较为少见，约占胰腺原发恶性肿瘤的2%。男女比例平等。常见的原发灶为乳腺、胃肠、肺脏、结肠、食管、肾脏、膀胱、肝脏等，国内报道，其原发肿瘤依次为肺癌（33.03%）、胃癌（22.94%）、直结肠癌（11.47%）、食管癌（10.9%）、肾癌（6.88%）等。近年来有学者发现也有黑色素瘤、肉瘤转移至胰腺者。不同肿瘤发生胰腺转移的时间间隔也不相同，肾透明细胞癌和乳腺癌发生胰腺转移的时间间隔较长，平均为10.2年和7.5年，而其他的肿瘤时间间隔相对较短。胰腺转移瘤可发生于胰腺任何部位，在胰头、胰体、胰尾部的分布无显著差异。病变可呈单发性、多发性或弥漫性。胰腺的转移性肿瘤可以是上皮性肿瘤，也可以是非上皮性肿瘤，胰腺可通过直接扩散或可能通过远处淋巴或血供转移受累。至今胰腺转移癌的病因及发病机制尚不明确，另外，其临床症状比较隐匿，常被原发癌所掩盖，故不易被发现。

一、临床表现

胰腺转移癌起病隐匿，早期多无明显症状，常为原发癌复查时发现。最常见的临床症状为腹痛、黄疸、消化道出血。可伴有其他不典型症状，如上腹部不适、饱胀感、周身乏力等。少数患者可因转移癌阻塞胰管出现急性胰腺炎的临床表现，与胰腺转移相关的急性胰腺炎在临床上亦不常见，Chowhan等报道其发生率为3.3% ~ 7.5%。随着病情的进展，胰腺内、外分泌功能不足，患者可出现食欲缺乏、脂肪泻、消瘦等。当病变侵及腹膜后神经丛时，患者表现为持续性上腹部及腰背部剧痛。胰腺转移癌早期，查体无明显阳性体征，少数患者可有上腹部轻压痛。转移性胰腺癌是原发癌细胞脱落后通过血行或淋巴道转移至胰腺，其癌细胞并非起源于腺管上皮，所以一般不造成胰腺管扩张，也不浸润胆总管壁，除非肿物较大，外压胆总管，可引起梗阻性扩张。而胰腺癌是起源于胰腺导管上皮细胞，因此，很容易造成胰腺导管的梗阻、扩张，胰头癌常直接浸润胆总管下端各壁，而发生梗阻性胆管扩张，引起黄疸，即患者可出现周身皮肤黏膜及巩膜黄染。随着病情加重，患者呈恶病质状态，可出现尿色加深，大便呈白陶土色等梗阻性黄疸的临床表现。极少数患者因癌肿较大，可经腹部查体触及质硬、边界不清的包块，偶可触及肿大的胆囊。

二、实验室检查和辅助检查

胰腺转移癌的实验室检查缺乏特异性。患者因有贫血、肝功能损害等相应实验室表现，如血红蛋白降低，血细胞比容减少，转氨酶、胆红素增高等。当癌肿阻塞胰管，可出现胰腺炎，表现为血清淀粉酶、脂肪酶增高。晚期可因胰腺内、外分泌功能不足出现血糖增高、血钙降低。肿瘤标志物CA19-9为胰腺癌特异性指标，在原发性胰腺癌中，其阳性率可达90%。然而近来有学者发现，在胰腺转移癌中，CA19-9仅有少数患者增高。因此，目前认为CA19-9的检测对于鉴别胰腺癌原发性及继发性也有一定的临床价值。

影像学检查主要有B超、CT、MRI、ERCP等，必要时可行PET-CT检查。胰腺转移癌超声下通常表现为胰腺内单发或多发占位性病变，呈不均匀低回声，后方回声无明显增强，边界较清楚，但不规则，少数可见胰周淋巴结肿大。罕见边界不清的灶性浸润，少数肿瘤可表现为高回声结节。CT是目前胰腺转移癌首选的筛查及诊断方法。其CT表现多种多样，大致分为3种类型。单发型（50%～73%），多发型（5%～10%），弥漫型（15%～44%）。其中以单发肿块最多见，而单发肿块多位于胰头部。单发灶多为圆形或卵圆形，边界较清楚；多发灶为多个增强的小结节；全胰腺受累时胰腺弥漫性增大，密度不均，以低密度为主。往往无胰周血管浸润，肠系膜血管旁、腹主动脉旁及腹膜后淋巴结肿大也比较少见。MRI：胰腺转移癌磁共振成像与原发性胰腺癌比较缺乏特异性，主要表现为T1WI呈中低信号，T2WI呈高或稍高信号。信号通常不均，增强后边缘呈环形强化，胰周脂肪间隙清晰，胰管可见轻度扩张，常无邻近血管浸润。ERCP：胰腺转移癌经逆行性胰胆管造影后可出现“双管征”，伴有胰胆管扩张，但其为有创检查，临床很少应用。PET-CT：对于发现早期微小转移灶具有一定诊断价值，有助于定性诊断，还可以了解全身转移情况及原发灶有无复发，对不必要的手术探查有重要的指导意义。单从影像学表现很难与胰腺原发肿瘤相鉴别，必须结合既往有明确的恶性肿瘤史。最可靠的诊断是在B超、CT或超声内镜引导下行细针穿刺活检的病理组织学检查。

三、诊断

胰腺转移癌的诊断主要依据其具有原发癌病史、胰腺转移癌相应的临床表现、实验室检查及影像学特点。首先，患者通常有胃肠、肾脏、乳腺、肺脏、膀胱等其他组织器官的原发恶性肿瘤病灶或具有其相关病史；其次，患者具有胰腺癌相应的临床症状、体征；再者，经影像学检查可发现胰腺内占位性病变，往往可做出诊断。而其实验室检查肿瘤标志物CA19-9往往无明显增高常作为鉴别原发性胰腺癌与胰腺转移癌的主要依据。胰腺多发肿块比较容易考虑转移性胰腺癌的可能，如果原发灶确定，可以诊断，但是转移性多发肿块与转移性胰腺弥漫性肿大应与急性胰腺炎、全胰腺癌相鉴别。急性坏死型胰腺炎有时因低密度坏死与胰实质紧贴在一起似胰腺多发性弥漫转移，但强化后实质边界不清，胰周有低密度水肿带，临床症状典型可以鉴别。部分全胰腺癌表现为胰腺多发病灶和灶性弥漫性肿大时，二者鉴别较困难，须紧密结合临床病史。转移灶的大小因检查时间早晚不同各异。其形态大多呈不规则状，部分可见分叶，密度上表现为低密度及等密度，但以低密度为主。形态与密度改变没有明显特异性，但从局部表现很难与原发胰腺癌鉴别，必须密切结合临床及其他一些间接征象加以辨别。而原发灶明确或者既往肿瘤病史是诊断的前提。转移性单发肿块罕有胆道及胰导管的扩张。

四、治疗

胰腺转移癌多为原发性恶性肿瘤晚期出现。许东奎等提出继发性胰腺肿瘤的治疗应根据原发肿瘤的生物学特性选择不同模式的综合治疗方式。针对单个的胰腺转移肿瘤，如无其他手术禁忌证者应积极给予手术治疗，尽可能切除一切病灶。胰腺转移灶的切除可以明显缓解症状并能延长其生存时间。目前普遍认可的手术适应证包括：①原发癌经病理证实预后较好。②原发癌可以得到有效控制。③影像学证实除胰腺外，无他处转移。④转移灶无周围血管浸润，手术可清除。⑤患者一般状况良好，可耐受手术。

近年来研究发现，由于扩大根治术对患者的损伤较大，远期预后不良，加之人们对术后生活质量的需求，缩小手术被广泛提倡。目前常用的术式包括：①胰头十二指肠切除术。②保留幽门的胰十二指肠切除术。③全胰切除术。④胰十二指肠切除术+区域淋巴结廓清术。⑤胰体尾部切除术。⑥姑息性手术等。对于伴有全身转移的胰腺转移癌患者，多采用局部放疗联合化疗或腹腔热疗，可以提高生存质量并延长患者生存时间。化疗则以奥沙利铂和氟脲嘧啶为主，放疗可使30%～50%的胰腺转移瘤所引起的疼痛得到缓解，并能抑制肿瘤的生长。

胰腺转移癌的预后与诸多因素有关，Reddy等曾对243例胰腺转移癌患者进行统计学分析，结果发现80%原发癌为肾细胞癌、结肠癌、肉瘤、黑色素瘤，其中肾细胞癌胰腺转移者预后最好，5年存活率为66%；结肠癌次之，5年生存率为29%；肺癌最差。目前多数学者认为影响胰腺转移癌预后的最主要因素为原发癌的病理类型。而Takeshi Matsutani等近来发现胰腺转移癌的预后亦与转移癌距原发癌术后的时间间隔、单发或多发及肿瘤生长速度有关。因此，对于胰腺转移癌的预后应进行多因素分析。目前主张采取积极手术治疗，对不能耐受手术或具有手术禁忌证的患者，建议以放化疗为主行综合治疗。研究发现，胰腺转移癌的预后与原发癌的病理类型有关。

第六节　胆总管下段结石

胆道结石是我国的常见病、多发病，其发病率约7%。按结石所在部位分为胆囊结石和肝内、外胆管结石。胆总管下段结石是肝外胆管结石的一种，在临床上具有非常重要的意义，胆总管可以分为 4 段，临床上一般将胆总管的胰段和十二指肠段称为胆总管下段。胆总管下段结石嵌顿造成胆道完全梗阻，引起胆汁淤滞，继发细菌感染而导致急性胆管炎发生。典型的临床表现有阵发性上腹部绞痛、寒战发热和黄疸，即charcot 三联征。如胆道感染严重，并发急性梗阻性化脓性胆管炎时，病情发展迅速，可出现感染性休克的表现，如不及时治疗，常在短时间内因循环衰竭而死亡。胆管反复炎症可造成局部管壁增厚或疤痕性狭窄，而胆管炎症和狭窄又可以促进结石形成。胆管狭窄近端被动扩张，内压增高。症状反复久之引起胆汁淤积，导致肝细胞损害，甚至可发生肝细胞坏死及胆源性肝脓肿。反复感染和肝损害可出现胆汁性肝硬化，继而出现门静脉高压症，甚至肝癌。胆总管下段结石也是导致急性胰腺炎的重要诱因；手术后遗漏的胆总管结石往往需要再手术或 ERCP 取石等，是诱发医疗纠纷的因素之一。绝大部分患者可通过 B 超、CT、MRCP 术前确诊，术中胆道镜检查均可明确诊断。由于结石嵌顿、局部水肿、胆总管的弧度以及胆胰肠结合部的特殊解剖等因素造成取石困难，若术中处理不当，可引起假道、出血、穿孔等损伤，可造成严重并发症，有很高的病死率，因此胆总管下段结石早期诊断、早期治疗对预后有极其重要的意义。

一、病理改变

根据结石的来源可分为原发性胆总管结石和继发性胆总管结石。原发性胆总管结石是指胆管内形成的结石，主要为胆色素结石或混合性结石；继发性胆总管结石是指胆囊内结石排至胆管内，主要为胆固醇结石。结石形成的诱因有：胆道感染、胆道梗阻、胆道异物（如蛔虫残体、虫卵等）。

二、临床表现

一般平时无症状或仅有上腹不适，当结石造成胆管梗阻时可出现腹痛或黄疸，若继发胆管炎时，可出现较典型的charcot 三联征。腹痛多发生在剑突下或右上腹，多为阵发性绞痛，可向右肩或背部放射，多伴恶心、呕吐，这是由于结石嵌顿于胆总管下段或壶腹部，胆总管平滑肌或Oddi括约肌痉挛所致。胆管梗阻继发感染导致胆管炎，胆管反复炎症可造成局部管壁增厚或疤痕性狭窄，胆管狭窄近端被动扩张，内压增高，细菌及毒素逆行胆管入肝，继而引起全身性感染，约2/3的患者可在病程中出现寒战、高热，多表现为弛张热。胆管梗阻后可出现黄疸，其轻重程度、发生和持续时间取决于胆管梗阻的程度、部位和有无并发感染。部分梗阻，黄疸较轻；完全梗阻，黄疸进行性加深，可出现陶土样便；合并胆管炎时，随着炎症控制，黄疸可呈现间歇性和波动性。随着病情加深，许多患者出现皮肤瘙痒。平日不发作时可无阳性体征，或者仅有剑突下和右上腹深压痛；合并胆管炎时，可触及腹膜炎征象，严重者出现弥漫性腹膜刺激征，并有肝区叩击痛。多数单发结石胆总管虽然扩张，但胆红素却在正常范围，胆红素升高者仅占37.1%。当合并胆管炎时，实验室检查改变明显，如血清总胆红素及结合胆红素升高，血清转氨酶和碱性磷酸酶升高，尿胆红素升高等。

三、诊断

胆总管下段结石手术前的正确诊断除了需要在症状、体检和化验的正确判断外，临床上目前对影像学检查的依赖似乎更为重要。

1. 体表超声诊断胆道结石的价值已属公认，其对胆囊结石的正确检出率可高达 95%以上，是临床首选的非侵入性检查方法，但 US对胆总管结石的敏感性较低，尤其是对于胆总管下段结石的阳性检出率更低，仅达 36%～54%。假阴性的主要原因：①受胆总管下段前方胃、十二指肠、横结肠内气体干扰。②管腔本身细而弯曲，胆汁充盈少。③结石部位深，声束不能垂直投射而缺乏声影。④结石位于重力的最低点而不移动。⑤胆总管下段内结石的性质和大小也可能造成 B 超检查假阴性。为了提高超声对胆总管结石的诊断检出率，凡有胆道系统结石患者，超声对胆总管不扩张，也应仔细跟踪显示胆总管下段，必要时手术。术前1天饮水500～1 000mL，借充盈胃做声窗，了解胆总管下段，有利于提高胆总管结石检出率，尤其对行腹腔镜手术的患者尤为重要。

2. 对于等密度结石（20～60 Hu）CT平扫很难发现，通过胆系造影 CT 扫描则能清楚地显示胆总管内充盈缺损，从而确定结石的存在。对于低密度结石（＜20Hu），如有以下情形可提示胆固醇结石：①沿结石周围的环形离度增高区。②在结石中央部分有斑点状密度增高区。③远端胆总管突然中断，但无引起阻塞的肿块。胆总管内见到高密度阴影、靶征、新月征、斑点状高密度影，胆管壁的增厚及强化，胆管扩张均多是诊断胆总管结石的CT参考征象。CT 对胆总管结石的诊断优于B 超，确诊率可达 80%左右，但难以显示胆管系统病理改变和结石数量、大小、分布等状况。而 ERCP 可直视十二指肠乳头，可清晰显示胆管系统的全貌，能比较准确地提供肝内、外胆管结石的大小、数量、位置以及肝内、外胆管扩张、狭窄等病理改变状况，是术前准确诊断胆总管结石最重要的检查方法。

3．因ERCD比较复杂，做ERCP时患者比较痛苦，目前多选无创、不需造影剂也能良好显示胆管、胰管的管道系统和显示胆总管内结石的MRCP作为诊断方法。MRCP是1991年由Waltnerf首先提出的概念，经几年的临床运用，已逐渐发展成熟。其原理是利用胆汁和胰液含有大量水分，并有显著长于周围组织的T2弛豫时间的特点。采用T2加权突出显示前两者的高信号，通过重建获得类似直接胆道造影的胰胆管图像。故在胰胆管疾病诊断方面具有其独特的作用及广泛的应用前景。对于伴有肝功能异常的胆囊炎、胆囊结石患者，B超检查未发现明确的胆总管内结石时MRCP检查可能是十分有益的。但胆结石较小时，MRCP图像可由于被胆汁高信号所淹没而不能显示，这时要结合MRI轴位像诊断。此外MRCP还可以显示结石引起的胆总管炎性狭窄，胆总管下端变细改变，定位诊断价值高。

综上所述，胆总管下段结石的术前诊断以MRCP的检出率为高；对于B超发现胆总管有炎症，而无结石发现时，MRCP检查可能是需要的；选择CT扫描胰腺段胆管常能发现结石，CT诊断的准确率为90.4%。特别对于胆道再次手术的肝外胆道病变的评估，超声检查也常常是无能为力的，因此怀疑胆总管下端结石或胆道再次手术前推荐CT检查。B超操作简便，价格价廉，是有效的检查方法，应作为初筛检查，结合MRCP综合诊断。

四、鉴别诊断

对有反复发作右上腹痛患者突发腹痛或伴有发热、黄疸，查体有右上腹或剑突下压痛、反跳痛者，如B超或CT发现胆管结石即可诊断。对于单纯胆管结石未合并感染或其他合并症者，特别是“静止期”内易误诊为肝炎、胃病等，应引起注意，此时影像学检查有助于诊断。B超、PTC检查可显示肝内胆管结石的分布和肝胆管的狭窄和扩张情况，对确定诊断和指导治疗有重要意义。必要时可行CT、MR、ERCP以助诊断。影像学检查不但有助于诊断，而且可排除其他疾患。胰头癌出现梗阻性黄疸时，应注意与胆总管下段结石相鉴别。胆总管下段结石症状往往反复发作，黄疸波动性较大，一般具有阵发性腹部疼痛或右上腹部绞痛，在胆道完全梗阻伴有胆道感染的情况下，可出现较高的发热及寒战，即黄疸、腹痛、发热三联征。黄疸出现时间较长时，则出现大便颜色变浅或白陶土色样便。查体可触及胆囊肿大。梗阻可造成肝脏胆汁淤积，可触及肿大的肝脏。实验室检查可有白细胞计数升高等感染征象及血清胆红素升高，以直接胆红素升高为主，同时伴有碱性磷酸酶升高。肝脏淤胆肝损害的情况下，常伴有转氨酶升高。B超检查可见胆总管下端或壶腹部结石影，胆管扩张及胆管末端狭窄或者胆管中断。CT显示胆总管结石钙化影。胆总管下段结石消瘦多不明显，而胰腺癌短期消瘦较明显。腹部B超、CT及ERCP等检查有助于两者的鉴别。部分患者需手术探查方能加以鉴别。

五、治疗

胆总管结石嵌顿于胆总管下端或oddi括约肌处，难以取出，如果处理不当，可造成医源性胆胰管汇合部损伤，甚至造成胆总管下端十二指肠瘘，后果严重，病死率可达20.8%。胆总管结石传统的治疗方法有溶石、排石、开腹胆总管取石等。1974年，德国的Classen及日本的Kawai分别报道了内镜下乳头括约肌切开取石术和胆总管切开取石术。1991年Jacobs等报道了腹腔镜胆总管切开取石术这一手术方式。在胆总管结石引入内镜治疗之前，第一例胆总管探查手术是由瑞士外科医生Ludwig Courvoisier于1889年所报道，之后许多年，对于胆总管结石合并胆囊结石的患者，开腹胆囊切除术和胆总管探查术成了标准治疗方案。1983年ORII等首先做了激光碎石的动物试验，到目前为止胆总管下端嵌顿结石的碎石方法很多，但各方法均有其不良作用，溶石效果不肯定且费时。近几年，IMES-1型微爆破碎石仪应用于胆道系统结石的治疗中后，使嵌顿结石的取石变得容易，而且无明显的副损伤。其作用机制为采用安全高效的空化效应原理及液电效应原理进行碎石

（指一定压力的冲击波在水中震动，使溶解在水中的气体释放出形成空化气泡，空化气泡在冲击波运动极短时间内膨胀、崩溃，空化气泡快速膨胀后产生的高速微喷射强度超过结石破碎强度时，结石就被击碎），并有效地避免了胆管损伤出血、乳头切开后的反流性胆管炎、胰腺炎等并发症发生。

手术治疗原则：术中尽可能取尽结石；解除胆道狭窄和梗阻；术后保持胆汁引流通畅预防结石再发。对于单纯性胆总管下段结石，可行 ERCP 检查后，经内镜行十二指肠乳头括约肌切开术进行胆总管碎石、取石、拖石及鼻胆管引流，但须严格掌握其适应证。行 EST 时多采用中小切口，以减少对乳头括约肌的破坏，避免肠液向胆管内反流引起逆行感染和减少出血、穿孔的机会。外科手术后残留结石及复发性结石，亦是 ERCP 治疗的适应证。而手术后胆管完全断离、患严重的凝血功能障碍、溶血性黄疸、肝细胞性黄疸、重度食管静脉曲张者及不能耐受与不愿配合内镜治疗、生命垂危者，不适于行ERCP。对于症状、体征轻，结石小、80 岁以上高危患者及小儿患者可行保守治疗或中西医结合治疗。如非手术治疗症状反复发作或加重，若无其他禁忌证则需手术治疗。

手术方式：①胆总管切开取石加 T 管引流术：适用于胆管结石，胆管上、下端通畅，无狭窄或其他病变者。若伴有胆囊结石和胆囊炎，可同时行胆囊切除术。此术式临床最常用，他不仅对单纯胆总管结石治疗有效，对大多数左、右肝管以下结石患者均能起到彻底治疗的目的。②胆肠吻合术：适用于胆总管下端有炎性狭窄及肿瘤等梗阻性病变，或伴有泥砂样结石，或结石再发患者，但上段胆管必须通畅无狭窄，常用的是胆管空肠 Roux-en-Y 吻合术。但应注意再发结石特别是多发结石患者，若胆管空肠 Roux-en-Y 吻合不能完成手术，则应行胆管空肠“盆式”吻合或加肝方叶或肝中叶下段肝组织切除。③Oddi’括约肌成形术；此术式已较少使用，有条件医院已被内镜下括约肌切开取石术所替代。④经内镜下括约肌切开取石术、腹腔镜下胆总管取石术：此术式仅适用于单纯胆总管结石及胆石嵌顿于壶腹部和胆总管下端患者，若为多发结石或全身中毒症状明显此手术不适宜。若单纯胆总管单发结石伴全身中毒症状明显者，可考虑在炎症控制后择期手术。Li LB 等通过回顾性分析 175 例试行 LCBDE 的临床结果，探讨了免放T管腹腔镜下胆总管探查的可行性及适应证，他们认为在有选择的病例中，LCBDE后可不放置T管引流，从而缩短住院时间，避免放置T管所致的各种并发症。最近，ZhangWJ等通过一项随机临床试验显示LCBDE后一期缝合是可行的，且与放置T管引流同样安全。在他们的研究中，与T管留置组相比，一期缝合组的手术时间、住院时间和住院费用都显著降低。

（侯宝华）

参考文献

[1] 周国雄，李兆申，许国铭，等．胰液K-ras12 密码子点突变检测对胰腺癌诊断的临床价值[J]．第二军医大学学报，2002，23（5）：477—479.

[2] 中华医学会外科学分会胰腺外科学组．慢性胰腺炎诊治指南（讨论稿）[J]．中华外科杂志，2009，47（3）：225-228.

[3] 中华胰腺病杂志编委会，中华医学会消化内镜学分会．慢性胰腺炎诊治指南（2012，上海）[J]．中华消化内镜杂志，2012，29（6）：301-302.

[4] 钱家鸣．慢性胰腺炎的诊治进展[J]．中华消化杂志，2002，22（9）：517-518.

[5] 刘续宝，张肇达，严律南，等．慢性胰腺炎的病理类型和手术术式的选择[J]．中华普通外科杂志，2005，20（11）：681- 683.

[6] 梁力健．胆道肿瘤[M]//吴在德，吴肇汉．外科学．7版．北京：人民卫生出版社，2008：559-563.

[7] 赵旭辉．内镜逆行胰胆管造影及临床意义[J]．实用医技杂志，2008，15：66-67.

[8] 张小节，吴毓麟，刘明东．内镜逆行胰胆管造影对胆总管癌的诊断与治疗价值[J]．实用医学杂志，2007，23：2052-2053.

[9] 林琪．ERCP对胆总管下段及周围疾病的诊断价值[J]．中国内镜杂志，2003，9：55-57.

[10] 金震东，黄建伟，湛先保，等. 胆总管下段癌的腔内超声与ERCP诊断价值比较[J]. 中国医学影像技术，2004，20：656-658.

[11] 杜自忠，陈文华，董建毅，等. ERCP、CT、B超对胰胆管下段疾病的诊断准确性[J]. 实用医学影像杂志，2003，4：265-267.

[12] 邓小霞，程传虎，刘锦文，等. MRCP在梗阻性黄疸定位与定性诊断中的作用[J]. 现代消化及介入诊疗，2007，23：9-12.

[13] 符益纲，卢定友. MRCP结合MRI在胆管癌诊断和鉴别诊断中的应用[J]. 医学影像学杂志，2006，16：1131-1133.

[14] DiMagno MJ，DiMagno EP. Chronic pancreatitis[J]. CurrOpin Gastroenterol，2010，26（5）：490-498.

[15] LowenfelsAB，Maisonneuve P，Cavallini G，et al. Pancreatitisand the risk of pancreatic cancer[J]. N Engl J Med，1993，328（20）：1433—1437.

[16] Bracci PM，Wang F，Hassan MM，et al. Pancreatitisand pancreatic cancer in two large pooled case-control studies[J]. Cancer CausesControl，2009，20（9）：1723—1731.

[17] Braganza JM，Lee SH，McCloy RF，et al. Chronic pancreatitis[J]. Lancet，2011，377（9772）：1184-1197.

[18] Wang LW，Li ZS，Li SD，et al. Prevalence and clinical featuresof chronic pancreatitisin China：a retrospective multicenter analysisover 10 years[J]. Pancreas，2009，38（3）：248-254.

[19] Dufour M，Adamson M. The epidemiologyofalcohol-induced pancreatitis[J]. Pancrease，2003，27（4）：286- 290.

[20] Beglinger C. Diagnosisof chronic pancreatitis[J]. Dig Dis，2010，28（2）：359-363.

[21] Hardt PD，Hauenschild A，Nalop J，et al. High prevalence of exocrine pancreatic insufficiency in diabetesmellitus. A multi-center study screening fecal elastase 1 concentrationsin 1 021diabetic patients[J]. Pancreatology，2003，3（5）：395-402.

[22] Domagk D，WesslingJ，Reimer P，et al. Endoscopic retrograde cholangiopancreatography，intraductal ultrasonography，and magnetic resonance cholangiopancreatography in bile duct stric tures：a prospective comparison of imaging diagnosticswith histo-pathological correlation[J]. Am J Gastroenterol，2004，99（9）：1684-1689.

[23] Balci NC，Smith A，Momtahen AJ，et al. MRI and S-MRCP findingsin patientswith suspected chronic pancreatitis：correlation with endoscopic pancreatic function testing（ePFT）[J]. J Magn Reson Imaging，2010，31（3）：601-606.

[24] Czak ó L. Diagnosisof early-stage chronic pancreatitisby secretin-enhanced magnetic resonance cholangiopancreatography[J]. J Gastroenterol，2007，42 Suppl 17：113-117.

[25] Kozarek RA，Ball TJ，Patterson DJ，et al. Endoscopic pancre-atic duct sphincterotomy：indications，technique，and analysisof results [J]. Gastrointest Endosc，1994，40（5）：592-598.

[26] Gardner TB，Levy MJ. EUS diagnosisof chronic pancreatitis[J]. Gastrointest Endosc，2010，71（7）：1280-1289.

[27] OhuchidaK，MizumotoK，Yamada D，et al. Quantitative analysisof human telomerase reverse transcriptase in pancreatic cancer[J]. Clin Cancer Res，2006，12（7 Pt 1）：2066—2069.

[28] Garg PK，Tandon RK. Survey on chronic pancreatitisin the Asia-Pacific region[J]. J Gastroenterol Hepatol，2004，19（9）：998-1004.

[29] Schneider A，Löhr JM，Singer MV. The M-ANNHEIM classification of chronic pancreatitis：introduction of a unifying classification system based on a review of previousclassificationsof the disease[J]. J Gastroenterol，2007，42（2）：101-119.

[30] Maxine A. Papadakis，Stephen J. McPhee，Michael W. Rabow. Current medical diagnosisand treatment[M]. 39th ed. New York：mcGraw-Hill，2000：694-695.

[31] Kubo H，Chijiiwa Y，Alahoshi K，et al. Introductal pap-illary mutinoustumorsof the pancreasdifferential diagnosisbetween benign and malignant tumorsby endoscopic ultrasonography[J]. Am. J. Gastroenterol，2001，96（5）：1429-1434.

[32] Kimura W. Surgical anatomy of the pancreasfor limited resection[J]. J Hepatobiliary Pancreat Surg，2000，7：473-479.

[33] Yoshida T，Matsumoto T，Sasaki A，et al. Prognostic factorsafter pancreatoduodenectomy with extended lymphadenectomy for distal bile duct cancer[J]. Arch Surg，2002，137：69-73.

[34] Cha JM，Kim MH，Jang SJ. Early bile duct cancer[J]. World J Gastroenterol，2007，13（25）：3409-3416.

[35] Fu XH，Tang ZH，Zong M，et al. Clinic pathologic features，diagnosisand surgical treatment of intrahepatic cholangiocarcinoma in 104

patients[J]. Hepatobiliary Pancreat DisInt，2004，3（2）：279- 283.

[36] Watadani T，Akahane M，Yoshikawa T，et al. Preoperative assessment of hilar cholangiocarcinoma using multidetector-row CT：correlation with histopathological findings[J]. Radiat Med，2008，26（7）：402-407.

[37] Garrow D，Miller S，Sinha D，et al. Endoscopic ultrasound：a meta-analysisof test performance in suspected biliary obstruction[J]. Clin Gastroenterol Hepatol，2007，5（5）：616-623.

[38] Domagk D，Poremba C，DietlKH，et al. Endoscopictranspapillary biopsiesand intraductal ultrasonography in the diagnosticsof bile ductstrictures：a prospective study[J]. Gut，2002，51：240-244.

[39] TamadaK，Tomiyama T，Wada S，et al. Endoscopic transpapillary bile duct biopsy with the combination of intraductalultrasonography in the diagnosisof biliarystrictures[J]. Gut，2002，50：326-331.

第十一章 内镜诊断和分期的研究进展

胰腺癌是我国常见恶性肿瘤之一，近30年来，随着诊疗水平的提高和生活方式的改变，其发病率明显呈上升趋势。胰腺癌解剖位置深在，早期多无特异症状，大部分患者就诊时已经接近晚期，常伴有转移、肿瘤浸润周围血管和（或）累及小肠、结肠系膜。手术切除肿瘤可改善Ⅰ期、Ⅱ期患者的生存状况，然而大部分患者出现症状时往往已出现局部浸润及远处转移而难以行根治性手术。近年来，随着超声内镜（endoscopic ultrasonography，EUS）、胰管腔内超声检查（intraductal ultrasonography，IDUS）、内镜下逆行性胆胰管造影（endoscopic retrograde cholangiopancreatography，ERCP）等消化内镜技术的发展，实现对胰腺及其毗邻结构十分贴近的观察，并且能获得胰液或组织学病理分析，对胰腺癌的诊断及分期具有较高的临床价值。

第一节 小胰腺癌

小胰腺癌是指胰腺肿瘤直径≤2 cm，无论其是否有周围浸润或局部淋巴结和（或）远处转移的胰腺癌。而临床上则习惯将直径≤3 cm的胰腺癌称为小胰腺癌。另外，早期胰腺癌则是指肿瘤直径≤2 cm，且局限于胰腺实质内，无胰腺外浸润及淋巴结转移。研究认为，胰腺癌肿块越小，则预后越好，小胰腺癌同直径>2 cm的肿瘤相比，其淋巴结及周围神经浸润的概率明显减少，肿瘤分期明显提前，预后较好；特别是当肿瘤直径<1cm时，病变多局限于导管内皮，根治术后5年生存率可达100%。因此，如何做到胰腺癌的早期发现，对于改善预后至关重要，而消化内镜检查，特别是超声内镜（EUS）的使用具有得天独厚的优势。

一、超声内镜（EUS）和胰管腔内超声检查（IDUS）

（一）声像图特征

1. 小胰腺癌的EUS图像特征　小胰腺癌因其癌体较小，很少侵及胰腺周围结构，故其声像图特征也有别于进展期胰腺癌。仅表现为胰腺内均匀的低回声，与周围组织无明显界限，后方回声衰减不明显，胰腺形态常无明显改变。据古川刚等报道19例小胰腺癌肿瘤边界清晰者占95%，不清晰者占5%；肿瘤边缘规整者占15%，不规整者占85%；肿瘤中心呈不均匀高回声者占30%，均匀性低回声者占70%。内镜超声探头允许操作者对局部解剖细节进行直接探测，清晰地显示胰腺各个部位的细微变化，同时显示胰管及胆管变化，在小胰腺癌的探测方面显示了极强的能力，可探测B超或CT不能探测的胰腺小病变，对<2 cm的胰腺病变可准确预测，敏感性达94%以上。

2. 小胰腺癌的IDUS图像特征　主要表现为高回声区中的低回声灶。与EUS相比，IDUS能更清楚地显示主胰管黏膜的增粗和增厚，诊断率更高。IDUS能够显示小胰腺癌主胰管内侧全周性低回声增厚。根据30MHz IDUS的超声图像，可将小胰腺癌分为2型：①管状腺癌。分化好，较多见，表现为低回声病灶外伴强回声区，正常胰实质网状图像消失。②乳头状腺癌。少见，表现为胰管内病灶高回声，胰实质正常网状图像存在。

（二）诊断

1. 诊断标准　EUS和IDUS诊断胰腺癌主要依据上述声像图变化，目前尚无专门的诊断标准。通过超声内镜引导下的细针穿刺（EUS guided fine needle aspiration，EUS-FNA）获得病理诊断可确诊。需注意的是虽然目前尚未有因穿刺原因引起肿瘤细胞播散的报道，但因EUS-FNA阴性预测值低，而且癌细胞有沿针道播散的危险，使其在小胰腺癌诊断上的应用存在争议。若检查结果对治疗策略无影响时，建议不宜采用。

2. 鉴别诊断

1）壶腹癌　胰头癌和壶腹癌的临床表现和声像图特征都较为相似，故常难以鉴别。壶腹癌一般多位于胰头及下腔静脉的右侧，内部回声多数增高，胰头正常。

2）假瘤性胰腺炎　多发于胰头部，胰头常增大，但边缘光整，肝内外胆管梗阻表现较轻或无；增强后呈均匀性强化，与正常胰腺强化密度相近。

3）胆管癌　表现为肝内外胆管扩张，胰头区常无肿块，胆总管壁不规则增厚并强化，或管腔内见到可强化的软组织影，胰管一般无扩张。

二、内镜下逆行性胆胰管造影（ERCP）

（一）内镜和影像特征

小胰腺癌的ERCP主要表现为主胰管扩张、狭窄或胰管内充盈缺损，特别是主胰管扩张可能是早期胰腺癌的唯一影像学表现，要引起临床医师的重视。实际上小胰腺癌在行ERCP检查时，常常缺乏典型的造影表现，容易漏诊和误诊。Fujita等发现在主胰管远端放置气囊导管，在摄 X线片时通过改变患者体位及加压技术可获得更清楚的胰管显影，有助于小胰腺癌的早期诊断。

（二）诊断

ERCP诊断胰腺癌的基础在于对胰管病变的观察。90%以上的胰腺癌起源于胰腺导管上皮细胞，其中大部分又发生在主胰管，故ERCP可早期发现绝大多数患者胰管异常的表现。目前认为ERCP是诊断小胰腺癌最敏感的方法之一。为了进一步提高对小胰腺癌的确诊率，还可借助ERCP技术收集纯胰液，进行相应的肿瘤标记物和基因的检测。由于大的肿瘤在肿瘤边缘产生纤维化，或引起胰管闭塞，使胰腺功能减退，癌细胞很难从乳头流出。相反，早期胰腺癌，特别是局限于胰管上皮的胰腺癌，癌细胞向胰管内露出，而且仍有胰腺分泌功能，癌细胞很容易出现在胰液中。这对小胰腺癌的诊断显得更为重要。另外，若病变位于主胰管，还可行ERCP下的胰管刷检，送病理检查。这些辅助检查有助于实现小胰腺癌的早期诊断以及与慢性胰腺癌等其他疾病进行鉴别诊断。

三、经口胰管镜（peroral pancreatoscopy，POPS）

1974年POPS开始应用于临床，20世纪90年代以后，随着电子胰管镜的出现，使胰管镜的成像越来越清晰，可早期发现细微的病变。由于绝大部分胰腺癌起源于导管上皮，因此在病变早期尚未阻塞胰管时，如能对胰管进行直视检查，可以发现早期病变。同时，对于胰液细胞学检查阳性患者，可经POPS检查定位。目前镜体已发展到第三代，胰管镜直径最小在0.8mm左右。Uehara等报道72例胰腺癌患者中发现11例胰腺原位癌，由于原位癌仅局限于导管上皮，无肿块形成，目前只有POPS 可以对其做出诊断。但是胰管镜操作复杂，易损坏，只能在有条件的大医院开展。

第二节　进展期胰腺癌

由于胰腺癌早期症状隐匿，缺乏特异性临床表现，故早期诊断十分困难，明确诊断时多已至晚期，90%的患者在诊断后1年内死亡，5年生存率仅1%～3%。近十几年来，随着消化内镜的迅速发展，胰腺癌的内镜诊断和分期有其他影像诊断不可比拟的优势。

一、超声内镜（EUS）和胰管腔内超声检查（IDUS）

（一）声像图特征

1．进展期胰腺癌的EUS图像特征　EUS的声像图特征与体表超声的声像图特征基本相同，但EUS更贴近胰腺，可使胰腺得到较体表超声更清晰的图像，能更好显示毗邻结构有无浸润，对手术切除的可能性有一定的判断价值。

1）直接征象　起源于胰腺的圆形或不规则形状、边界欠清晰的肿物，病灶多呈低回声实质性肿块，内部回声常欠均匀，较大的肿物可有液化坏死的无回声区。肿瘤边缘呈毛刺或分叶状，或向周围呈蟹足样或锯齿样浸润性伸展。肿瘤回声与其瘤体大小有关，直径≤3 cm的肿瘤，90%为低回声，9%为混合回声；直径≥5 cm者，72%为低回声，强回声和混合回声均为14%。

2）间接征象　胰头癌压迫或浸润胆总管引起梗阻以上部位的肝内外胆管扩张和胆囊肿大；部分晚期胰体部、尾部癌因肝内转移或肝门部淋巴结转移压迫肝外胆管也可引起胆道梗阻。血管浸润的征象：静脉多见血管壁消失、中断或变形，管腔狭窄、闭塞甚至癌栓形成；动脉多见移位。近端胰管扩张，直径≥3 mm。胰腺毗邻脏器如肝脏、胆囊、胃浸润，十二指肠浸润性征象。淋巴结转移征象。腹水征。

2．进展期胰腺癌的IDUS图像特征　胰管壁或胰管周围有不规则低回声区，胰管狭窄，胆管壁受压或被侵袭，淋巴结肿大声像。

（二）诊断

1．诊断标准　EUS和IDUS诊断胰腺癌主要依据声像图变化，目前尚无专门的诊断标准。EUS-FNA是近20年内镜领域的最大进展之一，是术前获取胰腺癌病理诊断的最佳途径之一。EUS-FNA对胰腺病变具有明显的临床价值，其敏感性、特异性及准确率分别为86%、94%、88%。

2．TNM分期诊断　目前沿用最多的分期标准是2010年的国际抗癌联盟（UICC）和美国癌症联合会（AJCC）第7版的分期系统。EUS因其能显示胰腺癌大小及周围血管、胆总管、十二指肠、肝脏、肾脏、肾上腺等毗邻结构的浸润情况和淋巴结转移情况，故有较高的TNM分期诊断正确率。门静脉是否受侵犯，是选择胰腺癌手术方式的关键。EUS 既能显示肿瘤是否侵犯门脉，又能显示肿瘤到门脉的距离，后者是血管造影难以达到的。尽管EUS是诊断胰腺癌有无血管浸润最好的无创方法，其特异性达到90%，但敏感性仅有73%。

3．鉴别诊断

1）Vater壶腹癌和胆总管下端癌　肝胰壶腹、胆总管下端和胰头三者解剖位置临近，若肿瘤发生于三者之间的邻界部位或晚期肿瘤病灶增大，互相浸润、融合，鉴别极为困难，需结合其他影像学检查和临床表现，或EUS-FNA进一步鉴别。

2）胰腺囊腺瘤和囊腺癌　较小胰腺囊腺瘤和囊腺癌呈多房或蜂窝状无回声囊腔，囊壁回声增强；较大囊性肿瘤只能显示病灶的部分区域。IDUS诊断胰腺囊腺瘤和囊腺癌的敏感性和特异性均接近于100%。

3）胰岛细胞瘤　功能性胰岛细胞瘤多发生于胰腺体尾部，临床上常有发作性低血糖症状，超声胃镜下表现为较小的圆形或类圆形的弱低回声病变，常伴有光滑连续或不连续的高回声边缘。一般无胰管或胆道扩张以及周围脏器的压迫征象。非功能性胰岛细胞瘤较功能性胰岛细胞瘤大，常见表现为高低混杂回声，或因瘤体内出血和囊性变出血无回声区。而胰腺癌较多发于胰头部，边缘不清晰，有胰管或胆道扩张以及周围脏器的压迫、浸润和转移征象。

4）慢性胰腺炎　慢性胰腺炎需与胰腺癌鉴别的2种征象为炎性假瘤和囊肿。前者的特异性征象是胰管穿通征，即扩张的胰管穿过高回声肿块，而胰腺癌胰管出现双管征、软藤征；后者多为典型的无回声囊肿超声表现。

二、内镜下逆行性胆胰管造影（ERCP）

（一）内镜和影像特征

十二指肠乳头受累的胰腺癌可见乳头糜烂、新生物形成等表现。胰腺癌在ERCP造影所见主要是主胰管的阻塞、不规则狭窄、受压移位、造影剂漏出至胰腺实质内。主胰管阻塞端的形态多呈鼠尾状变尖（偏心或中心），也可表现为突然中断、杯口状、充盈缺损或变圆钝。不规则狭窄段僵硬，管壁不光滑，胰管分支缺少或中断，常伴有尾侧胰管的扩张或串珠样改变。如胰管和胆管同时受侵犯狭窄可呈“双管征”表现。病变较大时可引起胰管的受压移位，并有受压段胰管变窄。当主胰管及分支受到侵蚀破坏，造影剂可漏出胰管外，呈小斑片样分布。胰头癌侵犯胆总管壶腹部，可出现胆总管远端不规则梗阻、狭窄、弧形或成角移位、僵硬变直和肝内胆管扩张出现软藤征。

（二）诊断

胰腺癌大多数起源于胰腺导管，ERCP对胆道下端和胰管阻塞或有异常变化的胰腺癌的诊断价值很大。结合镜下活检、胰液检查、胰管刷检、突变基因检测等检查方法有助于进一步提高诊断率。但ERCP对胰腺癌的诊断和分期有限，表现为发生于胰腺实质为主的胰腺癌易漏诊；当胰管改变轻微异常时，与胰腺炎鉴别困难；胰管形态学的改变不能判断肿瘤大小和周围浸润情况。

三、经口胰管镜检查（POPS）

经口胰管镜（peroral pancreatoscopy，POPS）可早期发现细微的病变，且能够在直视下活检。进展期胰腺癌主要表现为胰管管壁不规则隆起、狭窄或阻塞。但由于POPS的操作技术要求高、易损坏等原因，较少应用于胰腺癌的诊断。

（黄开红）

参考文献

[1] 郭晓钟．小胰腺癌的诊断进展[J]．临床肝胆病杂志，2010，26（5）：459-461，467.

[2] 黄开红，万云乐，林显敢，等．实用消化系肿瘤学[M]．北京：科学出版社，2009.

[3] 黄文，赵航，徐纪平，等．超声内镜对胰腺癌早期诊断价值的评估[J]．解放军医学杂志，2009，34（1）：13-15.

[4] 金震东，李兆申．消化超声内镜学[M]．北京：科学出版社，2011：556-574.

[5] 李兆申，刘枫．内镜逆行胰胆管造影检查对胰腺癌的诊断价值[J]．中国新药与临床杂志，2004，23（2）：123-125.

[6] 孙畅，潘雪，金震东．胆胰管内超声内镜对胰腺疾病的诊断价值[J]．第二军医大学学报，2010，31（7）：756-759.

[7] 王洛伟，李兆申，金震东，等．内镜超声和经内镜逆行胰胆管造影在慢性胰腺炎诊断中的价值[J]．中华消化内镜杂志，2008，25（7）：362-365.

[8] 张文颖，金震东. 胰腺癌的超声内镜诊治现状[J]. 临床肝胆杂志，2013，29（1）：50-53.

[9] Adamek HE, Albert J, Breer H, et al. Pancreatic cancer detection with magnetic resonance cholangiopancreatography and endoscopic retrograde cholangiopancreatography: a prospective controlled study[J]. Lancet, 2000, 15, 356 (9225): 190-193.

[10] Bournet B, Souque A, Senesse P. Endoscopic ultrasound-guided fine-needle aspiration biopsy coupled with KRAS mutation assay to distinguish pancreatic cancer from pseudotumoral chronic pancreatitis[J]. Endoscopy, 2009, 41 (6): 552-557.

[11] Carrara S, Cangi MG, Arcidiacono PG, et al. Mucin expression pattern in pancreatic diseases: findings from EUS-guided fine-needle aspiration biopsies[J]. Am J Gastroenterol, 2011, 106 (7): 1359-1363.

[12] Dumonceau JM, Vonlaufen A. Pancreatic endoscopic retrogradecholangiopancreatography (ERCP) [J]. Endoscopy, 2007, 39 (2): 124-130.

[13] Erickson RA. ERCP and pancreatic cancer[J]. Ann Surg Oncol, 2004, 11 (6): 555-557.

[14] Fujita N, Noda Y, Kobayashi G, et al. Endoscopic approach to early diagnosis of pancreatic cancer[J]. Pancreas, 2004, 28 (3): 279-281.

[15] Glasbrenner B, Schwarz M, Pauls S. Prospective comparison of endoscopic ultrasound and endoscopic retrograde cholangiopancreatography in the preoperative assessment of masses in the pancreatic head[J]. Dig Surg, 2000, 17 (5): 468-474.

[16] Godfrey EM, Rushbrook SM, Carroll NR. Endoscopic ultrasound: a review of current diagnostic and therapeutic applications[J]. Postgrad Med J, 2010, 86 (1016): 346-353.

[17] Habr F, Akerman P. Role of endoscopic ultrasound in the diagnosis and staging of pancreatic cancer[J]. Front Biosci, 2000, 5: E30-35.

[18] Hollerbach S. EUS and ERCP: brothers in arms[J]. Gastrointest Endosc, 2008, 68 (3): 467-469.

[19] Hunt GC, Faigel DO. Assessment of EUS for diagnosing, staging, and determining resectability of pancreatic cancer: a review[J]. Gastrointest Endosc, 2002, 55 (2): 232-237.

[20] Irisawa A, Sato A, Sato M. Early diagnosis of small pancreatic cancer: role of endoscopic ultrasonography[J]. Dig Endosc, 2009, 21 Suppl 1: S92-96.

[21] Krishna NB, LaBundy JL, Saripalli S, et al. Diagnostic value of EUS-FNA in patients suspected of having pancreatic cancer with a focal lesion on CT scan/MRI but without obstructive jaundice[J]. Pancreas, 2009, 38 (6): 625-630.

[22] Ly Q, Rünzi M, Menzel J, et al. Pancreatic intraductal ultrasonography (IDUS) allows early diagnosis of pancreatic carcinoma in situ: a case report[J]. Endoscopy, 2003, 35 (6): 534-537.

[23] Madhoun MF, Wani SB, Rastogi A, et al. The diagnostic accuracy of 22-gauge and 25-gauge needles in endoscopic ultrasound-guided fine needle aspiration of solid pancreatic lesions: a meta-analysis[J]. Endoscopy, 2013, 45 (2): 86-92.

[24] Pais SA, Attasaranya S, Leblanc JK, et al. Role of endoscopic ultrasound in the diagnosis of intraductal papillary with surgical histopathology[J]. Clin Gastroenterol Hepatol, 2007, 5 (4): 489-495.

[25] Polkowski M, Larghi A, Weynand B, et al. Learning, techniques, and complications of endoscopic ultrasound (EUS) -guided sampling in gastroenterology: European Society of Gastrointestinal Endoscopy (ESGE) Technical Guideline[J]. Endoscopy, 2012, 44 (2): 190-206.

[26] Protiva P, Sahai AV, Agarwal B, et al. Endoscopic ultrasonography in the diagnosis and staging of pancreatic neoplasms[J]. Int J Gastrointest Cancer, 2001, 30 (1-2): 33-45.

[27] Ringold DA, Shah RJ. Peroral pancreatoscopy in the diagnosis and management of intraductal papillary mucinous neoplasia and indeterminate pancreatic duct pathology[J]. Gastrointest Endosc Clin N Am, 2009, 19 (4): 601-613.

[28] Tajiri H, Kobayashi M, Ohtsu A. Peroral pancreatoscopy for the diagnosis of pancreatic diseases[J]. Pancreas, 1998, 16 (3): 408-412.

[29] Uehara H, Nakaizumi A, Tatsuta M, et al. Diagnosis of carcinoma in situ of the pancreas by peroral pancreatoscopy and pancreatoscopic cytology[J]. Cancer, 1997, 79 (3): 454-461.

[30] Wray CJ, Ahmad SA, Matthews JB, et al. Surgery for pancreatic cancer: recent controversies and current practice[J]. Gastroenterology, 2005, 128 (6): 1626-1641.

[31] Săftoiu A, Vilmann P, Gorunescu F, et al. Accuracy of endoscopic ultrasound elastography used for differential diagnosis of focal pancreaticmasses: a multicenter study[J]. Endoscopy, 2011, 43 (7): 596-603.

[32] Yamaguchi K, Mizumoto K, Noshiro H, et al. Pancreatic carcinoma: < or = 2 cm versus > 2 cm in size[J]. Int Surg, 1999, 84 (3): 213-219.

[33] Yasuda K, Sakata M, Ueda M. The use of pancreatoscopy in the diagnosis of intraductal papillary mucinous tumor lesions of the pancreas[J].Clin Gastroenterol Hepatol, 2005, 3 (7 Suppl 1): S53-57.

第十二章　胰腺癌的病理学特征

胰腺主要有3种上皮细胞：导管细胞、腺泡细胞和内分泌细胞。广义的胰腺癌包括导管细胞和腺泡细胞发生的癌，狭义的胰腺癌指胰腺导管腺癌。

第一节　胰腺导管腺癌

胰腺导管腺癌占胰腺外分泌癌的80%～90%。其特点为多局限于胰头部，在明显增生的纤维组织间质中见浸润性导管样和管状结构。多见于50岁以上男性。病因还未明了，可能与吸烟、饮食中脂肪摄入过多、慢性胰腺炎尤其是家族性胰腺炎等有关。家族性病例罕见，约20%家族性胰腺癌可检测到BRCA2种系突变，且常染色体显性遗传性导管腺癌的一个新的易感基因位点定位于染色体4q32–34。在伴有后一种遗传学改变的家系中，胰腺病理检查中可见导管的癌前病变。与胰腺癌有关的遗传综合征包括家族性非典型性痣/黑色素综合征、毛细血管扩张性共济失调、Peutz–Jeghers综合征。

（一）大体检查

约2/3的病例肿瘤位于胰头部，1/3病例肿瘤位于胰体、胰尾或体尾交界处。无论瘤体位于胰头还是胰腺其他部位，导管腺癌常为实性、边界不清、质硬的肿块，切面呈灰白色或灰黄色。手术标本中，胰头癌体积一般较小（直径为1.5～5cm），仅见胰头轻度或中度肿大，有时外观很不明显，仅可触及不规则的硬块。出血、坏死和囊性变或在整个胰腺实质内弥漫性生长并不常见。胰头癌常见早期侵及胆总管和（或）主胰管，并导致狭窄甚至阻塞，使两个导管系统的近端扩张，胰腺组织萎缩和纤维化（即阻塞性慢性胰腺炎）。少数胰头癌可穿透十二指肠壁，在肠腔内形成菜花样或溃疡形肿物。胰体、胰尾癌发现时大多已为晚期，癌肿体积较大，最大径常＞7cm，弥漫浸润胰腺实质，胰体、胰尾癌会阻塞主胰管，一般不会累及胆总管，常侵犯门静脉、肠系膜血管或腹腔神经丛而难以完整切除。在少数情况下，导管腺癌可发生于异位胰腺组织。

（二）组织学改变及分级分期

按病理组织分化程度，将胰腺导管腺癌分为高、中、低3个等级，其中，以高、中分化癌为多见。

1. 高分化胰腺导管腺癌　与正常胰腺导管很相似，单层排列呈腺管样、筛状结构或乳头状突起，埋在反应性增生的纤维间质中（图12–1），瘤细胞稍大于胰腺导管细胞，为柱状，细胞核一般呈极性分布，可见黏液分泌。与非肿瘤性胰腺导管不同，肿瘤细胞会出现不同程度的极性丧失，分泌黏液的肿瘤腺体会破裂或结构不完整，这有利于二者的鉴别。在慢性胰腺炎时，由于腺泡萎缩，增生的导管被增生的纤维组织分隔，与高分化的导管癌类似，但用低倍镜观察，增生的导管有聚集成小叶的趋势。个别情况下可出现所谓泡沫样腺体结构、大导管型形态改变、微乳头状结构或透明细胞。

2. 中分化胰腺导管腺癌　以埋于纤维间质中的中等大小的不规则腺管样结构为主，肿瘤的细胞和组织异型性介于上述两者之间。

3. 低分化胰腺导管腺癌　少见，细胞排列呈条索状或实性巢状，仅见少量腺样结构，黏液分泌基本消失，细胞异型性明显，核分裂像＞10个/10HPF，可见小灶性的鳞状上皮化生、梭形细胞，或是分化不良的区域（≤肿瘤组织的20%）。还可发生局灶的坏死和出血。

病理检查发现，肿瘤极少仅局限于胰腺，绝大多数播散到周围脂肪组织并出现神经浸润，也可能浸润静脉系统和淋巴管。约50%可以出现区域淋巴结（肝十二指肠韧带上至腹腔干）转移，约10%可累及区域旁淋巴结（主要是主动脉旁淋巴结）。肝血行转移常见；肺、胸膜和骨转移仅见于晚期，尤其是体、尾部肿瘤。脑转移不常见。

肿瘤周围的胰腺组织常常由于癌性的导管阻塞，出现纤维硬化和炎性改变。在高、中分化癌组织中常可见残留的胰岛和散在的内分泌细胞。此外，周围胰腺组织中的导管或小导管常显示导管上皮被高柱状黏液细胞代替，并可出现乳头状增生及异型增生。这些导管上皮的改变被认为是癌前病变，称为胰腺上皮内肿瘤（pancreatic intraepithelial neoplasia，PanIN），分为1～3级：1A级，由高柱状细胞组成的扁平上皮病变，细胞核位于基底部，核上有多量黏液；1B级，上皮病变具有乳头状、微乳头状或基底部假复层结构，但其他方面与1A级相同；2级，黏液性上皮病变可为扁平状，但多数呈乳头状，细胞核具有一定异型性，但还未达到3级的程度；3级，通常为乳头状或微乳头状病变，细胞伴有重度非典型性，但缺乏穿透基底膜的浸润。

PanIN-3难与导管癌化（duct cancerization，癌的导管内播散）区别。除了PanIN外，还可出现鳞状上皮和幽门腺化生。

导管腺癌现有的分级方案均按照三级系统：Ⅰ级，腺体结构呈高分化导管状、管状，核分裂像<5个，细胞核轻度多形性、核仁小；Ⅱ级，腺体结构呈导管状、管状和微小腺体混合，核分裂像6～10个，细胞核明显多形性、核仁明显；Ⅲ级，腺体结构呈腺样或未分化，核分裂像>10个，多形性非常明显，细胞核增大、核仁突出。

（三）组织化学和免疫组织化学

导管腺癌酸性黏蛋白染色阳性，中性黏蛋白可见局灶阳性，而胰酶标记，如胰蛋白酶、糜蛋白酶和脂肪酶等一般为阴性。

免疫组织化学染色导管腺癌细胞和胰腺导管上皮均表达角蛋白CK7、CK8、CK18和CK19（图12-4），而不表达CK20，而非导管来源的胰腺肿瘤（腺泡细胞癌和内分泌肿瘤）表达CK8、CK18和

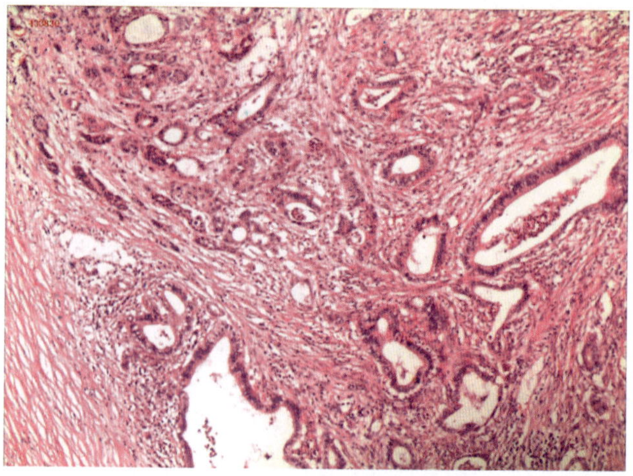

图12-1　分化较好的胰腺导管腺癌

增生的纤维组织中可见较多腺管样癌巢浸润，部分形态不规则或呈尖角样

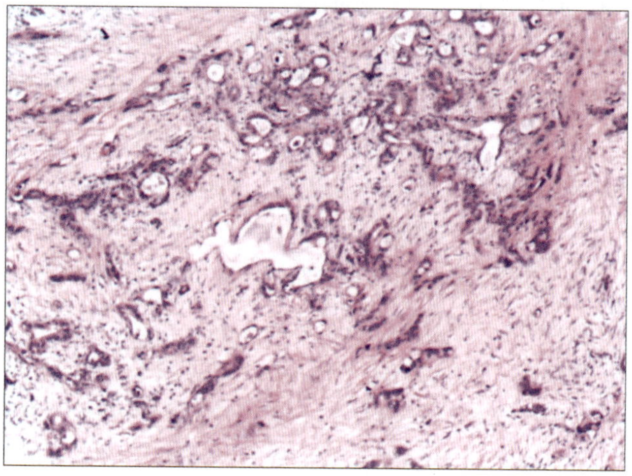

图12-2　中分化胰腺导管腺癌

增生的纤维组织中可见较多癌巢，部分腺管样，部分则呈条索状或实性巢状

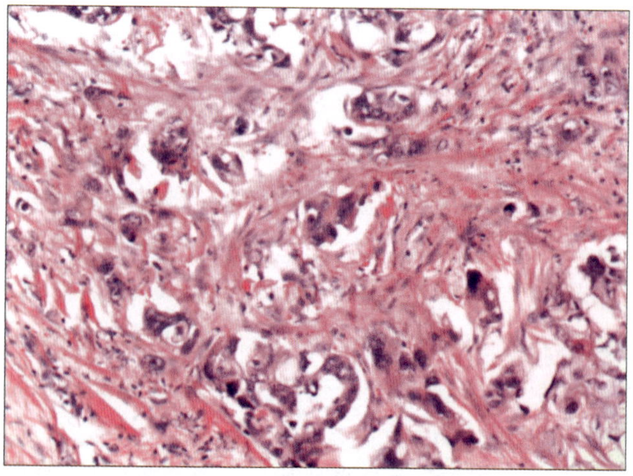

图12-3　低分化胰腺导管腺癌

增生的纤维组织中可见较多明显异型的癌细胞呈条索状或实性巢状，仅见个别腺样结构形成

CK19，肠来源腺癌表达CK8、CK18、CK19和CK20。导管腺癌细胞上皮膜抗原（EMA）和癌胚抗原（CEA）阳性，波形蛋白（vimentin）阴性，除混合性导管-内分泌癌外，内分泌标记，如嗜铬素（CgA）、突触素（Syn）等也为阴性。其他标记MUC-1、MUC-3、MUC-5/6、CA125、CA19-9、Span-1阳性，MUC-2阴性。

（四）其他组织亚型

1．腺鳞癌　是一种少见的肿瘤，发生率占胰腺癌的3%～4%，由腺癌和鳞癌成分混合而成（图12-5），其中鳞癌成分至少占30%，也可很明显，几乎掩盖腺体成分，但广泛取材仍可找到腺体成分，单纯的胰腺鳞癌极为罕见。细胞分化程度不一，可出现梭形细胞或间变型细胞。肿瘤转移后，在转移灶可能只看到腺癌的成分，即使原发灶有广泛的鳞癌成分。

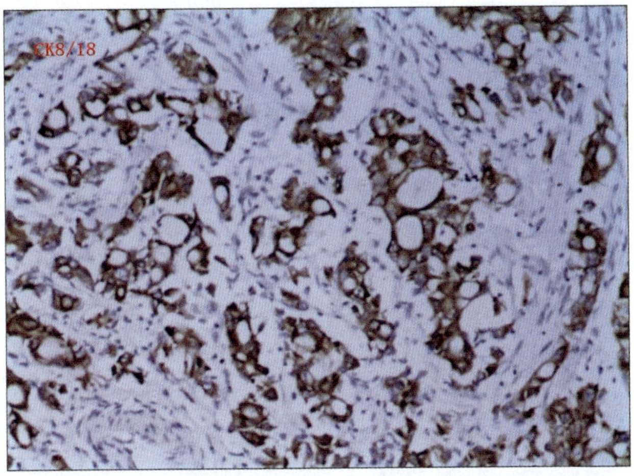

图12-4　胰腺导管腺癌免疫组化CK8/18呈阳性表达

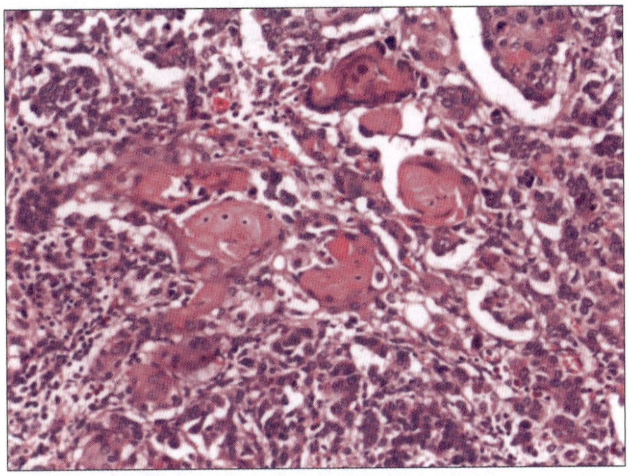

图12-5　胰腺腺鳞癌组织中可见明显角化，并见角化珠形成

2．未分化（分化不良性）癌　又被称为间变性癌、巨细胞癌、多形性大细胞癌和肉瘤样癌，约占胰腺外分泌癌的2%～5%。肿瘤体积一般较大，质软，伴有明显出血、坏死和（或）囊性变。镜下由单核多形性大细胞、梭形细胞和巨细胞组成，偶尔出现多核瘤巨细胞。无特异性结构，细胞松散片状或肉瘤样排列，广泛取材可找到局部的腺样分化，提示其导管起源，也可伴有鳞状成分。常见核分裂。成双相分化时，可见腺体成分和梭形细胞成分同存，梭形细胞还可呈现异原性分化而出现软骨样、骨样或横纹肌成分。常广泛浸润神经、淋巴管和血管。有时与黏液囊腺癌并存。当未分化癌组织中出现散在的非肿瘤性破骨细胞样巨细胞时，称为伴破骨细胞样巨细胞的未分化癌，这些巨细胞常集中在出血区域附近，可出现腺样和实性结构。免疫组化染色显示瘤细胞不同程度地表达CK、vimentin以及P53，而破骨细胞样巨细胞表达vimentin、白细胞共同抗原、CD68和KP1等巨噬细胞标记物，不表达CK和 P53。未分化癌还有一个类型是小细胞癌，细胞小到中等大，细胞圆形，胞浆少，实性、片巢状排列（图12-6至图12-8），广泛浸润胰腺且常合并坏死，类似于恶性淋巴瘤或肺的小细胞癌，有时难以区别肿瘤是原发的还是其他部位如肺等转移而来。

3．黏液非囊性癌　相对发生率为1%～3%。瘤体呈实性，有2种形式：①也称胶样癌，肿瘤>50%都由黏液构成，分化良好的立方状细胞呈片块或条索状分布于黏液湖的周边，也可见印戒样的癌细胞漂浮在黏液湖中，细胞成分少，在一些黏液团中，仔细寻找才发现极少数的恶性细胞。②在另一型黏液腺癌中，细胞有透明胞浆，需要做组织化学染色（如爱先蓝、PAS等）确定胞浆中含有黏液。

有些黏液非囊性癌可由导管内乳头状黏液性肿瘤发展而来。此外，需要注意将黏液非囊性癌与黏液性囊性肿瘤区分开，因为后者的预后明显好于前者。少数普通的导管腺癌，部分区域可出现富含黏液的细胞，甚至形成黏液湖，介于典型的导管腺癌与典型的黏液腺癌之间。

4．印戒细胞癌　印戒细胞癌极为罕见，相对发生率<1%。印戒样细胞至少超过肿瘤的50%，细胞内含

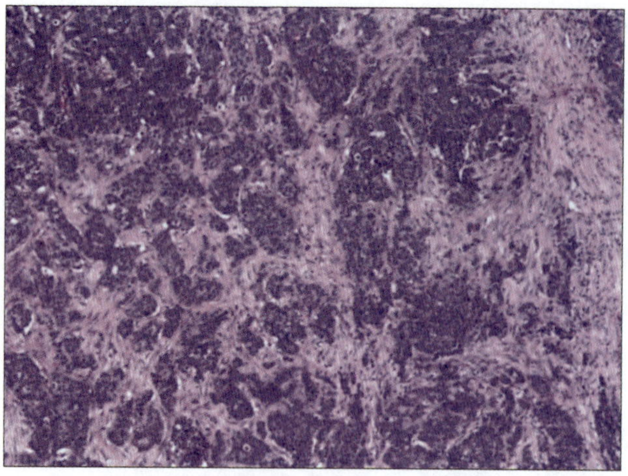

图12-6 胰腺未分化癌，小细胞型

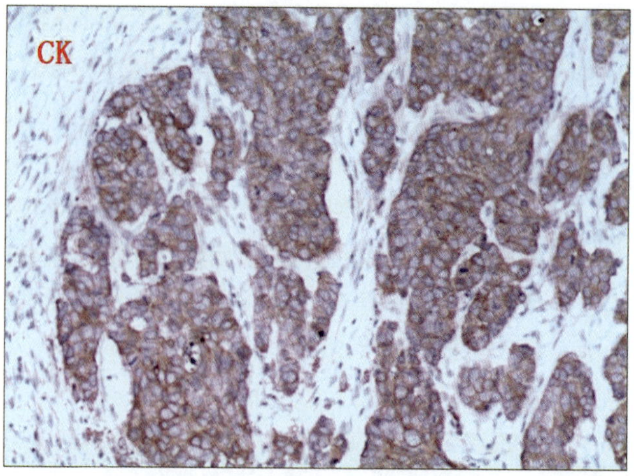

图12-7 胰腺未分化癌免疫组化CK呈阳性表达（与图12-6为同一病例）

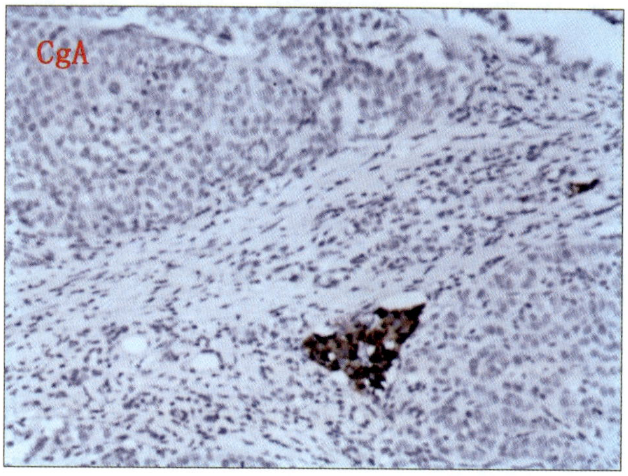

图12-8 免疫组化嗜铬素A染色胰腺未分化癌呈阴性表达（左上方），癌旁残留胰岛则呈阳性表达（中下方）（与图12-6为同一病例）

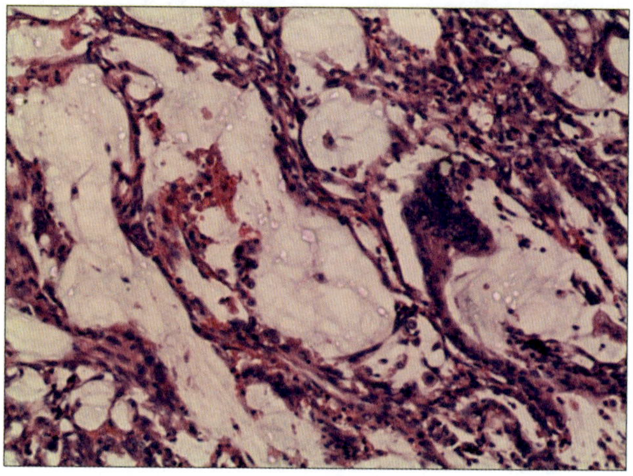

图12-9 分化良好的立方状细胞呈条索状分布于黏液湖的周边

有黏液空泡，核有凹痕并呈扇贝状。肿瘤组织弥漫浸润，免疫组化肿瘤细胞CEA强阳性。预后极差，至少与普通导管腺癌一样。做出该诊断前，必须先排除转移性胃肠道印戒细胞癌或乳腺小叶癌。

5．乳头状腺癌　极少数导管腺癌具有一些乳头状结构，但其他结构与一般导管腺癌相似。在Vater壶腹和远端胆总管癌呈乳头状、外生性生长，预后相对较好。

6．混合性导管-内分泌癌　该肿瘤的相对发生率<1%。由类癌、腺癌、黏液腺癌等导管成分和内分泌成分组成，组织学特征为导管细胞与内分泌细胞混合存在，内分泌成分至少占肿瘤细胞的30%。导管分化是指可以产生黏液，导管类标记如癌胚抗原（CEA）阳性。内分泌分化指表达神经内分泌标记（嗜铬素Cga、突触素Syn）和（或）激素产物（包括4种胰岛激素和5-羟色胺、胰多肽等）。该肿瘤的

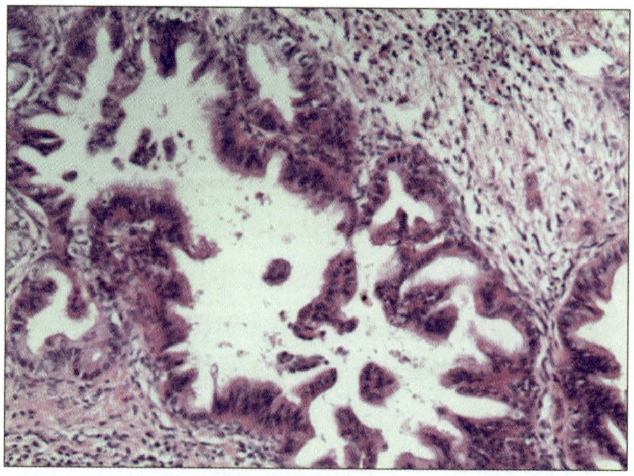

图12-10 纤维组织中的癌巢向腺腔样结构生长，呈乳头状

生物学行为是由导管成分所决定。诊断混合性导管-内分泌癌时需要排除伴有散在非肿瘤性内分泌细胞的导管腺癌以及导管腺癌和内分泌肿瘤两者构成的“碰撞”瘤。

第二节 胰腺浆液性囊腺癌

由于浆液性囊腺癌极罕见，相当部分是由囊腺瘤恶变而来，至今尚无统一的诊断标准，有学者认为浆液性囊腺癌的特征是有远处转移。肉眼检查及镜下所见均与浆液性微囊性腺瘤类似，故组织学形态无法与浆液性微囊性腺瘤区别，镜下主要见2种结构：①立方上皮形成的大量的微小规则性囊肿，形态类似未成熟的肺组织；②较大（直径可达数厘米）的不规则囊肿，衬覆矮立方至扁平上皮。2种结构常混合存在。胞浆透明，富含糖原，偶呈嗜酸性；细胞核小而圆，较一致，染色深，核仁不明显。可有微小乳头形成，甚至出现分支。如肿瘤细胞胞核多形性、染色质深、核不规则等仅提示恶性潜能，当出现临近结构和血管的浸润或转移则可诊断为浆液性囊腺癌。该肿瘤属低度恶性，生长缓慢，预后比实性的导管腺癌好。

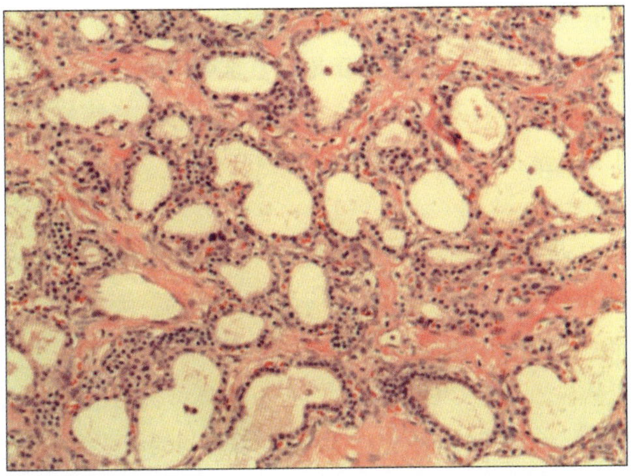

图12-11 浆液性微囊性腺瘤，未见临近结构和血管的浸润或转移

第三节 胰腺黏液性囊腺癌

胰腺黏液性囊腺癌可以由良性和交界性黏液性囊腺瘤转化而来。黏液性囊腺癌上皮形成不规则分支的乳头，细胞呈高度异型性，核分裂常见。根据有无间质浸润又分为非浸润性和浸润性。浸润性黏液性囊腺癌的特征是恶性上皮成分浸润间质，浸润的成分常与导管腺癌相似，但黏液性囊腺癌可以出现浸润性腺鳞癌、破骨细胞样巨细胞癌或绒癌，有时浸润灶可能很局限，需要仔细检查。这些成分甚至可以表达vimentin、actin等肉瘤的免疫标记，但可能是丧失上皮分化的肉瘤样未分化癌。极少数情况下，囊壁可以出现明显异型的梭形细胞。浸润性黏液性囊腺癌的预后取决于浸润癌的范围，那些癌播散到囊壁外的病例预后较差。

胰腺黏液性囊性肿瘤与导管系统并不连通，好发于女性患者胰尾部，具有富于细胞成分的上皮下“卵巢样”间质。卵巢样间质由紧密排列的梭形细胞组成，可以发生黄素化或纤维化，但从腺瘤到癌，间质黄素化逐渐减少。

免疫组织化学：肿瘤上皮细胞表达EMA、CEA、CK7、CK8、CK18、CK19和黏蛋白MUC-5AC、CAR-5、CA19-9，不表达MUC-2，而IPMN常表达MUC-2，有助于二者的鉴别。P53的表达与黏液性囊腺癌显著相关。

间质成分表达vimentin、α-SMA、desmin。卵巢样间质细胞表达雌激素受体、孕激素受体、CD10、calretinin和inhibin。

第四节 胰腺导管内乳头状黏液性肿瘤（导管内乳头状癌）

胰腺导管内乳头状癌与导管内乳头状黏液性肿瘤（intraductal papillary mucinous neoplasms，IPMNs）有密切关系。IPMNs好发于中老年男性，多数位于胰头部。它包括了过去被称为导管内乳头状瘤、绒毛状腺瘤、导管内乳头状腺癌、产黏液性肿瘤、导管扩张性黏液性肿瘤、黏液性导管扩张、导管内黏液高分泌性肿瘤等病变，现已经主张使用导管内乳头状黏液性肿瘤一词取代上述这些名称。

胰腺IPMNs的肿瘤细胞可以有不同的异型性。可以根据异型性的程度分为伴有轻度异型性、中度异型性（或交界性）、重度异型性IPMNs、导管内乳头状黏液性原位癌和浸润癌。其中的浸润癌约占导管内乳头状黏液性肿瘤的1/3。如果导管内乳头状黏液性肿瘤中出现浸润癌的成分，需要在病理报告中注明浸润成分的大小和类型。

（一）大体检查

肿瘤位于胰腺导管内，大导管和分支导管都可受累，甚至弥漫累及整个胰腺导管系统。大导管型多位于胰头部，常含有黏稠的黏液，导管腔可有明显扩张甚至呈囊状；分支导管型主要累及胰腺局部区域，肿瘤体积较小，切面可见多个大小不一的囊腔，一般不含有浸润癌。

（二）组织形态

乳头状增生、分泌黏液的柱状上皮取代了正常的导管上皮，肿瘤细胞随异型性的不同而呈现不同的形态。伴有轻度异型性时，细胞大小、形态相对一致，核位于基底部，无细胞多型性，核分裂不见或罕见，甚至可见扁平上皮，乳头结构简单；伴有中度异型性时，细胞间的大小、形态有一定的变异，细胞核排列成假复层，可见一些核分裂，形成结构较为复杂的乳头；伴有重度异型性时，细胞明显多形，排列失去极性，细胞核明显不规则，核分裂易见，并见病理性核分裂，形成非常复杂的乳头和微乳头结构。

组织学上至少存在4种不同形态学类型的乳头结构：肠型、胰胆管型、嗜酸细胞型和胃型，它们的免疫表型也有不同。肠型呈绒毛状生长，与肠的绒毛状腺瘤相似，当出现导管中的黏液漏出时，可形成假性黏液瘤，伴随的浸润癌多为黏液性非囊性癌（胶样癌），MUC2、CDX2阳性，MUC1阴性；胰胆管型呈复杂的分支状乳头，浸润性癌的成分类似于普通的导管腺癌，MUC1阳性，而MUC2、CDX2阴性；嗜酸细胞型可见复杂的乳头，肿瘤细胞体积大，胞浆嗜酸性颗粒状，不同程度表达MUC1或MUC2；胃型表现为乳头状突起，细胞类似于胃小凹的黏液性细胞，MUC5阳性，MUC1、MUC2和CDX2均阴性。4种结构中，肠型的预后明显比胰胆管型好，胰胆管型与复发和恶性（变）有密切关系，其长期生存率与导管腺癌相似。各种形态的IPMNs均可扩展到萎缩性胰腺炎区域中较小的导管，此时，可能导致难与浸润癌区分。血清的CA19-9和（或）CEA水平对鉴别是否为浸润癌有较大帮助。

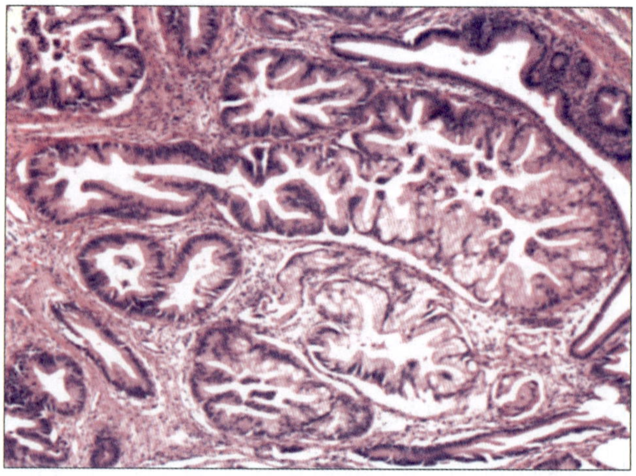

图12-12 胰腺导管内见中度异型、乳头状增生的柱状上皮，分泌黏液

（三）鉴别诊断

黏液性囊性肿瘤：好发于女性，多位于胰尾部，肿瘤与胰腺的导管系统不相通，镜下于上皮下有细胞丰富的卵巢样间质（免疫标记ER、PR、CD10、抑制素等呈阳性）。

（四）预后

IPMNs的预后取决于是否存在浸润癌，以及其组织学类型和浸润范围。没有浸润癌时，完整切除肿瘤常可治愈，只有个别局部复发的报道。没有浸润癌而又不做外科切除的IPMNs，随访发现恶性变率为2.4%。如果浸润癌的范围广，且是普通的导管癌，预后则与其他导管癌类似。

第五节　胰腺腺泡细胞癌

胰腺腺泡细胞癌是一类主要发生于老年人的癌，偶见于儿童，为伴有实性和腺泡结构的恶性上皮肿瘤，占胰腺外分泌肿瘤的1%～2%。多数发生在胰头，肿瘤常较大，边界清楚，甚至有部分包膜，切面粉红色至褐色，均质肉样，间质不多，可见肿瘤被薄的纤维带分隔成小叶状，坏死和（或）出血可很明显。镜下肿瘤细胞圆形或卵圆形，大小相对一致，排列成实性或腺泡状并分泌胰酶，核分裂数量可有很大差异。在实性区域，多数细胞的核位于中央，胞浆极少。与间质或被膜相邻的细胞中细胞核一般位于基底。肿瘤内有纤细的血管，血管周围间隙大时，可使上皮成分呈脑回样结构。少数情况下，可见腺样结构和小梁结构，后者由长条状极为规则的细胞组成，有双排细胞核，靠近间质和毛细血管。

分化良好的腺泡细胞癌需与内分泌肿瘤鉴别，前者免疫组化脂酶、胰蛋白酶、糜蛋白酶、AAT阳性，后者则显示为神经内分泌的免疫表型（NSE、突触素、嗜铬素）阳性。分化差的腺泡细胞癌由于腺泡难以辨认，常规HE染色下难与多形性癌鉴别，前者免疫组化脂酶、胰蛋白酶、糜蛋白酶、AAT阳性。另外，淀粉酶消化后的组织化学PAS染色可以显示胞浆内的酶原颗粒。

（一）大体检查

肿瘤可发生在胰腺任何部位，体积一般较大，直径2～15cm，分界清楚，呈结节分叶状，质地较软，黄白色，常有出血、坏死和囊性变，常侵犯临近的十二指肠、胃和脾。

（二）组织形态

肿瘤细胞丰富，被玻璃样变的纤维组织分割呈大结节，肿瘤性腺泡细胞生长方式多种多样，可呈腺泡样、筛状、实性、小梁状及围绕微血管形成的假栅栏状结构。分化好的瘤细胞呈圆形，单一形态，胞浆丰富，嗜酸性颗粒状，含有PAS阳性耐淀粉酶消化的酶原颗粒；细胞核均匀一致，圆形，较大，核仁明显，核分裂像常见。部分细胞具有特征性的单个、明显的核仁，核分裂从0至超过50个/10HPF不等。分化不良的细胞较小，细胞核特征不明显，缺乏嗜酸性颗粒状胞浆。虽然境界似乎清楚，但可局部或弥漫浸润周围胰腺组织。

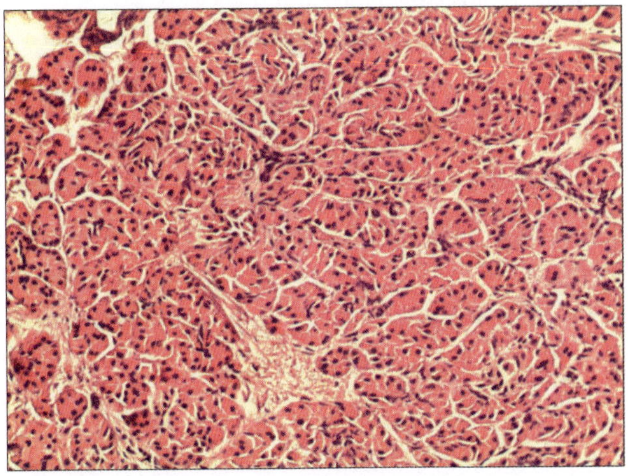

图12-13　分化好的腺泡细胞癌，瘤细胞呈圆形，形态单一，胞浆丰富，嗜酸性颗粒状，异型性不明显

（三）组织学亚型

1．腺泡细胞囊腺癌　以腺泡细胞癌伴多囊形成为特征，极其罕见。肿瘤呈囊实性，由纤细的结缔组织分隔成多个大小不一的小囊，小囊衬覆分化好的单层扁平或低立方肿瘤性腺泡上皮。此亚型的侵袭性与实性腺泡细胞癌相似，可发生转移。

2．混合性腺泡细胞癌　伴有25%以上腺泡和经免疫组化确定的内分泌细胞成分的癌，称为混合性腺泡内分泌癌；伴有腺泡和导管成分混合的肿瘤则称为混合性腺泡导管癌；极少见的是3种细胞成分的混合性腺泡内分泌导管癌。在多数情况下，这些混合性癌主要由腺泡成分组成，现有资料提示其生物学行为与单纯性腺泡细胞癌相似。

（四）免疫组织化学

显示胰酶阳性，包括胰蛋白酶、糜蛋白酶和脂肪酶等，其中胰蛋白酶和Bcl-10最为可靠。此外，小部分瘤细胞可以表达内分泌及导管分化的标记物，如CgA、Syn、CEA和B72.3等。神经内分泌标记一般阴性，但30%～40%的病例可含有散在的单个内分泌细胞。

（五）预后

成人腺泡细胞癌的生物学行为与导管腺癌相同，主要由肿瘤分期决定，肿瘤＞6.5 cm、淋巴结和远处转移都是预后的不利因素。但伴有区域淋巴结、肝、肺的广泛转移者，临床经过并非迅速导致死亡，平均可存活18个月。儿童发生的腺泡细胞癌预后似乎较好。

第六节　其他罕见类型的胰腺癌

1．伴有髓样改变的癌　形态学特征不同于导管腺癌。肿瘤由相当多形的细胞组成，伴有合体细胞生长方式，核分裂像多见，偶尔见肿瘤内淋巴细胞浸润，表现为淋巴上皮瘤样病变，少数也可检出EB病毒基因组成分。与普通导管腺癌不同，伴有髓样改变的癌常可检出野生型*K-ras*基因和微卫星不稳定性（MSI），如没有MSI则可通过免疫组化检出基因修复产物Msh2与Mlh1。其预后并不明显好于导管腺癌。

2．伴有淋巴上皮改变的癌　表达EB病毒基因组成分。

3．伴有微乳头改变的浸润性癌。

4．伴有嗜酸改变的癌（大嗜酸颗粒细胞性癌）　发生于胰头或胰尾部，常伴有转移，但即使已发生转移，手术切除后预后仍好。镜下见癌细胞呈片巢状排列，胞浆丰富，嗜酸性颗粒状。磷钨酸苏木素（PTAH）染色胞浆颗粒呈阳性。

5．伴有基底细胞样改变的癌　肿瘤细胞呈实性巢状排列，可有坏死，细胞巢周围有基底膜样物沉积，免疫组化表达cytokeratin 14和P63，预后较差。

6．伴有透明细胞变的癌　胞浆呈空泡状，内含黏液和糖原，不含脂肪。诊断时需与血管周细胞瘤、神经内分泌肿瘤、转移性肾细胞癌和肾上腺皮质癌等相鉴别。

7．微腺体癌　又称小腺体癌，大多数学者认为是导管腺癌的一个特殊类型，肿瘤细胞小到中等大，实性、片巢状，中间有纤维间隔，可见菊性团样腺体，浸润性生长，常伴有坏死。细胞既有腺泡细胞的特点，也有内分泌细胞的特点。诊断时需与低分化腺泡细胞癌和内分泌肿瘤鉴别，包括透明细胞癌、纤毛细胞癌、嗜酸细胞癌、绒癌、髓样癌和非黏液性、糖原缺乏的囊腺癌等。

8．鳞状细胞癌　原发于胰腺的鳞状细胞癌很少见，预后差，常发生肝转移。

（李海刚）

参考文献

[1] Eberle MA，Pfützer R，Pogue-Geile KL，et al. A new susceptibility locus for autosomal dominant pancreatic cancer maps to chromosome 4q32-34[J]. Am J Hum Genet，2002，70：1044-1048.

[2] Meckler KA，Brentnall TA，Haggitt RC，et al. Familial fibrocystic pancreatic atrophy with endocrine cell hyperplasia and pancreatic carcinoma[J]. Am J Surg Pathol，2001，25：1047-1053.

[3] Klöppel G，Hruban RH，Longnecker DS，et al. Ductal adenocarcinoma of the pancreas[J]// Hamilton SR，Aaltonen LA. Pathology and genetics of tumors of the digestive system. WHO classification of tumours. Lyon，IARS Press，2000：221-230.

[4] Makhlouf HR，Almeida JL，Sobin LH. Carcinoma in jejunal pancreatic heterotopia[J]. Arch Pathol Lab Med，1999，123：707-711.

[5] Brat DJ，Lillemoe KD，Yeo CJ，et al. Progression of pancreatic intraductal neoplasias to infiltrating adenocarcinoma of the pancreas[J]. Am J Surg Pathol，1998，22：163-169.

[6] Hruban RH，Adsay NV，Albores-Saavedra J，et al. Pancreatic intraepithelial neoplasia：a new nomenclature and classification system for pancreatic duct lesions[J]. Am J Surg Pathol，2001，25：579-586.

[7] Adsay NV，Basturk O，Bonnet M，et al. A proposal for a new and more practical grading scheme for pancreatic ductal adenocarcinoma[J]. Am J Pathol，2005，29：724-733.

[8] Yoshimi N，Sugie S，Tanaka T，et al. A rare case of serous cystadenocarcinoma of the pancreas[J]. Cancer，1992，69：2449-2453.

[9] AdsayNV，Adair CF，Heffess CS，et al. Intraductal oncocytic papillary neoplasms of the pancreas[J]. Am J Surg Pathol，1996，20：980-994.

[10] Furukawa T，Klöppel G，Volkan Adsay N，et al. Classification of types of intraductal papillary-mucinous neoplasm of the pancreas：a consensus study[J]. Virchow's Arch，2005，447：794-799.

[11] Adsay NV，Merati K，Basturk O，et al. Pathologically and biologically distinct types of epithelium in intraductal papillary mucinous neoplasms：delineation of an "intestinal" pathway of carcinogenesis in the pancreas[J]. Am J Surg Pathol，2004，28：839-848.

[12] Lüttges J，Zamboni G，Longnecker D，et al. The immunohistochemical mucin expression pattern distinguishes different types of intraductal papillary mucinous neoplasms of the pancreas and determines their relationship to mucinous noncystic carcinoma and ductal adenocarcinoma [J]. Am J Surg Pathol，2001，25：942-948.

[13] Distler M，Kersting S，Niedergethmann M，et al. Pathohistological Subtype Predicts Survival in Patients With Intraductal Papillary Mucinous Neoplasm（IPMN）of the Pancreas[J]. Ann Surg，2013，258（2）：324-330.

[14] Fritz S，Hackert T，Hinz U，et al. Role of serum carbohydrate antigen 19-9 and carcinoembryonic antigen in distinguishing between benign and invasive intraductal papillary mucinous neoplasm of the pancreas[J]. Br J Surg，2011，98：104-110.

[15] Baiocchi GL，Portolani N，Grazioli L，et al. Management of pancreatic intraductal papillary mucinous neoplasm in an academic hospital（2005-2010）：what follow-up for unoperated patients? [J]. Pancreas，2013，42：696-700.

[16] Klimstra DS，Heffess CS，Oertel JE，et al. Acinar cell carcinoma of the pancreas. A clinicopathologic study of 28 cases[J]. Am J Surg Pathol，1992，16：815-837.

[17] Holen KD，Klimstra DS，Hummer A，et al. Clinical characteristics and outcomes from an institutional series of acinar cell carcinoma of the pancreas and related tumors[J]. J Clin Oncol，2002，20，4673-4678.

[18] Klimstra DS，Rosai J，Heffess CS. Mixed acinar-endocrine carcinomas of the pancreas[J]. Am J Surg Pathol，1994，18：765-778.

[19] LaRosa S，Adsay V，Albarello L. Clinicopathologic study of 62 acinar cell carcinomas of the pancreas：insights into the morphology and immunophenotype and search for prognostic markers[J]. Am J Surg Pathol，2012，36：1782-1795.

[20] LaRosa S，Adsay V，Albarello L. Clinicopathologic study of 62 acinar cell carcinomas of the pancreas：insights into the morphology and immunophenotype and search for prognostic markers[J]. Am J Surg Pathol，2012，36：1782-1795.

[21] Ohike N, Kosmahl M, Klöppel G. Mixed acinar-endocrine carcinoma of the pancreas. A clinicopathological study and comparison with acinar-cell carcinoma[J]. Virchow's Arch, 2004, 445: 231-235.

[22] Schron DS, Mendelsohn G. Pancreatic carcinoma with duct, endocrine, and acinar differentiation. A histologic, immunocytochemical, and ultrastructural study[J]. Cancer, 1984, 54: 1766-1770.

[23] Wilentz RE, Goggins M, Redston M, et al. Genetic, immunohistochemical, and clinical features of medullary carcinoma of the pancreas: A newly described and characterized entity[J]. Am J Pathol, 2000, 156: 1641-1651.

[24] Kekis PB, Murtin C, Künzli BM, et al. Epstein-Barr virus-associated lymphoepithelial carcinoma in the pancreas[J]. Pancreas, 2004, 28: 98-102.

[25] Nassar H, Pansare V, Zhang H, et al. Pathogenesis of invasive micropapillary carcinoma: role of MUC1 glycoprotein[J]. Mod Pathol, 2004, 17: 1045-1050.

[26] Bondeson L, Bondeson AG, Grimelius L, et al. Oncocytic tumor of the pancreas. Report of a case with aspiration cytology[J]. Acta Cytol, 1990, 34: 425-428.

[27] Zerbi A, De Nardi P, Braga M, et al. An oncocytic carcinoma of the pancreas with pulmonary and subcutaneous metastases[J]. Pancreas, 1993, 8: 116-119.

[28] Marucci G, Betts CM, Liguori L, et al. Basaloid carcinoma of the pancreas[J]. Virchow' s Arch, 2005, 446: 322-324.

[29] Lüttges J, Vogel I, Menke MA, et al. Clear cell carcinoma of the pancreas: an adenocarcinoma with ductal phenotype[J]. Histopathology, 1998, 32: 444-448.

[30] Lee HY, Lee DG, Chun K, et al. Clear cell carcinoma of the pancreas--a case report and review of the literature[J]. Cancer Res Treat, 2009, 41: 175-181.

[31] Larry Hin Lai, Joseph Romagnuolo, David Adams, et al. Primary squamous cell carcinoma of pancreas diagnosed by EUS-FNA: A case report[J]. World J Gastroenterol, 2009, 15: 4343-4345.

第十三章　胰腺癌的早期诊断

胰腺癌是常见的消化系统恶性肿瘤，西方国家的发病率为8/10万～12/10万，占常见恶性肿瘤死因的第四位。美国每年新发和死亡病例均超过30 000例，且发病率和死亡率相近。近年来发展中国家的发病率显著上升，部分国家已接近发达国家水平，全球每年死于胰腺癌的患者已超过250 000例。本病由于早期缺乏特异的症状和体征，同时缺乏敏感和特异的早期诊断方法，因此，确诊时多属晚期，预后甚差。总体5年生存率只有0.4%～4%，中位生存期为3～6个月。外科根治性肿瘤切除术可将胰腺癌的5年生存期提高至25%，但只有10%～15%的病例在诊断时能进行根治性肿瘤切除。化疗部分有效率为5%～25%，生存期超过2年者罕见。因此，早期诊断胰腺癌，提高肿瘤的根治性切除概率，是改善胰腺癌患者预后的关键。近年随着分子生物学技术水平的发展及基因检测技术水平的进步，胰腺癌的早期诊断除了肿瘤标志物的检测和影像学检查，癌基因水平的诊断也不断发展，为胰腺癌的早期诊断提供了一个新的技术手段和发展方向。

第一节　胰腺癌的传统检查方法

一、物理检查

物理检查指的是查体，即患者的体征。上腹包块、黄疸以及消瘦等恶液质表现为胰腺癌的常见体征。根据肿瘤的部位不同，体征有区别。胰头部位的肿瘤，因为压迫胰胆管而会出现阻塞性黄疸；而胰尾位置的肿瘤以上腹包块常见。但是由于出现体征已到肿瘤中后期，因此对于肿瘤的早期诊断意义不大。

二、实验室检查

（一）常规生化检查

常规的生化检查包括血清转氨酶（ALT）、碱性磷酸酶（ALP）、胆红素（包括总胆红素及直接胆红素）、γ-谷氨酰转肽酶（γ-GGT）等的升高，提示胰胆管的损伤及梗阻。患者可以出现胰腺分泌功能不全的证据，例如粪便中检查出脂肪滴及未消化的肉类纤维，当胆道受累梗阻时，甚至可以出现凝血功能的异常。

没有家族及危险因素下出现的血糖的异常，提示胰腺内分泌功能不全，约15%的胰腺癌患者在无症状早期可以出现血糖的异常。约30%的患者可以出现血清胰酶的升高，可能与胰管受压狭窄及炎症，胰液排出障碍所致。但是以上指标都缺乏特异性，在胰腺癌的早期诊断和筛查中价值不大。

（二）肿瘤标志物的检测

1．糖抗原19-9（CA19-9）　多年来应用最广的是血清CA19-9，直到目前仍作为诊断胰腺癌的血清肿瘤标志物。CA19-9在1979年作为肠癌癌抗原的检测中被发现，是一种在Lewis-a抗原（Le-a）开链末端结合上唾液酸的糖链抗原，后来发现在胰腺癌的检测中更具有临床意义。CA19-9在胰腺癌诊断中的敏感性及特异性分别高达79%～81%和82%～90%；但是在筛查中，CA19-9的阳性预测值只有0.5%～0.9%。CA19-9由胆道分泌，因此各种原因造成胆道梗阻性并出现黄疸的，血清CA19-9水平也会升高；另外胰腺的良性疾病，如胰腺炎、胰腺脓肿、胰腺假性囊肿等也可以引起CA19-9升高，出现假阳性；CA19-9在其他的胃肠道恶性肿瘤中，如结肠癌、胃癌、食管癌等亦可出现升高。假阴性则见于路易斯血型抗原Le（a-b）基因缺失的人群，会导致CA19-9的不表达，从而检测不出。

CA19-9的水平对于胰腺癌的预后和化疗的疗效有预测评估作用。有报道指患者术前血清CA19-9水平＞100U/mL，提示术后的复发率高，且不适宜进行手术治疗。另外有多篇文献报道血清CA19-9＜100U/mL的患者，其1年、3年、5年的存活率显著高于血清水平＞100U/mL的患者。文献报道进行辅助性化疗的胰腺癌患者，如果其血清CA19-9水平在8周内下降，提示治疗有效，而且其生存期比无下降的患者延长。因此CA19-9的检测在胰腺癌的诊断、治疗及预后中有重大的意义。

2．巨噬细胞抑制性细胞因子-1（macrophage inhibitory cytokine-1，MIC-1） MIC-1是β转化因子（transforming growth factorβ，TGF-β）家族里分支的一个成员，它在上皮细胞的生长、分化、凋亡及细胞损伤后的修复中，起着免疫调控的作用，有报道显示胰腺癌患者早期血清MCI水平升高。Koopmann等报道胰腺导管腺癌（80例）、壶腹胆管癌（30例）血清MIC-1水平显著高于良性胰腺肿瘤（42例）、慢性胰腺炎（76例）和健康对照者（97例）。MIC-1鉴别胰腺癌和健康对照者优于CA19-9。

3．间皮素（mesothelin） 间皮素是正常间皮细胞表面的糖蛋白。Argani等用免疫组化法检查胰腺癌60例，结果全部过表达，而癌旁组织则无表达，提示间皮素有可能成为诊断胰腺癌新的肿瘤标志物。

4．其他诊断胰腺癌的标志物 癌胚抗原（CEA）是第一个用来诊断胰腺癌的糖抗原，但是其在胰腺癌的诊断中敏感性较低，只有25%～56%，因此作为胰腺癌筛查项目的意义有限。其他的如癌胚抗原相关细胞黏附分子1（carcinombryonic-antigen-related cell adhesion molecule-1，CEACAM-1）、CA494、甲状旁腺激素相关蛋白（parathyroid hormone-related protein，PTHrP）、抗黏蛋白抗体CAM17.1（anti-mucin antiody CAM17.1）、血清β人体绒毛膜促性腺激素（serum beta-human chorionic gonadotropin，β-HCG）、肿瘤丙酮酸激酶（tumor M2-pyruvate kinase TuM2-PK）、CA242等在胰腺癌诊断中的价值报道不一，目前价值还在研究中。由于胰腺癌高度异质性，单一标志物检测不可能对所有病例都适用，多种标志物联合检测可能对胰腺癌的早期筛查更有价值。

三、影像学检查

1．X线检查 当胰头肿瘤压迫十二指肠时，在X线上可以出现反“3”字的压迹；当胰体、尾肿瘤侵犯十二指肠水平段，在消化道钡餐检查中，可出现肠道受压变形的表现。但是X线的改变只出现在疾病的晚期，对于早期的诊断意义不大。

2．超声检查（ultrasonic testing） 用于腹部检查的通常为B型超声，B超在胰腺癌的筛查中因为其安全、无创性、无放射性及经济原因，应用广泛。胰腺为腹膜后器官，B超的检查易受肠气的干扰，因此很大程度取决于检查医生的经验水平。而且超声较难发现直径2cm以下的肿瘤，在早期诊断筛查中价值受限。

3．CT（computed tomography，CT）及多层螺旋CT（multidetector computed tomography，MDCT） CT由于不受肠气干扰，而且可以判断小至1cm的肿瘤及肿瘤周围淋巴结转移病灶、远处转移病灶，因此胰腺CT被临床认为是较佳的影像学检查手段。薄层CT对于2cm以下的肿瘤检出率可达70%～80%，CT血管造影（CTA）可以显示胰腺动、静脉及胰腺周围主要血管的情况，如腹腔干、肠系膜动静脉等，可以评估肿瘤的血供及血管侵犯情况，为肿瘤的手术提供依据。MDCT因其更广泛的扫描范围、更快的扫描速度和更强大的后台处理系统，近年来广泛应用。MDCT提高了肿瘤的诊断率，有报道MDCT对于可切除胰腺肿瘤的阴性预测值达87%，准确率高达85%～95%。但也有认为MDCT在临床的诊断和预后评估中不如超声内镜。

4．核磁共振（magnetic resonance imaging，MRI）及磁共振胰胆管造影（magnetic resonance cholangiopancreatography，MRCP） MRI可以纵观整个腹部及骨盆，并能抑制胰腺周围脂肪组织的高信号，从而突出胰腺结构，使胰腺与周围脂肪的对比达到更好的效果，更容易检出胰腺的病变并判断其病变性质。

MRCP为MR成像下的胰胆管造影，能非侵入性成像胰腺管道的解剖结构，从而评价胰胆管的梗阻和解剖变异。MRCP能检测到小的囊性病变，如胰腺导管乳头状瘤（intraductal papillary mucinous neoplasms，IPMNs），在诊断IPMNs方面优于CT和超声内镜。MR血管造影（MRA）能分别显示肝动脉和门静脉系统，能更好评估肿瘤与血管的关系，为手术的可行性做评估。因此MR及MRCP在高危人群的非侵入性肿瘤筛查应用中，有较大的意义。

5．超声内镜（endoscopic ultrasonography，EUS） EUS无放射性，在高危人群中的筛查可检查出2cm以下的包块，高频的超声探头可以观察细微的结构及直径0.5cm的病变。EUS能检出胰腺导管内的局部增厚及管壁结节，从而分辨病变的性质。有分析报道，在被术后证实的高危人群的筛查中，EUS的检出率是CT/MR的2倍。因此EUS在胰腺癌的早期诊断中有重要价值，但是内镜的检查方式及内镜中的麻醉问题，限制了EUS的广泛筛查和监测应用。

6．逆行胰胆管造影（endoscopic retrograde cholangiopancreatography，ERCP） ERCP可鉴别胰腺肿瘤与胰腺炎症，并可取得脱落细胞学检查，其阳性率可到90%。但ERCP为侵入性检查，有报道术后胰腺炎的发生率达7%，因此不推荐作为常规的筛查手段。

7．经口胰管镜（peroral pancreatoscopy，PPS） PPS是在ERCP的基础上，用超细内镜经乳头插入胰管，直视观察胰管病变，并可进行内镜下多种治疗，对局限于胰管上皮层尚未侵及胰腺实质的原位癌，PPS是目前最有价值的诊断手段。对临床疑诊胰腺癌特别是早期胰腺癌，经BUS、EUS、CT、MRI、常规ERCP等检查不能明确诊断者，PPS为其适应证，可提供重要的诊断线索。此法对发生于主胰管的胰腺癌意义较大，对早期胰腺癌也有一定价值，但对发生于分支胰管的胰腺癌的诊断无价值。

8．正电子发射计算机体层显像技术（posttron-emission tomography，PET） PET是通过摄取^{18}F-荧光脱氧葡萄糖（2-18F-fluoro-2-deoxy-D-glucose，FDG），进行半定量分析，成像后来分析细胞的代谢率。PET/CT在病变性质的分辨、肿瘤原发灶的寻找及复发的评估中都起着重要的作用。PET在胰腺癌的诊断中，敏感性和特异性高达94%和90%，优于US、CT和EUS。全身性的一些感染性疾病可以造成假阳性，而肿瘤小于PET/CT 2倍分辨率的，近期内使用大剂量糖皮质激素及高血糖血症可以造成假阴性。PET/CT在手术评估及化疗计划的制定中有着重大意义，但是由于其检测价格的昂贵，限制了PET在肿瘤早期筛查中的使用。

9．选择性动脉造影（SAG） SAG是一种创伤性检查，发现血管受侵犯的敏感性较高。

10．其他 光学相关断层成像（optical coherence tomography，OCT）、放射免疫成像（radioimmunoimaging）等影像学检查技术在胰腺癌的诊断中的价值有争议，需进一步的研究支持。

四、病理诊断

胰管镜胰液脱落细胞病理检查、腹腔镜组织细胞学检查、超声/超声内镜/CT引导下细针穿刺活检（fine-needle aspiration，FNA）及术中FNA可以提高肿瘤诊断的阳性率，但是由于都属于侵入性检查，很少应用于疾病的筛查。

第二节 胰腺癌早期诊断的新进展

实验性胰腺癌研究表明，从正常胰腺导管上皮发展至胰腺癌是一系列基因变化过程。早期*HER-2/Neu*过表达和*K-ras*点突变；中期*p16*失活；到晚期*p53*、*DPC4*和*BRCA-2*失活。

基因及其表达产物的检测为胰腺癌的诊断开辟了新途径，但对早期诊断的价值尚未清楚。可通过细针穿刺、ERCP刷取物、腹腔冲洗等方式获取组织、细胞，或收集纯胰液、十二指肠液、血液、粪便，检测其中胰腺癌相关基因。检测这些基因的变化，有可能在癌前病变阶段或早期诊断胰腺癌。

1．HER–2/neu　HER–2/neu属于酪氨酸激酶（PTK）家族中的生长因子受体，研究报道指HER–2/neu在正常胰腺导管上皮中不表达，在异型性的上皮细胞中过表达，其表达与上皮的基因扩增、上皮内瘤形成的进展及肿瘤的分化相关；HER–2/neu在胰腺癌的早期就可表达，且表达率可高达45%，在肿瘤的转移和浸润中有一定的作用，因此*HER-2/2*基因的检查，对于胰腺癌的早期诊断有意义。

2．*K-ras* 基因　*K-ras*基因位于人染色体12p上，因为其编码21kD的ras蛋白，因此又称*p21*基因。*K-ras*基因在细胞的生长通路中起着调控作用，在肿瘤生长和血管生成的信号传导通路中起着重要作用。穿刺组织、引流胰液、血液、粪便等标本均有较高的检出率。在胰腺癌患者的胰液检测中，可高达90%的患者出现K–ras基因的变异，其敏感性和特异性分别为38%～60%及88%～89%。国内陆星华等报道采用PFLP方法检测粪便*K-ras*基因突变的敏感性为88.9%，重复性好，对胰腺癌有重要的筛选价值。*K-ras*在胰腺癌早期上皮损伤及异型性变时就可出现变异，但是在胰腺炎及重度吸烟者中，亦可出现*K-ras*的突变，因此*K-ras*基因的检查可以作为胰腺癌早期诊断的指标，但不能作为唯一指标。

3．*p16/CDKN2*　*p16/CDKN2*是抑癌基因，位于染色体9p21上，是细胞周期依赖性激酶的抑制物，它的缺失和突变（启动子甲基化）将导致细胞的异常增生。有报道指在90%的胰腺癌患者中，可以检测到*p16/CDKN2*的缺失，而且其突变率和导管上皮的异型性程度成正相关。因此，*p16/CDKN2A*的缺失或突变的检查可以作为胰腺癌早期诊断及分化程度的判断。

4．*p53*　*p53*位于第17号染色体上，属于抑癌基因。p53通过调控细胞周期及参与损伤细胞的程序性凋亡来调控细胞的毒性反应。p53参与的信号传导系统在调整正常细胞周期中起着重要的作用。有报道称30%～60%的胰腺癌患者出现*p53*的失活/突变。陆星华等报道胰腺癌胰液标本*P53*基因突变率为47.4%，特异性为87.5%，准确性为59.3%。Yamaguchi等发现26例胰腺癌胰液标本中12例存在*P53*基因突变，联合检测*K-ras*基因和*P53*基因突变（敏感性为84%）能提高胰腺癌诊断的敏感性和特异性。但是研究表明*p53*的失活发生在胰腺癌的进展期，因此对于其在早期诊断中的价值有争议。

5．*SMAD4/DPC4*（deleted in pancreatic cancer 4，DPC4）　*SMAD4/DPC4*属于抑癌基因，定位于18号染色体18q21.1，因在胰腺癌染色体第四位点缺失，故又名胰腺癌缺失基因。其编码的蛋白是生长因子TGF–*β*受体调控途径中的主要传导蛋白。它通过TGF–*β*信号途径来调控细胞的增殖、代谢、免疫及血管生成等。*SAMD4/DPC4*的失活，干扰了TGF–*β*信号关联系统，使蛋白凋亡及G1/S细胞周期的过渡失控，从而使细胞异常增殖。有报道指胰腺癌患者中高达55%的患者可出现*SMAD4/DPC4*基因的变异，但是其变异多出现在肿瘤的中晚期，因此在胰腺癌早期诊断中的意义有待进一步研究。

6．*BRCA-2*（breast cancer 2）　*BRCA-2*定位于13号染色体13q12–13上，是抑癌基因，与乳腺癌和卵巢癌相关。它参与DNA损伤的修复和转录的调控，在DNA修复、基因表达、细胞的增殖和调控中起着重要作用。有研究表明在与遗传相关的家族性胰腺癌患者中，6%～19%的患者出现*BRCA-2*的突变，但由于*BRCA-2*的缺失只出现在胰腺癌的进展阶段，因此其在肿瘤早期或癌前病变阶段的诊断意义还不明确。

7．其他　纤维细胞生长因子（fibroblast growth factor，FGF）、血管内皮生长因子（vascular endothelial growth factor，VEGF）、C–mycs、CyclinD2、MKK4等在胰腺癌中的诊断意义有待进一步的研究。

8．应用基因芯片技术进行多基因联合检测　基因芯片技术是研究基因突变的高效方法，可以筛选出肿瘤呈特征性表达的基因，提供早期诊断的依据。最近一项研究采用含18 000个cDNA克隆的芯片对胰腺癌标本进行表达谱分析，发现上调基因102，下调基因353，已知基因274，未知基因181。基因芯片技术可进行多基因联合检测，可能会为肿瘤的基因诊断提供新的手段。

9．蛋白质组学筛选　肿瘤的蛋白质组学筛选是比较肿瘤组织（细胞）与其起源正常组织（细胞）蛋白质在表达数量、水平和修饰状态的差异，从而发现癌变组织特异的蛋白质。Rosty等运用该技术发现胰腺癌患者和健康对照者的胰液存在一种16.6kD的异质蛋白，并命名为HIP/PAP-1（肝癌-肠-胰腺/胰腺炎相关蛋白质），该蛋白质存在于67%（10/15）的胰腺癌患者和17%（1/7）的其他胰腺疾病患者，并认为有助于检测诊断早期胰腺癌。

但目前还没有一种单一的生物标志物能准确预示胰腺癌或胰腺上皮内瘤（pancreatic intraepithelial neoplasms，PanINs）的存在。随着分子生物学技术的迅速发展，已发现多种以蛋白和DNA为基础的新胰腺癌标志物。胰腺癌是一个多因素多基因致病的疾病，利用基因芯片技术，在胰液标本中进行多基因筛查肿瘤的特征性表型，对胰腺癌的早期诊断更为可靠和可行。基因诊断技术有待更进一步深入的临床研究和验证。

第三节　胰腺癌早期诊断的策略

1．早期胰腺癌的概念　早期胰腺癌是指肿瘤直径≤2 c m，且局限于胰实质内，无胰腺外浸润及淋巴结转移，相当于TNM分期T1a期。小胰腺癌一般指直径≤2cm的胰腺癌，而不论有否淋巴结及胰外浸润 。一般而言，胰腺癌肿块越小预后越好，属于Ⅰ期的小胰腺癌1年生存率和直径≤1cm者的5年生存率几乎达到100%。但小胰腺癌并不一定就是早期胰腺癌。即使1～2cm的小胰腺癌，如果伴有淋巴结（管）、血管、神经等部位的侵犯，术后5年生存率与进展期胰腺癌相比几乎无差异。因此，日本学者将早期胰腺癌定义为直径≤1cm更为恰当，因为直径≤1cm的胰腺癌多局限于导管上皮内。

2．胰腺癌为何难以早期发现　多种因素影响了胰腺癌的早期发现，导致几乎80%临床确诊的胰腺癌患者均为晚期。影响胰腺癌的早期发现的因素包括：①疾病因素：胰腺癌早期症状非特异性，体征不明显，而且缺乏特异性和敏感性均高的早期诊断血清学标志物和简便检查方法。②患者因素：患者自身延误，将胰腺癌早期非特异性症状自认为一般的消化疾病，“自诊误治”。③医生因素：医生对胰腺癌早期非特异性症状重视不够，没有进行相应的针对性检查。④技术因素：目前仍缺乏方便快捷、能够早期确诊胰腺癌的诊断方法。

3．了解病因/危险因素　包括：①吸烟：吸烟支数>40支/天，危险度增加10倍。②饮食：高脂肪、高蛋白饮食，酒精、咖啡的大量摄入。③遗传因素：遗传性慢性胰腺炎。④糖尿病：年龄>40岁，无家族史的新发糖尿病患者。⑤大气环境污染：β萘胺、联苯胺。⑥癌前病变：胰腺导管内乳头状黏液性囊腺瘤、不典型增生。⑦手术史：胃大部分切除、胆囊切除。⑧基因异常：癌基因激活、抑癌基因失活。

4．识别胰腺癌发生的报警症状　凡年龄在40岁以上、有吸烟或高脂饮食习惯、具有下列症状之一，应该警惕胰腺癌发生的可能：①不明原因的上腹部疼痛；②难以解释的体重减轻；③突发糖尿病或糖尿病加重；④难以解释的反复发作的胰腺炎；⑤阻塞性黄疸；⑥不能解释的症状模糊的消化不良、突发脂肪泻，而胃肠道常规检查未发现异常者。

5．识别胰腺癌高危人群　包括：①年龄大于 40岁，有腹部非特异性症状的患者；②有胰腺癌家族史者，有人认为遗传因素在胰腺癌发病中占5%～10%；③突发糖尿病患者，40%的胰腺癌患者在确诊时伴有糖尿病；④慢性胰腺炎患者；⑤导管内乳头状黏液瘤患者；⑥家族性腺瘤息肉病患者；⑦良性病变行远端胃大部切除者，特别是术后20年以上的人群；⑧长期大量吸烟、酗酒史；⑨长期接触有害化学人群等。

6．对胰腺癌高危人群进行筛查才能发现真正意义的早期胰腺癌 在我国现有的医疗条件下只有提高对胰腺癌的警惕性，进行广泛的科普宣教，重视高危人群，有针对性地对其进行筛查和监测，才能提高早期诊断率。提高胰腺癌的早期诊断率仍然是依据危险因素、临床症状体征 、辅助检查。

首先针对高危因素筛选胰腺癌的高危人群。再对高危人群进行检查，应从无创性检查开始，B超（必要时薄层螺旋CT）、肿瘤标志物（CA19-9、CEA、CA242等）检测分辨出胰腺癌的可疑患者（胰腺癌高危人群推荐每年检查1次）。最终对胰腺癌的可疑患者行薄层螺旋CT、超声内镜、MRCP（ERCP），结合FNAB等确诊胰腺癌。

（陈其奎 袁宇红）

参考文献

[1] Peiper M，Bolke E，Orth K，et al．Curent status of radical systematic lymphadenectomy in pancreatic cancer：a review of the literature[J]．Eur J Med Res，2007，12（2）：47-53.

[2] Russo S，Butler J，Ove R，et al．Locally advanced pancreatic cancer：a review[J]．Semin Oncol，2007，34（4）：327-334.

[3] Hart AR，Kennedy H，Harvey I．Pancreatic cancer：a review of the evidence on causation[J]．Clin Gastroenterol Hepatol，2008，6（3）：275-282.

[4] Saif MW，Karapanagiotou L，Syrigos K．Genetic alterations in pancreatic cancer[J]．World J Gastroenterol，2007，13（33）：4423-4430.

[5] Weisch T，Kleeff J，Feiess H．Molecular pathogenesis of pancreatic cancer：advances and challenges[J]．Curr Mol Med，2007，7（5）：504-521.

[6] Ducreux M，Boige V，Goere D，et al．The multidisciplinary management of gastrointestinal cancer．Pancreatic cancer：from pathogenesis to cure[J]．Best Prac Res Clin Gastroenterol，2007，21（6）：997-1014.

[7] Von Wichert G，Seufferlein T，Adler G．Palliative treatment of pancreatic cancer[J]．J Dig Dis，2008，9（1）：1-7.

[8] Stathopoulos GP，Androulakis N，Souglakos J，et al．Present treatment and future expectations in advanced pancreatic cancer[J]．Anticancer Res，2008，28（28）：1303-1308.

[9] Shah UA，Saif MW．Tumor markers in pancreatic cancer：2013[J]．JOP，2013，14（4）：318-321.

[10] Khaled YS，Elkord E，Ammori BJ．Macrophage inhibitor cytokine-1：a review of its pleiotropic actions in cancer[J]．Cancer Biomark，2012，11（5）：183-190.

[11] Koopmann J，Buckhaults P，Brown DA，et al．Serum macrophage inhibitory cytokine 1 as a marker of pancreatic and other periampullary cancers[J]．Clin Cancer Res，2004，10（7）：2386-2392.

[12] Argani P，Iacobuzio-Donahue C，Ryu B，et al．Mesothelin is overexpressed in the vast majority of ductal adenocarcinomas of the pancreas：identification of a new pancreatic cancer marker by serial analysis of gene experss（SAGE）[J]．Clin Cancer Res，2001，7（12）：3862-3868.

[13] Shin EJ，Canto MI．Pancreatic cancer screening[J]．Gastroentenol Clin North Am，2012，41（1）：143-157.

[14] Bronstein YL，Loyer EM，Kaur H，et al．Detection of small pancreatic tumors with multiphasic helical CT[J]．Am J Roentgenol，2004，182：619-623.

[15] Vargas R，Nino-Murcia M，Tureblood W，et al．MDCT in pancreatic adenocarcinoma：prediction of vascular invasion and resectability using a multiphasic technique with curved planar reformations[J]．Am J Roentgenol，2004，182：419-425.

[16] Canto MI，Schulick RD，Goggins MG，et al．Preoperative detection of familial pancreatic neoplasms by endoscopic ultrasonography

（EUS），multidetection computed tomography（CT），and/or magnetic resonance cholangiopancreatography（MRCP）[J]. Grastrointes Endosc，2008，67：AB225.

[17] Canto MI，Goggins M，Yeo CJ，et al. Screening for pancreatic neoplasia in high-risk individuals：and EUS-based approach[J]. Clin Gastroenterol Hepatol，2004，2：606-621.

[18] Canto MI，Goggins M，Hruban RH，et al. Screening for early pancreatic neoplasia in high-risk individuals：a prospective controlled study[J]. Clin Gastroenterol Heptol，2006，4：766-781.

[19] Dibble EH，Karantanis D，Mercier G，et al. PET/CT of cancer patients：part 1，pancreatic neoplasms[J]. AJR Am J Roentqenol，2012，199（5）：952-967.

[20] Hruban RH，Goggins M，Parsons J，et al. Progression model for pancreatic cancer[J]. Clin Cancer Res，2000，6（8）：2969-2972.

[21] Day JD，DiGiuseepe JA，Yeo CJ，et al. Immunohistochemical evaluation of HER-2/neu oncogene expression in pancreatic adenocarcinoma and pancreatic intraepithelial neoplasis[J]. Hum Pathol，1996，27：119-124.

[22] Tomaszewka R，Okou K，Stachura J. HER-2/neu expression as a progression marker in pancreatic intraepithelial neoplasia[J]. Pol J Pathol，1998，49：83-92.

[23] Buxbaun JL，Eloubeidi MA. Molecular and clinical markers of pancreas cancer[J]. JOP，2010，11（6）：536-544.

[24] Rmmers N，Bailey JM，Mohr AM，et al. Molecular pathology of early pancreatic cancer[J]. Cancer Biomark，2010，9（1-6）：421-440.

[25] Wilentz RE，Geradts J，Maynard R，et al. Inactivation of p16（INK4A）tumor-suppressor gene in pancreatic duct lesion：loss of intranuclear expression[J]. Cancer Res，1998，58：4740-4744.

[26] Goggins M，Hruban RH，Kern SE. BRCA2 is inactivated late in the development of pancreatic intraepithelial neoplasia：evidence and implications[J]. Am J Pathol，2000，156：1767-1771.

第十四章　胰腺癌神经侵犯的诊断与分级

一、神经浸润的定义及其诊断的必要性

神秘浸润（perinevral invasion，PNI）是指肿瘤细胞浸润神经周间隙或穿破神经外膜进入神经束膜内沿着束膜扩展的局部浸润、转移现象，被认为是某些肿瘤如胰腺癌、前列腺癌、胆管癌等局部复发的一种方式。早期学者提出的概念认为，在神经周间隙或神经束膜或神经内膜中找到癌细胞即认为是 PNI。随着对PNI研究的深入，发现癌细胞浸润至神经外膜上或癌细胞包绕神经（指未浸润至神经周间隙或神经束膜）和癌细胞浸润至神经周间隙两者的局部复发率和预后无明显差异，因此目前认为仅在神经束膜或神经内膜中找到癌细胞就认为是发生 PNI的概念偏狭隘，认为癌细胞包绕神经或浸润至外膜后也可沿着神经表面发生局部漫延，因此提出一个较为宽泛的 PNI概念即肿瘤细胞包绕神经表面或浸润神经外膜或进入神经束膜以内浸润均可称作PNI，提倡肿瘤细胞浸润神经鞘3层结构的任意一层或肿瘤细胞包绕神经外周的1/3均可称之为 PNI。

早在19世纪，人们就发现胰腺癌、胆管癌以及头颈部癌易复发、预后较差，经过对这些肿瘤研究后发现，这些肿瘤细胞有沿癌细胞周围的神经浸润和蔓延的特征。有关 PNI的报道主要集中在前列腺癌、胆管癌、胰腺癌、头颈部癌和有密切神经支配和周围有丰富神经组织的脏器上，同时以此解释这些患者为什么会出现顽固性疼痛的原因。在胰腺癌，神经组织浸润十分常见，胰内PNI发生率为90%以上，胰外PNI据报道不同，也高达53.5%～90%。PNI与胰腺癌的多种临床病理学参数包括局部复发和预后等密切相关，用于胰腺癌5 年生存率的预测有着重要意义。胰腺癌患者出现腰背痛提示肿瘤侵袭腹膜后神经，倪泉兴的377例统计资料表明黄疸伴腰背痛患者1年、3年生存率仅为16%和0，而无痛组3年生存率也可达14%。现已有大量文献报道胰腺癌的 PNI是胰腺癌预后的独立指标，PNI已被认为是AJCC TNM 肿瘤分期后重要的独立生存危险因素。因此，对PNI进行准确、详细的病理诊断有助于判断胰腺癌患者预后，指导临床干预措施。

二、PNI的机制

（1）解剖因素　胰腺起源于原始肠道，其内大量神经纤维通过释放胃泌素释放肽、乙酰胆碱等神经介质调节胰腺内、外分泌功能成簇的神经纤维和神经元，神经纤维离开腹腔神经丛后直接进入胰腺组织，最后以树枝样末梢的形式沿胰腺导管分布，与血管、腺管交织构成胰内复杂的神经网络。同时，神经束膜有3 个薄弱处，即神经末梢处、血管进入神经处、网状纤维进入神经处，临床病理标本中确实在神经周或神经束膜内频繁地发现癌细胞的浸润，因此推测上述薄弱处构成适合癌细胞浸润的低阻力裂隙，可能是癌细胞 PNI的解剖基础。

（2）分子生物学机制　PNI的发生也与胰腺癌细胞的嗜神经活性相关。亦有学者认为癌细胞与神经之间有一个必不可少的相互适应过程，在该过程中它们相互促进增殖、生长，同时某些癌细胞可能获得某些周围神经或神经外胚层源性的组件，出现某些新的表型或出现向神经源性表型的转化，以致这些癌细胞易于与神经相互作用，导致癌细胞发生 PNI。目前认为参与上述过程的生物学因子包括神经生长因子（NGF）、转化生长因子（TGF-α）、细胞系源性神经营养因子及其受体、神经细胞黏附分子及其受体、黏蛋白1和髓鞘相关糖蛋白、趋化因子及其受体等。

（3）高血糖　最近的研究发现，高血糖症与胰腺癌的神经浸润可能存在一定关系。约半数的胰腺癌患者存在糖尿病，并且常为新发糖尿病。长期糖尿病被认为是胰腺癌的致病因素，新发糖尿病则可能是癌症的表现。目前认为高血糖促进胰腺癌神经浸润的机制为：高血糖促进癌细胞增殖，增加神经生长因子的表达，并诱导神经脱髓鞘和轴突变性。

三、PNI的病理诊断与分级

（1）胰周神经丛　胰周神经丛的概念是胰腺癌病理诊断的基础。胰腺的神经包括胰内神经和胰外神经。胰内神经是指胰腺被膜内的神经纤维，胰外神经是指支配胰腺的交感和副交感神经干以及紧邻胰腺的神经丛。2003 年日本胰腺学会（Japan Pancreas Society）将胰腺周围神经丛分为 6 组（图14-1）：①胰头神经丛，该丛又分为2组，第1组从右腹腔神经节到胰腺钩突的上内侧，第2组从肠系膜上动脉到胰腺钩突的上内侧。②腹腔丛。③肠系膜上动脉周围神经丛。④肝十二指肠韧带内神经丛。⑤主动脉丛。⑥脾丛。胰腺钩突部神经源自胰十二指肠前动脉神经丛与肠系膜上动脉神经丛，胰体、尾部的神经包含腹腔神经丛、脾丛和腹腔神经节。

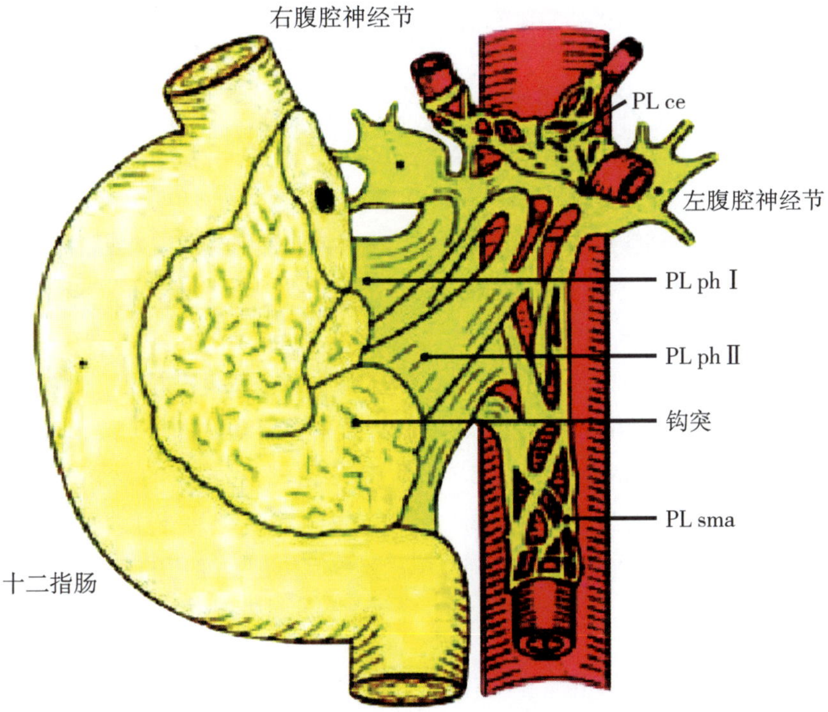

图14-1　日本胰腺学会提倡的胰外神经丛分组

PL ph，胰头周围神经丛；PL ce，腹腔神经丛；PL sma，肠系膜上动脉周围神经丛

（2）胰外神经侵犯的路线　胰腺癌根据其原发灶部位的不同，其沿胰外神经侵犯的路径有所区别。熟悉胰腺癌胰外侵袭路径，能够提高胰腺癌病理诊断的检出率和准确度。总体而言，胰头部位肿瘤多浸润腹腔神经的右侧，钩突部的肿瘤容易侵袭肠系膜上动脉的神经丛，胰体、尾部肿瘤则可以扩散到脾丛或腹腔神经节的右侧部分。

在五组神经丛中，胰头丛多先被侵犯。在首先侵袭第一组胰头丛的胰头癌中，癌细胞通常由钩突上方沿肠系膜上动脉（SMA）和门静脉（PV）的后侧向腹腔神经节扩散，肠系膜上动脉神经丛的右半侧常受侵犯。

侵犯第2组胰头丛的肿瘤细胞通常由钩突下侧侵犯至胰十二指肠动脉鞘伴行的神经组织，沿SMA右后侧迁移。若出现肠系膜上动脉神经丛及肝十二指肠韧带神经丛受侵，则SMA和肝总动脉（CHA）也多出现肿瘤侵犯。

胰头癌根据其发病位置，也可划分为腹侧与背侧（图14-2）。解剖上，二者以胆总管和肠系膜上静脉的连线为界限，如用抗胰腺多肽（anti-pancreatic polypeptide，PP）进行免疫组化染色可清晰区分腹侧与背侧胰腺，腹侧胰腺可被PP着色，背侧则无法染色。腹侧胰头癌多侵犯第1～2组胰头丛，以及肠系膜上动脉丛，肝十二指肠内侧神经丛通常不受侵犯。与之相反，背侧胰头癌多侵犯肝总动脉旁神经丛、肝十二指肠韧带丛，但胰头丛、肠系膜上动脉丛多不见受侵。

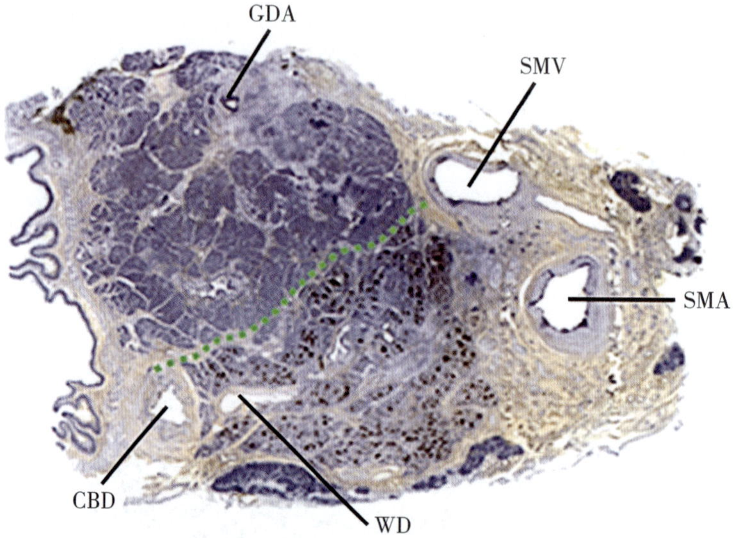

图14-2 腹侧胰头和背侧胰头的划分（图中可见腹侧胰腺PP染色阳性）

CBD，胆总管；WD，腹胰管；SMA，肠系膜上动脉；SMV，肠系膜上静脉；GDA，胃十二指肠动脉

（3）胰腺癌PNI的分级 周围神经共有3层被膜，即神经外膜、束膜、内膜。如果在神经外膜中发现有癌细胞则称为肿瘤神经浸润。根据100倍显微镜下观察到的神经束受浸润数目分为以下4 型：无浸润（神经浸润的数量为0）、轻度浸润（神经浸润的数量为1～5）、中度浸润（神经浸润的数量为6～10）和重度浸润（神经浸润的数量 ＞ 10）。有日本学者将胰腺癌的神经浸润分为3 型：①胰外神经丛浸润型；②胰内神经浸润型；③胰腺内、肿瘤外神经浸润型。胰内、胰外神经浸润是胰腺癌神经变化的典型表现。

四、PNI的影像诊断与分级

目前，多层螺旋CT检查技术的成熟应用，已能对胰腺癌进行准确的TNM分期，但胰外神经侵犯的CT诊断报道较少。有学者根据多层CT（MDCT）扫描技术中胰腺癌胰外神经丛侵犯（extra-pancreatic nerve plexus invasion）的影像学特点，并通过与病理结果进行比较来评价MDCT在胰外神经侵犯中的诊断价值，发现影像学上，胰外神经侵犯大多表现为集点或条带状（85.6%）、糙网状（13.3%）。影像学表现为集点或条带状的区域有92%经病理诊断确认为神经侵犯，影像学表现为糙网状的区域有63%经病理诊断确认为神经侵犯，这2种影像表现强烈提示胰腺癌神经侵犯（$P<0.001$）；若以病理学诊断为金标准，则MDCT评价胰外神经侵犯的敏感性、特异性、准确性和正负预测值分别为100%（25/25）、83.3%（10/12）、94.6%（35/37）、92.6%（25/27）和100%（10/10）。也有学者对MRI在评判胰腺PNI中的价值进行了初步探讨，发现80%的患者神经侵犯部位具有异常的信号强度，50%表现为脂肪密度背景上的斑点或条带状异常信号，30%表现为肿瘤附近

的不规则分布样信号。具有血管侵犯或单个淋巴结大于5mm的患者比例分别为50%和55%。肿瘤直径为24±7mm。胰外神经侵犯与血管侵犯显著相关（r=0.58，P<0.005），与淋巴结病变轻度相关（r =0.35，0.05<P<0.1），但与肿瘤体积无关。

也有中国学者提出了影像学上胰腺癌胰外神经丛侵犯评分标准，胰外神经侵犯评分如下：0分，胰周脂肪间隙无变化，即为无胰外神经侵犯；1分，胰周脂肪间隙变窄或胰周血管间隙消失（包括肠系膜上动脉、肠系膜上静脉、腹腔动脉干、脾静脉），其内出现条带状、网状软组织密度影；2分，胰周脂肪间隙消失，胰外神经走行区域见不规则软组织块影。

（陈汝福　周雨）

参考文献

[1] 张勇，闫宇，党诚学. 胰腺癌细胞的嗜神经性与神经周浸润机理的研究进展[J]. 中国普外基础与临床杂志，2011，18（1）：21-25.

[2] 郑树国，曾永毅. 胰周淋巴结和神经丛的解剖学分类与胰头癌扩大切除术[J]. 中华消化内科，2007，6（2）：142-145.

[3] 朱海涛，谢敏. 胰周神经清扫在胰腺癌根治术中的意义[J]. 胰腺病学，2007，7（2）：126-128.

[4] Chua TC，Saxena A. Extended pancreaticduodenectomy with vascular resection for pancreatic cancer：a systematic review[J]. J Gastrointest Surg，2010，14（9）：1442-1452.

[5] Mollberg N，Rahbari NN，Koch M，et al. Arterial resection during pancreatectomy for pancreatic cancer：a systematic review and meta-analysis[J]. Ann Surg，2011，254（6）：882-893.

[6] Japan Pancreas Society. Classification of Pancreatic Carcinoma. Second English ed[M]. Tokyo：Kanehara & Co.，Ltd.，2003.

[7] Michalski CW，Kleeff J，Wente MN，et al. Systematic review and meta-analysis of standard and extended lymphadenectomy in pancreaticoduodenectomy for pancreatic cancer[J]. Br J Surg，2007，94（3）：265-273.

[8] Pedrazzoli S，DiCarlo V，Dlionigi R，et al. Standare versus extended lymphadenectomy associated with pancreato duodenectomy in the surgical treatment of adenecarcinoma of the head of the pancreas：amulticenter. prospective. randonmized study. Lymphadenectomy Study Group[J].Ann Surg，1998，228（9）：508-517.

第十五章　胰腺癌的临床分期

肿瘤的正确诊断是肿瘤治疗的首要条件，是选用合适的治疗方案的基础。如何选择手术适应证，把更适合姑息治疗的肿瘤浸润或转移患者区分开来，正确的临床分期极为重要。影像学技术的发展，使胰腺癌的检出率不断提高，也使胰腺癌的术前可切除性评估为各界重视。在胰腺癌的分期诊断中，逆行胰胆管造影（ERCP）、超声（US）、内镜超声（EUS）、电子计算机断层扫描（CT）、磁共振检查（MRI）、磁共振胰胆管成像（MRCP）、正电子发射计算机体层显像技术（PET）等技术无疑得到了广泛的研究与临床应用，各有其优势，其中的任何一种方法都无法完全代替其他的检查手段。而为了避免不必要的单纯手术探查，人们致力于寻找更好的术前分期手段。1978年，Cuschieri等率先使用腹腔镜来探查腹膜转移，在直视下全面探查腹腔内脏器，对胰腺癌进行分期。之后，所谓“扩大腹腔镜检”的概念的提出以及判断标准，逐渐被各方接受及完善。但迄今为止，尚无“金标准”式的胰腺癌早期诊断及术前检查手段，胰腺癌的术前分期研究仍任重道远。

第一节　影像学分期

影像学技术在胰腺癌的作用涉及治疗前和治疗后处理评估。对于新诊断“胰腺肿块”，可切除性评估在影像学评估中至为重要。可切除性评估可分为发现、定位和定性、邻近血管侵犯情况及转移情况。在不能切除的肿瘤病例，影像学的作用是描述出转移部位及血管受累情况。术前分期的影像方法主要有血管造影、CT、MRI和内镜超声。各种方法均有利弊，与其他方法相比，螺旋CT不仅敏感度高，而且特异度也高，是术前分期最准确而简便易行的方法之一。常用影像学检查方法对胰腺癌诊断的应用如下：

（一）超声检查

超声检查具有简便、经济、无痛、无创、无辐射的特点，是目前筛查胰腺疾病常规首选的影像学检查手段。胰腺癌的典型影像学特征为胰腺局部呈现边界不清的低回声病灶，尚可伴有胰管不同程度的扩张。胰腺癌早期缺乏特异性的临床表现，无黄疸期的胰头癌或壶腹癌的最主要征象，可体现为胰管、胆系的扩张改变与肝外梗阻性黄疸，包括胰管扩张、胆囊增大、胆总管和肝内胆管的扩张。超声检查的结果不仅与检查医师的操作经验关系密切，而且时常因肠气干扰而无法清楚显示胰腺全貌，加之超声本身分辨率低及胰腺为后腹膜脏器等解剖因素，超声检查对小胰腺癌或早期胰腺癌的检测功效仍较局限。此外，超声检查对胰腺及其周围组织整体解剖结构的显示亦不及CT和MR检查，但彩色多普勒超声检查有助于判断胰腺周围血管受侵情况。

根据Gandolfi L、Pollock D等人报道，超声检查发现胰腺癌的敏感性为50%～94%。日本学者Tanaka评价超声诊断胰腺癌的敏感性、特异性、准确性分别达到98%、95.9%、95.9%，他认为超声检查对有胰腺癌高危因素如胰腺囊肿、轻度胰管扩张（≥2mm）等人群进行筛查颇有价值。胰腺癌灶大小对超声检查的结果影响较大，当胰腺癌直径＜2cm时，超声的主要表现为低回声病灶伴或不伴胰管扩张，但该征象不能较好地将胰腺癌与局灶性胰腺炎或胰腺良性肿瘤相鉴别。当胰腺癌直径＞2cm时，超声检查主要表现为局灶粗糙低回声的病灶伴有胰管的扩张。虽然超声检查对胰腺癌术前分期和可切除性的评价可靠性欠佳，但是其仍是初步筛查上腹疼痛及阻塞性黄疸病因的首选检查手段。

（二）内镜超声及内镜超声引导下细针穿刺活检

1．内镜超声技术　内镜超声（endoscopicultrasound，EUS）是通过内镜技术将超声探头导入胃和十二指肠内，以致超声探头可最大限度地近距离获取胰腺实质与局部淋巴结的高分辨率影像，加之EUS具备探头体积较小、分辨率高的优点，其对胰腺癌尤其是小胰腺癌的诊断、术前分期具有重要价值。Baron PL、Kay C等人认为，EUS对胰腺肿瘤诊断的敏感性为95%～100%。目前认为，EUS对胰腺癌，特别是小胰腺癌的诊断效果明显优于常规B超与腹部CT。

目前普遍采用日本超音波医学会制定的胰腺癌超声诊断标准：

（1）确诊标准　①胰腺实质内有明显的境界清晰的异常回声区域。②胰腺异常回声区伴有下列所见：a．胰尾部胰管扩张，直径＞3mm；b．胰头部胆管狭窄和（或）闭塞；c．胰腺有局限性肿大。

（2）疑似诊断　①胰腺有异常回声。②胰腺有局限性肿大。③需进一步检查：a．胰管扩张；b．胆管扩张或胆囊增大。

诚然，EUS亦有不足之处，主要体现在如下方面：①检查费用昂贵，患者需要处于清醒静息状态；②不能充分检查肝脏系统，实践操作有一定难度；③阴性预测值并非100%，临床诊断需要提高警惕并综合其他检查手段；④单独运用EUS并不能确切区分胰腺炎性病灶与肿瘤，应进一步尝试EUS引导下细针穿刺活检术辅助诊治；⑤如若患者曾行Oddi括约肌切开术、胰胆管内放置支架等前期治疗，易产生人为假象，影响检查结果。

2．内镜超声引导下的细针穿刺活检术　内镜超声引导下的细针穿刺活检术（EUS-guided fine needle aspiration，EUS-FNA）是在EUS的基础上，借助于线阵式内镜超声技术而开展的检查手段，其可使穿刺活检针全程显示在超声图像中，是一种安全、准确、有效的检查方法，对胰腺良性、恶性疾病的鉴别诊断具有重要意义。

内镜超声在早期诊断和术前分期中有很高的价值，这主要归功于在显示胰周血管和淋巴结受累方面有较高的准确度。Rosch报道，显示门静脉受侵的敏感度和特异度均大于90%，远高于常规B超、常规CT及血管造影。研究表明，判断胰周淋巴结受侵的准确度为72%，CT为30%，常规B超仅为12%。对于淋巴结受累，之所以有更高的准确度，主要在于能发现更多增大的淋巴结。对于能否判断正常大小的淋巴结是否发生了转移，目前尚无肯定结论。Legmann等比较SPCT与EUS在胰腺癌分期的准确度，显示其均为90%，判断不可切除的准确度分别为100%及86%，而其他报道显示判断其不可切除的准确度为75%～92%。尽管有如此高的准确度，但也有限度，例如：对肝脏或其他腹内转移检测率低；难以了解腹膜、网膜及肠系膜转移情况；对操作者技术要求高；不能显示腹腔干全程情况等。

胰腺疾病诊断的金标准是病理学依据，缺乏病理学的诊断是临床医生的棘手问题。虽然EUS-FNA可借助实时超声引导对病灶进行穿刺活检，继而对活检标本进行细胞学或组织学染色，从而对胰腺疾病作出定性诊断，但是整个过程与超声内镜医生的熟练操作技能及细胞病理学专家的指导密切相关。不同的胰腺疾病具有不同的细胞学类型和细胞形态学改变，EUS-FNA结合细胞学检查有助于胰腺疾病的早期诊断。Maker等研究发现，对95例怀疑胰腺疾病的患者行EUS-FNA细胞学检查，其中29例患者进行了外科手术治疗，最终的病理结果显示，7/29（24%）为恶性，这表明EUS-FNA细胞学检查的诊断准确率需进一步提高。

近年来，越来越多的专家学者认为，EUS-FNA与分子生物学技术相结合可提高胰腺疾病的诊断率，EUS-FNA穿刺标本的相关分子生物学检测为胰腺疾病的早期诊断提供了新的思路。Mishra等联合EUS-FNA细胞学检查及穿刺物的端粒酶活性检测，可以将单纯细胞学诊断胰腺癌的敏感度由85%提高到98%，而特异度仍为100%。*K-ras*基因突变几乎存在于所有的胰腺癌组织中，有学者研究发现，用PCR方法检测是否存在*K-ras*基因突变，可以弥补胰腺癌的细胞病理学诊断。对74例发现胰腺病变的患者进行EUS-FNA，应用PCR方法分析17密码子的突变，其中57例是胰腺导管癌，11例是慢性胰腺炎，9例是非功能性神经内分泌肿瘤。研究结果发现，与单独细胞学诊断相比，结合*K-ras*基因突变的检测，多发现了4例胰腺导管癌的患者。细胞学结合*K-ras*基因突变检测阴性的17例患者中，6例（35%）是胰腺导管癌。细胞学结合*K-ras*基因突变的检测与单独细胞学检测相比，敏感度（90.9%vs.82.5%）、特异度（47.16%vs.97.9%）、阳性预测率（89.5%vs.83.8%）、阴性预测率（98.1%vs.94.1%）、准确度（89.2%vs.58.18%）均有显著改善，该研究证实*K-ras*基因突变的检测可以弥补传统的细胞学检测。也有学者应用免疫学的方法检测某些基因的表达与胰腺疾病的关系，收集36例手术切除胰腺导管癌及15例EUS-FNA标本，计阳性细胞数的强度及阳性细胞数的比例。B7-H4的表达存在于92%（33/36）的胰腺导管癌患者中，98%（8/9）的EUS-FNA细胞学阳性病例中，20%（1/5）的细胞学阴性患者中。p53的表达存在于83%（30/36）胰腺导管癌患者中，44%（4/9）的EUS-FNA细胞学阳性病例中，20%（1/5）的细胞学阴性患者中。1例病理细胞学检查诊断为非典型增生无恶性改变，表达B7-H4及p53。结果证实这些基因的表达在胰腺疾病的诊断中起着重要的作用。细胞增殖指标Ki- 67的表达与胰腺疾病手术切除标本的组织学诊断相比，也具有较好的一致性。

（三）CT

近年来国外关于多层螺旋CT（SPCT）用于术前分期的报道逐渐增多，而且被认为是诊断和术前评估最全面而准确的方法。

胰腺癌CT征象

直接征象：平扫可发现胰腺的形态异常，局部或者弥漫性增大。如果是局部肿大，则肿块偏心性生长，在胰腺的局部隆起，肿块边缘不清，而且由于胰腺癌内血供相对少，所有CT上低密度肿块如果为全胰癌，则胰腺轻度不规则弥漫性增粗。间接征象：由于胰腺癌常来源于胰腺导管上皮，容易造成胰管远端扩张；胰头癌早期压迫和侵蚀胆总管壶腹部，影像学上常有双管征，所有胰管和胆总管扩张是胰头癌的间接征象，若肿瘤浸润周围组织也会表现出各种征象，血管扩张提示肿瘤可能侵犯血管，同样还提示血管不可切除；脂肪层受到侵犯，出现脂肪层模糊消失等影像学改变。

CT扫描图像的分析内容有：①肿瘤局部扩展范围；②胰腺周围主要动脉、静脉被完全或部分包裹程度；③有无肝转移灶；④区域性淋巴结病变的定位；⑤胰腺肿块的大小；⑥邻近脏器的受侵情况。国外对可切除的研究较多，均制定了与自身研究相关的可切除影像学标准，但重要的指标基本一致。其中，可切除的标准为病灶局限在胰腺包膜内，无邻近血管和脏器受侵，无远处器官和远处淋巴结转移。散在胰周、区域性淋巴结肿大，但未融合包埋胰周主要血管，这些淋巴结包括：①肝十二指肠韧带内淋巴结。②腹腔干及其分支周围的淋巴结。③胰头前、后和胰上、下淋巴结。④肠系膜上动脉周围的淋巴结。不可切除的标准包括胰周主要血管包括门静脉主干及其属支、腹腔干及其分支、肠系膜上动脉的狭窄、闭塞，环形或半圆形包埋门静脉、脾静脉、肠系膜上静脉（非环形受侵除外），邻近脏器受累（十二指肠除外）已发生了血行转移、远处淋巴结转移或腹膜癌变。

Zeman等报道评价TNM分期的准确度分别为77%、58%、79%，且经验丰富的医生判断可切除的敏感度为100%，特异度为95%，判断不可切除的准确度为96%。Diehl等报道，SPCT判断不可切除的准确度为91%，敏感度为91%，发现血管受侵、肝脏和淋巴结转移的准确度分别为88%、75%、54%。他们共同的结论是，提高了术前分期的准确度，在判断淋巴结转移方面仍有局限，主要原因在于，淋巴结的肿大可以是转移所致，也可以是反应性增生；发生转移的淋巴结常可以是正常大小；发生转移的淋巴结与未受累淋巴结的密度差较小，不易为SPCT显示。

（四）血管造影

既可以是常规的血管造影，也可以是数字减影血管造影。20世纪七八十年代，血管造影被认为是判断能否进行肿块切除的最佳手段，关键在于它能良好地显示胰腺邻近血管的受累情况。文献报道，血管造影显示胰周血管受累的准确度为65%～92%，判断不可切除的敏感度为67%～92%，特异度为64%～100%，准确度为

65%～91%。此外，显示肝转移灶较差，也不能显示淋巴结转移情况。

尽管文献报道在显示胰周血管受累方面血管造影与磁共振血管成像、三维血管重建相比能提供相同的信息，在评估能否切除方面具有相似的较高准确度。但毕竟是一种有创性检查手段。20世纪90年代初，随着影像学技术的发展，血管造影在术前分期的作用逐渐被取代。

（五）MR

进入20世纪90年代后，MR也成为术前分期的重要手段之一。胰腺图像质量受到生理学和物理学现象的干扰，主要表现在空间分辨力较差、运动伪影呼吸、肠蠕动、心血管搏动、相位伪影。

近年来，技术的进步带来胰腺疾病诊断方面的四大进展：脂肪抑制技术的成熟、组织特异性对比剂的开发、胆胰管成像的应用、快速动态序列的开发，尤其是三维动态增强磁共振血管成像的应用。脂肪抑制技术减少了相位伪影，增加了胰腺的信号强度。组织特异性对比剂如胰腺靶向对比剂在临床试验阶段已取得了很好的效果，它在肝、胰强化的持续时间较长，因而不必采用快速动态序列扫描。

MRCP在诊断方面可显示扩张的胰管或胆管、梗阻的部位甚至梗阻原因，但难以显示病灶的具体情况，因此在术前分期的作用不大。

MRCP成像：MRCP的基础是胆道和胰管内的水成像同时抑制其周围结构的信号。MRCP可以显示各种病变状态时的胰胆管改变。与ERCP相比，MRCP最显著的优点是可以从不同的角度显示整个胰管系统。在胰腺疾病的诊断中，MRCP诊断胰腺癌的敏感性为84%，特异性为97%，ERCP的敏感性为70%，特异性为94%。病变部位胰管和（或）胆总管胰腺段完全梗阻，尤其是截断状阻塞，引起的胰管、胆管扩张多较光滑及规则，绝大多数见于胰腺癌，其中“双管征”的出现强烈提示胰腺癌的诊断。而胰管、胆管不规则扩张及狭窄，呈串珠状、线状、纡曲状改变，可伴有胰周脂肪间隙模糊、假性囊肿形成者，则提示慢性胰腺炎可能性大。此外有学者提出胰管穿透征（duct penetrating sign）也有助于对胰腺癌的鉴别诊断。胰管穿透征最早由日本学者在1987年提出，2001年Ichikawa依据MRCP上胰管的形态和扩张的情况分成4型：Ⅰ型，主胰管阻断伴上游胰管的扩张或不扩张。Ⅱa型，肿瘤端胰管有狭窄并有胰管壁的不规则；Ⅱb型，肿瘤端胰管有狭窄但无管壁的不规则改变。Ⅲ型，整个胰管都有扩张但无明确的狭窄。Ⅳ型，主胰管正常。Ⅰ型、Ⅱa型多提示为胰腺恶性肿瘤，Ⅱb型、Ⅳ型从广义上属于胰管穿透征阳性，提示为炎性肿块。

（六）ERCP

ERCP对胰腺癌的敏感性较高，因为胰腺癌来源于胰腺导管通过胰管的造影能够直接清楚地显示壶腹部病变和胰管的狭窄梗阻或充盈缺损，特别是显示胰腺尾部的病变有更大的优越性，并可通过活检或刷洗取得病理标本，无须剖腹探查就可明确诊断。ERCP对胰腺癌诊断准确率较高，约为90%，但是ERCP属于有创检查，而且胰腺本身已存在病变不可避免会影响胰腺正常功能，若有胰管的完全性或不完全性梗阻再向胰管内注入大量造影剂就会继发胰腺炎，而且也不能观察和判断肿瘤大小及浸润范围和胰管以外的病变情况，因此，除了需要进行内镜下胰胆管支架置入引流减压外一般认为不选择ERCP作为首选的方法。

（七）正电子发射体层扫描（PET）

胰腺癌的糖代谢水平明显高于正常胰腺组织和周围器官，也明显高于胰腺炎等良性病变。PET利用这一特点从细胞代谢水平对胰腺癌进行诊断。从目前的研究资料看，PET能够很好地区别胰腺癌和胰腺炎，其敏感性和特异性分别为94%和88%，阳性预测值和阴性预测值分别为93%和89%。另外PET对于胰腺癌的淋巴结和细微的转移病灶诊断价值较大，很少出现假阴性结果，但因其有较高的敏感性，有时可出现假阳性结果。目前，胰腺疾病的核素显像中，应用较广泛的是18F-FDG PET显像。FDG PET主要是通过探测正电子放射性核素在体内分布情况，观察人体组织生理生化代谢等从而达到对胰腺癌的诊断和分期目的。与慢性胰腺炎相比，胰腺癌细胞表面有更多的葡萄糖转运体，胰腺癌的葡萄糖标准摄取值（SUV）明显高于慢性胰腺炎。有学者研究报道，FDG PET对胰腺癌诊断的敏感性和特异性分别为94%和88%。而另一项研究对73例怀疑胰腺癌的患者进行PET和CT检查，PET的敏感性和特异性分别为93%和93%，CT的敏感性和特异性分别为80%和74%，PET的准确率明显高于CT。全身FDG PET扫描作为一种检查方法，能够灵敏地显示转移性病灶的全身代谢图像，对胰腺癌转移灶，尤其是肝内转移病灶的显示具有重要价值。FDG PET对胰腺周围各组淋巴结转移的显像价值，目前还有一定的争论，主要是FDG PET对胰腺周围病灶的定位能力比较差。但由于FDG PET是全身显像，对其他远处转移灶的检测非常直观，所以对胰腺癌分期的诊断有着十分重要的价值。此外，FDG PET还可以作为评价胰腺癌患者预后的一种有效方法，通过对孙逸仙纪念医院23例胰腺癌患者术后随访观察，笔者发现，对FDG摄取率低的患者，其术后生存率明显高于高摄取率的患者。

胰腺癌的诊断多依赖于影像学检查，而近年来胰腺癌的发病率在上升，为此早期诊断对胰腺癌的治疗及预后具有非常重要的意义。随着影像技术和设备的快速发展，医学影像学在胰腺癌诊断方面显示了很大的作用。传统影像学检查中ERCP是胰腺癌诊断敏感性和特异性均较高的手段，其次是EUS、MRCP、CT及B超，其中ERCP、MRCP、EUS三者比较差异无统计学意义，而这3种检测手段与B超比较差异有统计学意义。随着无创检查，如MRCP、EUS的发展，不同影像学检查的趋势出现了一些变化。ERCP和血管造影受检人数明显减少，且逐渐由诊断、诊断加治疗向单纯治疗方面过渡。首选受检影像学中CT所占的比例显著增加，提示随着临床医生对胰腺疾病的认识，在高度怀疑胰腺占位性病变时，考虑到B超对胰腺观察会受到肠腔气体等多方面的影响，且敏感性不高，已经将CT列为首选影像学检查项目之一。

胰胆管病变的间接征象对于判断胰腺疾病有很大的帮助。文献报道MRCP对肝外胆管的显示率接近100%，对非扩张的肝内胆管外1/3的显示率也可达90%～96%；主胰管的显示率达81%～96%，体尾部主胰管的显示率达96%。为此，当患者出现黄疸等临床症状时，推荐先行MRCP检查明确胆管病变。其他影像学手段B超、CT、EUS等对于胰胆管病变的检出率和诊断率均较MRCP明显降低，故在考虑明确胰胆管病变性质和范围时不作为首选。影像学手段在胰腺癌诊断中的另一个重要作用是判断胰腺周围血管受累的范围，这是评估手术切除可能性的重要因素。胰腺癌以肠系膜血管、肝动脉、腹腔干等血管受累对手术能否切除的影响最大，其中肠系膜血管是受累最频繁的血管，在血管造影、EUS和CT血管重建的对比中，CT血管重建显示率效果较好，特别是在动脉血管的重建有明显的优势。

第二节　胰腺癌的腹腔镜分期

一、非侵入性检查的局限性

胰腺癌一旦确诊多数已不能切除，行剖腹探查会增加对患者的不必要危害，因此，应避免不必要的剖腹探查。在胰腺癌的分期诊断中，ERCP、US、EUS、CT、MR、MRCP、PET等技术无疑得到了广泛的研究与临床应用，各有其优势，其中的任何一种方法都无法完全代替其他的检查手段。CT检查的目的是发现肿瘤和评价可切除性，优于B超及MR。CT扫描定为可切除的标准是：无胰外转移，腹腔动脉或肠系膜上动脉（SMA）未受累，肠系膜上静脉-门静脉（SMV-PV）汇合处开放通畅。CT扫描预计未能切除的准确率几乎达100%，少数还有错误判断，而对可切除性的准确率仅67%，CT扫描很难发现肿瘤侵及肠系膜、门静脉，以及向后方浸润和直径<5mm的病灶。CT、B超及MR等难以发现1cm以下的肿瘤转移灶；B超敏感性低于CT；腹腔镜超声、CT、B超对胰腺癌远处转移的敏感性分别为94%、33%、29%，MR在胰腺癌分期方面并不优于CT。其他学者也进行了相关研究，CT、腹腔镜超声、术中超声的敏感性分别为90%、78%、93%，特异性分别为99%、100%、89%。因此，作为低侵入性诊断方法，腹腔镜判断胰腺肿瘤分期及能否切除，变得更为重要。

采用腹腔镜技术对胰腺癌进行分期，可在直视下全面探查腹腔内脏器，包括腹膜、肝和肝门及其周围组织、胃结肠韧带、小网膜、大网膜、大小肠及其系膜、盆腔壁层腹膜、腹腔淋巴结及原发灶等，确定是否存在肝脏、腹膜或远处淋巴结转移等，具有效果好、痛苦轻、瘢痕少、手术风险低、获得信息多等优点。腹腔镜探查结合腹腔镜超声能提高检查准确率，必要时可采用针吸或切取活检。联合应用腹腔镜超声检查、腹腔内脱落细胞学检查以及腹腔镜下针吸活检或切取活检更能提高单纯腹腔镜检查的准确性。

二、腹腔镜技术在胰腺癌分期中的应用

（一）胰腺癌LE的手术方法

Conlon等提出4个套管、6个步骤的标准检查程序，即扩展腹腔镜分期术，系统检查结肠、腹腔、原发肿瘤、肝脏、肝门以及门静脉和腹腔干周围。患者全麻后于脐上穿刺建立气腹，压力维持15mmHg，穿刺 10mm Trocar，置入腹腔镜；直视下于左、右上腹部再做 1～ 2个穿刺孔用于辅助操作。在腹腔镜下行腹腔灌洗并收集灌洗液行细胞学检查，可判断有无肿瘤细胞的脱落种植性转移。腹腔灌洗液中癌细胞的阳性发现预示着肿瘤已不可根治性切除。若腹腔镜检查未发现根治性手术的禁忌，即行LUS 检查，做进一步的分期。手术过程大致为：在左、右上腹各注入 200 mL盐水，进行腹腔灌洗细胞学检查。评估肿瘤原发灶的情况，记录其局部浸润情况、大小及是否固定。将患者放置于逆旋20° 的垂头仰卧位（Trendelenburg卧位），并左倾10° 。检查清楚左、右肝叶的前后表面。可用一长 10 mm 的钝性器械对肝脏进行辅助的触诊。检查肝十二指肠韧带及网膜孔。对每个增大的结节进行活检，如果其呈阳性将预示不能行切除术。再将患者放回无倾斜的逆旋10° 的Trendelenburg卧位，网膜卷缩入左上腹，可见 Treitz韧带，而且可仔细检查结肠系膜。患者再转到仰卧位，切开小网膜，这样肝尾状叶、腔静脉、腹腔动脉可被很好暴露。必要时，对腹腔、肝脏、胃周的结节取样。此外，还有腹腔镜下超声（LUS）。检查通过右上腹的 10mm 入口进行。评估有无肝脏表面的损害，可通过一组系统的方法。沿幽门放入一超声波探头，清洁十二指肠后可检查肿瘤的原发灶。也可用这一方式完成对胰腺头部的病情的直接评估，同时需注意门静脉与肠系膜上动脉会合部的关系。

Machi主张采用三孔法，即经剑突下、右肋缘下、脐部戳孔置入腹腔镜探头。他认为两孔法难以同时做到对肝脏和胰腺的全面扫描。由于胰腺属腹膜后位器官，显露不易，常常需要辅助性手术器械在镜下以适当的动作将挡在胰腺前面的胃肠道、大网膜推开，或分离胃结肠韧带以进入小网膜囊。三孔法有利于置入显露与分离用辅助性手术器械。胰头部的扫描最好经剑突下戳孔完成，而胰体尾的扫描则通过右侧腹壁或脐部戳孔较佳。值得注意的是，估计胰腺癌已无法行根治性切除，而拟行腹腔镜下胆管内引流术时，戳孔的位置应与四孔法腹腔镜胆囊切除术（LC）相同。

（二）腹腔镜胰腺癌的分期方法

目前，有多种腹腔镜胰腺癌分期方法。Machi等将腹腔镜与 LUS胰腺癌分期的步骤总结如下：①经腹腔镜视诊评估：有无腹膜的转移性扩散；有无肝脾表面、腹腔内浅表淋巴结及其他器官的转移；有无胰腺邻近器官的直接受侵。②经LUS评估：胰腺肿瘤的大小及解剖部位；肿瘤的超声特性；肿瘤与门静脉和肠系膜上静脉的关系；胰腺内有无其他病变；有无肿大淋巴结；肝、脾实质内有无转移。

Cuschicri于1999 年首先将腹腔镜技术应用于胰腺癌的诊断及临床分期，其目的是发现腹膜后肿大淋巴结及肝脏转移结节，减少不必要的剖腹探查。Sban-Kettering 癌症中心应用多孔腹腔镜进行胰腺癌的诊断与分期，其操作如剖腹探查一样，先评估原发灶，检查肝脏和肝门，切开胃肝网膜，检查肝尾叶、腔静脉、腹腔动脉和小网膜囊，确定 Treitz 韧带，观察结肠系膜、十二指肠和空肠。出现下列腹腔镜检查结果才能判定肿瘤不能切除：肿瘤向胰外扩展，如横结肠系膜、腹腔动脉或门静脉淋巴结已被侵犯；肿瘤已包绕腹腔动脉或肝动脉；1/4肿瘤已包绕门静脉及肠系膜上动静脉。如发现腹膜有多发性种植灶、肝脾表面有转移灶、胃十二

指肠或横结肠系膜有广泛侵犯，特别是根治手术切除范围以外的侵犯，提示已无根治性切除的可能。如腹腔镜下的病变不能确定为转移灶，且此转移灶在规定的切除范围之外，应在镜下行活检术。Collen 等提出扩展腹腔镜分期术，通过腹腔4个方位的系统检查，明确有无转移灶。在腹腔镜下行腹腔灌洗并收集灌洗液行细胞学检查，可判断有无肿瘤细胞的脱落种植性转移。腹腔灌洗液中癌细胞的阳性发现预示着肿瘤已不可根治性切除。若腹腔镜检查未发现根治性手术的禁忌，即行LUS 检查，做进一步的分期。

（三）LUS在胰腺癌分期中的应用

1. LUS在胰腺癌分期中的优点　随着腹腔镜技术的广泛开展，临床上越来越关注腹腔镜手术中因触觉丧失又无法直视的腹腔内脏器深部和腹膜后间隙的病变，以及病灶与邻近器官之间的解剖关系等问题。腹腔镜技术的应用日益广泛，但腹腔镜下胰腺癌的分期受到下列限制：仅是二维检查；不能手指触摸；不能正确评估肿瘤与腹膜后血管的真正关系。因此，LUS的问世使腹腔镜应用范围更加广泛，几乎涉足了开腹手术的各个领域。近年来，国内外学者开始利用 LUS 对胰腺癌进行诊断和分期，对肿瘤侵犯程度或淋巴结转移做出进一步评估，达到选择最适宜的手术方法的目的。

Machi 推荐，在需同时扫描肝、胰的情况下，先经右侧腹壁戳孔置入超声探头，可一次完成大部分的肝胰扫描而不需做探头的换位。一般检查胰头及钩突部时可将探头直接置于欲扫描部位，即胃结肠韧带表面，也可采用经十二指肠第一、第二段的前外侧作为超声窗扫描。胰头癌扫描的重点在胰头部，目的是了解有无癌肿对肠系膜上动静脉及下腔静脉的直接侵犯，而肠系膜上血管的受侵是导致胰头癌丧失根治性切除机会最主要的原因。打开多普勒血流显像开关，可良好地显示肿块与门静脉、肠系膜上静脉、肠系膜上动脉、下腔静脉、腹主动脉等重要的胰周大血管的关系。胰体、胰尾癌容易转移至脾脏，扫描脾脏时探头应自右侧腹壁戳孔或脐部戳孔置入，检查胰体、胰尾部时，采用经胃前壁的超声窗效果较佳。LUS 在检出术前影像检查未能发现的肝脏深部的微小转移灶方面具有无可争议的优越性。一旦确定肝内有多发的术前影像检查未发现的转移灶，即已无必要再行剖腹探查。

2. 胰腺癌 LUS 检查的声学表现及意义　胰腺癌肝转移灶典型的超声表现是呈高、中、低回声的圆形或类圆形病灶，周围伴有低回声晕圈。将探头放置在胃表面扫描胰腺，可判断胰腺癌与胃后壁间有无侵犯。正常情况下，胃后壁与胰腺表面之间的间隙表现为一低回声带。如肿瘤已侵及胃后壁，可见胃后壁正常的组织层次断裂、扭曲、消失，高回声的胃后壁浆膜层与高回声的胰腺前表面界限消失，代之以低回声的癌肿将两者融合在一起，胃后壁与胰腺间正常存在的低回声组织间隙消失。胰头癌患者一般都伴有胰胆管显著扩张，有时癌肿直接侵犯胆总管胰内段。影响根治性手术最常见的原因是胰头癌对肠系膜上动静脉的侵犯。John 等利用 LUS 检查判断胰头癌侵犯肠系膜血管的 5 个征象包括：①血管栓塞或血流中断，伴有或不伴有侧支血管形成；②固定的局部血管狭窄；③肿瘤与血管壁之间正常清晰可见的高回声组织界面消失，代之以低回声的肿瘤侵犯性包裹；④血管被低回声的肿瘤组织包裹，血管壁变僵硬；⑤血管腔内疑有肿瘤组织侵入。当LUS显示有上述表现时，常提示肿瘤已不可行根治性切除。Menack 等认为 LUS 在判断门静脉受侵和局部淋巴结转移方面有不足之处。在由腹腔镜及 LUS 判定可行治疗性切除的 18 例胰头癌患者中，剖腹手术探查发现有 2例因门静脉的包裹性侵犯和肠系膜上淋巴结群的转移而最终放弃了治疗性切除手术。此外，因十二指肠含气的影响，LUS 对壶腹部肿瘤的判断尚有缺陷。

LUS 探头带有穿刺活检通道，可在 LUS 引导下方便地对病灶进行针吸细胞学检查。Schachter 报告在采用 LUS 进行分期的 67 例胰头癌患者中，有 3 例的胰头占位性病变经针吸活检证实为来自乳腺、肾脏、结肠的转移癌，另 1 例则为胰腺的淋巴瘤。

总之，LUS 的探头频率为 5～10MHz，可增大分辨率，减低穿透深度；用不同硬度、长度、口径的线状阵列的换能器而非扇形扫描；探头穿过套管针，具有脉冲与彩色多普勒的功能，但不受腹壁和肠气的干扰。LUS 能探查到直径0.2cm 的病变，比开腹术中用手触摸的敏感性还高。LUS 更有利于胰腺癌局部侵犯和血管受累情况的判断。

三、腹腔镜诊断技术的争议

腹腔镜技术可将图像放大 8～14 倍，能发现术前影像学检查不能发现的微小病灶，而且腹腔镜下可以对病变组织进行活检，明确病变性质，将超声技术与腹腔镜技术联合应用，可观察到脏器深部病变，且由于腹腔镜超声探头可以直接与拟观察的脏器表面接触，避免了腹壁及胃肠道气体的干扰，提高了分辨率，可避免不必要的开腹手术，显著地提高了对胰腺癌患者手术与非手术治疗方法的选择。

胰腺癌的腹腔镜分期在起初的应用当中发挥了不可否认的作用，但随着现代影像技术的不断进步，这种情况已在逐渐发生改变。Pisters 等认为，现代影像技术可使胰腺癌术前判断可切除率的准确性达 75%，免受开刀之苦的比例仅有 4%～13%，使腹腔镜检查与分期的应用范围受到限制，现仅在部分患者中选择使用，而不列为常规使用。

近年，美国学者主张以下 2种情况宜行 LE：①CT检查发现胰腺肿物，估计能切除者，术前可先行 LE；②CT检查发现胰腺肿物估计不能切除者，可行 LE＋活检，取得病理诊断，以指导化疗和放疗等综合治疗。尽管如此，目前尚难以对其临床价值做出一个全面合理的评价，其原因主要有：①高分辨率 CT 的应用不平衡，有些单位尚无此设备；②可切除性0缺乏科学严格的定义，不同的医生有不同的可切除标准；③研究对象中存在偏差，有些报道中尚包含了胰腺癌以外的其他肿瘤，如胆总管下端癌、壶腹周围癌以及一些良性肿瘤；④有些病例缺乏病理学方面的支持，腹膜后及其周围组织的浸润缺乏科学依据和标准，从而也无法确定腹腔镜检查与 R0、R1、R2切除率之间的关系。

因此，笔者认为，诊断性腹腔镜和腹腔镜超声应该作为原发性或转移性腹部恶性肿瘤患者术前影像学检查的补充方法。

第三节　国际分期标准

胰腺癌的分期直接影响到胰腺癌治疗方案的选定以及预后的大致判断，全球不同国家胰腺癌的分期也有所差异。最近15年，胰腺癌分期特别是淋巴结的分期出现2种不同的系统，反映了对手术方法的2种不同态度。日本分期以日本胰腺病协会（JPS）的一般规则为依据。西方则以国际抗癌联盟（UICC）或美国癌肿联合会（AJCC）的分期为依据，2种分期各有其优缺点。

一、日本胰腺病学会（JPS）分期标准

胰腺癌病理分期中，比较经典的是日本胰腺病学会的分期方法（表15-1），它主要是根据肿瘤直径的大小与胰腺癌是否发生转移为参考对象，从而将胰腺癌分为4期。日本分期精确界定肿瘤部位和受侵犯的各邻近结构。使用日本分期系统需切除足够的淋巴结和对切除标本做大量、细致的病理组织工作。该系统可能更准确反映癌肿播散和转移的真实情况，其缺点是使用方法比较复杂，除记录肿瘤大小、位置和浆膜、神经丛、十二指肠、静脉和动脉的侵犯情况外，还要记录17组淋巴结情况，有些组别再分成亚组，实际需记录的淋巴结共35组。

Ⅰ期：肿瘤直径＜2cm，无区域淋巴结转移，未浸润胰腺包膜、后腹膜、门静脉、肠系膜上静脉及脾静脉。

Ⅱ期：肿瘤直径2.1～4.0cm，紧靠肿瘤的淋巴结有转移，胰包膜、后腹膜和前述血管有可能转移。

Ⅲ期：肿瘤直径4.1～6cm，第1站和第3站之间的淋巴结有转移，胰腺包膜和后腹膜有浸润。

Ⅳ期：肿瘤直径>6.1cm，第3站淋巴结转移，侵犯邻近内脏、后腹膜、门静脉、肠系膜上静脉及脾静脉。

表15-1　JPS分期标准

病期		肿瘤表现
Ⅰ期	T1	肿瘤直径<2cm
	N0	无区域淋巴结转移
	S0	未浸润胰包膜
	Rp0	未浸润后腹膜
	V0	未浸润门静脉、肠系膜上静脉和脾静脉
Ⅱ期	T2	肿瘤直径2.1～4cm
	N1	紧靠肿瘤的淋巴结有转移
	S1	胰包膜有可疑侵犯
	Rp1	后腹膜有可疑侵犯
	V1	前述静脉有可疑侵犯
Ⅲ期	T3	肿瘤直径4.1～6cm
	N2	第1站和第3站之间的淋巴结有转移
	S2	胰包膜有浸润
	Rp2	后腹膜有浸润
Ⅳ期	T4	肿瘤直径>6.1cm
	N3	第3站淋巴结（靠近区域淋巴结）有转移
	S3	侵犯邻近内脏
	Rp3	后腹膜被广泛浸润
	V3	前述静脉被广泛浸润

二、UICC分期标准

由美国癌症联合委员会AJCC和国际抗癌联盟UICC联合制订的恶性肿瘤TNM分期标准2009第七版，将恶性肿瘤按肿瘤大小T、区域淋巴结转移N和远处转移情况M进行分期，是目前国际通用的决定癌症病期、选择治疗方案、判断预后、比较疗效的"金标准"（表15-2）。

表15-2　UICC/AJCC TNM 分期标准

T-原发肿瘤

- Tx　不能测到原发肿瘤
- T0　无原发肿瘤的证据
- Tis　原位癌
- T1　肿瘤局限于胰腺，最大径≤2cm*
- T2　肿瘤局限于胰腺，最大径≤4cm*
- T3　肿瘤扩展至胰腺外，但未累及腹腔动脉和肠系膜上动脉
- T4　肿瘤侵犯腹腔动脉和肠系膜上动脉

M-远处转移

- Mx　不能测到远处转移
- M0　无法远处转移
- M1　远处转移

分期

0期	Tis	N0	M0
ⅠA期	T1	N0	M0
ⅠB期	T2	N0	M0

（续表）

N-区域淋巴结	ⅡA期	T3	N0	M0
Nx 不能测到区域淋巴结	ⅡB期	T1、T2、T3	N1	M0
N0 无区域淋巴结转移	Ⅲ期	T4	任何N	M0
N1 区域淋巴结转移	Ⅳ期	任何T	任何N	M1

*经CT测量（最大径）或切除标本径病理学分析

（1）原发肿瘤（T）分期 Tx：不能判断；T0：无原发肿瘤证据；T1：原发肿瘤未超出胰腺；T1a：肿瘤≤2cm；T1b：肿瘤>2cm；T2：肿瘤侵犯十二指肠、胆道或胰腺周围组织；T3：肿瘤侵犯胃、脾、结肠、大血管。

（2）小区域淋巴结（N）分期 Nx：不能判断；N0：区域淋巴结无转移；N1：有区域淋巴结转移。

（3）远处转移（M）分期 Mx：不能判断；M0：无远处转移；M1：有远处转移。

三、JPS和UICC分期标准的比较

（一）T分期

JPS 2002 标准中与T分期相关的不仅是实体肿瘤的大小和浸润深度，还需通过8个独立的因素联合判断分别是CH、DU、S、RP、PV、A、PL及OO。除肿瘤体积具体分为T1（<2 cm）和T2（>2 cm），上述8项独立因素均可用+/–来判断，在此基础上T1/T2就被定义为局限于胰腺内，除肿瘤体积外其余8项影响因素均为阴性。两者对比显示，在胰头癌压迫胆总管下端引起阻塞性黄疸时，UICC标准认为肿瘤仍局限于胰腺内而将其归于T1期或T2期；若按JPS标准，CH因素为阳性而归入T3期，而在临床诊疗中大量胰头癌患者是由于阻塞性黄疸就诊。国外研究显示选取UICC标准下属T1期和T2期的患者，将其分为CH阳性组或阴性组，发现前者的5年生存率明显低于后者，由此看出CH因素能影响患者的生存率。同样在T3期和T4期的界定上UICC与JPS也持不同意见，主要表现在胰周神经丛的侵犯上。Ozaki等研究193例获切除的胰腺癌患者的预后与神经侵犯的关系，结果显示淋巴结转移阴性情况下无神经浸润者的5年生存率为75%，有神经侵犯者仅为17%；而淋巴结转移阳性情况下，无神经浸润者的5年生存率为17%，有神经侵犯者则为10%。国内一些小样本研究也提到胰腺癌的神经侵犯超过50%。本研究中19.4%的患者存在神经侵犯，且PL因素影响了患者的生存率，PL阳性者的MST仅为5.07个月而PL阴性者为9.03个月（$P<0.001$）。

（二）N分期

胰腺癌有胰内播散和早期胰外播散的倾向，胰外播散包括淋巴结和淋巴管转移、血管周围神经丛转移、血行性肝和骨髓转移及腹腔内游离癌细胞播散。UICC分期仅简单地将淋巴结转移描述为阴性（N0）或阳性（N1），相比之下JPS分期法以正常胰腺淋巴引流为基础，按阳性淋巴结所在区域分站、分期，并精确界定了肿瘤部位和受侵犯的各邻近结构及程度，从而可准确地反映胰腺癌浸润扩散和淋巴结转移的情况。胰头前后和肠系膜上动脉周围是淋巴结受累最常见的部位。Ishikawa等报告81例胰头癌其中淋巴结阳性第13组为49%、第17组为37%、第16组为47%、第12组为15%。国内有学者采用手术显微镜下检出法对胰头癌胰十二指肠标本进行淋巴结检测，其结果较常规病理检查获得更多的淋巴结及更高的淋巴结转移率。UICC的特点是分期简单，而胰腺癌分期方法的不断改进主要体现在N分期上，为做到JPS的确切分期其临床和病理工作量则相当巨大。

（三）M分期

在JPS分期中M1包括了N3期，即为第3站淋巴结，而UICC则将区域淋巴结外的转移淋巴结定义为远处淋巴结。按此标准，只要在胰头癌中发现第9组、第11p组、第18组淋巴结转移，即使在UICC标准中只能作为N1

期，而JPS分期已归入M1期（JPS N3）。同理，胰体、尾部癌第12a组、第12b组、第12p组、第13a组、第13b组、第17a组及第17b组淋巴结阳性也意味着其分期进入了M1期（JPS N3）。

据国外文献报道，50%甚至更多UICC Ⅱa期的患者按JPS标准将被归为Ⅳa期，40%的Ⅱb期患者将归入Ⅳa期，20%的Ⅱb期患者将归入Ⅳb期。由此可看出，>50%的UICC Ⅱ期患者在JPS分期中将被归为Ⅳ期，简而言之，JPS比UICC得出的分期更晚，大多分期漂移都集中于Ⅱa～Ⅲ期和Ⅲ～Ⅳa期，这使UICC Ⅱb期的存在很尴尬，考虑到研究样本量的问题，研究者仍需搜集更多资料，最佳结果应是在大样本、多中心的前提下得出。从生存曲线上来看JPS的胰腺癌分期，各组间有很清晰的分层现象，而UICC各期间的差异性不如JPS鲜明，日本学者根据他们的数据库也有相似的结果。这也是JPS最大的实用之处，即分层现象越明显表示该分期对各期别间患者的预后判断越准确。

综上所述，T分期方面JPS比UICC描述肿瘤局部浸润更细致，两者对预后的判断均有意义；N分期方面JPS比UICC能更好地反映多处淋巴结转移情况，但需在手术中清扫更广泛的范围以及需病理科医师的配合，M分期方面JPS和UICC对预后判断都很好，而临床分期方面JPS对患者预后的判断比UICC更佳，所以尽管UICC分期更简便易懂对预后判断也有不错的价值，但JPS分期对描述肿瘤局部浸润、淋巴结转移和预后判断更为客观，临床应用价值更高。

（林青　陈汝福　谭浪平）

参考文献

[1] 卢延．胰腺癌的 CT 与 MR 诊断新进展[J]．中国医学计算机成像杂志，1999，5（4）：240-244．

[2] 李海，李同仁，王秋生．腹腔镜外科的应用现状[J]．中国临床医学，2000，7：357-358．

[3] 胡先贵．胰腺癌的神经侵犯和外科处理[J]．外科理论与实践，2005，10（3）：210-211．

[4] 张延龄．规范胰腺癌根治术中区域淋巴结廓清的意义[J]．外科理论与实践，2005，10（3）：208-209．

[5] Clzschieri A，Hall AW，Clark J．Value of laparoscopy in the diagnosis and management of pancreatic carcinoma[J]．Gut，1978，19（7）：672- 677．

[6] Maker AV，Lee LS，Raut CP，et al．Cytology from pancreatic cysts has marginal utility in surgical decision-making[J]．Ann Surg Oncol，2008，15（11）：3187-3192．

[7] Mishra G，Zhao Y，Sweeney J，et al．Determination of qualitative telomerase activity as an adjunct to the diagnosis of pancreatic adenocarcinoma by EUS-guided fine-need le aspiration[J]．Gastro intest Endosc，2006，63（4）：648-654．

[8] Malu-f Filho F，KumarA，Gerhardt R，et al．K-ras mutation analys is of fine needle aspirate under EUS guidance facilitates risk stratification of patients with pancreatic mass[J]．J Clin Gastroenterol，2007，41（10）：906-910．

[9] Awad allah N S，ShroyerK R，LangerDA，et al．Detection of B7-H4 and p53 in pancreat ic cancer：potential role as a cytological diagnostic adjunct[J]．Pancreas，2008，36（2）：200-206．

[10] Piani C，Franchi GM，Cappelletti C，et al．Cytological Ki- 67 in pancreatic endocrine tumours：an opportunity for pre-operative grading[J]．Endocr Relat Cancer，2008，15（1）：175-181．

[11] Zeman R K，Cooper C，Zeiberg A S，et al．TNM staging of pancreatic carcinoma using helical CT[J]．AJR，1997，169（2）：459-464．

[12] Diehl S J，Lehmann K J，Sadick M，et al．Pancreatic cancer：value of dual-phase helical CT in assessing resectability[J]．Radiology，1998，206（2）：373-378．

[13] Takehara Y．MR pancreatography[C]//Seminars in Ultrasound，CT and MRI．WB Saunders，1999，20（5）：324-339．

[14] Adamek H E，Albert J，Breer H，et al．Pancreatic cancer detection with magnetic resonance cholangiopancreatography and endoscopic

retrograde cholangiopancreatography: a prospective controlled study[J]. The Lancet, 2000, 356 (9225): 190-193.

[15] Ichikawa T, Sou H, Araki T, et al. Duct-penetrating sign at MRCP: usefulness for differentiating inflammatory pancreatic mass from pancreatic carcinomas 1[J]. Radiology, 2001, 221 (1): 107-116.

[16] Reske S N, Grillenberger K G, Glatting G, et al. Overexpression of glucose transporter 1and increased FDG uptake in pancreatic carcinoma[J]. J Nucl Med, 1997, 38: 1344-1348.

[17] Friess H, Langhans J, Ebert M, et al. Diagnosis of pancreatic cancer by 2 [18F] -fluoro-2-deoxy-D-glucose positron emission tomography[J]. Gut, 1995, 36 (5): 771-777.

[18] Fröhlich A, Diederichs C G, Staib L, et al. Detection of liver metastases from pancreatic cancer using FDG PET[J]. J Nucl Med, 1999, 40 (2): 250-255.

[19] D'Onofrio M, Gallotti A, Pozzi Mucelli R. Imaging techniques in pancreatic tumors[J]. Expert Review of Medical Devices, 2010, 7 (2): 257-273.

[20] Canto M I, Goggins M, Hruban R H, et al. Screening for early pancreatic neoplasia in high-risk individuals: a prospective controlled study[J]. Clinical Gastroenterology and Hepatology, 2006, 4 (6): 766-781.

[21] Buchs N C, Chilcott M, Poletti P A, et al. Vascular invasion in pancreatic cancer: Imaging modalities, preoperative diagnosis and surgical management[J]. World journal of gastroenterology: WJG, 2010, 16 (7): 818.

[22] Sugiyama M, Hagi H, Atomi Y, et al. Diagnosis of portal venous invasion by pancreatobiliary carcinoma: value of endoscopic ultrasonography[J]. Abdominal Imaging, 1997, 22 (4): 434-438.

[23] Aslanian H, Salem R, Lee J, et al. EUS diagnosis of vascular invasion in pancreatic cancer: surgical and histologic correlates[J]. The American Journal of Gastroenterology, 2005, 100 (6): 1381-1385.

[24] Fuhrman G M, Charnsangavej C, Abbruzzese J L, et al. Thin-section contrast-enhanced computed tomography accurately predicts the resectability of malignant pancreatic neoplasms[J]. The American Journal of Surgery, 1994, 167 (1): 104-113.

[25] Freeny P C, Traverso L W, Ryan J A. Diagnosis and staging of pancreatic adenocarcinoma with dynamic computed tomography[J]. The American Journal of Surgery, 1993, 165 (5): 600-606.

[26] Saldinger P F, Reilly M, Reynolds K, et al. Is CT angiography sufficient for prediction of resectability of periampullary neoplasms? [J]. Journal of Gastrointestinal Surgery, 2000, 4 (3): 233-239.

[27] Cuschieri A, Hall A W, Clark J. Value of laparoscopy in the diagnosis and management of pancreatic carcinoma[J]. Gut, 1978, 19 (7): 672-677.

[28] Conlon K C, Dougherty E, Klimstra D S, et al. The value of minimal access surgery in the staging of patients with potentially resectable peripancreatic malignancy[J]. Annals of Surgery, 1996, 223 (2): 134.

[29] Espat N J, Brennan M F, Conlon K C. Patients with laparoscopically staged unresectable pancreatic adenocarcinoma do not require subsequent surgical biliary or gastric bypass[J]. Journal of the American College of Surgeons, 1999, 188 (6): 649-657.

[30] Machi J, Schwartz J H, Zaren H A, et al. Technique of laparoscopic ultrasound examination of the liver and pancreas[J]. Surgical Endoscopy, 1996, 10 (6): 684-689.

[31] Menack M J, Spitz J D, Arregui M E. Staging of pancreatic and ampullary cancers for resectability using laparoscopy with laparoscopic ultrasound[J]. Surgical Endoscopy, 2001, 15 (10): 1129-1134.

[32] Pisters P W T, Lee J E, Vauthey J N, et al. Laparoscopy in the staging of pancreatic cancer[J]. British Journal of Surgery, 2001, 88 (3): 325-337.

[33] Japan Pancreas Society. General Rules for the Study of Pancreatic Cancer[M]. 5th ed. [in Japanese]. Tokyo: Kanehara, 2002.

[34] Japan Pancreas Society. Classification of pancreatic carcinoma[M]. 2nd English ed. Tokyo: Kanehara, 2003.

[35] Montes HZ. TNM classification of malignant tumours, 7th edition[J]. J Radiat Oncol, 2010, 78 (4): 1278.

[36] Matsuno S. General overview for 20 years in the National Pancreatic Cancer Registry of the Japan Pancreas Society[J]. J Jpn Pancreas Soc, 2003, 18: 97-169.

[37] Ozaki H, Hiraoka T, Mizumoto R, et al. The prognostic significance of lymph node metastasis and intrapancreatic perineural invasion in pancreatic cancer after curative re section[J]. Surg Today, 1999, 29 (1): 16-22.

[38] Ishikawa O, Ohigashi H, Sasaki Y, et al. Practical grouping of positive lymph nodes in pancreatic head cancer treated by an extended pancreatectomy[J]. Surgery, 1997, 121 (3): 244-249.

[39] Isaji S, Kawarada Y, Uemoto S. Classification of pancreatic cancer: comparison of Japanese and UICC classifications[J]. Pancreas, 2004, 28 (3): 231-234.

第二部分

胰腺癌外科治疗

第十六章　围手术期的处理

围手术期处理（perioperative management）是为患者手术做准备和促进术后康复。围手术期从患者决定需要手术治疗开始。对于胰腺癌患者可能需数天，以查清病情，做好术前准备，使患者具有充分的思想准备和良好的机体条件。手术后，要采取综合治疗措施，防治可能发生的并发症，尽快地恢复生理功能，促使患者早日康复。

第一节　术前一般准备

手术前，要对患者的全身情况有足够的了解，查出可能影响整个病程的各种潜在因素，包括心理和营养状态，心、肺、肝、肾、内分泌、血液以及免疫系统功能等。因此，必须详细询问病史，全面地进行体格检查，除了常规的实验室检查外，还需要进行一些涉及重要器官功能的检查评估，以便发现问题，并估计患者对手术的耐受力。

一般准备。包括心理准备和生理准备两方面。

（一）心理准备

患者术前难免有恐惧、紧张及焦虑等情绪，或对手术及预后有多种顾虑。医务人员应从关怀、鼓励出发，就病情、施行手术的必要性及可能取得的效果，手术的危险性及可能发生的并发症，术后恢复过程和预后，以及清醒状态下施行手术因体位造成的不适等，以恰当的言语和安慰的口气对患者作适度的解释，使患者能以积极的心态配合手术和术后治疗。同时，也应就疾病的诊断，手术的必要性及手术方式，术中和术后可能出现的不良反应、并发症及意外情况，术后治疗及预后估计等方面，向患者家属或（和）单位负责人作详细介绍和解释，取得他们的信任和同意，协助做好患者的心理准备工作，配合整个治疗过程顺利进行。应履行书面知情同意手续，包括手术、麻醉的知情同意书、输血治疗同意书等，由患者本人或法律上有责任的亲属（或监护人）签署。

（二）生理准备

生理准备是对患者生理状态的调整，使患者能在较好的状态下安全度过手术和术后的治疗过程。

为手术后变化的适应性锻炼包括：术前练习在床上大小便，教会患者正确的咳嗽和咳痰的方法。术前2周应停止吸烟。

输血和补液。施行大、中手术者，术前应作好血型和交叉配合试验，备好一定数量的血制品。对有水、电解质及酸碱平衡失调和贫血的患者应在术前予以纠正。

预防感染。手术前，应采取多种措施提高患者的体质，预防感染。例如：及时处理龋齿或已发现的感染灶；患者在手术前不与患感染者接触。严格遵循无菌技术原则，手术操作轻柔，减少组织损伤等是防止手术野感染的重要环节。目前认为对于术前无感染症状的胰腺癌患者，术前不需要常规给予抗生素治疗以预防感染，而应该在手术当天手术开始前0.5～2h应用抗生素，如果手术时间过长，可以根据应用抗生素的半衰期于术中加用一剂。术后如无感染表现，预防性抗生素使用在48h内可以停药。

热量、蛋白质和维生素。由于手术创伤和手术前后的饮食限制，必然会使机体消耗增加，热量、蛋白质和维生素摄入不足，以致影响组织修复和创口愈合，削弱防御感染的能力。因此，患者术前应补充足够的热量、蛋白质和维生素。

胃肠道准备。从术前8～12h开始禁食，术前4h开始禁止饮水，以防因麻醉或手术过程中的呕吐而引起窒息或吸入性肺炎。由于部分胰腺癌患者可能术中发现已经局部侵犯结肠，为达到R0切除的目的需要合并切除部分结肠，所以笔者的经验是对于胰腺癌患者术前1～2日开始进流质饮食，在术前1日及手术当天清晨行清洁灌肠或结肠灌洗，以减少术后并发感染的机会。

其他。手术前夜，可给予镇静剂，以保证良好的睡眠。如发现患者有与疾病无关的体温升高，或妇女月经来潮等情况，应延迟手术日期。进手术室前，应排尽尿液；由于一般而言，胰腺癌手术时间长，应留置导尿管，使膀胱处于空虚状态。术前应取下患者的可活动义齿，以免麻醉或手术过程中脱落或造成误咽或误吸。

第二节 伴有糖尿病患者的围手术期处理

糖尿病是一种具有遗传倾向的代谢内分泌疾病，是由于胰岛素分泌不足或胰岛素功能抵抗引起的糖、脂肪及蛋白质等的代谢紊乱。一部分胰腺癌患者由于肿瘤本身对胰岛细胞的破坏，可以导致胰岛素合成不足，从而导致术前出现糖尿病。而对于长期患有糖尿病的胰腺癌患者，由于胰腺切除也可以导致胰岛素分泌不足，从而术后加重糖尿病症状。故正确掌握糖尿病患者的围手术期处理甚为重要。

一、糖尿病的病理生理

1．糖代谢紊乱　胰岛素不足引起血糖过高。胰岛素不足，对于葡萄糖激酶及糖原合成酶的刺激减弱，糖原合成减少。而且胰岛素不足，对胰升糖素、肾上腺素β受体及交感神经刺激肝糖原分解的抑制减弱，使糖原分解增多，结果是肝脏输出葡萄糖增多。葡萄糖通过细胞膜进入肌肉及脂肪组织需要靠胰岛素的作用。胰岛素量不足，葡萄糖利用减少。此外，肌肉糖酵解减弱及肌糖原合成减少、分解增加亦使得上述组织利用葡萄糖减少。

2．脂肪代谢紊乱　由于糖酵解减弱，还原型辅酶Ⅰ减少，使脂肪合成减少。肝糖原合成及储存减少，通过垂体及肾上腺素的调节，使脂肪自库存转入肝脏内沉着。在能量不足的情况下，大量脂肪分解代谢为甘油三酯及游离脂肪酸，经氧化而生成大量乙酰辅酶A，此酶因草酰乙酸减少而未能充分氧化，产生大量酮体，形成酮血症和酮尿。

3．蛋白质代谢紊乱　由于糖代谢失常，能量来源不足，部分蛋白质被氧化供热。蛋白质的合成代谢减弱，分解代谢增加，形成负氮平衡。

二、术前准备

1．明确诊断　约一半的糖尿病患者在手术前已明确有糖尿病，但还有相当一部分患者术前未明确诊断。因此，对于胰腺癌患者术前都应该常规测血糖，对于那些术前已经确诊的糖尿病患者，应该监测三餐前的手指血糖。而对于术前血糖水平尚未达到糖尿病诊断标准的患者，进一步检测糖化血红蛋白和进行糖耐量试验。检查有关糖尿病的并发症，包括心血管状态、肾脏功能、神经系统及眼底检查。

2．药物控制血糖　①仅以饮食控制病情者，术前不需特殊准备。②口服降糖药的患者，应继续服用药物至手术的前一天晚上；如果服长效降糖药如氯磺丙脲（chlorpropamide），应在术前2～3日停服。禁食患者需静脉输注葡萄糖加胰岛素维持血糖轻度升高状态（5.6～11.2 mmol/L）较为适宜。③平时用胰岛素者，术前应以葡萄糖和胰岛素维持正常糖代谢。在手术日晨停用胰岛素。对糖尿病患者在术中应根据血糖监测结果，静脉滴注胰岛素控制血糖。严重的、未被认识的低血糖危险性更大。

3. 电解质和酸中毒的纠正　较重的糖尿病常有明显的水、电解质紊乱。机体组织分解代谢旺盛，大量钾离子从细胞内释放出后自尿排出。肾小管排泌氢离子及制造氨的功能受损，肾小管内钾、钠交换增加，导致钾丢失更多。术前应根据测定的血钾、钠、氯的水平来加以调整。重症糖尿病常出现酮症酸中毒，术前必需彻底纠正。

4. 感染的预防和控制　糖尿病患者本身感染发生的比例较高，术后感染发生的概率更大。糖尿病患者小动脉的退行性改变使得周围组织血流减少，组织氧分压下降，故细菌容易繁殖，因此在围手术期抗生素的选用方面需要格外谨慎。

三、术中注意事项

1. 麻醉选择　根据病情需要选用麻醉方式，在麻醉药物的选择上应避免应用对碳水化合物代谢影响较大的药物，尽量不用乙醚、氯乙烷等。镇静药物的使用量宜小。

2. 术中血糖监测　术中随时监测血糖，根据需要最好建立2条静脉通路，一条用以输注葡萄糖液为主，另外一条备输血或输注其他液体。

3. 葡萄糖的补充　手术是一种强应激状态，术中胰升糖素、生长素等均会升高，这些可以造成高血糖和代谢增高。术中补充葡萄糖应以5%的溶液为佳，每5g糖加以普通胰岛素1单位。理想的处理是使患者保持在轻微的高血糖状态，任何时候都要避免胰岛素过量而导致低血糖，低血糖的危险性要远远高于轻微的血糖升高。

4. 术中应细致止血、轻柔操作、严密缝合　糖尿病患者由于组织水肿、脆弱、血管壁增厚、弹性差，容易受损、渗血。局部容易积液，增加术后感染的机会。同时由于糖尿病患者伤口愈合能力下降，而胰腺癌手术中会有多个吻合口的产生，因此在进行消化道重建、吻合口缝合过程中要仔细缝合，避免术后出现吻合口漏。

5. 术中抗生素的应用　除了手术前半小时给予的抗生素外，手术时间过长，术中亦应酌情给予追加抗生素以维持血液中有效的抗生素浓度，预防感染。

四、术后注意事项

1. 术后禁食期间，仍需要靠静脉营养支持　葡萄糖的输入原则仍和术中相同。但每个患者术后反应不尽相同，仍需根据血糖的测定来调整胰岛素的用量，以避免血糖过高或过低。

2. 严密注意感染的发生　观察体温、白细胞的变化情况以及手术局部的症状和体征，及时发现有感染可能的迹象并及时加以处理。

3. 周身并发症的预防　糖尿病患者术后出现血管并发症和肾脏并发症的机会增大，应注意观察患者心功能和肾功能的变化。

第三节 高血压患者的围手术期处理

对于高血压患者，首先应排除继发性高血压。无心、脑、肾并发症的单纯高血压患者，手术危险性与一般人基本相同。危险性主要取决于心、脑、肾的损害程度。对拟行手术的胰腺癌患者，均应进行相应的治疗，使血压控制到合适的水平。既往认为，术前须停用降压药，以防止术中和术后血压过低。现在认识到，这样不仅可使诱导麻醉及气管插管时血压急剧升高，增加脑血管意外的危险性，而且血压剧烈波动也可诱发心肌缺血或心力衰竭。因此，各种降压药可继续使用至手术的前夜，使血压稳定在一定水平。对于那些持续高血压者，不应要求将血压降至正常方行手术，否则有发生心肌缺血和脑缺血的危险。

就高血压而言，除了要注意高血压的纯数值以外，必须重视眼底检查中发现任何高血压变化的证据。因为凡是眼底检查中具有高血压性出血或渗出者，无论在进行评估中所测得的血压如何，都意味着是中度以上或严重高血压，而且常常提示心脏和肾脏已受高血压性损害。血压过高的患者，承受着诱导麻醉和手术应激可能并发脑血管意外和充血性心力衰竭等危险，所以应该在得到控制后才能进行手术。

一、术前准备和注意事项

血压过高患者，术前收缩压应该控制在21.33kPa（160mmHg）以下，舒张压控制在13.33kPa（100mmHg）以下。在实施手术前，血压值应该是根据术前一系列多次测定，而不是手术前夜或手术当日清晨一次测定。

已经应用降压药物治疗而且处于控制状态下的患者，应该继续进行原来的治疗规程，直至手术当日。但如果应用的降压药是可乐定，由于骤然停药可以引起心搏频速和高血压反跳，所以手术前应缓慢减量，代用其他降压药物或者在术中和术后继续应用。利舍平可以降低儿茶酚胺的储备，严重地影响容量性或神经性低血压时的血管舒缩反应，因此术中和术后都应密切观察、及时处理。

未经控制的高血压患者，在术前最好经过缓慢的过程，逐渐予以控制。一般患者常能因单独使用利尿剂或联合应用其他药物而获得控制。

对于慢性高血压患者，术前除了常规的心电图检查外，还应该进行心脏超声检查，以了解心脏有无高血压性改变或心脏输出功能有无异常。

二、术中和术后处理

除了常规的无创性血压监测以外，术中应该加用有创的动脉血压监测，以便更准确地反映术中患者血压的波动情况。

应该充分注意术中可能引起血压升高的因素，采取相应的处理措施，例如：在应用喉镜和气管插管过程中，血压可以升高。血气含量会影响血压变化。一般二氧化碳分压与血压高低构成平行关系，当血二氧化碳分压增高时，血压会进一步升高。术后复苏期间可以增高血压的危险因素包括：苏醒过程中的惊吵不安、伤口疼痛和缺氧等。

术后患者应该常规给予动态血压监测。如发现术后血压过高，应及时给予处理。对于术后禁食期间，可以应用硝酸甘油以维持血压平稳，而术后72h后，在进食后，可以恢复术前口服降压药物的治疗程序。

第四节　冠心病患者的围手术前处理

近年来，由于手术前准备、麻醉技术和术后监测手段的进步及心脏病诊治水平的提高和患者生存期的延长，对于心脏病患者实施胰腺癌手术已越来越多。然而，这是一组具有手术高危险性的患者，对他们进行手术，应该采取积极而又慎重的态度。

一、术前处理

1．手术危险性评估　在各种心脏病中，以缺血性心脏病（主要是冠心病）的危险性最大。围手术期心肌梗死的发生，虽然受手术范围、持续时间以及血压变化的影响，但是主要取决于冠状动脉病变的程度。

有人根据统计结果，提出心脏病患者手术的9个危险因素，其顺序为：S3奔马律，颈静脉怒张，6个月内发生过心肌梗死、心律失常（含室性早搏＞5次/min），年龄＞70岁，急症手术，胸腔、主动脉或上腹部手术，主动脉瓣狭窄和全身情况不佳。Coldman等对非心脏手术患者提出的危险因素评分方法如下：如果危险因素总分≥26分，只应做确实危及生命的疾病的手术；总分在13～25分，术前应请内科或心脏科医师会诊，考虑进行择期手术；总分＜13分，则手术的危险性小，与一般人无明显差异，多可经受各种手术。

2．术前准备　术前详细采集病史，特别是心血管病史和近期药物治疗史，手术麻醉史；做全面的体格检查，包括心电图、胸片、血常规、尿常规、血气分析、肝肾功能、血糖以及电解质等，有条件时还应做超声心动图和冠脉CT重建，以彻底了解患者心脏储备情况和冠脉狭窄程度。务求全面了解病情，以便对手术的必要性、安全性、危险性做出正确评价，选择最佳手术时机。对于已有的心血管疾病，术前要进行必要的治疗，对术中、术后可能发生的并发症要考虑充分、积极预防。部分冠心病患者可能长期服用阿司匹林等抗血小板集聚药物或华法林抗凝药物，为了避免术中和术后凝血功能异常导致出血，术前1周应该停止服用此类药物。

二、术中处理

术中应充分维持心肌供氧和需氧平衡，维护循环功能。对于术中可能发生的心血管变化做好充分的准备，及时给予正确的处理。

患者麻醉时容易产生两方面的心脏功能紊乱：促进缺血性心脏病患者心肌缺血、缺氧加重和促进心排出量进一步下降。两者往往也相互影响。

1．麻醉前用药　术前用镇静药减轻患者的焦虑，防止心动过速及血压过高，维持供氧和需氧的平衡。

2．麻醉监测　在整个麻醉与手术过程中要连续进行心电监测，观察心率、心律的变化，及时了解心律及心肌供血的情况。利用有创动脉血压监测，维持术中血压和脉搏的稳定，注意术中不要出现低血压情况，以免影响心肌灌注。防止出现缺氧及二氧化碳潴留，避免输血、输液过多过快。

3．麻醉处理　所有全麻药物都可以抑制呼吸中枢对二氧化碳分压的敏感性，从而降低通气，故应注意维持足够的通气量。麻醉药物也有抑制心脏和循环的作用。氟烷、安氟醚、硫喷妥钠等均有降血压倾向。可采用羟丁酸钠、芬太尼及肌松药复合麻醉，也可配合少量吸入麻醉。此类患者不宜苏醒过早、过快，以免因痛觉和自主神经反射恢复而使交感神经活动性升高，增加心脏前、后负荷。可静注少量镇痛药，以保证苏醒早期完全无痛。

三、术后处理

对于缺血性心脏病患者，严重时刻往往不在麻醉与手术期间，而在手术后。故术后良好的医疗护理极为重要，可明显降低心脏并发症的发生率和死亡率。术后要进行全面体格检查，进行持续心电及血压监测，密切观察脉搏、血压的变化，定期做血气分析，重视液体输注总量和输注速度，维持电解质平衡，防止术后感染。同时还应该应用术后持续镇痛泵，减少患者术后疼痛，降低心肌缺血发生的危险。

第五节　慢性肾功能障碍患者的围手术期处理

正常肾脏具有极大的代偿能力，大约只有1/5的肾单位在进行工作。切除一侧肾脏仍有可能保持正常的肾功能。但是慢性肾炎、高血压肾病等疾病，病变弥漫，使大部分肾单位丧失功能，就表现出肾功能不全。一般以测定内生肌酐清除率为指标，当清除率下降到正常的30%以下时，肾脏就不能有效地清除正常饮食情况下代谢的产物，使血液中氮质代谢产物轻度升高，但尚可无其他代谢紊乱出现。清除率如果继续下降到25%以下时，除出现氮质潴留外，还可出现一系列临床症状，包括轻度头痛、纳差、恶心、呕吐、疲劳乏力和贫血等。若清除率下降到20%以下，除以上现象外，还可伴发酸中毒、水和电解质紊乱，进入尿毒症期。而胰腺癌患者由于伴有术前梗阻性黄疸，血清的高胆红素可以进一步加重肾脏的损害，增加手术风险。

一、肾功能不全的临床表现

1. 氮质等代谢物潴留的临床表现

（1）胃肠道症状　食欲缺乏、恶心、呕吐、口腔炎或口腔黏膜溃疡、牙龈红肿、腹泻等。

（2）精神神经系统症状　可有乏力、头痛、顽固的失眠、性格变化和注意力不集中，重者可出现嗜睡、精神错乱、谵妄、躁动不安，甚至惊厥、昏迷。此外，可有肌力变化如强直、抖动及抽搐、肌肉萎缩、感觉异常、腱反射亢进或消失、自主神经功能障碍等。

（3）血液系统症状　贫血最常见，可轻可重。如为正常色素、正常红细胞性贫血，有时周围血可见不规则红细胞。出血倾向亦较常见。

（4）心血管系统症状　慢性肾功能不全常伴有高血压，当有尿毒症时血压可高达27/13kPa以上。在有水、钠潴留时情况更重，可出现心脏负荷过重性心力衰竭。少数患者可出现严重的纤维素性心包炎，在心前区可听到特殊的粗糙性摩擦音。

（5）呼吸系统症状　X线检查常可见间质性肺水肿改变，在肺门附近最为严重，在两肺底部常可闻及湿性啰音。有时可出现胸膜炎和胸腔积液。

2. 水、电解质代谢及酸碱失常所致的症状

（1）水代谢失衡　以口渴、多尿、夜尿为主要症状。情况严重时可有脱水，使肾脏过滤减少，尿量锐减。相反，若补充水、钠过多，易出现水肿，使心脏负荷加重，造成心力衰竭。

（2）钠代谢失常　肾衰竭初期，由于水和钠同时丢失，使血钠水平仍保持正常。如由于肾小管回收钠障碍，使失钠多于失水，则表现出低钠血症。在肾衰竭晚期，大部分肾单位均受损坏，肾小球滤过率明显减少，水不能排出，表现为稀释性低钠血症。严重时可有恶心、抽搐、惊厥、神志丧失、昏迷甚至危及生命，常与尿毒症混淆。

（3）钾代谢异常　由于进食少、呕吐、腹泻常使血钾减低。但在肾衰竭后期，因少尿或无尿使钾排出障

碍可导致血钾升高，若不处理血钾可达7mmol/L以上，可以引起心脏骤停。

（4）钙、磷、镁代谢紊乱　在肾衰竭进展过程中，由于磷酸盐由尿中排出减少，血磷浓度明显升高，为保持钙磷乘积不变，血钙降低，加上长期营养不良、蛋白质代谢失常，血浆中蛋白结合钙减少，血钙浓度可降低到1.7～2.0mmol/L。但由于游离钙降低不明显，较少出现低钙血症所致的抽搐现象。在病程较长的成年患者中可见骨骼软化及肾源性骨病表现，如骨质疏松、全身骨病、行动困难。而血浆镁的水平一般升高，但多不伴有症状。仅在口服或注入镁过多时，出现嗜睡、肌无力、软瘫、反应迟钝甚至昏迷，还可有心动过速、房室传导阻滞、周围血管扩张、血压下降以及心脏停搏。

（5）酸中毒　大量酸性代谢产物从肾脏、肾小管合成氨的能力减低，加上肾脏排氢保钠、钾及碳酸氢根离子的能力降低，造成明显的酸中毒，可有疲乏、恶心、呕吐、过度通气等症状。

二、肾功能不全患者的术前准备

1. 对肾功能不全的程度做出评估　详细询问病史，对肾功能不全时可能出现的消化道、心血管系统等症状均应详细记录。在体检时应注意贫血的表现，出血的征象，血压、心脏的听诊，肺部的呼吸音以及周围的水肿程度。化验检查包括：尿量、尿密度，血常规、血尿素氮和肌酐水平，电解质如钾、钠、氯、钙、磷、镁等水平，血的pH值等，对肾功能不全的程度判断最为重要。心电图、肺部X线和必要的泌尿系超声检查，对尿路有梗阻而导致的肾功能不全有重要的参考价值。酚磺肽排泄试验和放射性核素肾图检查对肾功能障碍的程度可以提出较明确的指标。

2. 水、电解质平衡失常的纠正　部分肾功能不全患者有明显的水、电解质失衡现象，在手术前应完全纠正患者的水、电解质失衡。对于有严重水肿、高血压、心力衰竭或晚期肾衰竭出现少尿或无尿时，应严格限制水的入量。每天按照出量决定入量，同时应严格限制钠和钾的摄入。

3. 纠正酸中毒　对于轻度酸中毒患者，可以口服碳酸氢钠纠正。对于中度以上的酸中毒，需要静脉补充碳酸氢钠或乳酸钠，补液速度不宜过快，逐步纠正。

4. 纠正氮质血症　严重肾功能不全时，血中尿素氮升高进入尿毒症期，术前纠正氮质血症是较困难而重要的问题。适当限制蛋白质的入量，在保证最低需要的蛋白质入量中，尽量采用含必需氨基酸丰富的具有高生理价值的蛋白质，同时给予充足的热量，以减少蛋白质的分解。

5. 透析治疗　对于一些尚未出现严重尿毒症或过去未查出有较严重肾功能不全而需手术的患者，术前进行有效的透析治疗是非常有益的。常用的有血液透析和腹膜透析。

6. 抗生素的应用　慢性肾功能不全患者对感染的抵抗力降低，故在手术过程中和术后应该使用抗生素预防感染。选用抗生素应该选择对肾功能影响小的药物，一般忌用氨基糖甙类抗生素。很多抗生素由肾脏排出，肾功能不全时排出减慢，故血中维持浓度较高，用量应相应减少，间隔也应相应延长。

7. 高血压的处理　慢性肾功能不全患者常有高血压，术前应用降压药物控制血压，但不必追求使血压降至正常范围。

三、术中处理要点

1. 麻醉的选择　麻醉过程中避免出现血压波动，肾功能不全患者发生低血压，即便是短时间肾血流量减少，也会加重肾功能障碍。在药物的选择中应避免应用对肾功能有影响的药物，如甲氧氟烷。应用肌松药时最好选用不经肾脏排泄的药物。

2. 尽量减少术中出血和输血　术中应减少出血，最好不要输注库存血，输注库存血会增加氯的代谢产物，加重肾脏的负担。

3．注意体液平衡　要输注足量的液体，以林格液最好，可以保持细胞外液的稳定，同时保持足够的尿量，必要时可用利尿剂。

四、术后处理要点

1．注意尿量、血尿素氮和血pH值的变化　应当适量补充液体，使尿量维持正常。若尿量减少，尿素氮有上升的趋势，尤其是血肌酐有上升趋势，说明肾功能已进一步受到损伤。

2．维持电解质和酸碱平衡　术后常出现电解质平衡失常，初期以钠潴留为主，补液时应严格控制钠的入量，最好能测定24h尿中的排钠量，据此来掌握钠的补充。血钾升高亦易出现，需严格控制钾的输入，并动态观察血钾水平的改变。必要时给予葡萄糖加胰岛素输注，使糖原合成增加而将钾转移到细胞内。血钾高是一危险因素，如通过药物治疗不能降低，需要进行透析治疗，以免出现心搏骤停现象。

酸中毒是术后常见的并发症，应常规进行血气分析检查，了解血液pH值改变，可以以碳酸氢钠纠正。

3．透析治疗　术后如需进行透析治疗，一般采用血液透析为宜，但下述情况下要注意：患者血流动力学不稳定时；有出血倾向；血透需要使用肝素，对凝血功能的改变难以掌握时。

第六节　肝功能障碍患者的围手术期处理

肝脏是人体内最重要的物质代谢中心。各种肝炎和其他肝脏疾病的患者为数不少，除肝脏本身疾病引起的病理生理改变外，许多情况如手术、感染及某些全身性疾病可引起肝脏的病理生理改变。胰腺癌患者由于长期的梗阻性黄疸导致的胆汁淤积也可以对肝脏细胞产生毒害作用，进一步发展甚至出现胆汁性肝硬化，如果患者自身有基础性肝病，会加重肝脏功能的损害，在围手术期必须加以重视。

一、肝功能不全的病理生理改变

（一）肝细胞功能的降低

肝脏功能不全表现在蛋白质、糖类、脂肪代谢以及凝血和解毒功能障碍。

1．蛋白质代谢

（1）氨基酸代谢　肝硬化患者有氮的代谢失调。正常人口服高蛋白饮食后，尿素氮排出增加，以保持体内氮的平衡。在肝硬化情况下，口服高蛋白饮食后，会出现正氮平衡，尿素氮排出量低的患者，易发生肝性脑病。故肝硬化患者需要限制蛋白的摄入量，既要保证患者的正常生理需要，又要防止发生肝昏迷。

（2）白蛋白的代谢　白蛋白由肝脏合成，正常成人每天合成白蛋白100～200mg/kg体重。由于人体内存在多种因素影响白蛋白的代谢与分布，故单纯的血浆白蛋白水平不能说明肝细胞功能的改变。血管床内的白蛋白能维持血液的胶体渗透压，血管内的胶体渗透压又控制着白蛋白的合成及降解速度。肝硬化患者白蛋白合成减少，导致血浆白蛋白水平降低，血浆胶体渗透压下降及淋巴液生成增加，促使液体从肝脏表面、肠道浆膜面漏入腹腔而形成腹水。

2．糖类代谢　肝脏是糖类代谢的中心，此作用主要是通过糖原在肝内的合成和贮存而进行。肝糖原贮存充足对保持正常的血糖水平甚为重要。肝功能不全的患者需要摄入较多的糖，以保持足够的糖原合成并避免以蛋白质作为热能的来源。

3. 脂肪代谢　肝脏疾病常伴有脂肪代谢异常。严重肝脏功能不全时，可出现与饥饿时相同的酮症。乙酰乙酸的积蓄可能反映三羧酸循环的障碍。在长期饮酒患者的肝脏中，可见广泛的脂肪沉积，这种脂肪肝为肝硬化发展过程中的一个时期，但这种改变是可逆的。

4. 凝血功能的改变　肝脏疾病常导致凝血功能障碍。肝细胞合成凝血因子Ⅰ、Ⅱ、Ⅴ、Ⅶ、Ⅷ、Ⅸ和Ⅹ，其中因子Ⅱ、Ⅶ、Ⅸ和Ⅹ的合成需要维生素K的参与。胰腺癌患者由于胆汁不能进入肠道，抑制了内源性维生素K的合成、吸收，导致凝血因子合成障碍，造成凝血酶原时间延长。因此术前需要补充外源性维生素K以纠正凝血状态。

5. 其他物质代谢和肝脏解毒功能的障碍

（1）胆红素在肝细胞内和尿苷结合成为结合胆红素，由胆管排出。肝功能不全时，这种结合受到抑制，非结合胆红素升高，临床出现干细胞性黄疸。

（2）肝功能不全时，对于雌激素的灭活作用降低，在男性可出现乳腺发育，在女性表现为月经不调。

（3）对药物代谢的影响。巴比妥类药物需经肝脏代谢清除，肝硬化时，清除受影响，因此应用此类药物要谨慎。常用的麻醉诱导药物均在肝内代谢，对肝功能不全患者应用时，要从小剂量开始。

（二）肝纤维化的影响

肝硬化的演变过程中，肝细胞的坏死和增生，伴随肝实质内进行的纤维化，包括汇管区、肝窦状隙和小叶中心静脉周围的纤维化，其结果是造成静脉和淋巴回流受阻。门静脉血管床受阻造成门静脉高压，窦状隙后受限造成流出道的梗阻。

1. 门静脉高压最突出表现是脾肿大，出现程度不同的贫血、白细胞减少和血小板减少。此外，可表现为食管静脉曲张，并发破裂出血。

2. 输出道梗阻造成的主要问题是腹水形成，有时虽经大量补充白蛋白，腹水还是难以纠正。这可能是由于醛固酮类激素增多，使摄入的钠几乎全在肾小管被回收，造成水、钠潴留，促进了腹水的生成。

二、肝功能不全患者的术前准备

（一）对肝功能不全做出精确的评估

1. 测血常规以了解有无贫血，特别是血小板减低的程度。

2. 检查肝功能以了解血清胆红素、血清转氨酶、转肽酶、碱性磷酸酶水平，以及血清白蛋白及白球蛋白比。术前准备过程中可以给予护肝药物以改善肝脏功能。

3. 检查凝血功能以了解凝血酶原时间以及活动度，了解纤维蛋白原水平。

4. 胃镜检查在了解十二指肠乳头有无病变的同时也可以了解食管胃底静脉曲张的情况。

5. 对有腹水的患者，术前要给予白蛋白和利尿剂以有效控制腹水的量。

6. 对有肝性脑病的患者，应测定血氨，对肝性脑病的程度做出判断。

（二）对肾脏功能做出准确评估

抽血检查尿素氮、肌酐水平，测定肌酐清除率、尿常规、尿密度。

（三）对异常的重要指标要加以适当纠正

术前给予外源性维生素K以纠正患者的凝血功能，严重时可以给予凝血酶原复合物；输注白蛋白提高患者的血清白蛋白水平以控制术后腹水的发生及促进吻合口愈合；纠正肝性脑病以及改善患者的营养状态。

三、术中注意事项

（一）麻醉的选择

肝脏是多种药物解毒的中心，肝功能不全时，有很多麻醉、镇痛类药物的代谢受到影响，均应慎用。麻醉过程中，尽量维持血压平稳，尤其是勿使血压过低；保持良好通气，避免缺氧和二氧化碳蓄积。

（二）体液的补充

肝功能不全患者，多数存在水、钠的潴留，原则上不宜过快、过多补充水分。对于伴有较多腹水的患者，在开腹后可因大量腹水迅速丢失，使血流动力学急剧变化，因此放腹水时速度不能过快，同时应与麻醉师协调。

（三）术中仔细止血

肝功能不全患者，尤其是门脉高压有大量侧支循环建立的患者，手术会破坏很多的侧支循环，这些血管多为新生的血管，壁薄，易破，操作时应注意，避免出血较多。

（四）大量输血时的注意事项

肝功能不全患者，术中如果需要大量输血，应注意两方面的问题。

1．凝血功能障碍　肝功能不全时，凝血功能亦有障碍，多种凝血因子缺乏。库存血中血小板几乎全部破坏，其他凝血因子也明显减少，故输入较大量的库存血可能使凝血功能进一步受损。故应尽量选用新鲜血液，必要时输注血小板、冷沉淀和新鲜冰冻血浆。

2．枸橼酸中毒　枸橼酸在体内约有20%经肾脏排出，其余由肝脏代谢。输入库存血较多时，肝功能不全患者对枸橼酸的处理能力降低，使枸橼酸在体内积蓄。枸橼酸中毒可使血钙降低，纠正的办法是适当补充钙剂。

（五）注意肾功能的保护

肝功能不全患者易出现肝、肾综合征，尤其是黄疸患者。术中要补充充足的血容量以保持足够的尿量，如发现尿量减少，应尽早应用利尿剂。

四、术后处理

1．生命体征及重要指标的监测　除监测血压、脉搏、呼吸、心电、尿量及中心静脉压外，术后对肝肾功能、凝血功能要进行动态监测。

2．营养支持与体液补充　给予充足的热量，以维持正氮平衡。对于术前有低蛋白血症者，应适量补充外源性白蛋白或血浆。

3．肝脏衰竭的防治　肝功能不全患者在术后第2～3天，都会有肝脏功能的恶化，但多数患者经处理后肝功能障碍趋于稳定并逐渐得到改善。但是有一些患者肝功能恶化继续发展，出现肝昏迷和肝衰竭，表现为黄疸进行性加重，出现严重的凝血功能障碍、腹水增多等，这时要加强护肝治疗，同时注意避免使用有可能引起肝脏损伤的药物。

4．感染的预防　肝功能不全患者一旦术后发生感染，病情发展迅速，病死率较高。因此术后应给予抗生素预防感染，尤其是根据各医院发生院内感染常见的细菌，选用有效抗生素。

第七节 梗阻性黄疸的围手术期处理

梗阻性黄疸是胰腺癌临床较常见病理状态，主要由于胰头肿物压迫胆总管下段，致使胆总管部分性或完全性阻塞所引起。梗阻性黄疸患者术后并发症和病死率较高，常死于感染和败血症。胆管梗阻后，由于胆汁及其诸多成分不能流入肠内（尤其是完全性梗阻者），将导致胆管内压升高、肝血流改变以及一系列包括体内生物化学、免疫功能及其他脏器功能的变化，因此在围手术期必须加以重视。

一、梗阻性黄疸的病理生理改变

1. 胆道压力升高 正常时的胆管内压主要表现为胆汁分泌压，正常的胆汁分泌压为120～250 mmH_2O，当胆管内压＞ 300 mmH_2O 时，胆汁分泌停止。在高压情况下，胆固醇和磷脂的分泌比胆盐的分泌更易减少，从而肝胆汁的组分发生改变，变得不易成石。而当梗阻解除后，压力恢复正常，胆固醇和磷脂分泌功能的恢复比胆盐更快，所以在这个时期，胆汁变得更易成石。高胆汁压力对于细菌逆流入淋巴和静脉系统非常重要。文献指出，当胆管内压＞ 250 mmH_2O 时，将出现淋巴和静脉的细菌逆流，但是逆流的程度却不平行。其他学者也证实急性胆管炎患者胆管炎症程度和病死率与胆汁压力升高程度呈正相关。

2. 肝脏血流动力学改变 Kanda等用实时超声流计仪对胆总管结扎术后犬进行测定，发现肝动脉血流在梗阻后迅速增加，而门静脉血流明显减少，肝总血流量只在梗阻后的最初2h内增加，然后逐渐减少。2周后行胆道引流术，再测定肝脏血流，发现肝动脉血流减少而门静脉血流增加，与梗阻前血流没有明显变化。石景森等用彩色多普勒血流显像系统观察肝固有动脉、门静脉主干中央部血流，发现梗阻性黄疸患者肝固有动脉收缩期峰值流速、血流量显著高于正常人；门静脉主干血流量及平均流速均低于正常人。以上证据提示梗阻性黄疸时肝脏的血液供应主要以肝动脉为主。梗阻性黄疸时，肝脏的微循环亦发生障碍。在内毒素产生早期，肝脏的循环灌注显著减少，这可能与血管收缩物质释放致使肝脏血管阻力增加有关；后期，胆道的梗阻加重了肝脏微血管对内毒素的炎性反应，使肝脏发生微循环障碍。

3. 肝脏生化作用改变

（1）胆红素 当胆道完全梗阻时，血清总胆红素水平通常每天上升25～43mol/L，以血清结合型胆红素上升为主。其机制复杂，在梗阻的早期可能是胆汁淋巴的回流；随着胆道压力的升高，出现胆汁—静脉回流；最后扩张的胆小管和浓缩的胆栓在周围肝细胞坏死时，可能破裂进入窦状隙。吴问汉等在梗阻性黄疸大鼠实验模型中观察到，血清胆红素水平在梗阻早期（＜14d）明显升高，特别是血清胆红素；梗阻2周后及梗阻缓解后，血清胆红素水平下降，但胆红素/总胆红素比值升高，提示胆道梗阻解除后可能存在高胆红素血症期，并不提示预后不良。在长期梗阻的病例中，还常伴有非结合型胆红素的升高。

（2）胆汁酸 胆管完全梗阻时，胆汁酸不能入肠，胆汁酸的肠肝循环被阻断，这可以导致血清胆汁酸总体水平升高至正常的4～60倍。这将使肝脏胆汁酸合成减少，尿液排泄增加，以及生成异常胆汁酸（包括乌索脱氧胆酸盐），这种异常的胆汁酸比起正常胆汁酸更易通过尿液排泄。胆盐被认为和瘙痒症的发生有关，消胆胺对其的治疗有效即支持这一观点。但是，确切的作用机制还是不清楚。Clements等发现在梗阻性黄疸动物中，血中组胺水平升高，肥大细胞的组胺成分减少。这些结果证实在胆道梗阻时肥大细胞脱颗粒，组胺释放入全身循环，从而在胆汁淤积造成的瘙痒症中起到重要的作用。

（3）酶学改变 碱性磷酸酶（ALP）被认为是判断胆道梗阻的一个敏感指标。胆汁中主要存在2种ALP同工酶，一种存在于肝细胞，另一种存在于毛细胆管微绒毛的质膜，这提示后者能更好地区分肝外胆管梗阻和肝内胆汁淤积所引起的黄疸。另外，在胆管梗阻后，肝细胞起源的丙氨酸转氨酶（ALT）、天冬氨酸转氨酶（AST）、谷氨酰转肽酶也有不同程度的升高，这些大分子酶可能是由于胆盐的局部清洁作用而从肝细胞中释放出来的。在恶性胆道狭窄的患者中，ALP比AST 升高更明显。

4．凝血功能障碍 梗阻性黄疸患者于术中、术后手术创面广泛、凶猛而难以控制的大量渗血常是困扰手术医师的难题。由于梗阻性黄疸时胆盐不能排入肠道，可影响脂溶性维生素A、维生素D、维生素E、维生素K等吸收，尤其是导致维生素K 缺乏。肝脏不能合成凝血因子Ⅱ、Ⅶ、Ⅸ、Ⅹ等，引起皮肤、黏膜下出血及胃肠道出血。黄疸时还可因血液凝固功能降低、纤维蛋白原分解增加、纤溶酶原减少、网状内皮系统功能障碍，使促凝血物质消除减少、维生素K吸收障碍、继发肝损害而致各凝血因子缺乏，引起血管内弥漫性凝血（DIC）。因肝脏凝血因子合成障碍，常可致出血倾向，因而对梗阻性黄疸患者手术前改善凝血机制是非常重要的。同时应注意的是梗阻性黄疸患者容易发生应激性溃疡，且因凝血机制异常，使其保守治疗效果不佳。

5．免疫功能改变及内毒素血症 这是梗阻性黄疸患者术后死亡率增高的重要原因之一。文献报道，梗阻性黄疸时内毒素血症（ETM）的发生率为24%～81%。梗阻性黄疸时发生ETM的机制尚未完全明确，一般认为与肠道中胆盐缺乏、网状内皮系统尤其是Kupffer 细胞功能受抑及免疫机能降低有关。梗阻性黄疸时，肠腔中缺乏胆汁是影响细菌移位的主要因素，胆汁缺乏致使肠黏膜通透性增加。胆盐形成于肝脏，占胆汁固体成分的50%～70%，其分子具有双极性，结合胆盐使其去垢作用发挥重要的生理功能。胆盐能与肠腔中的内毒素结合成不易吸收的复合物。内毒素是革兰阴性细菌细胞壁的一种组成成分，有很强的免疫原性，可对人体造成一系列损害。梗阻性黄疸时可引起系统性内毒素血症。原因之一是肠道内缺乏胆盐促进细菌生长及细菌移位，使内毒素进入门静脉系统。而肝脏Kupffer 细胞的清除力受抑制，则允许内毒素进入体循环。肝脏对内毒素的摄取由Kupffer 细胞介导，然后以一种脂多糖形式转运到肝细胞中进一步解毒。多数研究发现，Kupffer 细胞对内毒素的摄取不是受体介导的，而是通过非特异性的胞饮作用。另一个因素是肠道缺乏免疫球蛋白A（IgA）。IgA 可防止革兰阴性菌黏附到黏膜上皮，而IgA 主要来源于胆汁。肠腔中缺乏胆汁还可使肠蠕动减弱，细菌繁殖增多。此外，梗阻性黄疸时中性粒细胞的趋化作用和单核细胞吞噬功能均受到损害。维生素A对体液免疫和细胞免疫均有辅助作用，它可稳定溶酶体膜，提高免疫反应的强度。以上是梗阻性黄疸时内毒素血症形成及发展的重要因素。

6．肠道屏障破坏 胆汁酸在肠内可以抑制细菌过度生长及内毒素的吸收。梗阻性黄疸时，肠黏膜血流量减少，肠内胆汁缺乏，肠道生态学被破坏，肠黏膜通透性增加，肠黏膜屏障改变，从而使肠道细菌发生易位，细菌产生的大量内毒素被吸收入血后经门静脉入肝脏，但由于此时肝内网状内皮系统功能的减弱，使其不能清除这些内毒素，大量内毒素进入体循环而导致内毒素血症。内毒素具有广泛的全身的病理学作用，包括肾脏血管收缩，肾皮质血流肾内重新分布，血管细胞活素、活性成分、粒细胞、巨噬细胞以及血小板的释放，从而引起弥散性血管内凝血（DIC）。Assimakopoulos等发现梗阻性黄疸时肠上皮紧密连接蛋白claudin-4表达明显升高，认为它可能是肠黏膜屏障破坏的一个关键因素，并证实肠调节肽蛙皮素（BBS）和神经降压素（NT）可以防止这种改变，从而减少肝门和全身的内毒素血症。另有学者发现，口服谷氨酰胺或肠内给予胆汁可以改善肠道细菌易位及内毒素血症。

7．肾脏功能衰竭 急性肾功能衰竭也是梗阻性黄疸患者术后常见的死亡原因。内毒素可以使肾血管阻力增加、肾血流量减少，还可以引起肾交感神经兴奋性增加，激活肾素-血管紧张素系统，引起血管收缩，肾脏缺血缺氧。高水平的内毒素更主要是通过激活机体各种炎性细胞释放促炎介质，包括TNF、白细胞介素1、白三烯、血小板激活因子等，介导肾脏损害，尤其是TNF被视为内毒素所致脏器病理、生理过程的关键性促炎介质。Uslu 等证实梗阻性黄疸患者术前的水化作用和内毒素灭活能够明显地降低术后肾功能衰竭的发生率。

8．心脏功能损害 巩鹏等通过结扎犬实验观察心肌组织，见第6天开始出现心肌细胞浊肿，白细胞浸润；线粒体肿胀，嵴模糊；第12 天心肌细胞浊肿加重，间质血管扩张，有少许心内膜下心肌发生出血、坏死。线粒体减少、变形，外膜不清，核糖体脱颗粒，心肌肌丝结构紊乱。Padillo等测定了13例梗阻性黄疸患者的血浆心钠素（ANF），均增高至基础水平的2～4 倍，提示ANF异常可能在梗阻性黄疸引起的水、钠代谢紊乱中起作用。

二、梗阻性黄疸临床表现

1．症状体征　由于胆汁返流入血，皮肤呈暗黄色或绿褐色，因胆盐在血中潴留刺激皮肤神经末梢而多有搔痕。小便颜色加深，部分患者呈现浓茶样尿。因胆道阻塞，胆汁不能进入肠道而粪色变淡或呈陶土色。胆道阻塞后，肠道内缺乏胆汁酸、胆固醇等，加以脂溶性维生素的缺乏，临床上可表现为脂肪泻、皮肤黄色疣、出血倾向、骨质疏松等，部分患者尚可出现 Courviosier征。

2．实验室检查　血液：血清转氨酶一般无明显增高，在伴有继发性肝细胞损害时可轻度或中度升高；血清碱性磷酸酶（ALP）、γ谷氨酰转移酶（γGT）、胆固醇［胆汁酸和脂蛋白-X（LP-X）］等均有显著增高。血清胆红素明显增高，在完全性胆道阻塞时，可达510μmol/L（30mg/dL）以上，其中结合胆红素占35%以上（可至60%左右）。黄疸常呈进行性加深。尿：尿色加深，尿胆红素阳性，尿胆原减少。在胆道完全阻塞时，尿胆原可消失。

3．影像学检查　常用的有B超、CT、PTC、ERCP、MRCP和MRI等，可以发现肝内、外胆管扩张，胆囊增大。

三、梗阻性黄疸术前引流的争论

梗阻性黄疸患者常伴有肝功能、肾功能、胃黏膜以及免疫系统损伤，术后极易发生肝肾功能衰竭、应激性溃疡、吻合口漏、腹腔感染、肠道菌群易位、内毒素血症等严重并发症。因此从理论上讲，术前先行胆管引流，使胆红素降至正常水平，将会大大提高手术安全性。但术前减黄（PBD）的临床应用一直是颇受争议的焦点问题。

1．胰腺癌梗阻性黄疸术前引流是否有利？　早在1966年Maki等根据胰十二指肠切除术治疗壶腹周围癌的临床经验，提出梗阻性黄疸患者二期手术方案，即术前先行胆道外引流术以改善肝功能及凝血机制，提高患者对手术的耐受性。此后这一观点得到广泛认同，认为术前减黄利多弊少。但在90年代中末期以后越来越多的欧美学者开始质疑术前减黄的效果，认为在术后并发症、生存率等方面术前减黄并未显示出优势，且延长住院时间，增加患者的痛苦和治疗成本。Pisters等为300例恶性阻塞性黄疸患者行胰十二指肠切除术，172例患者行术前减黄，发现减黄组术后伤口感染率上升，在其他的并发症，如吻合口漏、腹腔脓肿感染性并发症及病死率上两组差异无统计学意义。

Jagannath等对74例行胰十二指肠术的患者PBD，发现两组的术后总并发症发生率（39%vs.43%）、病死率（4%vs.9%）、单个并发症发生率（败血症、吻合口瘘、胰瘘、出血、伤口感染率）两组之间差异无统计学意义。有文献报道PBD甚至增加术后并发症或病死率。Povoski等回顾了240例胰十二指肠切除术患者的资料，126例患者进行了PBD，减黄组术后病死率为7.9%，非减黄组术后病死率为1.8%；唯一与术后病死率相关的因素为PBD与否；减黄组术后总并发症、感染性并发症、腹腔脓肿发生率上升；作者据此对恶性阻塞性黄疸患者PBD持反对观点。Peokov6等的研究显示，恶性阻塞性黄疸患者PBD对术后病死率和并发症无影响；他的研究尚包括无黄疸的行胰十二指肠切除术患者，术前的胆道引流使感染性并发症发生率（29%vs.13%）和总并发症发生率（42.4%vs.25%）上升，差异有统计学意义。他认为可能的因素有3个：胆道内引流使胆道细菌定植增加；胆道支架的放置使胆管炎增加；胆道支架使胆管壁炎症反应明显，从而造成胆肠吻合口瘘的危险性增加。Hodul等亦认为，胆道内支架放置造成胆管壁纤维化、溃疡、胰腺炎发生，导致胆管周围组织微血管化、组织粘连增加、分离肝门静脉难度增加，从而造成了手术时间的延长和出血量增加；作者推荐对营养不良或存在类似胆管炎等并发症和不能切除的晚期患者进行减黄。到目前为止，在恶性阻塞性黄疸PBD的临床随机对照研究中，没有一项研究的样本数目超过100例。综合目前的文献，可以发现大部分作者的观点是：对恶性阻塞性黄疸患者，不推荐术前减黄作为围术期的常规处理措施；恶性阻塞性黄疸术前减黄的作用仍然存在争议；国外的文献大部分为针对内引流的报道。关于术前胆道外引流减黄在恶性阻塞性黄疸中的作用，需要进一步的研究。

2．什么情况下需要进行术前胆汁引流？　由上可知，在没有可信的随机和对照研究结果之前，恶性阻塞性黄疸PBD的作用并不确定，没有确定的指征，综合国内外文献资料，以下的观点可作为参考：①黄疸指数（TB）＞205μmol/L以上时；②对于难于区分良恶性，需要胆道树图像了解病情分期、分级的患者，可行PBD，并通过支架管作胆道造影，获得胆道树图像；③长期、持续性黄疸患者；④合并严重营养不良、一般情况差的患者；⑤合并严重胆管炎者；⑥另外NCCN临床指南专家组认为，对于在胰腺癌切除前接受新辅助化疗的患者，胆道减压对于开始着手治疗是必要的，耐受性也较好，围手术期并发症发生率的增加也极少，因此，对于伴有黄疸且肿瘤活检阳性的有可能切除的患者，在接受新辅助治疗前需要先放置支架。国内田伏洲等认为可用公式：年龄（岁）×3+TB（μmol/L）＞450作为评估是否减黄的标准；何晓东等则将TB＞256μmol/L、胆道梗阻时间＞4 周、血清白蛋白＜3.5g/L、凝血酶原活动度＜60%作为术前胆道引流的适应证。

3．术前胆汁引流采取什么方式？　胆道引流技术有多种，大致可分为外引流和内引流两种，均为有创性操作，可引起不同的并发症，导致黄疸患者病情加重，甚至被迫放弃后续的根治性手术，这也是多数学者不将术前减黄列为常规手段的原因之一。外引流包括PTCD（经皮经肝胆管引流术）和ENBD（内镜下鼻胆管引流术）。前者引流适用范围较广，但并发症多且置管容易脱出。ENBD可以缓解胆道压力、降低黄疸、控制炎症，尤其对急性梗阻性化脓性胆管炎、胆源性胰腺炎作用十分显著，并且微创，可避免部分急诊手术。内引流方式更合理，主要是ERBD（内镜下胆管内支撑引流术），适用于恶性肿瘤致胆管远端狭窄、黄疸重、身体条件差、需要引流时间较长的患者。内引流并不扰乱胆汁的肝肠循环，可减少胆汁丢失引起的电解质紊乱，有利于患者肝功能和营养状态的改善，减少内毒素血症和炎性介质释放，应作为首选，但存在胆道逆行感染可能。如内镜胆道引流失败，可考虑PTCD。胰腺癌NCCN指南专家组认为：对于以胆管炎或发热为表现的梗阻性黄疸患者，当没有远处转移的证据时，推荐在其初始检查中于CA19-9检测前进行内镜下置入临时支架，使胆红素恢复正常水平。大多数专家组成员赞成在这种情况下使用塑料支架，因为这类患者不久后就可能接受手术治疗，不需要可长时间放置的金属支架。如果需要使用金属支架，那么优先考虑短支架，因为这样的支架对后续的手术切除影响较小。

在动物实验研究中，内引流方式的PBD在改善脂代谢、免疫功能、淋巴细胞功能的效果上比外引流效果更佳。Saiki等的实验表明，与外引流相比，内引流术后大鼠行肝切除手术后的肝再生和功能恢复更快。理论上内引流使胆道内压力下降，胆汁重新流至肠道，从而减轻了阻塞性黄疸由于胆汁“肠肝循环”中断导致的不利影响，与单纯将胆汁引流至体外相比，效果应该更佳，临床上则没有证实这种效果。Soh等报道546例行胰十二指肠切除术的患者中，408例行PBD，262例为外引流，146例为内引流，术后病死率（1.1%vs.2.8%）和术后并发症发生率（35%vs.35%）两者之间差异无统计学意义。

假如所在单位没有内镜置管的条件而又需行胆道减压时，也可在小切口下行胆囊造瘘术，相对比较安全。

4．术前胆汁引流时间多长？　术前减黄时间，即减黄后的手术时机问题，目前也无统一标准。若引流时间太短，患者的免疫功能等机体状态还没有完全恢复，影响减黄效果；若引流时间太长，则会延误手术时机，这是多数学者排斥术前减黄的另一因素。一般认为，减黄目的是使肝功能得到明显改善以利后续手术，不应设置具体的减黄时限，但应充分考虑患者机体状态、经济条件以及肿瘤发展阶段等多种因素。目前，国内外推荐术前减黄的时间至少应该维持2周以上。田伏洲教授发现胆道引流后血清胆红素下降的速度可以作为肝脏储备功能的一个判断指标，因此提出了一个判断预后的重要指标：TB每周递减率（WDR）=（上周TB-本周TB）÷上周TB×100%，并据此建立了择期手术标准，即减黄后连续2周WDR≥30%者即可进行手术。临床已经证实，胆红素下降迅速是肝细胞功能和相关肝外器官功能（如免疫功能、肾脏功能、肠道屏障功能及凝血功能等）受损较轻的表现，即使手术稍加提前也不会影响预后，既可避免等待时间太久而造成肿瘤进展，又可减少长期带管的痛苦及导管意外的发生；对WDR＜30%者，手术应推迟至3周以后；WDR为负数者，在除外引流管梗阻等因素后应取消手术，因为即使行内引流术也无法达到减黄的目的。

四、梗阻性黄疸术前处理

1．对肝功能不全做出精确的评估

（1）测血常规以了解有无贫血，特别是血小板降低的程度。

（2）检查肝功能以了解血清胆红素、血清转氨酶、转肽酶、碱性磷酸酶水平，以及血白蛋白及白球蛋白比值。术前准备过程中可以给予护肝药物以改善肝脏功能。

（3）检查凝血功能以了解凝血酶原时间以及活动度，了解纤维蛋白原水平。

（4）对有腹水的患者，术前要给予白蛋白和利尿剂以有效控制腹水的量。

（5）对有肝性脑病的患者，应测定血氨，对肝性脑病的程度做出判断。

2．对肾脏功能做出准确评估　抽血检查尿素氮、肌酐水平，测定肌酐清除率、尿常规及尿密度。

3．对异常的重要指标要加以适当纠正　术前给予外源性维生素K以纠正患者的凝血功能，严重时可以给予凝血酶原复合物；输注白蛋白提高患者的血清白蛋白水平以控制术后腹水的发生及促进吻合口愈合；纠正肝性脑病以及改善患者的营养状态。

五、梗阻性黄疸术后处理

1．重要指标的监测　监测生命体征。监测血压、脉搏、呼吸、心电、尿量及中心静脉压，术后对肝肾功能、凝血功能要进行动态监测。

2．营养支持与体液补充　给予充足的热量，以维持正氮平衡。对于术前有低蛋白血症者，应适量补充外源性白蛋白或血浆。

3．退黄及护肝药物的应用　术后加强护肝治疗，同时注意避免使用有可能会引起肝脏损伤的药物。在建立了通畅的胆道引流之后，如何提高减黄的效果、促进肝脏功能的恢复同样为人们所关注。有作者报道，腺苷蛋氨酸对酒精性肝硬化患者具有良好的治疗效果，能够将患者死亡率由30%下降到16%。动物实验也证明腺苷蛋氨酸能够减轻供肝的热缺血损伤，减轻酒精引起的肝损伤以及四氯化碳引起的肝纤维化。Frezza等在一项针对胆汁淤积性肝病的随机双盲研究中发现，腺苷蛋氨酸能减轻疲劳和不适等主观症状，血清TB、ALT、AST以及γ-GT等生化指标也出现明显下降。

第八节　术后并发症的防治

胰十二指肠切除术是治疗胰头癌的标准术式，尽管近年来手术的安全性有了显著提高，但由于其术式的复杂性，术后相关并发症如胰瘘、围手术期出血、胆瘘、胃瘫等的发生率仍显著高于其他腹部手术，术后并发症发生率为30%～50%，导致患者住院时间延长并增加其经济支出，严重者可致再次手术甚至患者死亡。

一、术后胰瘘

胰瘘是胰十二指肠切除术相关问题中讨论最为深入、最为热点的并发症，首先因其较为常见；其次是较难防范，各种措施多难以有效降低其发生率；再次是如处理不当或不及时，可致感染、继发出血甚至导致患者死亡。

1．术后胰瘘诊断标准　由于胰瘘诊断标准不一，文献报道的术后胰瘘发生率差异很大（2%～29%）。德国Heidelbeg及美国Johns Hopkins医院使用的胰瘘标准为：术后第10天开始，引流液＞50 mL/d；引流液淀粉酶值超过血浆淀粉酶值上限的3倍；或影像学发现有胰腺吻合口瘘。国内赵玉沛等曾使用的胰瘘标准为：术后2周，引流液＞50 mL，引流液淀粉酶值＞1 500U。德国和意大利的一些研究团队则定义为术后3～4天，引流液＞10mL/d，引流液淀粉酶值超过血浆淀粉酶值上限的3倍。日本学者将胰瘘定义为术后第7天，淀粉酶值超过血浆淀粉酶值上限的3倍，而不管其引流量多少。2005年，来自世界多个胰腺专业中心的专家组成国际胰瘘研究组（ISGPF），提出了新的术后胰瘘诊断标准，即术后≥3天，任何引流量，引流液淀粉酶浓度超过血浆淀粉酶水平上限的3倍。ISGPF同时提出术后胰瘘的临床分级系统。依据胰液性状、腹部体征、体温、有无特殊治疗、辅助检查（B超或CT）、术后3周引流量、再次手术、感染征象及再入院等情况将胰瘘分为A、B、C三级：A级指短暂的胰瘘，对预后无特殊影响，不需特殊治疗；B级指有临床意义的胰瘘，需延长住院时间，但经过原位引流可治愈；C级指严重的胰肠吻合口漏，可出现腹腔内脓肿，导致多器官功能衰竭。由于ISGPF胰瘘定义简单，使用方便，便于比较，有利于指导临床诊断和治疗，目前被广泛应用。

2．胰瘘的危险因素　关于胰瘘危险因素的相关研究较多，归纳起来主要有以下3个方面。①患者因素：年龄、黄疸、营养状态、低蛋白血症、合并糖尿病等疾病。②胰腺局部因素：胰腺质地（“软胰”胰瘘发生率高）、胰腺断面的位置（胰颈部左侧2cm范围内血供较差）、胰腺疾病的病理类型、主胰管直径（直径＜3 mm胰瘘发生率高）等。③手术相关因素：手术者经验和技术是引起胰瘘的最主要因素，如胰肠吻合技术有缺陷、缝合过密或过疏、创面处理粗糙、止血不完善、过度使用电灼、缝合针线材料选择不当；钩突残留、远端胰腺切除后主胰管处理不当；遗漏主胰管近端存在的狭窄或梗阻；副胰管异常；胰肠与胆肠吻合口间距处置不当（距离过近有张力，肠蠕动时可导致吻合口撕脱）。事实上，手术者的经验直接影响到胰瘘的发生率。有研究报道在有经验的医学中心（胰腺手术＞20例/年），胰瘘的发生率显著降低。

3．术后胰瘘的预防

（1）改善患者全身状态　术前纠正低蛋白血症，改善肝肾功能，有效轻减黄疸，控制急性炎症，术后加强营养支持。

（2）改进外科操作技术　对于胰瘘的防治，目前的研究更多集中于术中处理及手术技巧的改进。

1）胰空肠吻合方式　目前有多种吻合方式，但缺乏前瞻性随机对照研究。临床荟萃分析认为，尚无一种吻合方式显著优于其他方式。合理处理胰腺残端，提高吻合技术。妥善处理胰腺残端，保护残胰血供，胰腺断面出血点用“8”字缝扎止血，忌大块胰腺组织缝扎；胰腺断面要用丝线缝合封闭，避免胰腺残端暴露于肠腔内，发生胰腺残端组织坏死和出血。胰肠吻合要松紧适度，既要预防肠瘘又要避免影响肠端血运；缝合时，忌拉裂胰腺组织，导致胰液渗漏。术中应尽量切除胰腺钩突部，防止残留胰腺组织分泌胰液，腐蚀吻合口，同时避免癌细胞残留导致术后复发。胰肠吻合口周围涂抹生物蛋白凝胶，并不能减少胰瘘的发生。

2）胰胃吻合　继Tripodi和Sherwin首先提出胰胃吻合术后，1946年Waugh和Clagett最先将其应用于临床。Rosso等连续施行的194例胰胃吻合术，无1例胰瘘发生。Gerard等引回顾了235例胰胃吻合术，总胰瘘发生率为13.6%。McKay等分析了近15年的文献后认为胰胃吻合比胰肠吻合更能有效地预防胰瘘。John Hopkins医院于1993年的5月至1995年11月进行了大样本前瞻性研究，分别实施胰空肠吻合术和胰胃吻合术72例和73例，胰瘘发生率分别为11.1%（8/72）和12.3%（9/73），两者比较无显著差异。一方面，胰胃吻合中胰腺残端与胃吻合易成角，引起术后顽固呃逆及呕吐，增加吻合口张力从而影响愈合。另一方面，胃壁厚硬，黏膜水肿、吻合口收缩等会使胰管开口堵塞，导致胰腺萎缩，且胰酶不能很快地被激活，从而引起消化和吸收障碍。目前比较一致的观点认为对于大多数PD术仍行胰空肠吻合，当胰腺残端粗大时选用胰胃吻合在降低术后并发症及死亡率方面优于胰腺空肠吻合。因为宽大的胃后壁使得胰腺残端的套入较容易，可以有效地防止强行套入所导致的撕裂，加之有充足的血运，从而为防止胰瘘提供有力保证。

3）胰管的处理　胰管结扎和栓塞也可阻断胰腺的外分泌功能，但术后不可避免地出现胰腺外分泌功能不全，引起一系列生理紊乱，故目前已被摒弃不用。形成胰肠吻合口瘘的另一主要原因是术后早期肠蠕动恢复前胰液和胆汁滞留于桥袢空肠内形成高压，原本无活性的胰蛋白酶被碱性胆汁和肠激酶激活，从而消化腐蚀吻合口。通过术中放置引流，可以减少术后早期胰液和胆汁在肠腔内的积聚，降低桥袢空肠内压，保证胰肠和胆肠吻合口的愈合，一旦有胰胆瘘发生，可经引流管吸引以减轻压力，促进瘘口愈合。根据引流方式不同，胰管内支架可分为外引流（将胰液引流到体外）和内引流（将胰液引流到肠道内）。通过引流可将胰液引至远离吻合的部位，利于吻合口愈合，而且引流管起支撑作用，便于充分引流，减轻胰管内压力，可以有效预防胰瘘。然而，现已有较多的随机对照研究表明，胰瘘与胰腺手术中胰管内支架管的摆放无明显相关。因此，目前的结果并未达成一致，支架的摆放主要取决于患者的选择和外科医师的经验。

4）完整切除钩突　一方面是肿瘤根治的需要，以保证肠系膜上动脉右侧的阴性切缘，此处是最易有肿瘤残留的部位；另外如保留部分胰腺，其仍可分泌胰液，容易腐蚀消化胰腺钩突部导致感染或出血，亦可被误认为胰肠吻合口瘘。

（3）生长抑素的应用　由于在质地较软的胰腺中胰液的分泌量通常较大，是胰瘘的危险因素，因此，在术后抑制胰腺的外分泌功能，有可能减少胰瘘的发生。生长抑素能够抑制胰腺外分泌。根据欧洲的几个RCT显示，奥曲肽可以降低PD术后胰瘘和其他并发症的发病率。然而来自Yeo等的RCT结果却未能显示胰腺切除术围手术期应用奥曲肽的优势。Meta分析和几个对奥曲肽的系统评价也产生了不一致的意见。尽管如此，大多数学者仍倾向于预防性应用生长抑素。有学者认为有选择地预防性应用奥曲肽也许能够降低高危（胰腺实质的质地软，没有慢性胰腺炎，没有胰腺纤维化）胰十二指肠切除术后胰瘘的发病率。

4．胰瘘的治疗　胰瘘一般发生于术后，一旦发生胰瘘，应进行积极有效的治疗，否则可能引起腹腔内巨大脓肿、消化道大出血等更为严重的并发症，所以，正确合理地治疗胰瘘是减少术后并发症的关键。胰瘘多采用非手术治疗，主要包括：营养支持，保持引流通畅，防止形成腹腔内脓肿，生长抑素类药物的应用和营养支持，特别是肠内营养支持待患者肠蠕动恢复后即可给予。肠内营养支持可以为患者提供充足的营养供应，提高蛋白水平，促进吻合口愈合。术后保持引流管通畅是预防和治疗胰瘘的重要措施，引流液积聚于吻合口易腐蚀吻合口而致胰瘘，术中必须放置有效通畅的引流。一般在胰肠、胆肠吻合口旁放置引流管，引流管应确保为最低位，摆放顺畅，不成角。一旦发生胰瘘，不能急于拔除引流管，应每天观察引流量、颜色、是否通畅等，若不通畅应及时调整，务必保持引流通畅。必要时采用生理盐水持续冲洗，以减少胰液的蓄积和感染的发生。待窦道形成，引流管中无液体引流出后，可行窦道造影，了解瘘道情况，逐步退出，最终拔除引流管。应用生长抑素类药物可以抑制胰腺外分泌，从而减少胰瘘量。

手术治疗通常不作为处理胰瘘的首选方式。再次手术的并发症及死亡风险极高，临床医师应审慎选择。但是，通过非手术处理无效时，则应视患者具体情况适时选择外科手段处理。手术方法包括外引流术、窦道切除术、远端胰腺切除术、胰腺瘘管与胃肠道吻合术（包括瘘管胃吻合术、瘘管切除胰腺空肠Roux.Y吻合、胰管空肠吻合）。外引流术适用于胰瘘伴有腹腔内感染或胰腺周围水肿者。如患者的一般情况较差而不能耐受较大手术者，手术方式的选择主要根据胰管的病理解剖、胰瘘起源的位置及胰管狭窄的部位。因此再次手术前应通过MRCP、CT、ERCP或窦道造影等影像学方法了解胰管的解剖、胰瘘的起点、瘘口部位、瘘管长度及分支状况，指导相应的处理。

二、术后胆瘘

在PD术中，人们对胆瘘的关注较少，关于胆瘘的专门报道不多。胆瘘是胰十二指肠切除术后常见的并发症，文献报道其发生率各不相同，国外大宗报道为4%～5%，严律南等报道279例PD术后胆瘘发生率为6.5%。该现象除了技术原因外，也与胆瘘诊断标准不一有关。

1．胆瘘的定义　关于胆瘘的诊断标准目前尚无统一意见。Claudio等将胆瘘定义为：术后连续＞5天引流液含胆汁，并经造影证实瘘口存在。大部分研究都认为术后腹腔引流出胆汁样液体即可诊断为胆瘘。但是如何判断引流液为胆汁样液体仍无标准可言。因为胰十二指肠手术后可能有腹水引出，而由于这部分患者多伴有梗阻性黄疸，术前和术后早期血清中胆红素浓度明显升高，导致术后腹水颜色也加深，单纯从肉眼难以判断。笔者所在医院参考胰瘘的诊断标准，将胆瘘标准做以下规定：即术后≥3天，引流量＞50mL/天，引流液中胆红素浓度超过血浆胆红素水平上限的3倍；或者引流管造影显示有肝内胆管显影等胆瘘征象。

2．胆瘘发生的高危因素　胆瘘的主要原因多为术中胆道损伤、电凝灼伤、胆肠吻合口径不一致、吻合不严密或胆管血运不良致胆管坏死等。胆瘘发生的高危因素包括：①局部感染、患者全身的营养状况。迄今，尚无令人信服的证据证明术前减黄可以降低并发症发生率和手术病死率，术前行ERCP、Oddi氏括约肌切开、鼻胆管引流，可能增加胆道感染率，术后胆瘘、胰瘘的可能性增大。②胆管血液供应的特殊性。肝外胆管的血供来自胰十二指肠上后动脉及右肝动脉，胰十二指肠切除术后胰十二指肠上后动脉血供离断，术中清扫肝十二指肠淋巴结会使胆管的血供受损。因此，在解剖胆管切缘时应注意勿过分游离。③吻合口张力。胰十二指肠切除术后，常用的消化道重建方式为Child法胰肠吻合口与胆肠吻合口相距10cm左右，胰液、胆汁易在空肠内局部积聚，术后早期空肠内高压被认为是胆瘘、胰瘘的主要原因之一。④胰液被胆汁激活对吻合口的腐蚀作用，此为胆瘘发生的另一重要危险因素。

3．胆瘘的预防　注意以下几点：①游离肝总管时，其后壁仅需游离1cm即可，避免游离过多致缺血坏死引起术后胆瘘。②空肠对系膜缘切开的口径要与胆管相一致，并应缝扎黏膜下血管后再切开，黏膜对合整齐，避免血肿及渗漏。对于直径＜1.0 cm者，可将肝总管前壁楔形切开扩大成形以利吻合，胆肠吻合不要内翻太多，以免术后吻合狭窄，吻合完毕后将空肠浆肌层与胆囊床悬吊缝合2针以减张。③置T管于左右肝管内支撑引流胆汁，距此吻合口10～15 cm从空肠侧壁另戳口引出体外，加压注水观察有无渗漏。可用生物蛋白胶喷洒吻合口周围对针孔缝隙进行封堵。④胃空肠吻合完成后将胃管通过吻合口逆行放入胰胆吻合口近端肠腔内减压。⑤胰、胆、胃空肠吻合后在空肠输入、输出襻间加作一侧侧吻合以降低肠腔内压。吻合口旁安置通畅的引流。

4．胆瘘的治疗　对已发生胆瘘者，应力争以保守治疗为主，避免早期手术探查，只要引流管通畅，外加支持营养、预防感染，多可自愈。若引流不畅或出现胆汁淤积，需在超声介导下重新置管引流，以免发生感染性积液，否则只能考虑再次开腹引流。

三、术后出血

术后出血是最严重的并发症，发病率为5%～12%，是导致胰十二指肠切除术后患者死亡和发生并发症的重要原因。因此，胰十二指肠切除术后出血的预防、诊断和治疗仍是一个十分值得关注的问题。

（一）术后出血诊断标准

（1）出血程度分类　目前多参照ISGPS标准依据出血程度进行术后出血分型，前哨出血定义为引流管或胃管间断出血、呕血或黑便，血红蛋白下降幅度＜15g/L，出血自发停止而无需输血；轻微出血定义为血红蛋白下降幅度介于15～30g/L，伴或不伴临床症状（心动过速、平均动脉压下降），不必手术或干预性治疗；严重出血定义为血红蛋白下降幅度>30 g/L，伴有临床症状且需手术或其他非手术治疗的干预。

（2）按出血部位分类　根据出血部位，出血可以分为消化道出血和腹腔内出血。消化道出血的发病率为3.4%，腹腔内出血的发病率为2.4%。

（3）按出血时期分类　按照出血的时间，可分为早期出血和晚期出血，不同的学者对早期和晚期的界定各不相同，如Choi等以5天为界，Tien等以7天为界，但更多的则是以国际胰腺手术研究协作组（ISGPS）的标准24h作为界定时间。

（二）术后出血的原因

早期腹腔出血的原因多为术中止血不够彻底，术中结扎线或电凝痂脱落，凝血机制差导致创面渗血等。Wente等总结出常见的出血部位有：胃十二指肠动脉断端；门静脉属支和肝动脉分支；肠系膜上静脉的属支，尤其是钩突的血管；肠系膜上动脉的分支，尤其是向左的空肠系膜动脉分支和向右的胰十二指肠下动脉；胰腺切缘表面；各吻合口的外壁以及切除后暴露出的腹膜后区域。

早期消化道出血的原因多为胃肠吻合口出血或胰肠吻合口出血。胃肠吻合口出血多与术中止血不彻底有关，这一点在吻合器吻合时尤为重要，故使用吻合器进行吻合后一定要注意检查吻合口有无出血。胰肠吻合口出血是一类比较特殊的出血，其中胰腺断端出血最为常见，诊断相对较困难，同时这类出血会使胰肠吻合口处压力增高，容易导致胰瘘的发生。

晚期腹腔出血多因胰瘘、胆瘘、腹腔脓肿等腐蚀创面或血管而导致出血，以及复杂血管病变（如假性动脉瘤）所致出血。前期多表现为具有间歇性出血特征的先兆出血，虽然出血可以自止，但是12 h后多再次出现出血为其特点。主要表现为不连续但经腹腔引流管可见的明显出血，以及呕血、黑便等，一般发生在术后10天左右。先兆出血是胰十二指肠切除术后腹腔大出血的危险因素，对预测大出血的发生具有特殊的意义。若同时合并有其他并发症（如胆瘘、胰瘘或腹腔感染）则强烈提示有大出血发生的可能，患者的死亡率也明显增高。近年来发现内脏动脉假性动脉瘤破裂出血是PD术后迟发性出血的重要原因。多数学者认为术中淋巴结骨骼化清扫时对动脉壁造成损伤，极易使这些动脉血管壁变得薄弱，加之胰瘘、胆瘘及腹腔脓肿等的侵蚀，形成假性动脉瘤，如在创伤或剧烈活动等诱因下使得血压持续或暂时增高时，假性动脉瘤破裂引起出血。

晚期消化道出血，大多数是由于应激性溃疡或吻合口溃疡出血，且往往发生在术后1 周左右。应激性溃疡是指在严重的应激状态下出现的上消化道特别是胃的多发浅表性病变，主要表现为上消化道出血，多发生于应激后的5天以后。随着质子泵抑制剂的问世及预防措施的不断改进，患者的应激性溃疡出血发病率已明显下降。术后消化道出血的可能来源于胰肠吻合口、胆肠吻合口或胰腺断面。国内外众多文献曾报道，术前黄疸的程度和病程是术后并发应激性溃疡的重要因素，但有文献报道术前减黄并不能减少PD术后早晚期并发症的发生率。

（三）术后出血的预防

（1）术前伴有凝血功能障碍者应给予积极纠正，补充Vit K以改善患者凝血功能。必要时加用凝血酶原复合物或新鲜冰冻血浆、冷沉淀等。

（2）术中精细操作和对各个切缘及吻合口确切止血，是预防及降低该并发症发生率的重要环节。术后早期胃肠吻合口出血多与术中止血不彻底有关。术中胃肠吻合口附近的出血点尽量不用电凝止血，而用结扎或缝扎的方法。使用吻合器吻合后一定要注意检查吻合口有无出血，必要时用丝线加固缝合，既可降低吻合口漏的发生率，也减少了出血的可能性。胰肠吻合口出血多来自胰腺断端，诊断较困难，同时这类出血会使胰肠吻合口处压力增高，容易导致胰瘘的发生。处理胰腺断面，胰腺断端上下缘常规缝扎止血处，对于断面活动性出血尽量采用Prolene线缝扎，胰管内插入引流管，防止胰管被缝扎。胰腺表面少用电凝止血，避免术后焦痂脱落引起出血。避免吻合口有张力或血运欠佳影响胰腺吻合口的愈合。

（3）手术中临近血管操作要尽量少使用电凝，避免血管损伤引起术后假性血管瘤。应避免胰腺或胆道吻合口直接与血管接触，以免发生吻合口漏后直接腐蚀血管造成大出血。可在血管表面喷生物胶或游离大网膜覆盖。腹腔引流管应避免直接接触血管，保持腹腔引流管的通畅。

（4）术后应保留持续胃肠减压以减轻消化液残留，同时应常规使用止血药，使用消化液抑制剂如生长抑素、质子泵抑制剂等。

（5）由于晚期腹腔出血多由于胰瘘、胆瘘导致的腹腔感染引起，所以术后要注意观察有无胰瘘、胆瘘的发生，一旦发现有消化道瘘的迹象应及早进行冲洗引流等处理，避免胰液、胆汁积聚形成腹腔脓肿。如果形成腹腔脓肿应及时穿刺或剖腹引流，必要时腹腔持续灌洗引流。

（四）术后出血的治疗

（1）术后早期消化道出血的原因多为手术技术操作不当所致的胃肠吻合口出血，可行消化道内镜检查，若为胃肠吻合口出血，在内镜下止血；若非胃肠吻合口出血，或内镜止血失败，可行放射介入止血。若放射介入止血失败，应及时再次手术探查止血。术后4～5天消化道出血的可能来源于胰肠吻合口、胆肠吻合口或胰腺断面，应首选放射介入止血。放射介入止血时有时很难发现明显的出血部位，也有“盲目”的栓塞胃十二指肠动脉和肠系膜上动脉分支成功的报道。若放射介入止血失败，应及时再次手术探查止血。

（2）早期腹腔出血由于腹腔粘连较轻，出血多由于手术技术因素所致，可行创面出血点的结扎或缝扎止血，或吻合Ⅵ的重新修剪缝合。胰肠吻合口漏且水肿严重者，可拆除缝线行胰胃吻合。

（3）晚期消化道出血多为应激性溃疡引起。应激性溃疡是指在严重的应激状态下出现的上消化道特别是胃的多发浅表性病变，主要表现为上消化道出血，多发生于应激后的5天以后。随着质子泵抑制剂的问世及预防措施的不断改进，患者的应激性溃疡出血发病率已明显下降。

（4）术后晚期腹腔出血多因胰瘘、腹腔脓肿等腐蚀创面或血管而导致出血，血管可有明显损伤甚或形成假性动脉瘤，病死率很高。这类出血常先有“前哨”出血的表现，不足以引起医师重视，往往麻痹大意。有“前哨”出血的消化道出血患者若伴有胰瘘，病死率超过50%，这类出血应该首选放射介入止血，介入栓塞成功率在80%左右。对于介入术中未能明确出血部位的保留十二指肠的胰头切除患者，也可“盲目”地栓塞胃十二指肠动脉和肠系膜上动脉的近端右侧分支。同时可行腹部CT扫描，观察腹腔有无胰液、胆汁积聚或腹腔脓肿形成，若存在上述情况，可调整引流管或在CT定位下穿刺重新置管引流。介入栓塞成功后，根据患者再次出血的可能性，可以留置造影插管24 h，以便出血时立即检查治疗。如果介入栓塞不成功，就要考虑积极的手术探查，施行挽救性手术。

（5）笔者单位在处理此类出血时认为，PD后的迟发性腹腔或消化道出血多数为胰瘘所致。对于此类出血患者，再处理时不仅要解决出血问题，更关键的是对胰瘘的处理。介入血管栓塞术（TAE）在PD后出血的止血治疗中有较广泛的应用。TAE能够基本明确出血部位、安全性较高、创伤小，但缺点也显而易见：当出血较迅猛或因胰液腐蚀导致广泛渗血时，介入效果不佳，反而可能延误手术抢救的时机；更为重要的是TAE在解决出血问题时并未同时解决胰瘘问题，而胰瘘恰恰是出血的根本原因，因此，存在巨大的再出血风险。要同时解决出血和胰瘘，手术是唯一选择。在此类患者的再次手术过程中，止血并不困难，但胰瘘的处理相当困难。胰液强大的腐蚀能力除了使胰肠吻合口破溃及愈合不良外，还会侵袭消化道周围组织，破坏其正常生理结构，并且导致不同组织相互粘连，破坏局部正常的空间结构，增加了再次手术时此区域分离及暴露的操作难度；同时由于胆肠、胃肠吻合口固定，如果将原吻合口肠管切除重建则空间不够，因此想通过第2次的急诊手术进行胰肠吻合口重建难度极大。有的外科医生采用重行胰胃吻合的方式补救，但实际操作中发现吻合空间仍有限；且相比于胰肠吻合，胰胃吻合是PD后消化道出血的最常见原因，是术后出血的独立危险因素。因此，重新胰胃吻合仍存在较高的再次出血风险。

有鉴于此，笔者对胰瘘导致的出血患者进行手术处理时，利用第1次手术时放置的胰管内支架管，通过空肠壁及腹壁将其引出体外，有效地将胰液外引流，中止了胰液对组织的继续腐蚀，同时形成胰肠分流，避免了胰酶的进一步激活。整个手术过程不需要过度分离胰肠吻合口及其周围区域，消化道出血时仅需打开胰肠吻合前壁，避免了对周围组织的损伤，操作比较简单，胰肠吻合重建时，仅需简单对合，即使胰腺残端及空肠组织糜烂水肿亦不难做到。粗糙的胰肠吻合口虽然存在由消化液的反流造成的胆瘘及肠瘘的风险，但因为没有胰酶的激活，单纯的胆瘘或肠瘘并不难处理，往往通过持续的冲洗及引流等保守措施即可治愈。同时，通过放置空肠造瘘管，可以早期对患者行肠内营养，以促进肠道蠕动，缩短禁食时间，减少肠内细菌移位及感染。

四、术后胃瘫综合征

术后胃瘫综合征（postsurgical gastroparesis syndrome，PGS）是指腹部手术后继发的非机械性梗阻因素引起的以胃排空障碍为主要征象的胃动力紊乱综合征，是腹部消化道手术后常见并发症之一。PGS常持续数周甚至更长时间，易被误诊为吻合口或输出袢的机械性梗阻而采取再手术治疗。PGS是胰十二指肠切除术后的最常见并发症之一，国外报道发生率10%～40%。PGS多发生于术后1～2周内。发生在拔除胃管开始进流食或半流食后，上腹饱胀不适、中上腹有压迫感，易出现恶心、呕吐，呕吐物为含有胆汁的胃内容物，呕吐后症状可缓解或减轻。

（一）PGS的诊断标准

国际上关于PGS的诊断尚无统一的标准，目前国内常用的诊断标准为：①经过一项或多项检查提示无胃流出道机械性梗阻征象，但有胃潴留；②胃引流量＞800mL/d，持续时间＞10天；③无明显水、电解质、酸碱失衡；④无引起胃排空障碍的基础疾病，如糖尿病、甲状腺功能减退等；⑤无应用影响平滑肌收缩的药物史。

PGS的辅助检查主要为上消化道造影，典型征象为胃胀满、扩张，蠕动减弱或消失，造影剂在胃腔潴留。另外，Ajaj等报道可以应用实时核磁共振来评估PGS患者及健康人群的胃收缩运动情况，但其敏感性和特异性尚需进一步研究。目前，同位素检查亦可应用于术后胃的蠕动功能及排空能力的检测，闪烁显像和^{13}C-辛酸呼吸试验是耐受性好、广泛采用的两种检测胃排空情况的常用方法。Viramontes等用稳定同位素^{13}C-辛酸进行胃排空呼吸实验，可以确定胃排空运动正常或排空延迟，同样也是一种非侵入性实验。近年来，单电子发射计算机断层扫描（SPECT）核素显像技术也作为一种非侵入性检查技术应用于胃的适应性、调节能力评估中。Simonian等设计了一种联合应用SPECT和闪烁显像的方法来检测餐后胃容积、胃的适应性及胃对固体和液体食物的排空等。

（二）PGS的病因及发生机制

PGS多见于上腹部手术后，特别是胃和胰腺手术。胰十二指肠联合切除术涉及胃、胆囊、胰腺及十二指肠等多个脏器，故PGS的发生率也必然明显增高。发病原因：①迷走神经损伤。Whipple术中行大范围的淋巴结清扫，必将严重损伤迷走神经干，失去其对胃排空机制的神经支配作用，影响了胃肠的运动功能。②手术创伤。大范围的淋巴结清扫、术后胆瘘、胰瘘、严重的腹腔积液产生等均可直接导致胃肠吻合口炎症、水肿及胃壁水肿，加上胃窦切除后失去磨碎食物的功能使胃内容排空困难。③术前营养不良、低蛋白血症、电解质紊乱以及有糖尿病或幽门梗阻者，术后PGS发生率较高。④总胆红素长期明显升高，心脏、肝脏、肾脏及神经系统均会受到明显的损伤。

目前认为，胰十二指肠切除术后PGS是一功能性改变，发病机制尚不清楚，胰十二指肠切除术后PGS的发生可能与以下机制有关：①胃动力障碍；②胃肠运动的不协调性；③胃壁顺应性降低；④胃电活动异常，胃电节律紊乱使胃产生逆向移行性慢波，胃收缩运动减弱或缺乏，干扰胃肠道对内容物的清扫运动；⑤异常的胃肠激素和肽类的作用；⑥迷走神经紧张性降低，迷走神经切除及糖尿病累及内脏自主神经后易发生PGS，抗胆碱能药物能诱发和加重PGS；⑦胰高血糖素血症、高糖血症、应激反应、感染、代谢及药物等因素也可能参与PGS的发生。

（三）PGS的治疗

PGS的治疗原则主要是减轻临床症状、加强营养、严格控制血糖水平、避免其他并发症的发生，加快胃肠协调运动功能的恢复。

1. 一般治疗　首先应予严格禁食、禁水，持续胃肠减压、静脉补液，补充足够的热量、蛋白质及维生素等。低钾可致胃肠道平滑肌张力低下，需特别注意补充钾。高渗温盐水加激素洗胃，静滴氢化可的松或地塞米松可减轻吻合口水肿。对于糖尿病患者需严格控制血糖水平，Ishuchi等研究证明高血糖对胃动力有明显的抑制作用，并且其抑制作用与血糖升高的程度呈正比。

2. 肠内营养　目前研究表明术后胃肠道麻痹仅局限于胃和结肠，术后6～12 h小肠就可以恢复吸收功能，早期的肠内营养对小肠有局部营养作用，能刺激肠蠕动，促进肠内细胞的生长，促进胃肠激素分泌，从而可以维持小肠结构及功能的完整，加快胃和小肠的蠕动功能恢复，因此术后早期肠内营养既可预防胃瘫发生，也是治疗胃瘫的有效手段之一。术中将鼻胃营养管插入吻合口的远端20～30 cm处，术后早期输注肠内营养液，可促进残胃功能恢复，改善机体营养状态，可以有效缩短PGS治疗时间。

3. 药物治疗　胃肠动力药物能促进胃平滑肌收缩，增强胃蠕动力，协调胃肠运动，达到加快胃排空的目的。常用药物有：①多巴胺D受体拮抗剂，如甲氧氯普安、多潘立酮等。②哌啶苯酰胺衍生物，代表药物为西沙比利，是一种5-HT受体激动剂，能增加肌间神经丛节后神经末梢乙酰胆碱的释放，加快全消化道蠕动和协调胃肠运动。③大环内酯类抗生素，主要为红霉素及其衍生物。Petrakis等首次报道将其作为促进胃肠动力的药物，发现其通过结合胃动素受体而发挥作用，但无刺激胃分泌的作用，能够引起胃周期性消化间期运动复合波（MMc）Ⅲ相波的强烈收缩，促进胃排空，加速纠正胃电节律紊乱和改善胃排空功能，可明显减轻胃滞留。Alic等报道对于顽固性慢性PGS可以长期、小剂量应用红霉素进行治疗，其良好的作用效果可持续几个月之久，并且无严重并发症发生。④生长抑素对PGS的影响目前尚有争论，但奥曲肽可以减少PGS患者体液及电解质的大量丧失，减少患者每天的补液总量和时间，积极意义较大。

4. 胃镜治疗　胃镜检查对胃壁的机械刺激对于胃动力的恢复有较好的作用，对治疗PGS效果明显，但操作时间不宜过早，以免引起吻合口破裂，一般选择在术后10天以后进行。

5. 胃电刺激　目前临床中主要有两种胃的电刺激方法。①高能量、长波电刺激。这是近年来出现的一种治疗PGS的新方法，其原理是通过外科手术或超声内镜将起搏装置植于胃浆膜下，采用频率高于内源性慢波10%的电刺激来干扰、改变胃的基础节律，使胃的慢波频率恢复正常，动物实验和临床研究都证明该方法可明显促进胃肠排空，改善PGS症状。②高频率、低能量、短波电刺激。这是通常说的胃电刺激，这种装置需要将刺激导联沿着胃大弯缝合在胃的肌肉间，此种电刺激并不能干扰、改变胃的慢波，但可以明显改善恶心、呕吐等临床症状。研究证明对于手术引起的顽固性PGS患者应用此治疗可以明显提高其营养状态、改善生活质量、增加体重指数、增强胃的排空能力。

6. 中医、中药治疗　临床应用中医、中药联合治疗PGS，可以明显改善症状、提高生活质量、缩短疗程等。治疗原则主要是“六腑以通为用”，同时针灸或穴位注射及中药保留灌肠等方法均有较好疗效。

（唐启彬）

参考文献

[1] 吴孟超，吴在德. 黄家驷外科学[M]. 7版. 北京：人民卫生出版社，2008：418—426.

[2] 中华人民共和国卫生部. 胰腺癌诊疗规范：2011年版[J]. 临床肿瘤学杂志，2011，16（11）：1026-1032.

[3] 陈孝平，汪建平. 外科学[M]. 8版. 北京：人民卫生出版社，2013：99-106.

[4] Taai YF，Shyu JF，Chen TH，et al. Effect of preoperative biliary draingage on surgical outcome after pancreaticoduodenectomy[J]. Hepatogastroenterology，2006，53（72）：823-827.

[5] Van der Gaag NA，Rauws EA，van Eijck CH，et al. Preoperative biliary drainage for cancer of the head of the pancreas[J]. N Engl J Med，2010，362（2）：129-137.

[6] Yekebas EF，Wolfram I，Cataldeginmen G，et al. Postpanctreatectomy hemorrhage：diagnosis and treatment：an analysis in 1669 consecutive resections[J]. Ann Surg，2007，246（2）：269-280.

[7] Welsch T，Borm M，Degrate L，et al. Evaluation of the international study group of pancreatic surgery definition of delayed gastric emptying after pancreatoduodenectomy in a high-volume centre[J]. Br J Surg，2010，97（7）：1043-1050.

第十七章　营养支持在胰腺癌外科中的应用

机体正常的新陈代谢及良好的营养状态，是维护生命活动的重要保证。任何代谢紊乱或营养不良，都可影响组织、器官功能，进一步恶化可使器官功能衰竭。而且，机体的营养状态与发病率、死亡率是密切相关的。外科领域不少危重病症都会存在不同程度的营养不良，如果不采取积极措施予以纠正，往往很难救治成功。在对机体代谢有足够认识的基础上，建立有效的输入途径，以及应用各种符合机体生理、副反应小的营养制剂，使近代临床营养支持治疗获得了非常明显的效果，挽救了许多危重患者的生命。营养支持治疗是现代外科学的重要进展之一，已经成为危重患者治疗中不可缺少的重要内容。

胰腺癌是恶性程度极高的肿瘤之一，临床上常缺乏特异性表现，由于症状隐匿，80%以上的患者发现时已是中晚期，普遍表现为营养不良，并且常合并有梗阻性黄疸、糖尿病等，还常有食欲缺乏并伴有贫血、低蛋白血症、免疫功能下降等。因此，术前应针对患者的身体状况采取积极有效的营养支持治疗，提高机体的免疫功能，从而提高手术的安全性，促进患者康复。

在20世纪70年代以前，当胃肠功能有障碍时，常因无有效的方法提供必需的营养，而出现许多患者在富裕中饿死。1967年，Dudrick等提出全肠外营养，经静脉置管输入水解蛋白液、高渗葡萄糖、维生素等高渗液体，解决经周围静脉不能耐受高渗液的问题，从而达到肠外可供给患者所需的营养量与质。同期Randell将宇航员用的太空饮食即化学组成确定饮食，现称之为要素膳（ED），应用于临床，使得患者胃肠功能虽有部分障碍，但仍能从胃肠道中获取所需的营养。至此，就形成现时的营养支持肠外和肠内两大途径。从此，不论患者胃肠道有无障碍，消化、吸收功能是否存在，都可实施营养支持。1959年Francis Moore提出，为保证输入的氮能被用以合成蛋白质，每输入1g氮，需要同时提供628kJ的热量成为现时标准营养混合制剂中的热氮比。50多年来临床实践使营养支持的理论与方法更趋完善。

（一）营养不良对患者预后的影响

营养不良，特别是蛋白–能量营养不良对围手术期患者的预后可产生严重的不良影响：①创伤愈合缓慢。创伤愈合的一个重要的过程是酸性成纤维细胞利用氨基酸原料合成胶原蛋白。营养不良患者因氨基酸原料供给不足，必将造成愈合延迟。②低蛋白血症常导致胶体渗透压下降，使有效血容量相对不足，患者在术中或术后对失血的耐受明显下降。③免疫应答能力受损，感染性并发症与器官功能障碍的发生率增高。④由于呼吸肌的萎缩，心脏功能下降，当发生严重创伤感染和大手术等重大应激时，不能有效代偿机体增加的氧耗，致使组织缺氧，容易导致多器官功能障碍综合征（MODS）的发生。

（二）营养支持的目的

传统的营养支持的目的是提供足够的能量，以适应机体代谢的需要，保持瘦肉体（lean body mass），促进患者康复。禁食患者通过肠外营养支持可以提供必要的营养物质，维持机体需要，有利于继续治疗。随着研究的深入，特别是对于感染、创伤等严重应激患者，营养支持并不是单纯的提供营养，更重要的是使细胞获得所需的维持其生理活动的底物，以维持其基本结构，从而保持或改善组织、器官功能，有利于机体康复。胰腺癌患者大多营养不良，外科手术后患者处于严重应激阶段，细胞普遍处于“饥饿”状态，因此合理的营养支持更有利于胰腺癌手术患者的恢复。

（三）胰腺癌患者营养不良及代谢变化

由于胰腺癌患者常合并厌食、饱胀、返酸、腹部疼痛、焦虑甚至上消化道（十二指肠）梗阻等并发症，导致营养物质摄入、吸收不足，体重下降，因而绝大多数胰腺癌患者均有不同程度的营养不良。对于手术患者，术前存在营养不良是一个主要的临床问题。手术打击本身可以增加能量消耗，使蛋白水平下降，从而使术后早期营养成为必要。营养不良是增加患者术后并发症发生率的潜在因素，而围手术期肠内外营养支持可以有效改善机体营养状况，降低术后并发症的发生率。

胰腺癌患者中营养不良的发生率相当高。部分进展期胰腺癌患者常有恶病质征象，表现为厌食、进行性体重下降、贫血、低蛋白血症等。营养不良不仅损害机体组织、器官的生理功能，而且可增加手术危险性、术后并发症发生率及手术死亡率，影响原发病的治疗过程，降低患者的生活质量，甚至影响预后。围手术期营养支持可改善营养不良患者的生理储备，纠正营养不良，因而在理论上可降低患者术后并发症发生率和手术死亡率。

胰腺癌患者营养不良或恶病质的发生原因和机制颇为复杂，有肿瘤本身的原因和来自抗肿瘤治疗的相关因素。恶病质是胰腺癌患者死亡的主要原因之一。恶病质大多发生在肿瘤进展期，但也可见于早期肿瘤患者。然而，恶病质与肿瘤负荷、疾病进程、细胞类型之间无恒定关系。恶病质发生机制很复杂，没有一种单一理论可以满意地解释恶病质状态，目前认为主要与宿主厌食及机体各营养物质代谢异常有关。食欲丧失是恶性肿瘤患者常见症状，同时还常伴有饱感、味觉改变、恶心、呕吐等症状。厌食的原因很多，主要是大脑进食调节中枢功能障碍所致。肿瘤生长增加了血浆色氨酸浓度，大脑中色氨酸浓度增加可导致下丘脑5-羟色胺合成增加，而大脑中5-羟色胺浓度增加与厌食明显相关。肿瘤本身局部作用是导致进食减少的另一因素，胰腺癌造成梗阻性黄疸，出现腹胀、恶心、呕吐等症状，导致进食减少、厌食。此外，心理因素、压抑、焦虑等也可影响食欲及进食习惯。

肿瘤恶病质的另一重要原因是由于营养物质代谢异常所致。肿瘤患者碳水化合物代谢障碍主要表现在葡萄糖转化增加和外周组织利用葡萄糖障碍。乳酸和生糖氨基酸的糖异生作用增加是肿瘤患者葡萄糖转化增加的最主要特征，此过程需消耗大量能量，从而增加患者的基础能量消耗，导致恶病质产生。与宿主细胞不同，肿瘤组织的葡萄糖利用率增高。事实上，葡萄糖是合适的能源物质，肿瘤组织主要是通过糖酵解通路产生大量乳酸，然后在肝脏中乳酸再转化为葡萄糖，这样进一步增加了宿主的能量消耗。Cori 循环增加与机体体重丧失之间存在明显关系。肿瘤患者蛋白质代谢异常，表现为蛋白质合成和分解增加，蛋白质转变率增加，血浆氨基酸谱异常，机体呈现负氮平衡。骨骼肌蛋白消耗增加是恶性肿瘤患者蛋白质代谢的特征之一，也是导致恶病质的主要原因之一。脂肪代谢异常表现为脂肪动员增加，包括脂肪降解和脂肪氧化增加，机体体脂储存下降。胰腺癌患者由于持续梗阻性黄疸，影响肝脏正常的营养物质代谢。此外，胆汁和胰液分泌减少，可引起脂肪吸收不良。部分患者因胰岛素分泌障碍，进一步影响了营养物质的代谢。导致恶病质的另一常见原因是肿瘤患者机体代谢率改变。胰腺癌患者中有33%的人处于高代谢状态，并且机体的能量消耗增高与体重丢失明显相关。近年来，许多研究提示内源性细胞因子在肿瘤厌食、恶病质中起着十分重要的作用。有资料证明，肿瘤坏死因子A（TNF-A）、白介素-1、6（IL-1、IL-6）、干扰素A（IFN-A）和白细胞抑制因子（LIF）在肿瘤恶病质中起重要作用。除上述细胞因子外，有些研究还发现肿瘤产生的某些代谢因子可直接作用于骨骼肌和脂肪组织等靶器官，导致机体代谢异常。

（四）胰腺癌患者营养风险筛查与营养评估

胰腺癌患者的营养支持第一步是营养风险筛查与营养状况评估。目前，针对肿瘤患者进行营养不良筛选的量表，有患者主观整体评估量表（PG-SGA）、总体主观量表（SGA）、营养风险筛查量表-2002（NS-2002）等。其中最常用于肿瘤患者的是PG-SGA量表，此表使用简便，在门诊或病房数分钟即可完成，首先由患者回答4个问题：胃纳情况、体重是否变化、日常生活能力以及有无影响患者胃纳的不良症状，如腹泻、便秘、恶心、呕吐、疼痛、焦虑、抑郁等。其次，医师判定患者有无高分解或高代谢状态，体检有无肌肉和脂肪大量消耗状态。在以上诸多因素中，体重下降是提示发生营养不良的一个重要症状和表现，不能置之不理。因为肌肉或脂肪的消耗均是以器官功能的下降为代价。应积极寻找病因，早期积极开展EN或PN支持。此外，重视患者进食的质和量，若患者进食的质达不到标准，则需要营养干预；若口服进食量少于正常需要量的60%，且持续5天以上时，应早期启用肠内营养（enteral nutrition，EN）或肠外营养（parenteral nutrition，PN）支持。PG-SGA是一个比较适合肿瘤患者进行营养风险筛查的量表，值得在临床上推广和应用。

营养风险筛查量表-2002（NS-2002）是欧洲肠外肠内营养学会于2002年发表的一种新的营养评定工具。该量表采用评分的方法对营养风险进行量度，评分≥3分作为存在营养风险的标准，其良性临床结局与营养支持的相关性较高，而且EN与良性临床结局的相关性亦比PN高。有研究表明，NRS在预测营养风险和患者对营养治疗的反应方面，具有其他工具所不可比拟的优势。

欧洲肠内肠外营养学会认为有以下情况之一应考虑重度营养不良：6个月体重下降＞10%～15%；BMI＜18；SGA～C级；血清白蛋白＜30g/L。对白蛋白是否作为营养风险评价的指标尚有不同意见，有人认为低白蛋白血症可能反映炎症状况，是术后感染并发症及死亡的风险指标，并非营养状况本身的指标。

（五）围手术期营养支持的目标

传统的营养支持的目的主要是为患者提供应用，改善患者的营养状况。近年来发现，许多特殊营养物有显著的免疫调节作用，可以增强肠黏膜屏障功能，减少内毒素和细菌易位，有望通过特殊的营养支持，降低全身炎症反应，预防MODS，促进创伤愈合，具有重要意义。因此，当前围手术期患者营养支持的目标也发生了变化，主要包括：纠正营养物的异常代谢；提供合理的营养底物，尽可能将机体组织的分解代谢降低到合理水平，预防和减轻营养不良；通过特殊营养物的营养支持来调节机体的炎症免疫反应，增强肠道的黏膜屏障功能，减少内毒素和细菌易位，预防肠源性感染，预防MODS；通过特殊营养物的营养支持促进创伤愈合。

（六）围手术期营养支持的策略与实施

1．围手术期营养支持的适应证　有证据表明，营养状况良好的患者可以耐受一般手术创伤，10天内不给营养支持也不会产生严重不良反应。严重营养不良患者，特别是严重创伤等应激状态的危重患者，不能耐受营养缺乏，应及早进行营养支持。术前营养支持的目的在于改善患者的营养状况，提高对手术的创伤耐受力，降低死亡率。因此，严重营养不良以及需要进行大手术的营养不良患者是术前营养支持的适应证。术前营养支持时间应该足够长，支持7～10天，短时间的营养支持难以达到预期效果。

术后营养支持的指征包括：术前营养支持患者，术后继续营养支持；严重营养不良而术前未进行营养支持者，术后应进行营养支持；术后估计超过7天以上不能进食患者；术后出现严重并发症，因代谢需要量增加和禁食时间延长患者。

2．围手术期肠外营养支持

（1）肠外营养的适应证　加强胰腺癌患者术后的营养支持治疗可明显降低胰腺癌患者术后并发症的发生率。对需要营养支持的术后患者，应尽早进行肠内营养，但对存在肠内营养禁忌症患者，如术后伴有胃排空延迟、胰瘘或腹腔感染等并发症，应给予肠外营养；对于肠内营养供给达不到目标量60%者，也应辅以肠外营养。对于营养良好或术后1周能经口摄入足够营养者，没有证据表明患者能从肠外营养中获益。

（2）肠外营养制剂组成

1）葡萄糖　葡萄糖是肠外营养的主要能源物质。机体所有器官、组织都能利用葡萄糖能量，补充葡萄糖100 g/24 h就能显著节省机体蛋白质的消耗。来源丰富、价格低廉也是其优点。通过血糖、尿糖的监测能了解其利用情况及体内血糖水平，相当方便。但肠外应用葡萄糖也有不少缺点。首先是用于PN的葡萄糖溶液往往是高浓度的，25%及50%葡萄糖液的渗透量（压）分别高达1 262mmol/L及2 525 mmol/L，对静脉壁的刺激很大，不可能经周围静脉输注。其次是机体利用葡萄糖的能力有限，为5 mg/（kg·min），应激后普遍存在“胰岛素抵抗”，使得糖的利用率更差，过量或过快输入可能导致高血糖、糖尿，甚至高渗性非酮性昏迷。特别是胰腺癌患者可合并胰岛内分泌功能异常，糖代谢紊乱更常见。另外，多余的糖将转化为脂肪而沉积在器官内，例如肝脂肪浸润，损害其功能。因此，目前葡萄糖基本不再作为PN单独能源来源。

2）脂肪乳剂　脂肪乳剂是PN的另一种重要能源。以大豆油或红花油为原料，磷脂为乳化剂，制成的乳剂有良好的理化稳定性，微粒直径与天然乳糜微粒相仿。乳剂的能量密度大，10%溶液含热量4.18U（1 kcal）/mL。还有浓度为20%及30%的产品。应激时其氧化率不变，甚至加快。脂肪乳剂安全无毒，但需注意使用方法，输注太快可致胸闷、心悸或发热等反应。脂肪乳剂的最大用量为2 g/（kg・d）。脂肪乳剂可按其脂肪酸碳链长度分为长链三酰甘油（LCT）及中链三酰甘油（MCT）两种。LCT内包含人体的必需脂肪酸（EFA）——亚油酸、亚麻酸及花生四烯酸，临床上应用很普遍。MCT的主要脂肪酸是辛酸及癸酸。MCT在体内代谢比LCT快，代谢过程不依赖卡尼汀，且极少沉积在器官、组织内。但MCT内不含EFA，且大量输入后可致毒性反应。脂肪乳剂的新制剂还有以橄榄油为原料的乳剂，其多不饱和脂肪酸（PUFA）较少，可减轻脂质过氧化所致的免疫抑制。另外，还有以鱼油为原料的乳剂也开始用于临床。

3）复方氨基酸　复方氨基酸溶液是按合理模式（人乳或鸡蛋白）配制的结晶、左旋氨基酸溶液。其配方符合人体合成代谢的需要，是肠外营养的唯一氮源。复方氨基酸有平衡型及特殊型两类。平衡氨基酸溶液含EAA 8种，NEAA 8～12种，其组成符合正常机体代谢的需要，适用于大多数患者。

4）电解质　肠外营养时需补充钾、钠、氯、钙、镁及磷等常量元素。其中不少是临床常用制剂，例如10%氯化钾、10%氯化钠、10%葡萄糖酸钙及25%硫酸镁等。磷在合成代谢及能量代谢中发挥重要作用，用于肠外营养时的有机磷制剂甘油磷酸钠含磷10 mmol/10mL。

5）维生素　用于肠外营养的维生素制剂有水溶性及脂溶性两种，均为复方制剂。每支注射液包含正常人各种维生素的每日基本需要量。

6）微量元素　每支复方注射液含锌、铜、锰、铁、铬、碘等微量元素的每天需要量。

7）全营养混合液（total nutrients administration，TNA）　肠外营养所供的营养素种类较多。从生理角度，将各种营养素在体外先混合在3L塑料袋内（称全营养混合液）再输入的方法最合理。同时进入体内的各种营养素，各司其职，对合成代谢有利。全营养混合液的配制过程要符合规定的程序，由专人负责，以保证混合液中的脂肪乳剂的理化性质仍保持在正常状态。

在基本溶液中，根据病情及血生化检查，酌情添加各种电解质溶液。由于机体无水溶性维生素的贮备，因此肠外营养液中均应补充复方水溶性维生素注射液。短期禁食者不会产生脂溶性维生素或微量元素缺乏，因此只需在禁食时间超过2～3周者才予以补充。溶液中需添加适量正规胰岛素（胰岛素：葡萄糖=1U：8～10g）。

最近有将TNA液制成两腔袋或三腔袋的产品，腔内分装氨基酸、葡萄糖和脂肪乳剂，有隔膜将各种成分分开，以防相互发生反应。临用前用手加压即可撕开隔膜，使各成分立即混合。这种产品符合TNA原则，即做到各营养底物同时输入，而且节省了配制所需的设备和时间，简化了步骤，有很好的应用价值。欧美外科营养指南推荐肠外营养采用“全合一”的模式，不推荐单瓶脂肪乳或氨基酸的输注。

（3）肠外营养的能量组成　一般胰腺癌外科患者营养支持能量可按理想体重补给104.6kJ/（kg·d），在重度应激情况下，如发生胰瘘、败血症、大面积烧伤等，能量可增加到125.5kJ/（kg·d），蛋白质按理想体重1.5g/（kg·d）就可以有效减少氮丢失，蛋白质、脂肪、葡萄糖按20：30：50配比。肠外营养中脂肪尤其是长链脂肪酸对机体可能产生不良影响，如损伤免疫功能，导致高脂血症、脂肪肝和胆汁淤积，因此应该适当降低糖脂比。当三酰甘油≥5mmol/L，应减量或停用脂肪乳，尤其是ω-6多不饱和脂肪酸的用量，可用中长链脂肪乳、橄榄油脂肪乳部分代替。

一般而言，无严重并发症的患者，营养支持没必要个体化，但对于以下4种情况，应考虑个体化：①心功能不全患者应注意保证足够能量，同时限制补液速度和量，限制钠盐的摄入。②肾功能不全患者需要注意限制钠、钾和总液体量的摄入，但通常不必要限制蛋白质摄入，因为会加重原有的营养不良。③对于肝功能不全的患者，不强调低蛋白饮食疗法，在常规剂量蛋白的营养支持下，很少发生肝性脑病。一般认为，补充蛋白1.2～1.5g/（kg·d）是合理的，富含支链氨基酸（BCAA）的肠外营养对肝功能不全患者尤其是即将出现肝性脑病的患者是有利的。④肠衰竭或高位肠瘘患者容易出现电解质紊乱，在进行肠外营养支持的同时注意补充。

（4）肠外营养并发症

1）导管性并发症　临床表现为突发的寒战、高热，重者可致感染性休克。在找不到其他感染灶可解释其寒战、高热时，应考虑导管性脓毒症已经存在。发生上述症状后，需拔除中心静脉导管，并作导管头培养。若24h后发热仍不退，则应选用抗生素。

2）代谢性并发症　包括电解质紊乱、酸碱平衡失调、氮质血症等。其中最常见的是糖代谢紊乱，严重者可发生高糖高渗非酮性昏迷，其发生原因包括：①输入的总糖量或单位时间内输入的糖量过多；②患者原有糖尿病或隐性糖尿病，胰岛素分泌减少；③应激状态下体内糖原异生增加，并出现胰岛素阻抗现象；④应用肾上腺皮质激素，促进糖异生；⑤患者有肝疾病或肝功能障碍，体内糖的利用受限。

3）肝损害和胆汁淤积　肠外营养时肝所处的环境及功能状态与正常进食时有明显不同，营养物质进入肝的形式和比例、在门静脉与肝动脉血流中的比例、淋巴系统的分流，以及随营养物进入肝的激素（胰岛素、胆囊收缩素）浓度等，在肠外营养支持时均不能达到正常进食时的状态，因此有可能造成肝损害和胆汁淤积。长期接受肠外营养的患者，20%～44%可出现肝酶谱异常，多在肠外营养支持2周后出现。同时胆囊成弛缓状态，直径增长，肝组织病理检查表现为中央静脉周围肝窦扩张，汇管区纤维组织增加，小胆管增生，内有胆栓。在单纯用糖供给热量或非蛋白能量供给过多时，还可见到肝细胞的脂肪性变。

3. 围手术期肠内营养支持　由于肠内营养支持更符合人体生理规律的优点，不仅可以满足患者的营养需求，减少导管性脓毒症的发生，减少肠道黏膜屏障损害引发的细菌移位问题等，刺激消化道激素等分泌，促进胃肠蠕动与胆囊收缩，恢复胃肠道功能，纠正肠黏膜缺血，增加内脏血流，更重要的是通过肠内营养支持治疗可以有效促进机体功能的恢复。胰腺癌术后患者容易并发胰腺炎或胰瘘，传统观念认为应该禁食，并给予肠外营养2～3周，才逐渐过渡到肠内营养，使胰腺有较长的静息与修复时间。但近几年来，随着对肠道黏膜屏障功能认识的深入，已发现在胰腺炎胰周感染和胰外器官感染80%以上的细菌来自肠道，肠外营养超过1周，肠道黏膜屏障功能可受损，肠道细菌移位，肠源性感染率增加。在病例状态下，肠道就像一个未被引流的脓肿。因此，在患者身体条件允许情况下，术后尽早给予胰腺癌患者实施肠内营养支持治疗，有利于肠道功能的恢复和营养状况的维持，还可减少肠源性感染的发生率。

存在以下严重并发症暂不予肠内营养：①严重应激状态或休克；②急性完全性肠梗阻或胃肠蠕动严重减慢者，麻痹性肠梗阻；③严重上消化道出血；④严重腹腔炎症；⑤高位肠瘘，严重吸收不良；⑥顽固性呕吐或严重腹泻急性期；⑦急性重症胰腺炎急性期。

肠内营养途径的选择：①口服最安全，但如果经口服达不到需要量的50%，则需要管饲。②鼻胃插管营养的优点在于胃的容量大，对营养液的渗透压不敏感，适用于各种营养配方，但应用时间偏短（＜4周），且有反流误吸的危险。对于容易产生这种情况的病例，宜用鼻肠管喂养。早期采用粗硬的橡胶管或聚氯乙烯管，长期使用对鼻咽、食管黏膜有刺激，易引起炎症甚至局部压迫性坏死。现改用硅胶或聚氨酯的喂养管，由于其管细质软，患者感觉舒适，易于耐受。③对于合并神志障碍、会厌反射消失等可能误吸风险大的患者，病情严重估计肠内营养支持＞4周，需考虑行胃造瘘或空肠造瘘，其优点除了较少发生误吸外，患者无明显不适，活动方便，能同时经口进食，肠内营养与胃十二指肠减压可同时进行，尤其适用肠瘘或胰腺疾病患者。

输注肠内营养液时应注意：①合适的速度：慢速开始，匀速输入。最好使用微量输液泵控制，开始输注速度宜慢，一般为20～50mL/h，以后每12～24h增加20～30mL，待适应后可逐步加快输入速度至100mL/h，甚至可达150mL/h。②合适的浓度：一般第1天可用生理盐水500mL或1/4的营养液，营养液浓度稀释1倍；第2天可增至1/2总需要量；第3天或第4天加至全量。③合适的温度：营养液输入时其温度以40～45℃为宜，可用电加热棒控制温度，方便、安全。

肠内营养制剂按氮源分为3大类：氨基酸型、短肽型、整蛋白型。上述3类又可各分为平衡型和疾病适用型。此外，还有模块型制剂，如氨基酸/短肽/整蛋白模块、糖类制剂模块、长链（LCT）/中长链脂肪（MCT）制剂模块、维生素制剂模块等。

选择肠内营养时应充分考虑到患者胃肠道功能，对于胃肠道功能正常者，应采用整蛋白为氮源的制剂，不但价格便宜，而且大分子物质刺激肠黏膜生长的作用大于小分子，可以避免肠黏膜萎缩。对于胃肠道功能低下者，应采用氨基酸型或短肽型，因为它们容易吸收，刺激消化道分泌的作用较弱。

肠内营养并发症及防治：①误吸。由于患者年老体弱、昏迷或存在胃潴留，当通过鼻胃管输入营养液时，可因呃逆后误吸而导致吸入性肺炎。这是较严重的并发症。预防措施是患者取30°半卧位，输营养液后停输30min，若回抽液量＞150 mL，则考虑有胃潴留存在，应暂停鼻胃管灌注，可改用鼻空肠管输入。②腹胀、腹泻。发生率30%～50%，与输入速度及溶液浓度有关，与溶液的渗透压也有关。输注太快是引起症状的主要原因，故应强调缓慢输入。因渗透压过高所致的症状，可酌情给予阿片类等药物以减慢肠蠕动。

4．特殊营养素在肠外营养中的应用　胰腺癌术后患者分解代谢增加，大量消耗骨骼肌内的蛋白质，这不是一般的营养支持疗法所能解决的，增加底物中蛋白量同样不能阻止其发生。近年来提出了代谢支持及代谢调理的概念，即除常用的营养底物氨基酸、葡萄糖、脂肪乳等外，添加一些能促进蛋白合成、细胞生长、组织修复及调节免疫机制的物质，如谷氨酰胺、精氨酸、鱼油、生长激素等，通过代谢调理和免疫功能调节，从结构支持向功能支持发展，发挥“药理学营养”的重要作用。

（1）谷氨酰胺的应用　谷氨酰胺是体内水平最高的非必需氨基酸，对肠道黏膜具有保护作用，能调节各种功能淋巴亚群的产生，增强免疫细胞的反应性，在创伤、感染、肠功能障碍患者、危重症患者中得到广泛的应用。

谷氨酰胺是肠黏膜必需营养物，不仅是蛋白质合成所需要的单体，而且是核苷酸合成的必需前体，更是肠黏膜氧化呼吸的主要能量物质，并能促进伤口愈合。补充外源性谷氨酰胺可增加受损肠道的血流量，直接提供代谢能源；促进胃黏膜和前列腺素的分泌，促进肠道黏膜修复，维护黏膜结构完整，增加局部肠SIgA分泌；稳定肠道通透性，减少细菌移位，而且谷氨酰胺是氮的再循环中所必需的位置，也是合成抗氧化物还原性谷胱甘肽中谷氨酸的主要来源，促进肝脏合成谷胱甘肽。因此，胰腺癌术后患者应用全肠外营养（TPN）时添加丙氨酰-谷氨酰胺，弥补常规肠外营养的不足，能有效改善和增强机体免疫功能，减少蛋白的分解，促进蛋白的合成。

由于谷氨酰胺单体在溶液中不稳定，易分解为谷氨酸及氨，临床上常用甘氨酰-谷氨酰胺，或丙氨酰-谷氨酰胺二肽进行补充。肠外途径补充谷氨酰胺的药理剂量≥0.3g/（kg·d），补充谷氨酰胺双肽0.7 g/（kg·d），可单独或混合于“全合一”营养液中输注。谷氨酰胺的补充应遵循早期、足量的原则，使用一般＞5天。

（2）精氨酸的应用　精氨酸在调节免疫功能，促进激素分泌、伤口愈合等过程中起着非常重要的作用，尤其是在创伤等紧急状态下，机体对精氨酸需求量很大，而内源性合成的精氨酸又不足以满足机体的需要，此时为了确保机体的新陈代谢，外源性的精氨酸不可缺少。

国内有学者通过建立重症急性胰腺炎大鼠模型，观察精氨酸对胰腺细胞凋亡的影响。结果发现血清一氧化氮（nitric oxide，NO）水平与胰腺细胞凋亡指数、胰腺细胞凋亡指数与胰腺组织病理学评分结果间均存在线性相关关系，提示精氨酸可以通过NO途径减少胰腺细胞坏死，改善胰腺组织病理损害，减轻局部及全身炎性反应，从而抑制急性重症胰腺炎合并全身性炎症反应综合征的发生。

（3）鱼油的应用　鱼油通过竞争方式影响传统脂肪乳剂（ω-6PUFAs）代谢的中间产物（花生四烯酸）的代谢，产生3系列前列腺素和5系列白三烯产物，从而有助于下调过度的炎性反应，促进巨噬细胞的吞噬功能，改善免疫功能。鱼油还可影响细胞膜的完整性、稳定性，减少细胞因子的产生和释放，有助于维持危重疾病状态下血流动力学稳定。鱼油被认为是有效的免疫调理营养素，但目前尚无鱼油能改善全身感染和感染性休克的重症患者预后的有力证据。

（七）加速康复外科在胰腺癌外科中的应用

加速康复外科（fast track surgery）最早由丹麦哥本哈根的Henrik Kehlet医生所倡导，是指在术前、术中及术后应有各种已证实有效的方法以减少手术应激及并发症，加速患者术后康复。它是一系列有效措施的组合而产生的协同结果，许多措施已在临床应用，如围手术期营养支持、不常规应用鼻胃管减压、早期进食、应用生长激素、微创手术等。最初是描述心脏手术后促使患者清醒及早拔除气管插管，以期快速康复的措施，其后应用到各类手术。在普通外科手术范畴中，现在应用最多的是结直肠手术，胰腺手术也在逐渐开展。

加速康复外科一般包括以下几个重要内容：①术前患者教育；②更好的麻醉、止痛及外科技术以减少手术应激反应、疼痛及不适反应；③强化术后康复治疗，包括早期下床活动及早期肠内营养。良好而完善的组织实施是保证其成功的重要前提，加速康复外科必须是一个多学科协作的过程，不仅包括外科医生、麻醉师、康复治疗师、护士，也包括患者及家属的积极参与。

虽然在加速康复外科中，并没有特别强调围手术期营养支持的重要性，但是患者能否迅速康复，与营养状况直接相关，而且是首先要解决的问题。术前纠正营养不良与合并症的处理，应在实施加速康复外科前完成。只有在营养状态改善，合并症得到控制后，才能实施加速康复外科的程序。既不可认为加速康复外科内容中摒除了营养支持及其他处理，也不可认为所有患者都能直接进入加速康复外科程序，而必须是那些已经具备可进入手术期的患者，才能采取这一程序。

现在，对已执行数十年的“为了防止吸入性肺炎，患者术前应禁食”的常规，有人提出了异议。术前禁食是为了防止麻醉后呕吐引起吸入性肺炎，而现在经过临床验证和志愿者的试验，在胃功能正常情况下，进固体食物，6h后胃排空，而液体更快，在2h即可排空。而隔夜禁止饮食后施行手术，可视为在饥饿的条件下进行爬山运动或长跑，对机体是一个很大的消耗，也可说是一种很强的应激，极大地扰乱了机体内稳态。

因此，加速康复外科中关于营养管理方面，包括术前不常规进行肠道准备，术前2h可以自由饮水，术前6h可以自由进食，可以减少液体和营养素的丢失。口服糖类饮品进行代谢准备，可减少术后高血糖的发生率，缓解胰岛素抵抗和高分解代谢。术后4h，患者清醒后即可恢复口服清流质，而无需等到肠道通气或通便后才开始恢复口服饮食。使用硬膜外止痛，减少各种导管使用。患者早期下床活动，可促进机体的合成代谢。对术前已有营养不良的患者，应考虑术前纠正营养不良，以减少术后的相关并发症。加速康复外科的本质是优化围手术期的处理措施，减少创伤应激代谢，降低肠黏膜通透性，减少并发症，使患者快速康复，缩短住院时间。值得注意的是，早期肠内营养实施之初，部分患者会出现不同程度的腹胀、腹痛等反应，可能与肠内营养液温度低、浓度高、滴速快等有关，对症处理症状均消失，故应恒温滴入，滴速由慢到快，浓度由稀到浓，量由少而多，给予肠道适应过程。同时，严密监控血糖，对血糖升高者，应用胰岛素控制。

（八）4P营养学应用前景

1. 4P营养学概念　未来医学的特点是能够预测和预防，通过测定所特有的生物标记物，以评估发生疾病的可能性，在患病前设计恰当的治疗方案，由此产生4P医学，即预测（predictive）、预防（preventive）、个体化（personalized）和参与（participatory）。类似地，临床营养学的未来也是朝着4P方向发展。

2. 4P营养学的主要内容

（1）预测　营养不良是临床中普遍存在的问题，已建立了多种方法预测营养不良与患者预后，如体重、内脏蛋白、体质指数和各种各样的预测公式。这些预测指标的出现均不是来自个体，而是群体研究的结果。DNA合成、修复、预防氧化及对DNA的损伤和维持DNA的甲基化，均需要微量营养素（如维生素、矿物质等）的参与，微量营养素在维持基因组稳定性方面具有重要的作用。如中度微量营养素缺乏，对基因组的损伤与周围环境的一定剂量的致癌剂、紫外线、离子射线所导致的损伤相当。

（2）预防　良好的营养素对机体的生长和发育、健康与预防疾病的发生至关重要。正是基于营养预防在国民健康中的重要性，美国膳食指南（Dietary Guidelines for Americans）每5年更新一次，强调通过合理饮食预防基本疾病。80%结肠癌、乳腺癌、前列腺癌及1/3其他癌症，均受饮食与生活方式的影响。

营养素经典的分类法是分为糖类、氨基酸、脂肪酸、结构脂质、矿物质和维生素。此外，还有大量的非营养成分，特别是植物纤维素，具有良好的抗癌和抗突变能力。据估计，人类食用水果、蔬菜和其他植物中的化合物，至少有25 000种。这些营养素通过基因遗传型-表观型相互作用而影响基因的表达。

（3）个体化　4P营养学中最重要也最难实现的是个体化营养治疗。在系统生物学技术出现前，要做到个体化极为困难，而组学技术无疑为实现营养个体化提供了可能。因此，个体化营养支持的改变也发生了本质的变化。当前，营养个体化是基于基因、蛋白质和遗传等组学研究所获取的数据，对营养相关性疾病的预防和治疗进行微调控。研究不同营养素对不同个体的益处与危险，以指导营养治疗。

膳食中总脂肪及饱和脂肪酸的摄入量与机体血脂浓度密切相关。进一步研究表明，载脂蛋白E（Apo E）等位基因（ε2、ε3和ε4）表达的差异，决定了膳食脂肪含量与血脂浓度的关系。Apo E ε3/ε4基因表达阳性者，低密度脂蛋白（LDL）浓度与饱和脂肪酸摄入量密切相关，而表达ε3/ε3、ε2/ε2、ε2/ε3基因者则LDL浓度与饱和脂肪酸摄入量无关。故对于ε3/ε4基因表达阳性者可以通过低脂饮食降低LDL浓度及冠状动脉性心脏病的风险，而对于后者则低脂饮食降低LDL作用有限。

（4）参与　与其他药物治疗相比，营养治疗更重视医务人员、患者和家属的参与。随着肠内营养制剂的成熟，更多患者在家中接受肠内营养。因此，美国肠外与肠内营养协会（ASPEN）在指南中强调肠内营养家庭化，更重视患者和家属的参与。

（陈双）

参考文献

[1] 李湘成，杨林. 改善胰腺癌患者手术预后的研究进展[J]. 医学综述，2013，19（2）：262-265.

[2] 李宁，黎介寿. 外科营养近20年的进展与展望[J]. 中国实用外科杂志，2002，22（1）：6-8.

[3] 江志伟，黎介寿. 肿瘤营养学的指南与实践[J]. 肠外与肠内营养，2012，19（1）：1-2.

[4] 韦军民. 欧美外科营养指南解读[J]. 中国实用外科杂志，2012，32（2）：107-109.

[5] 中华医学会重症医学分会. 危重患者营养支持指导意见（2006）[J]. 中国实用外科杂志，2006，26（10）：721-732.

[6] 李瑞麟，杨芳，范鲁雁. 谷氨酰胺强化的全肠外营养研究进展[J]. 安徽医药，2008，12（8）：675-677.

[7] 梁绍诚，张焕彬. 特殊营养素在外科危重患者营养支持中的应用近况[J]. 医学综述，2010，16（15）：2320-2323.

[8] 周新泽，张国寿，毛勤生，等. 重症急性胰腺炎胰腺细胞凋亡的意义及精氨酸促凋亡机制的研究[J]. 中国现代医学杂志，2008，18（5）：571-574.

[9] 江志伟，黎介寿. 肿瘤营养学的指南与实践[J]. 肠外与肠内营养，2012，19（1）：1-2.

[10] 江志伟，李宁，黎介寿. 快速康复外科的概念及临床意义[J]. 中国实用外科杂志，2007，27（2）：131-133.

[11] 李幼生. 临床营养学发展——系统营养学与4P营养学的新概念[J]. 肠外与肠内营养，2011，18（1）：1-5.

[12] August DA，Huhmann MB，ASPEN. Clinical guidelines：Nutrition support therapy during adult anticancer treatment and in hematopoietic

cell transplantation[J]. JPEN，2009，33（4）：472-500.

[13] ASPEN. Board of Directors and the Clinical Guidelines Taskforce. Guidelines for the use of parenteral and enteral nutrition in adult and pediatric patients[J]. JPEN，2002，26（suppl）：95SA.

[14] Scheinkestel CD，Kar L，Marshall K，et al. Prospective randomized trial to assess caloric and protein needs of critically Ill，anuric，ventilated patients requiring continuous renal replacement therapy[J]. Nutrition，2003，19（11-12）：909-916.

[15] DrumL W. Nutritional management of acute renal failure[J]. Am J Kidney Dis，2001，37（suppl 2）：89-94.

[16] Ellison NM，Chevlen E，Still CD，et al. Support care for patients with pancreatic adenocarcinoma：Symptom control and nutrition[J]. Hematol Oncol Clin North Am，2002，16（1）：105-121.

[17] Braga M，Gianotti L，Vignali A，et al. Immunonutrition in gastric cancer surgical patients[J]. Nutrition，1998，14（11/12）：831-835.

[18] Di Carlo V，Gianotti L，Balzano G，et al. Complications of pancreatic surgery and the role of perioperative nutrition[J]. Dig Surg，1999，16（4）：320-326.

[19] Ding LA，Li JS. Effects of glutamine on intestinal permeability and bacerial trans location in TPN-rats with endotoxemia[J]. World J Gastroen terol，2003，9（6）：1327-1332.

[20] Wilmore DW，Kehlet H. Management of patients in fast track surgery[J]. BM J，2001，322（7284）：473-476.

[21] Go VL，Nguyen CT，Harris DM，et al. Nutrient-gene interaction：metabolic genotype-phenotype relationship[J]. J Nutr，2005，135（12 Suppl）：3016S-3020S.

[22] Loktionov A，Scollen S，McKeown N，et al. Gene-nutrient interactions：dietary behaviour associated with high coronary heart disease risk particularly affects serum LDL cholesterol in apo lipoprotein E epsilon4-carrying free-living individuals[J]. Br J Nutr，2000，84（6）：885-890.

第十八章　术前可切除性评估

由于胰腺特殊的解剖位置及其独特的生物学特征，使胰腺癌临床表现很不典型。从发病特点看，其病变隐匿，即使病灶较大者也可以无明显临床症状，并局限在胰腺组织内而无临床转移，而病灶小者也可能已有胰腺组织以外的浸润甚至发生远处转移。故绝大多数胰腺癌患者被诊断时已属晚期。胰腺血供丰富，且紧邻门静脉（PV）、肠系膜上动脉（SMA）、肠系膜上静脉（SMV）、脾静脉（SV）和肝动脉（HA）等重要血管，手术难度大，切除率尤其是根治性切除率较低，适合手术者也仅占全部胰腺癌患者的30%～40%，根治性手术切除率仅为18.6%，手术死亡率也有3%～5%，术后并发症率高达25%～40%，其主要原因之一是对胰腺癌切除指征尚缺乏合理的标准。

胰腺癌的预后仍不令人满意，其总体5 年生存率＜5%，每年新发病例数与死亡病例数几乎相等。手术切除仍是胰腺癌目前唯一可能治愈的治疗手段，胰腺癌的手术可切除性（resectability）是指手术可完整摘除癌肿，显微镜下未见瘤细胞残留，没有侵犯邻近重要血管及器官（不包括十二指肠、胆总管末端等），也无血源性或远处转移。但实际上能够真正做到根治性切除的病例低于10%，远期生存情况仍令人失望，而在这部分手术可切除的病例中，5年生存率仅5%～15%，中位生存期为10～18 个月；未治疗者中位生存期为6～8 个月。

对于扩大切除范围是否能够提高远期疗效尚无定论，目前国内外普遍认为对于早期（Ⅰ期、Ⅱ期）及部分Ⅲ期胰头癌患者行扩大根治术有可能提高手术切除率和远期疗效，临床分期较高的患者（如Ⅲ期、Ⅳ期）常出现远处转移，很难达到根治性切除，扩大手术有利于病理分期，早期生存率优于标准手术组，而长期生存率无明显差异。近期一项前瞻性随机对照研究表明，扩大淋巴结清扫与传统的胰十二指肠切除术相比，其1年、3年、5 年生存率无统计学差异。对于肿瘤侵犯PV，以往认为是手术禁忌，但近来研究表明PV 和SMV受侵犯主要是由于肿瘤的特殊位置所引起，而非预后不良的指标。许多研究表明联合PV 和SMV 切除是安全的，死亡率并未增高，对肿瘤局部侵犯PV 和SMV 而无其他手术禁忌者，联合PV/SMV 切除仍能获得与未侵犯血管的肿瘤患者相同的手术疗效，而不能对此视为手术禁忌。因此，准确预测联合血管切除的可行性，可使这部分患者同样有机会获得根治性切除。

对于不能手术切除的患者，随着微创治疗的介入如胆道内支架、经皮肝穿刺外引流等技术的开展，同样能解除梗阻性黄疸，可达到较好的姑息治疗效果，与剖腹手术相比可减少近期并发症发生率和死亡率，节省患者医疗开支；也有学者对不能切除的胰腺癌采用解除梗阻性黄疸、进行区域性介入治疗措施，以创造可切除癌肿的条件和机会。

判断胰腺癌能否切除尚无统一标准，除肿瘤本身因素外还与患者自身状况、术者对疾病的认识、手术技能的掌握、术后临床经过及预后等多种因素有关。胰腺癌不可切除的因素包括胰周侵犯、血管受累、腹腔种植、淋巴结和肝转移，其中主要评估胰周侵犯和血管受累情况。联合血管切除能否实施也受多种因素影响，如血管侵犯的程度、外科医师的理念和经验、所在医疗机构的技术水平及其他相关因素。

胰腺癌可切除的标准一般为：①肿瘤局限于胰腺内，或直接侵犯胆总管、十二指肠、脾脏、胃等可一并切除的范围内（TNM分类中的T1、T2期和没有血管侵犯的T3期）；②肿瘤未侵犯周围大血管，如腹腔干动脉、肝静脉、PV、腹主动脉或下腔静脉；③无广泛的淋巴结转移；④无肿瘤腹膜种植或肝脏等其他远处转移。

手术禁忌证：①肿瘤明显包绕、侵犯主要血管尤其是SMA、CA根部及其分支者；②侵犯PV及其属支，血管腔狭窄长度>5 cm；③血管腔闭塞；④肿瘤远处器官转移，或淋巴结转移伴有血管周围淋巴结融合。

因此，胰腺癌术前的可切除性评估十分重要，准确的判断既可避免不必要的手术创伤，又能让患者得到恰当的治疗。胰腺癌术前诊断和手术可切除性评估措施主要基于影像学检查。需重点了解胰腺癌是否侵犯邻近器官、有无淋巴结转移、肿瘤累及PV 等重要血管是部分相邻还是完全包绕、血管形态是否规则、有无癌栓等情况。

过去，所有怀疑胰腺癌的患者都行剖腹探查，术中，外科医生首先确认有无转移的相关证据，如果没有发现转移再进一步确认肿瘤能否切除。如果肿瘤不能切除，将采用外科减状手术。这种方案的倡导者称用这种方法，没有患者错失根治性切除的机会。那么，术前分期有何意义和优势呢？从外科治疗的角度来看，最重要的原因是：术前分期后，尝试行根治性切除的可能性从25%升至超过75%。这样，对于那些不能从外科手术中获益的患者就不再行探查手术，从而避免了手术造成并发症。能够手术切除肿瘤的患者被推荐到专业胰腺癌治疗中心进行治疗，那里胰腺癌手术的并发症和死亡率均较低。经术前分期确定不能切除的局限进展期或转移病例，可以采用创伤小的减症手段，如内镜或者经皮胆道支架引流。这些患者亦避免了一次单纯诊断性剖腹探查，因为经皮和经内镜细针穿刺（FNA）的技术更安全、应用更广泛。另外，准备行新辅助放化疗的患者也需要进行精确的放射影像学和腹腔镜的术前分期。

目前，以解剖学为基础的影像学检查技术迅速发展，对胰腺癌定位/定性诊断及分期评估的准确性提高，逐步改变了临床医师依靠经验决策的思维模式，而代之以遵循科学的原则，即根据影像学检查结果对病变进行分期评估，并制定合理的综合治疗方案，使胰腺癌的治疗初步达到科学化、规范化。无论采用何种成像方式，术前评估应明确3个目的：①确定胰腺肿瘤的位置；②对肿瘤进行分期，确定能否局部切除；③让外科医生术前了解相关血管解剖变异情况。

近年来，随着人类基因组计划的完成，以基因功能组学、蛋白质组学研究为主的后基因时代的开始，对肿瘤发生、发展过程中分子系列变化的研究带到了医学影像学由大体解剖学向微观、生物代谢及基因表达等分子影像学的方向发展。通过分子影像学技术显示肿瘤早期的微转移灶的存在，并对治疗效果进行监测与评估。现代分子影像诊断技术的进步，将可能改变传统影像学的肿瘤分期评估系统，从而实现胰腺癌早期诊断及分子靶向治疗的临床应用，有望实现胰腺癌临床综合治疗效果的实质性突破。

一、胰腺癌的分期

目前运用最广泛的分期方法是由美国癌症联合委员会（AJCC）发布的TNM分期法（表18-1）。在该分期方法中，疾病的分期决定于以下3个因素：①原发肿瘤的大小及其与腹腔干、肠系膜上动脉的关系，此为T分期；②存在或不存在区域淋巴结受累，此为N分期；③存在或不存在远处转移，此为M分期。

通过术前的影像学检查，临床分期为Ⅰ期的患者都是小的并且局限于胰腺实质内的肿瘤，可以行常规切除。临床分期为Ⅱ期的患者，原发肿瘤延伸至邻近器官，或涉及区域淋巴结肿大，尚无远处转移或侵犯腹腔动脉或肠系膜上动脉，此期的患者往往也可以切除。值得注意的是，AJCC最近的版本中对此期患者的认识日益提高，即便存在肿瘤侵犯到门静脉或者肠系膜上静脉，仍然可能适合手术治疗。Ⅲ期患者，肿瘤局部已经侵犯到主要的动脉，而Ⅳ期患者在诊断时便发现有远处转移。这2期患者均无法行根治性切除术。而Ⅲ或Ⅳ期的患者可行临床治疗试验，并通常提供姑息治疗，可以采取胆肠旁路手术或内镜下胆道支架置入术，旨在最大限度地减少胆汁淤积和十二指肠梗阻的症状。

而明确AJCC分期中肿瘤的病理类型及可切除性，则需依靠正规的剖腹探查，术中可同时评估肿瘤与周围血管的关系及对组织样本进行组织学分析。而任何术前分期的方法，其使用都是有限制的，为了尽可能减少假阳性（不能手术切除的患者进行剖腹探查）及假阴性（因错误的不可切除的假设，可切除的患者而放弃了根治性切除的机会）的诊断，必须小心运用上述方法。最适合术前分期的是那些能够准确识别小肿瘤以及肿瘤侵犯到淋巴结和血管的方法。目前可用的诊断方法，在上述方面各有优劣势，因此，为了在剖腹探查前能更准确地确定肿瘤的分期，必须将各项技术结合进行综合判断。当然，能使用的诊断方法受限于现有的技术及经费状况。

表18–1　胰腺癌的TNM分期

TNM分期			
原发肿瘤（T）			
Tx	不能确定的原发肿瘤		
T0	未发现原发肿瘤		
Tis	原位癌		
T1	肿瘤局限于胰腺，最大直径≤2cm		
T2	肿瘤局限于胰腺，最大直径>2cm		
T3	肿瘤超出胰腺，未侵及腹腔动脉或肠系膜上动脉		
T4	肿瘤侵犯腹腔动脉或肠系膜上动脉（不能切除）		
区域淋巴结（N）			
Nx	不能判断是否有淋巴结转移		
N0	区域淋巴结无转移		
N1	区域淋巴结有转移		
远处转移（M）			
Mx	不能判断是否有远处转移		
M0	无远处转移		
M1	有远处转移		
临床分期			
0期	Tis	N0	M0
ⅠA期	T1	N0	M0
ⅠB期	T2	N0	M0
ⅡA期	T3	N0	M0
ⅡB期	T1	N1	M0
	T2	N1	M0
	T3	N1	M0
Ⅲ期	T4	任何N	M0
Ⅳ期	任何T	任何N	M1

二、临床对分期的作用

虽然技术对胰腺癌的诊断已经产生了巨大的影响，但是详细的病史和体格检查，在鉴别胰腺癌患者及是否需要更进一步检查方面仍然是至关重要的第一步。然而，不幸的是，伴随胰腺癌的早期症状往往是不明确及非特异性的。另外，由于胰腺解剖结构深在腹膜后，常规体检能检测到肿瘤几乎是不可能的。最后，目前还没有足够特异性的环境或病原学的因素来确定胰腺癌的高危人群。鉴于上述原因，常常在出现了胰腺癌的后期症状，比如：剧烈的腹痛、不明原因的体重下降或是阻塞性黄疸等症状后，才会积极地去探查胰腺是否有肿块，而上述症状都不是胰腺癌的特异临床表现。因此，医生必须承认胰腺癌早期非特异性临床症状的重要性，以提高迅速诊断的可能性。胰腺癌的最初症状取决于肿瘤存在的位置及肿瘤的大小、范围，其最为典型的症状渐进性无痛性黄疸却很少被报道。

大部分被确诊为胰腺癌的患者有症状，患者通常有黄疸、疼痛、体重减轻、厌食、恶心、伴或不伴有呕吐等表现。资料显示，90%以上的患者主诉黄疸和（或）疼痛。在这些症状和体征中最重要的可能是黄疸。Kalser 和他的同事们发现诊断为胰腺癌中，有黄疸症状的患者的手术机会比没有黄疸的患者高9倍。Moosa等的研究表明，45%的黄疸患者可以手术，相比之下，无黄疸症状的患者的手术机会只有10%。这种现象的解释是黄疸的患者病变局限于胰头，因为靠近胆管和壶腹，这些病变较胰体、胰尾的肿瘤较早阶段出现症状，胰体、胰尾癌出现黄疸常是晚期的征象，通常和肝转移相关。因此，黄疸通常认为是胰头癌“可能为早期”的征象。

疼痛可出现在大约80%的胰腺癌患者中，它有多种原因，如沿神经鞘扩散，肿瘤侵及神经组织，胰腺被膜被肿瘤牵拉，胰管阻塞都是可能的机制。一些人认为疼痛是晚期的症状，已有证据表明疼痛提示肿瘤晚期，且可能和生存期缩短相关。尤其背部疼痛常常与生存期缩短相关，因其常见于胰体、胰尾肿瘤，正如前述，因为左侧胰腺肿瘤在出现症状前已经生长得很大了，因此，常不能手术切除或发现时已经广泛转移。值得一提的是，有些报道认为疼痛并非一定是晚期不能手术患者的症状，个别患者出现疼痛也不要放弃进一步分期的努力。

体重减轻、厌食是常见的症状，并且可能是疾病早期出现的唯一症状。恶心、排便习惯的改变、呕血、呕吐以及一些全身症状也偶有出现。当然，上述症状都不会让医生考虑诊断为胰腺癌，一般会考虑常见疾病如食管裂孔疝、结肠憩室病、胆石症。研究发现，初步诊断为恶性肿瘤的患者，进一步检查后有约20%的患者被误诊。

而更令人震惊的是，因为症状轻微，使得患者不会考虑就医，进而导致延误病情。研究证实，患者可以在就医前忍受症状好几个月，最少的达3个月，甚至有患者可以忍受2年之久。这种情况在胰体、胰尾部肿瘤的患者上更为严重。临床上高达90%的胰腺癌患者就医时已经处于晚期，错过了手术切除的机会。患者的上述行为对此负有很大的责任。

体检时发现早期胰腺癌就算不是绝对不可能的，也是极其困难的；不过，局部进展期病变（不可切除）和转移的胰腺癌还有些相应的体征值得注意，但是实际临床上比较少见。体重下降和稍高阶段的病变相关。腹部可触及的肿物与腹水一样提示进展期胰腺癌。远处淋巴结转移，如 Virchow 淋巴结（左锁骨上淋巴结），或游走性血栓性静脉炎（Trousseau征），是晚期进展期胰腺癌的表现。

在许多情况下，体检的结果是完全正常的，尤其是在疾病的早期阶段。当患者体检结果正常，且缺乏详细的病史时，临床医生很难考虑到胰腺癌，进而延误疾病的诊断。因此，很显然，临床医生当务之急必须存在一种意识：对近期有类似症状的患者，均应高度怀疑胰腺癌。一般来说，具有下述临床表现中任何一条，均需要进一步的检查以排除肿瘤：梗阻性黄疸、不能解释的体重下降、不能解释的腹痛或后背疼痛、不能解释的消化不良、突然发作的糖尿病、有特发性胰腺炎病史、不能解释的脂肪泻。而对老年人、糖尿病患者、大量吸烟者需高度怀疑，这些人群本身胰腺癌发病率较高。更重要的是，对那些症状轻微、没有阳性体征的患者应特别注意，因为他们极有可能处于疾病早期，通过更先进的侵入性检查，此类患者能获得更大的益处。

三、基因筛选

为了早期发现胰腺癌，对无症状人群进行筛选，这些努力尝试均以失败告终。正常人群中胰腺癌的发病率太低，以至于需要一种特异性为100%的检查方法，使假阳性的数量减少到一个合适的水平，从而使阳性预测值有意义。为了说明大规模筛选的局限性，Satake等人采用检测血清CA19-9、血清弹性蛋白酶及腹部超声检查，对10 000名患者进行大规模筛查，最终确诊4名胰腺癌患者，其中仅一位患者能够手术治疗。

然而，近年来认识到，高达10%的胰腺癌与遗传有关，促进了在胰腺癌高危人群中行大规模筛查的研究。其中有些患者本身就具有已经明确的遗传性癌症综合征，比如：家族性非典型多痣黑色素瘤综合征、黑斑息肉综合征、家族性腺瘤性息肉综合征、遗传性乳腺癌/卵巢癌（BRCA2）或遗传性非息肉性结肠癌综合征，或遗传性胰腺炎，该病患阳离子胰蛋白酶基因存在相关的突变。然而，大多数有遗传特征的胰腺癌患者，组成了一个具有家族性胰腺癌特征的群体。这些患者不会有易于识别的遗传综合征或基因突变，但仍然有2个或2个以上的一级亲属为胰腺癌患者，并且其一级亲属中胰腺癌的数量越多，其患胰腺癌的风险越大。吸烟已被证明能进一步增加这些高危人群患病的风险。目前还没有证据来证明积极采用大规模筛查的有用性。虽然大规模人群的筛查是不可行的，但是早期证据表明，对小部分高危人群，筛查可能是有用的。胰腺癌的高危人群包括：①年龄>40岁，有上腹部非特异性症状的患者；②有胰腺癌家族史者，有人认为遗传因素在胰腺癌发病中占5%～10%；③突发糖尿病患者，40%的胰腺癌患者在确诊时伴有糖尿病；④慢性胰腺炎患者；⑤导管内乳头状黏液瘤患者；⑥家族性腺瘤息肉病患者；⑦良性病变行远端胃大部切除者，特别是术后20年以上的人群；⑧有吸烟、饮酒史，以及长期接触有害化学物质者等。

四、肿瘤标志物和分子事件

寻找胰腺癌的肿瘤标记物有点令人失望，但近年来还是取得了一些重要进展。在有症状的或高风险人群中使用肿瘤标记物作为胰腺癌的筛选工具的做法仍有争议，但它们在分期中的作用更引人注目。在过去的20年中，胰腺恶性肿瘤的一些潜在的血清标志物已确定。在这些标志物中，CA19-9在临床评价胰腺恶性肿瘤上具有特殊的价值。CA19-9抗原是从小鼠接种人类结肠癌细胞株SW1116后获得的杂交瘤中产生的单克隆抗体，并且具有一种血型抗原。自从1979年被首次报道后，已经被证实，当CA19-9在血清中浓度高于37U/mL，其在诊断胰腺癌上的敏感性高达90%，特异性也接近98% 。

对存在腹痛、黄疸等可疑症状的患者，CA19-9可以在疾病的早期就很好地区分胰腺癌或者是其他疾病。此外，由于血清中CA19-9的高浓度往往提示进展期胰腺癌，所以，当发现其值异常高时，应该怀疑肿瘤不可切除。

CA19-9作为综合诊断及分期方案中的一项指标，是特别有价值的。在一项前瞻性研究中，356例患者行剖腹探查术后发现有胆胰疾病。Ritts等发现，对怀疑胰腺恶性肿瘤的非黄疸患者，术前CT及超声检查的阳性预测值分别为71%、62%，而将血清CA19-9值高于100U/mL作为检测指标后，这2组阳性预测值均达到100%。对那些影像学结果模棱两可的患者而言，CA19-9浓度是一项非常有帮助的参考指标，并且使这些检查的阳性预测值同样提高至100%。而且，CA19-9指标的检测可以减少其他侵入性检查的使用，并且能够显著降低并发症的发生率及医疗费用。

有些因素能影响CA19-9检查值的高低。Lewis ab^-的患者不能合成CA19-9，因此这类胰腺癌患者体内CA19-9值会异常低。相比之下，良性胆道梗阻的患者，血清中CA19-9值也会异常升高，这会降低黄疸患者中CA19-9的鉴别能力。最后，小的胰腺肿瘤，其CA19-9值经常处于正常水平或是轻度升高，导致其在检测早期肿瘤和鉴别某些良性疾病上相对不敏感。尽管存在上述限制，对所有怀疑为胰腺癌的患者，仍然支持早期检测血清中CA19-9水平。

胰腺癌分子事件更好的定义是：关于癌基因的表达和抑癌基因失活的一系列突变序列。产生于癌变的晚期的突变，被认为可能同晚期疾病和生存期缩短有关。例如发现*K-ras*癌基因突变在90%的胰腺癌患者中存在，并且被认为是癌变早期的基因异常。有*K-ras*突变的患者同无*K-ras*突变患者相比，生存期并无明显缩短。相反*P53*基因突变被认为是一个相对较晚的分子事件，可能和生存期缩短有关。

五、B超

因为其廉价、高效及容易操作，经腹部超声作为首选的影像学检查被广泛运用，特别是在怀疑有胆道或胰腺疾病的患者中。这种检查因其无辐射、非侵入性的实时评估患者胆胰管结构的能力，因此非常有吸引力。一般来说，经腹超声被用来检查上腹部疼痛或黄疸的患者，可以用来确认有无胆石征或胆囊炎，明确有无胆道梗阻和胆道梗阻的程度，并且发现引起这些症状的良性疾病。

然而，在经验丰富的操作者手中，经腹部超声也能够检测出符合胰腺恶性肿瘤的一些临床特征。超声发现邻近胰腺实质的局部低回声团块、胆管扩张＞7mm、胰管扩张＞3mm等结果，符合胰腺癌的表现。而在疾病进展期，超声也能看出肝脏转移灶及腹水。总体而言，超声诊断胰腺癌的敏感性因群体不同可以从不足50%到高达94%。

超声作为诊断分期的作用仍然有限。首先，多达15%～20%的超声检查因肠道气体干扰、肥胖或者既往有手术史等原因，造成结果不理想。同时，超声的灵敏性也高度依赖于操作者的经验。此外，因解剖因素，胰腺远端很难被检测到。最后，尽管得益于彩色多普勒超声的最新进展，超声评估血管的准确性大大提高，其在检测发现小的原发灶、肿瘤侵犯区域淋巴结或者侵犯周围血管结构等方面仍然不够准确。正是由于这些限制，单独使用超声检查完成胰腺癌术前分期或可切除性评估是不可靠的。

虽然超声检查仍然被认为是上腹部疼痛或梗阻性黄疸患者的首选检查，要明确的是，超声检查的阴性结果仍然不能排除胰腺癌的存在。因此，对任何怀疑为胰腺癌的患者，应采取更为积极的检查方法。

六、内镜下逆行胰胆管造影术

内镜下逆行胰腺管造影术（endoscopic retrograde cholangiopancreatography，ERCP），因其无法比拟的明确及可视化胰腺和胆管解剖关系的能力，其在全面评估胰腺恶性肿瘤上一直发挥着突出的作用。然而，近年来，因ERCP的有创性，易导致胰腺炎及出血等并发症，其诊断工具的角色，已经大部分被CT、EUS和磁共振胰胆管成像等非侵入性技术所代替。同样，以前对胰腺癌患者常规行胆道内支架植入式以减轻胆道压力的手术，现在一般不提倡。然而，ERCP对减轻无法手术治疗的胰腺癌患者症状，以及解决胆总管结石引起的胆道梗阻依然起着重要的治疗作用。

七、电子计算机X射线断层扫描技术（CT）

使用静脉造影胰腺薄层螺旋CT是评价胰腺癌范围和其可切除性的检查方法。CT作为胰腺癌诊断和病变分期评估的首选方法，其分辨率高，组织对比度好，图像真实清晰，对病变定位、定性准确率高，可对肿瘤的部位、大小、淋巴转移、血管侵犯和远处转移等进行综合判断。另外，CT可用于胰腺癌远处转移的检测。胰腺导管腺癌的肝转移灶在肝门层面扫描呈低血供低密度灶。其他常见的转移灶包括肠系膜、网膜和肺。腹水的存在常表示癌扩散及不可切除。小的转移灶（＜1cm）和小的腹腔种植转移时，CT扫描可呈假阴性。

目前螺旋CT（SCT）是判断胰腺癌肠系膜、门静脉血管干（PMT）受侵的金标准。尤其是近年的多层螺旋CT（MSCT）可进行亚秒级快速扫描，在注射造影剂后根据不同器官的强化特点在特定的时间范围内做薄层扫描。Valls报道SCT双期扫描判断胰腺癌可切除性总的准确率为77%。Boland 指出应用SCT 对胰腺做薄层扫描，胰腺期（40s）比门脉期（70s）能提供正常胰腺组织和胰腺肿瘤之间及胰腺肿瘤和胰周主要血管之间更大的组织对比差异。应用SCT 对血管的侵犯程度进行分级，目前已应用于临床。Loyer根据肿瘤与血管间的关系分为6 级：A 级，肿瘤与血管间脂肪间隙存在；B 级，肿瘤与血管间有正常胰腺组织分隔；C 级，肿瘤与血管凸面接触；D 级，血管被肿瘤部分包绕；E 级，血管被肿瘤完全包绕；F 级，血管闭塞。与手术对照发现，肿瘤与血管间关系为A、B 级者均可切除，E、F 级则均不可切除，C 级尚需根据术中对血管受侵与否的探查决定肿瘤可否切除，D 级中可切除者亦常需要术中行血管切除、静脉移植等。Lu等提出，根据肿瘤包绕血管的范围分为4 级：0 级，未包绕；1 级，包绕血管 < 1/ 4 周径；2 级，包绕血管1/ 4 ~ 1/ 2 周径；3 级，包绕血管1/ 2 ~ 3/ 4 周径；4 级，包绕血管> 3/ 4 周径。通过与手术对照发现，肿瘤包绕血管的范围越大，手术不可切除的可能性越大，以肿瘤包绕血管1/ 2周径作为标准，SCT判断可切除性的敏感性为84%，特异性为98%。该标准被大多数学者所接受。但Nakayama等认为，以肿瘤包绕血管1/ 2周径作为标准，SCT判断胰周静脉受侵的阳性预测值为82. 9%，而判断胰周动脉受侵的阳性预测值仅为60%，作者推测这是由于胰腺癌常伴随炎性反应，部分肿瘤包绕动脉的范围达3、4 级，并非肿瘤侵犯所致，而是血管周围的炎性粘连或动脉粥样硬化等改变的表现。SCT 的数据后处理技术对胰头癌的可切除性判断亦有很大的帮助。应用最多的是螺旋CT血管造影（CTA）和CT多平面重组（MPR）。CTA 由于其具有快捷方便等优点，目前已经应用于全身很多部位。Lepanto 报道CTA 结合SCT评估PV/SMV受侵的准确性、阳性预测值、阴性预测值分别为92%、86%、95%，较单纯SCT 评估静脉受侵能力明显提高。笔者基于CTA 影像学检查，按SMV 受累程度将胰头癌与血管的关系分为4 级：1级，界限清楚型；2 级，界限模糊型；3 级，界限消失型；4 级，血管侵犯型（界限“渗透”型）。根据该4 种不同的临床分级所选择的手术方式有明显差别，1级和2 级的手术切除率可分别达100%和97.4%，3级的手术切除率为65.8%（其中近50%患者需合并血管楔行或节段切除），而4 级的手术切除率仅为21.7%（其中100%患者需行血管节段切除）。CT 检查的SMV 受累分级与术中检查结果具有一致性（$P<0.01$）。合并PV切除的适应证为：①PV有小部分受侵，估计血管内膜未受侵犯者；②PV/SMV 血管造影无明显血管狭窄、阻塞，无侧支循环建立，无明显动脉受累。PV/SMV 可切除长度一般在8 cm 以内，切除长度>4 cm 需用自体或人工血管移植，如部分侧壁切除不超过血管直径的1/3可直接修补。PV 阻断时间<60 min 较安全，估计阻断时间>60 min 需作门静脉、体静脉的转流。而对于肿瘤直径> 5 cm、术前血管造影显示SMV/PV明显狭窄或阻塞、肿瘤侵犯血管超过半径长度2 cm、血管部分或完全闭塞或有广泛腹膜后淋巴结转移的病例，手术切除疗效差，即使有能力切除者也应谨慎为之。

MPR 是指在任意平面上对容积资料进行多个平面分层重组。Tamm等报道，MPR 可以帮助了解肿瘤对肝动脉、门静脉、胆总管的包绕情况，曲面重组影像可以显示肿瘤和胰管或胰周血管间的关系。由于MPR 可以从多个平面和角度更为细致地分析病变的内部结构及与周围组织的关系，从而大大超过了横断面图像的局限性。

八、内镜超声

内镜通过胃和十二指肠的声窗可以对胰腺扫描出高频的超声图像。EUS提供非常清晰的解剖细节，可以对病变进行精确的分辨和分期。胰腺、门脉、腹主动脉、胆总管、胆囊、肝、胆囊管和壶腹都可通过EUS观察。尽管EUS本身不能提供组织学上的诊断，但是EUS引导下的细针穿刺的发展使诊断成为可能。

大量数据表明，EUS是一种诊断壶腹周围肿瘤及排除胆管结石性胆道梗阻的敏感方法。更大规模的研究表明其敏感性在90%或以上。EUS尤其适合发现小的癌肿。在大多数的研究中，EUS对≤3mm的病变检查优于经腹超声和CT，与ERCP效果相同。但不幸的是，EUS鉴别胰腺癌和局灶性炎症的特异性约70%。

细针穿刺细胞学对胰体、胰尾的肿物有价值，因为这部位的肿块通常不能切除，特别是当有CT或EUS证实不可切除时更是如此。在年老体弱或晚期患者，尚未确定是否要行外科减状手术，患者希望避免单纯的剖腹探查术时，FNA尤其适用。但是，这项技术不应当用于小的可切除的肿瘤，因为存在取样错误及理论上穿刺导致播散的可能。

EUS有两个主要的缺点。首先，过程是有创的，因此检查时需要镇静。该操作相较其他影像学检查而言，并发症的风险更高，虽然这些并发症很轻微，而且只有结合细针穿刺时才有。另外一个缺点是，EUS对操作者的技术要求很高，要熟练掌握必须经过阶段的学习，在此期间，误诊发生率极大。然而，尽管存在上述劣势，EUS还是越来越普及。

在过去的几年，内镜超声已经成为非常有效的、广泛使用的胰腺影像学检查手段。当然，其长处之一是发现小的胰腺肿瘤（＜2cm）。Yasuda等的研究中显示EUS对＜2cm的胰腺肿物确诊率为100%，而ERCP为57%，普通CT为29%，经腹超声为29%。

EUS对于胰腺癌的分期同样具有优势。EUS擅长评估胰周血管尤其是门静脉有无受侵。EUS的另一优势是可在内镜引导下对疑似癌组织进行细针穿刺活检。

EUS对于胰腺癌分期的局限性主要在于评估除门静脉以外的血管受侵或包绕的能力有限，特别是EUS不能准确观察肠系膜上静脉受侵 。增强螺旋CT在评价腹腔干受累时比EUS更准确，而且其提供的上腹部动脉系统图像也比EUS更完整。

笔者使用双期螺旋CT为首选检查对胰腺癌进行分期。CT可给出的关于原发肿瘤的可切除性的信息，能显示肝转移灶，能提供动脉、门静脉解剖的详细图像，笔者选择性地使用EUS来提供确证和补充信息。

九、磁共振和磁共振胰胆管成像

尽管螺旋CT是首选的胰腺横断面成像方式，但是MRI技术近年来发展迅速，在胰腺癌患者诊断中发挥越来越大的作用，其在胰腺和壶腹周围癌诊断分期中渐渐得到了认可。MRI采用T1加权序列和动态钆强化可能是确诊胰腺癌的理想方法。肾功能降低或对增强对比剂过敏的患者，MRI显得更有价值。

MRI对胰腺癌的诊断有一定帮助。据资料显示，MRI对胰腺癌定性、定位诊断不如CT。但磁共振胆胰管显影（MRCP）和血管显示技术（MRA）可较为清晰地显示胆胰管扩张及血管尤其是门静脉系统受累程度。

然而有研究表明，在胰腺癌的诊断及分期上，MRI并不比CT更具优势，而且其费用更高。因此，尚不考虑将MRI作为诊断的常规检查。

磁共振胆胰管成像（MRCP）提供了胆汁的高密度信号与实质性器官和血管低密度信号的理想对照。MRCP 其非侵袭性、不需要注射对照剂是其较逆行胆胰管造影（ERCP）的优势。MRCP 是评估梗阻性黄疸的极好技术，Vaishali报道，检测恶性梗阻性黄疸的敏感性、特异性、阳性预测值、阴性预测值分别为94.44%、81.81%、89.47%、90%，诊断阻塞性黄疸的程度、病因的总准确性分别为96.3%、89.65%。MRCP在胆胰管的评价中将取代ERCP，然而，MRCP 和ERCP 只提供有限的诊断和分期信息，需要其他横断面成像模式的补充。

十、正电子发射断层扫描（PET）

正电子发射断层扫描（PET）是一种非侵入性的检查。将正电子核素^{18}F标记在葡萄糖上，形成氟代脱氧葡萄糖（^{18}F-FDG）。PET探测其中的正电子核素并形成影像。葡萄糖被运送至细胞内，随之磷酸化生成6-磷酸葡萄糖，该代谢物在细胞内积聚下来并逐步脱磷酸化。同其他恶性肿瘤细胞一样，胰腺癌细胞比正常组织细胞能摄取更多的葡萄糖，正电子核素在细胞内沉积更多，这种代谢上的差异能够很容易被PET鉴别出来。

最近，Orlando等人的研究发现，PET在胰腺癌的诊断上，灵敏度为71%～100%，特异性为53%～100%。此外，因为它是一种功能性研究，有研究表明，PET是一种理想的区分腺体良、恶性病变的方法，然而，其特异性仍然是有限的，其在慢性胰腺炎或其他炎性病变的高代谢细胞中，易出现假阳性结果。另外，由于其不能显示解剖结构，PET不能被用来进行术前分期，但是，它可以与传统影像技术结合用于疾病的诊断。最后，高额的费用及可开展性差限制了PET的常规使用，但是其在监测疾病的复发和明确疾病的疗效方面仍然有重要作用。

近年来PET检查已逐渐在国内大医院开展，其对胰腺癌定性诊断的敏感性和特异性高于其他影像学检查方法。但由于PET对器官肿瘤准确定位和肿瘤大小测定存在偏差，因此多用于CT和MRI难以定性的肿瘤性质的鉴别以及对是否存在远位转移的判断。

十一、血管造影

20多年前，笔者建议对将接受胰腺切除手术的患者常规行术前动脉造影，从而预测不能手术切除的可能性以及发现血管的重要变异，以便帮助制定手术计划。现在笔者已经不赞成这样的建议，其他创伤更小的影像学技术的发展（如CT、MRI、EUS）使人们不再用血管造影进行胰腺癌的诊断和分期。

十二、腹腔镜

胰腺癌易发生腹膜及肝转移，有人倡导使用诊断性腹腔镜来明确诊断及分期。该技术可以直接检查腹膜腔，从而可以发现肝脏或腹膜表面隐匿性转移灶，通过腹腔镜能发现那些CT不能发现的1～2mm大小的转移癌。腹腔镜创伤小，可以在直视下或活检对转移灶做出诊断。另外，它还可以用来做腹腔的细胞学检查，在20%～30%的病例中呈阳性。通过腹腔灌洗，对冲洗液做细胞学检查，检查的阳性率可增加到30%，阳性结果提示肿瘤不可切除，预后不良（中位生存期小于6个月）。而腹腔镜探查或腹腔镜超声检查则能用来评估血管受累或检测肝实质内的转移灶。因为腹腔镜探查能发现隐匿性转移灶，从而使此类患者避免了不必要的剖腹探查，甚至根治性手术，转而接受内镜姑息治疗。

腹腔镜胰腺癌分期方法以Conlon等提出的四套管、六步法应用较多，包括系统地检查结肠、腹膜腔、原发灶、肝脏和门静脉周围组织，以及通过胃结肠韧带检查Treitz韧带起始部，进行胰腺癌分期，必要时还可进行穿刺活检。美国癌症研究所和癌症国际信息支持中心的胰腺癌分期：Ⅰ期，癌肿局限胰腺本身；Ⅱ期，癌肿已侵犯紧邻器官，如十二指肠或胆管，但尚未转移至淋巴结；Ⅲ期，癌肿已扩散至胰腺周围的淋巴结，癌肿已经或尚未侵及邻近器官；Ⅳ期，癌肿已扩散至胰腺附近的器官，如胃、脾或结肠，但尚未转移至远处的器官，如肝脏和肺等；Ⅴ期，癌肿已扩散至胰腺附近的器官，如胃、脾或结肠，且已转移至远处的器官，如肝脏和肺等。

目前，对于是否主张常规应用腹腔镜对胰腺癌进行分期的意见尚未统一，多数学者认为，利用腹腔镜技术很容易看清肝脏表面和腹腔，利用LUS技术能更好地发现肿瘤的局部浸润、胰周淋巴结转移和血管浸润，是胰腺癌分期的重要手段。一些研究表明，腹腔镜检查能使20%的患者避免不必要的开腹探查，腹腔镜超声（LUS）检查可使27%～64%的患者免受开腹探查，对经影像学诊断可以切除的肿瘤患者仍有一定的临床应用价值。

这一检查方法的意义在于，使大量不能切除的患者避免不必要的手术。Pisters等人最近的研究发现，对CT发现的隐匿性疾病进行腹腔镜探查，在评估腹腔镜可能的受益发现，只有4%～13%的患者能够手术切除。得益于成像技术的进步，高质量的CT对远处转移灶的漏诊率明显下降，从而限制了腹腔镜的应用。

因此，笔者觉得腹腔镜探查不是胰腺癌术前分期的常规检查，笔者认同Pisters等人的观点，当高度怀疑存在转移灶时，尽管其术前影像学检查为阴性或不确定，此时，腹腔镜可以作为一个选择用来明确病情。当存在以下情况：①CT上显示巨大原发肿瘤；②CT检查结果提示可能但不明确的转移灶；③被证实的胰体、胰尾部的肿瘤；④出现进展期肿瘤的临床表现，比如在影像学阳性发现后，伴随出现CA19-9值异常的升高。以上情况出现时要高度怀疑存在远处转移灶，并积极行腹腔镜探查。

十三、术中探查

术前影像评估并不能完全代替手术探查，即使行开腹手术后仍需作进一步术中可切除性评估。评估首先从腹腔探查开始，特别注意检查肝脏有无小的转移病灶，网膜、肠管壁、腹壁特别是盆底有无种植性病灶，如发现转移灶，则应放弃根治性切除、中止手术或改行姑息性手术。若肿瘤局限且无远处转移时，则可行胰腺癌切除术；若见肿瘤与PV、SMV 及下腔静脉有粘连，但粘连范围不大，可先用锐性分离，分离后应仔细观察，若静脉壁光滑，说明未受侵犯；若见受侵迹象，则应将静脉壁切除修补或切除受侵段后行端端吻合。术中应尽可能清扫淋巴结，包括胰周淋巴结和肝十二指肠韧带淋巴结，当腹主动脉和腹腔干周围淋巴结有转移可能时，多已不能根治切除。对于PV及SMV 明显狭窄或阻塞、肿瘤包绕血管或肿瘤侵犯血管达内膜及侵及SMA 者，即使切除病变及受累血管，其预后仍极差。若见肿瘤已广泛侵犯邻近结构则行姑息性手术治疗。

准确预测胰腺癌的可切除性是胰腺癌患者治疗过程中至关重要的一环，通过各种影像学技术及微创介入技术联合应用，能较为准确地预测胰腺癌的手术可切除性。术前可通过影像学检查对肿瘤大小、淋巴结转移情况及肿瘤与血管关系进行仔细综合评估，充分完善术前准备，以保证手术治疗的合理性、有效性和安全性。外科手术不仅要考虑局部肿瘤的分期情况，还要评估患者的全身情况，比如有无黄疸、腹水、肝功能和营养状况、年龄等；此外，手术医师的资历和经验对其疗效也影响甚大。就现阶段而言，手术仍是延长胰腺癌患者生存期的最佳选择，既要避免片面强调手术切除率，又要注意准确评估血管浸润情况，轻易放弃手术就意味着患者将失去潜在的治愈机会。所以，应强调科学、合理地制定胰腺癌的外科治疗策略，通过术前准确评估，努力提高胰腺癌的手术切除率。

（王剑明　刘颜）

参考文献

[1] O'Neil S，J Pickleman，G V Aranha．Pancreaticogastrostomy following pancreaticoduodenectomy：review of 102 consecutive cases[J]．World J Surg，2001，25（5）：567-571.

[2] Berberat PO，Friess H，Kleeff J，et al．Prevention and treatment of complications in pancreatic cancer surgery[J]．Dig Surg，1999，16（4）：327-336.

[3] Jemal A，Siegel R，Xu J，et al．Cancer statistics[J]．CA Cancer J Clin，2010，60（5）：277-300.

[4] Jemal A，Murray T，Ward E，et al．Cancer statistics[J]．CA Cancer J Clin，2005，55（1）：10-30.

[5] Andren-Sandberg A，Neoptolemos J P．Resection for pancreatic cancer in the new millennium[J]．Pancreatology，2002，2（5）：431-439.

[6] Capussotti L，Massucao P，Ribero D，et al．Extended lymphadenectomy and vein resection for pancreatic head cancer：outcomes and implications for therapy[J]．Arch Surg，2003，138（12）：1316-1322.

[7] Farnell MB，Pearson Rk，Sarr MG，et al．A prospective randomized trial comparing standard pancreatoduodenectomy with pancreatoduodenectomy with extended lymphadenectomy in resectable pancreatic head adenocarcinoma[J]．Surgery，2005，138（4）：

618-628，discussion 628-630.

[8] Martin Rc 2nd，Scoqqins CR，Eqnatashrili V，et al. Arterial and venous resection for pancreatic adenocarcinoma：operative and long-term outcomes[J]. Arch Surg，2009，144（2）：154-159.

[9] Shrikhande S V，Kleff J，Reiser C，et al. Pancreatic resection for M1 pancreatic ductal adenocarcinoma[J]. Ann Surg Oncol，2007，14（1）：118-127.

[10] Connolly M M，Dawson P J，Michelassi F，et al. Survival in 1001 patients with carcinoma of the pancreas[J]. Ann Surg，1987，206（3）：366-373.

[11] Rosenberg J M，J P Welch，W P Macaulay. Cancer of the head of the pancreas：an institutional review with emphasis on surgical therapy[J]. J Surg Oncol，1985，28（3）：217-221.

[12] Soriano A，Castells A，Ayuso C，et al. Preoperative staging and tumor resectability assessment of pancreatic cancer：prospective study comparing endoscopic ultrasonography，helical computed tomography，magnetic resonance imaging，and angiography[J]. Am J Gastroenterol，2004，99（3）：492-501.

[13] Fernandez-del Castillo C，Rattner DW，Warshaw AL. Standards for pancreatic resection in the 1990s[J]. Arch Surg，1995，130（3）：295-299，discussion 299-300.

[14] DiMagno E P，Reber H A，Tempero M A. AGA technical review on the epidemiology，diagnosis，and treatment of pancreatic ductal adenocarcinoma. American Gastroenterological Association[J]. Gastroenterology，1999，117（6）：1464-1484.

[15] Salla C，Chatzipantelis P，Konstantinau P，et al. Endoscopic ultrasound-guided fine-needle aspiration cytology diagnosis of solid pseudopapillary tumor of the pancreas：a case report and literature review[J]. World J Gastroenterol，2007，13（38）：5158-5163.

[16] Rivera J A，Fernandez-del Castillo C，Warshaw AL. The preoperative staging of pancreatic adenocarcinoma[J]. Adv Surg，1996，30：97-122.

[17] Brennan D D，Zamboni GA，Raptopoulos VD，et al. Comprehensive preoperative assessment of pancreatic adenocarcinoma with 64-section volumetric CT[J]. Radiographics，2007，27（6）：1653-1666.

[18] Rice T W，Blackstone EH，Rusch V W. 7th edition of the AJCC Cancer Staging Manual：esophagus and esophagogastric junction[J]. Ann Surg Oncol，2010，17（7）：1721-1724.

[19] Katz M H，Savides TJ，Moossa AR，et al. An evidence-based approach to the diagnosis and staging of pancreatic cancer[J]. Pancreatology，2005，5（6）：576-590.

[20] Henke AC，Jensen CS，Cohen MB. Cytologic diagnosis of adenocarcinoma in biliary and pancreatic duct brushings[J]. Adv Anat Pathol，2002，9（5）：301-308.

[21] Moossa AR，Gamagami RA. Diagnosis and staging of pancreatic neoplasms[J]. Surg Clin North Am，1995，75（5）：871-890.

[22] Kelsen D P，Portenoy R，Thaler H，et al. Pain as a predictor of outcome in patients with operable pancreatic carcinoma[J]. Surgery，1997，122（1）：53-59.

[23] Barkin JS，Goldstein JA. Diagnostic approach to pancreatic cancer[J]. Gastroenterol Clin North Am，1999，28（3）：709-722.

[24] Grahm AL，Andren-Sandberg A. Prospective evaluation of pain in exocrine pancreatic cancer[J]. Digestion，1997，58（6）：542-549.

[25] Cameron JL，American Cancer Society，Pancreatic cancer. American Cancer Society atlas of clinical oncology[M]. Hamilton：BC Decker，2001：274.

[26] Palsson B，Masson P，Andren-Sandberg A. Tumour marker CA 50 levels compared to signs and symptoms in the diagnosis of pancreatic cancer[J]. Eur J Surg Oncol，1997，23（2）：151-156.

[27] Sohn TA，Yeo CJ，Cameron JL，et al. Resected adenocarcinoma of the pancreas-616 patients：results，outcomes，and prognostic indicators[J]. J Gastrointest Surg，2000，4（6）：567-579.

[28] Brand R. The diagnosis of pancreatic cancer[J]. Cancer J，2001，7（4）：287-297.

[29] Kim J E, Lee KT, Lee JK, et al. Clinical usefulness of carbohydrate antigen 19–9 as a screening test for pancreatic cancer in an asymptomatic population[J]. J Gastroenterol Hepatol, 2004, 19(2): 182–186.

[30] Rulyak S J, Brentnall TA, Lynch HT, et al. Characterization of the neoplastic phenotype in the familial atypical multiple–mole melanoma–pancreatic carcinoma syndrome[J]. Cancer, 2003, 98(4): 798–804.

[31] Giardiello F M, Brensinger JD, Tersmette AC, et al. Very high risk of cancer in familial Peutz–Jeghers syndrome[J]. Gastroenterology, 2000, 119(6): 1447–1453.

[32] Lowenfels A B, Maisonneuve D, Whitcomb D C. Risk factors for cancer in hereditary pancreatitis. International Hereditary Pancreatitis Study Group[J]. Med Clin North Am, 2000, 84(3): 565–573.

[33] Klein A P, Hruban RH, Brune KA, et al. Familial pancreatic cancer[J]. Cancer J, 2001, 7(4): 266–273.

[34] Klein A P, Brune KA, Petersen GN, et al. Prospective risk of pancreatic cancer in familial pancreatic cancer kindreds[J]. Cancer Res, 2004, 64(7): 2634–2638.

第十九章　胰腺癌根治性手术方式研究进展与争论

第一节　标准Whipple术与保留幽门胰十二指肠切除术

一、引言

自1935年Whipple等报道胰十二指肠切除术以来，该手术成为胰头癌手术治疗的常用术式，直至1978年Traverso和Longmire重新提出了保留幽门的胰十二指肠切除术（preserved pylorus pancreaticoduodenectomy，PPPD）。与传统的whipple手术相比，PPPD术式保留了幽门和近端十二指肠，术后消化道激素的分泌更接近于生理状态，减少了术后吻合口溃疡的发生。同时，术后营养较易维持，保证了患者术后的生活质量。因其具有经典Whipple手术不具备的优点，如缩小手术范围，保留了胃容量和功能性胃窦幽门-十二指肠反射，并最大程度地减少了因为胃切除术引起的一系列综合征等，这一术式得到广泛推广。但是，相比Whipple手术而言，PPPD有导致术后胃排空延迟（delated gstric emptying，DGE）的风险；同时近年来的研究指出胰腺肿瘤往往可以侵及胰周神经、血管和淋巴结，保留幽门可能会影响到肿瘤切除的彻底性，从而影响患者生存时间。所以，对于胰腺癌行胰十二指肠切除术时是否保留幽门，目前仍具有较大争议。

二、切除范围

PPPD与Whipple术式切除范围大致相同，包括胆囊、胆总管及周围淋巴结，胰头及部分胰颈、十二指肠大部及空肠起始部，但保留胃、幽门及十二指肠球部，在幽门下1.5～2cm的十二指肠（图19-1）。

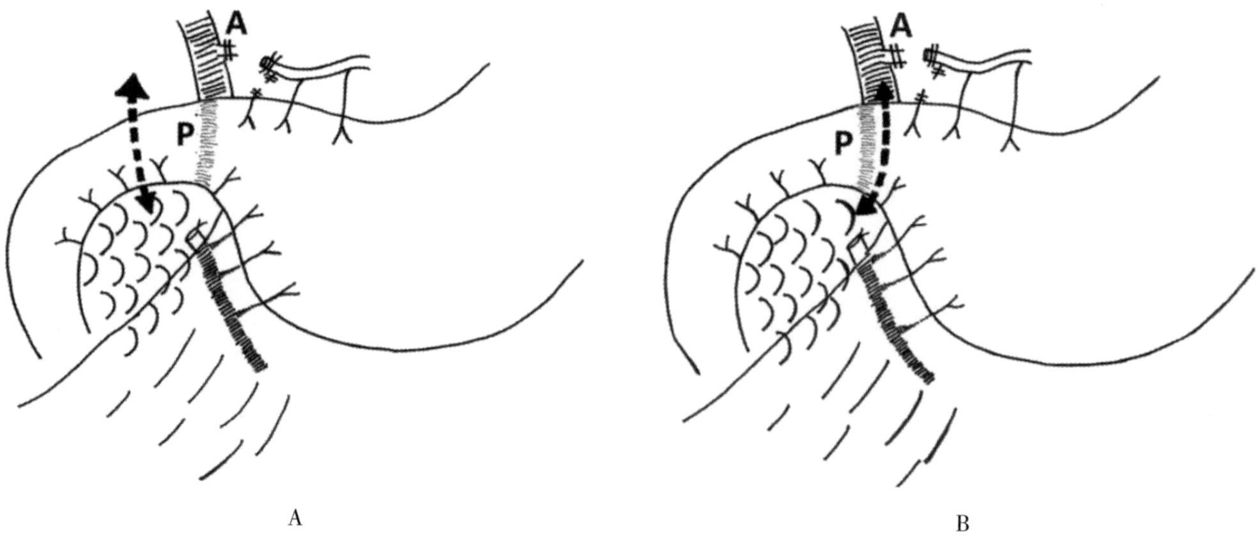

A　　　　B

图19-1　手术切除范围

A. PPPD术式；B. Whipple术式

三、适应证与禁忌证

（一）适应证

1. 慢性胰腺炎，特别是胰头部局限性慢性炎症，伴有胆胰肠汇合部狭窄所引起的黄疸或疼痛等。
2. 早期壶腹周围癌、胆总管下段癌以及十二指肠癌等。
3. 胰头部良性病变，如囊腺瘤、纤维肉瘤、淋巴瘤等。
4. 胰头部低恶性肿瘤（囊腺癌、胰岛素瘤等）及早期胰头癌等。
5. 其他胰头部良性病变。

（二）禁忌证

1. 较大的胰头癌、十二指肠癌或胆总管下端癌，保留幽门可能影响肿瘤切除的彻底性。
2. 幽门管周围第5、6组淋巴结转移。
3. 其他影响肿瘤切除完整性病变。

注意：是否保留幽门要以能否做到R0切除为前提，切不可为保留幽门而影响肿瘤切除的彻底性。

四、手术技巧考虑

PPPD除了不行胃切除，其余均以与传统Whipple术式相同的方式进行。手术探查时应特别注意癌肿是否已浸润胃幽门周围组织及十二指肠球部或幽门上、下组淋巴结是否有转移，幽门上、下淋巴结包括位于十二指肠上缘胃右动脉淋巴结和胃十二指肠分支幽门下淋巴结。如已有侵犯或幽门旁淋巴结转移，必须放弃行PPPD，根据患者情况及手术技术条件选择合适术式。

行PPPD时必须注意保护十二指肠的血供及胃窦和幽门迷走神经的支配。解剖肝门部时必须注意避免损伤胃右动脉及Laterget神经。如术中损伤胃右动脉，须放弃行PPPD而改为传统的Whipple术式；有时候胃右动脉起源于胃十二指肠动脉的远端，称为十二指肠上动脉，遇到这种情况时，应考虑十二指肠动脉变异的可能性。同时术中应注意十二指肠血供的情况，如术中即可观察到十二指肠血供不佳，为预防术后十二指肠瘘，此时也应考虑行Whipple手术。行PPPD保留胃右动脉的同时，因淋巴结清扫的需要，必须结扎、切断胃十二指肠动脉，可能影响幽门及十二指肠球部的血供，并可能会损伤迷走神经幽门支的完整性，导致患者术后胃排空障碍。故必要时可加行胃造瘘，以减轻患者术后长期鼻胃管引流带来的痛苦。

五、PPPD应用于胰腺肿瘤中的争论

PPPD最早仅用于慢性胰腺炎及十二指肠肿瘤，为改善胰头及壶腹部周围病变患者的生活质量，该术式在全球范围内得到广泛应用，适应证也不断扩大。但是，针对保留幽门是否能改善胃排空及患者营养获益，目前仍有争议。Yeo等报道保留幽门手术并无副反应；然而van Berge Henegouwen等报道PPPD会增加胃肠引流时间。同时，近年来的研究证明，胰腺肿瘤常侵犯胰头周围脂肪，并可沿神经和淋巴结转移，PPPD术式是否符合肿瘤学原则也是胰腺外科医师争论的焦点之一。

目前认为大多数可以切除的胰头导管癌通常远离幽门数厘米，从胰头到腹主动脉旁淋巴结的主要淋巴通路是通过肠系膜上动脉周围淋巴结，在晚期肿瘤中才可见幽门淋巴结及胃周淋巴结转移。最新的多项随机化和多中心前瞻性临床研究结果显示，Whipple术式和PPPD术式在无瘤生存率上无显著差异，两种术式均适用于胰头和壶腹周围。但是，对于胰腺腺癌这样高度侵袭性的肿瘤，在得到诊断时往往已经是进展期，可能侵犯十二指肠、胃幽门和胃窦，同时有第5、6组淋巴结转移，因此对此类患者施行PPPD术式无法达到根治效

果。根据笔者的回顾性研究提示，在行PPPD术式和Whipple术式的两组病例中，两组患者淋巴结廓清总数和第5、6组淋巴结数均无明显差异，但该研究是在严格选择施行PPPD术式患者的基础上完成的。所以，严格把握适应证是目前保证PPPD手术根治性的关键之一。如胰头部肿瘤行PPPD时无法做到R0切除，则应放弃保留幽门转行传统的Whipple术式，而PPPD对术后生存期的影响尚需要大规模多中心随机临床研究进一步证实。

相对Whipple术式而言，PPPD术式简化了手术操作，同时缩短了手术时间，减少了输血量，但有导致术后DGE的风险。目前PPPD术后DGE的原因不明确，且PPPD是否一定会导致术后DGE亦无定论。Diener等的荟萃分析认为PPPD术后出现DGE的概率与Whipple相当，不过近年来的随机对照研究认为PPPD术后仍有较高概率出现DGE。同时，PPPD术式相对于Whipple手术时间短以及出血量小等优势，也有学者认为可能为分组偏移所致。因施行PPPD的患者是经过严格选择的，而PPPD组肿瘤分期方面要较Whipple组患者为早，且PPPD组患者在肿瘤恶性程度及分期方面均低于Whipple组患者，这可能是导致PPPD手术时间短及出血量小的原因。作为近几十年来胰腺外科的重要进展之一，针对特定患者PPPD仍具有Whipple手术无可比拟的优势，仍不失为经典胰十二指肠切除术联合胃窦切除术的可接受的替代手术方式。针对胰腺癌患者，其相对于Whipple手术所具有的优缺点，仍需要大规模随机临床对照试验的研究支持。

六、PPPD术后处理

除同传统的胰十二指肠切除术外，应注意胃排空延迟的发生及其并发症处理。根据现有的资料，PPPD术后患者出现DGE的概率较高，但机制目前尚不确切，这可能与切除十二指肠的起搏点造成胃无张力、保留的十二指肠血运受到影响及循环的胃动素减少等因素有关，另外胰腺癌本身亦可导致DGE。PPPD是否一定引起术后DGE亦尚无定论，目前针对PPPD术后DGE尚无较好的方法，但有研究提示结肠前十二指肠-空肠吻合可以预防DGE的发生。目前的治疗方法也以胃肠减压、静脉营养和肠内营养支持等保守疗法为主。笔者的经验是术中仔细解剖，避免人为破坏幽门周围迷走神经，同时术中放置空肠营养管，为术后肠内营养支持提供前提；术后如出现DGE，在排除机械性消化道梗阻后，配合胃肠减压及肠内、肠外营养支持治疗，促进患者胃肠道功能恢复。

七、PPPD和Whipple术式的比较

自PPPD应用以来，支持者认为PPPD不仅避免了胃切除术后的并发症，保留了胃的存储功能，而且术后消化道激素的分泌更接近生理状态，保持正常的消化道激素水平，减少吻合口溃疡的发生，术后营养状况的改善和体重的恢复均优于Whipple术式。但是Whipple的支持者认为标准术式更能保证肿瘤切除的彻底性，且使术后DGE减少。目前PPPD和Whipple应用于胰腺肿瘤的术后并发症以及远期效果尚存在争议（表19-1）。

表19-1 PPPD与Whipple术式比较

作者	年份	研究类型	PPPD	Whipple	备注
Tran 等	2004	RCTs	87	83	手术时间、术中失血量、住院时间、术后DGE以及术后DFS等均无统计学差异
Seiler 等	2005	RCTs	105	109	PPPD组中手术时间、术中失血量及输血量低于Whipple组，PPPD术后恢复较快
Lin 等	2005	RCTs	14	19	PPPD组中DGE发生概率较高
Srinarmwong 等	2011	RCTs	14	13	PPPD组中DGE发生概率较高，住院时间等无差异
Kawai等	2008	RCTs	64	66	PPPD组中DGE发生概率较高

（一）手术时间

十二指肠-空肠吻合较胃-空肠吻合稍容易进行，既往的研究在PPPD是否比Whipple术式在缩短手术时间方面尚无一致结论，这可能与术者手术经验以及是否运用吻合器有关。编者认为，PPPD与Whipple术式的不同主要在离断消化道的位置，在目前消化道切割、吻合器广泛应用的情况下，在胃还是十二指肠球部离断消化道所需的时间应无太大区别，而仅手术时间的延长是否对患者术后恢复有较大影响也需要更多的临床研究证实。

（二）胃排空延迟

多数外科医生认为PPPD与Whipple术式相比，PPPD术后胃排空延迟出现的概率增加，但是目前公布的结果并非结论性的。虽然多位学者的研究证实PPPD术后较高比例的患者会出现DGE，但大规模的临床荟萃分析认为PPPD和Whipple术后DGE出现的概率相当。对于PPPD是否是导致胰腺肿瘤术后出现DGE的独立危险因素，仍需要大规模的临床随机对照研究证实。

胰十二指肠切除术后的DGE主要导致住院时间延长，但较少有生命危险。目前对于胰十二指肠切除术后DGE的定义尚无一致标准，同时PPPD导致患者术后出现DGE的原因目前也不明确，可能有以下原因：一方面，胃窦血运及Latarjet神经受手术影响：行PPPD要求必须保证十二指肠的血供并尽量减少对幽门周围迷走神经的影响，但在手术暴露幽门时需要将十二指肠球部大弯侧与胰腺附着处分离，同时分离肝动脉及其分支，结扎胃十二指肠动脉，并注意保护胃右动脉。如怀疑幽门上、下组淋巴结转移，应切取并送冰冻切片检查。另一方面，在胰腺上前动脉起始处结扎胃网膜左动脉，在幽门远端1.5～2cm离断十二指肠。手术中可能影响幽门及十二指肠球部的血供和迷走神经的鸦爪支神经丛的完整性，导致患者术后出现胃排空障碍。所以，手术医生操作的熟练程度以及肿瘤进展对周围神经丛的影响也可能是导致目前研究不一致的原因。然而，Sumida等分析了27例行PPPD术者保留迷走神经幽门上分支对胃、十二指肠生理功能的影响，其中13例患者行胃右动脉和迷走神经幽门上分支离断，14例保留这些结构，测定其胃排空、胃窦和十二指肠运动水平，结果两组间无统计学差异。所以，十二指肠局部血供及迷走神经支配对于术后DGE的影响及程度，需要进一步研究证实。

由于原因不明确，针对PPPD术后出现的DGE，目前尚无好的控制方法，主要包括术中注意手术操作，避免破坏幽门及十二指肠局部的血供及神经支配，以及术后的营养支持治疗等。SU等的临床荟萃分析显示PPPD术后行结肠前胃-空肠吻合能够改善术后DGE。Cameron的临床研究提示，无论是良性疾病还是恶性肿瘤，PPPD术后常规使用促胃动素样药物红霉素可以降低DGE的发生率。总之，关于PPPD术后DGE的发生机制及处理方法，目前仍需要大规模的临床和基础研究。

（三）吻合口溃疡

传统的Whipple术式术后6%～20%的患者发生吻合口溃疡。由于保留幽门能调节胃的排空防止胆汁反流，避免了胃的高分泌状态，使胃的基础酸排量、最大酸排量和胃泌素均保持在正常范围，PPPD的支持者认为该术式较Whipple发生吻合口溃疡的概率低。Grace等报告PPPD术后吻合口溃疡发生率约为3.6%，低于Whipple术后的10%。但是，Frink等却认为二者术后吻合口溃疡的发生率无明显差异。

笔者在对患者行胰十二指肠切除术后，早期常规运用抑酸药，待患者一般情况恢复开始经口进食后即停用抑酸剂，术后极少患者会发生吻合口溃疡和胃肠吻合口瘘，对近年来的临床随机对照研究行荟萃分析也提示两种术式术后发生吻合口瘘的概率无差异（未发表）。所以笔者认为，术后吻合口溃疡并非采取PPPD及Whipple术式的决定性因素，即使发生，由于近年来在抑酸药方面的巨大发展，也是可控的。

（四）营养状况

由于胃及十二指肠的保留，PPPD术后避免了胃大部切除术后的一系列并发症如小胃综合征、倾倒综合征、反流性胃炎等。有报道显示，PPPD术后患者的营养状况优于Whipple。Takara等的研究提示，在体重方面行PPPD者达到术前体重的103%，而Whipple仅为90%。但是，因肿瘤行切除手术的患者体重的减轻有可能是由于肿瘤自身潜在的恶性而非手术本身所致，且行PPPD手术的患者肿瘤恶性或进展程度应低于行标准胰十二指肠切除术的患者，行对照研究时的分组偏倚有可能得出PPPD术后营养状况的改善优于Whipple的结论。Goma DJ等的临床对照研究提示PPPD和Whipple术后患者组间总的体重增加没有差别，但组内切缘阳性率与体重有相关性。Fink等对6例PPPD者和6例Whipple者的胡萝卜素、叶酸盐、血清铁和总铁结合力水平进行测定，显示这些营养参数没有差别。所以，对于PPPD相比Whipple术式是否有营养优势的问题仍无定论，仍需要严格的临床设计研究证实。

（五）生存时间

患者生存期是评价肿瘤切除术的重要指标。对于壶腹部周围癌，PPPD与Whipple术式远期效果已得到公认。Takao等比较了113例行PPPD和Whipple术式患者术后实际生存曲线和5年生存率，发现没有差别。但是，由于胰腺肿瘤恶性程度高，且有侵犯神经的可能性，而PPPD切除范围有限，有的学者认为不能够保证胰腺肿瘤切除的彻底性。

Cooperman调查了140例Whipple标本，发现没有幽门周围第5、6组淋巴结受累及胃小弯淋巴结转移的证据；Gerdes也认为从胰头到腹主动脉旁淋巴结的主要淋巴通路是通过肠系膜上动脉周围淋巴结，在晚期肿瘤中才可见幽门淋巴结及胃周淋巴结转移。所以，PPPD术式的支持者认为，只要严格把握PPPD的适应证，其远期效果应与标准Whipple术式无差异。近年来，大规模的临床荟萃分析提示，对于胰腺肿瘤或壶腹部周围癌行PPPD及Whipple手术，远期效果相当，但仅仅针对胰腺肿瘤是否有同样的结果尚需进一步证实。

笔者认为，对于胰腺肿瘤这种高度恶性的肿瘤，且具有潜在神经侵袭的特点，无论采取哪一种手术方式，均应考虑能否做到R0切除，并应以无瘤原则为前提。如术中探查已发现可疑的幽门周围淋巴结或胃小弯转移，此时必须送快速冰冻切片，以决定行PPPD还是传统的Whipple术式。近年来，由于R0切除的重新定义，按原标准为R0切除者中仅1/4以新标准界定为R0。所以，严格把握手术适应证是保证PPPD手术根治性的关键之一。

八、结论

作为标准Whipple术式的一个发展，PPPD术式具有操作简单、手术时间短等优点，但其相对于Whipple术式是否有远期优势有待进一步证实。行PPPD手术必须严格把握手术适应证，以肿瘤根治性切除及R0切除为原则，术中注意保护幽门部及十二指肠的血供，避免术后出现DGE。PPPD手术对比Whipple的近期和远期优越性，仍需要大规模临床对照研究证实。

（吴河水）

第二节　胰腺癌局部或扩大淋巴结清扫的争论

胰腺癌是一种恶性程度高、预后不良的消化道恶性肿瘤。在所有肿瘤中其发病率位居第11位，但死亡率居第5位，近几年来胰腺癌的发病率呈明显上升趋势。目前手术是治疗胰腺癌的所有措施中能够为患者提供治愈机会的唯一手段。随着手术技术的提高，Whipple手术的围手术期病死率和并发症进一步降低，但患者远期生存率并不令人满意，术后局部复发仍是导致死亡的重要原因，而淋巴结转移是影响手术效果的重要原因之一。鉴于胰腺癌早期淋巴结转移和神经束扩散等基础研究的阐明，胰十二指肠切除术逐渐进入以淋巴结清扫为目的的根治术。然而，长期以来对于胰腺癌患者是否施行彻底的淋巴结清扫存在较大的争议。

一、胰腺癌淋巴结转移的基础研究

癌细胞形成淋巴结转移需穿过淋巴管内皮细胞进入微淋巴管，因淋巴管不含紧密连接结构或缺乏致密的基质，癌细胞只要黏附到淋巴管内皮细胞并借助“自身运动”即可通过细胞间隙。但关于癌细胞是侵袭病灶周边原有淋巴管还是诱导淋巴管生成并发生淋巴结转移一直存在争议，有研究发现胰腺癌组织过多表达VEGFR-3，且瘤内和瘤周VEGFR-3阳性淋巴管均显著增多，而VEGFR-3主要表达在淋巴管内皮细胞，此外胰腺癌细胞能够分泌VEGF-C、VEGF-D、HIF-1α等淋巴管生成调控因子，这些细胞因子同步或非同步通过直接或间接形式作用于癌组织的淋巴管内皮细胞，刺激其有丝分裂，使新生淋巴管增加。肿瘤发生淋巴结转移与肿瘤周围微淋巴管密度直接相关，过度增生的癌周淋巴管易导致肿瘤发生淋巴结转移。这些新生淋巴管一开始处于未成熟期，可能尚未开放管腔，一旦内皮细胞簇增生分化成熟并开放管腔，就会在癌细胞周围产生一个密集的微淋巴管网，增加了癌细胞的淋巴管侵袭机会，为癌细胞淋巴道转移提供了必要条件，即为胰腺癌的基本特性转移提供了物质准备。金钢等的一项旨在阐明胰腺癌中淋巴管密度与分布的临床病理意义的研究得出的结论为，胰腺癌癌肿内淋巴管密度显著低于癌周及无癌区域的淋巴管密度，淋巴管的分布及癌周淋巴管增生对胰腺癌的恶性浸润和淋巴转移有促进作用。然而，Sipos等研究表明胰腺癌的淋巴道播散与淋巴管密度增加和淋巴内皮细胞增殖均无关，显示肿瘤周边区原有淋巴管在转移过程中更重要，而胰腺癌转移组和无转移组的淋巴管密度差别不显著，表明转移的机制可能为肿瘤细胞选择性侵入淋巴管，进而转移到淋巴结。也有研究认为淋巴管生成对胰腺癌的转移是重要的，癌组织边缘淋巴管扩张且灌注良好，而肿瘤内部淋巴管是闭塞、无功能的，可能是胰腺癌细胞在有限的空间生长并产生机械压力，压缩了肿瘤内部新形成的淋巴间隙，而在肿瘤边缘，过量的VEGF-C表达导致淋巴管生成、扩张。此外，近年来肿瘤干细胞概念的提出为肿瘤淋巴结转移提供了新的解释途径。倪兴泉等通过动物模型研究，发现$CD133^{+}$的胰腺癌干细胞具有更强的淋巴结转移的能力，提示胰腺癌干细胞可能在淋巴结转移行为中起着关键性的作用。

二、胰周淋巴结分类

目前国际上多采用日本胰腺学会（Japan Pancreas Society，JPS）的淋巴结分组法。JPS分组法是以正常胰腺淋巴引流为基础，按阳性淋巴结所在区域分站、分期，并精确界定了肿瘤部位和受侵犯的各邻近结构及侵犯程度，从而可以准确地反映胰腺癌浸润、扩散和淋巴结转移的实际情况。其最主要的优势是对预后判断更准确，但使用方法比较复杂，需切除足够的淋巴结和对标本做大量、细致的病理学检查工作。JPS 2003年修订版胰腺癌诊治规范对横结肠上区与胰腺癌手术有关的18组淋巴结中的部分淋巴结进行了简化分类命名（表19-2），其中与胰头癌扩大根治手术密切相关的为胰头后（13a、13b）、胰头前（17a、17b）、肝总动脉旁（8a、8p）、腹腔动脉周围（9）、肝十二指肠韧带淋巴结（12a、12b、12p）及肠系膜上动脉周围淋巴结（14p、14d）。在1996年第1版分类法中，腹腔干、肝总动脉及肝固有动脉、结肠中动脉根部、肠系膜上动脉起始部、主动脉周围淋巴结均属第2站，全部廓清为D2切除。日本文献报道多为此术式。如Ishikawa等报道淋巴清扫范围上界为膈顶，下界为肠系膜下动脉起始部，右侧到右肾门，左侧至腹主动脉左侧2～3cm，肠系膜上动脉完全骨骼化，标本与淋巴清扫分次完成。Nagakawa等报道腹膜后淋巴清扫范围自膈顶至髂动脉分叉部，两侧至肾上腺，腹腔干和肠系膜上动脉周围淋巴结和神经组织被全部清除。JPS于2003年对1996年的胰头癌淋巴分组进行了修订，将第9组（腹腔动脉干）、第15组（结肠中动脉）及第16组（腹主动脉旁）淋巴结由原来的第2站重新界定为第3站，并认为合并第3站淋巴结转移可等同于远处转移。

表19-2　JPS胰腺相关淋巴结的分类和命名（2003年英文第2版）

序号	名称	序号	名称
1	贲门右淋巴结	13a	胰头后上淋巴结
2	贲门左淋巴结	13b	胰头后下淋巴结
3	胃小弯淋巴结	14p	肠系膜上动脉近端淋巴结
4	胃大弯淋巴结	14d	肠系膜上动脉远端淋巴结
5	幽门上淋巴结	15	结肠中动脉周围淋巴结
6	幽门下淋巴结	16	腹主动脉周围淋巴结
7	胃左动脉干淋巴结	16a1	腹主动脉自膈肌主动脉裂孔至腹腔干上缘淋巴结
8a	肝总动脉干前上淋巴结	16a2	腹主动脉自腹腔干上缘至左肾静脉下缘淋巴结
8p	肝总动脉干后淋巴结	16b1	腹主动脉自左肾静脉下缘至肠系膜下动脉上缘
9	腹腔动脉干周围淋巴结	16b2	腹主动脉自肠系膜下动脉上缘至主动脉分叉处淋巴结
10	脾门淋巴结	17a	胰头前上淋巴结
11p	脾动脉干近端淋巴结	17b	胰头前下淋巴结
11d	脾动脉干远端淋巴结	18	胰头下缘淋巴结
12a	肝固有动脉旁淋巴结		
12b	胆管旁淋巴结		
12p	门静脉旁淋巴结		

三、胰腺癌淋巴转移途径

胰腺内有丰富的毛细淋巴管网，逐渐汇集形成集合淋巴管到达胰腺的表面，伴血管沿不同方向引流到局部的淋巴结，最终汇入腹腔淋巴主干。胰头前表面的淋巴结为胰十二指肠前淋巴结，与幽门下淋巴结在同一水平但位置稍后，沿胰十二指肠前动、静脉分布，其淋巴回流向上沿胃十二指肠动脉回流到肝固有动脉周围淋巴结，再注入腹腔干淋巴结，向下注入肠系膜动、静脉周围淋巴结。Delki等认为除了以上的两条途径外，胰头前表面中部的淋巴还可沿着胃结肠干（Henle静脉）汇入肠系膜上静脉前表面淋巴结。胰头后表面的淋巴结数目较多，统称为胰十二指肠后淋巴结。自胰头后表面的淋巴管向左走行注入腹腔干、肠系膜上动脉根部周围淋巴结，少数可以直接注入主动脉与腔静脉间淋巴结。来自胰头后表面上半部分的淋巴管也可与胆总管、肝动脉淋巴结相交通。钩突前后表面的淋巴经过肠系膜上动脉及其根部周围到达主动脉与腔静脉间淋巴结，少数情况下，钩突后表面的淋巴管可直接加入主动脉与腔静脉间淋巴结。从胰颈和部分胰体的上半部发出的淋巴管可加入肝固有动脉、胃左动脉以及脾动脉起始部周围的淋巴结，下半部则注入肠系膜上动脉周围淋巴结。胰腺后有一层较致密的结缔组织将胰腺固定，这层结缔组织中有较致密的神经丛、神经节、血管、淋巴管穿行。来自胰腺的淋巴大部分汇集到腹腔干和肠系膜动脉根部，一小部分直接注入主动脉旁淋巴结。许多淋巴结堆积在这一狭窄区域，并且有大量的淋巴管和神经纤维穿过，互相交叉形成网络状。该区域的淋巴结还接受来自胃、十二指肠、小肠、结肠、肝胆系统以及脾脏的淋巴。

胰体尾的淋巴回流按胰长轴分体尾上、下两部分，胰体尾上半部的淋巴从局部淋巴结经脾动脉淋巴结或经肝总动脉干淋巴结到腹腔动脉周围淋巴结，再进入腹主动脉周围淋巴结；胰体尾下半部的淋巴经胰下动脉周围淋巴结达肠系膜根部淋巴结或直达肠系膜根部淋巴结。胰尾的淋巴管还可与脾门淋巴结和胃淋巴管（沿胃短动脉）相联系。另外，胰体尾淋巴可逆行到胃左动脉干淋巴结、肝门部淋巴结及胰头前后淋巴结。同时，胰腺周围淋巴回流途径呈网络状分布，一个区域可通过数条途径回流，一条回流途径也可收集数个区域的淋巴。同时胰腺癌浸润至淋巴管形成癌栓阻碍回流时也可使胰腺淋巴回流变得更加复杂，这决定了胰腺癌淋巴转移的复杂性。

胰头癌可随淋巴向多组、多个方向转移。Nakao等对90例胰头癌手术切除标本研究发现，胰头癌常见淋巴结转移的发生部位依次为胰头后淋巴结（46%）、胰头前淋巴结（39%）、腹主动脉旁淋巴结（26%）和肠系膜根部淋巴结（23%）。Ishikawa等报道81例胰头癌，其中第13组淋巴结阳性为49%，第17组为37%，第16组为47%，第12组为15%。张怡杰等报道肝十二指肠韧带淋巴结转移率为11%。胰腺淋巴回流是整个消化系统淋巴回流的一部分，与周围器官如胃、十二指肠、肝胆、脾脏、结肠等有着直接或间接联系。胰腺肿瘤细胞可通过上述器官间的淋巴管转移到周围邻近器官。对根治性手术标本的淋巴结检查发现，胰头癌和胰体尾癌的淋巴结阳性率分别为56%～78.6%和47%～83%，说明大部分胰腺癌患者就诊时已是中晚期，因此需要强调早期诊断的重要性，而造成早期诊断困难的重要原因之一是胰腺癌很早就可以发生淋巴转移。

胰体尾癌的淋巴结转移概率要低于胰头癌。Nakao等对30例行淋巴结清扫术的胰体尾癌患者的淋巴结标本进行了组织病理学的研究，胰体尾癌有转移的淋巴结主要在脾动脉周围（5例）、主动脉旁（4例）、腹腔干（4例）和肠系膜上动脉周围（4例）；淋巴转移最常发生在脾动脉、腹主动脉和腹腔干周围。Kayahara报道23例胰体尾癌第11组、第18组、第8组、第12组和第16组的转移频率分别为49%、39%、22%、13%和17%。目前的研究发现胰体尾部胰腺癌有3条淋巴回流至主动脉旁淋巴结。第一条途径是肠系膜上动脉周围，第二条途径是腹主动脉周围，第三条途径是从肿瘤直接到主动脉旁淋巴结。

四、胰腺癌淋巴结的清扫范围

（一）胰头癌的淋巴清扫范围

Whipple手术是治疗胰头癌的经典术式，切除范围包括胰头、胰腺沟突、十二指肠、近端空肠、胆囊和远端胆管、远端胃及大网膜的右半部分，清扫胰周和肝十二指肠韧带内淋巴结。随着手术技术的提高，胰十二指肠切除的围术期病死率和并发症进一步降低，但患者远期生存率并不令人满意，术后局部复发仍是导致死亡的重要原因，同时鉴于胰腺癌早期淋巴结转移和神经束扩散等基础研究的阐明，胰十二指肠切除术逐渐进入以淋巴结清扫为目的的根治术，其中包括标准胰十二指肠切除术（SPD）、根治性胰十二指肠切除术（RPD）和扩大根治性胰十二指肠切除术（ERPD）。SPD为在Whipple手术的基础上加行第12b组、第12c组、第13组、第14a组、第14b组、第8a组和第17组淋巴结清扫。也有学者认为，幽门上、下淋巴结（第5组和第6组）也应包括在内，也有保留幽门的胰十二指肠切除术（PPPD）在保留幽门的情况下清扫幽门上、下淋巴结，但淋巴结清扫的彻底性仍有待进一步研究证实。国内彭淑牖教授认为PPPD不能作为胰头癌根治切除的常规术式，特别是已发生幽门上、下淋巴结转移时。Hatori也提出PPPD的适应证为癌肿未直接浸润十二指肠球部及胃周第3～7组淋巴结无转移。RPD则须清扫第8组、第9组、第12组、第13组、第14组、第17组、第16a2组、第16b1组淋巴结，进行肝总动脉、腹腔干和肠系膜上动脉的骨骼化。但是清扫全部第14组淋巴结往往导致患者术后发生严重腹泻和营养吸收障碍，影响生活质量，故对于胰头癌患者一般只清扫肠系膜上动脉右侧的淋巴结，而胰体尾癌一般清扫肠系膜上动脉左侧的淋巴结。也有学者认为，RPD的淋巴结清扫范围包括右侧肾门到腹主动脉左缘，上起门静脉到肠系膜上动脉起始区域的淋巴结清扫，而第8组、第9组以及第14组淋巴结的清扫则不包括在内。ERPD在RPD的基础上包括上至主动脉裂孔，下至髂总动脉分叉，右起十二指肠外缘3cm至左肾动脉中点范围内的所有神经、淋巴结和结缔组织的清扫，包括全部的第16组淋巴结。但也有学者提出，清扫第16组淋巴结并不能延长患者的生存时间，故把第16组淋巴结的转移视为远处转移，对于有第16组淋巴结转移的患者，手术便达不到根治的目的。也有将ERPD中第16组淋巴结清扫定义在腹腔干到肠系膜下动脉，两侧为两肾肾门。目前，前瞻性的随机对照试验结果表明，ERPD与PD组间术后生存期的差异无统计学意义，但是淋巴结转移阳性的ERPD组的平均生存时间较PD组显著延长，故认为ERPD可延长已存在淋巴结转移者的生存时间，这也肯定了淋巴结清扫在胰腺癌根治性手术中的重要地位。

（二）胰体尾癌的淋巴结清扫范围

胰体尾癌的淋巴结转移主要集中在腹腔干到肠系膜上动脉的淋巴结和腹主动脉左侧的腹膜后区域，因此胰尾部癌第1站的淋巴结（第8组，第9组、第10组、第11组、第14组及第18组）必须切除，连同肿瘤、后腹膜瘤床以及周围软组织整块切除。主要的适应证包括：可以切除的胰体尾癌（无远处转移；腹腔干和肠系膜上动脉周围脂肪清晰光整；肠系膜上静脉/门静脉通畅，无浸润）和可能切除的胰体尾癌（肾上腺、结肠或结肠系膜、肾脏侵犯；手术前胰周淋巴结活组织检查呈阳性）。关于胰体尾切除术的淋巴结清扫范围目前尚无统一意见，胰体尾癌手术一般包括两种，即标准胰腺胰尾部切除术（SLP）和根治性胰腺体尾部切除术（RLP）。SLP手术范围为：切除胰体尾和脾脏（或保留脾脏）的同时做腹腔干、脾门、脾动脉及胰体尾下缘区域淋巴结的整块切除（即第9组、第10组、第11组、第18组）。RLP则在SLP的基础上加做肝动脉的前上侧、主动脉与胰十二指肠下动脉间的肠系膜上动脉及包括Gerota筋膜在内的主动脉与下腔静脉前侧面淋巴结清扫（即第8a组、第14组、第16a2组、第16bl组）。关于胰体尾癌手术中第7组淋巴结清扫与否还没有明确的说法。

五、胰腺癌淋巴结清扫范围的争议

近数十年来，人们不断地努力尝试提高胰腺癌患者的生存期，但取得的效果甚微，主要是因为当确诊为胰腺癌的时候，大部分患者已经处于晚期。尽管目前能行根治性手术的患者不足30%，但手术仍然是唯一能够让患者获得长期生存的治疗方法，接受根治性手术患者的5年存活率在10%～20%。术前和术后肿瘤分期的进步，大大提高了医生对患者长期预后的评估，同时可以选择那些可能从辅助治疗中获益的患者来行辅助治疗。淋巴结转移虽然其在选择患者辅助治疗和预后价值方面仍然存在争议，但仍然是胰腺癌相关的预后因素之一，是TNM分期系统的一部分。研究表明，手术切除术淋巴结总数和阳性淋巴结数量比、直接侵犯和转移的淋巴结的比例等数据使淋巴结清扫的作用得到进一步细化。

其实，针对胰腺癌患者是否行扩大淋巴结清扫一直存在争论。在Fortner提出区域性胰腺切除术后，一些日本外科医生在20世纪90年代中期就已经开始行扩大的淋巴结清扫术，并取得不错的成绩，并在其他肿瘤切除术如胃癌D3淋巴结清扫的基础上，提出根治性淋巴结清扫的概念。如Famell等进行了单中心前瞻性随机试验，比较了1997—2003年标准的PD和PD+扩大淋巴结清扫术共计132例患者的并发症、死亡率、生活质量和存活率，并用肿瘤治疗反应的功能评估来评价胰腺癌患者的生活质量。结果显示：行扩大根治术者平均生存19.8个月，而标准手术者为13.3个月，两者比较差异有统计学意义，认为扩大淋巴结清扫使已有淋巴结转移的患者受益。然而扩大的淋巴结清扫在西方国家尚未被广泛接受。很多研究表明，扩大淋巴结清扫的优势都是非随机的回顾性研究得出的结论，因此须谨慎地对待。最近，Pavlidis等报道，通过总结4个针对扩大淋巴结清扫和标准淋巴结清扫相比较的随机对照性研究，发现扩大的淋巴结清扫并不能提高患者的长期存活率。第一个随机对照性研究是意大利多中心研究，随机分配40例患者行标准胰十二指肠切除术，41例行标准胰十二指肠切除术后加行扩大淋巴结清扫术。结果如预期一样，扩大淋巴结清扫术获取的淋巴结数量明显多于标准的胰十二指肠切除术（20vs.13），而两组间的发病率和死亡率却无明显差异。最大的随机对照性研究（RCT）在Johns Hopkins，该机构随机分配146例患者行标准胰十二指肠切除术，148例行标准胰十二指肠切除术后加行扩大淋巴结清扫术，结果亦未发现扩大淋巴结清扫术的优越性。最近的研究为Mayo Clinic所做，研究者随机分配40例患者行标准胰十二指肠切除术，39例行标准胰十二指肠切除术后加行扩大淋巴结清扫术，同样，研究结果没有表现出两组间总生存率的差异性。此外，Mayo Clinic尚对转移淋巴结进行亚组分析，同样未发现两组间的存活差异性。近来，日本学者Nimura等报道一多中心随机对照性研究（RCT），将112名胰头癌患者随机分别行标准胰十二指肠切除术或者标准胰十二指肠切除加扩大淋巴结清扫术，并且这些患者无一例行辅助化疗，结果同样未能发现扩大淋巴结清扫有益于总体生存率。在关注总体生存率的同时，其他的指标如严重并发症、手术时间、住院天数、生活质量等也应受到重视。环腹腔动脉和肠系膜上动脉清扫因为损伤动脉周围神经丛，可能会导致严重的腹泻，这种类型的腹泻治疗困难，严重地影响术后生活质量；施行扩大淋巴结清扫的另外一个结果是显著增加手术时间。因此，目前的证据并不支持在执行标准胰十二指肠切除术治疗胰腺癌时施行扩大淋巴结清扫用于治疗胰腺癌。

胰体尾癌手术一般包括两种，即标准胰腺胰尾部切除术（SLP）和根治性胰腺体尾部切除术（RLP）。SLP手术范围为：切除胰体尾和脾脏（或保留脾脏）的同时做腹腔干、脾门、脾动脉及胰体尾下缘区域淋巴结的整块切除（即第9组、第10组、第11组、第18组）。RLP则在SLP的基础上加做肝动脉的前上侧、主动脉与胰十二指肠下动脉间的肠系膜上动脉及包括Gerota筋膜在内的主动脉与下腔静脉前侧面淋巴结清扫（即第8a组、第14组、第16a2组、第16b1组）。关于胰体尾癌手术中第7组淋巴结清扫与否还没有明确的说法。Goh等回顾性分析了31例SLP和8例RLP的手术相关情况后发现，两组间手术并发症发生率、病死率、住院天数、输血量和长期存活率的差异均无统计学意义。目前，尚缺乏该方面大样本的前瞻性随机对照试验，因此对于RLP是否能提高胰体尾癌患者的长期生存率仍存争议。由于胰体尾癌的恶性程度高，淋巴转移早，不能手术切除者的平均中位生存时间少于6个月，故对于无远处转移、可切除的病例仍应该首选手术治疗。此外，最近对85例胰体尾癌病例的研究发现，发生转移的淋巴结的解剖位置与生存率无明显关系。

目前，在胰腺癌手术中对淋巴结的清扫尚缺乏一个真正的标准，各个研究在施行标准的胰十二指肠切除术和扩大的胰十二指肠切除术中，淋巴结清扫范围的标准也不尽一样，因此研究结果也不尽一样。例如，清扫胰头前方和后方、幽门下、肝十二指肠韧带淋巴结已经是相对标准化，然后对肝总动脉旁淋巴结的请扫则未能如此。让人觉得有意思的是，近来有报道称受累淋巴结占所有检查到的淋巴结中的比例是胰腺癌术后的独立预后因子，这种现象提示更大范围的淋巴结清扫的意义在于对预后更好的评估，而不是得到更好的治疗效果。

胰腺癌术后复发也是值得关注的一个问题。有研究显示，扩大淋巴结清扫后局部复发率依然没有得到改善，尽管大部分的复发病例被认为与胰腺癌的R1切除有关，但也提示扩大淋巴结的清扫范围并不能为减少局部复发带来益处。

除了缺乏随机对照研究和前瞻性队列研究支持以外，对转移淋巴结分布的研究也不支持胰腺癌性扩大淋巴结清扫。在20世纪70年代，Cubilla等研究胰头癌受累淋巴结的分布情况，发现在所行的22例扩大淋巴结清扫的胰头癌病例中，仅有1/3病例在胰腺钩突的上方和下方有转移的淋巴结。具有里程碑意义的是Kayahara和Ishikawa的研究，他们研究发现胰腺癌中转移淋巴结的解剖分布是不确定的，胰十二指肠后方淋巴结转移的发生率可达49%，肠系膜上动脉旁淋巴结转移的发生率可达47%，胰十二指肠下方淋巴结转移的发生率可达37%，腹主动脉旁淋巴结可达16%。值得注意的是，按标准的淋巴结分站转移的病例仅为5%。在运用扩大淋巴结清扫胰腺癌时，应该清醒地认识到如果肠系膜上动脉旁淋巴结及任何其他较少累及的淋巴结发生转移时，则提示预后不良，即使采用更为扩大的淋巴结清扫范围仍然不能改变患者的预后。需要强调的是，胰头癌的腹主动脉右侧淋巴结转移和胰腺体位部癌的腹腔干旁淋巴结转移，均被认为TNM分期中的M1，尤其胰头癌的腹主动脉右侧淋巴结的M1提示极差的预后，存活率中位数约6个月。

另外一种反对行扩大淋巴结清扫的理由是淋巴转移不是胰腺癌的唯一转移途径，腹膜和腹膜下的扩散及神经侵袭和动脉周围浸润都是胰腺癌浸润进展的途径，此外血行转移也是重要的转移途径。实际上，淋巴管和血管的侵犯均可导致肿瘤细胞进入血液循环而致远处转移。鉴于目前多种辅助治疗不断发展和有效性不断提高，扩大淋巴结清扫的潜在治疗效果逐渐褪色。实际上，约有2/3的患者在接受手术治疗后行辅助治疗。多变量分析，术后主要并发症可导致术后辅助治疗的运用率下降。扩大淋巴结清扫后如果术后并发症的发生率增加，则可使许多患者术后不适合行化疗，并因此而错过获得化疗效果的机会。

六、标准的淋巴结清扫范围

对于胰头癌，近来专家共识提出，标准的淋巴结清扫范围应该是适用于所有的胰腺癌，包括清扫肝十二指肠韧带淋巴结、肝总动脉旁淋巴结、幽门上和幽门下淋巴结、胰头前方和后方淋巴结，此外在完整切除胰腺钩突时连同肠系膜上动脉右侧淋巴结一并切除；对于腔静脉和腹主动脉间淋巴结，在行Kocher切口时可一同切除，如此组淋巴结有转移时则提示为M1期，行扩大淋巴结清扫后生存中位数仍然不超过7～8个月。对于胰腺体尾部癌在行胰腺体尾部切除时，近根部结扎脾动脉然后将脾脏完整切除，并一同切除脾动脉旁淋巴结和脾门淋巴结。值得注意的是，在游离胰腺体尾部的同时，应将胰腺上方和下方淋巴结一同清除；此外腹腔干周围淋巴结和肝总动脉旁淋巴结也是在清扫范围之内。

（秦仁义）

第三节　联合胰周后腹膜神经清扫的应用前景

胰腺癌的发病率呈逐年升高趋势，其总体5年生存率仍<5%。胰腺癌预后差的主要原因为其早期即发生淋巴结转移和沿神经束膜扩散至胰外的生物学特征。手术是唯一可以根治胰腺癌的治疗方法，20世纪40年代开始即以胰十二指肠切除术（PD，Whipple手术）治疗胰头癌，但切除率不高，仅为10% ～20%，即使获得根治性切除的胰腺癌患者，术后5年存活率也仅维持在10%～25%。众多研究表明胰腺癌根治性切除术后腹腔内复发率可高达90%，其中神经周围浸润（PNI，perineurial invasion）是引起胰腺癌术后局部复发的重要因素。最近，Leibig等定义肿瘤的PNI为癌细胞包绕神经表面和（或）浸润神经外膜或进入神经束膜及以内。他们提倡肿瘤细胞浸润神经鞘3层结构的任意一层或肿瘤细胞包绕神经外周的1/3均可称PNI，故PNI现也称为神经侵犯（neural invasion，NI）。

一、胰腺癌的神经侵犯特点

胰腺为腹膜后器官，其本身有非常丰富的神经供给，主要分为胰内神经、胰外神经、胰腺周围的腹腔神经丛。交感神经、副交感神经和感觉神经渗透入胰腺并参与其正常的活动。产生于不同地点、不同类型的神经纤维在进入或离开胰腺时混合，经常紧密黏附于胰腺动脉。

众多临床研究表明胰腺癌周围神经丛侵犯的发生率较高，为53.5%～100%，其中肠系膜上动脉周围神经丛受累及的比例最高。约76%的胰腺癌病例胰外和胰内神经同时受累，而其余患者肿瘤仅侵犯胰内神经。遗憾的是，由于常规病理学检查往往难以做到多点取材和连续切片，因而易遗漏一些较微小的神经侵犯病灶。Nagakawa等报道胰腺癌胰外神经侵犯的发生率随胰内神经侵犯阳性率的上升而提高，提示胰外神经丛侵犯可能是胰内神经侵犯蔓延的结果。根据在组织学切片中100倍显微镜下观察到的神经束受侵犯的数目，把胰腺癌的神经侵犯分为4级：无浸润即神经束受侵数为0（ne 0）、轻度浸润（ne 1）神经束受侵数为1～5、中度（ne 2）及重度（ne 3）浸润神经束受侵数分别为6～10及10 个以上。

日本胰腺学会2003年胰腺癌诊治规范中的标准，将胰周神经丛具体分为5丛（图19-2）：①胰头神经丛，包括两部分。第一部分（PLx.Ph Ⅰ）是从右腹腔神经节到胰腺钩突的上内侧，第二部分（PLx. Ph Ⅱ）是从肠系膜上动脉到胰腺钩突的上内侧。②腹腔丛（PL ce）。③肠系膜上动脉周围神经丛（PL sma），肝十二指肠韧带内神经丛（PL hdl）。④肝总动脉神经丛（PL cha）。⑤脾丛（PL sp）。其中PLx.Ph Ⅱ是最易受侵的部位，占胰周神经丛侵犯的74%～88%。

通常，胰头癌细胞通过3种模式沿神经蔓延：①钩突上方左侧的癌细胞通常首先侵犯胰头丛Ⅰ（PL ph Ⅰ），并通过贴附于静脉（PV）和肠系膜上动脉（SMA）后部的神经束向右腹腔神经节迁移。②钩突下方左侧的癌细胞通常首先侵犯胰头丛Ⅱ（PL phⅡ），沿胰十二指肠下动脉周围的神经组织向肠系膜上动脉后侧神经迁移。③癌细胞同时侵犯胰头丛Ⅰ和胰头丛Ⅱ，形成微小转移灶，但此时并未侵犯肠系膜上动脉丛，肿瘤进一步发展，直接侵犯肠系膜上动脉及其周围包含神经组织的结缔组织结构。胰体尾肿瘤则一般直接侵犯脾丛。此外，胰腺背侧的胰头癌多侵犯胰头丛、肠系膜上动脉丛，肝总动脉丛和肝十二指肠韧带丛受累则少见。腹侧的胰头癌则多侵犯肝总动脉丛和肝十二指肠韧带丛，一般不侵犯胰头丛和肠系膜上动脉神经丛。

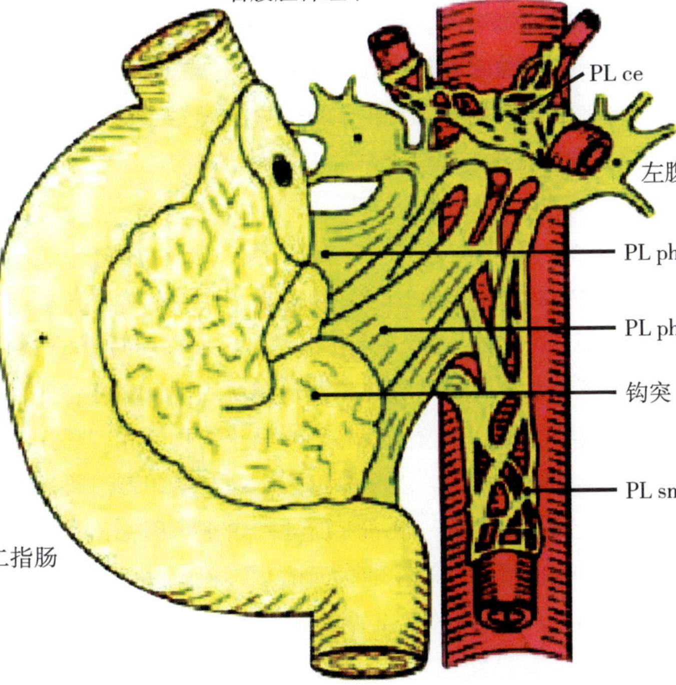

图19-2 胰周神经丛的解剖学分类

PL ph：胰头周围神经丛；PL ce：腹腔神经丛；PL sma：肠系膜上动脉周围神经丛

二、胰腺癌的神经浸润是独立的预后因素

Pour等对胰腺癌根治性切除后的病例分析发现，在有PNI的病例中，其中72% 的病例发生胰腺外神经浸润，且胰腺外神经浸润被认为是导致局部复发率增高、生存期缩短的重要原因。神经浸润是胰腺癌的独立预后因素，Perini等回顾性分析了65例行根治性切除的胰腺癌患者（TNM分期为Ⅰ、Ⅱ期）的临床资料，预后单因素分析显示TNM分期、肿瘤分化、神经侵犯、肿瘤大小、切缘癌细胞是有意义的预后单因素，而多因素分析结果表明仅神经侵犯和肿瘤分化是胰腺癌术后的独立预后因素。Ozaki等对有无淋巴结转移与有胰腺癌PNI的病例进行分析后发现，在无淋巴结转移组中，无PNI者5年生存率为75%，有PNI者5年生存率为29%，组间生存率差异有统计学意义；有淋巴结转移组中无PNI者5年生存率为17%，有PNI者5年生存率为10%。由此可见，有无PNI对患者5年生存率影响极大，提示PNI在胰腺癌的预后中起着极其重要的作用。

三、胰腺癌神经侵犯的机制

目前，对于胰腺癌神经浸润的机制尚未明确，但其相关机制将可能为胰腺癌的治疗提供新的靶点，其机制研究包括以下3方面：

（一）解剖学基础

神经周存在适合癌细胞浸润的低阻力裂隙可能是癌细胞PNI 的解剖基础。胰腺作为一个兼具内、外分泌功能的器官，其内需大量的神经纤维调节胰腺内、外分泌功能。大量的神经纤维、神经元和胰腺腺泡、腺管等结构包绕交织成实质内复杂的神经网络。此外，包括胰头丛、肠系膜上动脉丛在内的多个腹腔神经丛不仅与胰腺紧密相邻，更发出多条神经直接进入胰腺实质。胰腺丰富的神经支配和临近的大量神经组织构成了神经浸润的解剖基础。此外，末梢神经的解剖结构也利于癌细胞侵犯。末梢神经鞘由神经外膜、神经束膜和神经内膜组成。每条神经纤维束表面的薄层结缔组织即是神经内膜。一条神经一般包括多条神经纤维束，神经外膜和内膜之间的广泛结缔组织即构成神经束膜。神经束膜内的神经束与其周围的结缔组织存在裂隙样的无细胞区，形成所谓的低阻力区，易于癌细胞侵犯和迁移。Dunn等认为周围神经的结构是脊神经结构发育的延续，具有相应的3层结构，即神经内膜（是软脑脊膜的延续）、神经束膜（是蛛网膜的延续）和神经外膜（是硬脊膜的延续），它们之间存在着自然的腔隙，利于癌细胞的浸润蔓延。

（二）病理学基础

PNI不仅仅是与这些肿瘤有丰富的神经支配或邻近肿瘤周围有丰富的神经组织相关，其发生也可能与胰腺癌细胞的嗜神经活性相关。有研究表明胰腺癌细胞神经浸润过程中一些癌细胞获得了嗜神经浸润表型，导致这些癌细胞发生PNI。有一种假说认为癌细胞与神经之间有一个必不可少的相互适应过程，在该过程中它们相互促进增殖、生长。同时，在该过程中某些癌细胞可能获得某些周围神经或神经外胚层源性的组件，出现某些新的表型或出现向神经源性表型的转化，以致这些癌细胞易于与神经相互作用，导致癌细胞发生神经浸润，而不是所有的癌细胞都有向神经浸润的能力。Eibl等在叙利亚鼠实验模型中分别于4周、6周及8周后切除肿瘤，发现4 周后切除的肿瘤无腹膜后神经浸润，而6 周以后切除的肿瘤则80%的肿瘤细胞发生腹膜后神经浸润。说明胰腺癌细胞神经浸润过程实际上是癌细胞在随时间演化过程中其中一些癌细胞获得了嗜神经浸润表型，导致这些癌细胞发生PNI。Carlson等曾报道这些有神经浸润倾向的肿瘤细胞具有向Schwan 细胞分化的表型；在对唾液腺腺样囊腺癌（SACC）研究后发现，像S-100、胶质纤维酸性蛋白（GFAP）、神经元特异性烯醇化酶（NSE）等Schwan细胞的标志物出现在腺样囊腺癌的肌上皮样细胞中，证实这些表达有Schwan细胞标志物的癌细胞向Schwan细胞转化，推测这些癌细胞获得了Schwan细胞的表型，易与神经细胞以及神经胶质细胞发生相互作用而发生PNI，因此提出癌细胞向Schwan细胞分化是PNI的病理学基础。

（三）分子生物学机制

肿瘤神经微环境或神经生长因子家族及其相应受体可能是PNI的分子基础。随着对肿瘤神经生物学研究的深入，发现大量神经生长因子及其受体在肿瘤组织中表达上调，并且参与肿瘤神经侵犯的发生，这将癌细胞PNI的发生机制带入分子研究水平。PNI不仅是因为胰腺组织有丰富的神经支配和神经周可能存在较低阻力的裂隙，也可能与肿瘤细胞和神经之间存在的某种吸引力有关，如癌细胞与神经能受到像神经生长因子和其高亲和力受体TrkA/ 低亲和力受体P75 NGFR（NGF-TrkA/P75N GFR）、胶质源性神经生长因子及其受体GFR1/ Ret（GDNF-GFR1/ Ret）、趋化因子CX3CR1-CX3CL1轴、胶质源性神经生长因子家族成员Artemin-GFR3-Ret、L1 样细胞黏附分子（L1CAM）等因子及其受体之间的配体-受体间的相互吸引或趋化作用相关。这种相互趋化作用可能是癌细胞肿瘤神经侵犯的分子基础。已有文献提出肿瘤神经微环境的概念，即癌细胞和神经共同构成一个相互促进增殖、抑制凋亡和相互趋化的微环境，可促进肿瘤神经侵犯的发生。

NGF/ TrkA 的作用主要是参与中枢神经系统的分化、发育、生长、修复。有研究发现，在胰腺癌细胞和胰腺癌周神经高表达NGF/TrkA，并且在有PNI组NGF/TrkA 表达明显高于无PNI组，提示NGF/TrkA 参与PNI的发生。研究表明NGF主要表达于癌细胞中，其高亲和力受体TrkA表达于神经束膜上，两者之间形成化学趋化和吸引作用，促进癌细胞向神经迁移，为癌细胞向PNI 提供了某种驱动力。有研究认为，在胰腺癌细胞中NGF/TrkA 可形成旁分泌或自分泌信号通路环，通过激活下游MAPK 通路，增强癌细胞有丝分裂，促进癌细胞增殖、生长，增强癌细胞的PNI。也有人认为，NGF/TrkA 并没有增加癌细胞的增殖、生长，相反，主要是有抑制神经元和PNI的癌细胞的凋亡作用而增强了癌细胞的PNI。基质金属蛋白酶（matrix metalloproteinases，MMPs）通过降解细胞基底膜，为癌细胞的浸润、转移提供先决条件，在胰腺癌的PNI 过程中起着非常重要的作用。Okada等的研究显示，胰腺癌细胞分泌的NGF 与神经鞘上的受体TrkA相结合导致MMP-2 高表达并降解基底膜，促进癌细胞离开原发灶，增强癌细胞浸润至神经周间隙。因此认为PNI的机制是：NGF/TrkA促进癌细胞生长，抑制癌细胞和神经细胞凋亡；NGF/TrkA特异性结合诱导癌细胞和神经相向生长，促进PNI 的发生。

GDNF是胶质源性神经生长因子，其受体为GFR-1-Ret复合物，两者结合对神经的发育、生长、修复和营养起重要的作用。Artemin 同属于GDNF家族，其受体系GFR-3-Ret复合物，同样在神经发育和生长过程中起营养、修复等作用。目前关于GDNF/GFR-1-Ret 和Artemin/ GFR-3-Ret 在介导胰腺癌、胆管癌和SACC的嗜神经浸润有大量报道。大多数胰腺癌细胞系有C-RET 原癌基因及其产物的表达。在胰腺癌中，Ceyhan 等和朱栋良等一致发现，在胰腺癌组织Artemin/GFR-3-Ret 的表达明显高于癌旁组织；在有PNI 组明显高于无PNI 组；在癌细胞和有PNI的癌细胞中明显增高；它们之间的相互作用能促进胰腺癌细胞的侵袭行为，直接导致癌细胞的PNI。他们推测，癌细胞在侵袭过程中破坏神经结构，导致神经元被激活，后者产生更多的Artemin来修复受损的神经，所以形成以神经为中心的Artemin浓度梯度；在神经鞘上的Artemin作用于癌组织中的GFR-3-Ret，经Artemin-GFR-3-Ret相互作用激活神经纤维与SACC细胞相向趋化生长，导致SACC发生PNI。郑善川等在SACC中也发现同样的现象，GDNF 和Ret分别在癌周围神经纤维和癌细胞胞浆中呈阳性表达，而在不具神经侵袭的腺泡细胞癌和正常腺泡中不表达，并且两者的表达呈正相关。作者同样认为是癌细胞破坏神经结构，神经分泌修复因子修复受损神经，在此过程中它们相互趋化导致PNI发生。另在体外实验将表达GDNF mRNA并分泌GDNF 的恶性胶质瘤细胞系与胰腺癌细胞系共同培养，可见胰腺癌细胞向胶质瘤细胞迁移能力大幅提高，且这种迁移与GDNF的浓度密切相关，用抗GDNF抗体可明显减弱这种迁移作用，提示GDNF 与其受体的相互趋化作用也可以导致胰腺癌细胞沿GDNF浓度梯度向神经浸润，导致PNI发生。

细胞外基质（ECM）蛋白是肿瘤基质的主要组成成分，在肿瘤的生物学中起非常重要的作用。ECM有利于肿瘤细胞黏附和迁移，是肿瘤细胞浸润和转移过程中必须穿越的屏障。肿瘤细胞上的整合素和ECM 蛋白结合后激活肿瘤细胞，使肿瘤细胞离开原发灶，进入血液和淋巴管向远处转移。研究发现，ECM蛋白如层粘连蛋白（laminin）、纤维连接蛋白（fibronectin）和Ⅳ型胶原纤维（collagen type Ⅳ）参与肿瘤细胞PNI的发生，而层粘连蛋白、纤维连接蛋白及Ⅳ型胶原纤维是神经束膜和神经鞘的组成成分。Ryschich等在免疫组化实验中发现层粘连蛋白、纤维连接蛋白和Ⅳ型胶原纤维在神经束膜的基底膜上呈连续表达，而受体整合素$\beta 1\alpha 2$在不同的胰腺癌细胞系上均有较强的表达。在细胞迁移实验中发现，ECM 蛋白对不同的细胞系均有程度不同的增强迁移作用；同时，该迁移作用可被抗$\beta 1$整合素单克隆抗体所抑制。因此推测，胰腺癌细胞通过其表面的整合素与神经束膜上的ECM蛋白相互趋化，促进癌细胞向神经周迁移、浸润，并导致PNI 的发生。通过阻断肿瘤细胞表面的整合素与神经束膜上ECM 蛋白的结合，可为胰腺癌的治疗提供新的治疗靶点。

当然，也发现如NGF/P75NGFR 、PTN/ N-syndecan 、L1-CAM等在胰腺癌细胞中高表达，并参与胰腺癌PNI 的发生。因此，胰腺癌细胞沿PNI 或蔓延可能是神经生长因子与其受体的相互作用下形成化学趋化和化学激动所致，可能是胰腺癌发生PNI 的分子机制之一，将可能成为胰腺癌治疗的新靶点。

四、胰周神经清扫临床价值

迄今，胰头癌的手术方式已经多达十余种，然而胰腺癌患者的5年生存率在过去的30年里并没用明显的提高。胰腺癌外科治疗仍面临许多问题，究竟联合胰周清扫在胰腺癌的根治性手术中是否有必要，其临床价值如何？目前已有的临床研究结果尚不能明确回答。在胰腺癌中，胰外神经丛浸润阳性者较阴性者的存活率明显降低。在无胰外神经丛浸润者中，即使出现门静脉浸润，有的患者仍可存活达3年以上。这一结果显示，神经浸润是影响预后的极为重要的因素。倪泉兴的377例统计资料表明，黄疸伴腰背痛患者1年、3年生存率仅为16%和0%，而无痛组1年、3年的生存率分别是34%和14%。Nakao等随访204例胰腺癌患者10年发现，90%出现了胰腺内神经浸润，69%发生胰周神经丛浸润。胰腺癌伴有神经转移的患者1年、2年、3年的平均生存率分别为30%、6%和0%，而无神经转移的对照组分别达到了52%、32%和18%，两者差异显著。

即使是2cm以下的小胰腺癌，如病灶突破胰腺包膜，侵犯腹膜后结缔组织，并向胰周神经丛和区域淋巴结转移（lymphnode metastasis，LNM）的胰腺癌5年生存率亦不过15%～40%，大多数患者仍死于局部复发和远处转移。有报道在Ⅰ期胰腺癌病例中，也有约75%的病例发现有神经侵犯，提示胰腺癌对周围神经侵袭、扩散可能是一早期事件。由于神经侵犯的发生早于淋巴结转移，因而神经侵犯可能是预测患者预后更可靠的独立性指标。胰内和胰外神经侵犯的发生率明显高于淋巴结转移，部分有周围神经侵犯的患者并无淋巴结转移。

Matsuno等总结日本胰腺癌外科进展，现今日本胰腺癌的切除率达到40%，只有在胰周神经切除的这部分患者中才可以见到较长时间的存活者，而在淋巴结清扫即使同时切除相关大血管对提高胰腺癌患者的远期生存率作用仍有限。那么，胰周腹膜后间隙的彻底清扫能否使胰腺癌患者生存获益？哪类胰腺癌患者最适合此种扩大切除术？笔者正在进行的中山大学临床研究项目拟证明联合胰周后腹膜神经清扫对Ⅰ、Ⅱ期胰腺癌患者的术后生存期的影响，本研究是多中心、大宗病例、前瞻性的临床随机对照研究（RCT），其结果将为评估联合神经清扫在胰腺癌治疗中的价值提供Ⅰ级的循证医学依据。

（陈汝福　周泉波）

第四节　联合动静脉大血管切除术

一、历史沿革

联合血管切除重建的胰腺癌根治术最早可以追溯到1951年，由来自美国明尼苏达大学的Moore教授等人完成了世界上首例联合肠系膜上静脉切除重建（superior mesenteric vein，SMV）的胰十二指肠切除术。1963年，日本名古屋大学学者Nakao 等报道了联合门静脉（portal vein，PV）切除重建的胰十二指肠切除术。在完成胰十二指肠切除术的过程中施行血管切除重建，主要目的在于实现肿瘤的完整切除。这一观念自1973年Fortner提出扩大淋巴结清扫的区域性胰腺癌根治术后得到进一步深化和加强。

尽管经历了半个多世纪的发展，但时至今日，联合血管切除重建的胰十二指肠切除术仍然是胰腺外科中难度较大的术式。手术操作复杂，患者创伤大，术后并发症发生率高以及是否可以改善患者的远期预后等，这些问题长期困扰着胰腺外科医生。然而，能够获得高阴性切缘率的手术方式对外科医生始终充满吸引力。近年来，国内外众多医疗中心对胰腺癌联合血管切除与重建进行了大量临床研究和实践。

二、血管切除重建的必要性

胰腺周围血管走行错综复杂，癌肿极易侵犯血管或与之形成致密的炎性粘连，手术难以将肿瘤与血管完全剥离，胰头癌或胰体癌的患者中有1/3存在血管受侵。因此，要实现肿瘤的完整切除必须施行联合血管切除与重建。此外，通过血管切除与重建，可以实现对血管与神经周围组织清扫，确保肿瘤彻底清除。血管切除包括静脉切除（venous resection，VR）和动脉切除（arterial resection，AR）。前者主要包括门静脉（portal vein，PV）、肠系膜上静脉（superior mesenteric vein，SMV）、门静脉与肠系膜上静脉汇合处（superior mesenteric-portal vein confluence，SMPV）。动脉切除重建包括腹主动脉干、肠系膜上动脉和肝动脉。由于动脉切除比静脉切除的手术难度更大，术后死亡率、并发症及R1切除率也明显高于静脉切除，因此大多数医疗中心都将动脉受侵列为胰腺癌患者手术禁忌。对此，笔者将在后面进行详细介绍。

胰周血管受到肿瘤波及，这种现象究竟是由于原发肿瘤扩散，侵犯了周围血管，还是由于解剖关系邻近，原发肿瘤不断生长，使得血管与肿瘤组织产生粘连。换句话说，"受侵"的血管究竟是肿瘤的一种"生物学行为"还是"解剖学行为"？无论是术前的影像学检查，还是术中医生的判断，都很难给出一个确定的答案。然而，无论是哪种情况，为了实现R0切除，外科医生必须选择联合血管切除重建的胰十二指肠切除术。

那么，还有必要区分"生物学行为"和"解剖学行为"吗？大多数学者认为，如果血管受侵是肿瘤的"生物学行为"，则预示着肿瘤的恶性程度较高，或者肿瘤的分期较晚；如果仅仅是一种"解剖学行为"，那么肿瘤的分期和恶性程度相对较低，患者预后要好于前者。但事实可能并非如此，德国杜塞尔多夫大学一项临床研究证实，无论是否联合血管切除，病理学检查提示，肿瘤细胞发生播散的比例没有显著差异。同时指出，血管是否受肿瘤波及与影响患者预后的危险因素，例如淋巴结转移、神经浸润、肿瘤分化程度低、较高的阳性切缘率等无直接关联。国内也有学者得出类似结论，别平、王槐志等认为，与血管受侵相比，淋巴结转移是影响患者预后更为主要的因素。

三、血管受侵的判断

如何判断患者存在血管受侵的可能，以及受侵的程度、范围等问题是施行联合血管切除重建胰腺癌根治术的一个关键环节，而影像学检查是诊断和评估患者可切除性的重要手段。目前常用的影像学检查方法包括超声、CT检查、磁共振扫描（MRI）、超声内镜EUS等。其中以薄层增强螺旋CT和超声内镜最具诊断价值。

1．超声检查　超声检查属于无创性检查，一般用于胰腺肿瘤的常规筛查。可以确定胰腺肿块的大小和位置，有无胆胰管扩张，肿瘤与主要血管间的关系，以及有无肝转移和淋巴结肿大等。但是超声检查对操作者的经验要求较高，而且由于腹水、肥胖、肠胀气等原因使得1/3的患者检查结果不够准确。彩色多普勒超声对于判断血管是否受到侵袭有一定作用。超声造影也可以用于评估胰腺肿瘤的相关情况。

2．增强螺旋CT　增强螺旋CT目前广泛应用于胰腺癌的诊断、分期、疗效观察等方面，是胰腺癌诊疗过程中最重要的检查手段。临床上可以借助增强螺旋CT对血管受侵程度进行分级。Loyer分级标准：A型，肿瘤和（或）正常胰腺与邻近血管间有脂肪分隔；B型，低密度肿瘤与血管之间有正常胰腺组织；C型，低密度肿瘤与血管接触面呈凸面状；D型，肿瘤部分包绕血管；E型，肿瘤完全包绕血管，二者间脂肪间隔模糊或消失；F型，肿瘤阻塞血管。其中，A、B为可切除型；E、F为不可切除型；C、D为可能切除型。C型需要根据术中探查结果决定肿瘤是否可以切除，D型若为可切除，则大多需要联合血管切除重建。增强螺旋CT对于不可切除的胰腺癌判断准确率可达100%，而对于可切除的判断准确率为87%。因为即便是薄层螺旋CT也很难发现那些微小转移灶。

3．磁共振扫描（MRI） 普通的MRI也可以用于胰腺癌的诊断。但磁共振胰胆管成像（MRCP）用于诊断胰腺肿瘤，其敏感性为84%，特异性为94%。弥散加权磁共振成像（DWI）可以用于区分肿瘤的良恶性，其敏感性为96.2%，特异性为98.6%。

4．超声内镜（EUS） 由于超声内镜的探头可以非常接近胰腺组织及周围血管，因此对于判断胰腺癌肿瘤分期以及血管受侵有着独特的优势。其诊断的敏感性、特异性、准确性都高于增强螺旋CT。EUS判断血管受侵的标准：①与肿瘤邻近的高回声血管壁消失；②肿瘤侵入血管腔内；③邻近大血管受侵后闭塞，出现侧支循环。

除了上述4种影像学检查手段外，还有数字减影血管造影（DSA）、内镜逆行胰胆管造影（ERCP）等。总之，术前要借助多种手段对患者的可切除性进行全面评估，判断有无血管受侵及受侵程度，选择合适的手术方式，避免不必要的手术探查，更要避免遗漏根治性切除的机会。

四、血管切除重建的适应证

由于联合血管切除的胰腺癌根治术操作复杂，手术风险高，因此必须对患者进行术前全面评估，严格掌握手术适应证。只有在有可能实现R0切除的前提下，才考虑施行联合血管切除的根治术。不能实现根治性切除而贸然进行血管切除重建的做法应当予以避免。目前，外科医生遵循的手术适应证主要包括以下几点：

（1）肿瘤除侵及胰腺外，无其他远处转移。

（2）肠系膜上动脉和腹腔干没有受到肿瘤侵犯，CT扫描表现为肿瘤与上述血管间存在一层正常的脂肪层。

（3）门静脉–肠系膜上静脉汇合部存有足够的血管节段，具有施行血管切除重建的条件。

（4）门静脉–肠系膜上静脉汇合部未因肿瘤侵犯而闭塞，否则一方面由于动静脉解剖位置的邻近，使得发生动脉受侵的可能大大增加，另一方面，切除受侵的血管后，肠系膜上静脉和门静脉的长度受限，难以完成血管重建。

外科医生必须明确的一点是：血管受到原发肿瘤的侵袭并不是手术的绝对禁忌证，只要CT没有提示肿瘤侵犯腹腔动脉干或肠系膜上动脉，就有彻底切除肿瘤的可能。需要指出的是，目前的术前影像学检查仍然不能准确判断血管是否受侵。术前评估及术中探查均认为存在血管受侵，但联合血管切除术后的病理证实血管并未受侵（影像学检查的假阳性率为39%，临床假阳性率为50%）。因此，对患者进行全面仔细的术前评估十分必要。

五、关于动脉切除

胰腺肿瘤在侵袭周围静脉的同时，也可能波及胰周动脉，包括腹腔干、肠系膜上动脉和肝动脉。目前，大多数学者认为，与肠系膜上静脉–门静脉系统相比，肠系膜上动脉和腹腔动脉近端被一层密集的自主神经丛包裹。这些血管受到侵袭时，肿瘤极有可能沿神经间隙发生远处播散，不可能实现根治性切除。因此，腹腔动脉和肠系膜上动脉受侵被认为是联合血管切除重建的禁忌证。但这一观点尚未得到外科医生的普遍认可。部分医疗中心针对基础情况较好，尤其是年轻的胰腺肿瘤患者，只要重建后的肝固有动脉和肝总动脉可以保证肝脏血供，仍然积极地采取联合动脉切除重建的根治术。但应当注意的是，动脉切除的患者术后死亡率明显高于单纯静脉切除。由于肠系膜上动脉周围神经丛和自主神经系统在术中受到一定程度的破坏，导致患者常常在术后发生腹泻等消化系统并发症。而且，动脉切除的患者与那些没有联合血管切除的患者相比，远期生存并未得到明显改善。一方面原因在于动脉受侵可能意味着肿瘤分期较晚，另一方面也可能由于手术切缘阳性率较高。但也有学者报道动脉切除患者中位生存时间与静脉切除患者生存时间相近。笔者认为在保证门静脉通畅的情况下多数患者行肝总动脉切除是安全的，但应尽量吻合重建，而肠系膜上动脉受累则必须考虑血管重建。对于侵犯腹腔干及肝总动脉的胰体尾部肿瘤，可行联合腹腔干切除的胰腺肿瘤切除术。该手术成功的关键在于肠系膜上动脉–胃十二指肠动脉–肝固有动脉回路的血供。在切除腹腔干之前必须阻断肝总动脉，若此时肝固有动脉仍可触及搏动，说明该回路动脉血供可能满足需要，可以行腹腔干切除，否则需重新考虑实施该术式的可能性。

总之，联合动脉切除的胰腺癌根治术目前由于临床开展的例数非常有限，同时缺乏前瞻性的随机对照实验，因此其临床意义尚无定论。但无论怎样，联合动脉切除的根治术手术难度大，风险高，必须由经验丰富的专科医生谨慎实施。对于基础条件较差，或者年龄较大的患者，即使有可能实现R0切除，也应当非常谨慎地选择该种术式。

六、血管切除重建的方式

血管切除重建的方法主要包括血管壁楔形切除术、血管节段切除与端端吻合术、血管节段切除与自体或人工血管移植等。术者应当在术中仔细评估肠系膜上静脉和肠系膜上动脉的情况，注意检查有无转移及附近有无肿大淋巴结；在肠系膜上静脉左侧、腹腔动脉左侧或腹主动脉左缘切断胰腺。进一步判断钩突部肿瘤侵犯肠系膜上静脉或胰头部肿瘤侵犯门静脉–肠系膜上静脉的情况，根据实际情况选择血管切除重建的方式（图19–3）。

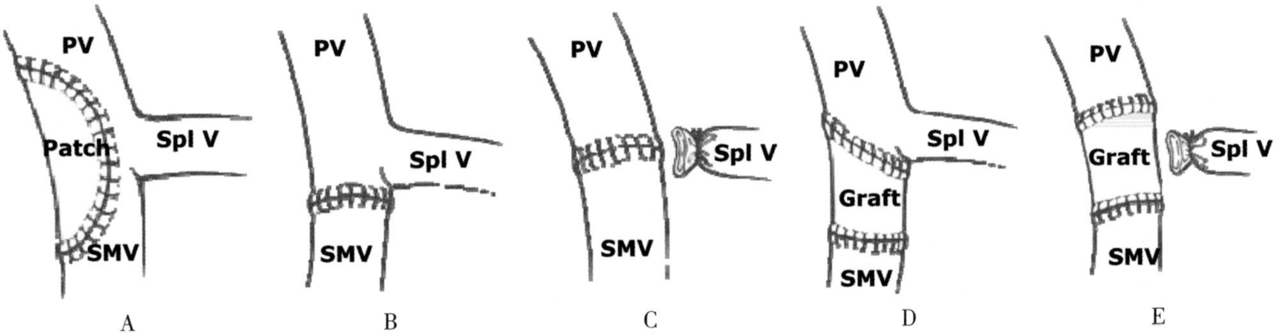

图19–3　不同的血管重建类型示意图

A. 血管壁部分切除重建；B. 血管切除端端吻合；C. 血管切除端端吻合，脾静脉结扎；D. 人工血管架桥；E. 人工血管架桥，脾静脉结扎

如果肿瘤侵犯范围小于门静脉或肠系膜上静脉周径的1/3时，可采用血管壁楔形切除术，将受侵犯血管壁切除后，用5–0或6–0 Prolene线缝合修补血管；如果肿瘤侵犯范围超过门静脉或肠系膜上静脉周径的1/3，并且长度<4 cm时，可将局部血管游离后行血管节段切除与端端吻合术，注意保持吻合口无张力，同时尽量避免松解肝镰状韧带和肠系膜根部，减少对患者的创伤；如果肿瘤侵犯血管长度>4 cm，切除后直接端端吻合较为困难，此时可利用自体静脉或人造血管行血管移植、架桥与端端吻合术。移植血管材料根据取材方便与否，通常采用颈内静脉、大隐静脉或人工血管（图19–4）。为了尽量减少对患者的二次创伤，目前国内多数医疗中心均采用人工血管架桥，而且人造静脉血管自带抗凝涂层，患者常规服用肠溶阿司匹林即可有效降低人工血管栓塞的发生率。

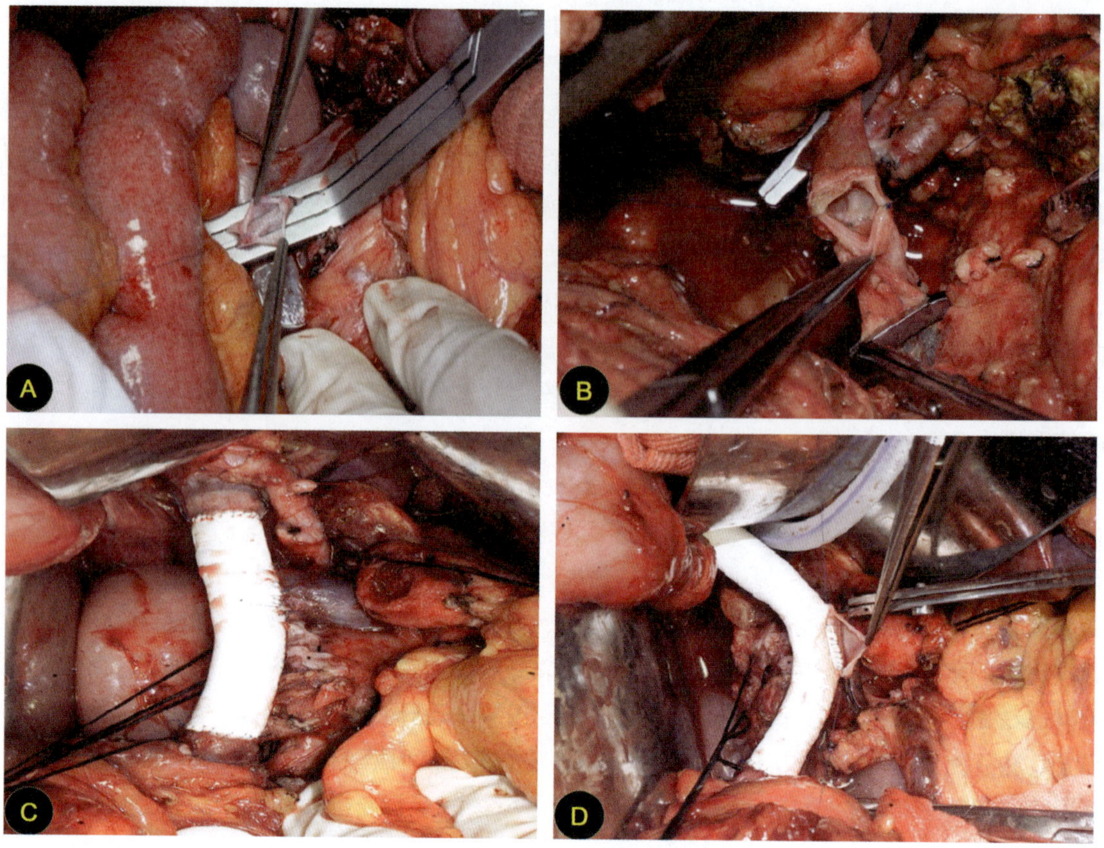

图19-4 不同的血管重建类型

A、B：血管切除，端端吻合；C、D：人工血管架桥

门静脉阻断时间是血管重建过程中较为重要的环节，如果阻断时间过长会导致肠道瘀血、水肿和毒素吸收。为尽可能缩短血流阻断时间，血管切除重建应放在手术切除的最后一步进行。门静脉阻断的时间目前尚有争议。目前国内主流观点认为术中阻断时间在60min以内是安全的。但是对于严重梗阻性黄疸的患者，肝细胞对缺血、缺氧更为敏感，短时间的门静脉阻断即可能导致严重的肝功能损害，甚至诱发术后肝功能衰竭。对于这种情况可以采用低温持续灌注门静脉，延长阻断时间，并行暂时性肠腔分流缓解胃肠道瘀血（图19-5）。是否需要转流手术或门静脉阻断时间的判断可根据术中肠道瘀血等实际情况灵活掌握。

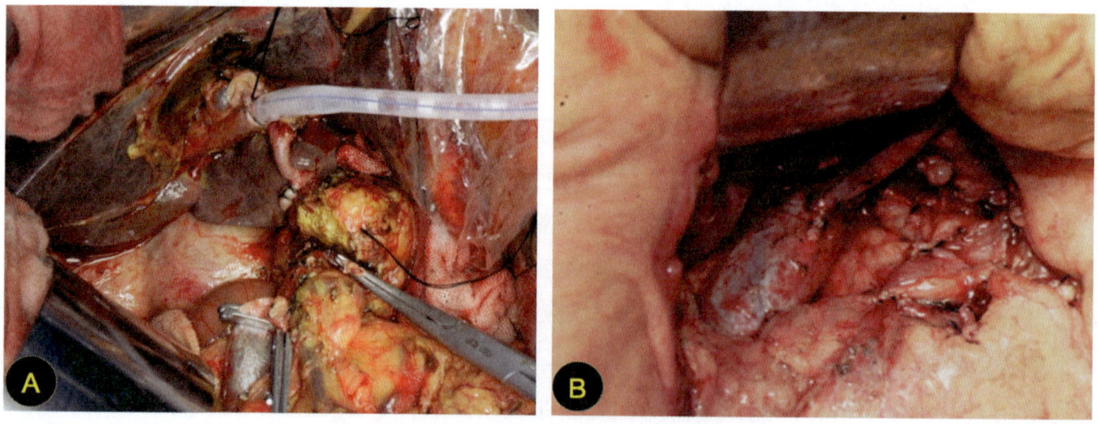

图19-5 延长门静脉阻断时间的常用方法

A．经门静脉肝脏冷灌注；B．临时肠腔静脉血管分流

七、患者预后

联合血管切除重建的胰腺癌根治术目前存在较大争议，因此不同医疗中心的胰腺癌联合血管切除率也不尽相同。其中一个原因就在于，联合血管切除重建是否可以改善胰腺癌患者的远期预后未有定论。目前，多数研究结果证实，联合血管切除重建的胰腺癌根治术与传统根治术相比，并没有增加手术死亡率、住院时间及术后并发症，而且联合血管切除的患者远期预后与标准胰腺癌根治术并无显著差异。也有研究者认为，造成这种结果的根本原因在于手术切缘的阴性率偏低。M.D.Anderson肿瘤中心曾经开展过一项前瞻性研究，一组患者行标准的胰腺癌根治术，另一组患者行联合血管切除重建的根治术，研究结果表明两组患者住院时间、围手术期并发症以及死亡率、中位生存时间等均无显著差异。考虑到后者肿瘤直径较大，或者肿瘤分期较晚，在接受联合血管切除术后，可以达到与无血管切除患者相近的生存时间。因此，联合血管切除可以在一定程度上延长患者的生存时间。

总之，大量的临床工作已经证实，联合血管切除的胰腺癌根治术是安全可行的，其手术并发症与死亡率与传统根治术相比无显著差异。但必须严格掌握手术适应证，通过血管切除实现阴性切缘的患者，可以获得与无血管受侵患者相近的生存时间。但是，不能实现阴性切缘的联合血管切除术是绝对应该避免的。联合动脉切除术由于手术风险更大，术后死亡率较高，而且手术价值不确切，必须谨慎实施。无论是静脉切除重建，还是动脉切除重建，都需要经验丰富的外科医生实施，同时在术前借助影像学检查等手段进行全面细致的评估。

（弓毅　王槐志）

第五节　胰肠（胃）吻合方式的选择

一、历史

消化道重建在胰十二指肠切除术创建以来，一直是被高度重视的研究领域，被认为与该手术的成败密切相关。广义来讲，胰肠吻合包括胰腺空肠吻合与胰胃吻合2种，与胃肠吻合不同，胰腺手术后的2种重建类型方式多样，结果和评价不一。正因如此，反映了胰腺空肠吻合与胰胃吻合仍有改进空间，仍是将来胰十二指肠切除术需重点研究的焦点。

（一）胰肠吻合的历史

100多年前外科医生就开始尝试胰十二指肠切除，1898年意大利人Codivilla首次对胰头癌患者进行胰十二指肠切除术，开创了胰腺外科的先河。他将患者胰头、幽门、十二指肠、胆总管切除，但胰腺残端缝合后未行胰肠吻合，只行胆肠吻合、胃肠吻合。1899年Halsted等成功实施了经十二指肠切除壶腹部肿瘤的手术，他将胆总管和胰管与十二指肠后壁吻合，首次实现了胰管与消化道的重建，患者术后7个月无重大并发症出现，该术式此后被广泛用于壶腹部肿瘤切除。1907年Desjardins等在尸体上完成了胰十二指肠切除术，切除了胰头及十二指肠，将胆总管和胰管与空肠吻合，他认为胰液流入肠道可降低胰瘘，并提出了胰空肠端端吻合和端侧吻合的概念。1909年Coffey等在狗身上完成了将胰腺残端套入空肠作吻合，对空肠作了改变即空肠折叠成U型，扩大了肠腔，防止吻合口肠腔的狭窄。但是上述胰肠吻合仅限于基础及动物实验水平，并未在临床上得到广泛应用。当时认为以下几点原因导致不适合行胰肠吻合：①当胰腺与肠腔吻合后，胰酶就会被激活，进而导致吻合口瘘。②没有胰液的条件下，人仍可存活。③即使完成了吻合，但吻合口迟早会阻塞、闭合。

1940年，Hunt增加了胰空肠吻合作为预防胰瘘的措施。1941年Child等报道了胰腺断端与肠断端单层吻合，此即为端端吻合的前身。1943年Cattell等报道胰肠吻合是不可缺少的，胰十二指肠术后的许多并发症和死亡与胰瘘有关。他认为胰肠吻合可以预防胰瘘，因为术中单纯结扎胰腺残端会使胰液从断面渗出，导致相关并发症。他首次提出在空肠全层与胰管间断缝合，胰包膜与肠浆肌层间断缝合，该方式即为最初的胰肠端侧吻合。1946年Whipple等提出了胰肠单层吻合，并放置了胰管支撑管。将橡胶管的一端插入胰管内与胰腺实质固定，另一端置于空肠壁中并结扎固定。1969年Phelan等改进了胰肠吻合，将空肠浆肌层、黏膜下层及黏膜切开，作二层吻合。

此后，各种胰肠吻合方法不断出现和改进，迄今为止，有超过百种以上的吻合方式。1996年，彭淑牖创设并应用捆绑式胰肠吻合术（binding pancreaticojejunostomy，BPJ），该术式空肠与胰腺之间的吻合不采用传统针线缝合，而是以捆绑线取代之，从而在吻合部位表面不留针孔，避免了胰液从针孔间隙漏出的危险，从根本上消除了吻合口瘘发生的可能。该方法防止胰肠吻合口瘘的机制是：胰腺的断端与空肠缝合时，把胰腺残端送入空肠腔内，仅将胰腺与空肠黏膜缝合，注意缝针不穿透浆肌层，从表面看空肠浆肌层完好无损没有针眼外露，更重要的是将胰腺套入空肠后，环绕空肠和胰腺进行同轴捆绑，使空肠与胰腺表面紧密相贴，阻止液体在两层之间的流通。目前该术式在全国的应用已超过数千例，对预防术后胰肠吻合口瘘具有显著效果。法国学者Buc将其命名为彭氏捆绑式胰肠吻合术，认为该术式是安全的胰肠吻合方式，是众多方式中被广泛应用的一种。

（二）胰胃吻合的历史

1934年，Tripodi和Sherwin首次在狗的动物实验中证实了胰胃吻合的可行性。Waugh和Clagett在1946年首次在临床实施胰胃吻合术。因胃与胰腺紧邻，胰胃吻合的优点主要在于吻合口操作简便；胃壁血供丰富有利于吻合口愈合；胃管的持续减压可保持胃排空状态，因而吻合口张力较低；此外，研究认为胃的酸性环境导致胰酶不易激活，阻止了吻合口的自我消化效应。最初，大量的非随机研究比较了胰胃吻合和胰肠吻合的特点，Schlitt在一组441例行胰十二指肠切除的报告中，181例行胰胃吻合的患者胰瘘发生率为2.8%，260例行胰肠吻合的患者胰瘘发生率为12.6%。大多数类似研究证实胰胃吻合的安全性和预防胰瘘的有效性。

Yeo等在1995年首次发表了关于胰胃吻合和胰肠吻合的随机对照研究，提示两种方法在胰瘘发生率、并发症发生率和住院时间上没有差异。此后，2007年，Bassi和Duffas的2个随机对照研究也表明2种吻合方法在胰瘘发生率方面没有明显统计学差异。2013年，Topal报告了一组多中心随机对照研究，比较了167例胰肠吻合与162例胰胃吻合的胰十二指肠切除术的患者，胰瘘发生率分别为19.8%和8%（P=0.002），并发症发生率没有明显区别（99/167 vs. 100/162）。按照ISGPF的胰瘘分级标准，胰肠吻合组发生3a级以上的胰瘘例数高于胰胃吻合组（39 vs. 35），该研究结果对胰胃吻合方法的安全性和可行性提供了有力证据。

2008年，彭淑牖报告了捆绑式胰胃吻合术，该技术简化了以往胰胃吻合术的操作步骤，经过不断改进，仅在胃后壁采用捆绑方法，避免了胰腺实质的缝合，手术操作时间大大缩短，预防胰瘘的效果确切。尽管目前还没有随机对照研究结果，但已在临床实践中得到广泛应用，有待于将来进一步的随机研究验证。

二、胰肠（胃）吻合方式的分类和技术操作

（一）根据胰腺与消化道器官不同分类

1．胰肠吻合　胰腺空肠吻合即通常所称的胰肠吻合，是目前应用最广泛的吻合方式，其中胰肠吻合又包含胰空肠套入式吻合、胰管空肠黏膜吻合及胰肠捆绑式吻合等。根据胰腺残端与空肠吻合位置的不同，分为端侧吻合和端端吻合两类。

根据胰腺残端是否与胰管缝合，又分为胰管-黏膜吻合和胰腺-空肠套入式吻合。Obertop等报道将胰腺和空肠浆肌层作一层连续吻合。岳树强等设计了双层连续套入胰肠吻合，28例均未出现吻合口瘘。而Howard等

采用间断缝合全层肠壁和胰管及胰断面。Aretxbala等采用肠荷包缝合固定胰管，肠管浆膜与胰腺间断缝合，肠浆肌层与胰包膜间断缝合。针对这种吻合，其要点为如何均匀分配各缝合线的张力，减少对胰腺组织的牵拉。

胰肠端端吻合即将胰腺残端与空肠断端进行吻合，Sing等采用单层缝合，即距肠断端3cm浆膜面进针入肠腔，从距胰管2mm胰断面进针，距胰断面1cm胰壁出针，再从距肠断缘3mm浆膜面进针，再距肠断缘2.5cm出针，缝合6针，胰腺残端套入、结扎。Murr等采用距肠断端1cm处荷包缝合，距胰腺断端2～3cm胰腺和肠浆肌层间断缝合，缝合线缝过荷包线，胰腺断端套入肠腔，最后结扎荷包线。该方法的优点在于胰腺残端位于空肠肠腔内，减少了胰肠吻合口脱开的风险，其不足之处在于当胰腺残端较大时不易放入空肠肠腔内。

（1）胰空肠套入式吻合（invaganation） 胰空肠套入式吻合是目前应用最广的吻合方式。该方法最初采用单层吻合法，即将胰腺残端与空肠全层缝合，胰腺断端开口于空肠内。随后在此基础上延伸出了双层吻合技术，即在距胰腺断端2cm处将胰腺被膜与空肠浆肌层吻合。目前普遍采用改良的双层吻合法：先将胰腺断面U 型缝合，断端游离2～3cm，在距胰腺断面2～3 cm处将背面胰腺组织与空肠浆肌层做间断缝合，再将空肠断端全层与胰腺断端间断缝合1 周，再将空肠前壁推上胰腺，即空肠浆膜面与胰腺外膜相贴，形成反折套入，然后将套上的空肠前壁浆肌层与胰腺前面组织缝合。

Bassis等在1999—2001年对72例胰十二指肠切除术进行了研究，评价套入式吻合对胰瘘的影响。术后观察显示72例中38例发生了相关并发症，其中腹部并发症27例，胰瘘11例（发生率为15%），胆瘘3例（发生率为3%）。

（2）胰管空肠黏膜吻合（duct to mucosa，DM） 具体步骤为：在距胰腺断面1.0～1.5 cm处将胰腺背面包膜与空肠浆肌层做间断缝合，在对应胰腺断端部位切开空肠浆肌层，保留黏膜层，切口与胰腺断端大小相当，向两侧游离空肠浆肌层，显露黏膜层，再将胰腺断端与空肠浆肌层间断缝合，在空肠黏膜切开一小孔，胰管与空肠黏膜后壁间断缝合数针后，将胰管支撑引流管插入空肠，并固定引流管，再将胰腺断端前缘与空肠浆肌层间断缝合。

Beger 等对197例胰十二指肠切除术进行随机、前瞻性研究，探讨套入式与胰管空肠黏膜吻合对胰瘘的影响。197例中胰腺质地柔软者101例，行胰管空肠黏膜吻合术50例，套入式51例。胰腺质地坚硬者96例，行胰管空肠黏膜吻合47例，套入49例。术后研究发现手术时间、术后住院时间、死亡率、术后并发症发生率套入组与胰管空肠黏膜吻合组无明显差异，套入组胰瘘发生率低于胰管空肠黏膜吻合组，且主要是B级胰瘘的降低（表19-3）。

表19-3 套入式与胰管空肠黏膜吻合对胰瘘的影响

	胰管空肠黏膜吻合（n=97）		套入吻合组（n=100）	
	n	比例/%	n	比例/%
全部队列（n=197）	23	24	12	12
柔软胰腺（n=101）	18	36	9	18
坚硬胰腺（n=96）	5	11	3	6
A级胰瘘	6	6	5	5
B级胰瘘	14	14	5	5
C级胰瘘	3	3	2	2

Bassi等对144例胰十二指肠患者随机分为胰腺肠腔端侧吻合和胰管空肠黏膜吻合两组，进行前瞻性研

究，发现总的胰瘘发生率为14%，胰管空肠黏膜吻合组为13%，胰腺肠腔端侧吻合组为15%，两组无统计学差异。其他腹腔并发症的发生两组也无明显差异（表19–4）。

表19–4　胰十二指肠术后并发症

并发症	胰管空肠黏膜吻合组	胰腺肠腔端侧吻合组
胰瘘	9（13%）	11（15%）
胆瘘	1（2%）	3（4%）
肠瘘	9（13%）	9（13%）
残余胰腺炎	2（3%）	2（3%）
腹腔积液	17（24%）	14（20%）
腹腔出血	3（4%）	2（3%）
胃排空障碍	6（8%）	1（2%）
死亡	1（2%）	0
再次手术	1（2%）	1（2%）

（3）捆绑式胰肠吻合　1996年彭淑牖报告了捆绑式胰肠吻合术（binding pancreaticojejunostomy，BPJ），BPJ 的基本操作过程如下：①游离胰腺残端。在胰腺切断线近端上下缘各缝一针。断胰，断面止血。主胰管中置入支撑管，与主胰管缝合固定。胰腺断端再游离3cm。②处理空肠断端。Trietz韧带下方15cm处离断空肠，将空肠断端向外翻转3cm，利用电凝破坏黏膜，使其丧失分泌功能。③吻合。将空肠断端与胰腺断端靠拢，用丝线行胰腺断端和空肠黏膜间断吻合，避免穿透浆肌层。先缝后壁再缝前壁，支撑管另一端置入肠腔内。④套入。将外翻空肠复原，并将胰腺残端套入肠腔内，并间断缝合数针作为固定。⑤捆绑。在近空肠断端两根动脉之间系膜处穿过1根0号可吸收线环绕空肠并结扎，使空肠与胰腺紧密相贴。捆绑松紧度以结扎线内刚好能伸入小号血管钳为准。

笔者对BPJ进行了前瞻性随机对照研究，111例纳入传统胰肠吻合组，其术后并发症率为36.9%，死亡率为6.3%，胰瘘发生率为7%，术后平均住院22.4天。106例纳入BPJ组，术后并发症发生率为24.5%，死亡率为2.8%，全组未发生胰瘘，术后平均住院18.4天。结果表明BPJ 可明显降低术后并发症及胰瘘发生率，缩短住院天数。

国内学者在最初的Ⅰ型BPJ基础上做了一些改进，设计了Ⅱ型BPJ。认为与Ⅰ型相比，Ⅱ型有以下两大优点：①吻合时间缩短。Ⅱ型BPJ简化了几个步骤，包括把空肠断端外翻，黏膜的吻合和胰管内置管等。②吻合口可靠性的检测。在Ⅰ型完成吻合之后，不需向肠腔内注水检测，主要顾虑是担心胰肠吻合的间隙形成积液。因此在进行捆绑时宁可偏紧些，但又担心这样会压迫胰管，因此须放置胰管支撑管以抵抗外来压力。Ⅱ型BPJ完成吻合后可以向肠腔内注水检测，既能确保安全，又可避免捆绑过紧。

捆绑式吻合要领包括断胰、空肠断端准备、吻合、套入、捆绑5个部分。断胰：要游离足够长度的胰腺残端，方可保证捆绑的牢固性。可在拟定切线的近端胰腺上下缘各缝一针，作牵引线。切断胰腺后断面予点凝止血，若出血点较大可采用缝扎止血。沿脾动、静脉游离胰腺残端约3cm，应特别注意胰腺后壁的游离，仔细分离、止血。部分胰腺残端间断缝合创面彻底止血，避免术后吻合口出血。空肠断端准备：靠近一根终末动脉处离断空肠，将肠断端外翻约3cm，电凝破坏外翻肠黏膜，使其丧失分泌功能。在此操作中应注意黏膜破坏要均匀，避免局部破坏太深穿透肠壁致肠管点状坏死，导致吻合口瘘。对于肠腔外翻，笔者的经验是用一颗稍大的干棉球伸入肠腔向外拉，左手食指在肠外顺势一推，肠管很容易外翻。吻合：将肠断端和胰断端靠拢，连续或间断缝合，先缝合后唇再缝合前唇，肠端侧仅缝黏膜，避免穿透浆肌层。如胰管较明显，应将其后唇连同胰腺后唇与肠黏膜后唇缝合。套入：将黏膜已破坏的空肠浆肌层翻回原状，并同时将以断端送入肠腔，胰腺断端的套入长度约为3cm。捆绑：在靠近空肠断端两根动脉之间的系膜上穿1根线，并环绕空肠结扎，使空肠与胰腺紧密相贴。捆绑的松紧度以在捆绑线内可伸入一血管钳为准。捆绑后应重点检查吻合口后壁，捆绑线应与胰腺长轴垂直，这样捆绑线不易滑脱。

BPJ创立以来得到广泛应用，但在临床实践中发现胰腺残端太大时BPJ相对较困难，甚至有学者认为当胰腺残端大于空肠腔的大小时，就应视为BPJ的禁忌证。为此笔者对BPJ进行了改进，创设了捆绑式胰管对黏膜吻合（binding pancreatic duct to mucosa anastomosis，BDM）、捆绑式胰肠端侧吻合术（end-to-side binding pancreaticojejunostomy，ESBPJ）。BDM基本步骤如下：

1）胰腺残端准备　用电刀或刀片断胰，同时采用电凝法或缝扎法对胰腺残端充分止血。在接近胰管时，要加以保护，见到胰管后将其周围胰腺实质向胰头方向推剥，显露出一段长3～5mm。距离胰腺断面约3mm处切开胰管，置入支撑管，环绕胰管和支撑管用3-0可吸收缝线予以捆绑，并将支撑管固定。线尾留长备用，随即切断胰管。如果在断胰过程中，未能游离出足够长度的胰管，不能单纯直接捆绑，此时可用胰管边缘连续缝合法（每针都从胰管腔内进针，以免误缝到对面管壁），同样使用3-0可吸收缝线，缝完一周后，提起两端线尾，如同荷包缝合，将胰管连同导管进行捆绑固定，结扎不宜太紧，以免造成导管缩窄，线尾留长备用。胰腺断端对合缝闭以防微小胰管渗漏。

2）肠侧壁准备　①空肠黏膜准备：在与胰管相对处空肠做一相应大小的浆肌层切口，让肠黏膜鼓出并予血管钳尖捅开；用可吸收线将肠黏膜孔的边缘连续缝在浆肌层切缘，使肠黏膜覆盖浆肌层切缘。缝合一周，两端线尾留长，以备以后捆绑导管。②预置空肠浆肌层荷包缝合：环绕上述小切口预置一个荷包缝合以备捆绑导管，防止管周渗漏。③胰腺断端与空肠对合固定的准备：两脏器互相对合固定的缝线只需3组，每组2根，共6根。第一组为胰腺断端后缘的固定缝线；第二组为贯穿胰腺断端全层的固定缝线；第三组为胰腺断端前缘的固定缝线；在此阶段只先预置第一组缝线。

3）吻合　将已插入胰管的导管插入空肠切口，使空肠向胰腺断端靠拢，抽紧空肠切口缝线并结扎，线尾留长并与胰管线尾结扎。随即抽紧预置的空肠浆肌层荷包缝线并予结扎。结扎不宜太紧，以免造成导管缩窄。

4）胰腺断端与空肠的对合固定　结扎已预置的第一组缝线；胰腺断端上、下两头与空肠对合固定；胰腺断端全层与空肠浆肌层前后壁缝合固定；胰腺断端中段前缘与空肠对合固定；胰腺断端前壁与空肠浆肌壁层前缝合固定。

7例采用BDM患者术后未出现吻合口瘘，但2例发生胰腺创面瘘。BDM不仅继承了经典胰管黏膜吻合的特点，而且强调了空肠黏膜向浆肌层缝合，从而使空肠黏膜与胰管直接连续，以达到预防瘢痕性狭窄的目的。

2011年黄从云等设计了ESBPJ，基本步骤包括：胰腺残端游离，空肠系膜对侧肠壁切开及荷包缝线预置，胰肠端侧捆绑吻合。①断胰。断面出血点用电凝止血，必要时缝扎出血点。胰断端游离约3cm。胰腺断面不缝合，不放置内支架管。②空肠吻合口准备：远端空肠缝合关闭。距空肠断端约3cm的系膜对侧切开肠壁，大小稍大于胰腺断面。切除突出浆肌层的黏膜及黏膜下层。肠腔内黏膜电凝破坏。距切口0.5～1.0cm处环绕肠壁切口应用4号丝线预置浆肌层荷包缝线。荷包缝线开口朝前，便于以后结扎。③捆绑吻合：胰腺残端上、下缘及后缘3根牵引线经肠壁切口分别缝穿系膜侧肠壁（胰腺中段切除）或经拟行胆肠吻合口引出肠管（胰十二指肠切除）。拉紧牵引线，将胰腺残端拉入肠腔。距离吻合口2cm的系膜对缘两端空肠浆肌层和胰腺上、下缘的后腹膜缝合固定，位置尽量靠近胰尾。使肠管紧紧扣住胰腺残端，然后在肠外抽紧预置的荷包线。7例采用ESBPJ患者，术后无胆瘘、胰肠吻合口瘘发生。

2．胰胃吻合

（1）经典胰胃吻合　胰胃吻合即将胰腺残端与胃壁进行吻合，因胰腺与胃是邻近器官，且胃的血供丰富，胃壁的弹性较好，对胰腺残端的大小没有限制，因此，胰胃吻合具有其独特的优点。近年来，胰胃吻合的应用逐渐增多，几项随机对照研究结果表明，胰胃吻合并没有增加胰瘘的发生率及术后并发症发生率。Cruz 等对1995—2008年期间胰肠吻合与胰胃吻合的随机对照研究进行荟萃分析，认为这两种吻合方式对总的胰瘘发生率和死亡率无统计学差异（表19-5）。

表19-5 胰肠吻合和胰胃吻合的比较

作者，发表时间	胰瘘发生率/%		死亡率/%	
	胰肠吻合	胰胃吻合	胰肠吻合	胰胃吻合
Yeo，1995	43	49	0	0
Bassi，2005	39	29	0	0
Duffas，2005	53	54	10	12
Fernández-Cruz，2008	44	23	0	0

经典胰胃吻合类似胰肠吻合，包括套入式吻合和胰管对黏膜吻合法。如胰管口径正常或较小，可采用Mackie式套入法、胰管胃内套入法；如胰管口径较大，可采用Telford胰管-胃黏膜吻合法。可单独采用其中一种，也可采用两种方法联合，套入和胰管黏膜联合法主要操作步骤如下：①充分游离胰腺残端，胃和残胰相互靠拢，在最没有张力部位切开胃后壁全层，大小与残胰断面相仿。②后壁全层缝合，采用4-0 PDS线或Prolene线间断缝合，胰管内进针，从残胰断面出针，胃壁外→内方向进针，全层缝合胃壁后壁。③同样方法，从主胰管的中点开始，对称地缝合至残胰断面的上下缘，远离胰管部位时，要从胰腺断面的前后两分线上进针刺入胰实质，从距断端4mm以上的残胰包膜出针，对称式一一打结，完成后壁吻合。④留置胰管支撑管并固定，同法完成前壁全层吻合。⑤转至第2层的包膜-浆肌层缝合，沿吻合口一周，缝合残胰的包膜-实质和胃壁浆肌层。

（2）捆绑式胰胃吻合　针对捆绑式胰肠吻合术胰腺残端过大不易放入空肠残端的缺陷，2008年笔者设计了捆绑式胰胃吻合（binding pancreaticgastrostomy，BPG），此后笔者相继设计了Ⅱ型、Ⅲ型、Ⅳ型胰胃吻合，实现了胰腺完全无针眼吻合技术。

Ⅰ型捆绑式胰胃吻合步骤包括：闭合器断胃；胰腺残端游离约3cm，上下缘用1号线各缝合1针，线尾留长作牵引用。

1）胃后壁切开并预置荷包线　在与胰腺残端相对应的胃后壁浆肌层用电刀切一小口，大小与胰腺残端相当。在切口周围浆肌层预置一荷包。

2）胃前壁或远端切开　此过程有两种方法，一种在胃后壁对应的前壁大弯侧纵行切开胃壁全层，大小为3～5cm（在此切口行胰胃吻合）。另一种在封闭的胃断端剪除3～5cm吻合钉，必要时可向前壁扩大。

3）胰胃吻合　在胃后壁将肌层切口处切开胃黏膜，将血管钳通过胃前壁或远端开口将胰腺残端拉入胃内，保证残端完全进入胃腔。在胃腔内将胃后壁向背侧推送，使胃后壁尽量贴近胰腺尾部。抽紧荷包线并结扎，使胃后壁浆肌层切口与胰腺紧密捆绑在一起。用prolene线将胰腺残端与胃黏膜作连续或间断缝合。距离胰腺断端1cm处环绕被胃黏膜覆盖的胰腺进行捆绑。

Ⅱ型捆绑式胰肠吻合步骤：在切开胃前壁或胃远端后，将胃后壁切口内的黏膜层拉起，形成黏膜管，用prolene线预置黏膜层荷包线。将胰残端拉入胃腔后先收紧胃后壁荷包线，再将胃内黏膜层荷包线收紧，使胃黏膜与胰腺残端紧密捆绑在一起，省略了Ⅰ型吻合的胰腺断端与胃黏膜层缝合，消除了针眼。

Ⅲ型、Ⅳ型捆绑式胰胃吻合步骤：前面两型吻合都存在一个共同步骤，即需切开胃前壁或胃残端，但在胰腺中段切除等部分无需行胃肠吻合患者中这样的操作增加了一个切口。为此，笔者设计了Ⅲ型、Ⅳ型吻合。

1）Ⅲ型吻合　在胃后壁浆肌层切口周围预置一荷包线，切开胃黏膜，消毒胃腔后将胃黏膜从此切口直接拉出，与胰腺残端行间断或连续吻合，之后将胰腺残端送入胃腔，深度为2～3cm，收紧预置的荷包线完成吻合。

2）Ⅳ型吻合　在胃后壁切口边缘2～3cm处预置浆肌层荷包线，后直接将胰腺残端与胃后壁行间断缝合，再抽紧预置的荷包线，此时即将胃后壁浆肌层与黏膜层一同送入胃腔。

15例采用Ⅰ型捆绑式吻合，26例采用Ⅱ型吻合患者均未出现胰肠吻合口瘘。

胰胃吻合不但解决了胰腺残端过大的问题，还具有其他优点。BPG具有外捆绑和内捆绑，外捆绑又称浆肌层捆绑，是环绕胃后壁切口周围的浆肌层荷包缝合。内捆绑又称黏膜捆绑，是在胃腔内实施捆绑。胰胆分道，即胆肠吻合口与胰胃吻合口并不处于同一通道，减少胆瘘的危害。真正的吻合口完全是位于胃腔之中。吻合口总是处于胃的液平线之上，利于愈合。但胰腺残端置于胃腔中，也会产生胃排空障碍等并发症。此外，因胰胃吻合口距胃肠吻合口较近，胃肠吻合口出血时，容易引起胃压力增加，可能会影响吻合口愈合，因此，胃肠吻合口如采用吻合器完成时，必要时应加强缝合，以避免可能出现类似情况。

（二）其他胰肠吻合方法

为了降低胰瘘等其他并发症，近年来相继出现了多种改良的胰肠吻合法，并取得了一定的效果。2009年Chirletti等采用胶原补片加固胰肠吻合，即在胰肠吻合口外周贴上一层胶原补片，术后3例发生胰瘘（11.1%），其中2例为A级胰瘘，1例为B级胰瘘。Kleespies等设计了一种双层U形缝合法，随机将患者分成卡特尔－沃伦吻合（Cattell-Warren anastomosis，CWA）和U形缝合法（U-suture technique）两组，U形缝合组的术后时间为328分，CWA组的术后时间为354分，两者有统计学差异。U形缝合组4%发生胰瘘，明显低于CWA组的13%，且U形缝合组总的术后并发症也较CWA组低。Grobmyer设计了双层连续缝合，外层为胰腺全层与空肠浆肌层吻合，内层为胰管对肠黏膜吻合。全组187例胰肠吻合胰瘘发生率仅为6.9%，无再手术及因胰瘘导致死亡的病例。

Hashimoto等首次报道了一种胰腺断端无缝合线的胰肠端侧吻合，具体步骤为：①在胰腺残端相对的肠腔系膜上戳一小孔，与胰腺残端相当。②胰腺残端游离约3cm。③在肠腔孔周围预置一荷包缝合。④胰腺周围预置4～5根缝合线，背面缝线固定于胰周腹膜后组织，前面缝线固定于胰腺浆肌层。⑤收紧荷包线。4例采用上述吻合法患者术后均无胰瘘发生。虞先濬等报道残端封闭型内置管嵌入式胰肠吻合法，该方法的主要操作要点包括：①胰腺残端游离1.5～2cm，断端修剪成"V"形，胰管内置入胰管支撑管，胰腺残端前后缘内翻缝合。②Treitz韧带下方10～15cm处离断空肠，闭合断端。游离肠腔经结肠系膜戳空上提，距空肠闭合端4～6cm的肠壁侧纵向切开浆膜，在胰管对应的肠壁戳空大小与胰管相当。③间断缝合空肠浆肌层后缘与胰腺残端后缘，肠壁戳空处将支撑管放入肠腔，胰腺残端与肠壁全层间断缝合数针，最后将肠壁浆肌层与胰腺断端前壁间断缝合。全组胰肠吻合时间为10～20min，术后无胰瘘发生。

多种方法的尝试使得胰肠（胃）吻合的技术眼花缭乱，但基本内容离不开胰腺-空肠（胃）全层吻合或胰管-空肠（胃）吻合，评价的目标应是越简单越好，与经典吻合相比胰瘘发生率越低越好。只要遵循这些原则，都应进行样本的扩大和随机对照研究，以寻找到最理想的方法。

（三）4种捆绑式吻合的优缺点比较和选择

4种捆绑式胰腺消化道重建方式各有优缺点，临床实践中应根据患者个体化选择。BPJ可以有效地防止吻合口瘘，但其缺点为：①胰腺残端不能太大，否则胰腺残端套入肠腔较困难。②胰腺残端需游离3cm左右。BPG优点：①可有效防止吻合口瘘/胰实质瘘。②无论胰腺残端多大，均可较容易套入胃腔。缺点：①胃排空障碍发生率较高。②胰腺残端至少需游离2cm。BDM优点：①可有效预防吻合口瘘。②不需游离胰腺残端。缺点：胰实质瘘的发生率高于其他3种捆绑式吻合。ESBPJ优点：①有效防止吻合口瘘。②无需顾忌胰腺残端大小。缺点：胰腺残端需游离2cm（表19-6）。

表19-6 4种捆绑式吻合的比较

	BPJ	BPG	BDM	ESBPJ
吻合口瘘	有效防止	有效防止	有效防止	有效防止
胰实质瘘	可能出现（固定缝线处）	有效预防	可能出现（胰腺断面）	可能出现（胰腺断面）
胰腺残端出血	少	较高	少	少
胃排空障碍	少	较高	少	少
胆肠吻合口瘘	大	少	少	少
胰腺残端游离长度/cm	3	2	0	2
胰管狭窄	能防止	能防止	能防止	能防止

4种捆绑式吻合术安全性依次为ESBPJ＞BPG＞BPJ＞BDM。BPG适用于各种胰十二指肠切除（除非残胃太小），特别适合于胰腺中段切除。BPJ适用于各种胰十二指肠切除，不适合于胰腺残端太大者。BDM适合于各种胰十二指肠切除，尤其是胰腺残端很难游离者，但需注意预防胰腺实质瘘。ESBPJ适合于各种胰十二指肠切除术。

综上所述，胰肠吻合和胰胃吻合方法众多，既显示了技术不断改进的趋势，也反映出了目前胰肠（胃）吻合口瘘的发生率仍不令人满意，存在提升空间，缺乏统一公认的理想方法，有待于胰腺外科医生继续创新。

三、胰肠吻合口瘘发生的机制

（一）吻合口张力

若胰肠吻合口张力较大，吻合口预后延迟或不愈合容易导致胰瘘的发生。过去外科医生常用端端吻合，其吻合口张力较端侧吻合大。笔者于2002年对12只幼猪进行了胰肠套入式吻合的研究，6只行套入式端端胰肠吻合，6只行端侧胰肠吻合。术后发现端端组2只发生胰瘘，吻合口破裂压0、5天、10天分别为（67.33 ± 7.92）mmHg、（96.20 ± 10.44）mmHg和（130.60 ± 9.32）mmHg。0 ~ 5天及5 ~ 10天两时期内增加42.91%和35.7%。离断力0、5天、10天分别为（4.64 ± 0.55）N、（5.82 ± 0.45）N和（7.10 ± 0.56）N。术后病理显示5天时胰肠吻合面仅由一层纤维素连接，肉芽组织增生不明显，胰腺残端断面坏死较严重；10天时吻合面纤维素仅部分被机化，胰腺残端断面坏死组织仍然未能完全机化。

（二）吻合口存在间隙

吻合口存在的间隙主要包括针距间的间隙和缝合线周围间距。目前常用的包括胰空肠套入式吻合和胰管空肠黏膜吻合在针距之间不可避免地存在间隙，这些间隙就容易成为胰液漏出的薄弱点。目前大部分缝针线小于针尾大小，缝合时线周围遗留间隙，若缝线穿透外周扩张的小胰管，胰液就有可能从此间隙中漏出。

（三）胰肠吻合口组织愈合能力

胰肠吻合不同于胃肠吻合和肠肠吻合的黏膜愈合，胰腺残端实质和空肠黏膜为两种不同的组织。且空肠黏膜切开时容易外翻，外翻黏膜有一定的分泌功能，胰腺残端套入后肠腔后将有肠液积聚于两者之间，使得吻合口的张力增大，进而容易造成胰肠吻合口瘘。此外术中过度游离胰腺残端、损伤空肠末端血管弓等易致胰腺残端和空肠断端缺血，导致吻合口缺血，发生吻合口漏。

（四）胰液消化作用

胰十二指肠术后胃肠道蠕动功能减低，大量胰液蓄积于吻合口周围，胰液中的胰酶在肠液下被激活，腐蚀吻合口造成胰瘘。术中放置胰管支撑管可将胰液顺利引入远离吻合口的肠腔或体外，理论上可降低胰瘘发生，但目前大部分文献报道支撑管在实践中并未明显降低胰瘘发生。造成这一现象的原因有以下几方面：①患者本身胰管扩张，直径相对较大，胰液引流通畅。②患者胰腺外分泌功能降低，胰液产生较少。③周围小胰管代偿分泌胰液，放入支撑管后堵塞了这些小胰管，胰液从断面渗出。④放入的支撑管特别是内引流管可发生错位、打折、脱落等。

四、影响胰肠吻合的因素和对策

（一）胰腺质地

胰腺本身的质地与胰肠吻合的成功有密切联系。壶腹周围癌、胆管下端癌等患者多为正常胰腺，质地软，胰肠吻合难度较大。胰腺癌、胰腺炎患者的胰腺质硬，胰肠吻合较容易。Bassis等认为质地较硬的胰腺吻合口瘘发生率低，质软的吻合口瘘发生率高。Uchida等研究胰腺残端纤维化程度与术后胰腺外分泌功能的关系发现，9例术后出现胰肠吻合口瘘，且均为胆管癌和壶腹癌患者，胰腺病变者为出现吻合口瘘。Suzuki等将50名患者根据胰腺质地和胰管大小分为3组，质软、胰管小者采用套入式、纤维蛋白胶黏合；质硬、胰管小者采用套入式、单层吻合；质硬、胰管粗者采用胰管黏膜吻合。术后4例发生胰瘘，均为质软组，质硬组患者未出现胰瘘。Matsumoto等报道100例胰十二指肠患者，胰腺纤维化或慢性胰腺炎的患者其术后胰瘘发生率为5.8%（2/34），而胰腺质地正常的患者为21.2%（14/66），两者有显著差异。

胰腺质软者一般胰管较细，且胰腺外分泌功能较质硬者强，胰瘘等发生率相对较高。对于这部分患者可采用套入式吻合或捆绑式吻合。Heeger等报道100例胰十二指肠切除术患者，50例采用胰管黏膜吻合术，另50例采用改良的捆绑式胰胃吻合。发现胰腺质软、无纤维化者多采用改良捆绑式胰胃吻合，只有少部分采用DM吻合。显示改良捆绑式胰胃吻合的术后胰瘘发生率为12%（6/50），明显低于DM组的34%（17/50），且B级和C级胰瘘在改良捆绑式胰瘘胃吻合组的发生率仅为6%（3/50），而DM组为24%（12/50）。Berger等对197例胰十二指肠切除患者进行了一项随机、对照、前瞻性研究，结果显示胰腺质软组胰瘘发生率为27%（27/101），明显高于质硬组的8%（8/96）。亚组分析表明胰腺质硬组采用DM吻合技术有11%出现胰瘘，而采用套入技术的只有6%。更有意思的是，胰腺质软组中采用DM后胰瘘发生率为36%，采用套入吻合胰瘘的发生率为18%（表19–7）。

表19–7　胰管黏膜吻合法与套入吻合法的胰瘘发生率

	胰管黏膜吻合（n=97）		套入吻合（n=100）	
	n	%	n	%
整个队列（n=197）	23	24	12	12
质软胰腺（n=101）	18	36	9	18
质硬胰腺（n=96）	5	11	3	6
A级胰瘘	6	6	5	5
B级胰瘘	14	14	5	5
C级胰瘘	3	3	2	2

（二）胰管大小

胰管的大小也是影响吻合的因素之一，胰管大者发生吻合口瘘的概率较小者低。潘卫东等研究不同胰颈和胰管的大小对胰肠吻合的影响。根据不同吻合方式将患者分为3组，A组：胰管直径>0.3 cm，采用胰管黏膜空肠端侧吻合术；B组：胰管直径<0.3cm，胰颈面积>1.5cm × 2.5cm，采用胰颈空肠端侧吻合术；C组胰管直径<0.3cm，胰颈面积<1.5cm × 2.5cm，采用胰颈空肠端端套入捆绑吻合术。术后结果显示3组均无胰瘘、胆瘘、胃肠吻合口瘘发生。A组和B组各出现1例肺部感染，C组出现1例黑便。3组患者术后并发症、住院时间均无显著差异。Nojiri等对71例行胰管黏膜空肠吻合术患者进行研究发现，术后发生胰瘘组的胰管直径为（3.0 ± 1.4）mm，未发生胰瘘组胰管直径为（4.2 ± 2.0）mm。胰管为胰液排泄的管道，自胰尾横贯胰腺全长，管径自左向右逐渐增大。

目前临床上常将胰管分为粗、细两种，胰管直径>5mm即认为胰管较粗，而<5mm为细胰管。一般胰腺质地软其胰管直径相对较小，质硬的胰腺胰管较大。依据笔者的经验及结合国内外学者的报道，笔者认为若胰管粗的患者建议采用DM吻合，若胰管不扩张，直径较细者采用套入式吻合，捆绑式吻合适用于各种管径的胰腺，特别适用于胰管细者。Sikora等认为若胰管直径>5mm时选择DM吻合，若残留胰腺柔软、胰管细者应行套入式吻合。

但有学者提出不同胰管内径的胰瘘发生率与胰肠吻合方式无关。席鹏程等报道了256例胰十二指肠切除术，根据胰管大小分成≤0.2cm组、0.2～0.4cm组和≥0.4cm 3组。结果显示胰管内径≥0.4cm者无胰瘘发生，胰管内径在0.2～0.4cm与胰管内径≤0.2cm的胰瘘发生率分别为15.05%（14/93）和11.11%（6/54），该研究认为胰管内径是影响胰瘘发生的重要因素，而胰肠吻合方式对胰瘘发生率无影响，不同大小的胰管发生胰瘘与吻合方式无关。

（三）胰管支撑管的置入

胰十二指肠术后早期胃肠蠕动功能差，胰肠吻合口附近的空肠袢易积蓄大量胆汁、胰液、肠液等各种消化液，此时胰液中的胰酶已被激活侵蚀吻合口，增加了吻合口瘘的发生率。术中放置支撑管后通畅引流胰液，减少了胰液对吻合口的消化侵蚀，此外还可避免因术后组织水肿致胰管阻塞引起胰腺炎的发生。

支撑管分内外引流两种。外引流的方法为支撑管一端插入胰管，另一端经一段空肠引流袢潜行15cm后，从肠壁、腹壁戳孔引出体外。内引流为一端插入胰管，另一端直接放入空肠袢内。法国Pessaux等对158例胰十二指肠切除术病例进行研究，随机分为外引流组（77例）和无支撑管组（81例）。纳入标准为胰腺质地柔软、胰管直径<3mm。结果显示，支撑管组的胰瘘发生率为26%，明显低于对照组的42%。并发症的发生率支撑管组为41.5%，而对照组的发生率明显升高为61.7%。支撑管组胃排空障碍的发生率为7.8%，而对照组为27.2%。日本Motoi等将93例胰十二指肠患者随机分为放置外引流支撑管组（47例）和对照组（46例）。术后支撑管组3例发生胰瘘，发生率为6%，而对照组有10例发生胰瘘，发生率为22%。在胰管扩张患者中两组胰瘘率无差别，但在无扩张胰管患者中支撑管组只有2例发生胰瘘，发生率为10%，而对照组有8例发生胰瘘，发生率为40%。

放置胰管支撑管也可能引起相关并发症，如支撑管将胰管小分支堵塞造成胰管内胰液流出受阻引起胰腺炎。放置的支撑管可能发生移位、脱落、打折、堵塞等情况，增加了胰瘘、急性胰腺炎、胃排空障碍等的发生。放置外引流管可引起逆行感染。外引流管造成大量消化液外流，易发生水、电解质平衡紊乱。日本Kuroki等报道了45例胰头切除患者，随机分成置入外引流支撑管组（23例）和对照组（22例）。支撑管组8例发生胰瘘（34.5%），3例为A级胰瘘，5例为B级胰瘘。对照组共9例发生胰瘘（40.9%），3例A级胰瘘，6例B级胰瘘，两组在胰瘘发生率和胰瘘严重程度上无差异。希腊Smyrniotis等对82例胰十二指肠患者进行研究，随机分为内引流支撑管组（41例）和对照组（41例）。内引流组胰瘘发生率为4.9%，对照组胰瘘发生率为2.4%，两组胰瘘发生率和并发症严重程度无差异。

综上所述，胰腺质地柔软、胰管未扩张等胰瘘发生率相对高者应放置胰管支撑管。支撑管应为内引流管，术中妥善固定。

（四）其他因素

除了胰腺本身的因素外，外科医生的手术技巧、器械等都对胰肠吻合的成功有一定影响。术者游离胰腺时挤压、牵拉残余胰腺，易造成术后胰腺肿胀、坏死，胰管破裂致胰瘘形成。胰肠吻合技术不过关，吻合口严密性不够致胰液外渗，形成胰瘘。

近年来随着人口老龄化，行胰十二指肠切除的老年患者日趋增加。胰十二指肠术后的远期疗效主要与肿瘤位置、大小、病理类型、远处浸润及转移情况等相关，而与年龄、性别等无明显关系。郭子健等报道了17例采用改良捆绑式胰肠吻合的胰十二指肠切除病例，结果显示17例患者无一例发生胰瘘，无围手术期死亡。多数研究认为，老年患者只要选择合适，胰十二指肠切除术并不是禁忌。

五、腹腔镜胰肠吻合技术

腹腔镜手术因其具有术中视野清晰、切口小、患者术后恢复快等优点，目前广泛应用于外科手术。自20世纪60年代运用腹腔镜诊治胰腺肿瘤开始，腹腔镜胰腺手术得到了快速发展。特别是近年来腹腔镜器械和手术技术的不断提升，腹腔镜胰十二指肠术的报道逐渐增多。1999年Kurian等首次报道了腹腔镜下胰肠侧侧吻合治疗慢性胰腺炎，4例患者术后症状明显好转。Khaled等对37例行腹腔镜胰肠吻合的慢性胰腺炎患者进行总结，结果表明腹腔镜组术后住院为5.5天，显著低于开腹组的12天，但是术后的并发症和死亡率较开腹组高。2012年牟一平等成功实施了1例腹腔镜下胰肠吻合术，术后无胰瘘、出血等发生。2006年Orseniqo等首次报道腹腔镜下胰腺节段切除术，胰管与空肠行吻合，手术时间为330min，术中出血为300mL。此后腹腔镜下胰腺切除相关逐渐增多，Sa Cunha等总结了6例腹腔镜胰腺切除经验，平均手术时间为225分钟，2例术后发生胰瘘。Rotellar 等报道了9例胰腺中段切除患者全腔镜下行胰肠吻合，术后并发症发生率为33%，但无胰瘘发生，术后平均住院为5天。牟一平等认为腹腔镜下胰肠端侧吻合应先行空肠浆肌层与胰腺背侧包膜间断缝合，超声刀纵行切开空肠，前、后壁分别于胰腺背部实质和包膜间断缝合。赵磊等设计了一种新的腹腔镜下胰肠吻合术，称为“套接式胰肠吻合”。在Treitz韧带下15cm处离断空肠，距胰腺残端2cm处先将胰腺后壁包膜与空肠壁间断缝合固定1～2针。提拉对侧肠壁将胰腺套入空肠约3cm，胰包膜与空肠壁缝合1针，再根据针距增加固定1～2针。在接近空肠断端动脉之间的系膜上穿一根捆绑线，捆绑线与吻合口斜行平行环绕空肠结扎。该法的一个优势是空肠套入胰腺肠壁的长度是不对称的，上端套入较下端长1cm左右，使得胰腺游离少，胰腺残端和空肠壁始终有一定张力。2例手辅助和8例完全腹腔镜胰十二指肠切除患者术后无一例发生胰肠吻合口瘘，1例发生迟发性胆瘘。2010年韦杨年将胰腺与肠管作三点缝合：①将套入的肠管前壁缝至胰中间，使肠管壁套叠至胰腺背侧。②将肠壁断缘缝合固定在胰腺上缘。③肠壁与胰腺下缘缝合固定。22例腹腔镜胰十二指肠切除术采用此法，2例发生胰瘘（9.1%）。洪德飞等于2006年首次报道了一例完全腹腔镜下胰十二指肠切除、胰空肠捆绑式吻合术，无胰瘘等并发症发生，术后5天半流质饮食，14天出院。

与开放手术相比，在吻合方式方面，腹腔镜的技术要求应更简单，尽量减少缝合，因此，捆绑式胰胃吻合可能更适合于腹腔镜下的胰肠（胃）吻合，因总体病例较少，目前还缺乏相关的研究证据。

六、胰肠吻合口瘘发生后的治疗

胰肠吻合口瘘多发生于术后5～7天，一旦诊断成立，首先选择保守治疗。其处理方式如下：①禁食，加强抗生素治疗，抑制胰腺外分泌功能，纠正水、电解质和酸碱平衡失调，一般限于术后1～2周内。②保持腹腔引流管通畅，给予持续有效的引流和（或）冲洗。如果患者症状未能改善，则考虑行腹部B超或CT检查，若发现胰腺或胰周脓肿应遵循充分引流的原则，切勿抱侥幸心理，试图仅依靠有限的引流期待病情改善，从而延误最佳的手术时机。③加强营养支持。患者在手术前常由于疾病原因导致营养状况差，经历大手术打击后内环境稳态被破坏，合成代谢减弱，导致胰腺断端或吻合口不易愈合，因此术后营养支持非常重要，方法包括TPN、要素饮食等。对已形成的胰肠吻合口瘘，如全身情况稳定可在窦道形成后考虑经口或肠内营养。

如保守处理效果欠佳，患者持续发热，白细胞计数进行性增高，炎症蛋白也持续增高，加强抗生素治疗后也无明显好转时，须尽早通过胰周引流管间歇或持续冲洗。初期以高流量为主，可保持流速在500～1000mL/h，冲洗液清亮后改为低流量冲洗。笔者通常采用生理盐水，以100～250mL/h的流速过渡到间断冲洗。冲洗时要注意进出量平衡，冲洗效果判断标准为冲洗液清亮，体温连续3天控制良好，白细胞恢复正常，抗生素停用后全身情况稳定，此时可停止冲洗。

如胰肠吻合口瘘持续存在，腹腔感染控制欠佳时，容易并发腹腔内或消化道出血。在发生上述情况时，可首先考虑行介入血管栓塞治疗，如行胃十二指肠动脉残端栓塞、脾动脉栓塞，当栓塞肝动脉时有增加肝功能衰竭的风险而需慎重，此时可选择肝动脉覆膜支架植入。鉴于介入治疗具有创伤小、诊断迅速、成功率高等优点，且可避免PD术后再次手术的高风险性，故许多学者提出血管造影及栓塞可作为PD术后出血的首选诊断及治疗方法。当临床出现大量出血，血流动力学不稳定证据时，保守治疗及介入技术通常难以奏效，此时应尽早手术探查，往往该类患者需被迫切除残留胰腺。

临床上最危险并且最紧急的一类胰肠吻合口瘘称为胰肠吻合口脱开。笔者认为，术后胰瘘需再次手术时，最重要的是实现胰胆分流，即达到将胰液和胆汁分别外引流，胰瘘部位充分引流的目标。近来，桥式引流治疗胰瘘导致腹腔内大出血获得了较好的效果。徐进报告胰十二指肠切除术后胰肠吻合口破裂伴腹腔内出血时，采用胰肠分离式导管桥式内引流术取得了满意效果。与此技术相类似，Kent的桥接支架法（bridge stent technique）在处理胰肠吻合口脱开的病例中表现出较好的效果，其方法为：经原切口入腹探查证实胰肠吻合口脱开时，注意避免损伤周围组织，用一根营养管将胰管空肠造口“桥接”起来，桥接管两端用可吸收线固定，桥接管可以引至肠腔内，也可以穿过肠腔后引至腹腔外，在胰肠间隙内放置硅胶引流管。该组报告7例发生C级胰瘘，其中桥接支架法处理的5例均抢救成功。

胰肠（胃）吻合是胰十二指肠切除术中的关键步骤，其选择方式多样，影响因素多，是胰十二指肠切除术成败的基本要素和步骤，需结合患者条件和术者经验、术中情况进行个体化选择，总体目标是降低胰肠（胃）吻合口瘘发生率。围绕胰肠（胃）吻合的创新仍是将来胰腺外科医生努力的方向。

（彭淑牖　李江涛　金赟）

第六节　全胰腺切除术

Billtoth等在1884年首次报道了全胰腺切除术（total pancreatectomy，TP）治疗胰腺癌，全胰腺切除治疗内分泌肿瘤由Priestley首次报道（1944年）。全胰腺切除术作为减少胰腺癌术后复发的一种手段，曾一度被推崇能实现R0切除并适用于任何位置的胰腺肿瘤。然而随着全胰腺切除术的积极开展，其各项临床问题与并发症越发明显。几个大中心报告指出全胰腺切除的围手术期死亡率和并发症率虽与标准的Whipple手术相当，但对患者的长期生存率没有明显改善。此外，由于术后存在较难处理的内/外分泌问题，如不很稳定的胰岛素依赖型糖尿病与难以控制的营养不良，均成为患者术后死亡率和并发症率升高的主要影响因素，并且胰腺外分泌功能不全在糖尿病患者中将进一步加剧血糖控制的问题。由于术后的巨大代谢问题和生活质量的降低，全胰腺切除难以成为胰腺癌手术的常用术式，因而全胰腺切除在很长时间内极少被采用。

近年来新的长效胰岛素制剂的出现和自体胰岛细胞移植的成功大大促进了全胰腺切除的开展。同时为了减轻全胰腺切除术后内/外分泌功能不全和因脾切除术后对机体免疫功能的影响，有报道分别进行保留幽门或脾脏等相关器官或功能结构的全胰腺切除术，对于低度恶性蔓延整个胰腺的肿瘤，此术式能降低因胰腺切除后对患者的多种不良影响，使患者保持相对较好的营养生理状态。慢性迁延性胰腺炎合并顽固性疼痛是全胰腺切除术的最适合指征之一，Gruessner等实施了112例全胰腺切除和自体胰岛细胞移植，并随访4～26个月，70%的患者疼痛明显缓解，72%的患者不需要术后胰岛素治疗。全胰腺切除术治疗胰腺癌的合理性在于癌灶趋于多中心性，不必进行胰肠吻合，可切除广泛的淋巴结和软组织。但多数回顾性研究认为全胰腺切除对胰腺癌患者远期生存并无好处，术后病死率为0～27%，而并发症发生率为32%～59%。关于肿瘤病灶多中心性的发生，不同报告差异也很大，有的高于30%，有的仅为0～6%。然而，最近的大宗病例报告还是证实了全胰腺切除的可行性，Muller等对147例患者的前瞻性研究显示，术后并发症发生率为24%，病死率为4.8%，主要是胰腺癌和壶腹周围癌患者（71例），随访23个月，总体结果与标准胰十二指肠切术（pancreaticoduodenectomy，PD）相似。Schmidt等对1 579例行标准胰十二指肠切术和61例行全胰腺切除术的患者进行了对照，其中有33例行常规胰十二指肠切除术的患者由于肿瘤切缘阳性而改行全胰腺切除术。两组病死率（6%和7%）和并发症发生率（36%和54%）的差异均无显著性，但全胰腺切除组中位生存时间更长（18个月和10个月）。Billings报道全胰腺切除术治疗胰腺癌，5年生存率达34%，中位生存时间达24个月。可见，全胰腺切除业已成为治疗顽固性胰腺炎和某些胰腺癌的安全术式之一。但治疗胰腺癌尚不能作为常规选择，只是对于常规胰十二指肠切除不能达到R0切除的患者（多中心性），能够在保障胰岛细胞自体移植的前提下方可考虑实施，毕竟全胰腺切除是不可逆性损伤。

胰腺癌起病隐匿，恶性度高，发展快，由于手术方式复杂、危险，加之对放疗、化疗不敏感，近30年对胰腺癌的治疗无突破性进展，除胰腺体尾部肿瘤手术相对简单安全外，胰头、胰颈或全胰腺受侵的胰腺手术均十分困难与危险，尤其是胰腺颈部肿瘤，它很早向两侧侵犯压迫肠系膜上动、静脉，形成区域性门脉高压，甚至形成血管癌栓，同时压迫腹膜后神经丛，形成剧烈的腰背部疼痛，严重影响生活质量。由于胰颈部肿瘤压迫侵犯肠系膜上动、静脉及腹膜后神经丛，同时胰管内胰液向十二指肠内回流受阻，患者表现为剧烈的腹胀及背部疼痛、消化不良、消瘦及消化道梗阻表现，但此种剧烈疼痛及消化不良是肿瘤侵犯腹膜后神经丛及胰液回流受阻导致胰管内压增高所致，而此种消化道梗阻，在前期其实为神经受压迫引起的动力性肠梗阻，非机械性肠梗阻，后期随着肿瘤长大才可能产生机械性压迫，因此对表现为剧烈疼痛及肠梗阻的患者用单纯简单的胰周松解及胃肠短路手术是无法缓解或解除的。有学者提出胰腺癌早期即是多中心分布，这可能也是胰腺癌治愈率不高的病理解剖学基础，采用全胰腺切除也符合这个理论基础。同时笔者认为，全胰腺切除术后患者的每日胰岛素补给量应根据血糖水平而定，通过临床观察，每日需20～30U，血糖控制尚可，分析认为由于胰腺切除后在胰岛素消失的同时胰高血糖素也不存在，两相抵消，术后所需胰岛素用量跟生理需要量相差不多，同时术后口服胰酶制剂，多数患者消化吸收良好。对于终末期糖尿病肾病，它通常在经历5～10年以上控制不好的糖尿病患者身上才可能出现肾脏损害，而中晚期胰腺癌患者5年生存率几乎为0，因此，此类患者主要以改善生存质量为首选。

对全胰腺切除治疗中、晚期胰腺癌学术界一直有争议，焦点在于：①传统认为手术创伤过大，对中、晚期患者是否合适？②术后没有胰腺，生活质量有无保证？有研究指出：①传统放疗、胰腺松解对胰腺癌疼痛治疗效果有限，多数无效或在很短时间缓解后再次出现，患者疼痛剧烈，夜不能寐，消耗很大，可很快衰竭。②在肿瘤较局限无播散的状态下，手术难度及风险虽较大，但手术创伤并不大，其术后风险远低于胰十二指肠联合切除术，因为术后没有胰瘘风险，而术中仅行胆肠、胃肠、肠肠吻合，相对简单安全。③全胰腺受累表现为剧烈腰背部疼痛、胆道梗阻和肠道的机械性梗阻，唯有全胰腺切除的胰十二指肠联合切除术才可能同时解决上述三联征的问题，除此外目前尚无某种治疗方式可满意地解除其三联征表现。通过观察到手术干预组和未手术干预组的远期VAS评分有统计学差异，说明其在有效缓解术后疼痛方面有较明显的作用，同时手术干预对较远期可能出现的胆道梗阻也有作用，反映在干预后总胆红素及直接胆红素的降低与未干预组相比有统计学差异，但在消化道梗阻的统计学分析中未发现统计学差异。④术后观察到患者整体生活质量满意，疼痛缓解率较高，精神、饮食改善。⑤通过对多例行全胰腺切除的患者术后随访发现，多在12个月内全身多处转移、复发，但背部疼痛表现多不再出现或不明显，远期生存时间虽相较未手术者无明显提高，但短期内（6个月）的生存时间在干预组与未干预组之间有统计学差异，说明其在提高短期生存率和生存期内生存质量的改善有一定价值，但在长期生存率方面的价值尚有待探讨。笔者认为，在患者没有出现远处转移及腹膜播散前提下，肿瘤局限在全胰腺，加之患者疼痛明显，可施行此全胰腺切除术，即或肠系膜上动、静脉周围少许癌组织残留，也可术中辅以无水乙醇浸润或金属钛夹标记、术后区域放疗来综合治疗，最大程度缓解患者症状，提高生存质量，因此此种手术方式有一定可行性，但同时其远期生存时间未相应增加也说明它有一定的局限性，应视具体情况和条件慎重选择。

目前全胰腺切除可适用于多种胰腺疾病，包括导管内乳头状黏液性肿瘤、晚期胰腺炎、部分胰腺癌、神经内分泌肿瘤尤其是一系列多发性内分泌性肿瘤等。随着手术技巧和围手术期与术后管理策略的演变，全胰腺切除应用于胰腺癌的适应证也发生了改变。现在对全胰腺切除治疗胰腺癌的手术指征及手术相关的问题作如下描述：

一、手术指征

1．肿瘤范围较广或呈多中心发生，部分胰腺切除无法达到切缘阴性；无肝转移及腹膜种植者。

由于许多胰腺癌患者术后易局部复发，因而肿瘤切除后的切缘阴性是影响患者预后的重要因素。在接受胰腺部分切除术的患者，全胰腺切除能提高胰颈切缘阳性患者的生存率，因而与患者的生存利益相关。由于围手术期与术后并发症的发生率与传统的胰十二指肠切除术相当，因而当癌细胞已经扩散至胰腺体尾部时可推荐全胰腺切除术。

2．胰腺质地脆弱，胰十二指肠切除术后胰腺与消化道难以获得满意的重建，术后发生严重胰瘘的风险高；或胰十二指肠切除术后发生难以保守处理的严重胰瘘、出血与消化道瘘等其他严重并发症，二次手术时切除残余的胰腺体尾部。

胰瘘（pancreatic fistula，PF）是胰腺部分切除术后的一个主要并发症，然而，据大型医疗中心报道，胰瘘的发病率非常低，为2%～5%，即使已发生明显的胰瘘，高达85%胰瘘的患者均可经保守或手术干预的方法治愈。然而当胰瘘引起败血症，并通过侵蚀血管造成危及生命的大出血时，即使这种并发症及其以后的后遗症可能与保守治疗无关，但此时进行手术干预（完整的胰腺切除术）可能是必要的，但在这种危重患者上完成完整胰腺切除术的死亡率高达39%。虽然目前对完成安全的胰腺吻合技术还没达成共识，但众所周知影响胰腺吻合口愈合不良的因素包括胰管的扩张程度、胰腺组织的质地、手术技巧（手术创伤致大出血vs细致的组织分离）和切除的范围（多脏器联合切除vs胰腺部分切除术）。在手术过程中当出现手术难度大并术式有争议时，这些影响因素将有助于术者决定是否能应用全胰腺切除以避免胰瘘的发生。在临床某些情况下，当多种影响胰腺吻合口愈合的因素存在时尽量避免各种在紧急情况下行胰腺部分切除的胰肠吻合术，此时可推荐全胰腺切除以避免胰瘘的发生。

3．家族性胰腺癌（familial pancreatic cancer，FPC） 1973年，MacDermott等最先报道了胰腺癌的家族聚集现象。1991年，Chadirian等发现7.8%的胰腺癌患者有家族史，为正常人群的13倍，且此差异不能以环境因素解释。在最近的一份报告中，Rebours等评估78个有家族性胰腺癌的家庭（200例），发现他们胰腺癌的相对危险性要比一般的人群高出87倍。一般认为在一级亲属（指父母、子女和兄弟姐妹）中至少有2例胰腺癌患者即可列为家族性胰腺癌。胰腺癌的分子遗传学特征为多种特定基因的长期累积性改变，包括染色体或基因拷贝数改变、微卫星不稳定、表观基因沉默、内源性基因点突变及基因过表达。与家族性胰腺癌相关的其他家族性癌症综合征也易患胰腺癌，最明显的有黑斑息肉综合征、家族性腺瘤性息肉病（FAP）、遗传性非息肉病性大肠癌（HNPCC）、家族性乳腺癌、卵巢癌和家族非典型多痣的黑素瘤（FAMMM）等。大部分胰腺癌患者是散发性的，家族性胰腺癌约占胰腺癌总数的10%。家族史仍是胰腺癌的重要危险因素之一，BRCA2、p16、STK11、阳离子胰蛋白酶原或错配修复突变基因携带者的家族性胰腺癌发生率增加。此外，多数家族性胰腺癌表现出的垂直关系提示了常染色体显性遗传的可能。有人曾建议对这些高危人群进行监控以早期检测出胰腺癌的发生或上皮内瘤变。对具有2个或2个以上一级亲属患有胰腺癌；或1个一级亲属在50岁前确诊；或2个或多个的二级亲属患有胰腺癌，而其中一人在50岁之前被确诊者，则被认为是高危人群，手术切除应慎重选择。在高危人群中，当怀疑有不典型增生病变时，可借助对比增强计算机断层摄影术、内镜下逆行胆管胰管造影（endoscopic retrograde cholangiopancreatograpy，ERCP）、超声检查或超声内镜检查，以帮助判断选择手术的时机，最关键的是在发展成浸润性癌之前诊断出不典型增生病变。当患者比其家系中最年轻的被诊断患有胰腺癌的年龄早5～10岁时，或出现消瘦、疼痛和糖尿病等症状时应进行密切监测，在出现广泛和多灶性全胰腺上皮内瘤样病变（pancreatic intraepithelial neoplasia，PanIN）时，应考虑行预防性全胰腺切除，以避免胰腺癌的发生。

4．导管内乳头状黏液性肿瘤（intraductal papillary mucinous neoplasm, IPMN） 导管内乳头状黏液性肿瘤（IPMN）是由世界卫生组织在1996年定义的，是起源于主胰管或其主要分支的一种分泌黏液的乳头状肿瘤。根据影像学表现，IPMN可分为主胰管型、分支胰管型及混合型3种，主胰管型恶变率高；根据囊肿被覆上皮的形态分类，可分为胃型、肠型、胰胆管上皮型及嗜酸细胞型4种，免疫组化MUC1、MUC2、5AC有助于鉴别；根据导管上皮细胞的异型性，IPMN可分为腺瘤、交界性肿瘤、非浸润性癌及浸润性癌4类，这个肿瘤发展谱系对研究胰腺癌的发生、发展具有重要意义，IPMN早期变化被认为是癌前病变。浸润性IPMN的复发率在已发表的文献的报道为25%～100%。然而，非浸润性IPMN的复发是罕见的。根据现有的文献报道，主胰管型IPMN因高发病率及恶性度高应尽可能切除，相比之下，无症状的分支胰管型IPMN当腔内无结节形成和直径＜3cm时，可用横断面成像定期追踪检查，但这种策略备受争议，因为高达20%该类型IPMN在8年内可发展为恶性肿瘤。在接受部分胰十二指肠切除术的主胰管型IPMN病例中，若已出现严重的不典型增生或切缘浸润性癌阳性时应选择全胰腺切除以确保R0切除。在多中心分支管型IPMN的手术治疗中，全胰腺切除应摆在首位。

二、手术步骤与技巧

切除步骤据报道有3种入路方式：①从胰头侧开始，向胰尾侧逐渐切除。②从胰颈部切断，左侧以胰体尾脾切除方式完成，右侧以胰十二指肠联合切除方式完成，此入路组织标本不完整，对肿瘤激惹较大。③自脾脏开始向右侧逐渐切除，此方法应有较多。具体步骤如下：

1．原计划施行全胰腺十二指肠切除术者，多采用上腹部弧形切口，从右侧第11肋端前方经上腹部中点至左侧第11肋端前，切断腹壁肌肉、镰状韧带、肝圆韧带，向上牵开切口上缘后，上腹部及腹腔左、右侧均能得到良好显露；如果开始探查手术时是采用右肋缘下斜切口，决定做全胰十二指肠切除术后，则须改成双侧的肋缘下斜切口；如果探查切口为右侧腹直肌切口，则需要增加一横切口，经脐上方至左第11肋端前方。

2．虽然手术前已有较多的影像学诊断资料，但在剖腹探查时，仍需要再诊断，以确定手术方案和步骤。

当前尚有主张在开腹前施行腹腔镜检查，若发现已有转移，可以避免不必要的剖腹探查术。提起横结肠，检查横结肠系膜根部、小肠系根部、胰腺下缘有无转移淋巴结或肿瘤的直接侵犯，因胰腺钩突部、体尾部癌常出现以上部位转移或肿瘤侵犯。

3．切开十二指肠外侧腹膜，将十二指肠第2段连同胰腺头部从腹膜后向前游离，亦即Kocher手法，以进一步探查胰腺的后方。

4．游离十二指肠和胰腺头部，可探查肿块与下腔静脉和腹主动脉之间的关系，并探查胰腺头后方是否有淋巴结转移；在胰头癌时，可能发生腹膜后组织浸润和下腔静脉壁浸润，说明肿瘤已超出可能根治性切除的范围。

5. 游离横结肠肝曲和横结肠的右端，以便将十二指肠第2、3段向前游离，进一步检查胰头、钩突部及其与肠系膜血管间的关系。胰腺癌早期可侵犯门静脉，来源于钩突部的癌可将肠系膜血管包绕。手术中B超探查更有助于判断胰头部肿块与肠系膜上血管及与门静脉间的关系。是否将门静脉壁浸润作为胰腺切除术的禁忌证，意见尚不一致。笔者的意见是当只有部分侵犯时，并不妨碍手术进行的情况下，可以将门静脉壁部分切除后重新修复或做对端吻合；当切除有疑问时，应进一步解剖血管包括肝总动脉和肝固有动脉，了解浸润程度，为进一步评估肿瘤的可切除性。至于当门静脉的侧壁和后壁均有侵犯时，虽然可包括切除门静脉，但未能有效地延长患者生命或改善生活质量，反而增加术后并发症率和病死率，在这些情况下应以改行较保守的手术方法为宜。

6. 在横结肠上缘剪开大网膜，在横结肠的附着处切开胃结肠韧带，打开小网囊，将胃向上钩开后，显露整个胰腺的前面，检查胰腺的改变及其与肿块的关系，术中常需要胰腺多处做冷冻切片病理检查。胰腺头部癌常呈纤维化、萎缩，有时可从胰腺表面扪到扩张的胰管凹陷；而慢性胰腺炎所致的胰头部肿大，胰腺体尾部则常表现为一致性的增大，胰腺及其周围组织有炎症、水肿的改变。但这些情况并不作为定性诊断的依据，因二者常可以合并存在。一般来说，如能保存约占全胰20%的胰尾部组织，手术后糖尿病的处理可以不像全胰腺切除术后那样困难。

7. 当决定做全胰腺切除之后，在预计切除胃组织50%～60%处切断胃体，近端胃小弯侧胃断端部分双层缝合关闭，胃壁血管皆做黏膜下缝扎止血。胃远端翻向右侧。

8. 切开脾结肠韧带和脾肾韧带，术者以右手将脾脏连同胰腺的体尾部向前方游离并翻向右侧，切断结扎胃脾韧带的血管，逐步将脾脏及胰腺翻向右侧以显露脾蒂的背面。由于脾脏一般并不肿大，胰腺尾部亦无巨大的肿块，所以并不需要事先结扎脾动脉或预先分离胰腺体部，胰腺背面的腹膜后解剖间隙亦易于辨认。

9. 逐步钳夹切断胰腺上、下缘的腹膜、纤维脂肪组织、小血管、淋巴管，使胰腺连同脾脏能进一步向右侧翻转，在胰腺上缘达脾动脉与胰腺接近处，在胰腺下缘则达肠系膜下静脉汇入脾静脉处，如果肠系膜下静脉的汇合点有变异，则分离至脾静脉与肠系膜上静脉汇接处。

10. 在脾动脉与胰腺上缘相遇处，分离出脾动脉，在双重丝线结扎的远侧切断脾动脉，远端以丝线结扎或缝扎；如果遇脾动脉粗大，或有动脉粥样硬化，脾动脉结扎时可使内膜断裂出血，则宜在控制血流下用4-0血管缝合针缝闭断端以策安全。在老年患者，动脉粥样硬化病变严重，脾动脉可能在分离、钳夹时便断裂出血，处理起来甚为困难，应注意避免发生此种意外。

脾静脉一般可以在肠系膜下静脉汇入的远侧切断，近端用血管线缝合关闭，远端则结扎止血；如果肠系膜下静脉的汇合点有变异，则可用一无损伤血管钳夹住肠系膜上静膜的侧壁后，切断脾静脉，其开口用血管针线缝闭，远端则结扎，在切断脾静脉时，为了减少因血管钳意外松脱而至出血的危险，操作时采用边剪断、边缝合的方法。分离肠系膜上静脉及门静脉前方与胰腺颈部的间隙，切断门静脉的左前方与胰腺背面的联系。当脾动脉与脾静脉均已经切断之后，此处已无重要的结构与胰腺相连。将胰腺体尾部连同脾脏翻至右侧，结扎切断胰十二指肠上、下静脉和一些从胰头及钩突部直接汇至门静脉及肠系膜上静脉的小静脉。此处的静脉分支处理完毕后，门静脉和肠系膜上静脉便可与胰头及其钩突部分离。如果出现无法分离胰门间隙时，可将胰体尾、脾脏切除，胰颈部缝扎，仍可安全结束手术，否则，先离断组织而胰门间隙无法分离出来，则完全没有退路。

11. 根据动脉的搏动，分离出肝总动脉及肝固有动脉，分开动脉周围的淋巴结-脂肪组织，将其与胰腺及十二指肠一起切除。

12. 一般情况下应连同胆囊一起切除，在肝总管切断胆管，与空肠吻合。胆管切断后，连同胆管旁的淋巴结组织向下分离，缝合关闭胆管远侧断端。

13．提起横结肠，找出空肠上端，剪开Treitz韧带，游离近端空肠，在离Treitz韧带10～15cm处切断空肠，远端缝合关闭，近端则暂时以粗线结扎从小肠系膜的后方拉至右侧。如此逐步分离、结扎、切断一些引流静脉支之后，将门静脉与胰头钩突部分离开。另一方法是在充分游离十二指肠第3段后，将十二指肠向右侧牵引，在右侧剪开Treitz韧带的腹膜附着，便可以将空肠上端拉至右腹部，离Treitz韧带约10cm切断空肠，远端缝合关闭，还纳至左上腹部，近端则留做牵引，以便于切除胰头及十二指肠。切断之空肠远端缝合关闭。回纳至左上腹部，近端空肠和十二指肠则用为牵引。

14．将胃远端、胰头、十二指肠、空肠上端向右侧牵引，以门静脉拉钩将门静脉牵引至左上方，便可以显露肠系膜上动脉。为了能完全地切除胰头钩突部，一般是沿肠系膜上动脉的前方纵行剪开其纤维鞘膜；略加分离，便可将钩突部系膜分离清楚，然后术者的左手四指在后感觉肠系膜上动脉的搏动和走向，拇指在前牵开胰腺钩突部并感觉胰十二指肠下动脉的所在，在胰腺实质之外，逐步由上而下地钳夹、切断、结扎肠系膜上动脉与胰腺间的联系，胰十二指肠下动脉则单独结扎、切断，有时亦可分别结扎其前分支和后支，最后结扎切断胰十二指肠下静脉和处理上端空肠系膜，移除切下的整块组织。

钩突部系膜切断处最易在术中及术后发生出血，因其位置深在，常被门静脉和小肠系膜所遮盖，不易发现。因此，当标本移除后，应即吸尽伤口处的血液和血凝块，将门静脉和小肠系膜牵起，仔细检查钩突系膜的断端有无渗血或活动的小出血点，并将其逐一缝合止血直至完全满意为止。有时，从安全角度出发，可以将系膜的断端增加一层连续缝合。

15．胃肠道重建的方法是用结肠前胆管空肠端–侧吻合和胃空肠端–侧吻合，二吻合口间的距离约40cm，关闭横结肠系膜与空肠系膜间的空隙，因胰腺已切除，省却了胰腺空肠吻合。右侧肝下区放置腹腔引流管引流。分层缝合切口。

三、术中注意要点

全胰十二指肠的手术步骤实际上是包括胰十二指肠切除术和胰腺体尾部切除。手术一般并不需要切断胰腺，因为在胰腺导管癌时胰管内可有脱落的癌细胞，切开胰管可导致癌细胞播散。全胰十二指肠切除因不须做胰管或胰腺空肠吻合，故消化道重建时较为简单。但全胰切除时手术创伤较大，手术时间较长，同时当肿瘤已有淋巴结转移，血管侵犯，一般认为不能根治，勉强施行全胰腺切除或连同切除肠系膜血管与血管重建，并不能有效地提高远期生存率，因而在考虑行TP时应加以全面考虑。

四、术后处理

1．TP是一复杂而创伤大的手术，手术前患者已有明显的营养不良和重度梗阻性黄疸，故手术后患者均应入住外科重症监护病室，密切观察生命体征和各种临床指标。

2．注意手术后血糖水平的变化，应使用胰岛素并密切注意其用量，注意避免血糖水平有较大的波动甚至有可能出现低血糖性休克，因此手术后的处理应与内分泌医师密切配合。

3．胰岛素的使用应根据患者具体情况而定　全胰腺切除后所带来的胰腺内分泌丧失必须用胰岛素控制血糖，而且是终生应用。维持生命的胰岛素基础分泌量为每小时1U，故胰岛素在手术后每天至少应给20U。但每天胰岛素的补给量应根据血糖水平而定。一般在患者术后禁食期间，胰岛素由静脉补给。用量按输5g葡萄糖给胰岛素1U计算，每天用量为20～24U。手术后早期应每天测血糖、尿糖和酮体，以调整胰岛素用量。保持尿糖（+），血糖在10.0mmol/L左右较为理想。当饮食恢复后改为皮下注射胰岛素，用量为饭前半小时皮下注射4～5U。同时应警惕胰岛功能紊乱出现低血糖的症状，及时处理，以免发生危险。

4．术后TPN避免用高渗糖，配合脂肪乳剂和氨基酸溶液提供能量。

5．补充胰酶制剂　全胰切除后，由于胰腺外分泌功能的丧失及上部消化道的切除和自主神经的切断，可导致严重的腹泻和消化、吸收障碍，这种腹泻多为脂肪性腹泻，主要因缺乏胰脂酶、辅脂酶、胰蛋白酶、糜蛋白酶等胰酶和蛋白分解酶所致，腹泻不仅造成营养障碍、体液丢失、电解质紊乱，而且还是诱发低血糖的重要原因。为了控制腹泻，术后必须给予消化酶制剂，一般情况给予多酶片等消化酶制剂，为通常用量的3～10倍，或口服猪生胰粉（取猪生胰焙干、研碎，装入胶囊，冷藏，每次服2g，3次/天）。以大便中脂肪的排泄量为指标调整给药量。消化酶制剂应在进餐过程中分多次服用，以便与食物充分混合，更好地发挥药效。另外为了避免因严重的脂肪性腹泻导致的营养不良，高蛋白、低脂肪饮食和充分的蛋白质补充也是非常必要的。

五、主要并发症

1．术后腹腔内出血、消化道出血、胆瘘、胃肠吻合瘘、腹腔感染、急性肝/肾功能衰竭和门静脉血栓形成等，大致与传统胰十二指肠切除术相同。

2．糖尿病除丧失胰岛素内分泌外，亦丧失胰高血糖素分泌，故糖尿病的处理常较为困难。

3．胰腺外分泌丧失，可致消化不良、腹泻、体重下降等症状。

（陈汝福　叶义标）

第七节　胰 腺 移 植

一、胰腺移植简史

将一个有活力并带有血管蒂的胰腺的全部或部分，从一个个体移植给另一个个体，使受者获得其所缺乏的胰腺内分泌功能，即为胰腺移植。1927年，Gayet和Guillaumic施行带血管的狗胰腺移植获得成功，以后相继进行了一系列的动物实验。直到20世纪60年代中期，Lillehei解决了大动物胰腺移植的技术问题，并开始了临床胰腺移植的尝试，从此奠定了现代胰腺移植研究的基础。

1966年12月17日，美国明尼苏达的Kelley 和lillehei施行了首例尸体节段胰腺移植，有功能存活2个月。随后，其他几个单位也相继开展了临床胰腺移植，但胰腺效果不太理想。由于术式的困扰和难以控制的同种异体排斥反应，临床胰腺移植发展缓慢。

1978年英国Calne首先将新一代免疫抑制剂环孢素A（CsA）应用于临床胰腺移植，为胰腺移植的发展带来了重大的转折，打破了徘徊不前的局面，胰腺移植处于蓬勃发展的阶段。截至2006年10月，国际胰腺移植登记处（international pancreas transplant registry，IPTR）已报道了近2万例胰腺移植，近2/3病例在美国完成，最长存活时间已超过20年。胰腺移植在美国已成为治疗糖尿病终末期肾病（ESRD）的常规手术方式。由于新的外科技术和免疫抑制剂的发展，胰腺移植的成功率有了很大的提高，受者1年存活率为95%～98%，1987–2001年美国移植胰腺的1年存活率在胰肾联合移植（SPK）、肾移植后胰移植（PAK）和单纯的胰腺移植或胰为首次移植（PTA）病例中分别从75%、50%和49%提高到85%、78%和78%。

我国的胰腺移植起步较晚。1982年12月22日，同济医科大学同济医院首次施行我国临床胰腺移植，以后国内陆续有许多单位施行了胰腺移植。北京朝阳医院于2001年施行了首例亲体胰腺移植。西安医科大学秦兆寅等人首先开展了带血管的胰腺节段移植的研究，为解决供体来源提供了一条新路。同济医科大学同济医院、浙江大学附属第一医院和中山大学附属第一医院相继开展了胰肾联合移植。尽管如此，我国的胰腺移植和国际水平有相当大的差距。

二、胰腺移植的适应证和禁忌证

糖尿病分2种类型：1型和2型。1型糖尿病是由于胰岛素分泌不足所致。胰腺移植针对1型糖尿病，即胰岛素依赖性糖尿病。

胰腺移植的适应证有：

（1）糖尿病引起肾功能衰竭，尿毒症是胰腺移植的标准适应证。对这类患者，现主张同时施行胰肾联合移植。

（2）已因终末期肾功能衰竭施行了单独肾移植的1型糖尿病，肾功能已经恢复，需要加做胰腺移植来防止糖尿病并发症的发生并根治糖尿病。

（3）某些糖尿病患者，肾功能损害的程度虽未达到尿毒症，但已相当严重（或持续蛋白尿＞0.5g/24h；肾小球滤过率＜30～40mL/min；肾活检提示弥漫性和（或）结节性肾小球硬变，或玻璃样变或肾小管萎缩，基底膜增厚等），应作单纯胰腺移植。

（4）糖尿病性视网膜病变，已处于失明的危险程度，或已失明，可施行胰腺移植。

（5）糖尿病出现难以控制的状态，如血糖波动幅度较大，即使严格的胰腺素治疗也无法控制，患者处于“抗皮下注射胰岛素状况”，无法有效吸收胰岛素，并发难以忍受的疼痛，应积极准备，施行胰腺移植。

（6）因慢性胰腺炎切除全胰或因胰腺癌切除全胰后，也列为胰腺移植的适应证。

胰腺移植的禁忌证有：

（1）伴有精神变异、严重感染和恶性肿瘤患者。

（2）糖尿病已出现进行性周围肢端坏死症，或已并发慢性感染、卧床不起及心功能衰竭。

（3）肝功能和肺功能不全者。

（4）受者年龄一般不超过60岁。

三、胰腺移植的类型

胰腺移植按是否合并肾移植，可分为3种类型：①胰肾联合移植，包括分期胰肾移植和同期胰肾联合移植（SPK）；②肾移植后胰腺移植（PAK）；③单纯胰腺移植（PK）。临床上针对不同情况的患者究竟采用何种胰腺移植类型，一般参考下列指征选择：

（1）同期胰肾联合移植（SPK）　当糖尿病患者出现肾功能衰竭尿毒症时，是SPK的标准适应证。

（2）肾移植后胰腺移植（PAK）　已施行了单独肾移植的Ⅰ型糖尿病患者，肾功能已恢复，需要加做胰腺移植来根治糖尿病，防止糖尿病并发症的发生或移植肾的进一步损害。

（3）单纯胰腺移植（PTA）　糖尿病患者肾功能正常或肾功能损害尚未到尿毒症期，出现明确的糖尿病并发症（如肾功能损害至尿毒症前期、视网膜病变有致失明的危险、严重神经性疼痛等）或糖尿病治疗上难以控制的状态。另外全胰切除后也适宜单纯胰腺移植。

综上所述，胰腺癌全胰切除后单纯的胰腺移植是合适的适应证。

四、受体的选择

胰腺癌全胰切除后单纯的胰腺移植是合适的适应证。

五、受体候选者的术前评估与围手术期处理

（一）术前评估

1. 糖尿病继发并发症的评估　为了确保胰腺移植的良好疗效和合理公正地享用短缺的供胰，移植前必须对糖尿病患者发生并发症的情况作充分的评估。评估内容主要包括下列几项：

（1）代谢和内分泌评估　①空腹血糖、糖化血红蛋白测定和空腹脂质测定（胆固醇、甘油三酯、HDL-胆固醇）；②空腹或激发后C-肽测定；③血胰岛素、胰岛素抗体、胰岛细胞抗体、胰高血糖素、甲状腺素等测定；④糖耐量试验、胰岛素释放试验。通过上述检查，全面评估患者胰腺功能状态和当前糖尿病治疗措施的疗效。对在严格治疗下血糖仍高度不稳定，反复出现低血糖伴意识障碍或严重酮症酸中毒等；或出现抗胰岛素状态者，应考虑胰腺移植。

（2）泌尿生殖系/肾功能评估　①血电解质、尿素氮、肌酐测定；②24h尿蛋白和肌酐清除率测定；③肾小球滤过率测定；④膀胱造影剂和残余尿测定；⑤肾活检；⑥环孢素A挑战实验；⑦泌尿系统B超及X线检查；⑧尿培养。评估结果中，若肾功能正常或轻度异常，则选择单纯胰腺移植即可；而对肾功能严重损害或尿毒症期患者，应考虑选择胰肾联合移植。对于肾功能损害尚未到尿毒症期者，由于移植后免疫抑制剂的肾毒性作用，应根据环孢素A挑战试验的结果选择移植方式。

（3）心功能评估　①胸片、心电图、动脉血气分析；②踏车运动试验铊-ETT；③心脏多普勒超声；④冠脉造影。

（4）眼科学评估　包括视敏度、荧光素血管造影、眼底镜检查和裂隙灯检查等。若患者视网膜新生血管不断增多，出现视力损害时，结合患者其他并发症情况，可作为选择胰腺移植的一项指标。

（5）外周血管评估　①外周血管舒缩反射；②外周动脉多普勒超声；③经皮血氧饱和度测定；④体积描记法；⑤动脉造影术。

（6）神经系统评估　①周围神经系统：肌电图，激发电位（EP）；②自主神经系统：胃排空试验，残余尿量等。

2. 糖尿病治疗措施疗效的评估　对于糖尿病患者，在移植前确定是否存在有效的治疗方法能控制血糖和缓解并发症是非常重要和必要的。如果能通过调整治疗方案使原来不稳定的血糖得以良好控制，或能使糖尿病的继发并发症在一定时期内得以稳定而不致影响患者的生活质量，则不宜过早选择移植。

3. 受体社会心理状态和经济情况等的综合评估　移植前对患者的社会心理状况和经济状况等进行评估，以了解患者对胰腺手术的必要性是否有了充分的理解，能否很好地配合治疗，能否坚持长期免疫抑制治疗，有无足够的经济能力支持移植术及术后的治疗等情况是非常必要的。

（二）胰腺移植围手术期处理

胰腺移植围手术期处理包括术前准备、术中监测和术后处理3个方面。

1. 胰腺移植的术前准备

（1）常规检查　胰腺移植是比较大的手术，应按腹部特大手术的要求，仔细询问病史。特别要注意患者有无心血管系统、呼吸系统、胃肠道及泌尿系统等方面的病史，追问既往有无感染病史（包括细菌、病毒感染以及特殊感染病史）。

观察患者生命体征的变化（包括HR、P、R、BP）。检查血常规、尿常规、粪常规，检测心、肝、肾、

肺、神经系统功能，包括心电图、心功能检查、肝功能及肝酶学、肾功能（血肌酐、尿肌酐、尿素氮、肌酐清除率），肺活量测定和神经反射传导速度测定以及血电解质（Na^+ 、K^+、Cl^-、Ca^{2+}）和pH值。

胸部X线片和B超、彩色多普勒、ECT以及CT、MRI检查（必要时），可了解心、肺、肝、胆、胰、胃、脾等脏器的形态和影像学有无异常情况。

凝血机制检查包括白陶土部分凝血活酶时间、凝血酶凝结时间，甲苯胺蓝纠正试验、血清蛋白副凝试验，优球蛋白溶解试验、纤维蛋白原以及凝血因子Ⅲ、Ⅴ、Ⅶ、Ⅷ的测定。胰腺功能测定包括空腹血糖、血清胰岛素、血清C肽、葡萄糖耐量试验、胰岛素释放试验、血清淀粉酶和血酮体、尿糖定量。此外，应做尿、粪、痰、咽分泌物的细菌和真菌培养。眼部检查，了解眼底、晶状体及视力有无异常。

免疫学检查：①ABO血型相溶试验：最佳选择是供受者血型相同（血型相同原则），也可以根据输血原则进行选择（血型相容原则），即O型可移植给所有血型受者，AB型受者可以接受任何血型的供体。

（2）淋巴细胞毒试验　是指受者的血清与供者淋巴细胞之间的融合，目的是检测受者的体内是否有预存抗体存在。

（3）混合淋巴细胞培养　将供受者淋巴细胞放在一起培养，观察淋巴细胞转化率，常用的方法有单相法和双相法2种。

（4）人类白细胞抗原（human leucocyte antigen，HLA）血清学测定　移植免疫学上，将HLA分为Ⅰ类抗原和Ⅱ类抗原。Ⅰ类抗原包括HLA-A、HLA-B、HLA-C抗原，广泛分布于白细胞及所有有核细胞表面，常用血清学方法检出。Ⅱ类抗原包括HLA-D、HLA-DR、HLA-DP、HLA-DQ抗原，主要分布于B淋巴细胞、巨噬细胞、单核细胞、静止的淋巴细胞、活化的T淋巴细胞、内皮细胞等，常用细胞学方法检出，称LD抗原。

（5）特殊的术前准备　患者手术前进食糖尿病饮食，并用药物控制血糖值在11.2mmol/L以下，餐后尿糖不超过++，酮体阴性。

2．心理学准备　在移植前对受体进行下列内容的心理评估和准备：

（1）向胰腺移植受体进行既往精神疾病、心理疾病、目前社会心理学状态、应对机制等各方面评估。

（2）精神病史，尤其是注意受体有无药物滥用史、精神病治疗史等。

（3）家族中有无精神病以及心理问题和药物滥用史。

（4）家族、社会支持系统。

（5）精神状态检查。

（6）神经系统检查。

（7）进行胰腺移植方面知识的教育。

（8）评估患者对于胰腺移植的信任机制。

（9）对患者和患者家属在器官移植方面提出的问题进行有效的反馈。

3．术中监测及处理

（1）监测　常规监测有创血压、心电图（Ⅱ、Ⅴ5导联）、脉搏氧饱和度（SpO_2）、呼气末二氧化碳（Pet CO_2）、中心静脉压、尿量等，并随时监测血气、酸碱以及电解质的变化。对心血管功能较差的患者应放置Swan-Ganz导管以了解血流动力学全貌。考虑到患者可能有脑血管病变，也需要监测脑氧供需平衡，包括脑血流量、脑氧饱和度、颈内静脉血氧饱和度等。

（2）血糖的监测及处理　术中至少每30 min监测血糖一次，术中应维持血糖的稳定，用胰岛素及葡萄糖经微泵持续输注，并根据血糖结果随时调整输注速度。

4．术后监测及处理

（1）术后早期的一般监测　心电图监测、动脉血压监测、中心静脉压监测、呼吸频率监测、经皮氧饱和度监测、动脉血气监测和中心体温监测。神经系统功能监测和评估术后，在未清醒前必须每小时评估患者的知觉水平，颅神经反射和运动及感觉功能，以及时掌握脑功能的恢复情况，及时发现脑并发症，如缺氧性脑病、脑水肿、脑溢血等。

（2）呼吸的监测与管理　术后患者即送ICU监护，无自主呼吸，完全依赖于呼吸机机械通气。自主呼吸一般在手术结束后半小时到数小时内恢复。当呼吸恢复良好，通气指标符合下列情况时：呼吸频率介于10～20次/min，潮气量＞26mL/次，每分钟通气量＞4L/min，吸入氧浓度≤40%，动脉分析各项指标在正常范围内，同时循环稳定，无活动性出血时，可考虑撤离呼吸机，撤机后20min、2h、4h各查动脉血气分析一次。

（3）循环系统的监测　包括心电监测、血压监测和中心静脉压的监测。

（4）实验室检查　监测术后最初两天，每2h测血糖1次，后改为每天4次，1周后改为每天2次，满1月后，每天查血糖1次。疑有排斥反应，随时监测。血清胰岛素，C胰检测术后1周每天1次，1月内每周1～2次，以后每周1次。尿糖检测：术后每次进餐前及餐后2h均要检查，持续1～3个月。尿淀粉酶检测在行胰管膀胱吻合术式的患者，2天内每天1次或多次；其他术式的患者，术后2周后每天1次，2月内每周2次，以后每周1次。血淀粉酶、凝血机制和肝肾功能检测：术后1周内每天1次。糖耐量试验、C肽释放试验，术后每月1次。术后患者应行咽拭、痰、尿、粪、引流物、切口分泌物的细菌和真菌培养及药敏试验，以指导抗生素的选用。

（5）术后水、电解质及酸碱平衡维持　单纯胰腺移植后，体液的进出并无特殊性。但是胰肾联合移植的患者，由于肾脏的原因，有大量的尿液排出并导致水平衡的失调，因此，在术后早期必须监测中心静脉压，记录每小时出入量，控制水的平衡。

胰腺的外分泌通过十二指肠内引流的患者，电解质、酸碱平衡失调发生机会少。若通过膀胱引流排泄者，胰管细胞和十二指肠分泌的碳酸氢根（HCO_3^-）和水从尿液中排出，由于大量的碳酸氢钠的丢失，易导致严重的代谢性酸中毒。术后早期必须每 4h测定动脉血气分析及电解质，及时调整纠正。若血气分析提示代谢性酸中毒，动脉血pH＜7.35，应给予静脉补充碳酸氢盐，补充碳酸氢盐的量可由下列公式来计算：

所需补碱量（mmol）= 碱缺失（mmol/L）×0.3×体重（kg）。

所需补碳酸氢钠（X%）的毫升数= 所需碳酸氢钠（mmol）×84×X%（X%为百分比浓度，84为碳酸氢钠分子量）。

（6）抗凝治疗　为防止血管内血栓形成，术后一般不用止血药物，而用抗凝治疗。可给予10%右旋糖酐，术后2天内，每天500mL，然后减量至100 mL/d，持续10天后停用。也可以从术后2天内加用肝素，静脉滴注200～300U/h，3～5天后加至500～700U/h。

（7）引流管的处理　胰腺移植术中要放置引流管，术后观察引流量及性状，并加用负压吸引，保持通畅。对于胰腺膀胱吻合的术式，要置三腔Foley尿管，用生理盐水持续冲洗膀胱，以防止胰液对膀胱黏膜的损害。

（8）抗生素　胰腺移植为高危患者，感染易发生。应从进手术室开始预防感染。一般先选用对革兰阴性和阳性细菌及厌氧菌都有作用的广谱抗生素，采用联合用药，然后根据细菌培养及药敏试验调整用药。

（9）移植胰腺的急性炎症　胰腺外分泌液经膀胱引流者，十二指肠与膀胱吻合口水肿，胰液引流不畅或因膀胱排空不畅、尿液潴留、尿液和胰液反流、出现血尿时持续膀胱冲洗引起的反流、手术创伤等多种因素可引起急性的移植胰腺炎。

临床治疗包括：

抑制胰液分泌：①禁食胃肠减压。②应用药物：迷走神经阻断剂，可减少胃酸分泌，又减少胰液分泌。③制酸剂：有明显的抑制胃酸作用，从而减少胰液的分泌。④生长抑素：对胰腺外分泌具有抑制作用，能较好地抑制胰腺的外分泌，改善胰腺的微循环。常用制剂有奥曲肽（Sandostatin）和施他宁。

（10）术后早期的营养问题　胰腺疾病患者手术前常存在不同程度的营养不良，且经常伴有糖尿病、低血糖、营养吸收障碍、酮症酸中毒、梗阻性黄疸等代谢性疾病，而创伤、手术治疗、手术后发生腹腔内或全身性感染等严重并发症又常使患者处于严重的应激和高代谢状态，机体发生一系列内分泌和代谢反应，对疾病的治疗和手术后恢复极为不利。因此，加强胰腺移植患者围手术期营养支持，给予必要的代谢调理，对于确保胰腺移植手术的成功和达到预期目的均具有十分重要的临床意义。术后早期患者处于禁食状态，应给予静脉营养支持。

六、胰腺移植的类型供体的选择与移植术前准备

供移植用的胰腺可取自活体（活体供体）或尸体。后者包括有心跳的"脑死亡"者和无心跳者。

（一）脑死亡供体

1. 死亡标准

（1）美国、加拿大现行的脑死亡标准

1）有明确病因的昏迷，但无中枢神经系统的抑制。

2）深昏迷，对疼痛无任何反应性协调动作。

3）无自主呼吸，窒息试验阳性。

4）缺乏脑代谢　瞳孔散大固定，无对光反应；无头眼反射、眼前庭反射、角膜反射。

（2）英国采用的标准

1）处于深度昏迷　①排除因使用抑制性药物所致的昏迷；②排除低体温所致的昏迷；③排除代谢性和内分泌性紊乱所致的昏迷。

2）患者因自主呼吸不全或停止而需用呼吸机维持。

3）昏迷是由无法治疗的器质性脑损害所致。

（3）我国暂行的脑死亡标准

1）先决条件　①昏迷原因明确；②排除各种原因的可逆性昏迷。

2）临床论断　①深昏迷；②脑干反射全部消失；③无自主呼吸（靠呼吸机维持，呼吸暂停试验阳性）。以上3项必须全部具备。

3）确认试验　①脑电图平直；②经颅多普勒超声呈脑死亡图形；③体感诱发电P_{14}以上波形消失。以上3项中必须有一项阳性。

（4）脑死亡时间　首次确诊后观察12h无变化，方可确认为脑死亡。

2. 脑死亡供体选择　胰腺脑死亡供体的具体选择标准如下：

（1）年龄≤50岁，特殊情况下可放宽至55岁。

（2）ABO血型供者、受者力争相符。

（3）淋巴细胞毒交叉配合试验<0.05。

（4）人类白细胞抗原（HLA）配型要求相符，DR位点符合者更佳。

（5）胰腺形态、质地、功能正常，无胰腺炎或其他慢性胰腺炎病史，HBsAg阴性，AFP阴性，胰腺功能检查正常。

（6）无其他全身性疾病，如红斑狼疮、血友病、糖尿病、恶性肿瘤（脑肿瘤及皮肤局灶性肿瘤除外）、结核病灶、全身性感染或局部化脓性感染性病灶、AIDS、非HIV携带者。

（7）临终前血流动力学稳定，动脉氧分压≥10.67kPa（80mmHg），保证胰腺有足够的血灌注。

（8）供者胰腺大小与受者胰腺体积相似或稍小。

（二）尸体供体的术前准备

1. 小便常规

2．大便常规

3．血型和组织相容性检查　①HLA-A、HLA-B、HLA-C、HLA-DR、HLA-DQ配型；②淋巴细胞交叉配型和混合淋巴细胞培养；③微量淋巴毒试验；④HLA-DNA配型。

4．血液学检查　①血常规；②肝脏功能以及相关酶学检查；③胰腺功能系列检查（各种胰腺酶、三大物质代谢、胆汁代谢）；④电解质；⑤血糖；⑥血气分析。

5．微生物检查　①细菌培养：癌、咽部分泌物培养；②各型肝炎的病毒学指标；③巨细胞病毒、EB病毒、单纯疱疹病毒抗体。

6．凝血功能检查　PT、APTT、纤维蛋白原定量、凝血图和3P试验。

7．心脏功能　心电图、胸部照片、腹部平片、肺功能和血气分析。

8．胰腺影像学检查　胰腺B超或CT等。

（三）供体的维持和处理原则

1．供体的维持　一旦证实死亡，就应立即作相应处理，以最大程度减少各器官的损伤。脑死亡后供体的维持：①必须维持全身血流动力学的稳定，中心静脉压处于8～10cmH_2O，尿量维持在1mL/（kg·h）；②尽量避免使用大剂量血管升压药，特别是α-受体激动剂造成实质性脏器的血流减少；③严格控制补液量；④注意保温；⑤继续供氧，血细胞比容维持在30%以上。

2．供体的处理

（1）维持血流动力学稳定　供体一旦被宣布脑死亡后，手术成员应立即监管供体的处理，同时还要征得家属的同意。为达到最好的器官灌注，维持血流动力学的稳定性是最基本的。心脏骤停时，必须很快复苏，重建有效的血液循环，以防止缺血性损伤。为了维持血容量，应建立两条可靠的静脉通路，其中一条应为中心静脉，以保证血循环畅通。

（2）维持尿量　尿量应维持在1 mL/（kg·h），它是足够的器官灌注的关键指标。严重的脑外伤所致脑死亡者，由于下丘脑功能丧失，停止分泌抗利尿激素，常可发生尿崩症，尿量常可超过500mL/h。如没有及时的治疗，将会引起严重的脱水和供体的血流动力学不稳定。血容量的减少须补充适当的电解质溶液，以恢复充盈，并稳定细胞的电解质交换。为了控制大量液体经由小便丧失，可每3～4h静脉注射垂体后叶素（vasopressin）10 U，或在200mL电解质溶液内加入20 U脑垂体后液素，连续静脉滴注，直至尿量＜200mL/h。

（3）调控温度　脑死亡时中枢温度调控失效，且未经处理的低温后可出现心律失常、心搏骤停，这使供体的血流动力学常不稳定。因此可采用对所有的需静脉输注的液体和血液制品进行加热或用电热毯、加热灯升高外部环境的温度，来达到调控温度的目的。

（4）预防感染　全身系统感染是器官移植的相对禁忌证。避免供体感染最好是应用无菌技术，尤其是各种导管、气管支气管和有创监护。定期胸片检查以排除肺炎和定期监测血和尿培养是有益的。用恰当的抗生素及时治疗感染，便于供体作器官的进一步移植。

（四）活体供体

全球首例活体胰腺移植于1979年6月30日在美国明尼苏达大学完成，为肾移植后胰腺移植（PAK）；第1例单独活体胰腺移植（PTA）于1980年5月完成；而首例活体胰肾同期移植（SPK）于1993年3月随着多脏器联合移植技术的发展而成功，但活体胰腺移植开展的并不广泛。据国际胰腺移植登记处最新报告，截至2006年10月1日，全球仅行200余例活体胰腺移植，占所有胰腺移植的18%左右，其中大多数在美国明尼苏达大学完成。

1．供体的选择标准

（1）一般标准　①年龄18～55岁；②完全自愿捐献部分器官，并了解供者手术的危险性，无医疗、社会、心理等方面的问题；③无急、慢性胰腺病史，无全身血管性疾病史、糖尿病病史、自身免疫性疾病、不嗜酒、不嗜药物者；④供、受者ABO血型相同或相符，至少符合输血原则；⑤淋巴细胞交叉配合试验≤5%，HLA配型相符，DR位点符合者更佳；⑥其他常规检查如AFP、HIV抗体、肝炎病毒和重要脏器功能检查未见异常。

（2）特殊标准　①供者捐献器官时的年龄，超过患者发病年龄至少10年以上。除受者外，近亲中无1型糖尿病患者。②身体体重指数＜27kg/m^2。③内分泌功能检查：空腹胰岛素水平＜20μmol/L，糖或精氨酸刺激的最大胰岛素分泌量应超过空腹水平3倍以上，口服葡萄糖耐量试验（OGTT）、全程血糖＜8.325mmol/L、静脉葡萄糖耐量试验（INGTT），血糖利用率＞1%，糖化血红蛋白＜6%。④同意术后定期随访、检查OGTT和糖化血红蛋白。⑤胰岛细胞和胰岛素自身抗体阴性。⑥肝胆、胰形态正常、影像学检查胰腺血管符合重建要求。⑦排除有胰岛素抗性历史者（如高血压并多囊卵巢综合征）、妊娠期糖耐量异常者。

2．术前准备

（1）术前检查　①凝血功能检查：包括血小板功能、凝血酶原时间、部分凝血酶原时间，各种凝血因子检查。②腹部超声及CT检查：了解胰腺大小、形态、质地以及胆道系统和邻近脏器情况。③血管造影：了解胰腺动脉、门静脉、胰腺静脉的解剖行程及有无变异。④心功能、肺功能检查。⑤尿常规、胸腹部X线。

（2）术前准备　①交叉配血；②手术前日清洁胸腹部、耻骨部及两侧股上部皮肤或备皮；③术前禁食12h，禁水6h；④手术前晚及当日晨清洁灌肠；⑤手术当日晨留置胃管及导尿管；⑥必要时可于手术前晚或当日晨开始静脉输液；⑦其他按胰腺切除手术前准备常规进行。

七、胰腺移植术后的免疫抑制治疗

（一）胰腺、胰岛移植免疫学基础

通过组织、细胞或器官移植，以代替丧失功能的组织、细胞或器官是现代医学治疗的重要手段之一。提供移植的个体称作供者（donor），而接受移植的个体称为受者（recipient）。根据供者和受者的组合，将移植分为几种类型。自体移植（autograft），是指来自移植受者本身的组织移植到受者；同种同基因移植（syngratf），是指遗传结构完全相同或非常相似的个体（同卵孪生子或近亲系动物）之间的移植；同种异基因移植（allograft），是指同一物种（species）内遗传结构不同个体之间的移植，如人→人的移植；异种移植（xenograft），是指不同动物种的个体之间的移植，如猪→人的移植。自体移植和同种同基因的移植不发生排斥。在同种异基因移植或异种移植中，受者对移植物的排斥（rejection）是移植成功的主要障碍。

当移植物被受者免疫系统识别后，全身免疫系统被激活，攻击被破坏移植物。根据移植排斥反应的机制、发生时间和严重程度，同种异体移植排斥反应可大致分为超急性排斥反应、加速性排斥反应、急性排斥反应和慢性排斥反应。超急性排斥反应通常是由于受者体内存在针对供者特异性抗原的预存抗体，一般在移植物血流开通后数分钟、数小时内迅速发生，移植物很快被破坏。加速性排斥反应是由于受体内有供者物特异性的记忆性T细胞存在，一般发生在1周内。急性排斥反应是临床最常见的类型，包括抗原递呈和识别，T细胞的活化、增殖和分化及各种效应细胞和细胞因子的作用。慢性排斥反应目前认为是由于多种免疫学因素和非免疫学因素共同作用所致的“晚期移植功能丧失”。急、慢性排斥反应并无明确的时间界限，诊断多数还需依据病理学。

同种异基因移植排斥反应的本质是针对经典抗原的免疫应答，包括以下特征：抗原特异性、免疫标记性和区分“自己”与“非己”。同种异基因移植排斥反应的完成具有这些特征。是由针对同种异型抗原的受者T细胞介导的。

1．同种异体急性免疫性排斥反应

（1）移植抗原

1）主要组织相容性抗原 为表达于组织细胞表面的角蛋白，它决定了移植物能被受者接受。其编码的基因称为主要组织相容性复合物（major histocomplibility complex，MHC），在人类位于6号染色体短臂，亦被称人类白细胞抗原（human leukocyte antigen，HLA）。HLA基因复合体位于第6号染色体短臂6P21.31，全长3 600kb，共有224个基因座位，其中128个为功能性基因，96个为假基因。经典的HLAⅠ类基因集中在远离着丝点的一端，包括B、C、A3个座点，其产物称HLAⅠ类分子。HLA Ⅱ类基因在复合体中位于近着丝点一端，结构最为复杂，由DP、DQ和DR 3个亚区组成。HLAⅠ类分子由重链（a链）和β2-M组成，分布于所有核细胞表面，识别和提呈内源性抗原肽，与辅助受体CD8结合，对CTL的识别起限制作用；Ⅱ类分子由α链和β链组成，仅表达于淋巴样组织中的各种细胞表面，如专职抗原提呈细胞（包括B细胞、巨噬细胞、树突状细胞）、胸腺上皮细胞和人的活化T细胞等。识别和提呈外源性抗原肽，与辅助受体CD4结合，对Th的识别起限制作用。

2）次要组织相容性抗原 次要组织相容性抗原可来自各种细胞蛋白，次要组织相容性抗原肽/MHC分子主要被$CD8^+$细胞毒性T细胞识别，它并不引起同种抗体反应。现有的文献认为，其在骨髓移植中有一定的意义，在实体器官移植中不起作用。

3）其他抗原 其他的移植抗原包括血型抗原、组织相容性抗原等，在同种移植免疫反应中均发挥一定的作用。

（2）T细胞抗原识别

1）受者T细胞对供者MHC分子的直接识别 移植物细胞表面的同种异型MHC分子可以通过直接途径和间接途径提供给受者T细胞识别的。受者T细胞识别移植物细胞表面的完整的同种异型MHC分子被称为直接识别；受者T细胞识别经过受者APC加工处理、来源于供者MHC分子的肽被称为间接识别。关于众多T细胞能识别同种类型抗原，其机制是：①在MHC分子被识别的区段里，同种异型MHC分子与自身MHC的差别常常有多个氨基酸残基，这些氨基酸残基当中的每一个或两个以上的搭配都可以供不同TCR分子交叉识别的表位，而在正常情况下，这些TCR分子识别自身MHC加外来抗原肽。正是此原因，移植供体和受者之间的MHC搭配对移植物的存活相当重要。②单个同种异型MHC分子一次只结合一个肽分子，然而每个同种异基因移植物的细胞表面，有多种由不同等位基因编码的同种异型MHC分子，而每种同种异型MHC分子又有许多拷贝，这些MHC分子可以分别结合不同的肽分子，从而形成许多交叉识别的表位。③在正常情况下，在自身APC表面，只有很小比例的自身MHC分子与某一种外来抗原肽结合，因而细胞表面所形成的为某一TCR所识别的表位密度很低，而在同种异基因移植供者APC表面，所有同种异型MHC分子都能形成表位，因而细胞表面所形成同种异型表位密度很高，后者对T细胞活化非常有利。④同种异型MHC分子还可以被当作是传统意义上的外来抗原，因而可以通过经典的抗原提呈途径为T细胞识别，即同种异型抗原间接识别。

2）受者T细胞对供者MHC分子的间接识别 来自动物和人类同种异基因移植的研究结果表明，在体外及体内都存在同种异型抗原的间接识别。其基本过程如下：供者的同种异型抗原从移植物细胞脱落，然后为受者的APC所摄取，并进行抗原处理，最后由受者APC的MHC提呈给受者T细胞识别。存在同种异型抗原间接识别途径的证据很多，主要包括：①从人类及小鼠移植受者细胞表面MHCⅡ类分子上洗脱下来的一些肽，与供者MHC分子某片段的氨基酸顺序相同；②同种异型MHC分子能从移植物脱落下来，并以可溶的形式迁移到区域淋巴结及脾；③根据某MHC等位基因可变区的顺序制备的合成肽，用这种肽刺激可产生T细胞克隆，这一克隆能在与其个体来源相同的APC存在的情况下，识别上述MHC等位基因所表达的同种异型抗原。推测经间接同种异型抗原识别途径可活化$CD4^+$Th细胞，继而通过分泌细胞因子，为CTL及β细胞的增殖及成熟提供必属的信息，从而导致移植物排斥反应的发生。

（3）T细胞的活化 在与特异源相遇之前，成熟的T细胞被称为初始T细胞。初始T细胞表面的TCR与APC表面的抗原肽：MHC分子复合物特异结合称为抗原识别（antigen recognition），它是T细胞特异活化的第一步。在抗原与其他辅助因素作用下，T细胞活化、扩增，分化成为能清除病原生物的细胞，称效应T细胞。这一过程即为免疫应答。此过程分为3个阶段：①抗原识别阶段；②T细胞活化、增殖、分化阶段；③效应细胞产生及效应阶段，包括对抗原的清除及对免疫应答的调节。

1）T细胞的活化剂　除抗原可特异激活T细胞外，多种物质活化T细胞。包括：①丝裂原，为刀豆蛋白（Con A）、植物血凝素（PHA）等。②抗T细胞表面分子的单克隆抗体（mAb），如抗CD_3、抗TCRa等单克隆抗体，均可非特异地活化T细胞，上述两类物质均为T细胞的多克隆活化剂。③超抗原。

2）T细胞活化需双信号刺激　在诱导T细胞进行增殖进而分化成效应细胞时，需要有两个信号刺激，即为淋巴细胞活化的双信号作用。第一信号来自抗原与其受体的结合，即抗原识别。对T细胞而言，为TCR与抗原肽：MHC分子复合物的结合。T细胞活化的第二信号来自协同刺激分子（co-stimulatory molecule），即APC上的协同刺激分子与T细胞表面的相应受体的结合。协同刺激分子提供的第二信号在T细胞活化上起非常重要作用，原因在于：第一，如果T 细胞识别抗原没有协同刺激分子提供第二信号时，则T细胞不能充分活化，不能表现效应功能。实验证明，纯化的T细胞（没有APC）多作CD3抗体相互作用，T细胞几乎不能产生细胞因子，也不能增殖。如果加入单核细胞，以提供协同刺激信号时，则T细胞对抗CD3抗体表现强有力的应答。第二，抗原协同时没有协同刺激信号，则使抗原特异性T细胞凋亡，或被诱导呈无能状态（anergy）。经体外实验证明，T细胞系与APC上的抗原肽：MHC分子复合物结合前，预先对APC用抗体或化学试验处理，静闭或破坏膜上的协同刺激分子（B7），则T细胞表现不应答，但仍存活，此时如加入表达协同刺激分子的APC，或加入抗CD28的抗体，则T细胞仍可应答。T细胞活化要求专职APC既提呈特异抗原，又提供协同刺激信号，这点在阻止因对自身抗原免疫应答而引起病理损坏上有非常重要的作用。

CD28是活化T细胞最重要的膜分子，它与APC上表达的相应配基分子B7-1（CD80）和B7-2（CD86）相结合，经CD28转导活化信号，增强T细胞对抗原应答，由CD28/B7发出第二信号，增强细胞因子基因的转录，为能增强IL-2基因转录及其mRNA的稳定性，而使T细胞增殖。此外，由于CD28/B7发出信号，增加bcl-xL的表达，而保护T细胞免于凋亡。T细胞活化后，还表达另一种表面分子，即CTLA-4，其胞浆区具有ITIM基序，也与B7-1和B7-2结合，但它与CD28的作用相反，向T细胞发出抑制信号，使活化的T细胞的子代细胞对抗原刺激的敏感性降低，从而限制T 细胞应答在一定范围。在APC表面其他可作为协同刺激分子的还有VCAM-1、ICAM-1和LFA-3，它们分别结合到T细胞表面的黏附分子如VLA-4、LFA-1和CD2上。T细胞活化所需双信号刺激的原则，为临床免疫治疗提供了新的途径。

（4）T淋巴细胞活化信号的传导过程

1）受体交联　抗原与抗原受体结合，使膜表面的抗原受体的位置和构象发生改变。一方面使细胞表面离子通道开放，使离子由胞外进入胞内，改变胞内重要离子浓度，作为胞内信号转导引起胞内变化。另一方面，受体构象改变，聚集在一起使受体的胞内部分相互接触，而活化胞内信号蛋白和酶。

2）PTK活化　T细胞活化信号转导的早期，因受体交联而活化的胞内酶类有蛋白酪氨酸激酶（protein tyrosine kinase，PTK）。参与T细胞活化早期的PTK主要有P^{561CK}、P^{59fyn}及ZAP-70等。

3）TCR活化信号胞内传导的主要途径　包括PLC-r活化和MAP激酶活化途径。

（5）效应T细胞的作用　抗原活化T细胞后，经克隆扩增及功能分化，成为效应T细胞，它们能引起迟发型超敏性炎症，或杀伤靶细胞而清除抗原。细胞免疫的主要效应细胞有两类，其一是Th1型$CD4^+$Th细胞，经活化Mϕ而诱发炎症，在宿主细胞内病原感染中起重要作用；其二是$CD8^+$CTL，它籍分泌细胞毒素杀伤表达抗原的靶细胞。特异的细胞免疫应答在清除胞内病原感染、排斥异体移植物及抗肿瘤免疫反应中起重要作用。

2．免疫耐受　免疫耐受（immunological tolerance）是机体对抗原刺激表现为"免疫不应答"的现象，即抗原（Ag）不能激活T细胞与B细胞完成特异性正免疫应答的过程，不能产生正免疫应答的相应特异免疫效应细胞，不能执行正免疫应答效应。

免疫耐受按其形成时期的不同，分为中枢耐受及外周耐受。中枢耐受是指在胚胎期及在T细胞与B细胞发育过程中，遇自身抗原所形成的耐受；外周耐受是指T细胞及B细胞，遇内源性或外源性抗原，不产生免疫应答。公认的形成自身耐受的机制主要有以下3种：克隆清除（clonal deletion），无能（anergy）及调节/抑制（regulation/suppression）。克隆清除是指抗原特异性的反应性T细胞克隆被清除；无能是指反应性T细胞虽然存在，但无法对抗原起反应；调节抑制是指调节性（或称抑制性）细胞通过细胞间的相互作用抑制抗原特异性T细胞的免疫反应。

（1）外周耐受

1）克隆无能及免疫忽视　对外周组织特异性自身性抗原应答的T细胞及B细胞克隆，存在于外周淋巴器官及组织中，有机会接触自身抗原。但绝大多数组织特异自身抗原浓度太低，不足以活化相应的T细胞及B细胞。在外周组织特异性抗原浓度适宜，当相应的自身Ig应答的T细胞克隆与表达该组织特异Ag结合于MH（Ⅰ类分子）接触时，则 TCR-CD3活化，产生第一信号。只有第一信号，而无第二信号时，细胞内的信号传导途径在早期即被中断，细胞不能充分活化，呈克隆无能状态（cional anergy）。多数无能细胞易发生凋亡，而被克隆清除。有一些克隆无能淋巴细胞，因不明原因，仍能长期存活，在IL-2提供下，可进行克隆扩增，进行免疫应答，致自身免疫疾病。

体内有一类组织特异性抗原，其浓度不足以诱导初始T细胞发生耐受，即不能导致应答克隆的清除或无能，但其浓度足以活化效应T细胞，而有致自身免疫疾病的危险。这种自身应答T细胞克隆与相应组织特异性抗原并存，而在正常情况下，不致自身免疫疾病的状态，称为免疫忽视（immunological ignorance）。

2）调节/抑制　调节/抑制是维持免疫系统平衡的一个重要机制。调节性T细胞能将抗原特异性耐受的特点从耐受动物转移至另一动物，使得该动物对同一抗原亦发生耐受。调节性T 细胞（T regulatory cell，Tr）是近来研究的热点。调节性T细胞（T regulatory cell，Tr）主要包括$CD4^+Tr$和$CD8^+Tr$，$CD4^+Tr$的表型为$CD4^+CD25^+CTLA4^+CD45RB^{10W}$，其产生细胞因子较为独特，包括高水平的IFN-γ，较高水平的ILn-γ、TGF-β，极低水平的IL-4，而不产生IL-2。在体外MLR和CTL可抑制T细胞增殖和细胞毒作用，且其抑制作用是非细胞因子依赖性的，而依赖于细胞间的直接接触。除$CD4^+Tr$和$CD8^+Tr$原外，最近亦发现某些DC具有调节性细胞的特性。

（2）中枢耐受　当T细胞及B细胞分别在胸腺及骨髓微环境中发育，至表达功能性抗性识别受体[T细胞，TCR-CD3；B细胞，BCR（cmIgM）-Igα/Igβ]阶段，TCR及BCR分别与微环境基质细胞表面表达的自身抗原肽：MHC分子及自身抗原呈高亲合力结合时，引发阴性选择，启动细胞程序性死亡，致克隆清除。T细胞及B细胞发育阶段经受的克隆清除，显著减少出生后的自身免疫疾病。

（二）胰腺移植术后的免疫抑制治疗

目前，同种异基因移植排斥的防护措施包括：①寻求与受者MHC（人类的MHC又称HLA）相配的供者组织或器官，以减少移植物的同种异型抗原性。②使用免疫抑制剂，以抑制受者的免疫反应。③诱导受者对供者移植抗原的特异性耐受。关于这些措施的价值，目前的结论为：HLA配型有助于提高移植物的长期存活率；环孢素A等免疫抑制剂的应用，将显著提高移植物的短期存活率；移植抗原的特异性耐受是理想的移植排斥反应防治措施。

1. 常用的免疫抑制剂　免疫抑制剂的临床应用经历了3个阶段，即硫唑嘌呤和泼尼松阶段，抗淋巴细胞球蛋白阶段和环孢素A阶段。

第一阶段长达70年，主要采用硫唑嘌呤和泼尼松不加选择地抑制所有分化的细胞。1914年，Murphy等人先后证明了苯和甲苯可以影响机体产生抗体；并开始研究免疫抑制药物。1952年，Baker用氮芥延长了移植物的存活时间。1959年，人们发现了6-嘌呤（6-mercaptopurine，6-MP）可以作为嘌呤代谢的抑制物，抑制细胞增殖和抗体的产生，也可以延长兔皮肤移植物的存活时间，从此真正开创了现代免疫抑制剂的新时代。Starzl

在20世纪60年代早期最先报道了在临床肾移植中应用硫唑嘌呤和泼尼松可成功地抑制排斥反应。1966—1978年，常用硫唑嘌呤和糖皮质激素联合用药进行免疫抑制治疗。第二阶段主要着重于对T淋巴细胞的抑制研究。近年来，已经生产出高选择OKT3、抗CD4抗体、抗IL-2受体单克隆抗体等进行临床使用，取得了良好的效果。免疫抑制的第三个阶段是研究用药物抑制参与免疫反应的细胞。1979年Calne等首先将环孢素A应用于临床肾移植和骨髓移植，此后迅速地应用于临床各种不同类型的器官移植，都取得了理想的效果。迄今环孢素A仍然是最主要的免疫抑制剂。目前已研制出一大批新型的免疫抑制剂，能抑制T细胞的激活或增殖反应，如西罗莫司酚酸酯等，均已经完成了临床试验期，并逐渐进入了临床。

（1）肾上腺糖皮质激素　肾上腺糖皮质激素是临床上最常用的免疫抑制剂，对免疫反应的许多环节都有抑制作用。糖皮质激素有以下作用：①通过稳定细胞膜影响巨噬细胞吞噬及处理抗原的作用；②破坏参与免疫活动的淋巴细胞，其原理可能是激素能促进致敏淋巴细胞的甘油三酯水解，使淋巴细胞内的脂肪酸堆积导致细胞核损害，细胞溶解；③大量的糖皮质激素对免疫母细胞的分裂增殖、浆细胞合成抗体及致敏淋巴细胞都有抑制作用，主要是通过细胞因子发挥作用；④干扰补体参与免疫反应；⑤对免疫反应引起的炎性反应有较强的抑制作用。

临床应用：激素不仅能与硫唑嘌呤和环孢素A等联合用药预防排斥反应，而且是治疗急性排斥反应的首选药物。

（2）硫唑嘌呤　硫唑嘌呤是器官移植抗排斥反应的常用免疫抑制药物。硫唑嘌呤的免疫抑制药理作用是，阻滞S晚期或G2早期的发展，减轻细胞分裂增殖速度，属于周期性和特异性药物。硫唑嘌呤能抑制自身免疫、宿主抗移植物反应（host versus graft reaction，HVGR）、移植物抗宿主反应（graft versus host reaction，GVHR）和迟发型超敏反应（delayed type hypersensitivity，DTH），也能抑制抗体生成。

临床应用：主要用于预防排斥反应的发生，一般与肾上腺皮质激素和环孢素A等免疫抑制剂联合应用。

（3）环孢素A（CsA）　1976年，Borel首次描述了环孢素A的免疫抑制活性和对淋巴细胞明确的选择性抑制作用。CsA的临床应用大大地提高了各种器官移植的成功率。

CsA的免疫抑制药理作用是，通过干扰淋巴细胞活性，阻断参与排斥反应的体液和细胞效应机制，从而防止排斥反应的发生。

临床应用：CsA的应用没有一个公认的固定方案，CsA常与其他免疫抑制剂联合应用，这样能减少CsA的用量，减轻其毒副作用，同时起到增强免疫抑制效果。联合用药的方案，一般有以下几种：

1）两联用药　CsA+激素，CsA+硫唑嘌呤，CsA+骁悉。

2）三联用药　CsA+硫唑嘌呤+激素。

3）四联用药　CsA+抗淋巴细胞球蛋白+硫唑嘌呤+激素。

（4）抗淋巴细胞球蛋白　抗淋巴细胞球蛋白可分为两大类：即多克隆抗淋巴细胞球蛋白和单克隆抗淋巴细胞球蛋白。多克隆淋巴细胞球蛋白根据致敏物和吸收物不同及提取方法不同又可分为抗淋巴细胞球蛋白（antilymphocyte globulin，ALG）、抗胸腺细胞球蛋白（antithymocyte globulin，ATG）、抗T细胞球蛋白（anti-T cell globulin，ATG）和抗胸腺细胞血清（antithymocyte serum，ATS）。

抗淋巴细胞球蛋白的免疫药理作用是：①清除细胞；②静闭功能性受体；③不育性激活；④刺激抑制细胞增殖；⑤结合毒素。

临床应用：

1）多克隆抗淋巴细胞球蛋白的应用　ALG的临床应用可以有以下3种方法：①作为常规免疫抑制剂疗法开始前的诱导疗法；②作为常规免疫抑制疗法的一部分，即CsA+Aza+Pred+ALG的四联法方案；③用作对抗急性排斥反应的冲击治疗。

2）单克隆抗淋巴细胞球蛋白的应用　目前正式批准用于临床治疗的单克隆抗体只有CD3 McAb。

（5）FK506（Tacro-limus，Prograft） FK506是1984年日本藤泽公司在筛选天然免疫抑制剂时，从一株土壤真菌的肉汤发酵物中提取的大环内酯类抗生素。虽然结构与环孢素迥然不同，但其免疫抑制特异性与CsA类似而且效力更强。当时实验室命名为FK506，现在正式命名为Tacrolimus，注册商品名Prograf（普乐可复）。

FK506的免疫药理作用机制：能抑制辅助性T淋巴细胞释放白细胞介素-2（IL-2）和细胞毒性T淋巴细胞（CTL）的增殖。

FK506的用法一般分为3种：①单用FK506；②二联用药：FK506+小剂量激素；③三联用药：FK506+小剂量激素+Aza或FK506+小剂量激素+Mizoribine。

（6）其他常用免疫抑制剂 包括霉酚酸酯、赛尼哌、西罗莫司、15-脱氧精胍素、Brequinar（BQR）、Mizoribine（MZ）、Leflunomide（LEM）等。

2. 胰腺移植术后的免疫抑制治疗 可分为免疫诱导治疗和维持免疫抑制治疗。

（1）免疫诱导治疗 大多数胰腺移植中心都使用抗淋巴细胞诱导（anti-lymphocyte induction，ALI）的四联免疫抑制用药方案，诱导药物可用多克隆抗体或单克隆抗体。

（2）维持治疗 维持免疫抑制治疗多采用三联用药方案，即由钙神经素阻断剂（CsA或FK506）、激素和抗代谢药物（Aza、MMF）三者组成。

目前国内胰腺联合移植术后常规使用以CsA为主的三联免疫抑制方案。

①CsA：一般从术后第3天开始给CsA 8mg/（kg·d），以后改为6mg/（kg·d），3个月后CsA改为5mg/（kg·d），但需根据血CsA浓度进行调整。

②Aza：术前150mg，术后第1～4天150mg，每天1次，术后第5天改为100mg，每天1次；3个月以后，Aza 50mg/d维持。

③激素：术中甲基泼尼龙500mg，术后第1～3天为500mg/d，以后改用泼尼龙松100mg逐渐减至30mg，每天1次，3个月以后，泼尼松15mg/d。

八、胰腺移植术后排斥反应的诊断

胰腺移植术后的排斥反应的诊断常常是很困难的。经皮穿刺作活检是诊断排斥反应最明确的方法，但此方法存在潜在的危险，文献报道中，下列几项综合指标可协助诊断：

1）血糖升高≥200mg/dL，必须应用外源性胰岛素始能维持正常血糖者。

2）人体C-肽减少，<0.7 ng/mL。

3）超声提示胰腺体积增大。

4）放射性核素扫描显示稀疏。

5）尿淀粉酶水平有显著性变化。

（焦兴元）

参考文献

[1] 焦兴元. 胰腺移植[M]//任建林，焦兴元. 现代消化病诊疗学. 北京：人民军医出版社，2007：326-239.

[2] 郑树森. 胰腺移植[M]. 北京：人民卫生出版社，2004：98-145.

[3] 郑树森，徐骁. 当今胰腺移植的重大进展与前景[J]. 中国普外基础与临床杂志，2003，10（3）：201-204.

[4] 沈魁，钟守先，张圣道. 胰腺外科[M]. 北京：人民卫生出版社，2000：551–569.

[5] 唐瑞峰，张风瑞，彭利，等. 血管、淋巴管内皮生长因子在胰腺癌的表达[J]. 临床肝胆病杂志，2004，20（4）：230–232.

[6] 李玉军，郭嫦媛. 胰腺癌淋巴管生成及其与生物学行为关系[J]. 临床与实验病理学杂志，2007，23（1）：25–29.

[7] 金钢，胡先贵，刘瑞，等. 胰腺癌组织淋巴管分布及密度的临床病理学[J]. 中国医学科学院院报，2005，27（5）：583–586.

[8] 龙江，罗国培，徐近，等. 胰腺癌高淋巴转移细胞系的建立及其肿瘤干细胞生物学特性的初步研究[J]. 中国癌症杂志，2012，22（2）：88–90.

[9] 朱海涛，谢敏. 胰周神经清扫在胰腺癌根治术中的意义[J]. 胰腺病学，2007，7（2）：126–128.

[10] 郑树国，曾永毅. 胰周淋巴结和神经丛的解剖学分类与胰头癌扩大切除术[J]. 中华消化内科，2007，6（2）：142–145.

[11] 张勇，闫宇，党诚学. 胰腺癌细胞的嗜神经性与神经周浸润机理的研究进展[J]. 中国普外基础与临床杂志，2011，18（1）：21–25.

[12] 弓毅，张雷达，丁钧，等. 联合血管切除重建的胰十二指肠切除术治疗胰腺癌的临床意义[J]. 中华消化外科，2013，12（6）：447–451.

[13] 彭淑牖，李江涛. 胰十二指肠切除术后胰消化道重建方式的合理选择[J]. 肝胆外科杂志，2011，19（6）：401–403.

[14] 王建伟，许斌，蔡秀军，等. 胰十二指肠切除术后胰瘘的发生机制[J]. 世界华人消化杂志，2003，11（5）：589–590.

[15] 白明东. 捆绑式胰肠吻合术的实验研究[D]. 杭州：浙江大学，2002.

[16] 彭淑牖，刘颖斌，牟一平，等. 捆绑式胰肠吻合术100例报告[J]. 胰腺病学，2001，1（1）：43–45.

[17] 黄从云，彭淑牖. 胰十二指肠切除术中胰消化道吻合的演变[J]. 中华肝胆外科杂志，2005，11（10）：717–720.

[18] 刘颖斌，许斌，钱浩然，等. 彭氏捆绑式胰肠吻合术在胰十二指肠切除术中的应用[J]. 临床外科杂志，2004，12（4）：212–214.

[19] 史留斌，方河清，刘颖斌，等. 彭氏Ⅱ型捆绑式胰肠吻合术[J]. 世界华人消化杂志，2003，11（5）：595–596.

[20] 彭淑牖，洪德飞，刘颖斌，等. 捆绑式胰胃吻合术[J]. 中华外科杂志，2009，47（2）：139–142.

[21] 钟小生，沈展涛，黄有星，等. 捆绑式胰胃吻合在胰十二指肠切除术中的应用[J]. 实用医学杂志，2012，28（14）：2478–2479.

[22] 彭淑牖，李江涛，曹利平，等. 捆绑式胰管对黏膜吻合术[J]. 中华外科杂志，2011，49（9）：834–838.

[23] 黄从云，彭淑牖，朱剑华，等. 捆绑式胰肠端侧吻合术[J]. 外科理论与实践，2011，16（5）：452–454.

[24] 虞先濬，刘亮，龙江，等. 残端封闭型内置管嵌入式胰–空肠吻合法在胰十二指肠切除术中的应用（附21例分析）[J]. 上海医学，2010，33（11）：1010–1012.

[25] 席鹏程，时开网，杨坤兴. 胰管内径对胰十二指肠切除术后胰瘘发生率的影响[J]. 中国普外基础与临床杂志，2009，16（8）：609–612.

[26] 马利林，沈洪薰，朱建伟，等. 胰体尾部肿瘤的手术切除[J]. 中国普通外科杂志，2005，14（5）：373–375.

[27] 马锐，李江涛，彭淑牖. 胰腺远端切除术胰腺残端处理方法进展[J]. 中国实用外科杂志，2008，（12）：1078–1080.

[28] 牟一平，倪俊俊，严加费，等. 腹腔镜在胰腺手术中的应用[J]. 临床外科杂志，2012，20（9）：619–622.

[29] 赵磊，刘昶，许军，等. 腹腔镜套接式胰肠吻合术[J]. 中华胃肠外科杂志，2010，13（12）：944–945.

[30] 韦杨年，芦榜裕. 腹腔镜下包卷式胰肠吻合术在预防胰瘘中的应用[J]. 中国现代医药杂志，2010，12（5）：48–50.

[31] 洪德飞，彭淑牖，郑雪咏. 完全腹腔镜胰十二指肠切除、胰空肠捆绑吻合术治疗十二指肠乳头癌一例[J]. 中华外科杂志，2006，44（5）：357–358.

[32] 陶京，王春友. 胰肠吻合方式选择与胰肠吻合口漏[J]. 中国实用外科杂志，2007，27（10）：845–847.

[33] 刘颖斌，马孝明，彭淑牖. 胰肠吻合方法和技术要领[J]. 肝胆外科杂志，2007，15（4）：251–252.

[34] 彭淑牖，王许安，刘颖斌，等. 彭氏胰胃吻合术–Ⅰ型与Ⅱ型的比较（兼论Ⅲ型和Ⅳ型）[J]. 外科理论与实践，2009，14（5）：505–509.

[35] 彭淑牖，洪德飞，刘颖斌，等. Ⅱ型捆绑式胰胃吻合术的临床疗效[J]. 中华外科杂志，2009，47（23）：1764–1766.

[36] 李江涛，于源泉，彭淑牖. 胰肠吻合口瘘的防治[J]. 临床肝胆病杂志，2012，28（8）：576–578.

[37] 徐进，卜献民，戴显伟. 胰十二指肠切除术后胰瘘致腹腔大出血再手术治疗体会（附2例报道）[J]. 中国普外基础与临床杂志，2009，16（1）：66-67.

[38] 段伟宏，周宁新，王知非，等. 全胰腺切除在中晚期胰腺癌中治疗价值的探讨[J]. 肝胆外科杂志，2011（5）：351-354.

[39] Kunjom M，Bouwens L. Differentation of pluripotent stem cells into pancreatic lineages[J]. Med Sci，2013，29（8）：739-743.

[40] Schmid SJ，Glatzel MC，Welke C，et al. Absence of FICE-inhibitory protein is a novel inbdependent prognostic marker for very short survival in pancreatic ductal adenocarcinpoma[J]. Pancreas，2013，42（7）：1114-1119.

[41] Von Marschall Z，Scholz A，Stacker SA，et al. Vascular endothelial growth factor-D induces lymphan giogenesis and lymphatic metastasis in models of ductalpancreatic cancer[J]. Int J Oncol，2005，27（3）：669-679.

[42] Sipos B，Kojima M，Tiemann K，et al. Lymphatic spread of ductal pancreatic adenocarcinoma is independent of lymphangiogenesis[J]. J Pathol，2005，207（3）：301-312.

[43] Keleg S，Büchler P，Ludwig R，et al. Invasion and metastasis in pancreatic cancer[J]. Mol Cancer，2003，22（2）：14.

[44] Ishikawa O，Ohhigashi H，Sasaki Y，et al. Practical usefulness of lymphatic and connective tissue clearance for the carcinoma of the pancreas head[J]. Ann Surg，1988，208（2）：215-220.

[45] Nagakawa T，Nagamori M，Futakami F，et al. Results of extensive surgery for pancreatic carcinoma[J]. Cancer，1996，77（4）：640-645.

[46] Nakao A，Harada A，Nonami T，et al. Lymph node metastases in carcinoma of the head of the pancreas region[J]. Br J Surg，1995，82（3）：399-402.

[47] Ishikawa O，Ohigashi H，Sasaki Y，et al. Practical grouping of positive lymph nodes in pancreatic head cancer treated by an extended pancreatectomy[J]. Surgery，1997，121（3）：244-249.

[48] Nakao A，Harada A，Nonami T，et al. Lymph node metastasis in carcinoma of the body and tail of the pancreas[J]. Br J Surg，1997，84（8）：1090-1092.

[49] Kayahara M，Nagakawa T，Futagami F，et al. Lymphatic flow and neural plexus invasion associated with carcinoma of the body and tail of the pancreasl[J]. Cancer，1996，78（12）：2485-2491.

[50] Ferrone CR，Pieretti-Vanmarcke R，Bloom JP，et al. Pancreatic ductal adenocarcinoma：long-term survival does not equal cure[J]. Surgery，2012，152：S43-S49.

[51] Kawarada Y. New classification of pancreatic carcinoma——Japan Pancreas Society[J]. Nihon Shokakibyo Gakkai Zasshi，2003，100（8）：974-980.

[52] Farnell MB，Pearson RK，Sarr MG，et al. Pancreas Cancer Working Group. A prospective randomized trial comparing standard pancmatoduodeneetomy with pancreatoduodeneetomy with extended lymphadeneetomy in respectable pancreatic head adenocarcinoma[J]. Surgery，2005，138：618-630.

[53] Pavlidis TE，Pavlidis ET，Sakantamis AK. Current opinion on lymphadenectomy in pancreatic cancer surgery[J]. Hepatobiliary Pancreat Dis Int，10（1）：21-25.

[54] Yeo CJ，Cameron JL，Sohn TA，et al. Pancreaticoduodenectomy with or without extended retroperitoneal lymphadenectomy for periampullary adenocarcinoma：comparison of morbidity and mortality and short-term outcome[J]. Ann Surg，1999，229（5）：613-622，discussion 622-614.

[55] Yeo CJ，Cameron JL，Lillemoe KD，et al. Pancreaticoduodenectomy with or without distal gastrectomy and extended retroperitoneal lymphadenectomy for periampullary adenocarcinoma. Part 2. Randomized controlled trial evaluating survival，morbidity，and mortality[J].Ann Surg，236（3）：355-366，discussion 366-358.

[56] Farnell MB，Pearson RK，Sarr MG，et al. A prospective randomized trial comparing standard pancreatoduodenectomy with pancreatoduodenectomy with extended lymphadenectomy in resectable pancreatic head adenocarcinoma[J]. Surgery，2005，138（4）：618-

628，discussion 628–630.

[57] Nimura Y，Nagino M，Takao S，et al. Standard versus extended lymphadenectomy in radical pancreatoduodenectomy for ductal adenocarcinoma of the head of the pancreas：long–term results of a Japanese multicenter randomized controlled trial[J]. J Hepatobiliary Pancreat Sci，2012，19（3）：230–241.

[58] Goh BKP，Tan YM，Cheow PC，et a1. Outcome of distal pancrcatectomy for pancreatic adenocarcinoma[J]. Dig Surg，2008，25：32–38.

[59] Peparini N，Chirletti P. Extended lymphadenectomy does not improve prognosis in pancreatic carcinoma：is that really so? [J]. J Hepatobiliary Pancreat Sci，2012，19：297–298.

[60] Cubilla AL，Fortner J，Fitzgerald PJ. Lymph node involvement in carcinoma of the head of the pancreas area[J]. Cancer，1978，41（3）：880–887.

[61] Kayahara M，Nagakawa T，Ueno K，et al. Surgical strategy for carcinoma of the pancreas head area based on clinicopathologic analysis of nodal involvement and plexus invasion[J]. Surgery，1995，117（6）：616–623.

[62] Evans DB，Farnell MB，Lillemoe KD，et al. Surgical treatment of resectable and borderline resectable pancreas cancer：expert consensus statement[J]. Ann Surg Oncol，2009，16（7）：1736–1744.

[63] Liebig C，Ayala G，Wilks JA，et al. Perineural invasion in cancer：a review of the literature[J]. Cancer，2009，115（15）：3379–3391.

[64] Nagakawa T，Kayahara M，Ueno K，et al. Clinical pathological study on neural invasion to the extrapancreatic nerve plexus in pancreatic cancer[J]. Hepatogastroenterology，1992，39：51.

[65] Japan Pancreas Society. Classification of Pancreatic Carcinoma[M]. Second English ed. Tokyo：Kanehara & Co. Ltd. ，2003.

[66] Pour PM，Bell RH，Batra SK. Neural invasion in the staging of pancreatic cancer[J]. Pancreas，2003，26（4）：322–325.

[67] Ozaki H，Hiraoka T，Mizumoto R，et al. The prognostic significance of lymph node metastasis and intrapancreatic perineuralinvasion in pancreatic cancer after curative resection[J]. Surg Today，1999，29（1）：16–22.

[68] Dunn M，Morgan MB，Beer TW，et al. Perineural invasion：identification，significance，and a standardized definition[J]. Dermatol Surg，2009，35（2）：214–221.

[69] Carlson JA，Dickersin GR，Sober AJ，et al. Desmoplastic neurotropic melanoma：A clinicopathologic analysis of 28 cases[J]. Cancer，1995，75（2）：478–494.

[70] Bapat AA，Hostetter G，Von Hoff DD，et al. Perineural invasion and associated pain in pancreatic cancer[J]. Nat Rev Cancer，2011，23，11（10）：695–707.

[71] Nakao A，Kaneko T，Takeda S，et al. The role of extended radical operation for pancreatic cancer[J]. Hepatogastroenterology，2001，48（40）：949–952.

[72] Rehders A，Stoecklein NH，Güray A，et al. Vascular invasion in pancreatic cancer–Tumor biology or tumor topography[J]. Surgery，2012，152（9）：S143–151.

[73] Tewari N，Lobo DN. Pancreatic cancer[J]. Surgery，2013，31（6）：286–294.

[74] Romagnuolo J，Bardou M，Rahme E，et al. Magnetic resonance cholangiopancreatography：a meta–analysis of test performance in suspected biliary disease[J]. Ann Intern Med，2003，139（7）：547–557.

[75] Settmacher U，Langrehr JM，Husmann I，et al. Reconstruction of visceral arteries with homografts in excision of the pancreas[J]. Chirurg，2004，75（12）：1199–1206.

[76] Martin RC 2nd，Scoggins CR，Egnatashvili V，et al. Arterial and venous resection for pancreatic adenocarcinoma：operative and long–term outcomes[J]. Arch Surg，2009，144（2）：154–159.

[77] Yekebas EF，Bogoevski D，Cataldegirmen G，et al. En bloc vascular resection for locally advanced pancreatic malignancies infiltrating major blood vessels：perioperative outcome and long–term survival in 136patients[J]. Ann Surg，2008，247（2）：300–309.

[78] Tseng JF，Raut CP，Lee JE，et al. Pancreaticoduodenectomy with vascular resections：margin status and survival duration[J]. J

Gastrointest Surg，2004，8（8）：935–950.

[79] Nakao A，Takeda S，Inoue S，et al. Indications and techniques of extended resection for pancreatic cancer[J]. World J Surg，2006，30（6）：976–984.

[80] Stitzenberg KB，Watson JC，Roberts A，et al. Survival after pancreatectomy with major arterial resection and reconstruction[J]. Ann Surg Oncol，2008，15（5）：1399–1406.

[81] Yamaguchi K，Nakano K，Kobayashi K，et al. Appleby operation for pancreatic body–tail carcinoma：report of three cases[J]. Surg Today，2003，33（11）：873–878.

[82] Raut CP，Tseng JF，Sun CC，et al. Impact of resection status on pattern of failure and survival after pancreaticoduodenectomy for pancreatic adenocarcinoma[J]. Ann Surg，2007，246（1）：52–60.

[83] Capussotti L，Massucco P，Ribero D，et al. Extended lymphadenectomy and vein resection for pancreatic head cancer：outcomes and implications for therapy[J]. Arch Surg，2003，138（12）：1316–1322.

[84] Nakagohri T，Kinoshita T，Konishi M，et al. Survival benefits of portal vein resection for pancreatic cancer[J]. Am J Surg，2003，186（2）：149–153.

[85] Lüttges J，Vogel I，Menke M，et al. The retroperitoneal resection margin and vessel involvement are important factors determining survival after pancreaticoduodenectomy for ductal adenocarcinoma of the head of the pancreas[J]. VirchowsArch，1998，433（3）：237–242.

[86] Shimada K，Sano T，Sakamoto Y，et al. Clinical implications of combined portal vein resection as a palliative procedure in patients undergoing pancreaticoduodenectomy for pancreatic head carcinoma[J]. Ann Surg Oncol，2006，13（12）：1569–1578.

[87] Cullen JJ，Sarr MG，Ilstrup DM. Pancreatic anastomotic leak after pancreaticoduodenectomy：incidence，significance，and management [J]. Am J Surg，1994，168（4）：295–298.

[88] Bassi C，Butturini G，Molinari E，et al. Pancreatic fistula rate after pancreatic resection. The importance of definitions[J]. Dig Surg，2004，21（1）：54–59.

[89] Balcom JHt，Rattner DW，Warshaw AL，et al. Ten–year experience with 733 pancreatic resections：changing indications，older patients，and decreasing length of hospitalization[J]. Arch Surg，2001，136（4）：391–398.

[90] Bassi C，Dervenis C，Butturini G，et al. Postoperative pancreatic fistula：an international study group（ISGPF）definition[J]. Surgery，2005，138（1）：8–13.

[91] Berberat PO，Friess H，Kleeff J，et al. Prevention and treatment of complications in pancreatic cancer surgery[J]. Dig Surg，1999，16（4）：327–336.

[92] Bartoli FG，Arnone GB，Ravera G，et al. Pancreatic fistula and relative mortality in malignant disease after pancreaticoduodenectomy. Review and statistical meta–analysis regarding 15 years of literature[J]. Anticancer Res，1991，11（5）：1831–1848.

[93] Sato N，Yamaguchi K，Yokohata K，et al. Preoperative exocrine pancreatic function predicts risk of leakage of pancreaticojejunostomy[J]. Surgery，1998，124（5）：871–876.

[94] Gouillat C，Chipponi J，Baulieux J，et al. Randomized controlled multicentre trial of somatostatin infusion after pancreaticoduodenectomy [J]. Br J Surg，2001，88（11）：1456–1462.

[95] Drymousis P，Pai M，Spalding D，et al. Is octreotide beneficial in patients undergoing pancreaticoduodenectomy? Best evidence topic（BET）[J]. Int J Surg，2013，11（9）：779–782.

[96] Yeo CJ，Cameron JL，Lillemoe KD，et al. Does prophylactic octreotide decrease the rates of pancreatic fistula and other complications after pancreaticoduodenectomy? Results of a prospective randomized placebo–controlled trial[J]. Ann Surg，2000，232（3）：419–429.

[97] Chirletti P，Caronna R，Fanello G，et al. Pancreaticojejunostomy with application of fibrinogen/thrombin–coated collagen patch（TachoSil）in Roux–en–Y reconstruction after pancreaticoduodenectomy[J]. J Gastrointest Surg，2009，13（7）：1396–1398.

[98] Kleespies A，Rentsch M，Seeliger H，et al. Blumgart anastomosis for pancreaticojejunostomy minimizes severe complications after

pancreatic head resection[J]. Br J Surg, 2009, 96（7）: 741–750.

[99] Grobmyer SR, Kooby D, Blumgart LH, et al. Novel pancreaticojejunostomy with a low rate of anastomotic failure–related complications[J]. J Am Coll Surg, 2010, 210（1）: 54–59.

[100] Hashimoto D, Hirota M, Yagi Y, et al. End–to–side pancreaticojejunostomy without stitches in the pancreatic stump[J]. Surg Today, 2013, 43（7）: 821–824.

[101] Kakita A, Yoshida M, Takahashi T. History of pancreaticojejunostomy in pancreaticoduodenectomy: development of a more reliable anastomosis technique[J]. J Hepatobiliary Pancreat Surg, 2001, 8（3）: 230–237.

[102] Phelan JT, Nadler SH. A technique of pancreaticoduodenectomy[J]. Surg Gynecol Obstet, 1969, 129（1）: 117–122.

[103] Obertop H, van Houten H. A new technique for pancreatojejunostomy[J]. Surg Gynecol Obstet, 1984, 159（1）: 88–90.

[104] Murr MM, Nagorney DM. An end–to–end pancreaticojejunostomy using a mechanical purse–string device[J]. Am J Surg, 1999, 177（4）: 340–341.

[105] Bassi C, Falconi M, Molinari E, et al. Duct–to–mucosa versus end–to–side pancreaticojejunostomy reconstruction after pancreaticoduodenectomy: results of a prospective randomized trial[J]. Surgery, 2003, 134（5）: 766–771.

[106] Peng SY, Wang JW, Lau WY, et al. Conventional versus binding pancreaticojejunostomy after pancreaticoduodenectomy: a prospective randomized trial[J]. Ann Surg, 2007, 245（5）: 692–698.

[107] Uchida E, Tajiri T, Nakamura Y, et al. Relationship between grade of fibrosis in pancreatic stump and postoperative pancreatic exocrine activity after pancreaticoduodenectomy: with special reference to insufficiency of pancreaticointestinal anastomosis[J]. J Nippon Med Sch, 2002, 69（6）: 549–556.

[108] Nojiri T, Misawa T, Saitoh R, et al. Technical and mechanical risk factors for postoperative pancreatic fistula in pancreaticojejunostomy [J]. Hepatogastroenterology, 2011, 58（109）: 1368–1371.

[109] Berger AC, Howard TJ, Kennedy EP, et al. Does type of pancreaticojejunostomy after pancreaticoduodenectomy decrease rate of pancreatic fistula? A randomized, prospective, dual–institution trial[J]. J Am Coll Surg, 2009, 208（5）: 738–747.

[110] Bilimoria MM, Cormier JN, Mun Y, et al. Pancreatic leak after left pancreatectomy is reduced following main pancreatic duct ligation[J]. Br J Surg, 2003, 90（2）: 190–196.

[111] Takeuchi K, Tsuzuki Y, Ando T, et al. Distal pancreatectomy: is staple closure beneficial? [J]. ANZ J Surg, 2003, 73（11）: 922–925.

[112] Knaebel HP, Diener MK, Wente MN, et al. Systematic review and meta–analysis of technique for closure of the pancreatic remnant after distal pancreatectomy[J]. Br J Surg, 2005, 92（5）: 539–546.

[113] Thaker RI, Matthews BD, Linehan DC, et al. Absorbable mesh reinforcement of a stapled pancreatic transection line reduces the leak rate with distal pancreatectomy[J]. J Gastrointest Surg, 2007, 11（1）: 59–65.

[114] Suzuki Y, Fujino Y, Tanioka Y, et al. Randomized clinical trial of ultrasonic dissector or conventional division in distal pancreatectomy for non–fibrotic pancreas[J]. Br J Surg, 1999, 86（5）: 608–611.

[115] Okabayashi T, Hanazaki K, Nishimori I, et al. Pancreatic transection using a sharp hook–shaped ultrasonically activated scalpel[J]. Langenbecks Arch Surg, 2008, 393（6）: 1005–1008.

[116] Heverhagen AE, Dietzel K, Waldmann J, et al. Harmonic scalpel versus conventional dissection technique in pylorus–preserving partial duodenopancreatectomy[J]. Dig Surg, 2012, 29（5）: 420–425.

[117] Pessaux P, Sauvanet A, Mariette C, et al. External pancreatic duct stent decreases pancreatic fistula rate after pancreaticoduodenectomy: prospective multicenter randomized trial[J]. Ann Surg, 2011, 253（5）: 879–885.

[118] Motoi F, Egawa S, Rikiyama T, et al. Randomized clinical trial of external stent drainage of the pancreatic duct to reduce postoperative pancreatic fistula after pancreaticojejunostomy[J]. Br J Surg, 2012, 99（4）: 524–531.

[119] Kuroki T, Tajima Y, Kitasato A, et al. Stenting versus non-stenting in pancreaticojejunostomy: a prospective study limited to a normal pancreas without fibrosis sorted by using dynamic MRI[J]. Pancreas, 2011, 40 (1): 25-29.

[120] Smyrniotis V, Arkadopoulos N, Kyriazi MA, et al. Does internal stenting of the pancreaticojejunostomy improve outcomes after pancreatoduodenectomy? A prospective study[J]. Langenbecks Arch Surg, 2010, 395 (3): 195-200.

[121] Khaled YS, Ammori MB, Ammori BJ. Laparoscopic lateral pancreaticojejunostomy for chronic pancreatitis: a case report and review of the literature[J]. Surg Laparosc Endosc Percutan Tech, 2011, 21 (1): e36-40.

[122] Orsenigo E, Baccari P, Bissolotti G, et al. Laparoscopic central pancreatectomy[J]. Am J Surg, 2006, 191 (4): 549-552.

[123] Sa Cunha A, Rault A, Beau C, et al. Laparoscopic central pancreatectomy: single institution experience of 6 patients[J]. Surgery, 2007, 142 (3): 405-409.

[124] Rotellar F, Pardo F, Montiel C, et al. Totally laparoscopic Roux-en-Y duct-to-mucosa pancreaticojejunostomy after middle pancreatectomy: a consecutive nine-case series at a single institution[J]. Ann Surg, 2008, 247 (6): 938-944.

[125] Mackie JA, Rhoads JE, Park CD. Pancreaticogastrostomy: a further evaluation[J]. Ann Surg, 1975, 181 (5): 541-545.

[126] Sohn TA, Yeo CJ, Cameron JL, et al. Pancreaticoduodenectomy: role of interventional radiologists in managing patients and complications[J]. J Gastrointest Surg, 2003, 7 (2): 209-219.

[127] Kent TS, Callery MP, Vollmer CM. The bridge stent technique for salvage of pancreaticojejunal anastomotic dehiscence[J]. HPB, 2010, 12 (8): 577-582.

[128] Suqiyama M, Atomi Y. Pylorus-preserving total pancreatectomy for pancreatic cancer[J]. World J Surg, 2000, 24 (1): 66-70.

[129] Elio Jovine, Federico Biolchini, Diego E, et al. Spleen-preserving total pancreatectomy with onservation of the spleen vessels: operative technique and possible indications[J]. Pancreas, 2004, 28: 207-210.

[130] Gruessner RW, Sutherland DE, Dunn DL, et al. Transplant options for patients undergoing total pancreatectomy for chronic pancreatitis[J]. J Am Coll Surg, 2004, 198 (4): 559-567.

[131] Reddy SK, Tyler DS, Pappas TN, et al. Extended resection for pancreatic adenocarcinoma[J]. Oncologist, 2007, 12 (6): 654-663.

[132] Muller MW, Friess H, Kleeff J, et al. Is there still a role for total pancreatectomy? [J]. Ann Surg, 2007, 246 (6): 966-974.

[133] Schmidt CM, Glant J, Winter JM, et al. Total pancreatectomy (R0 resection) improves survival over subtotal pancreatectomy in isolated neck marginpositive pancreatic adenocarcinoma[J]. Surgery, 2007, 142 (4): 572-578.

[134] Billings BJ, Christein JD, Harmsen WS, et al. Quality-of-life after total pancreatectomy: is it really that bad on longterm follow-up? [J]. J Gastrointest Surg, 2005, 9 (8): 1059-1066.

[135] Muller MW, Friess H, Kleeff J, et al. Is there still a role for total pancreatectomy? [J]. Ann Surg, 2007, 246: 966-974.

[136] Rebours V, Boutron-Ruault MC, Schnee M, et al. Risk of pancreatic adenocarcinoma in patients with hereditary pancreatitis: a national exhaustive series[J]. Am J Gastroenterol, 2008, 103: 111-119.

[137] Brentnall TA. Management strategies for patients with hereditary pancreatic cancer[J]. Curr Treat Options Oncol, 2005, 6: 437-445.

[138] Tanaka M, Chari S, Adsay V, et al. International consensus guidelines for management of intraductal papillary mucinous neoplasms and mucinous cystic neoplasms of the pancreas[J]. Pancreatology, 2006, 6: 17-32.

第二十章 腹腔镜技术在胰腺癌外科中的应用进展及争论

第一节 腹腔镜在胰腺癌根治术中的应用

20世纪90年代，法国医师Mouret首次应用腹腔镜行胆囊切除术，打破了开腹的传统观念，开创了微创外科的新纪元。1994年，Gagner等将该技术应用于胰十二指肠切除术，树立了腹腔镜胰腺手术的里程碑。由于胰头肿瘤及壶腹部肿瘤部位解剖复杂，周围涉及重要血管和血供丰富，另外需要进行多个吻合口的重建，腹腔镜胰十二指肠切除术手术风险大，技术难度高，且手术时间长，并发症发生率高，因此早期主要用于胰腺肿瘤的诊断和术前分期。然而，随着腹腔镜技术的不断发展，腹腔镜胰十二指肠切除术已在国内外得到成功开展。

一、腹腔镜胰十二指肠切除术的发展历程和现状

Ganger等于1994年首次对一例慢性胰腺炎患者成功施行了保留幽门的腹腔镜胰十二指肠切除术，手术时间约10h，住院时间30天，术后出现空肠溃疡、胃排空延迟等并发症。Cuschieri等1994年报道2例腹腔镜胰十二指肠切除术，认为术后恢复与开腹手术无显著性差异。1997年，Ganger等再次报道了10例腹腔镜胰十二指肠切除术。其中，胰腺癌4例全部中转开腹；壶腹部癌3例，术后出现1例胃排空延迟；胆管癌1例，术后出现胰瘘；慢性胰腺炎2例，1例术后出现脾出血，24h后行二次手术。平均手术时间8.5h，平均住院22.3天。2002年，国内报道了首例LPD，手术时间10h，出血300mL，住院时间20天。2004年，Staudacher C等报道4例腹腔镜胰十二指肠切除术，平均时间614min，术中出血325mL，住院时间12天，平均清扫淋巴结26枚，无手术死亡病例，未发生严重并发症，平均随访4.5个月，患者情况良好。2005年，Mabrut JY等报道了7例腹腔镜胰十二指肠切除术，平均手术时间为300min，未出现并发症。

随着腹腔镜技术的不断发展，腹腔镜器械不断更新，超声刀、内镜切割闭合器的出现，腹腔镜胰十二指肠切除术技术也越来越成熟。2007年，Palanivelu C等报道42例LPD，其中壶腹癌24例，囊腺癌4例，胰头癌9例，低位胆总管癌3例，胰头肿块型胰腺炎2例，平均手术时间370min，平均出血量65mL，平均住院时间10.2天。术后并发症包括肺部并发症5例、胰瘘3例、胆瘘1例、胃空肠吻合处梗阻1例、腹腔脓肿1例、深静脉血栓1例、死亡1例。随访过程中有2例分别于术后第22个月和第36个月失访，其余均获随访，2例肿瘤转移，1例肿瘤复发。这标志着LPD的安全性得到了较大提高。此后，关于LPD的报道逐年增多，并出现了较大样本的病例报道。2011年，Zureikat AH等率先报道了全腹腔镜胰十二指肠切除术与开腹胰十二指肠切除术的病例对照研究。LPD组平均手术时间456min，平均出血量300mL，平均住院时间8天。尽管手术时间较长，但是在出血量、发病率、死亡率、R0切除率以及淋巴结清扫方面，LPD与OPD相比并无显著性差异。

二、腹腔镜在胰腺癌根治术中应用的可行性与适应证

腹腔镜胰十二指肠切除术作为一种高难度的临床技术，仍存在很多争议。腹腔镜胰十二指肠切除术到底有无微创优势？能否遵守无瘤原则，保证足够的切缘，彻底进行淋巴结和神经清扫，做到根治性切除？远期效果如何，能否使患者受益？Gumbs AA等统计258例腹腔镜胰十二指肠切除术病例中，除去资料欠详的37例，其余221例的并发症发生率为48%、病死率为2%、胰瘘15%、出血6%、胃排空延迟5%及肺部并发症5%。Kondo A等报道，腹腔镜胰十二指肠切除术后早期全身炎症反应较传统开放手术减轻。Kendrick ML等报道，梅奥研究中心目前已成功施行腹腔镜胰十二指肠切除术225例，其中28例联合MVR，具有出血少、切口并发症少、住院时间短的优势。LPD的优势不仅仅是切口小，更主要是解剖更精细，提高手术质量。此外，在开展腹腔镜胰十二指肠切除术超过25例的医疗中心，LPD获取的淋巴结平均为14～16个，R0切缘超过89%；而开腹手术平均获取淋巴结6～28个，R0切缘仅为60%。一项LPD和开腹胰十二指肠切除术的病例对照研究显示，两种术式在标本大小和R0切除率两方面无明显差异，而LPD取得的淋巴结较开腹手术更多。Kendrick ML等比较了2007—2010年65例LPD和129例开腹胰十二指肠切除术的资料，两者在肿瘤大小、手术时间、术中出血、术后住院时间、切缘阴性率、获取淋巴结个数以及2年生存率等项目无明显差异。上述结果表明，LPD可以获取足够的淋巴结，实现R0切除，达到肿瘤根治要求。Palanivelu C等报道恶性肿瘤LPD术后5年生存率为32%，壶腹部腺癌、胰腺囊腺癌、胰头腺癌、胆总管腺癌的5年生存率分别为30.7%、33.3%、19.1%、50.0%，与开腹手术相当。可见，LPD具有一定的微创优势，其淋巴结清扫数目和切缘阴性率等结果不差于开腹手术。

上述研究均表明腹腔镜胰十二指肠切除术具有安全性与可行性。腹腔镜下能清晰“骨骼化”门静脉、肠系膜上静脉，探查胰腺上缘、腹腔动脉周围及主动脉旁淋巴结、胰腺旁淋巴结、肠系膜血管根部淋巴结以及胰头后方及其附近腹膜后组织肿瘤侵犯情况，达到完整清扫淋巴结及腹膜后神经组织的根治效果。

对于腹腔镜胰十二指肠切除术的适应证，目前研究认为最好是选择十二指肠壶腹部及胆总管下端肿瘤、早期胰头部肿瘤。如胰头肿瘤侵犯门静脉则会大大增加手术难度与风险。Palanivelu C等主张，腹腔镜胰十二指肠切除术适用于非肥胖，胰头肿瘤直径<3 cm，或分化良好并局限于十二指肠降部的壶腹肿瘤，或Ⅰ级、Ⅱ级胆总管下段癌。Zureikat AH等则认为，肥胖和慢性胰腺炎虽然增加了LPD的难度，但并不是禁忌证。Kendriek ML等报道了腹腔镜胰体尾切除术（laparoscopic distal pancreatectomy，LDP）联合大静脉部分切除修补，使LDP与开放手术没有差距。

综上所述，随着腹腔镜技术的提高，对于拥有丰富腹腔镜手术经验以及开腹胰十二指肠切除术经验的外科医师来说，LPD是安全可行的，其适应证与开放手术基本相同，且能获得满意的近期疗效。

第二节　腹腔镜胰体尾部切除术

随着手术技术和设备的不断成熟进步，特别是腹腔镜微创技术的不断进展，LDP自1996年Cuschieri A等报道以来，其可行性及安全性已逐渐获得认可。Nakamura M等近期的一项系统评价回顾分析了2002—2012年期间共24项研究，包括1 057例腹腔镜胰体尾切除术和1 847例开腹手术，该研究显示腹腔镜胰体尾切除术在出血量、术后恢复时间、胰瘘、伤口感染等方面显著优于开腹手术。

一、腹腔镜胰体尾切除术的适应证

腹腔镜胰体尾切除术主要适用于胰体尾良性、交界性或低度恶性病变。主要包括：①胰腺体尾部良性

占位性病变，如胰腺囊肿、胰腺内分泌肿瘤和浆液性囊腺瘤等；②胰腺体尾部交界性或低度恶性肿瘤，如黏液性囊腺瘤、导管内乳头状黏液性肿瘤、实性假乳头状肿瘤；③早期恶性肿瘤尚未出现淋巴结转移或周围器官侵犯者；④其他，如胰体尾部炎性假瘤、局灶性胰腺炎、胰体尾部损伤等。腹腔镜胰体尾切除术是否适用于恶性肿瘤目前还存在争议，主要问题在于腹腔镜下能否保证切缘阴性和满意的淋巴结及腹膜后神经丛的清扫。

二、保留脾脏的腹腔镜保胰体尾切除术

随着外科手术技术的进步和对脾脏功能的进一步认识，目前提倡对于胰体尾病变边界清、脾脏本身无病变且动静脉未受累的良性、交界性或低度恶性病变，应行保留脾脏的腹腔镜胰体尾切除术。对于能否保脾，一般先根据术前腹部增强CT检查结果，或结合CT血管重建技术、超声内镜或MRI，明确病变位置、大小及其与脾动、静脉的关系进行，再结合术者的经验，评估是否适合行保留脾脏的腹腔镜胰体尾切除术。

保留脾脏的腹腔镜胰体尾切除术目前主要有Warshaw法和Kimura法2种术式。Kimura法是将脾动、静脉从胰腺实质中分离出来，可完整保留脾动、静脉，脾脏血供可靠，但手术操作相对较复杂，术中存在大出血的风险。如有损伤出血，可缝合修补止血。如不能，则先离断脾动脉，观察脾脏色泽。如脾脏血供佳，亦可考虑保留脾脏；如脾脏血供差则应切除脾脏。一般认为，正常大小脾脏单从胃短血管供血即可，而肿大脾脏仅有胃短血管供血可能发生脾梗死，有时进一步发展为脾脓肿，需手术切除脾脏。Warshaw法是在胰颈和胰尾近脾门处分2次离断脾动、静脉，仅保留胃短血管、胃网膜左血管和脾结肠血管来提供脾脏血供，操作相对较简单，术中出血的风险小，但存在术后供血不足发生脾脓肿和梗死的可能，有症状的脾梗死或脾脓肿需行二次手术切除脾脏。Fernandez-Cruz等将11例采用Kimura法保留脾脏的LDP术和另外8例采用Warshaw法保留脾脏的LDP术进行了对比分析，结果发现Warshaw法平均手术时间显著短于Kimura法（165min，222 min），术中出血显著减少（225mL，495 mL）。但Warshaw组术后3例出现脾脏并发症，其中2例为局灶性脾梗死，1例为脾脓肿并行二次手术脾切除。为减少Warshaw法术后二次手术的可能，有学者建议切除脾血管后至少术中观察脾脏表面颜色变化1h以排除脾脏供血不足情况的发生。Warshaw法和Kimura法孰优孰劣目前尚无定论。

三、腹腔镜胰体尾切除术的手术步骤

腹腔镜胰体尾切除术的术前准备和术后处理与开腹手术基本相同。患者需全身麻醉，常采用右侧卧位或左侧垫高30°。术者和持镜者位于患者右侧，另一助手位于左侧。

手术方法：①切口及套管布置：于脐下作弧形小切口，建立气腹，置入套管，插入腹腔镜作为观察孔，左锁骨中线肋缘下2cm作10mm Trocar主操作孔，分别在右腹直肌外侧缘肋弓下缘和左腋前线肋缘下2cm作5mm Trocar操作孔为辅助操作孔。若情况需要，可在剑突下增加一10mm Trocar辅助操作孔。②探查：先对腹膜和肝脏等腹内脏器表面作全面检查，排除肿瘤转移情况。用超声刀切开胃结肠韧带，显露胰腺，确定胰腺病变位置、大小及毗邻关系。必要时辅以腹腔镜超声检查。③处理脾动脉：在胰体及颈部上缘，游离脾动脉起始部，根据是否保留脾脏给予相应处理。如保留脾脏，可放置血管带牵拉以防出血，出血时提拉血管带可控制出血。如确定施行联合脾脏切除，可用血管夹夹闭脾动脉后切断，以减少术中失血。④处理脾静脉：胰体尾部脾静脉往往走行于胰腺实质内，较难显露，盲目解剖极易损伤脾静脉，引起无法控制的大出血，导致手术失败；一般在胰腺颈部下方肠系膜上静脉与脾静脉的起始部，脾静脉与胰腺实质间有一层疏松组织，较易分离。再向尾部分离脾静脉与胰腺实质，分离时应尽量靠近胰腺实质。如确定施行联合脾脏切除，此时即可离断脾静脉。根据脾静脉的大小，可用血管夹夹闭或用Endo-GIA离断。亦可在断胰时与胰腺实质一并离断。

⑤断胰：切开胰腺与横结肠系膜根部交界处腹膜，游离胰腺下缘，显露肠系膜上静脉、脾静脉及门静脉，于病灶近端2cm处用Endo-GIA离断胰腺。⑥游离胰体尾：轻轻提起胰体尾，用超声刀将脾动、静脉从胰体尾中游离出来，遇较粗分支需用钛夹夹闭，尽可能保留脾动、静脉血供。如行联合脾脏切除，则提起胰腺远端，用超声刀沿胰体尾背面向左游离，离断脾胃韧带、脾膈韧带、脾结肠韧带，即可完全游离脾脏。⑦取出标本：将标本装入袋中，经脐周取出。最后在胰床处放置引流管，自套管戳孔处引出。缝合切口。

（陈汝福　林青　曾兵）

第三节　腹腔镜胰十二指肠切除的应用与争论

腹腔镜外科技术经过20余年的发展，手术技术和手术方法已日趋成熟，目前绝大多数临床外科常见病都可以采用腹腔镜技术进行诊断或治疗，在部分疾病的治疗中腹腔镜手术已成为首选术式。但在胰腺外科领域，由于胰腺解剖位置深在，周围结构复杂，组织脆弱，切除及吻合技术困难，并发症发生率高等原因，腹腔镜技术的应用远落后于其他领域。尤其在高难度的胰十二指肠切除手术中，腹腔镜技术的发展及应用面临较大的困难和挑战。

一、历史回顾

20世纪90年代初，腹腔镜外科技术随着腹腔镜胆囊切除术的推广而迅速发展起来，与开放手术相比，腹腔镜技术具有不可比拟的微创优势，因而迅速被外科界接受。继腹腔镜胆囊切除术后，不断有外科医生尝试将腹腔镜技术应用于更多其他复杂的手术，比如阑尾切除术、胃切除术、胰腺手术等。1992年美国外科医师Gagner等率先完成了世界第一例腹腔镜胰十二指肠切除，患者是一位30岁的慢性胰腺炎女性，手术耗时10h，手术保留了幽门，术后出现了胃排空延迟，需留置胃管20天，术后住院时间长达30天。Gagner的成功表明，腹腔镜胰十二指肠切除在技术上是可行的，但是在当时的条件下与开放手术相比没有明显优势，不能改善和缩短术后恢复过程。Gagner随后在1997年又报道了10例腹腔镜胰十二指肠切除术，其中中转开放4例，平均手术时间8.5h，术后住院时间长达22.3天，结果同样令人不满意，因此在开展的早期阶段，腹腔镜胰十二指肠切除术与开放手术相比并没有体现出优势。英国的Cuschier等在1994年亦报道了2例保留幽门的腹腔镜胰十二指肠切除术，术后出现了胰瘘和胃排空延迟，认为腹腔镜手术并不能让患者较开放手术受益。在20世纪90年代，由于腹腔镜技术的限制，开展的复杂手术病例有限，积累经验少，同时亦由于初期开展的腹腔镜胰十二指肠切除结果并不十分满意，用腹腔镜进行胰十二指肠切除术受到广泛的争议和反对。所以，直到21世纪的最初几年，腹腔镜胰十二指肠切除术基本上处于停滞状态。随着腹腔镜技术的发展以及腹腔镜在结直肠癌中的手术取得了令人鼓舞的结果，到21世纪初，有更多的医生开展这项复杂的手术。2005年，意大利的Staudacher等报道了4例腹腔镜胰十二指肠切除术，手术时间416min，出血325mL，术后住院时间12天，无手术并发症。2007年，印度的Palaninvelu等报道了35例腹腔镜胰十二指肠切除，手术时间为400min，出血395mL，术后3天即恢复经口饮食，无肺部并发症，2例胰瘘，1例胆管炎，1例胃排空延迟，术后总并发症率为10%～20%，除手术时间较长外，结果均优于同期的开放手术，手术效果令人鼓舞。同期法国Dulucq等报道的22例腹腔镜胰十二指肠切除术的效果亦非常良好，认为腹腔镜胰十二指肠切除术可以满足肿瘤根治的原则。近年以来，腹腔镜胰十二指肠切除术获得了长足的进步，Kendrick等报道了11例合并门静脉切除吻合的腹腔镜胰十二指肠切除术，该组病例术后恢复良好，已显示出优于相应的开腹手术的趋势。腹腔镜胰十二指肠切除术近些年的发展表明，随着技术的进步以及器械的改进，腹腔镜技术的优势将逐渐显露，其在胰腺外科的重要地位必将越来越明显。

腹腔镜胰十二指肠切除在国内的开展相对较晚，目前仅有少数医疗中心成规模地开展了这一手术。广西医科大学卢榜裕教授等报道了国内最大样本量的腹腔镜胰十二指肠切除术，随后南京医科大学附属医院、浙江大学邵逸夫医院等均有病例报道。中山大学附属孙逸仙纪念医院肝胆胰外科近年也进行了这方面的探索，迄今已经完成19例腹腔镜胰十二指肠切除手术，并在2013年亚太肝胆胰年会上进行了报道。

二、解剖基础

胰腺在胃的后方，横卧于腹膜后，呈棱柱状，外观灰红或淡黄色，质地柔软，表面被覆后腹膜，一般长15～18cm，宽3～4cm，厚1.5～2.5cm，重60～100g。胰腺右端膨大并向下形成钩状突起为胰头及钩突；稍向左略有变细的部分为胰颈；胰腺向左逐渐变狭窄形成胰尾；胰腺颈尾之间的部分为胰体。

胰腺的血液供应主要来自胰十二指肠上动脉（起源于胃十二指肠动脉）、胰十二指肠下动脉（起源于肠系膜上动脉）和脾动脉。在胰头与十二指肠之间，可见胰十二指肠前动脉弓，它由胰十二指肠上、下动脉前支吻合而成；胰十二指肠上、下动脉后支亦吻合而成胰十二指肠后动脉弓，从两弓上发出分支供应胰头及十二指肠，胰十二指肠上动脉常有分支左行，与起自脾动脉的胰背动脉右支吻合构成胰前动脉弓，脾动脉沿胰腺上缘走行中，以直角方式分支出胰背动脉、胰大动脉，以及数目众多、口径较细的胰体动脉、胰尾动脉，直接进入胰腺实质。

静脉回流伴随相应的同名动脉，头部经胰十二指肠静脉，体尾部经脾静脉流入门静脉，胰腺周围重要血管很多，胰腺钩突包绕肠系膜上动脉，头部深面为下腔静脉和肾静脉，颈部深面有肠系膜上动脉和门静脉，体尾部深面有腹主动脉，体尾部上缘为脾动脉，胰腺癌极易侵犯这些血管，致使肿瘤难以切除；此外胰腺损伤时常常伴有血管损伤，引起大出血。

胰腺上部的淋巴回流至腹腔动脉周围淋巴结，胰头部前上、后上部淋巴回流至幽门下淋巴结，再回流至肝总动脉干淋巴结；胰体右上部淋巴直接回流至肝总动脉干淋巴结；胰体左上部淋巴回流至脾动脉干淋巴结；胰尾淋巴经脾门淋巴结或脾动脉干淋巴结回流，然后均回流至腹腔动脉周围淋巴结，胰腺下部淋巴回流至腹主动脉淋巴结，胰头前下、后下部淋巴回流至胰下淋巴结、肠系膜根部淋巴结；胰体左下部淋巴经结肠中动脉起始部淋巴结，回流至肠系膜根部淋巴结；胰体右下部淋巴直接回流至肠系膜根部淋巴结，最后肠系膜根部淋巴均注入腹主动脉周围的淋巴结。

三、胰十二指肠切除的局部解剖

肠系膜上血管的探查、显露、分离是腹腔镜胰十二指肠切除中的关键和难点，在某种意义上来说，处理好肠系膜上血管就意味着腹腔镜胰十二指肠切除的成功。

（一）肠系膜上静脉

胰十二指肠区域静脉主要回流到门静脉–肠系膜上静脉系统，将其分4段来说明。

十二指肠水平部段位于肠系膜内，与十二指肠水平部无血管直接关联，与肠系膜上静脉胰头钩突部段的一部分大致相当于临床上所谓的肠系膜上静脉外科干段。肠系膜上静脉在十二指肠下缘水平附近起始于回肠静脉，并有空肠静脉和回结肠静脉在此水平汇入。

胰头钩突部段最短，主要属支有胃网膜右静脉、右结肠静脉、中结肠静脉、胰十二指肠上前静脉和胰十二指肠下静脉，此段常有空肠静脉和胰头钩突小静脉汇入肠系膜上静脉。

胰颈后段：此段的上部左侧壁与脾静脉汇合成肝门静脉，少数胰十二指肠上后静脉在此段的上部汇入其右后壁或右侧壁，偶有肠系膜下静脉汇入脾静脉与肠系膜上静脉交角内。

胰颈上段即门静脉干段，此段从胰腺上缘到门静脉肝门第1分支处。胰十二指肠上后静脉常在肠系膜上静脉与脾静脉汇合部上方2.0cm以内汇入此段主干右后壁或右侧壁，少数情况下胃左静脉汇入此段的左后壁或左侧壁，胃右静脉常常汇入此段的右后壁或右侧壁。胰十二指肠上后静脉主要引流胰头背侧静脉血，并沿胰十二指肠后沟向上方（头侧）走行，多数走行垂直。

（二）肠系膜上动脉

肠系膜上动脉于腹腔干下方起自腹主动脉前壁，主干长约4cm，外径0.7cm，经胰头与胰体交界处后方下行，越过十二指肠水平部前面进入小肠系膜根，向右髂窝方向走行，其主要分支有胰十二指肠下动脉、空肠动脉和回肠动脉、回结肠动脉、右结肠动脉和中结肠动脉。胰十二指肠切除术主要需处理的肠系膜上动脉分支是胰十二指肠下动脉和第1空肠动脉。

胰十二指肠下动脉：胰十二指肠下动脉是肠系膜上动脉的第1分支，常分为2支，即胰十二指肠下前、下后动脉，2支也可单独起始于肠系膜上动脉，前者走行于胰头前下方与胰十二指肠上前动脉吻合形成胰头前动脉弓，后者走行于胰头后下方与胰十二指肠上后动脉吻合形成胰头后动脉弓，胰头前、后动脉弓主要为胰头供血。

第1空肠动脉：肠系膜上动脉进入肠系膜后，由其左侧凸面最先起始的1支称第1空肠动脉，主要供应空肠起始段的血供。

胰十二指肠下动脉和第1空肠动脉起始类型：胰十二指肠下动脉和第1空肠动脉起始有5种类型：①胰十二指肠下前、后动脉合干与第1空肠动脉分别起始于肠系膜上动脉；②胰十二指肠下后动脉、第1空肠动脉合干与胰十二指肠下前动脉分别起始于肠系膜上动脉；③胰十二指肠下前、后动脉合干起始于第1空肠动脉：④胰十二指肠下前、第1空肠动脉合干与胰十二指下后动脉分别起始于肠系膜上动脉；⑤胰十二指肠下前动脉与中结肠动脉合干再与胰十二指肠下后动脉合干起始于肠系膜上动脉。

（三）胰头钩突部

胰头下部有部分胰腺组织突向内侧，钩在肠系膜上血管后面，称为胰头钩突部。钩突部位于肠系膜上血管和下腔静脉之间。胰腺钩突部前面是肠系膜上血管，下方是十二指肠升部，后面是下腔静脉。

钩突和肠系膜上血管的关系：根据钟世镇教授的研究，多数情况下钩突向左到达肠系膜上静脉后方，少数（16.7%）达其后方但未越过左缘；其余83.3%越过其左缘。到达肠系膜上动脉后方者占33.3%。钩突与肠系膜上血管间有多支血管相连，胰头钩突部有1～3条钩突部静脉小支在胰切迹附近注入肠系膜上静脉后壁或右后壁。胰十二指肠下静脉直接或与空肠静脉汇合后汇入肠系膜上静脉。胰十二指肠下前、后动脉合干或单独起始于肠系膜上动脉或与第1空肠动脉合干起始于肠系膜上动脉，从胰头钩突起始部进入胰十二指肠前面，与胰十二指肠上前动脉形成胰十二指肠动脉弓，在十二指肠前面，向胰腺实质发出分支。

（四）十二指肠空肠曲

十二指肠空肠曲位于横结肠及其系膜后方，由十二指肠升部至第2腰椎左侧折向前下所形成，长约3cm，向下续为空肠。升部前面及左侧覆有腹膜，左侧与后腹壁移行处常形成1～3条腹膜皱襞与相应的隐窝。其中1条皱襞位于十二指肠空肠左侧，横结肠系膜根下方，称为十二指肠上襞或十二指肠空肠襞。其右上方深部，由纤维组织和肌组织构成的十二指肠悬韧带，从十二指肠空肠曲上面向上连至右膈脚，其血供主要由胰十二指肠下动脉提供。

四、腹腔镜胰十二指肠切除术的病例选择

腹腔镜胰十二指肠切除术复杂，难度大，风险亦较高，故选择合适的病例进行手术显得至关重要。理论

上讲，腹腔镜胰十二指肠切除术的适应证与开放胰十二指肠切除手术的适应证是一样的，但在腹腔镜技术还不够成熟的时期，选择合适的病例非常重要。

一般认为胰十二指肠切除术的适应证包括：①十二指肠癌；②Vater壶腹部癌；③胆总管下端癌；④不伴血管侵犯的早期胰头癌；⑤伴有梗阻的慢性胰腺炎。

由于十二指肠乳头癌和壶腹部癌出现黄疸较早，较少发生肠系膜血管和下腔静脉等血管的侵犯，是较好的适应证；不伴有血管侵犯的早期胰头癌和胆总管下端癌亦是较好的适应证，但是胰头钩突部癌尤其是肠系膜上静脉后方的钩突部癌手术难度较大。

禁忌证包括：伴有肝脏或腹腔转移，或区域淋巴结转移固定者；有肠系膜上动、静脉血管侵犯者；无法定位肿瘤者；有上腹部手术史致广泛腹腔粘连者。

腹腔镜胰十二指肠切除术除了以上基本条件外，常常对肿瘤的大小和肿瘤的位置有一定的要求，通常要求肿瘤直径≤3.5cm，尤其是当肿瘤位于胰头部位时；当肿瘤位于胆总管下端或壶腹部时，早期即可发现，是很好的适应证，且无大小顾虑。总之，早期、位置合适、肿瘤较小的、较瘦的病例是现阶段开展腹腔镜胰十二指肠切除术的理想条件。

五、腹腔镜胰十二指肠切除术的手术技巧

（一）体位及操作孔位置

患者一般取分腿平卧位，头部抬高30°，全麻气管插管。腹腔充入CO_2气体，压力通常为12～15mmHg（1 mmHg=0.133kPa）。脐下置12mmTrocar为观察孔，左右锁骨中线脐水平稍上方分别置12mmTrocar为主操作孔。右腋前线肋缘下和左锁骨中线外侧肋缘下分别置5mmTrocar为辅助操作孔。术者立于患者两腿之间，一般以左中腹部Trocar为操作孔较方便；左右肋缘下腋前线各置5mmTrocar作为辅助操作孔。

（二）手术切除的步骤

1. 探查　进腹后应首先全面探查整个腹腔、盆腔、脏器表面及胰十二指肠周围血管，尤其下腔静脉、肠系膜上静脉、门静脉等重要血管是否受侵犯。自上腹开始，首先观察肝脏、腹腔及网膜有无转移结节，沿横结肠上缘切开胃结肠韧带，显露胰腺，切开胰腺下缘腹膜，显露并探查肠系膜上静脉，判断肿瘤的可切除性。探查下腔静脉、肠系膜上静脉和门静脉是难点。应由无血管、少血管平面进入，逐步探查。可采用扩展Kocher切口的十二指肠侧壁入路进行探查，即沿十二指肠壁，C形环解剖探查。步骤和方法是：

（1）沿十二指肠解剖探查病灶与腔静脉的关系，如肝脏、盆腔、大网膜及肠系膜等无明显转移结节，胰头部肿瘤尚可推动，可试行胰十二指肠切除术。术者左手用无损伤钳牵拉横结肠，助手用抓钳钳夹十二指肠，并向上向左牵拉；术者右手用超声刀紧贴十二指肠侧壁切开后腹膜至十二指肠、胰头后壁，并将其推向左侧，探查肿物是否已侵及下腔静脉，如能完全显露腔静脉肝下段，表明肿瘤尚未侵犯腔静脉，手术可继续进行，否则应放弃胰十二指肠切除术。

（2）沿十二指肠侧壁继续向左解剖，在左肾静脉平面上方寻找肠系膜血管根部，探查病变与肠系膜上静脉、门静脉的关系。紧贴十二指肠外侧壁向下向左切开结缔组织，向下推开横结肠，于十二指肠水平部前见肠系膜血管根部、肠系膜上静脉，沿此静脉寻找即可见门静脉的胰后段，紧贴门静脉前壁从下向上轻轻分离可获得病变与门静脉是否粘连、浸润的信息。如钝头分离钳无明显阻力可穿越门静脉胰后间隙，表明肿瘤未侵犯门静脉，可横断胰腺继续行胰十二指肠切除术。如肠系膜上静脉根部难以寻找，可在十二指肠水平部上方胰头表面先解剖Henle静脉干，再寻找肠系膜上静脉并解剖。此探查入路的好处是解剖层面均为胰腺十二指肠与周围器官的分隔层面，主要为结缔组织，血管少，出血少，容易解剖，而且有十二指肠壁作为解剖标志，易辨认，不易迷失。

2．切除　向左侧扩展Kocher切口，打开十二指肠外侧腹膜，沿下腔静脉和左肾静脉前方向左侧充分游离胰头及十二指肠，直至肠系膜下静脉右侧。以左肾静脉上缘为标志，于腹主动脉前方寻找肠系膜上动脉根部。向头侧牵拉十二指肠，充分游离十二指肠水平部，沿十二指肠水平部侧壁解剖，切断肠壁外结缔组织，经肠系膜上血管根部后方将十二指肠升段全程游离，并将相连的空肠近端亦经肠系膜上血管后拉向右侧，切断紧贴胰头左下缘的小肠系膜血管、屈氏韧带，使空肠近端完全游离。切断屈氏韧带，将上段空肠自肠系膜上血管后方拖至右侧，距屈氏韧带15cm以切割闭合器切断近段空肠。

3．胰颈的离断　按上述方法向左侧扩展Kocher切口，解剖探查胰腺后方的门脉，超声刀切断分离胰腺与门静脉之间的疏松组织，游离门静脉前方的胰腺，然后沿门静脉壁左缘用超声刀切断胰颈部，此时可完全暴露门静脉的胰腺后段。离断时需注意胰管的保护，远端断端胰管通常应稍突出于胰腺实质表面，以利于置管引流及吻合。如切断胰腺过程中不慎将胰管连同胰腺实质一并切断，则常需仔细寻找，胰管切断后常在断面呈小凹陷，如寻找困难，可挤压远端胰腺组织，常有少量胰液溢出，有助于寻找。

4．胰头钩突部的切除　手术多自下向上、自前向后紧贴静脉血管壁分离胰腺组织及其回流血管，层层深入。出血是钩突部切除遇到的最大困难，预防出血的技巧是紧贴而不是远离静脉壁分离，这样才可将汇流血管分离得更加清楚，同时也只有沿血管分离方能保证钩突部完全切除，如经过胰腺组织的切除既做不到完全切除又难以清楚分离血管，且易导致术中出血。将已离断的空肠上段、十二指肠连同胰头部向内上方充分牵引，从后方显露胰腺钩突及肠系膜上动脉，钩突下方切开肠系膜上动脉血管鞘，自下而上，沿肠系膜上动脉血管鞘内将肠系膜上动脉胰后段全程游离，同时，将钩突与肠系膜上静脉间的小分支连同肠系膜上动脉右侧血管鞘用LigaSure凝闭切断，直至十二指肠、胰头与钩突部同肠系膜上血管完全分离。

5．胃窦部的横断、胰腺上缘动脉的解剖与淋巴结清扫　提起十二指肠球部，向上方牵拉胃窦部，向左右两侧继续分别切开胃结肠韧带、肝胃韧带，游离胃窦部。在胃网膜左动脉第一分支的右侧无血管区用切割闭合器切断胃窦部，将胃肠两断端分别向左、右两侧牵开，十二指肠球部向下向右拉开，显露胃十二指肠动脉、腹腔动脉、肝总动脉和肝固有动脉。切除上述血管周围的脂肪结缔组织及淋巴结，血管夹夹闭后切断胃十二指肠动脉，紧贴动脉壁全程游离肝总动脉和肝固有动脉，清除动脉周围淋巴结及结缔组织。

6．胆总管的离断　向左侧牵拉胰头，自胰头后方沿十二指肠球部侧壁向上解剖显露胆总管，清扫胆管、十二指肠韧带的淋巴结。手术开始时十二指肠外侧壁已解剖游离，沿已游离的十二指肠外侧壁向上可见胰头上淋巴结，将此淋巴结切除见裸露的胆总管外侧缘，沿胆总管右侧缘向上解剖，在胆囊管上方横断肝总管（可在其下方视胆管扩张程度及肿瘤位置而定），远端结扎，向下牵开胆总管远端，显露门静脉胆管后段，清扫门静脉周围淋巴组织。切断胆总管时，应先切断胆总管前壁，看清后方的门静脉，小心切断胆总管后壁，避免损伤门静脉。

7．肝十二指肠韧带淋巴结的清扫　切开肝十二指肠韧带下侧浆膜，自下而上沿门静脉向肝门解剖，直至门静脉完全游离。于胰腺上缘显露肝总动脉鞘，切开肝总动脉鞘，以肝动脉为轴自下而上向肝门方向解剖，结扎并离断胃十二指肠动脉和胃右动脉，直至肝固有动脉，肝左、右动脉完全游离。切除胆囊，移除标本完成切除手术。

胰头钩突部是胰十二指肠切除术中难度较大且最易出血的部位。此处有血管，如胰十二指肠下动、静脉，均埋在胰腺实质内或后方，且与肠系膜上静脉及门静脉之间的距离极短，而且胰头钩突部往往有部分组织围绕在肠系膜上静脉后方，因此暴露较困难，切除时难度较大，容易出血。与其他作者不同，笔者在手术过程的早期即进行钩突的解剖切除，全程显露肠系膜上静脉根部、门静脉，并且将十二指肠升部及近端空肠按上述方法游离后自肠系膜上静脉后方间隙向右上方结肠上区拖出，由助手将十二指肠末端向右上方提拉，能增大胰头钩突与门脉及肠系膜上静脉的间距，获得最佳的暴露，从而较容易地切除钩突部。切除时先将胰头前表面的Henle静脉干离断，再逐步由后往前，由下往上切除钩突。解剖过程中遇有血管尽量以丝线结扎止血后切断，血管夹固然较为方便，但在后期的解剖过程中，常常需要不断地牵拉组织，易导致体积较大的血管夹被器械或组织碰掉，导致术中出血。钩突部切除后，继续向上紧贴门静脉右侧壁将胰头后方组织离断，此处有胰十二指肠后下、后上静脉汇入门静脉右侧壁，结扎后离断，至此便完成胰十二指肠切除过程中最危险也是难度最大的部分。

8．重建　胰十二指肠切除术后消化道重建是手术成功的关键步骤之一。传统胰十二指肠切除术消化道重建的方式有多种，比较流行的是Child术式和Whipple术式。区别主要是胰肠、胆肠吻合排列顺序不同。前者为胰肠、胆肠顺序，后者为胆肠、胰肠顺序。胃肠在最后吻合，目的是减少消化性溃疡的发生。Whipple术式采用在胆肠吻合后再行胰肠端侧吻合，如用Whipple术式重建，有胰肠吻合口瘘发生时胰液可被胆汁激活，具有消化活性的胰液溢入腹腔有可能致腹腔内其他器官组织的自我消化破坏。而Child式采用胰腺断端与空肠断端在胆肠吻合之前吻合，如发生胰肠吻合口漏也只是胰液外溢，对周围组织消化腐蚀作用小，危险性相对较小。根据这种理论现多采用Child术式。腹腔镜下完成胰十二指肠切除后消化道重建的方法还有采用胰腺断端与胃吻合，按胰胃、胃肠、胆肠的顺序重建等。

9．胰肠吻合　胰肠吻合是胰十二指肠切除术中最具挑战性的吻合，也是腹腔镜胰十二指肠切除的难点与关键。胰腺组织非常娇嫩、血运丰富，腔镜下缝合不易；胰腺紧邻脾动静脉、门脉，易误缝损伤；胰液有消化、腐蚀作用，一旦发生胰瘘后果严重，治疗困难。胰肠吻合的质量与术后胰瘘的发生密切相关，是影响患者围手术期安全的最重要因素。传统胰肠吻合的方法多种多样，有端端或端侧，套入或胰管对黏膜，带或不带支架，内引流或外引流，单层或双层，结肠前或结肠后，连续或间断等，不同吻合方式的组合有不同方式的胰肠吻合。其基本术式有：①套入式端端胰肠吻合；②套入式端侧胰肠吻合；③胰管对黏膜（黏膜对黏膜）端侧胰肠吻合。因腹腔镜下吻合较困难，为确保吻合质量，多采用胰腺与空肠端-侧胰管空肠双层吻合法。空肠对系膜缘偏前壁开口，可方便吻合操作，空肠切口应合适，以免吻合时出现皱缩，吻合前首先应在胰腺切断找出主胰管，主胰管较粗时寻找方便，较细时寻找常有困难。因超声刀切断胰腺时可将胰管烤闭，此时胰管多有回缩，因而可在胰腺断面凹陷处寻找，也可同时配合用肠钳反复按压胰腺表面，可见胰腺断面有胰液流出。吻合时先于吻合口后壁以4-0 Prolene线间断缝合胰腺与空肠浆肌层4～6针，与开放手术一样，应自上而下进行吻合，进针方式应垂直、顺针弧度缝合出针，上下角的吻合常较困难，应调整好缝针角度，争取一针成功，避免上下角漏针或反复进针引起术后胰瘘。吻合后壁时缝针易伤及后方的肠系膜上静脉，胰颈后方的充分游离可避免缝合时静脉损伤。后壁吻合完后再以5-0 Prolene线于胰管相对的四点行胰管空肠黏膜间断吻合，主胰管内置入大小合适的引流管并予以缝合固定。胰肠吻合口前壁通常以4-0 Prolene线连续缝合加固。

随着腹腔镜技术的进步及手术经验的积累，腹腔镜胰十二指肠手术成功的关键不再是切除，而是术后重建，胰肠通道的重建是其中最具挑战性的部分。减少胰瘘对保证手术成功、减少并发症、缩短住院时间和降低费用具有非常重要的意义。然而，胰瘘的发生不仅与胰肠吻合的方式和质量有关，而且也受胰腺质地的影响，对于较为松软肥大的胰腺，缝合过程中极易撕裂，术后胰瘘的发生率也相应较高，因此有人认为，对于这一类的胰腺，胰胃吻合可能是较为理想的方式。总之，与开腹手术类似，在腹腔镜胰腺外科领域目前也没有一种胰肠吻合方式明显优于其他方式，胰瘘始终是困扰胰腺外科医生的难题。

10．胆肠吻合　在距胰肠吻合口下8～10cm处以两定点法将空肠系膜对侧与胆管断端做单层全层连续外翻缝合。可采用5-0 Dixon缝线，因其质地柔顺，连续缝合时不会因缝线过长而影响手术操作。吻合口的后壁吻合完成后可内置支架管，以防吻合前壁时误缝合后壁。吻合口前壁多继续采用连续外翻缝合。

11．胃肠吻合　距胆肠吻合口约50cm用切割闭合器行空肠—残胃后壁吻合（结肠前），在腔镜下用直线切割吻合器完成胃肠吻合，也可采用经上腹标本取出的小切口（长3～5cm）体外器械吻合法进行。

六、结果与争议

迄今为止，腹腔镜胰十二指肠切除仍是争议极大的手术，主要的争议问题有以下几点：

1. 腹腔镜胰十二指肠切除术是否具有微创优势　与开放手术相比腹腔镜胰十二指肠切除手术困难、手术时间明显延长。长时间的气腹对于患者呼吸循环产生不利影响，增加患者术后相应并发症的发生率，因此腹腔镜胰十二指肠切除术是否真正具有微创的优势仍有待商榷。胰十二指肠切除手术复杂、风险大，尤其是胰腺钩突部的切除及胰肠吻合，患者条件较差时（如肥胖、肿瘤较大或有周围侵犯）手术难度就更大。故腹腔镜手术一般选择十二指肠、胆总管下段恶性肿瘤或较小的胰头癌，患者条件也做严格的选择，以保证手术的完成，因而其与传统术式在手术时间上不能进行有意义的统计学对照。即便如此，腹腔镜手术的时间仍需更长的时间，卢榜裕等曾统计302例腹腔镜胰十二指肠切除手术的平均手术时间为393min（287～750min），较Camerom等报道的开放手术时间330min长63min。手术时间的延长带来手术创伤的增加，长时间气腹状态带来的高碳酸血症增加术后患者内环境紊乱的可能，从而增加手术风险，这是腹腔镜胰十二指肠切除带来争议的原因之一。

2. 腹腔镜胰十二指肠切除术能否达到肿瘤根治目的　是否满足恶性肿瘤根治性的要求是判断腹腔镜胰十二指肠切除术价值的最基本要求。由于腹腔镜器械的固有缺陷，除了少数技术极为精湛的腹腔镜外科医生，对大多数医生而言，腹腔镜条件下的淋巴结清扫和血管骨骼化都是非常困难的。胰腺钩突部的完全切除是影响肿瘤根治性的另一个重要因素，而胰腺外科医生常由于技术原因在腹腔镜下难以做到胰腺钩突部全切，纵观目前已开展的手术病例，真正能做到腹腔镜下胰腺钩突部完全切除的并不多见，这样就带来手术疗效不能保证的问题。以上两点的解决有赖于腹腔镜器械的不断改进和手术方法的不断创新，考虑到近些年来腹腔镜技术的飞速发展，困扰腹腔镜胰十二指肠切除术的肿瘤根治性难题很快将获得解决。

3. 术后并发症发生率尚未体现出对于开腹手术的优势　从并发症的发生率来看，Witkowski等报道开放手术总的并发症发生率为31%～47.1%，胰瘘为4%～12.6%，卢榜裕等总结302例腹腔镜胰十二指肠切除术并发症总的发生率为25%～38%，Palaninvelu总结胰瘘的发生率为6.67%，Pugliese等报道胰瘘的发生率为15.7%。从数据上看并发症的发生率似乎没有统计学差异，但腹腔镜胰十二指肠切除严格的适应证选择带来统计学上的假象，根据目前开展的病例数及腹腔镜手术开展的安全性要求，RCT的研究条件尚不成熟，也就是说腹腔镜胰十二指肠切除术在并发症发生方面目前并不具备优势。因而腹腔镜胰十二指肠切除术的开展存在许多反对意见。

4. 远期疗效能否达到开放手术的效果　尽管Palaninvelu等报道了42例腹腔镜胰十二指肠切除术后患者的生存情况，5年生存率为32%，其中壶腹部腺癌30.7%，胰腺囊腺癌为33.3%，胰头腺癌为19.1%，胆总管下段癌为50%。从数据上看似乎完全可达到开放手术的疗效，但考虑到该组患者绝大多数是早期患者，这一结果还不足以与开放手术相比，这也是反对腹腔镜胰十二指肠切除术的主要原因之一。

5. 腹腔镜胰十二指肠切除手术的费效比仍无法与开腹手术相比　相对于开腹手术，腹腔镜手术需要使用较为昂贵的特殊设备和手术器械，使手术费用大幅提高。而在患者术后恢复时间和围手术期并发症发生率方面，迄今为止的数据尚未显示出腹腔镜胰十二指肠切除手术相对传统开放手术有较大的优势，因此导致腹腔镜胰十二指肠切除手术总体费用偏高，费效比偏低，不符合卫生经济学原则。

中山大学附属孙逸仙纪念医院自2011年开始实施腹腔镜胰十二指肠切除手术，迄今已完成19例，相关病例已在2013年亚太肝胆胰年会进行了报道。全部患者均采用腹腔镜动脉入路方式完成，该方法的要点有以下3方面：①通过向左侧扩展Kocher切口，最大限度地将十二指肠、胰头及钩突部游离，从后方充分显露肠系膜上动脉根部，并继续向左侧将十二指肠水平部与空肠上段完全游离，空肠于肠系膜血管右侧离断。②离断空肠后，将十二指肠、胰头及钩突部向内上方充分牵引，可将肠系膜上动脉由肠系膜上静脉左侧向其后方牵引至右侧，从而充分显露肠系膜上动脉胰后段及胰腺钩突，沿肠系膜上动脉血管鞘内解剖可安全将肠系膜上动脉与钩突分离。肠系膜上动脉与钩突部分离后，肠系膜上静脉与钩突之间间隙增大，可以降低肠系膜上静脉解剖的难度，将肠系膜上静脉与钩突间的血管分支同肠系膜上动脉鞘一起离断，不仅可彻底清除胰周淋巴和神经组织，而且能有效避免肠系膜上动脉撕裂出血的风险。③自下而上，沿血管轴向走行清扫区域淋巴结，清扫过程中仅游离血管，其周围的脂肪结缔组织在肝门处与胆管一起整块切除。这一方法简化了解剖游离的步骤，可以显著缩短切除手术时间，同时，自下而上沿血管走行的解剖方法，既有利于钩突的完整切除，也使淋巴结清扫尤其是肝十二指肠韧带淋巴结清扫难度大大降低。

在胰十二指肠切除术中，肠系膜上血管的处理是整个手术的核心部分，也是手术成功的关键。在腹腔镜胰十二指肠切除中，采用与开腹手术同样的方法解剖肠系膜上血管，视角会明显受限，而且由于缺乏手的触感以及长杆器械操作不够灵活等特点，不仅会极大地增加血管损伤的概率，胰周淋巴结清扫的难度也会增加进而延长手术时间。通过扩展Kocher切口，利用十二指肠与其后方组织之间的天然解剖间隙，自右向左充分游离胰头及十二指肠环后方的疏松结缔组织，可以很容易地显露肠系膜上动脉和静脉。受观察角度限制，这一操作在开放手术中很难实现，而腹腔镜灵活的视角及较大的放大倍率恰恰可以帮助术者完成。在笔者完成的19例手术中，均采用了这一方法，以左肾静脉为标志，在其上方可以完整显露肠系膜上动脉根部，而肠系膜上静脉则随着胰头的游离与上抬自然显露。

是否符合肿瘤根治的原则并彻底清除区域淋巴结，是决定腹腔镜胰十二指肠切除术临床价值的关键因素。笔者尝试采用新的思路降低淋巴结清扫的难度：①十二指肠、胰腺与肠系膜上血管完全分离后，沿肠系膜上静脉继续向肝门方向解剖，可轻易将门静脉完全游离；②切断胰腺颈部后，在胰腺上缘暴露肝总动脉主干，超声刀切开动脉鞘，沿肝总动脉向肝门部解剖，将动脉鞘连同周围组织一并切除，仅需保留肝动脉和门静脉。这种自下而上，沿血管轴向进行的淋巴结清扫，简化了清扫过程，不需要频繁更换视角，能够保证将毗邻淋巴结和软组织整块切除，使肝十二指肠韧带淋巴结的清扫变得尤为容易。在本组18例恶性肿瘤患者中，17例为R0切除，仅1例为R1切除，检出的淋巴结数量与开放手术基本相仿，表明笔者的方法完全符合肿瘤的根治性原则，可以彻底清扫区域淋巴结。

笔者完成的19例手术术后总体并发症发生率为42.1%，与开放手术相当，考虑到病例均为早期，表明腹腔镜胰十二指肠切除技术仍有待完善。全腔镜胰肠吻合技术难度极大，一旦出现胰瘘通常后果非常严重，因此在最早开展的2例中笔者采用了开放吻合的方式，随着技术的不断熟练，近期完成的5例患者中胰肠吻合的时间已可以控制在1～1.5h。

本组病例在手术时间和并发症发生率方面并未显示出相对于开腹手术的明显优势，但考虑到腹腔镜胰十二指肠切除术仍处于发展的早期阶段，随着技术及器械的不断完善，其存在较大的改善空间，因此笔者对于该术式的前景充满信心。动脉入路腹腔镜胰十二指肠切除的方法不仅降低了切除的难度，也保证了肿瘤的根治性，对于腹腔镜胰十二指肠切除术的普及推广具有一定的意义。

七、前景与展望

腹腔镜胰十二指肠切除术目前开展仍非常有限，尽管临床实践已初步证实手术的可行性和安全性，并且也能初步满足肿瘤治疗的原则，但仍缺乏大样本随机对照的临床研究，其临床效果与价值有赖于相关研究的进一步验证与评价。未来几年，越来越多的术者和医院将开展这一手术。其他腔镜手术的广泛开展使得现在的腹腔镜外科医生手术经验不断提高，亦有利于缩短学习曲线，使得腹腔镜胰十二指肠切除可以更快、更顺利地完成。30年前世界第一例腹腔镜胰十二指肠切除手术耗时10h，但近年的文献中，多数报道手术时间基本上在5～7h，相信随着经验的积累以及机器人技术的应用，手术时间和手术效果仍有可能进一步改善。纵观腹腔镜外科发展历程可以看出，随着技术的进步和相关器械的改进，腹腔镜外科技术正日益完善，在很多外科领域其临床价值已经得到广泛认可，目前的发展趋势使人们有理由相信，腹腔镜胰十二指肠切除术很有可能复制腹腔镜技术在其他外科领域的成功经验，从而在不远的将来成为胰腺外科的常规手术方式之一。

（林浩铭　陈汝福）

参考文献

[1] 卢榜裕，黄玉斌，刘祖军，等. 十二指肠侧壁入路在腹腔镜胰十二指肠切除术中的应用（附17例报告）[J]. 临床外科杂志，2008（10）：659-662.

[2] 孙跃明，苗毅，白剑峰，等. 全腹腔镜下胰十二指肠切除术的临床应用[J]. 中华外科杂志，2007（23）：1644-1645.

[3] 卢榜裕，李建军. 腹腔镜胰十二指肠切除术的难点与对策[J]. 腹腔镜外科杂志，2011（03）：164-166.

[4] 卢榜裕，李建军. 腹腔镜胰十二指肠切除术的发展现状与前景[J]. 微创医学，2010（02）：91-94.

[5] Gagner M，Pomp A. Laparoscopic pylorus-preserving pancreatoduodenectomy[J]. Surg Endosc，1994，8（5）：408-410.

[6] Gagner M，Pomp A，Herrera M F. Early experience with laparoscopic resections of islet cell tumors[J]. Surgery，1996，120（6）：1051-1054.

[7] Cuschieri A. Laparoscopic surgery of the pancreas[J]. J R Coll Surg Edinb，1994，39（3）：178-184.

[8] Staudacher C，Orsenigo E，Baccari P，et al. Laparoscopic pancreatic resection：preliminary experience[J]. Chir Ital，2004，56（5）：589-595.

[9] Palanivelu C，Jani K，Senthilnathan P，et al. Laparoscopic pancreaticoduodenectomy：technique and outcomes[J]. J Am Coll Surg，2007，205（2）：222-230.

[10] Dulucq J L，Wintringer P，Mahajna A. Laparoscopic pancreaticoduodenectomy for benign and malignant diseases[J]. Surg Endosc，2006，20（7）：1045-1050.

[11] Kendrick M L，Cusati D. Total laparoscopic pancreaticoduodenectomy：feasibility and outcome in an early experience[J]. Arch Surg，2010，145（1）：19-23.

[12] Kendrick M L，Sclabas G M. Major venous resection during total laparoscopic pancreaticoduodenectomy[J]. HPB（Oxford），2011，13（7）：454-458.

[13] Cameron J L，Riall T S，Coleman J，et al. One thousand consecutive pancreaticoduodenectomies[J]. Ann Surg，2006，244（1）：10-15.

[14] Kim S C，Kim Y H，Park K M，et al. Pancreatic cancer surgery：the state of the art[J]. Curr Drug Targets，2012，13（6）：764-771.

[15] Corcione F，Pirozzi F，Cuccurullo D，et al. Laparoscopic pancreaticoduodenectomy：experience of 22 cases[J]. Surg Endosc，2013，27（6）：2131-2136.

[16] Witkowski E R，Smith J K，Tseng J F. Outcomes following resection of pancreatic cancer[J]. J Surg Oncol，2013，107（1）：97-103.

[17] Palanivelu C，Rajan P S，Rangarajan M，et al. Evolution in techniques of laparoscopic pancreaticoduodenectomy：a decade long experience from a tertiary center[J]. J Hepatobiliary Pancreat Surg，2009，16（6）：731-740.

[18] Pugliese R，Scandroglio I，Sansonna F，et al. Laparoscopic pancreaticoduodenectomy：a retrospective review of 19 cases[J]. Surg Laparosc Endosc Percutan Tech，2008，18（1）：13-18.

[19] Kuroki T，Adachi T，Okamoto T，et al. A non-randomized comparative study of laparoscopy-assisted pancreaticoduodenectomy and open pancreaticoduodenectomy[J]. Hepatogastroenterology，2012，59（114）：570-573.

[20] Farid S，Morris-Stiff G. Laparoscopic vs Open Pancreaticoduodenectomy[J]. J Am Coll Surg，2013，216（6）：1220-1221.

[21] Zureikat A H, Breaux J A, Steel J L, et al. Can laparoscopic pancreaticoduodenectomy be safely implemented? [J]. J Gastrointest Surg, 2011, 15(7): 1151–1157.

[22] Asbun H J, Stauffer J A. Laparoscopic vs open pancreaticoduodenectomy: overall outcomes and severity of complications using the Accordion Severity Grading System[J]. J Am Coll Surg, 2012, 215(6): 810–819.

第二十一章 “机器人”在胰腺外科手术中的应用

第一节 机器人辅助腹腔镜手术系统介绍

现代医学一直为减少患者的手术创伤而努力。20世纪80年代，腹腔镜手术开启了外科手术的“微创化”时代。腹腔镜手术发展至今技术已经越来越成熟，在肝胆胰外科、胃肠外科、妇产科等领域都有了广泛应用。但腹腔镜手术也有其本身的局限性：手术器械转动角度受限，造成了一些手术盲区，在手术重建、缝合等过程中操作困难；而且只能给外科医师提供二维的手术视野。这些因素限制了腹腔镜技术向更复杂外科手术的拓展，也成为当前腹腔镜技术发展中的“瓶颈”。

进入21世纪，为克服腹腔镜技术的不足，外科机器人手术系统逐渐进入外科医师视野。手术机器人得到开发并迅速投入临床应用，其全新的理念和效果被认为是外科发展史上的一次革命，同时也预示着第三代外科手术时代的来临。目前，世界上被最广泛使用的是由美国Intuitive Surgical公司制造的Da Vinci机器人外科手术系统（Da Vinci surgical system，DVSS）。该系统仅通过4～6个钥匙孔样的操作通道进行各类微创手术的精细操作，是新一代微创外科技术的代表，也是首套可以正式在医院手术室内完成各类腹腔手术所能够使用的机器人辅助腹腔镜手术系统。

一、Da Vinci机器人辅助腹腔镜手术系统的构成

Da Vinci机器人辅助腹腔镜手术系统的整个操作流程围绕着外科医师操作控制台、机械臂、高清晰度的三维视觉系统3个主要部分进行。

（一）医师操作控制台

医师操作控制台是Da Vinci手术系统的控制核心，由三维手术视觉系统、操作手柄、输入输出设备及计算机系统等组成。手术时外科医师头靠在视野框（图21-1）上，此时整个操作台以及操作手柄能够转换为激活模式，在连接完毕手术台以及各类手术专用器械后即可开始手术。若医师头部并未接触视野框，则操作手柄处于锁定模式，即使有任何动作，亦不能够进行任何操作，这样的设计能够最大限度地避免误操作的情况发生。在医师将头靠上视野框后，输入设

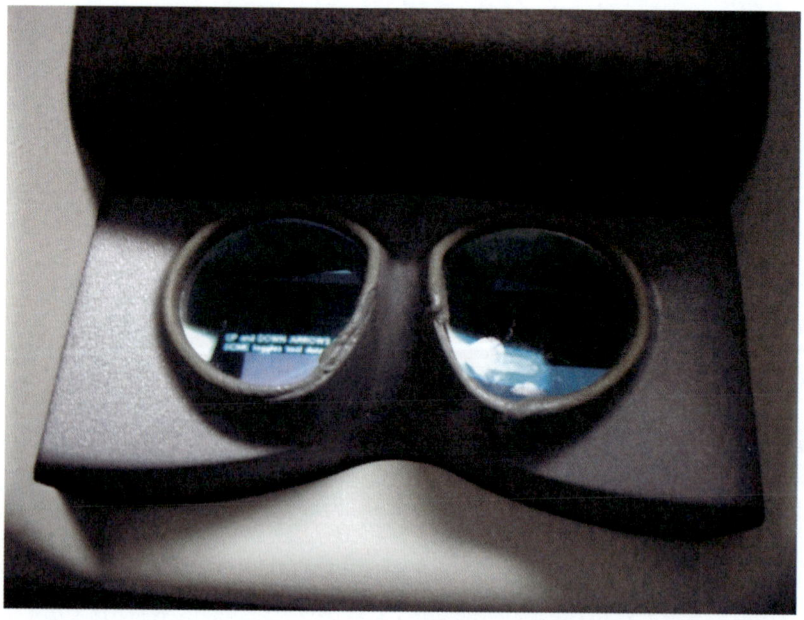

图21-1 视野框

备将所采集到的视觉影像传入计算机系统，经过分析将双镜头的腹腔镜镜头所采集到的术中影像合成转化为高清三维图像，同时计算机系统通过数码变焦以及控制腹腔镜3D镜头距离术野的距离，将手术影像精确放大6～10倍，并同步展示在手术监视器上。通过手术监视器，术者双眼看到的是完整的三维立体图像。

使用操作手柄时，术者双手按正常位套入操作手柄指环，通过双手动作传动带动手术台上的仿真机械臂完成各种操作，并且能够完整模仿人手腕内收、外展、内旋、外旋等各种动作，使术者能够身临其境地操控机械臂。Intuitive Motion®控制技术（图21-2）是Da Vinci机器人独有的计算机辅助控制技术，借助计算机自动分析，在手术操作中手术医师能够做到手-眼协调操作，能够将开腹手术中所获得的操作经验沿用至机器人辅助腹腔镜手术系统的操作中。术者手部的抖动信号被自动扫描、过滤后，计算机可自动分析医师手部的动作幅度，无缝地调整术者手指的运动行程与机械手的运动行程比例，将术者某些大幅度的动作等比例地自动缩小，这样的技术使得腹腔内狭小区域的手术得以实现，使手术操作更加稳定精细。

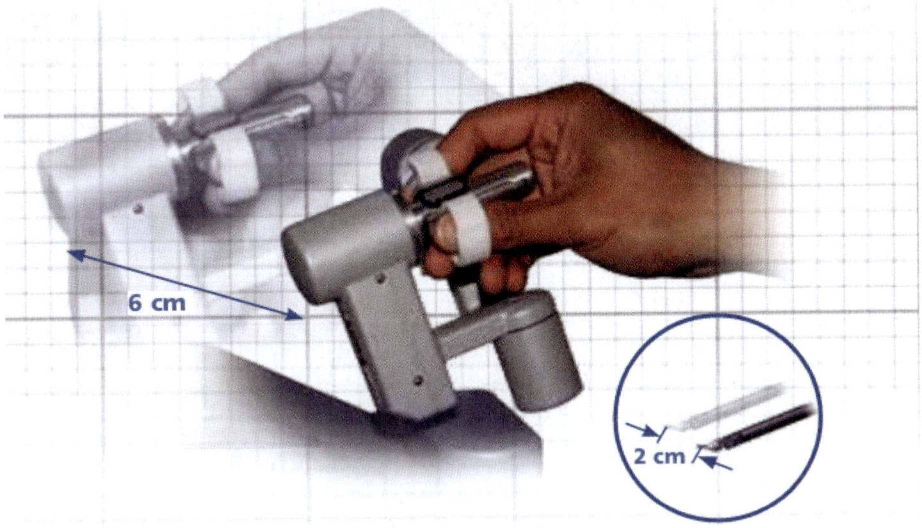

图21-2 Intuitive Motion®控制技术

此外，术者还可通过声控、手控或踏板控制腹腔镜3D镜头的进退、旋转和左右摇动等各个动作，并且能够在各个位置予以固定。术者双脚置于控制台踏板（图21-3）上配合完成电切、电凝等相关操作，从而增加操作的精确性和平稳性。因此，几乎所有手术中需要完成的重要步骤皆可通过操作台控制，包括镜头的移动、电凝、电切和固定调整机械臂等。

Da Vinci机器人辅助腹腔镜手术系统通过其特有的3D腹腔镜镜头设计，能够为术者提供三维图像，同时其精细度也能够达到720像素的高清水准，大大超越了既往传统腹腔镜视频采集系统的极限。三维高清视觉的Da Vinci手术系统能够为术者提供无与伦比的手术视野，很好地再现了患者的身体内部结构，犹如身临其境。传统腹腔镜技术的一个主要弊端在于采用了二维平面成像和输出，使得术中术者在监视器提供的二维图像中无法辨别组织的深度及相对关系，只有经过充分练习后才可熟练操作。而Da Vinci手术机器人的三维高清影像系统可完全解决这一问题，为术者提供真实的视野，利于术中辨认组织关系。三维效果的图像能帮助外科医师更好地观察组织器官的解剖结构，更有深度的感觉，增加了手术的精确性，使手术创伤更小。同时，它能使缝合、打结等操作更简便易学，提高了手术效率。尽管Da Vinci机器人辅助腹腔镜手术系统并无力反馈设置，在缝合、打结操作上有一定局限性，但是由于其高清晰度的摄像头以及放大成像作用，国外有学者提出了“视觉反馈”的概念，称通过学习能够在三维视野下取得部分力反馈装置所能达到的效果，如打结的松紧

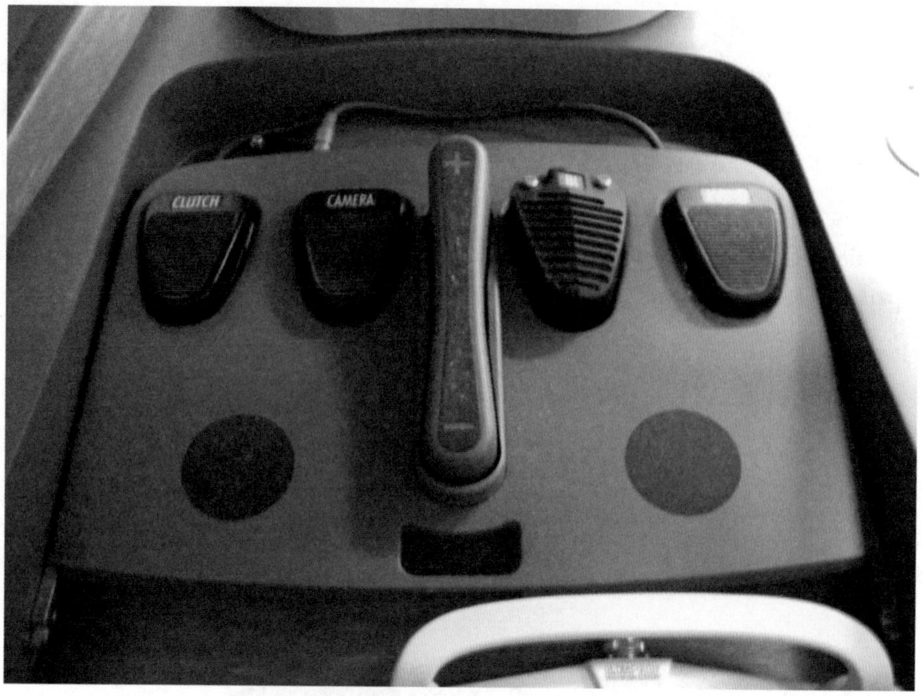

图21-3　控制台踏板（从左至右依次为控制臂切换、镜头调节、调整踏板、双极电凝、电凝控制器）

度、判断牵拉的张力等。另外，借助该系统的数码放大技术，无须移动腹腔镜即可将手术部位放大，最高可达10倍效果，使组织器官更清晰、更自然，各类操作能够更加精细。

另外，Da Vinci手术系统的操作台设计成使手术医师能于坐位手术，不再站着。看似简单的区别，其意义在于使手术医师手术时更加舒适，减轻了手术的疲劳，从而能够适当延长手术连续操作的时间，使医师能在负担相对减轻的情况下，不间断地完成更复杂的手术；并且由于分离了医师与患者之间的位置，术者并不能够直接接触患者，从而能够保护医师不受术中患者血液、渗液等污染，避免了部分有创性操作带来的风险。对于患者而言，相对于传统腹腔镜手术技术，可选择的患者范围较大，对于部分肥胖患者，在开腹手术或者腹腔镜手术不能处理的情况下，机器人手术提供了足够的手术操作空间，使手术得以完成。

（二）机械臂车

除了操作控制台以外，Da Vinci机器人辅助腹腔镜手术系统的另一个重要的组成部分为机械臂车（图21-4），在这样一个手推车上，集成了手术所必需的各类基本的操作臂，通过它可完成具体的手术操作过程。

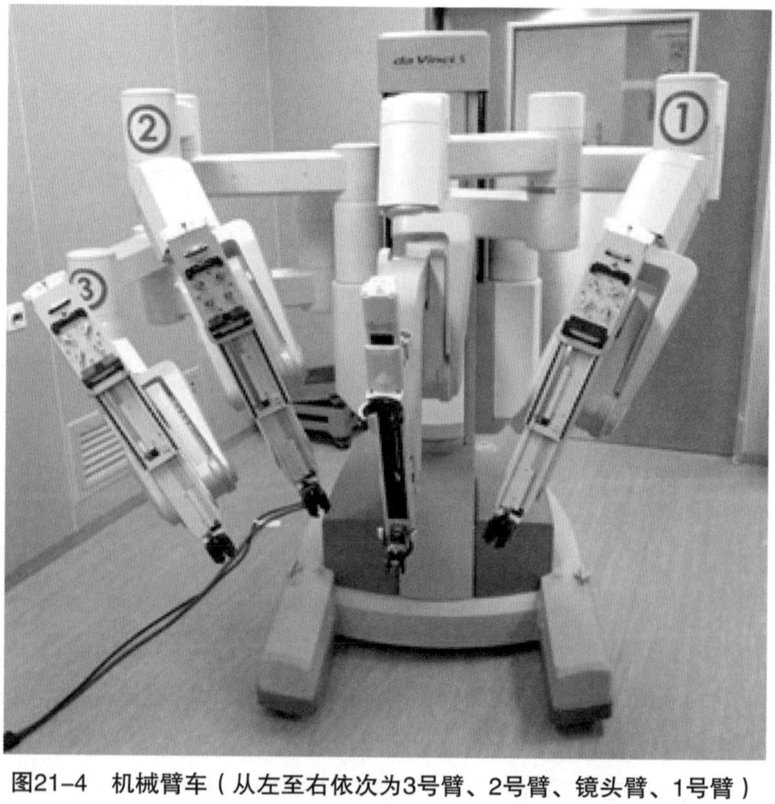

图21-4　机械臂车（从左至右依次为3号臂、2号臂、镜头臂、1号臂）

机械臂车上一般包含一个半手动的推车系统和4个机械臂，其中3个为操作臂，1个为镜头臂。正因为以上器械的存在，方便了外科医师开展手术。机械臂以多个关节固定，保证了手术时机械臂能牢固固定机械臂所活动的支点，而不着力于患者组织上的套管针（Trocar），从而能够减少患者的创伤，使操作范围更加广阔，并能很好地固定器械操作臂，保护手术视野，无须多个助手辅助。与传统腹腔镜辅助手术时助手握持相比，它能提供更加稳定的图像，避免传统腹腔镜辅助手术中助手因疲劳致手部抖动而出现的视野不稳定问题。镜头臂由多个关节组成，为了能够配合各个关节的活动，在镜头臂的关节处有一个“sweet spot”（图21-5）的概念，当蓝色箭头位于蓝色条状带内时，镜头臂能够伸缩自如同时也能够随意地调整角度。

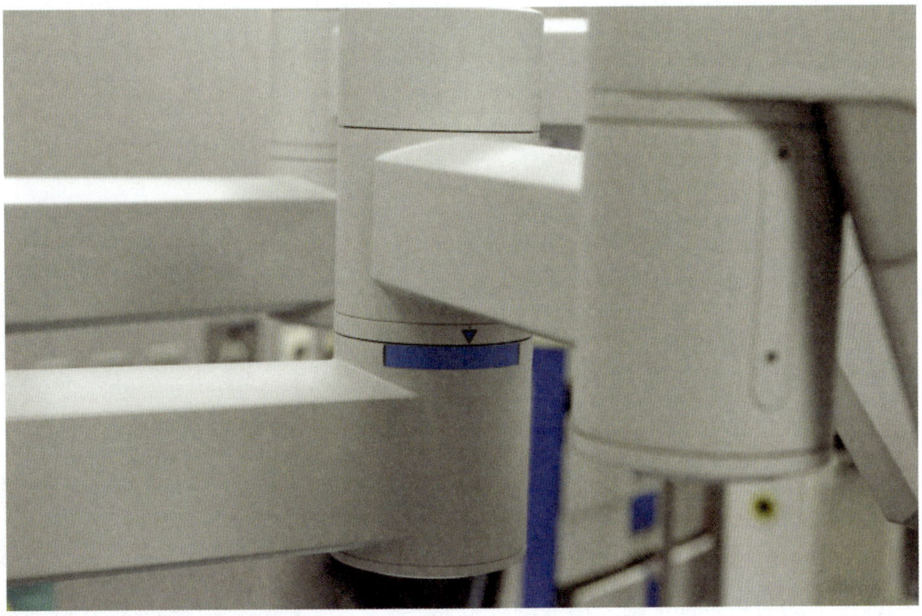

图21-5 镜头臂上的“sweet spot”

机器人辅助腹腔镜手术系统的另外一大特点是，革命性地通过在机械臂上安装不同的Endo Wrist®器械（图21-6）能满足不同手术需求。所有仪器都具有很强的灵活性、精确度和可操作性。这些优势有赖于Endo Wrist®器械具备的7个自由度，包括臂关节上下、前后、左右运动与机械手的左右、旋转、开合、末端关节弯曲共7种动作，可沿垂直轴360° 和水平轴270° 旋转，且每个关节活动度均大于 90°，能很好地模仿术者手

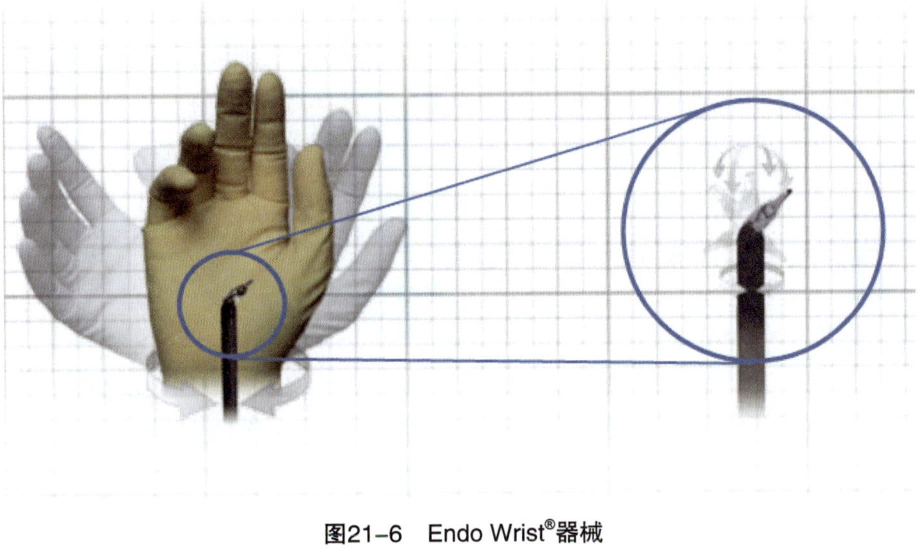

图21-6 Endo Wrist®器械

腕的动作，并还能完成某些术者的手所不能完成的操作，弥补了手术操作上的一些盲点，尤其体现在深部操作时。机械手由于动作灵活、体积小巧，与开放手术的人手操作相比具有显著优势。同时，它还具有视野缩放、指尖细致控制，以及减少震颤的优势。在此基础上，还配置了各种类型的手术器械，可满足抓持、钳夹、缝合等各项操作要求，不同仪器的开发及使用更增加了手术的多样性。通过对这些技术的改良，为外科医师提供了无与伦比的精度、灵活性和控制能力，使许多复杂的外科手术逐渐转变为可微创操作的手术。

Endo Wrist®器械不仅仅具有高自由度、精细度等特点，同时在交换使用器械时具有自动记忆上一次器械放置位置的功能，能够记忆原来器械所在的角度、深度、位置等信息。这样避免了传统腹腔镜辅助手术中由于交换器械、内镜下寻找器械所消耗的时间，以及一些意外损伤腹腔内脏器所带来的不必要的手术风险。

采用Da Vinci机器人辅助腹腔镜手术系统手术时一般配有一名助手和一名洗手护士，可在手术过程中随时根据术者的意愿负责替换机器人的机械手，并且可以经辅助孔操作，进行牵拉、吸引、冲洗，或应用各种内镜下切割器和吻合器等，协助术者手术。

（三）视觉显示系统

Da Vinci机器人辅助腹腔镜手术系统所配备的视觉显示系统能够让外科医师对于视频、音频和系统设置进行全面控制，包括图像处理设备、监视器、辅助手术设备、双强光源系统、双CCD摄像系统（图21-7）。机器人手术的一大创新之处就在于基于现代的电子科技能够突破以往视频采集的瓶颈，通过采用双CCD、双光源的腹腔镜摄像镜头，经过中央处理器的处理，汇聚至术者操控台后能够实现术者视野的三维化，并且能够随时根据手术的需要调整两眼的焦距，使得内镜下的对焦更加清晰，最大限度地模仿人类两眼的功能，对于微创手术而言是划时代和革命性的改变。术者通过视野效果的提升，使得术中各类操作更加精细，解剖的分辨更有层次感，能提供更真实的机体环境，还原了机体解剖结构。Da Vinci机器人辅助腹腔镜手术系统不仅在图像处理上提供给术者优异的视觉效果，而且对于手术助手而言，助手所使用的监视器还配备了易于使用的触摸屏控制按钮，分别为各种直观的符号和图标，这样，简单的操作系统和视觉调整方式能够让助手在监视器上直接完成，“所见即所得”的模式大大降低了设备的使用难度。并且各种设置结果能够被保存，以方便日后手术操作，使得整个团队的配合更加流畅。另外，为助手设计的监视器拥有较大的屏幕视图，不仅方便了手术助手辅助手术，而且通过麦克风和扩音器能够有效地和手术医师交流沟通。

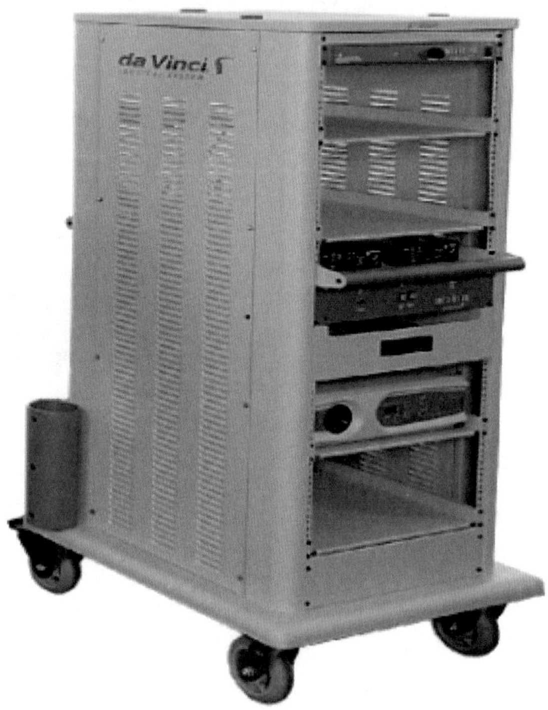

图21-7 视频处理系统

二、机器人辅助腹腔镜手术系统使用的器械

（一）Da Vinci机器人辅助腹腔镜手术系统与腹腔镜手术通用的器械

1．气腹针　气腹针针芯前端圆钝、中空，有侧孔，可以通过针芯注水、注气和抽吸，其尾端有弹簧（图21-8）。弹簧的作用是在进针遇到腹壁组织阻力时，因受阻而使针芯回缩至针鞘内。进针时主要靠针鞘前端锋利的斜面刺破腹壁，一旦气腹针进入腹腔，针遇到的阻力消失，则针芯因尾端弹簧作用其钝头突入腹腔，推开针尖周围的腹腔内组织，以免误伤。

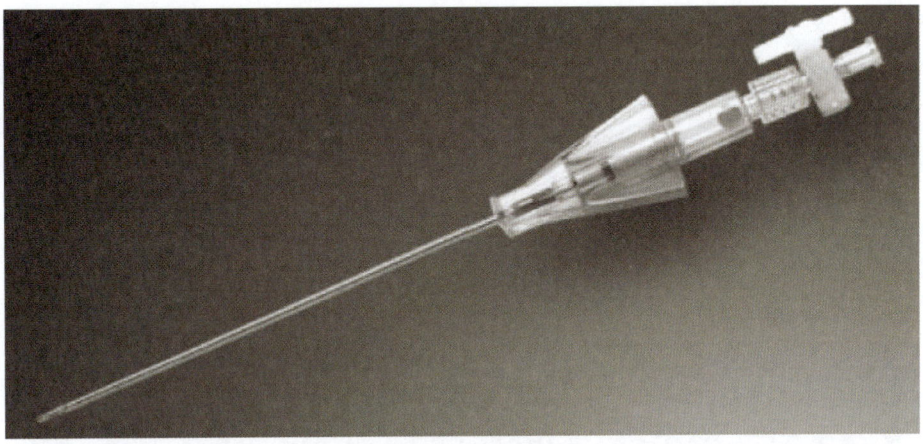

图21-8 气腹针

2．套管针与转换帽 套管针（Trocar）（图21-9）包括穿刺锥和套管鞘。根据材料不同，一类为金属套管针，可反复使用；另一类为一次性塑料套管针。穿刺锥有圆锥型和多刃型2种，套管针尾端有自行关闭的阀门防止漏气。在进行Da Vinci机器人辅助腹腔镜手术时，辅助孔一般使用内径12mm的Trocar，可容纳不同外径的手术器械，方便助手辅助操作。

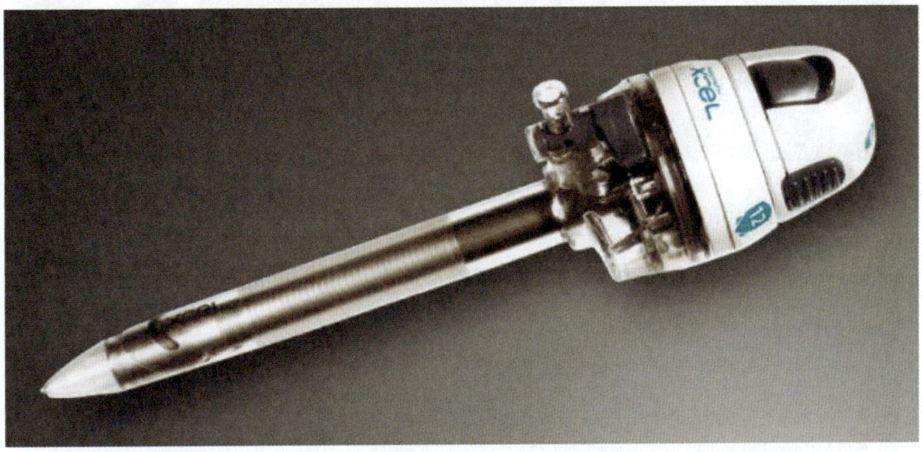

图21-9 套管针

3．抓钳 抓钳（Grasper）（图21-10）用来固定和牵引组织，便于手术医师解剖和切割。常用的有锯齿形抓钳、鼠齿形抓钳、匙形咬口抓钳。一般Da Vinci机器人辅助腹腔镜手术时助手使用的为无创伤性钝头抓钳。

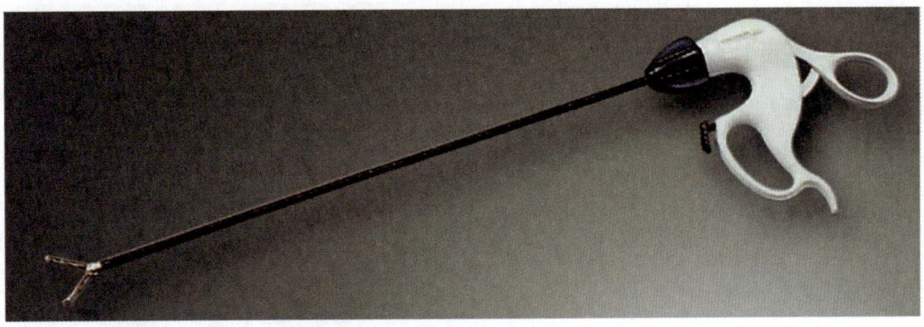

图21-10 抓钳

4．金属钛夹与可吸收夹　Da Vinci机器人辅助腹腔镜手术系统常用的是Ethicon钛夹（图21-11，图21-12）和Hemlock可吸收夹（图21-13，图21-14），用于手术时无法用电凝或超声刀处理的血管以及其他管道的断离。

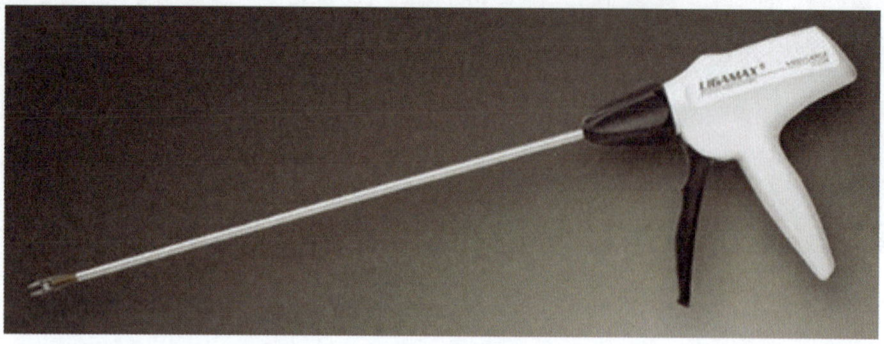

图21-11　Ethicon钛夹直径0.5mm

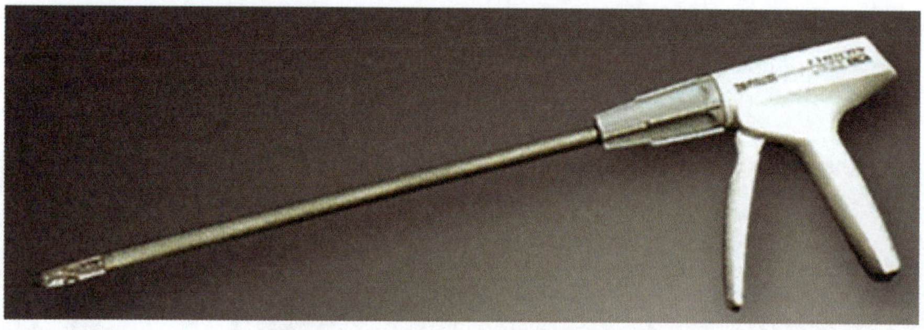

图21-12　Ethicon钛夹直径1.0mm

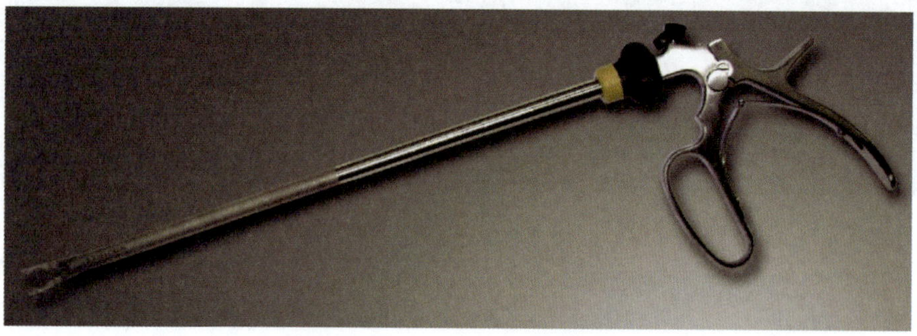

图21-13　可吸收夹施夹器

5．直线切割吻合关闭器　直线切割吻合关闭器（Endo-GIA）（图21-15）可进行组织切割、关闭。切割吻合关闭器的型号很多，可用于内镜手术过程中组织的闭合切割、吻合以及较大血管的处理。在Da Vinci机器人辅助腹腔镜手术过程中，该关闭器在胃肠组织的离断及吻合，胃网膜、肠系膜的结扎分离，胰腺部分切除离断等操作上有着较广泛的应用途径。

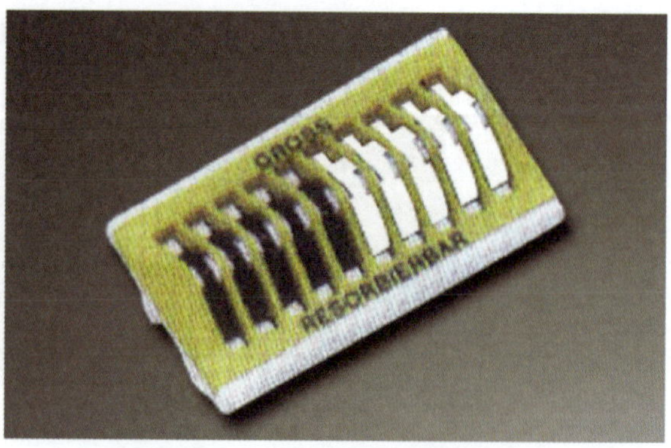

图21-14　腔内可吸收结扎钉夹

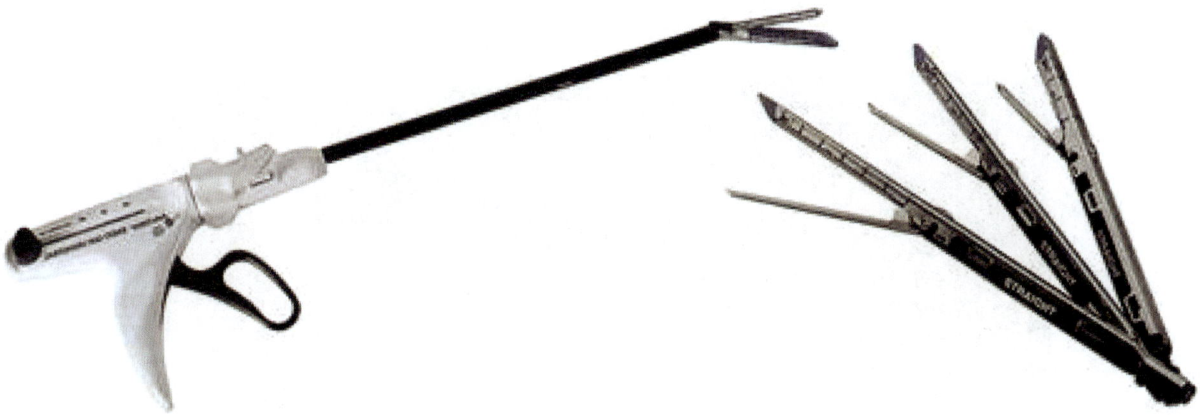

图21-15　直线切割吻合关闭器（Endo-GIA）

6. 冲洗吸引管　在Da Vinci机器人辅助腹腔镜手术过程中，冲洗和吸引是清洗手术野和腹腔的有效方法，一般都有冲洗和吸引两用的导管（irrigation and suction tubes）（图21-16），一个开口连接加压输液瓶，一个开口接负压吸引管。在手术中，助手用冲洗吸引管清洁手术野，为手术医师的操作提供良好的视野。此外，冲洗吸引管还可以在Da Vinci机器人辅助腹腔镜手术中用于钝性分离和推挡组织、器官之用。

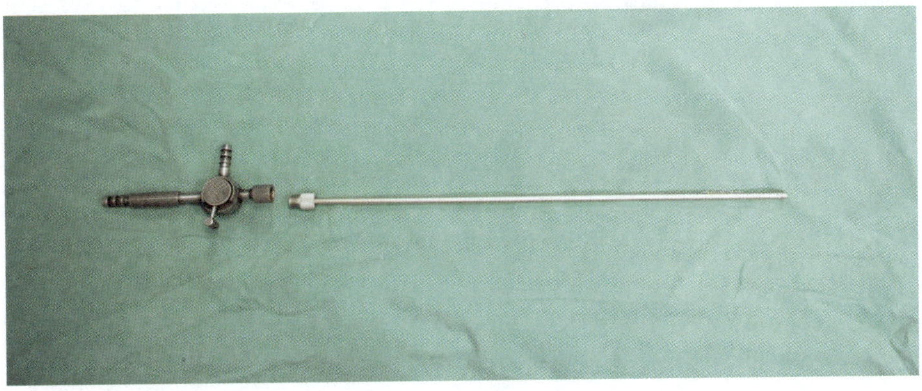

图21-16　冲洗吸引管

7. 分离钳　分离钳（图21-17）有直头和弯头2种，钳杆及钳柄绝缘，尖头及尾端导电，不通电时用于分离组织，通电时用于电凝止血，主要在分离、止血、递针、取针等时作为辅助操作。

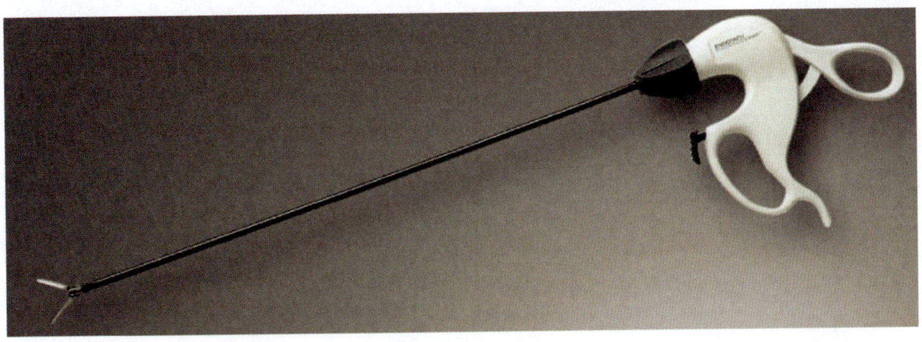

图21-17　分离钳

8．剪刀　手术剪刀（图21-18）一般带有绝缘层和电极头，用于组织断离和钝性分离。

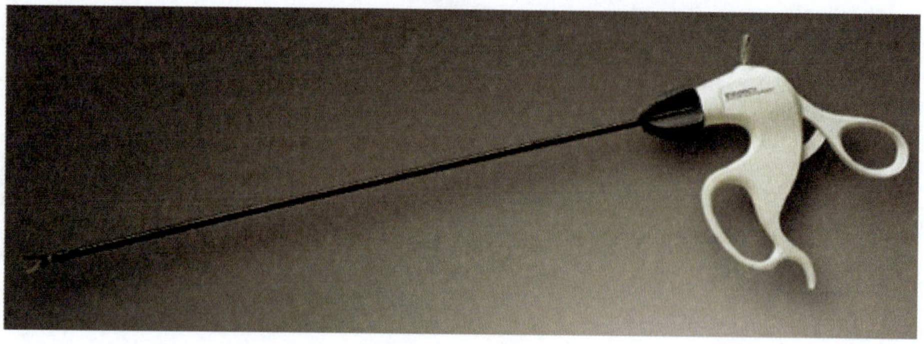

图21-18　剪刀

9．动、静脉阻断钳（哈巴钩）　动、静脉阻断钳（图21-19，图21-20）可以在手术中无创性阻断血管，在胰腺外科手术中血管重建等操作时有重要作用。

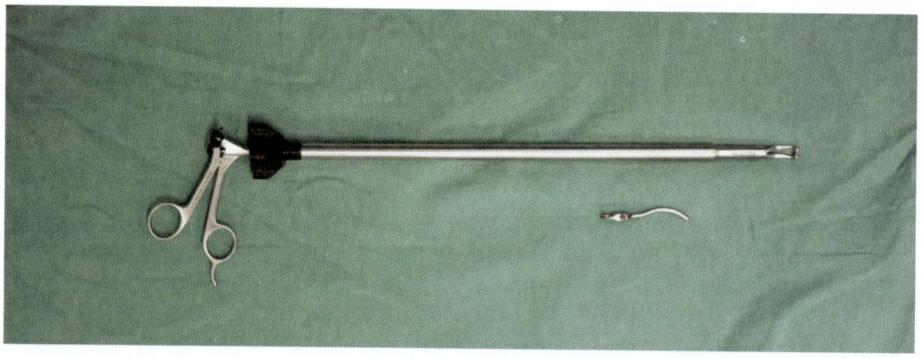

图21-19　动、静脉阻断钳

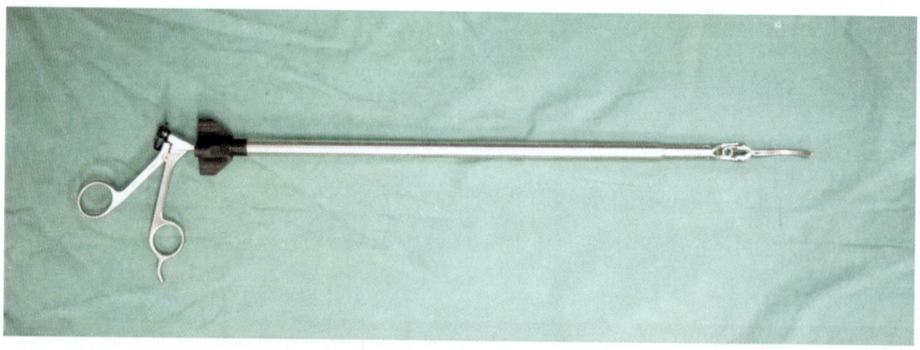

图21-20　动、静脉阻断钳

（二）机器人辅助腹腔镜手术系统机械臂专用器械

1．电凝钩　Da Vinci机器人辅助腹腔镜手术系统中的电凝钩（图21-21）能多角度旋转，可以配合EndoWrist®多角度旋转对组织进行解剖、分离、电切和电凝止血。一般为“L”形，在胰腺手术中用于精细部位的分离及胰腺组织的剥离。手术时在脂肪组织较多的部位操作或操作时间过长时，容易在电凝钩上积聚较厚的焦痂，需要反复清理。

2．超声切割止血刀　超声切割止血刀（harmonic scalpel laparoscopic）（图21-22）工作的基本原理是：金属探头（刀头）上的超声频率发生器以频率55 500Hz进行机械振荡，使组织内的水分汽化、蛋白氢链断

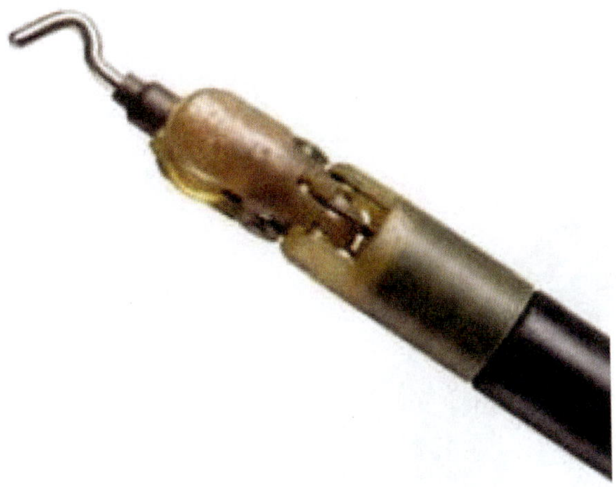

图21-21 电凝钩

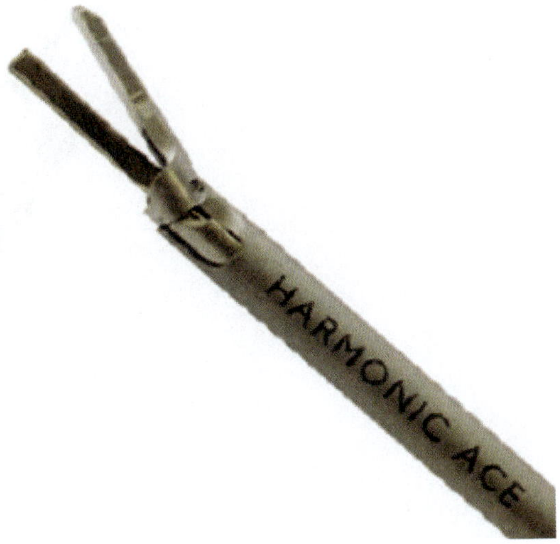

图21-22 超声切割止血刀

裂、细胞崩解，从而切开或凝固组织。超声切割止血刀能切开和凝固实质性组织和结缔组织，其切割与凝血效果与输出功率、组织张力、探头对组织的抓持力度、探头与组织的接触面积及作用时间有关。

3．双极电凝　双极电凝（图21-23）与单极电凝的区别在于取消了与患者臀部接触的无效电极，而将两个电极分别接在一把镊子的两叶片上，镊子的两叶片之间是绝缘的。应用时电流只经过镊子两尖端之间的组织，所需电量大为减少。此外，在有液体如生理盐水、血液等存在的情况下，双极电凝同样能起到止血作用，这是单极电凝所不及的。在机器人微创胰腺手术中，常用Fenestrated双极电凝。

4．内镜　Da Vinci机器人辅助腹腔镜手术系统内装图像处理设备（endoscope）（图21-24），并配有监视器、一个双高强光源系统、一个双CCD摄像系统，为术者提供真实的术野，利于术中组织关系的辨认，同时使缝合、打结等操作更简便，提高了手术效率。

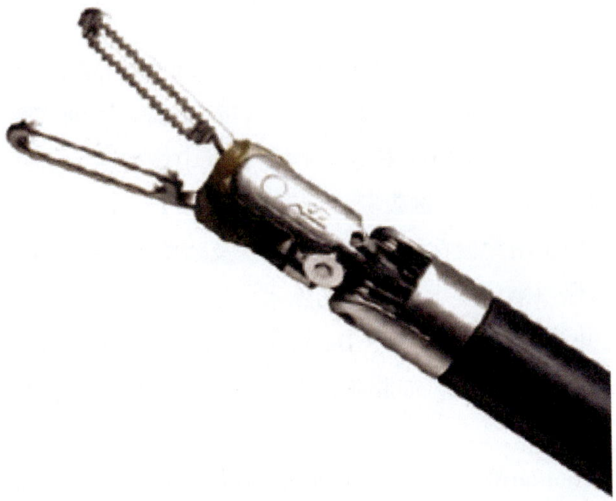

图21-23 双极电凝

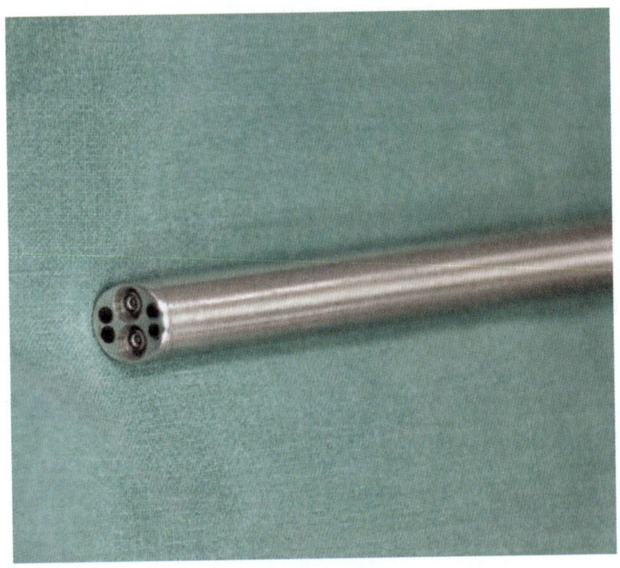

图21-24 内镜

5．持针器　Da Vinci机器人辅助腹腔镜手术系统的持针器（图21-25）结合了EndoWrist®，提供了多角度的旋转，使组织吻合更为精细，在胰腺外科手术中可以顺利完成胰胃、胰肠、胆肠等精细吻合。

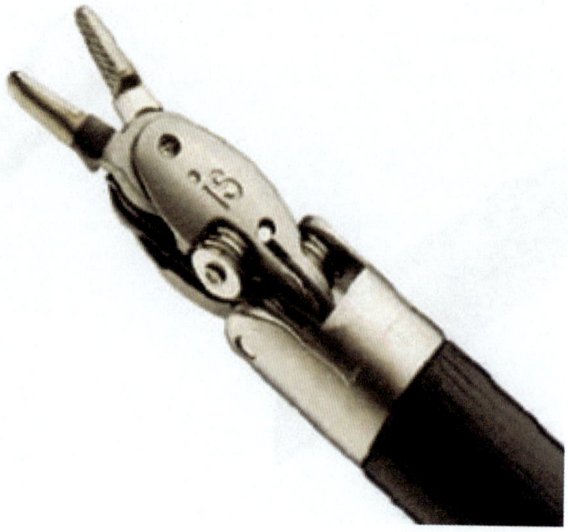

图21-25 持针器

第二节 机器人胰腺手术国内外应用现状

一、机器人胰腺手术国外应用现状

机器人辅助腹腔镜系统最早于1999年完成了首例冠状动脉旁路移植术，2003年始应用于各种心脏外科直视手术，目前几乎涵盖所有的心胸外科手术。该系统亦广泛应用于各种泌尿外科手术，尤其在前列腺癌根治术中，已成为治疗前列腺癌的标准术式。2005年，机器人辅助腹腔镜手术系统开始运用于妇科手术，非常有利于功能的重建和盆腔淋巴结清扫。在腹部外科中，机器人辅助腹腔镜手术系统的应用范围比较广泛，包括机器人肝叶切除、复杂胆道重建、胃癌根治、结直肠癌根治、胰腺部分切除和胰十二指肠切除等腹部复杂手术。

Giulianotti等于2003年在欧洲首先报道了13例机器人微创胰腺手术，其中8例为胰十二指肠切除术（5例Whipple和3例Traverso-Longmire），5例为胰体尾切除术（2例保留脾脏）。随后，Da Vinci机器人微创胰腺手术在全球范围内迅速发展。Giulianotti于2004—2005年完成了3例Da Vinci机器人微创胰腺中段切除术，并于2007—2010年完成了5例Da Vinci机器人微创胰腺癌联合血管切除术（2例腹腔干，3例门静脉）。Vasilescu 等于2009年报道了1例Da Vinci机器人微创保脾胰体尾切除术用于治疗慢性胰腺炎（主要累及胰尾）。Sung Hoon Choi等于2011年在韩国首尔报道了1例Da Vinci机器人微创保留幽门胰十二指肠切除术。Ugo Boggi等于2012年报道了3例Da Vinci机器人微创胰腺移植术，其中有2例合并肾脏移植。可见，Da Vinci机器人辅助腹腔镜手术系统可适用于所有胰腺手术，其治疗的病种基本涵盖了所有胰腺疾病，如胰腺良性肿瘤、胰腺炎、胰腺恶性肿瘤及其进展期胰腺肿瘤等。

作为机器人微创胰腺手术的先驱，Pier Cristoforo Giulianotti医师领导的团队从2000—2009年的9年间，在意大利和美国共完成了各种机器人微创胰腺手术134例，其中在意大利完成了77例，在美国完成了57例。手术情况如下：60例胰十二指肠切除术（50例Whipple和10例Longmire）、胰体尾切除46例（23例保脾）、胰腺中段切除术3例、全胰腺切除术1例、胰腺囊肿-十二指肠引流术1例、胰腺囊肿-胃引流术14例、胰腺囊肿-空肠引流3例、胰管-胃吻合术2例、胰管-空肠吻合术1例、胰腺肿瘤挖除术3例，平均手术时间331min（75～660min），14例中转开腹，术后住院天数为9.3天（3～85天），术后并发症为26%，死亡率为2.23%，再次手术4例（2.9%），术中出血约为261mL（100～600mL，意大利）和323mL（5～2 000mL，美国）。胰十二指肠切除术患者胰瘘的发生率为31.3%，胰体尾切除术患者胰瘘的发生率为20.9%。Amer H. Zureikat等于2008—2010年在美国匹兹堡完成了30例Da Vinci机器人微创胰腺手术，其中包括24例非幽门保留胰十二指肠切除术、4例胰腺中段切除术、2例Frey术，手术时间平均为512min（327～848min），术中失血平均为320mL（50～1 000mL），住院时间约为9天（4～87天），术后死亡病例1例，胰瘘发生率为27%。

Buchs等于2011年报道了Da Vinci机器人微创胰十二指肠切除术与传统开腹胰十二指肠切除术的对照研究结果，发现两种手术在手术时间（444minvs.559min，P=0.000 1）、术中出血（387mLvs.827mL，P=0.000 1）、清扫淋巴结数目（16.8vs.11，P=0.02）方面有统计学差异，而在术后并发症、死亡率、住院天数方面无统计学差异；同时还报道了对胰腺癌累及腹腔干、门静脉患者行Da Vinci机器人微创联合血管切除术和传统开腹手术的对照研究，结果认为Da Vinci机器人微创手术的术后住院天数与开腹手术相当，淋巴结清扫数目为20±11（10～34），且认为Da Vinci机器人微创胰十二指肠切除术在老年患者同样安全，他们的术后并发症与死亡率与年轻患者相比并没有统计学差异。Chang Moo Kang等报道了开腹胰腺中段切除术与Da Vinci机器人微创胰腺中段切除术（5例）的对照研究，认为Da Vinci机器人微创手术的术中出血明显减少，但手术时间较长，肿瘤直径较小，而在术后并发症、住院天数方面并没有统计学差异。Horiguchi报道，Da Vinci机器人微创胰十二指肠切除术虽然手术时间较长，但术中出血明显减少，且术后第1天可拔除胃管，术后第4天可开放饮食，术后有1/3患者发生胰瘘。

Giulianotti认为Da Vinci机器人辅助腹腔镜手术的学习相对比较短，不会花费很多时间便学会打结和缝合，而且对机械臂的运动也能较好地控制，然而，对于一些术中有风险的操作，尤其对于胰腺等复杂手术，手术医师具备充分的开腹手术和传统腹腔镜手术经验是必不可少的。早期可行Da Vinci机器人微创胆囊切除和胃底折叠术等简单手术，可熟练操作技能并积累基本经验。通常情况下，一般经过20例的手术技能学习，即可达到传统腹腔镜手术水平，并可完成精细和准确的操作。

综上所述，Da Vinci机器人辅助腹腔镜手术系统可适用于胰腺所有的手术，涵盖所有胰腺外科方面疾病。对于复杂的胰腺手术实施Da Vinci机器人微创手术，从以上早期的文献报道来看是安全可行的，可以说，Da Vinci机器人辅助腹腔镜胰腺手术是“微创中的开腹胰腺手术”。相比传统的开腹胰腺手术，Da Vinci机器人辅助腹腔镜胰腺手术虽然手术时间长，但术中出血明显减少，而且在术后并发症、死亡率、住院天数方面并没有统计学差异。总体来说，Da Vinci机器人辅助腹腔镜胰腺手术患者的术后恢复明显优于开腹手术，且在老年患者其优势更加明显。关于Da Vinci机器人辅助腹腔镜与传统腹腔镜在胰腺手术方面的比较，虽然在很多治疗中心两种手术技术都在开展，却鲜有文献报道。对于一些复杂的胰腺手术，Giulianotti建议，该项技术应在Da Vinci机器人辅助腹腔镜手术和开腹手术都很有经验的治疗中心开展。Da Vinci机器人辅助腹腔镜胰腺手术虽然在世界范围的较多地区已经普及，但有大宗手术病例的治疗中心却仍然为数不多，其真正满意的结果仍需通过较长期的随访结果来评估。

二、机器人胰腺手术国内应用现状

目前国内开展机器人手术的科室有心脏外科、胸外科、肝胆胰腺外科、胃肠外科、泌尿外科、妇产科、五官科、血管外科和小儿外科。2007年，中国人民解放军总医院高长青等将Da Vinci手术机器人应用于心胸外科，治疗各种心胸外科疾病，并于2010年成立了我国首个“机器人心脏外科培训中心”，目前手术技术在该领域处于国际领先水平。在普通外科领域，中国人民解放军第二炮兵总医院完成的手术例数最多，至今达到200多例，而在机器人胰腺手术领域，上海交通大学医学院附属瑞金医院（以下简称上海瑞金医院）和中国人民解放军第二炮兵总医院完成的病例最多。

2009年，周宁新带领的团队在中国人民解放军第二炮兵总医院完成了8例Da Vinci机器人辅助手术系统胰十二指肠切除术。以后该团队又于2011年报道采用Da Vinci机器人辅助手术系统完成胰腺手术44例，其中胰十二指肠切除术16例，胰体尾切除术6例（3例保脾），胰腺中段切除术1例，胰腺假性囊肿-空肠转流术1例，姑息性手术20例，病种包括胰头癌、胰体尾部肿瘤、壶腹周围癌、胰腺周围脓肿、慢性胰腺炎、胰体尾部假性囊肿。别平等于2010年完成1例Da Vinci机器人辅助胰十二指肠切除术用于治疗壶腹部癌。纪文斌等曾报道1例Da Vinci机器人辅助胰十二指肠切除术，但术中中转开腹行胰肠吻合术。彭承宏、沈柏用等于2012年报道了4例Da Vinci机器人辅助保留十二指肠胰头切除术。

上海瑞金医院从2010年3月引进Da Vinci机器人外科手术系统并应用于临床，至2012年底，李宏为、彭承宏、沈柏用领导的团队共完成机器人辅助胰腺手术26例，其中胰十二指肠切除术9例，Berger手术3例，胰腺中段切除+胰胃吻合术7例，胰体尾切除术7例（4例保脾），平均手术时间为（303 ± 140）min，术中失血量为（414 ± 313）mL，并发症为33.3%，术后住院时间为（28 ± 9）天，这与Giulianotti报道的结果除了术后住院时间显得较长外，其余指标均相近。该团队还与同治疗中心的22例腹腔镜胰体尾切除术进行了比较，发现在手术时间、术后住院时间、保脾率方面明显改善，有统计学差异，而在术中出血量、中转开腹、术后并发症、再次手术方面无显著差异。因此，上海瑞金医院初步认为Da Vinci机器人辅助手术系统可广泛应用于胰腺外科，复杂的胰腺手术也可以在Da Vinci机器人辅助下完成，术后恢复快，然而有关肿瘤的预后尚需长期随访。

相比国外，国内Da Vinci机器人辅助手术系统虽然起步晚，但进步很快，表现势头强劲，其技术水平已达国际先进水平。上海瑞金医院分别于2010年和2011年连续两年成功举办了“国际Da Vinci机器人胰腺外科论坛”，进行了Da Vinci机器人辅助胰腺手术演示并现场讲解。沈柏用还代表上海瑞金医院参加了2011年在美国芝加哥举办的国际临床机器人外科大会，并做了“胰腺外科的微创治疗：从腹腔镜到Da Vinci”报告，荣获大会一等奖。

虽然从目前的情形（Da Vinci机器人手术系统的购置费用昂贵、手术成本高、维修费用高）和中国的具体国情来看，全面普及这项技术可能还有漫漫长路，但从近几年Da Vinci机器人手术系统在胰腺外科的应用结果来分析，在技术角度层面上完全是安全可行的。

三、机器人辅助胰腺手术优势

（一）高清晰的立体三维视觉

Da Vinci机器人手术系统清晰的三维立体视频，使术者仿佛钻进了患者的腹腔内部，可达到开放手术很难看清的视角，尤其是腹膜后疾病的手术，可提供术者超越开腹的视觉效果，且镜下图像被放大10 ~ 15倍，超越了人眼的局限，克服了传统外科对深部手术狭小空间的限制，能多角度探查肿瘤以及解剖间隙无法观察的空间，并可容易地发现一些微小的血管，有利于减少出血。

（二）灵活的仿人手操作系统

双手的灵活操作对于外科医师来说是最为关键的。Da Vinci机器人辅助手术系统的机械臂具有7个自由度，超出了人类手腕的灵巧度，克服了传统腹腔镜在胰腺手术时操作困难的限制。该手术系统有一系列全套的Endo Wrist手术器械供选择，可以模拟人手腕的灵活操作，可以在人手不能触及的狭小空间进行精细的手术操作，同时滤除了人自身不能控制的颤动，使各项操作（缝合、打结、分离组织等）更精确、更便捷、更可靠，缩短了医师的学习时间。最终使手术切除和各吻合口的重建相对地更容易完成且更精确，可减少术后各吻合口的并发症，缩短住院时间。越大越复杂的手术采用机器人微创技术更能充分显示其优势。

（三）降低了术者的疲劳程度

胰腺手术，无论是困难程度还是复杂程度，均是普外科手术中最大的，而引用了Da Vinci机器人辅助手术系统进行操作，虽然目前手术时间略有延长，但术者可以采取坐姿进行系统操作，不受手术台旁站位俯视的限制，可明显减轻疲劳程度。舒适的坐姿有利于长时间复杂手术，而且术中可以稍微休息片刻。这种全新的手术模式，完全改变了传统外科和腹腔镜外科的手术模式，使术者在进行胰腺等复杂手术时能够更加从容地操作、讨论和交流，甚至可以通过网络系统实时求助远离患者的专家。

（四）减轻机体损伤

微创手术操作对患者总体的免疫能力及正常生理状态损伤较小，患者术后的个体免疫力水平和综合细胞生物学状态也能较早地恢复。胰腺手术对患者的机体产生重大创伤，加上术后要求饮食控制，对术后恢复也产生重大影响，而机器人辅助胰腺手术，属于微创手术，这无疑对患者的预后及术后生活质量会具有非常大的帮助。

四、机器人辅助胰腺手术的缺陷

（一）手术机器人系统的自身缺陷

手术机器人的机械臂固定以后，其操作范围受限，整套设备的体积过于庞大，阻碍了手术操作的空间和增加了麻醉医师操作的困难。手术器械相对不足，安装、调试比较复杂，手术前的准备及手术中更换器械等操作耗时。

（二）缺乏力反馈

力反馈缺失，对于胰腺等复杂的需要精细的解剖、缝扎和消化道重建的手术，多少会产生不少影响，但Giulianotti认为这不应该是个真正担心的问题，随着操作技术的娴熟和对三维视觉的适应，外科医师很快会克服这个问题。

（三）费用昂贵

相对传统的腹腔镜系统，Da Vinci手术机器人的使用成本非常昂贵：①购置费用高，目前国内第三代四臂Da Vinci手术机器人的总体购置费用在 2 000 万元人民币以上。②手术成本高，机器人手术中专用的操作器械每用10次就需强制性更换，而更换一个操作器械需花费约500美元。③维修费用高，需定期对手术机器人进行预防性维修，每年维修保养费用也是一笔不小的开支。

相对于传统开腹手术和腹腔镜系统在胰腺的应用，Da Vinci机器人辅助手术系统起步较晚，世界范围内有关Da Vinci机器人辅助胰腺手术报道相对不多，在胰腺外科领域开展该项技术的“大中心”也为数不多，仍需要大量样本来进一步提高认识，该胰腺手术的适应证也有待进一步明确。

胰腺手术一直以来都被认为是腹部外科手术中难度最大的。20世纪末腹腔镜技术引用于胰腺外领域，开始了胰腺手术的微创治疗，受到了广泛关注，尤其在胰腺体尾部手术中的运用，得到世界范围内的认同，但在胰头部及恶性肿瘤手术中的运用，由于胰腺解剖结构复杂、血供丰富、手术难度高，且腹腔镜器械发展的限制，仍存在广泛争议。21世纪初，机器人辅助手术系统应用于胰腺外科，改善了这一现象，使复杂或难以完成的腹腔镜胰腺手术变得得心应手。在将近10年的发展中，Da Vinci机器人几乎可以完成所有的胰腺手术，虽然目前该手术时间相对较长，但在术中出血量、术后住院时间、下床活动时间、开放饮食时间、胰体尾切除保脾手术等方面较传统开腹手术明显改善，而在术后并发症、胰瘘、死亡率方面并没有改善，且在国内外早期报道中均显示了其安全可行性和优势。与腹腔镜胰腺手术的对照研究，目前世界范围内鲜有报道，但就上海瑞金医院机器人微创手术中心的对照研究来看，除了胰腺体尾部切除手术，机器人微创胰腺手术可完全超越腹腔镜胰腺手术。对于胰腺进展期恶性肿瘤进行Da Vinci机器人辅助手术的研究，由于病例数不多，其治疗效果存在争议。虽然机器人微创胰腺手术取得了明显的发展，但是其远期结果和优越性仍需大样本、多中心的对照研究，尚需积累更多资料来评估。目前，相比传统开腹手术和腹腔镜手术，Da Vinci机器人辅助胰腺手术的费用仍高出不少，而且由于中国国情的限制，普遍开展受限，合理选择患者施行手术仍值得关注。

（沈柏用　施源）

参考文献

[1] 周宁新，陈军周，刘全达，等．“达芬奇”机器人手术系统和开腹胰十二指肠切除术的比较[J]．中华消化外科杂志，2010，9（2）：101–104.

[2] 周宁新，陈军周，刘全达，等．“达芬奇”机器人普通外科手术180 例：中国单中心报道[J]．中国普外基础与临床杂志，2011，18（7）：698–704.

[3] 郑树国，李建，伟陈健，等. 应用“达芬奇”机器人手术系统治疗壶腹部癌[J]．中华消化外科杂志，2010，4（9）：112–113.

[4] 赵之明，纪文斌，张文智，等．“达芬奇”机器人肝胆胰手术在老年患者中的应用[J]．中华保健医学杂志，2011，13（3）：242–244.

[5] 沈柏用，彭承宏，李宏为. 胰腺外科的微创治疗：从腹腔镜到“达芬奇”．世界机器人大会，2011.

[6] Gagner M，Pomp A．Laparoscopic pylorus–preserving pancreatoduodenectomy[J]．Surg Endosc，1994，8（5）：408– 410.

[7] GagnerM，Pomp A，Herrera M F．Early experience with laparoscopic resections of islet cell tumors[J]．Surgery，1996，120（6）：1051–1054.

[8] Cuschieri A．Laparoscopic Pancreatic Resections[J]．Semin Laparosc Surg，1996，3（1）：15–20.

[9] Panos A，Myers P O，Kalangos A．Thoracoscopic and robotic tricuspid valve annuloplasty with abiodegradablering：an initial experience[J]. J HeartV alve Dis，2010，19（2）：201–206.

[10] Rodriguez E，Nifong L W，Chu M W，et al．Robotic mitral valve repair for anterior leaflet and bileaflet prolapse[J]．Ann Thorac Surg，2008，85（2）：438–444.

[11] Kim D J，H yung W J，Lee C Y，et al．Thoracoscopic esoph agectomy for esophageal cancer：feasibility and safety of robotic assistance in the prone position[J]．J Thorac Cardiovasc Surg，2010，139（1）：53–59.

[12] Box G N，Ahlering T E．Robotic radical prostatectomy：longterm outcomes[J]．Curr Opin Uro，2008，18（2）：173–179.

[13] Chen C C，Falcone T．Robotic gynecologic surgery：past，present，andfuture[J]．Clin ObstetGyneco，2009，52（3）：335–343.

[14] Giulianotti，Andrea Coratti，Marta Angelini，et al．Robotics in General Surgery[J]．Arch Surg，2003，138：777–784.

[15] Melvin W S，Needleman B J，Krause K R，et al．Robotic resection of pancreatic neuroendocrine tumor[J]．Journal of Laproendoscopic，2003，13（1）：33–36.

[16] Giulianotti，Fabio Sbrana，Bianco，et al．Robot–Mssisted Maparoscopic Middle pancreatectomy[J]．Journal of Laproendoscopic，2010，20（2）：135–139.

[17] Giulianotti，Pietro Addeo，Christian Buchs，et al．Robotic extended pancreatectomy with vascular resection for locally advanced pancreatic tumors[J]．Pancreas，2011，40（8）：1264–1270.

[18] Giulianotti，Pietro Addeo，Christian Buchs，et al．Early experience with robotic total pancreatectomy[J]．Pancreas，2011，40（2）：211–313.

[19] Vasilescu C，Sgarbura O，Tudor S，et al．Roboticspleen–preserving distal pancreatectomy：a case report[J]．Acta Chir Belg，2009，109（3）：396–399.

[20] Sung Hoon Choi，Chang Moo Kang，Dong Hyun Kim，et al．Robotic pylorus preserving pancreaticoduodenectomy with mini–laparotomy reconstruction in patient with ampullary adenoma：a case report[J]．J Korean Surg Soc，2011，81：355–359.

[21] Ugo Boggi，Stefano Signori，Fabio Vistoli，et al．Laparoscopic robot–assisted pancreas transplantation：first world experience[J].

Transplantation, 2012, 93: 201–206.

[22] Giulianotti, Fabio Sbrana, Bianco, et al. Robot–assisted laparoscopic pancreatic surgery: single–surgeon experience[J]. Surg Endosc, 2010, 24: 1646–1657.

[23] Amer H Zureikat, Kevin T Nguyen, David L Bartlett, et al. Robotic–assisted major pancreatic resection and reconstruction[J]. Arch Surg, 2011, 146 (3): 256–261.

[24] Buchs, Addeo, Bianco, et al. Robotic versus open pancreaticoduodenectomy: a comparative study at a single institution[J]. World J Surg, 2011, 35: 2739–2746.

[25] Buchs, Addeo, Bianco, et al. Outcomes of robot–assisted pancreatico– duodenectomy in patients older than 70 years: a comparative study[J]. World J Surg, 2010, 34: 2109–2114.

[26] Cheng Hong Peng, Bai Yong Shen, Xia Xing Deng, et al. Early experience for the robotic duodenum–preserving pancreatic head resection[J]. World J Surg, 2012, 36 (5): 1136–1141.

第二十二章　围手术期并发症发生的危险因素

第一节　术　前

胰十二指肠切除手术范围广，操作难度大，需重建多条消化道通路，因此，对手术的术前准备要求很高。患者的术前状态与手术过程，与患者术后复发甚至预后直接相关。

一、患者年龄

患者年龄＞60岁被认为是胰十二指肠切除术的一项独立的危险因素。老年患者伴发病较多，如慢性支气管炎、冠心病、糖尿病、慢性肾病及脑血管疾病等等，这些慢性疾病的存在，常使临床症状复杂多变，给胰腺肿瘤的诊治带来困难；同时，肿瘤也会加重患者的原有伴发病，增加了诊治尤其是手术及术后处理的难度。

二、肝功能评级

国内外近年的荟萃分析以及回顾性研究发现，肝功能低下的患者对胰腺十二指肠手术的耐受度低，术后恢复困难。一些肝功能评级低下的患者本身可能具有肝硬化等消化系统病变，更增加了患者的死亡危险。术前肝功能的评价目前还是参照Child–Pugh标准。

表22–1　经典的Child–Pugh分级表（1972年）

项目	1分	2分	3分
血清胆红素/（μmol・L^{-1}）	＜34.2	34.2～51.3	＞51.3
血浆白蛋白/（g・L^{-1}）	＞35	30～35	＜30
胆汁性肝硬变	＜4.0	4.0～10.0	＞10.0
凝血酶原时间延长/s	1～4	4～6	＞6
腹水	无	轻	重
脑病	无	1～2度	3～4度

1983年武汉全国首届门静脉高压症研讨会参照国外肝功能分级标准，结合我国国情，制定了我国的肝功能分级标准。将Child–Turcotte分级中血清胆红素和血浆白蛋白水平加以改动。

表22–2　武汉会议分级（1983年）

项目	Ⅰ	Ⅱ	Ⅲ
血清胆红素/（μmol・L^{-1}）	＜20.5	20.5～34.2	＞34.2
血浆白蛋白/（g・L^{-1}）	＞35	26～34	＜26

（续表）

项目	Ⅰ	Ⅱ	Ⅲ
凝血酶原时间/s	1～3	4～6	>6
谷丙转氨酶（金氏单位/赖氏单位）/U	<100/40	（100～200）/（40～80）	>200/80
腹水	无	少、易控制	多、难控制
脑病	无	无	有

注：血清胆红素Ⅰ级由< 34.2μmol/L降为< 20.52μmol/L，Ⅲ级将> 51.3μmol/L降为>34.2μmol/L；血浆白蛋白Ⅰ级> 3.5g/L不变，Ⅲ级将< 30g/L降为< 25g/L；凝血酶原时间保持不变。腹水、脑病的分级标准与Child–Turcotte分级相同。考虑到我国肝硬化多由肝炎引起，对肝炎是否活动应予以注意，因此增加了转氨酶一项

无论标准如何，对于肝功能评级的大致评分系统并未改变。近期国外一项Logistic回归分析显示，肝功能分级显著影响术后并发症出现的概率。术后并发症的发生风险与肝功能分级成正比，其回归方程为：Logit（P）=0.942×肝功能分级–2.871（其中P为发生术后并发症的概率）。根据此方程，肝功能分级每上升一级，则出现术后并发症的可能性提高约2.5倍。

因此在胰腺癌的诊断以及行胰腺十二指肠切除术前，应全面分析和正确判定患者的肝功能分级情况，了解是否患有相关的基础疾病，并给予相应的处理，以降低患者的手术风险。

三、术前黄疸水平

梗阻性黄疸往往为胰头癌患者的首发症状，长期深度的梗阻性黄疸对肝细胞将产生不可逆的损害，进而引起全身情况的恶化。其手术死亡率高达15%～20%。如果不经过术前减黄而直接手术的患者出现术后并发症的比率可达40%～60%，主要为术后出血和肝功能持续异常。可能是因为梗阻性黄疸患者的胆汁不能进入肠道，导致脂溶性维生素K难以吸收，凝血酶原合成不足，从而引起凝血功能不全。梗阻性黄疸患者亦容易并发低血钾症等电解质紊乱，长期的梗阻性黄疸也易致胆道内细菌滋生，导致术前及术后严重的胆道感染，这也是其导致高并发症率与高死亡率的原因。

对于术前存在梗阻性黄疸的胰腺肿瘤患者，应调整患者全身状况，如补充维生素K保持凝血功能，补充钾盐维持电解质平衡，采取积极减黄措施。对于术前减黄的方法众多，各有侧重也各有利弊。总体上分为体内与体外引流两条途径，前者以ERCP放置支架为代表，后者以PTCD穿刺引流为代表。放置胆道内支架无胆汁丢失，有利于患者的消化吸收，但其缺点是再次堵塞和发生逆行性胆管炎；而PTCD虽然减黄效果较明显，逆行性胆道感染少，其缺点是胆汁丢失需定时更换引流袋等，使得患者的生活质量受到影响，此外也存在一定的穿刺风险。以笔者所在单位的经验，对于术前肝内胆管扩张明显的患者，还是较常用PTCD穿刺减黄方式。

梗阻性黄疸常常伴随肝脏功能的损害，如上所述，严重的肝功能损害也是胰十二指肠切除术围手术期死亡的风险之一。胆道梗阻引起肝功能损害的原因主要有：①胆道机械压力升高的作用；②胆红素、胆汁酸、细菌和内毒素对肝细胞的直接作用。许多文献报道ALT水平可能直接预示胰腺十二指肠手术的预后，也是一项手术死亡的独立危险因素，可以作为评价术后发生并发症可能性的一项重要指标，在临床处理时应予以重视。

四、肿瘤的临床分期

胰腺肿瘤的临床分期对于胰腺十二指肠手术的预后起到至关重要的作用。

2010胰腺癌UICC/AJCC TNM分期系统

T–原发肿瘤

Tx 不能测到原发肿瘤

T0 无原发肿瘤的证据

Tis 原位癌

T1 肿瘤局限于胰腺，最大径≤2cm*

T2 肿瘤局限于胰腺，最大径>2cm*

T3 肿瘤扩展至胰腺外，但未累及腹腔动脉和肠系膜上动脉

T4 肿瘤侵犯腹腔动脉和肠系膜上动脉（不可切除）

N–区域淋巴结

Nx 不能测到区域淋巴结

N0 无区域淋巴结转移

N1 区域淋巴结转移

M–远处转移

Mx 不能测到远处转移

M0 无远处转移

M1 远处转移

注：*经CT 测量（最大径）或切除标本经病理学分析分期

表22–3 胰腺癌TNM分期（AJCC 2010）

分期	T	N	M
0	Tis	N0	M0
ⅠA	T1	N0	M0
ⅠB	T2	N0	M0
ⅡA	T3	N0	M0
ⅡB	T1/T2/T3	N1	M0
Ⅲ	T4	任何N	M0
Ⅳ	任何T	任何N	M1

其中，根治性手术的指征为 ①年龄<75岁，全身状况良好。②临床分期为Ⅱ期以下的胰腺癌。③无肝脏转移，无腹水。④术中探查癌肿局限于胰腺内，未侵犯门静脉和肠系膜上静脉等重要血管。⑤无远处播散和转移。

进展期胰腺癌往往由于侵犯器官广泛，重要血管包绕等缘故，以致手术无法切除，即使勉强切除术后极易复发或转移，严重并发症发生常导致围手术期死亡。

五、术前合并相关基础疾病

胰腺手术因其牵涉的器官多，消化道重建难度大。术前患者的心肺功能、原有消化道疾病以及其他基础状况都可能影响预后。

（一）心肺功能低下

心肺功能是衡量患者基础水平最直观的指标。目前心功能评级主要采用美国纽约心脏病学会（NYHA）1928年提出的一项分级方案，主要是根据患者自觉的活动能力划分为4级：Ⅰ级：患有心脏病，但活动量不受限制，平时一般活动不引起疲乏、心悸、呼吸困难或心绞痛。Ⅱ级：心脏病患者的体力活动受到轻度的限制，休息时无自觉症状，但一般体力活动下可出现疲乏、心悸、呼吸困难或心绞痛。Ⅲ级：心脏病患者体力活动明显受限，小于平时一般活动即引起上述的症状。Ⅳ级：患者不能从事任何体力活动。休息状态下出现心力衰竭的症状，体力活动后加重。1994年美国心脏病学会（AHA）对NYHA的心功能分级方案再次修订时，采用并行的2种分级方案。第一种即上述的4级方案，第二种是客观地评估，即根据客观的检查手段如心电图、负荷试验、X射线、超声心动图等来评估心脏病变的严重程度。

肺功能的评定大致采取肺功能减退评级。根据最大通气量的逐步降低以及相应症状分为5级，逐级提示肺功能慢性受损严重程度。

心肺功能评定对胰腺十二指肠手术的术前评估具有重要意义。合并冠心病或者慢性阻塞性肺病的患者比一般的患者更容易出现术后心肺功能异常，出现低氧血症、电解质紊乱以及其他危及生命的其他症状，甚至心肺功能衰竭。

（二）术前合并糖尿病

糖尿病与胰腺癌的相关性一直是国际研究的热点。国外相关研究发现，胰腺癌患者中糖尿病发病率高达22.8%～40%，大多数胰腺癌患者的糖尿病或与胰腺癌同时诊断，或在诊断胰腺癌前2年内发现。也有研究认为胰腺癌能够导致糖尿病，其主要原因是：①糖尿病在胰腺癌病例中多为胰腺癌诊断前1～2年内新发病例，两者在时限上较为接近。②胰腺癌手术切除病例中，糖尿病患者术后3个月的胰岛素水平和血糖情况有持续性改善。③分子生物学检测提示胰腺癌患者血清内有类似糖尿病基因存在。如KIFⅡ基因的表达，在糖尿病和胰腺癌中均下降。有研究发现，在胰腺癌患者中糖尿病发病率高达33%，其中大多数（82%）糖尿病发生在胰腺癌诊断前的2年之内，提示胰腺癌可能导致糖尿病。一项对老年（≥60岁）胰腺癌病例的分析研究认为，2型糖尿病与老年胰腺癌密切相关，而且是重要的伴随症状。在糖尿病病程超过2年的老年患者中有63.6%（7/11）使用胰岛素治疗，其中有5人是在胰腺癌诊断前半年左右出现糖尿病恶化，口服降糖药物疗效降低而改用胰岛素治疗。这表明老年糖尿病患者出现血糖波动，口服降糖药物疗效降低而需改用胰岛素治疗，可能是老年胰腺癌的早期诊断信号。

此外，有证据提示术前糖尿病亦是自身免疫系统的紊乱。后者也是胰腺十二指肠手术的危险因素。

（三）胆源性疾病

胆源性疾病包括梗阻性疾病（胆道结石等）以及胆囊本身的病变（如胆囊结石、胆囊息肉、胆囊腺肌症以及胆囊癌等）。胆源性疾病对胰腺十二指肠切除术的影响显而易见。梗阻性黄疸、肿瘤转移等皆可引起胰腺十二指肠手术的难度增大，预后变差。其中梗阻性黄疸前文已述。

第二节　术　　中

一、手术范围

胰十二指肠切除术是唯一有望根治胰头及壶腹周围肿瘤的治疗方式。但是，由于手术部位解剖结构复杂多变，不但使得该部位肿瘤的临床症状变得相对隐匿，更增加了其手术切除的难度，手术必须切除胰头、全部的十二指肠、胆囊以及部分胆总管以及一部分的胃和空肠，如果同时发现癌肿粘连或部分包裹门静脉、肠系膜上静脉等大血管，还要进行联合血管切除并吻合或行人工血管置换术。切除后需重建消化道，即重建胰腺、胆道、胃与空肠间通道。研究显示，在有经验的治疗中心，胰十二指肠切除术相关死亡率已经降低到可接受的范围（5%以下）。但是对于恶性肿瘤，尤其是胰头癌而言，手术可切除性的判断与手术范围的选择仍是决定其术后并发症发生率及死亡率的最重要的影响因素。

NCCN专家组推荐在制定诊断性计划判断可切除性时，均应进行多学科会诊，以明确是否同时伴有腹腔脏器、腹膜、胸膜转移或者是淋巴结转移是否在可切除范围内，被判定为不可切除的胰头癌患者接受胰腺十二指肠切除术并无获益，甚至可能是严重影响预后的一个危险因素。虽然各治疗机构对于胰头癌可切除性的界定仍有争论，但大体上接受如下共识：

（1）腹腔干动脉不能受侵。

（2）肠系膜上动脉受包绕程度小于180°。

（3）肝动脉与门静脉的受侵程度在可切除重建的范围内。

目前国际上通用的NCCN 2012版胰头癌综合了各大医疗中心的判定标准，总结如下：

（1）肿瘤局限于胰腺内或仅直接侵犯胆总管、十二指肠、脾脏、胃（T1、T2、无血管侵犯的T3）。

（2）肿瘤未侵犯周围大血管，如腹腔干动脉、肝动脉、门静脉系统、腹主动脉或下腔静脉。

（3）无明显远处淋巴结转移。

（4）无肿瘤腹膜种植以及肝脏或其他远处转移。

二、术中出血量

多项前瞻性及回顾性研究均提示术中出血量为胰腺十二指肠手术中一项独立的死亡危险因素。随着手术指征的不断严格完善与手术技术的进步，术中出现大出血的情况越来越少。导致术中大死亡的原因多与患者的基础状态较差、凝血功能不佳有关，此外也与手术医师术中操作不慎，损伤腹部大血管如腹主动脉、腹腔干动脉、肝动脉、门静脉等腹腔大血管有关。

三、胰空肠吻合对胰十二指肠切除术的影响

胰空肠吻合是胰十二指肠切除术成功的关键，牢靠良好的吻合可以预防术后胰瘘的发生，使得富含消化酶的胰液和胆汁不致流入腹腔而引起自我消化或导致胰腺炎、腹膜炎的发生。Johns Hopkins医院进行的一项随机研究发现，胰空肠吻合较胰胃吻合，胰瘘发生率明显降低。随着胰腺外科的不断发展，各种胰空肠吻合的方式相继出现，包括端-端、端-侧、胰管-黏膜、套状吻合等，均有其适应证与利弊，临床医师在手术时可以根据不同的胰腺质地进行选择。20世纪40年代使用的置放胰管外引流支架的方式现今仍在使用，这种做法可以在一定程度上控制胰瘘的发生率与严重程度，但同时由于胰液丢失和体外带管等也明显地影响了患者的术后生活质量。

四、门静脉切除与重建

血管受侵是胰十二指肠切除术的危险因素之一。早在20世纪70年代，外科医师便在一些行区域性胰十二指肠切除术的患者中尝试SMA和SMV的切除与重建，但总体效果较差，术后死亡率极高。随着手术技术不断改进与完善，以及术后抗凝药物的发展，血管的切除重建已不再是难以逾越的桎梏，门静脉的切除与重建已成为可能。因此，20世纪90年代起，为了达到完整切除而进行血管切除重建的工作再次兴起，术后的相关并发症发生率与死亡率可控制在一定的范围内。

在近期的几项研究中，接受门静脉切除重建的患者，其手术死亡率为0～16.5%，3年生存率为12%～23%，中位生存期为2年。这与行标准胰十二指肠切除术而未行门静脉切除重建患者的相关数据没有差别，但优于以前未接受手术治疗的局部晚期患者。因此，一些治疗中心推荐进行门静脉切除重建，但术后需谨慎使用凝血药物以避免门静脉血栓形成等并发症。

五、扩大淋巴结清除与淋巴结转移

20世纪80年代，病理及尸检报告皆提示胰腺癌的淋巴结转移率很高。由此，一些医疗团队提出进行更为激进的淋巴结清扫。

数项前瞻性随机对照研究评估了胰十二指肠切除术中扩大淋巴结清扫的作用。到目前为止，一些研究并不支持在标准的胰十二指肠切除术之外加做扩大淋巴结清扫能够带来生存获益。相反，认为过于激进的淋巴结清扫可能会导致术后出血风险增加，此外，顽固性腹泻的发生率也较高。然而，亦有研究认为淋巴结转移标志着肿瘤已为全身性疾病，切除这些淋巴结可以起到进一步预防胰腺癌的侵袭转移，相关研究数据多集中于日本学者间。

传统的胰十二指肠切除术中，标准的淋巴结清扫包括数组淋巴结的清扫：十二指肠和胰腺；肝十二指肠韧带的右侧；肠系膜上动脉的右侧，以及胰十二指肠的前方和后方的淋巴结。在美国广泛使用的扩大淋巴结切除术不仅切除标准手术所切除的淋巴结，还包括右侧的从右肾门至腹主动脉左侧的后腹膜软组织，以及左侧的肾静脉至肠系膜下动脉起始部位之间的软组织。

笔者所在的复旦大学胰腺肿瘤研究所根据多年来的临床探索认为，目前较为合理的淋巴结清扫范围应包括：①肝十二指肠韧带骨骼化，自肝门下清扫肝十二指肠韧带内淋巴脂肪组织；②清扫胃左动脉根部、肝总动脉和腹腔动脉旁淋巴脂肪组织；③清扫16a2组和16b1组淋巴结及胰头后方软组织，包括自右侧至右肾门、左侧至腹主动脉左缘的腹主动脉和下腔静脉前、侧方淋巴结；④清扫横结肠系膜根部、肠系膜上动、静脉周围含神经丛的淋巴脂肪组织，但至少保留肠系膜上动脉一侧的神经丛，以尽可能减少术后顽固性腹泻的发生。

六、临床手术量的影响

也有一些相关的研究评估了治疗中心的年胰十二指肠切除术手术量对患者预后的影响。结果在极低手术量（0～1台/年）和低手术量（1～2台/年）和高手术量（大于5台/年）的医院间比较后发现，胰十二指肠手术后死亡率有显著差异。大型治疗中心积累经验所产生的直接结果是自20世纪80年代以来胰十二指肠切除术的手术并发症和死亡率的直线下降。

同样，在一项来自美国国家医疗保险申报数据库和全美国住院患者为样本的数据回顾研究中，年胰十二指肠切除术在手术量6～16台的医院被归为“高手术量”中心，大于16台的医院被归为“极高手术量”的医院。在这项研究中，仅有6.3%的医疗中心进行了6例或以上的胰腺癌切除术。但在与其他任何地点施行的手术相比，极低手术量和高手术量医院之间的手术死亡率差异显著（3.8%vs.16.3%）。进一步强调了高手术量对胰腺癌预后的影响较为重要。

在NCCN2011年出版的临床实践指南中也指出，在年手术量大于15～20例的治疗中心进行胰十二指肠手术更为安全。

第三节 术 后

一、胰瘘

（一）胰瘘的定义及分级

胰瘘是胰腺十二指肠切除术最严重的并发症之一。至今尚未能完全杜绝，也未取得公认的标准和防范方法。广义上的胰瘘是指胰管破裂后胰液通过非生理通道与外界相通，通常由胰腺炎症、损伤，如外伤、胰腺手术或其他医源性胰腺损伤所致。克氏外科学的定义为，各种原因致胰管破裂，胰液从胰管漏出7天以上者即为胰瘘。与临床关系最密切的是各种胰腺手术引起的术后胰瘘（postoperative pancreatic fistula，POPF）。亦是本章重点讨论的内容。

2005年，来自世界多个胰腺专业中心的专家组成国际胰瘘研究组（international study group of pancreatic fistula，ISGPF），提出了新的术后胰瘘诊断标准，即术后≥3天，任何引流量，引流液淀粉酶浓度超过血浆淀粉酶水平上限的3倍。ISGPF 同时提出术后胰瘘的临床分级系统。由于ISGPF胰瘘定义简单，使用方便，便于比较，有利于指导临床诊断和治疗，目前被广泛应用。

表22-4 胰瘘的ISPGF诊断分级

分级	A	B	C
一般情况	好	通常较好	差
特殊处理（营养支持，抗生素，生长抑素，微创引流等）	–	–/+	+
超声/CT 胰周漏液	–	–/+	+
持续引流＞3周	–	+	+
再次手术处理	–	–	+
胰瘘相关死亡	–	–	可能+
感染症状	–	+	+
脓肿	–	–	+
再次入院	–	+/–	+

当然，ISPGF的诊断标准也存在一定的缺陷。例如对于胰瘘的诊断标准过于宽泛，而导致胰瘘的诊断率大大提高。大多数患者并不存在相应的临床症状。过高的胰瘘诊断率可能失去其临床诊断意义。多数学者认为，胰瘘的诊断标准，除了应考虑引流液淀粉酶的活性外，还应考虑引流量。术中胰空肠吻合的方法，是影响术后胰瘘的关键之一。另外，引流管留置方式（自然引流或负压引流）、患者的全身状况、临床观察和处理都将影响胰瘘的转归。

（二）胰瘘的危险因素

对于胰瘘的危险因素临床研究较多，归纳总结主要由3个方面构成。

1. 患者因素　主要包括术前黄疸水平较高，年龄＞60岁，较差的营养状态，合并糖尿病或者其他内科疾病等，对术后胰瘘的发生与严重程度都是公认的影响因素。

2. 胰腺本身的因素　主要包括以下几个方面：

（1）胰腺的质地　软胰的胰瘘发生率较高。

（2）胰腺断面的位置　胰颈部左侧2cm范围内血供较差，此断面内较容易发生胰瘘。

（3）胰腺疾病的病理类型。

（4）主胰管的直径 <3mm的胰瘘的发生率较高，反之则较不容易发生胰瘘。

3. 手术相关的因素 手术者的经验和技术是引起胰瘘的最主要因素，如胰肠吻合技术有缺陷、缝合过密或过疏、创面处理粗糙、止血不完善、过度使用电灼、缝合针线材料选择不当；钩突残留、远端胰腺切除后主胰管处理不当；遗漏主胰管近端存在的狭窄或梗阻；副胰管异常；胰肠与胆肠吻合口间距处置不当（距离过近有张力，肠蠕动时可导致吻合口撕脱）。事实上，手术者的经验直接影响到胰瘘的发生率。有研究报道在有经验的医学中心（胰腺手术>20例/年），胰瘘的发生率显著降低。

（三）胰瘘的预防

针对胰瘘发生的危险因素，其预防策略也应从三方面入手。

1. 尽量改善患者的基础状况 如纠正低蛋白血症，改善肝肾功能，改善呼吸功能。对于基础疾病中有糖尿病的患者应予以降糖处理。术前黄疸严重者应予以积极减黄治疗。术后应加强营养支持，积极控制炎症的发生。

2. 手术方式的改进 对于胰瘘的防治，目前主要仍集中在相关手术方式的改进之中，主要包括手术中胰空肠吻合技术的改良。

（1）吻合方式的改良 目前国际上通用的胰空肠吻合方式多种多样，包括端–端、端–侧、胰管–黏膜、套状吻合等，各有利弊，目前的临床荟萃分析认为并无一种方式明显优于其他方式。笔者所在的复旦大学胰腺肿瘤研究所于2010年在胰管–空肠黏膜吻合和彭氏捆绑式套入吻合的基础上，吸取了它们各自的优点，设计出一种“残端封闭型内支架嵌入式胰–空肠吻合”法。手术中的主要技巧包括胰腺残端切成“鱼嘴状”前后内翻褥式缝合；缝合前切开与胰腺断面相当的空肠浆肌层，在主胰管置入支撑管，缝合时将胰腺残端包埋于空肠浆肌层，这样可以减少肠液等消化液对胰腺残端的腐蚀，有效防止胰腺残端的出血。与国际上最经典的胰管空肠黏膜吻合相比较，虽然术后的胰瘘发生率未观察到明显的下降，但是胰瘘的愈合时间得到明显的缩短，在有限样本量中，对于胰腺质地柔软、主胰管直径细小的病例尤其适用。近期笔者又在上述方法的基础上，进一步改进，即将胰管及周围组织人为做成“乳头样结构”突出于胰腺残端表面，替代胰管内支撑管，吻合时直接塞入空肠黏膜孔中，称之为“乳头样主胰管植入式”胰–空肠吻合法（“papillary-like main pancreatic duct invaginated” pancreaticojejunostomy），进一步降低了术后胰瘘的发生率。

（2）胰液引流方式的选择 胰腺手术后引流分为内引流和外引流2种方式。外引流为直接将胰液引流至体外，该方式的优势在于减少了胰瘘发生的可能性，但同时由于胰液的丧失，也会影响患者术后消化功能的恢复，同时增加了患者术后日常活动的不便。内引流方式则是直接将胰液引入肠管，保持胰酶活性，有利于保存患者的消化功能，但注意应用柔软的硅胶管作为支架以免穿破肠管引起胰瘘。内引流管不用太长以免支架进入胆道引起胰液性胆管炎或导管堵塞等引起远端胰管的并发症。因此在选择引流方式时应根据患者条件和手术情况具体选择。

3. 生长抑素的应用 生长抑素因对胰腺的内分泌和外分泌功能有强大的抑制作用而一度被广泛应用。然而近年来的研究表明，胰十二指肠围手术期应用生长抑素既不能减少胰瘘的发生率，也不能减少死亡率。有关生长抑素的使用对于胰瘘的防治作用，尚需更多的循证医学证据。目前普遍认为，在胰腺手术后早期使用生长抑素确能使患者获益。但是需要指出的是，胰瘘一旦形成，长期使用生长抑素对胰瘘的治疗并无作用。

（四）胰瘘的治疗

胰瘘的治疗包括非手术治疗和手术治疗。在未合并胰腺出血和感染的前提下，首选非手术治疗，绝大多数术后胰瘘患者可通过非手术治疗治愈。

1. 非手术治疗 包括一般性治疗和特异性治疗，主要适用于A级和B级的胰瘘。

（1）一般性治疗 是所有治疗的基础，包括以下几个方面。①引流通畅：通畅的引流是保证胰瘘愈合的前提。如果术中留置的引流管不能起到良好的引流作用或术中置入的引流管脱落导致吻合口周围胰液积聚，需要CT或超声引导下的经皮穿刺，重新放置引流管。②控制感染：术后胰瘘常并发感染，不仅影响胰瘘的愈合还可导致胰瘘进一步加重，因此应根据血液或引流液培养结果选用针对性的抗生素进行治疗干预。③饮食控制和营养支持：对于部分较严重的胰瘘，适当禁食有利于瘘道的愈合。也可考虑在一段时间内使用全胃肠外营养。如果一般情况稳定后而胰瘘仍未能愈合，可以尝试进食，并每天监测胰瘘引流量。④维持水、电解质平衡：高流量瘘由于每天丢失大量碱性胰液，易于导致水、电解质和酸碱平衡紊乱，应予以纠正。每天根据引流量，补充丢失的液体量和电解质。

（2）特异性治疗　主要指生长抑素及其衍生物的治疗，可以减少胰瘘的流出量，可能利于瘘道愈合。

2. 手术治疗　主要适用于引流不畅或伴有严重腹腔内感染的C级胰瘘。手术治疗的主要目的是清除胰瘘周围坏死组织，重新放置引流管，引流感染性积液，为胰瘘闭合提供必要的条件；如有可能探查胰肠吻合口的情况，以发现胰肠吻合口有否脱开，肠壁有无坏死，并决定是否有条件重新吻合，部分感染严重的患者，可以考虑切除残胰，杜绝胰液渗出以控制腹膜后感染。此外，还可以排除其他因素如空肠襻梗阻导致的胰瘘。必须指出需要手术处理的胰瘘往往合并感染、腹腔出血，预后不佳，死亡率极高。

二、术后出血

（一）胰十二指肠切除术后出血的定义

术后出血是导致胰腺癌围手术期死亡最为重要的原因之一，临床上应注意下列3个要素。

1. 出血部位　腹腔内出血指主要来自于腹腔内动脉或静脉出血以及手术创面的渗血，消化道内出血指来自胰肠（或胰胃）、胆肠、胃肠吻合口、肠肠吻合口或应激性溃疡等处的出血。

2. 出血时间　一般将术后24 h以内发生的出血称为早期出血，24 h以后发生的出血称为迟发性出血。

3. 严重程度　轻度出血临床症状轻，血红蛋白浓度降幅＜30 g/L，术后24 h内输入2～3个单位浓缩红细胞或术后24 h内输入1～3个单位浓缩红细胞，并经适当补液即可，无须再次手术或介入行血管栓塞，消化道出血时可行内镜治疗。重度出血失血量大，血红蛋白水平降幅≥30g/L，临床症状明显（心动过速、低血压、少尿、低血容量性休克），经补液，输血＞3个单位浓缩红细胞，治疗仍无效时需要侵入性治疗（包括血管介入或剖腹手术）。

（二）胰十二指肠切除术后出血的原因

1. 消化道出血　胰十二指肠切除术后消化道出血的原因：①应激性溃疡出血，系外科手术尤其是消化道手术常见的并发症之一。严重的消化道应激性出血很可能危及生命。②胰空肠吻合口或胰腺断面出血：由于胰腺血供丰富，质地脆，术中易致撕裂损伤，术后可能引起严重的出血。③胆肠吻合口出血：较少见，如胆管供血动脉处理不当，也容易引起术后出血。

2. 腹腔出血　不同于消化道的应激性出血或吻合口出血。胰十二指肠切除术的术后腹腔出血也可分为早期出血和晚期出血两类。早期出血常常由于手术时止血不彻底，术后缝线脱落或者腹腔内的广泛渗血而引起。较大血管性出血发生时间较早，临床症状较重。晚期出血则常继发于胰瘘、胆瘘或腹腔内感染累及大血管所致，常合并有感染症状，较之急性出血处理更困难。

（三）术后出血的预防

1. 术前　胰十二指肠切除术具有手术范围大、创伤大的特点。因此在术前应详细评估患者的基础状况，包括出凝血功能、心肺肝肾功能评价。并详细了解患者病史，包括出血史、肝病史、消化性溃疡病史等。

2. 术中　术中细致操作对防止胰十二指肠切除术后出血至为关键。规范的手术操作，牢靠的缝扎止血，以及对胰腺断面的恰当处理对预防术后出血具有无可取代的作用。虽然生物黏合剂的使用可能对术后出血的防治有一定作用，但手术者的操作是第一位的。关腹前仍应仔细检查。

（四）术后出血的诊断与治疗

1. 早期出血 出现以下情况之一者应警惕早期出血：①术后出现腹腔引流管或鼻胃管引出鲜血；②出现不明原因的腹胀、低血压、心动过速、尿少等低血容量性休克的表现；③短时间内血红蛋白水平明显下降。

轻度早期出血可考虑非手术治疗，在用止血药的同时密切观察患者临床表现；对于术后出血加重或中重度早期出血，建议手术治疗或DSA栓塞止血。如疑为胃肠道出血，应首选内镜治疗；如内镜止血失败应转手术止血。

2. 晚期出血 迟发性出血多继发于吻合口瘘、腹腔内感染，及时处理吻合口瘘和腹腔内感染是预防迟发性出血的关键。对于迟发性出血，在采取措施稳定血流动力学的前提下，应尽快及时行血管造影（栓塞）、内镜检查（治疗），如高度怀疑由严重腹腔内感染、吻合口瘘腐蚀血管引起出血，在积极的非手术或介入治疗均不能控制时，应立即手术探查。

三、腹腔内感染

胰十二指肠切除术后的腹腔内感染大多是由胰瘘或胆瘘引起，发生率为4%～16%。腹腔内感染将导致患者的住院时间延长，合并其他并发症时亦容易引起死亡率升高。

（一）腹腔内感染的诊断与定义

手术3天后患者出现畏寒、高热、腹胀、肠麻痹以及局部深压痛等并持续24～48 h以上，实验室检查显示白细胞和中性粒细胞计数明显升高、低蛋白血症和贫血；影像学检查可见腹腔内液体积聚；穿刺抽出液为脓性或引流液中培养出细菌可以确定诊断。CT和超声检查有助于定位诊断。

（二）腹腔内感染的治疗

1. 抗生素治疗 可先进行一般的广谱抗生素治疗，并根据细菌培养结果进行特异性抗生素治疗，同时加强营养支持。

2. 引流与手术治疗 对于较严重的腹腔感染或脓肿，可选择B超或CT下置管或引流，若无法进行引流者应考虑行再次手术清创引流。

四、术后胃排空延迟

胰十二指肠切除术由于手术操作范围大，影响器官及自主神经通路中断，及对消化道进行了重建，加上术后积液、感染等，对胃肠蠕动功能产生一定的影响。因此在术后较易出现胃排空的延迟和动力障碍。此外，有文献报道认为主要与术中损伤了胃激素–蠕动素细胞有关。短期的胃排空延迟通过肠内或肠外营养支持可以得到恢复，长期的胃瘫可能引发营养失衡，体内水、电解质紊乱可造成严重的并发症甚至死亡。

目前尚无针对术后胃排空延迟较为成熟的疗法。在维持正常的水、电解质平衡、加强营养支持以及应用促胃动力药物以刺激肠道蠕动的同时，应努力稳定患者情绪，鼓励早日下床活动也证明对恢复胃肠功能有良好的作用。

五、胆瘘

文献报道胰十二指肠切除术后胆瘘的发生率为3%～9%，有时可能与胰瘘同时存在，此种情况十分危重，常需二次手术才能解决。

（一）胆瘘的诊断

术后出现高热、腹痛、腹胀、黄疸和腹膜刺激症状，B超或CT发现胆肠吻合口周围或腹腔内积液，应考虑胆瘘的可能。如果腹腔穿刺液或腹腔引流液确定为胆汁即可诊断为胆瘘。必要时可行引流管造影检查，以进一步明确诊断。

（二）胆瘘的预防

如果胰腺术中发现胆总管内径较细、吻合口张力大，吻合有困难，建议在胆肠吻合口内放置T管外引流，注意保持吻合端肝管的血供，避免过密的吻合，并在吻合口周围放置引流。

（三）胆瘘的治疗

治疗的关键在于建立通畅的引流，大多数胆瘘经通畅引流后均能自行闭合。需要注意的是：①保持胆肠吻合口周围腹腔引流管和胆肠吻合口内支撑管引流通畅。②若术中放置的腹腔引流管不能有效引流，可在B超或CT引导下在瘘口周围放置引流。③ 部分病例可作PTCD减压，必要时再次剖腹手术。

（虞先濬）

参考文献

[1] Schmidt C M，Powell E S，Yiannoutsos C T，et al．Pancreaticoduodenectomy：a 20-year experience in 516 patients[J]．Arch Surg，2004，139（7）：718-727.

[2] Adams D B．The pancreatic anastomosis：the danger of a leak，which anastomotic technique is better? [J]．J Gastrointest Surg，2003，13（7）：1182-1183.

[3] Hidalgo，M．Pancreatic cancer[J]．N Engl J Med，2010，362（7）：1605-1617.

[4] Shi S，Yao W，Xu J，et al．Combinational therapy：new hope for pancreatic cancer? [J]．Cancer Letters，2012，317（2）：127-135.

[5] Luo G，Long J，Zhang B，et al．Stroma and pancreatic ductal adenocarcinoma：an interaction loop[J]．Biochim Biophys Acta，2012，1826（1）：170-178.

[6] Oida T，Mimatsu K，Kano H，et al．Pancreaticogastrostomy in patients with considerably dilated pancreatic ducts[J]．Hepatogastroenterology，2012，59（9）：2330-2332.

[7] Bassi C，Falconi M，Molinari E，et al．Reconstruction by pancreaticojejunostomy versus pancreaticogastrostomy following pancreatectomy：results of a comparative study[J]．Ann Surg，2005，242（6）：767-771.

[8] Yeo CJ，Cameron J L，Sohn T A，et al．Six hundred fifty consecutive pancreaticoduodenectomies in the 1990s：pathology，complications，and outcomes[J]．Ann Surg，1997，226（3）：248-260.

[9] Yamaguchi K，Tanaka M，Chijiiwa K，et al．Early and late complications of pylorus-preserving pancreatoduodenectomy in Japan 1998[J]．J Hepatobiliary Pancreat Surg，1999，6（3）：303-311.

[10] Bassi C，Falconi M，Molinari E，et al．Duct-to-mucosa versus end-to-side pancreaticojejunostomy reconstruction after pancreaticoduodenectomy：results of a prospective randomized trial[J]．Surgery，2003，134（5）：766-771.

[11] Roder JD，Stein H J，Böttcher K A，et al．Stented versus nonstented pancreaticojejunostomy after pancreatoduodenectomy：a prospective study[J]．Ann Surg，1999，229（1）：41-48.

[12] Chen Liu，Jiang Long，Liang Liu，et al．Pancreatic stump-closed pancreaticojejunostomy can be performed safely in normal soft pancreas cases[J]．J Surg Res，2012，172（1）：e11-17.

[13] Larsson S C，Orsini N，Wolk A．Body mass index and pancreatic cancer risk：a meta-analysis of prospective studies[J]．Int J Cancer，2007，120（9）：1993-1998.

[14] Warshaw A L，Gu Z Y，Wittenberg J，et al．Preoperative staging and assessment of resectability of pancreatic cancer[J]．Arch Surg，

1990，125（2）：230–233.

[15] Crist D W，Sitzmann J V，Cameron JL. Improved hospital morbidity，mortality，and survival after the Whipple procedure[J]. Ann Surg，1987，206（3）：358–365.

[16] Allison D C，Piantadosi S，Hruban R H，et al. DNA content and other factors associated with ten-year survival after resection of pancreatic carcinoma[J]. J Surg Oncol，1998，67（3）：151–159.

[17] Sohn T A，Yeo CJ，Cameron J L，et al. Resected adenocarcinoma of the pancreas–616 patients：results，outcomes，and prognostic indicators[J]. J Gastrointest Surg，2000，4（6）：567–579.

[18] Zervos E E，Rosemurgy A S，Al–Saif O，et al. Surgical management of early–stage pancreatic cancer[J]. Cancer Control，2004，11（1）：23–31.

[19] Dindo D，Demartines N，Clavien P A. Classification of surgical complications：a new proposal with evaluation in a cohort of 6336 patients and results of a survey[J]. Ann Surg，2004，240（2）：205–213.

[20] Bassi C，Dervenis C，Butturini G，et al. International Study Group on Pancreatic Fistula Definition：postoperative pancreatic fistula：an international study group（ISGPF）definition[J]. Surgery，2005，138（1）：8–13.

[21] Winter J M，Cameron J L，Campbell K A，et al. 1423 pancreaticoduodenectomies for pancreatic cancer：a single–institution experience [J]. J Gastrointest Surg，2006，10（9）：1199–1210.

[22] Stitzenberg K B，Watson J C，Roberts A，et al. Survival after pancreatectomy with major arterial resection and reconstruction[J]. Ann Surg Oncol，2008，15（5）：1399–1406.

[23] Fortner J G. Regional pancreatectomy for cancer of the pancreas，ampulla，and other related sites. Tumor staging and results[J]. Ann Surg，1984，199（4）：418–425.

[24] Bilimoria K Y，Talamonti MS，Sener SF，et al. Effect of hospital volume on margin status after pancreaticoduodenectomy for cancer[J]. J Am Coll Surg，2008，207（4）：510–519.

[25] Lillemoe K D，Cameron J L，Kim M P，et al. Does fibrin glue sealant decrease the rate of pancreatic fistula after pancreaticoduodenectomy? Results of a prospective randomized trial[J]. J Gastrointest Surg，2004，8（7）：766–772.

[26] Balcom J H，Rattner D W，Warshaw A L，et al. Ten–year experience with 733 pancreatic resections：changing indications，older patients，and decreasing length of hospitalization[J]. Arch Surg，2001，136（4）：391–398.

第二十三章　胰腺癌手术的麻醉

第一节　胰腺癌手术患者的麻醉前准备及麻醉前用药

胰腺癌患者多伴有阻塞性黄疸、肝功能损害、体质衰弱及营养不良，并且这类患者常需行胰十二指肠切除术，手术侵袭范围广泛、时间冗长，术野渗出较多，血浆和细胞外液丢失严重，容易导致循环血容量减少。充分的麻醉前准备可极大提高手术和麻醉的安全性。

一、麻醉前病情评估

麻醉前应仔细阅读病历，详细了解临床诊断、病史记录及与麻醉有关的检查，进行麻醉前检诊。一般在麻醉前一日进行，对一些病情复杂的病例往往在麻醉前数日进行（或通过会诊进行）。访视患者时，应询问手术麻醉史、吸烟史、药物过敏史及药物治疗情况，平时体力活动能力及目前的变化。重点检查生命体征，心、肺及呼吸道，脊柱及神经系统，并对并存病的严重程度进行评估。根据访视和检查结果，对病情以及患者对麻醉及手术的耐受能力做出全面评估。对患者的病情和体格情况的评估，多采用美国麻醉医师协会（ASA）的标准将患者分为5级，对病情的判断有重要参考价值。

1级：患者的重要器官、系统功能正常，对麻醉和手术耐受良好，正常情况下没有什么风险。

2级：有轻微系统性疾病，重要器官有轻度病变，但代偿功能健全，对一般麻醉和手术可以耐受，风险较小。

3级：有严重系统性疾病，重要器官功能受损，但仍在代偿范围内，行动受限，但未丧失工作能力。施行麻醉和手术有一定的顾虑和风险。

4级：有严重系统性疾病，重要器官严重，功能代偿不全，已丧失工作能力，经常面临对其生命安全的威胁。施行麻醉和手术均有危险，风险很大。

5级：病情危重、濒临死亡，手术是孤注一掷。麻醉和手术异常危险。

一般认为，1～2级患者对麻醉和手术的耐受性良好，风险较小。3级患者的器官功能虽在代偿范围内，但对麻醉和手术的耐受能力减弱，风险性较大，如术前准备充分，尚能耐受麻醉。4级患者因器官功能代偿不全，麻醉和手术的风险性很大，即使术前准备充分，围手术期的死亡率仍很高。5级者为濒死患者，麻醉和手术都异常危险，不宜行择期手术。这种分类也适用于急性病。在评定的类别旁加一“E”或“急”即可。

我国根据临床实践经验将患者的病情和体格情况分为2类4级，详见表23-1。

表23-1　手术患者病情及体格情况分级

类	级	分级标准			
		全身情况	外科病变	重要生命器官	麻醉耐受估计
Ⅰ	1	良好	局限，不影响和仅有轻微全身影响	无器质性病变	良好
	2	好	对全身已有一定影响，但易纠正	有早期病变，但功能仍处于代偿状态	好

（续表）

类级		分级标准			
		全身情况	外科病变	重要生命器官	麻醉耐受估计
Ⅱ	1	较差	对全身已造成明显影响	明显器质病变，功能接近失代偿，或有早期失代偿	差
	2	很差	对全身已造成严重影响	严重器质性病变，功能失代偿，需内科支持治疗	劣

注：只要符合评级依据相应类级的两项即可评为该类级

二、麻醉前准备事项

（一）纠正或改善病理生理状态

营养不良导致机体蛋白质和某些维生素不足，可明显降低麻醉和手术耐受力。术前应改善营养不良状态，加强支持治疗，给予高蛋白、高糖、低脂膳食，纠正脱水、电解质紊乱和酸碱平衡失调。对营养不良患者，手术前如果有较充裕的时间，应尽可能经口补充营养；如果时间不充裕，或患者不能或不愿经口饮食，可通过小量多次输血及注射水解蛋白和维生素等进行纠正；白蛋白低下者，最好给浓缩白蛋白注射液。患者显著消瘦时，可伴有贫血及血容量不足，应少量多次输血。有凝血功能障碍者，可给予新鲜冰冻血浆5～6mL/kg，并使用维生素K及抗纤溶药物治疗，使凝血酶原时间接近正常。合并心脏病者，应重视改善心脏功能；合并高血压者，应系统治疗以控制收缩压低于24kPa（1kPa=7.5mmHg）、舒张压低于13.3kPa较为安全；合并呼吸系统疾病者，术前应检查肺功能、动脉血气分析和肺X线片，停止吸烟至少2周，并进行呼吸功能训练，应用有效抗生素3～5天以控制急、慢性肺部感染；合并糖尿病者，择期手术应控制血糖水平达良好状态，尿糖低于（++），尿酮体阴性；急症伴酮症酸中毒者，应静脉滴注胰岛素消除酮体、纠正酸中毒后手术；如需立即手术者，虽然可在手术过程中补充胰岛素、输液并纠正酸中毒，但麻醉的风险性明显增加。

（二）精神状态的准备

多数患者在手术前存在种种不同程度的思想顾虑，或恐惧，或紧张，或焦急等心理波动、情绪激动或彻夜失眠，导致中枢神经系统活动过度，麻醉手术耐受力明显削弱，术中或术后容易发生休克。为此，术前必须设法解除患者的思想顾虑和焦急情绪，从关怀、安慰、解释和鼓励着手，酌情恰当阐明手术目的、麻醉方式、手术体位，以及麻醉或手术中可能出现的不适等情况，用亲切的语言向患者做具体介绍，针对存在的顾虑和疑问进行交谈和说明，以取得患者信任，争取充分合作。对过度紧张而不能自控的患者，术前数日起即开始服用适量安定类药，晚间给睡眠药，手术日晨麻醉前再给适量镇静睡眠药。

（三）胃肠道的准备

择期手术前常规排空胃，以免围手术期间发生胃内容物反流、呕吐或误吸，及由此而导致的窒息和吸入性肺炎。胃排空时间正常人为4～6h。情绪激动、恐惧、焦虑或疼痛不适等可致胃排空显著减慢。为此，成人一般应在麻醉前至少8h，最好12h开始禁饮、禁食，以保证胃彻底排空，禁饮4h；小儿术前禁固体食物4～6h，禁饮2～3h；急症患者也应充分考虑胃排空问题。有关禁饮、禁食的重要意义，必须向患者家属交代清楚，以争取合作。

（四）口腔卫生准备

麻醉后，上呼吸道的一般性细菌容易被带入下呼吸道，在术后抵抗力低下的情况下，可能引起肺部感染。为此，患者住院后即应嘱患者早晚刷牙、饭后漱口；对患有松动龋齿或牙周炎症者，需经口腔科诊治。进手术室前应将活动假牙摘下，以防麻醉时脱落，甚至误吸入气管或嵌顿于食管。

（五）输液输血准备

胰腺癌手术术中可能失血较多，术前应检查患者的血型，准备一定数量全血，做好交叉配合试验。凡有水、电解质或酸碱失衡者，术前均应常规输液，尽可能作补充和纠正。

（六）治疗药物的检查

病情复杂的患者，术前常已接受一系列药物治疗，麻醉前除要求全面检查药物治疗的效果外，还应重点考虑某些药物与麻醉药物之间存在的相互作用，有些容易导致麻醉中的不良反应。为此，对某些药物要确定是否继续用、调整剂量再用或停止使用。例如洋地黄、胰岛素、皮质激素和抗癫痫药，一般都需要继续使用至术前，但应核对剂量重新调整。对一个月以前曾较长时间应用皮质激素而术前已经停服者，手术中有可能发生急性肾上腺皮质激素功能不全危象，因此术前必须恢复使用外源性皮质激素，直至术后数天。正在施行抗凝治疗的患者，手术前应停止使用，并需设法拮抗其残余抗凝作用。患者长期服用某些中枢神经抑制药，如巴比妥、阿片类、单胺氧化酶抑制药、三环抗忧郁药等，均可影响对麻醉药的耐受性，或于麻醉中易诱发呼吸和循环意外，故均应于术前停止使用。安定类药（如吩噻嗪类药氯丙嗪）、抗高血压药（如萝芙木类药利血平）、抗心绞痛药（如β受体阻滞药）等，均可能导致麻醉中出现低血压、心动过缓，甚至心缩无力，故术前均应考虑是继续使用、调整剂量使用或暂停使用。

（七）手术前晚复查

手术前晚应对全部准备工作进行复查。如临时发现患者感冒、发热、妇女月经来潮等情况时，除非急症，手术应推迟进行。手术前晚睡前宜给患者服用安定镇静药，以保证有充足的睡眠。

（八）麻醉设备、用具及药品的准备

麻醉前必须对麻醉和监测设备、麻醉用具及药品进行准备和检查。无论实施何种麻醉，都必须准备麻醉机、急救设备和急救药品。麻醉期间除监测患者基本的生命体征，如血压、呼吸、ECG、脉搏和体温外，胰腺癌患者尚需要进行有创动脉持续测压（ABP）和中心静脉压（CVP）监测。在麻醉实施前对已准备好的设备、用具和药品等，应再一次检查和核对。术中所用药品，必须经过核对后方可使用。

麻醉前需根据病情对患者做好各方面的准备工作，总的目的在于提高患者的麻醉耐受力和安全性，保证手术顺利进行，术后恢复更迅速。对ASA Ⅰ级患者，做好一般准备即可；对ASA Ⅱ级患者，应维护全身情况及重要生命器官功能，在最大程度上增强患者对麻醉的耐受力；对于Ⅲ、Ⅳ、Ⅴ级患者，除需做好一般性准备外，还必须根据个人情况做好特殊准备。

三、麻醉前用药

（一）目的通过麻醉前用药使麻醉过程平稳

1. 镇静　消除患者紧张、焦虑及恐惧的心情，使患者在麻醉前能够情绪安定，充分合作，产生必要的遗忘。

2. 镇痛　提高患者的痛阈，缓和或解除原发疾病或麻醉前有创操作（如静脉穿刺）引起的疼痛，增强麻醉效果，减少麻醉药用量。

3. 预防和减少某些麻醉药的副作用，如抑制呼吸道腺体的分泌功能，减少唾液分泌，以防发生误吸。

4. 降低基础代谢和神经反射的应激性，消除因手术或麻醉引起的不良反射，特别是迷走神经反射，维持血液动力学的稳定。

（二）药物选择

全麻患者以镇静药和抗胆碱药为主，硬膜外麻醉、腰麻患者以镇静药为主。冠心病及高血压患者的镇静药剂量可适当增加，而伴有心脏瓣膜病、心功能差及病情严重者，镇静药及镇痛药的剂量应酌减。一般状况差、年老体弱者，恶病质及甲状腺功能低下者，用药量应减少；而年轻体壮或甲亢患者，用药量应酌增。麻醉前用药一般在麻醉前30～60min肌内注射（常用药物见表23-2）。

表23-2 常用麻醉前用药

药物类型	药名	作用	用法和用量
安定镇静药	地西泮（diazepam）	安定镇静、催眠、抗焦虑、抗惊厥	口服，0.1～0.15mg/kg
催眠药	咪达唑（midazolam） 苯巴比妥	镇静、催眠、抗惊厥	肌内注射，0.05～0.1mg/kg 肌内注射，1～2 mg/kg
镇痛药	吗啡（morphine） 哌替啶（pethidine）	镇痛、镇静	肌内注射，0.1mg/kg 肌内注射，1 mg/kg
抗胆碱药	阿托品（atropine） 东莨菪碱（scopolamine） 长托宁（penehyclidine hydrochloride）	抑制腺体分泌、解除平滑肌痉挛和迷走神经兴奋	肌内注射，0.01～0.02mg/kg 肌内注射，0.2～0.5mg 肌内注射，0.01～0.02mg/kg

第二节 临床麻醉方法

一、全身麻醉

麻醉药经呼吸道吸入或静脉注射、肌内注射进入体内，产生中枢神经系统的抑制，临床表现为神志消失，全身的痛觉丧失，遗忘，反射抑制和一定程度的肌肉松弛，这种方法称为全身麻醉。对中枢神经系统抑制的程度与血液内的药物浓度有关，并且可以调控。这种抑制是完全可逆的，当药物被代谢或从体内排出后，患者的神志和各种反射逐渐恢复。

（一）全身麻醉药

1．吸入麻醉药　吸入麻醉药是指经呼吸道吸入进入人体内并产生全身麻醉作用的药物。常用的吸入麻醉药包括：氧化亚氮（N_2O）、安氟醚、异氟醚、七氟醚、地氟醚等。

2．静脉麻醉药　经静脉注射进入人体内，通过血液循环作用于中枢神经系统而产生全身麻醉作用的药物，称为静脉麻醉药。优点为诱导快，对呼吸道无刺激，无环境污染。常用静脉麻醉药有：硫喷妥钠、氯胺酮、γ-羟丁酸钠（γ-OH）、依托咪酯、异丙酚等。目前硫喷妥钠和γ-OH由于作用时间长、对循环的抑制比较明显等副作用被异丙酚、依托咪酯等新型药物取代。氯胺酮主要用于小儿的基础麻醉。

3．肌肉松弛药　又称肌松药，为全麻用药的重要组成部分，不仅便于手术操作，也有助于避免深麻醉带来的危害，包括去极化肌松药和非去极化肌松药。常用肌松药有：琥珀胆碱、氯筒箭毒碱、潘库溴铵、维库溴铵、阿曲库铵及顺式阿曲库铵等。除琥珀胆碱为去极化肌松药外，其余均为非去极化肌松药。

4．麻醉辅助用药及麻醉性镇痛药物　主要用于全身麻醉时起辅助性镇静镇痛作用，包括：地西泮（安定）、咪达唑仑（咪唑安定）、右美托咪啶、氟哌利多、吗啡、哌替啶（杜冷丁）、芬太尼、瑞芬太尼及舒芬太尼等。

（二）全身麻醉的实施

1．全身麻醉的诱导　全身麻醉的诱导是指患者接受全麻药后，由清醒状态到神志消失，并进入全麻状态后进行气管内插管，这一阶段称为全麻诱导期。诱导前应准备好麻醉机、气管插管用具及吸引器等，开放静脉和胃肠减压管，测定血压和心率的基础值，并应监测ECG和脉搏血氧饱和度（SPO_2）。全麻诱导方法包括吸入诱导法和静脉诱导法。

2．全身麻醉的维持　全麻维持期的主要任务是维持适当的麻醉深度与肌肉松弛，以满足手术的要求并保证循环和呼吸等生理功能的稳定。

（1）吸入麻醉药维持　经呼吸道吸入一定浓度的吸入麻醉药，以维持适当的麻醉深度。由于N_2O的麻醉性能弱，高浓度吸入时有发生缺氧的危险，因而难以单独用于维持麻醉，挥发性麻醉药的麻醉性能强，高浓度吸入可使患者意识、痛觉消失，能单独维持麻醉，但肌松作用并不满意，吸入浓度越高，对生理的影响越严重。因此，临床上常将N_2O-O_2-挥发性麻醉药合用维持麻醉，必要时加用肌松药。肌松药不仅使肌肉松弛，并可增强麻醉作用，以减轻深麻醉时对生理的影响。

（2）静脉麻醉药维持　为全麻诱导后经静脉给药维持适当麻醉深度的方法。目前所用静脉全麻药中，除氯胺酮外，多数都属于镇静催眠药，缺乏良好的镇痛作用。单一的静脉全麻药仅适用于全麻诱导和短小手术，而对复杂且时间较长的胰腺癌手术，多选择复合全身麻醉。

（3）复合全身麻醉　是指2种或2种以上的全麻药或（和）方法复合应用以达到最佳临床麻醉效果。随着静脉和吸入全麻药品种的日益增多，复合麻醉在临床上得到越来越广泛的应用。根据给药的途径不同，可分为全静脉麻醉和静脉与吸入麻醉药复合的静吸复合麻醉。

全静脉麻醉：是指在静脉麻醉诱导后，采用多种短效静脉麻醉药复合应用，以间断或连续静脉注射法维持麻醉。目前常用静脉麻醉药的镇痛作用很差，故在麻醉过程中需用强效麻醉性镇痛药，以抑制应激反应，加强麻醉效果。为了达到肌松弛和便于施行机械通气的目的，必须给予肌松药。这样既可发挥各种药物的优点，又可克服各自的不良作用，具有诱导快、操作简便、可避免吸入麻醉药引起的环境污染。但是这要求麻醉医师必须精通各种药物的药理特点，才能灵活用药，取得良好麻醉效果。目前常用的静脉麻醉药有异丙酚、咪达唑仑，麻醉性镇痛药有吗啡、芬太尼、瑞芬太尼及舒芬太尼，而肌松药则根据需要选用长效或短效的药物。

静吸复合麻醉：全静脉麻醉的深度缺乏明显的标志，给药时机较难掌握，有时麻醉可突然减浅。因此，常吸入一定量的挥发性麻醉药以保持麻醉的稳定，一般在静脉麻醉的基础上，同时吸入挥发性麻醉药，这样既可维持相对麻醉稳定，又可减少吸入麻醉药的用量，且有利于麻醉后迅速苏醒。静吸复合麻醉适应范围较广，麻醉操作和管理都较容易掌握，极少发生麻醉突然变浅患者躁动或术中知晓等的被动局面，但如果掌握不好，也容易发生术后清醒延迟。

3. 全身麻醉深度的判断　复合麻醉技术的临床应用，对全身麻醉深度判断带来困难，维持适当的麻醉深度是重要而复杂的，应密切观察患者，综合各项反应做出合理判断，并根据手术刺激的强弱及时调节麻醉深度，以适应手术麻醉的需要。临床上通常将麻醉深度分为浅麻醉期、手术麻醉期和深麻醉期（表23-3），对掌握麻醉深度有一定参考意义。

表23-3　通用临床麻醉深度判断标准

麻醉分期	呼吸	循环	眼征	其他
浅麻醉期	不规则呛咳 气道阻力↑ 喉痉挛	血压↑ 心率↑	睫毛反射（-） 眼球运动（+） 眼睑反射（+） 流泪	吞咽反射（+） 出汗 分泌物↑ 刺激时体动
手术麻醉期	规律 气道阻力↓	血压稍低但稳定，手术刺激无改变	眼睑反射（-） 眼球固定中央	刺激时无体动 黏膜分泌物消失
深麻醉期	膈肌呼吸 呼吸↑	血压↓	对光反射（-） 瞳孔散大	

（三）全身麻醉的严重并发症及其处理

1. 反流与误吸 全麻时容易发生反流和误吸，尤其以年老体弱的患者发生率较高。全麻诱导时因患者的意识消失，咽喉部反射消失，一旦有反流物即可发生误吸。各种原因引起的胃排空时间延长，使胃内存积大量胃液或空气，容易引起反流。全麻后患者没有完全清醒时，吞咽呛咳反射未恢复，也易发生胃内容物的反流及误吸。无论误吸物为固体食物或胃液，都可引起急性呼吸道梗阻。完全性呼吸道梗阻可立即导致窒息、缺氧，如不能及时解除梗阻，可危及患者的生命。误吸胃液可引起肺损伤、支气管痉挛和毛细血管通透性增加，导致肺水肿和肺不张。肺损伤的程度与胃液量和pH相关，吸入量越大，pH值越低，肺损伤越重。麻醉期间预防反流和误吸的主要措施包括：减少胃内容物的滞留，促进胃排空，降低胃液的pH值，降低胃内压，加强对呼吸道的保护。

2. 呼吸道梗阻 以声门为界，呼吸道梗阻可分为上呼吸道梗阻和下呼吸道梗阻。

（1）上呼吸道梗阻 常见原因为机械性梗阻，如舌后坠、口腔内分泌物及异物阻塞、喉头水肿等。不全梗阻表现为呼吸困难并有鼾声；完全梗阻者有鼻翼扇动和三凹征，虽有强烈的呼吸动作而无气体交换。舌后坠时可将头后仰、托起下颌、置入口咽或鼻咽通气道，同时清除咽喉部的分泌物及异物，即可解除梗阻。喉头水肿多发生于婴幼儿及气管内插管困难者，也可因手术牵拉或刺激喉头引起。轻者可静脉注射皮质激素或雾化吸入肾上腺素，严重者应行紧急气管切开。梗阻的另一常见原因是喉痉挛，常在浅麻醉下或缺氧时刺激喉头而诱发，患者表现为呼吸困难，吸气时有喉鸣声，可行环甲膜穿刺置管行加压给氧，多数均可缓解，严重喉痉挛者，可静脉注射琥珀胆碱后行气管内插管。避免在浅麻醉时刺激喉头可防止喉痉挛的发生。

（2）下呼吸道梗阻 常见原因为气管导管扭折、导管斜面过长紧贴在气管壁上、分泌物或呕吐物误吸后堵塞气管及支气管。梗阻不严重者除肺部听到啰音外，可无明显症状；梗阻严重者可呈现呼吸困难、潮气量降低、气道阻力高、缺氧、发绀、心率增快和血压降低，如处理不及时可危及生命。麻醉前应仔细挑选气管导管，术中应经常检查导管的位置，避免因体位改变而引起导管扭折；经常听诊肺部，及时清除呼吸道内的分泌物。下呼吸道梗阻也可因支气管痉挛引起，多发生在有哮喘史或慢性支气管炎患者。因此，维持适当的麻醉深度和良好的氧合是缓解支气管痉挛的重要措施，必要时可静脉注射氨茶碱0.25mg或氢化可的松100mg。

3. 通气量不足 麻醉期间和全麻后都可能发生通气不足，主要表现为CO_2潴留或（和）低氧血症。麻醉药、麻醉性镇痛镇静药的残余作用以及肌松药的残余作用是引起通气不足的主要原因，应以机械通气维持呼吸直到呼吸功能的完全恢复，必要时以拮抗药逆转。腹部手术术后伤口疼痛可抑制患者的腹式呼吸，因此，胰腺癌的患者应加强术后镇痛，鼓励和帮助患者深吸气和咳嗽。

4. 低氧血症 吸空气时，$SPO_2 < 90\%$，$PO_2 < 8kPa$或吸纯氧时$PO_2 < 12kPa$即可诊断为低氧血症。全麻时低氧血症的临床表现为发绀、心动过速、心律失常、血压升高等，晚期表现为心动过缓甚至心跳停止。常见原因和处理原则为：①麻醉机的故障、氧气供应不足、气管导管过深进入单侧主支气管或脱出气管外以及呼吸道梗阻均可引起低氧血症，应及时纠正。②弥散性缺氧：多见于N_2O吸入麻醉，停止吸入N_2O后应继续吸纯氧5～10min。③肺不张：因分泌物过多或通气不足等因素引起肺容量降低所致。大范围肺不张可表现顽固性低氧血症，应及时清理呼吸道内的分泌物、痰液，必要时以纤维支气管镜吸痰，拔管前充分膨胀肺，严重者需行PEEP治疗。④误吸：可导致严重低氧血症，轻者对氧治疗有效，严重者应行机械通气治疗。⑤肺水肿：可发生于急性左心衰或肺毛细血管通透性增加。治疗包括强心、利尿、扩血管、吸氧及机械通气治疗。

5. 低血压 麻醉过深可导致血压下降、脉压变窄，若麻醉前已有血容量不足者，表现更为明显，临床表现为少尿或代谢性酸中毒，严重者可出现器官灌注不足体征，如心肌缺血、中枢神经功能障碍等。术中失血过多可引起低血容量性休克，应监测尿量、血红蛋白及血细胞比容，必要时监测CVP或PCWP以指导输液输血。过敏反应、肾上腺皮质功能低下及复温时，均可引起血管张力降低而导致低血压。治疗包括补充血容量或及时输血，应用血管收缩药恢复血管张力及病因治疗。术中牵拉内脏时常可引起反射性血压下降，同时发生心动过缓，应及时解除刺激，必要时给予阿托品治疗。

6. 高血压　麻醉期间高血压常见原因有：①原发性高血压、嗜铬细胞瘤、颅内压增高等。②与手术、麻醉操作有关，如手术探查、气管插管等。③通气不足引起CO_2蓄积。④药物所致血压升高。处理：维持足够麻醉深度，有效镇痛，对于顽固性高血压者，可行控制性降压以维持循环稳定。

7. 心律失常　窦性心动过速与高血压同时出现时，常为浅麻醉的表现，应适当加深麻醉。低血容量、贫血及缺氧时，心率均可增快，应针对病因进行治疗。手术牵拉或心眼反射时，可因迷走神经反射致心动过缓，严重者可致心搏骤停，应请外科医师立即停止操作，必要时静脉注射阿托品。房性早搏多与并存心、肺疾病有关，偶发房性早搏对血流动力学的影响不明显，无须特殊处理。频发房性早搏有发生心房纤颤的可能，应给予西地兰治疗。麻醉下发生的偶发室性早搏无须特殊治疗。因浅麻醉或CO_2蓄积所致的室性早搏，适当加深麻醉或排出CO_2后多可缓解。如室性早搏为多源性、频发或伴有R-On-T现象，表明有心肌灌注不足，应及时积极治疗。

8. 体温改变（低温、高热）　胰腺癌的患者以年老体弱者居多，术中容易发生低体温，尤其是手术时间长者，因此，要做好术中的保暖与升温。恶性高热是一种受体表达缺陷的遗传性疾病，临床上以接触诱发药物（主要是吸入麻醉药物和某些肌肉松弛药物）后迅速出现肌肉强直、高热、肌酶升高等症状为主要特征。由于骨骼肌处于持续的强直性收缩状态，消耗大量能量，导致体温持续快速增高（1℃/5min），体温急剧上升可超过42℃，死亡率很高。如无特异性治疗药物丹曲洛林（dantrolene），而一般的临床降温措施又难以控制体温的恶性升高时，最终将导致患者的死亡。最容易诱发恶性高热的药物是琥珀胆碱和氟烷。欧美国家的发病率稍高，而国人极其罕见。一旦发现体温升高，应积极进行物理降温，特别是头部降温以防发生脑水肿。

二、局部麻醉

用局部麻醉药（简称局麻药）暂时阻断某些周围神经的冲动传导，使这些神经所支配的区域产生麻醉作用，称为局部麻醉（简称局麻）。广义的局麻包括椎管内麻醉。局麻是一种简便易行、安全有效、并发症较少的麻醉方法。施行局麻时应熟悉局部解剖和局麻药的药理作用，掌握规范的操作技术。胰腺癌患者单纯使用局麻无法满足手术要求，多做全身麻醉或椎管内麻醉的辅助麻醉手段。

（一）硬膜外阻滞

将局麻药注射到硬脊膜外腔，阻滞相应部分脊神经的传导功能，使其所支配区域的感觉或（和）运动功能消失的麻醉方法，称为硬脊膜外腔阻滞，又称硬膜外阻滞或硬膜外麻醉。临床常用连续法，可作为胰腺癌手术麻醉的辅助麻醉手段，同时用以进行手术后的疼痛治疗。

1. 硬膜外阻滞术中患者的管理　因交感神经被阻滞而引起阻力血管和容量血管的扩张，导致血压下降。尤其是上腹部手术时，因胸腰段交感神经阻滞的范围较广，并可阻滞心交感神经引起心动过缓，更易发生低血压，需要快速输液或使用缩血管药物进行纠正。如果患者有穿刺点皮肤感染、凝血机制障碍、休克、脊柱结核或严重畸形、中枢神经系统疾患等均为禁忌。对老年、妊娠、贫血、高血压、心脏病、低血容量等患者，应非常谨慎，减少用药剂量，加强患者管理。

2. 硬膜外阻滞的并发症

（1）全脊椎麻醉　由于硬膜外麻醉所用局麻药大部分或全部误注入蛛网膜下腔，使全部脊神经被阻滞的现象。患者可在注药后几分钟内发生呼吸困难、血压下降、意识模糊或消失，继而呼吸停止。一旦发生全脊椎麻醉，应立即以面罩加压给氧并紧急行气管内插管进行人工呼吸，要加速输液，并以血管加压药维持循环稳定。若处理及时和正确，可避免严重后果。为了防止全脊椎麻醉的发生，施行硬膜外阻滞时，必须严格遵守操作规程，导管置入硬膜外腔后应回吸无脑脊液，用药时必须给试验剂量，确定未误入蛛网膜下腔后方可继续给药。

（2）局麻药毒性反应　硬膜外腔内有丰富的静脉丛，对局麻药的吸收很快；导管可误入血管内；导管损伤血管也可加快局麻药的吸收。以上原因都可引起不同程度的毒性反应。此外，一次用药剂量超过限量，也是发生毒性反应的常见原因。

（3）神经损伤　可因穿刺针直接创伤或导管因质硬而损伤脊神经根或脊髓，局麻药的神经毒性也应考虑。表现为局部感觉和（或）运动的障碍，并与神经分布相关。在穿刺或置管时，如患者有电击样异感并向肢体放射，说明已触及神经。异感持续时间长者，说明损伤严重，应放弃阻滞麻醉。一般采取对症治疗，数周或数月可自愈。

（4）硬膜外血肿　凝血功能障碍或应用抗凝药者容易发生。硬膜外麻醉后若出现麻醉作用持久不退，或消退后再出现肌无力、截瘫等，都是血肿形成压迫脊髓的征兆，应及早做出诊断，争取在血肿形成后8h内进行椎板切开减压术，清除血肿。如超过24h则较难恢复。有凝血功能障碍或正在抗凝治疗者，禁用硬膜外阻滞。

（5）脊髓前动脉综合征　脊髓前动脉供应脊髓截面前2/3的区域，如较长时间血供不足，可引起脊髓缺血性改变，甚至坏死，称脊髓前动脉综合征。患者一般无感觉障碍，主诉躯体沉重，翻身困难，有些患者出现截瘫。可能与原有动脉硬化、血管内腔狭窄、局麻药中肾上腺素浓度过高，引起脊髓前动脉持久收缩以及麻醉期间有较长时间的低血压有关。

（6）硬膜外脓肿　无菌操作不严格，或穿刺针经过感染组织引起硬膜外腔感染并逐渐形成脓肿。临床表现出脊髓和神经根受刺激和压迫的症状，如放射性疼痛、肌无力及截瘫，并伴有感染征兆。应予大剂量抗生素治疗，并及早进行椎板切开引流。

（7）导管拔出困难或折断　如遇断管，无感染或神经刺激症状者，残留体内的导管一般不需要手术取出，但应严密观察。

（二）局部浸润麻醉

将局麻药注射于手术区的组织内，阻滞神经末梢而达到麻醉作用，称局部浸润麻醉。应用此法可在胰腺癌手术后早期达到伤口短时止痛的效果。基本操作方法：先在手术切口线一端进针，针的斜面向下刺入皮内，注药后形成橘皮样隆起，称皮丘。将针拔出，在第一个皮丘的边缘再进针，如法操作形成第二个皮丘，如此在切口线上形成皮丘带。再经皮丘向皮下组织注射局麻药，即可切开皮肤和皮下组织。上述操作法的目的是使患者只在第一针刺入时有痛感。如手术要达到深层组织，可在肌膜下和肌膜内注药。分开肌肉后如为腹膜，应行腹膜浸润。常用药物为0.5%普鲁卡因或0.25%～0.5%利多卡因。局部浸润麻醉时应注意：①注入组织内的药液需有一定容积，在组织内形成张力，借水压作用使药液与神经末梢广泛接触，增强麻醉效果。②为避免用药量超过一次限量，应降低药液浓度。③每次注药前要回抽，以免误注入血管内。④实质脏器和脑组织等无痛觉，不用注药。⑤药液中可添加肾上腺素浓度1：（20万～40万）以减缓局麻药吸收，延长作用时间。

（三）区域阻滞

包围手术区，在其四周和底部注射局麻药，阻滞通人手术区的神经纤维，称区域阻滞。适用于肿块切除术，如乳房良性肿瘤的切除术、头皮手术等。用药及效果近似局部浸润麻醉。优点为：①可避免刺入肿瘤组织；②不致因局部浸润药液后，一些小的肿块不易被摸及，使手术难度增加；③不会因注药使手术区的局部解剖难于辨认。

（四）神经阻滞

在神经干、丛、节的周围注射局麻药，阻滞其冲动传导，使所支配的区域产生麻醉作用，称神经阻滞。

神经阻滞只需注射一处，即可获得较大的麻醉区域，减少全身麻醉药的用量，但有引起严重并发症的可能，故操作时必须熟悉局部解剖，了解穿刺针所要经过的组织，以及附近的血管、脏器和体腔等。

（五）常用局麻药

1. 普鲁卡因（奴佛卡因，procaine） 是一种弱效、短时效但较安全的常用局麻药，麻醉效能较弱，黏膜穿透力很差，故不用于表面麻醉和硬膜外阻滞。由于毒性小，适用于局部浸润麻醉。成人一次限量为1g。

2. 丁卡因（地卡因，pontocaine） 是一种强效、长时效的局麻药，黏膜穿透力强，适用于表面麻醉、神经阻滞、腰麻及硬膜外阻滞。一般不用于局部浸润麻醉。成人一次限量表面麻醉40mg、神经阻滞为80mg。

3. 利多卡因（赛罗卡因，lidocaine） 是中等效能和时效的局麻药，其组织弥散性能和黏膜穿透力都很好，适用于各种局麻方法，最适用于神经阻滞和硬膜外阻滞。成人一次限量表面麻醉为100mg，局部浸润麻醉和神经阻滞为400mg。反复用药可产生快速耐药性。

4. 布比卡因（丁吡卡因，bupivacaine） 为强效和长时效局麻药，常用于神经阻滞、腰麻及硬膜外阻滞，很少用于局部浸润麻醉。它与血浆蛋白结合率高，故透过胎盘的量少，低浓度适用于产科的分娩镇痛。成人一次限量为150mg。使用时应注意其心脏毒性。

5. 罗哌卡因（ropivacaine） 是一种新的酰胺类局麻药，其作用强度和药代动力学与布比卡因类似，但它的心脏毒性较低。使用低浓度、小剂量时几乎只阻滞感觉神经，又因它的血浆蛋白结合率高，故尤其适用于硬膜外镇痛如分娩镇痛。成人一次限量为150mg。

第三节 胰腺癌手术麻醉期间的监测和管理

一、麻醉选择及处理原则

胰腺深藏腹内，手术操作困难，要求肌松完善、术野干净，因此首选全麻，也可考虑全麻复合硬膜外阻滞，但麻醉平面不宜过广，以免引起低血压。对于体质虚弱的患者，可采用浅全麻加腹腔神经丛阻滞以减轻麻醉对患者生命体征的干扰。

二、麻醉期间的监测和管理

患者在手术麻醉期间，由于外科疾病或并存疾病的影响，麻醉方法和药物的影响，手术创伤及失血，以及体位的改变等因素，都可对生理功能带来不同程度的影响，导致心功能、肺功能、肾功能、脑功能、水和电解质酸碱平衡、凝血系统、机体容量状态和体温等均可发生显著紊乱，严重者可危及患者的生命。麻醉期间维持循环功能的稳定在麻醉管理中占有重要地位，循环系统的变化将直接影响患者的安全和术后的恢复。麻醉期间引起循环障碍的可能原因包括：外科疾病和并存疾病的病理改变，麻醉方法和麻醉药物的影响及其相互作用，手术对循环的影响等。应针对原因采取适当的预防措施，以免循环系统的剧烈波动。当发生循环障碍时，应对血容量、心脏代偿功能和外周血管的舒缩状态做出正确判断，并进行有针对性的处理。因此，麻醉期间应建立全面的监测，密切监测各系统、器官功能，密切观察患者各种生理功能的变化，危重患者或复杂手术应监测中心静脉压（CVP）、肺毛细血管楔压（PCWP）指导术中输液；主动采取措施预防严重生理变化的发生，术中应根据病情和手术要求及时调节麻醉深度，必要时可应用血管活性药物来支持循环功能。力求及早发现、及时纠正，以免发生严重并发症。监测指标包括：

（一）无创监测

1．脉搏血氧饱和度（SPO_2） 通过动脉脉搏波动的分析，测定出血液在一定的氧分压下，氧合血红蛋白占全部血红蛋白的百分比值。成人正常值>96%，若吸空气时<90%为低氧血症。可及时有效地了解机体的氧合功能，评价麻醉期的氧合状态，便于早期发现低氧血症，提高麻醉和呼吸治疗的安全性。

2．心电图（ECG） 应常规监测Ⅱ导联和Ⅴ5导联，ST也应监测，以便及时发现心律失常和心肌缺血。

3．尿量 若术前肾功能无异常，持续尿量监测可反映血容量、心输出量和组织血液灌注的综合情况。胰腺癌手术应维持术中尿量在0.5～1mL/（kg・min），若每小时尿量<17mL者称少尿，应对可能原因如休克、严重脱水或电解质紊乱、有效循环血容量减少、肾动脉栓塞或尿路梗阻等进行判断并及时处理。

4．中心体温 体温监测十分必要，特别是年老体弱患者，保持体温的能力较其他患者明显减弱，其体温容易受麻醉及周围环境温度的影响；体温过高可使代谢增快，氧耗量增加，严重者可引起代谢性酸中毒和高热惊厥；体温降低时，患者对麻醉的耐受能力也降低，容易发生麻醉过深而引起循环抑制，麻醉后苏醒时间也延长，此外，低体温会干扰正常的凝血功能，增加手术创面的渗血。由于术中麻醉状态下中枢性血管收缩调节能力降低，从而减少外周热量向中心区的传递，而手术创面的长时间暴露加重了机体热量的丢失，因此，通过对术中体温监测并采取适当有效的保暖措施，可减少低温造成的并发症。常用的保温方法有：①体表保温，即术中使用电热毯和充气加温毯及暖风机保持四肢和躯干温度；②气道加热与湿化，即临床上常用的冷凝湿化器和人工鼻以保持气道内的部分热量，必要时可进行主动气道内加温和湿化；③输入加热的液体及血制品，即通过输液加温器对补液和血制品进行升温后再输注入患者体内。

（二）呼吸功能及麻醉气体监测

1．呼气末CO_2分压、潮气量、呼吸道峰压及肺顺应性 呼吸功能是麻醉时最容易和最先受到影响的重要功能之一，这些指标即是调节麻醉呼吸参数的重要指标，也是动态了解患者术中部分肺功能变化的必要信息。全身麻醉可引起各种不同程度的呼吸抑制甚至呼吸肌麻痹，阻滞麻醉对呼吸肌的影响也可引起严重的呼吸抑制，麻醉辅助用药、手术体位及并存的呼吸疾病，都是麻醉期间影响呼吸功能的重要因素。因此，麻醉期间保持呼吸功能正常是一项十分重要的任务。呼吸功能正常是指能维持动脉血氧分压（PaO_2）、二氧化碳分压（$PaCO_2$）和血液pH在正常范围内，这3项指标也是衡量呼吸管理是否合理的参数。全麻患者除应监测潮气量、每分通气量，有条件者可监测呼气末CO_2分压，以保证患者的通气功能正常，避免缺氧和二氧化碳蓄积。保持自主呼吸的患者，应观察患者呼吸运动的类型、呼吸的幅度、频率和节律、同时观察口唇黏膜、皮肤及手术野出血的颜色，以判断是否有呼吸道梗阻、缺氧或二氧化碳蓄积，必要时行动脉血气分析。

2．麻醉气体监测 有助于对麻醉深度进行监测，既可避免麻醉过深所致的循环抑制，也可防止麻醉深度过浅出现患者术中知晓的并发症。

（三）有创血液动力学监测

1．直接动脉置管与测压（ABP） 血压的形成与心排出量（CO）、血容量、外周血管阻力、血管壁弹性及血液黏稠度等因素有关，是反映后负荷、心肌氧耗与做功及外周循环的指标之一。通过使用动脉通道进行血压监测不仅可以获得连续的动脉压数值，还可通过观察动脉压的波形进行血容量的评估并进行动脉血气的检测。正压通气时，收缩压下降超过7.5kPa，提示血容量减少10%，这一指标甚至较中心静脉压（CVP）更为敏感。此外，通过动脉波形的分析，可了解心肌收缩力、血管张力等方面的情况。目前尚可通过直接动脉通道利用Vigilance心排监测仪进行微创心排出量的监测，有助于患者心功能指标的判断并对容量治疗进行指导。

直接动脉测压的血管选择主要是桡动脉、肱动脉，且多以左手（非功能手）为主，穿刺时应注意严格执行无菌操作，定时使用肝素水冲洗测压管道以保持通畅、避免血栓形成，若发现末梢循环欠佳时，应停止测压，排除动脉导管并严密观察，必要时作相应处理。

2．中心静脉压（CVP）监测 CVP主要反映右心室前负荷，其高低与血容量、静脉张力及右心室功能相关。CVP正常值为5～10 cmH_2O，CVP＜2～5 cmH_2O提示右心室前负荷减低，即右心房充盈欠佳或血容量不足。CVP＞15～20 cmH_2O则提示右心功能不全或血容量过多。对于有三尖瓣病变和肺动脉瓣病变或肺血管阻力发生改变的患者，此时的CVP则不能代表左心房压力。

3．心排出量（CO） 监测 CO是反映心脏泵功能的主要指标，受心肌收缩力、心率、前负荷及后负荷等因素的影响。CO监测有助于对危重患者的心功能进行监控并指导治疗。通过温度稀释法可直接显示心排出量，同时计算每搏量及每搏指数、体循环及肺循环阻力、左右心室收缩功能及收缩指数、心指数等指标；也可通过动脉通道连接Vigilance进行微创的CO监测并计算每搏量、每搏指数和每搏量变异度、心指数等指标；还可通过食管超声心动图（TEE）进行无创性心功能的监测，此技术可通过监测心室宽度、前后游离壁厚度以及室间隔的动力和位置使麻醉医师有效准确地监测心功能、心室容量和心肌缺血，同时因角度不同可更容易看到如心耳、肺静脉、房间隔、冠状动脉及主动脉等重要结构。

（四）酸碱和生化的血气检测

使用便携式血气分析仪能方便迅速地获取监测结果，包括生化指标如血钾、血钠、血氯和血钙的情况，气体分析指标如血氧分压、二氧化碳分压、血氧饱和度（包括动脉血、静脉血、混合静脉血氧饱和度等）、血红蛋白深度及血球压积、pH值和BE等指标，有助于麻醉医师对异常情况做出及时处理。如无便携式生化和血气分析仪，则应及时抽取血液标本送往检验科以获取临床所需要的各项检查结果。

（五）凝血功能检测

通过ACT、Sonoclot凝血监测仪或凝血弹性描记图（TEG）即可获得评价凝血状态的部分指标，如ACT、血小板功能、凝集速率和纤溶状态等。麻醉中可根据检测结果及时给予相应的处理措施。

（六）血糖监测

通过微量血糖监测仪，及时了解术中血糖的变化。

（七）术中容量管理

胰腺癌患者多伴有消瘦、体重减轻、低蛋白血症甚至贫血及出、凝血障碍，胰头癌因为胆道梗阻而存在黄疸，因此整个围手术期的液体治疗与管理对患者术后的恢复情况十分重要。对术中容量的管理可从两方面考虑：维持性液体治疗需要量和补偿性液体需要量。

1．维持性液体需要量是指患者术前因进食障碍或禁食而导致的液体丢失，包括隐性失水和显性失水两部分。以体重为单位计算如下：0～10 kg为4 mL /（kg·h），11～20 kg为2 mL/（kg·h），20 kg以上为1 mL/（kg·h）；补偿性液体需要量是指对由于疾病、麻醉、手术、出血等原因导致的液体丢失进行补充，包括术前液体损失量、麻醉和手术丢失量以及术中出血等。在实际临床工作中应根据患者病情和精神状态、心功能状态、体温、室内环境等具体情况和监测结果作出判断，而且，补液的过程中要考虑液体的组成如晶体、胶体、全血或成分血和补液的时机以及速度，并根据输液的反应和监测结果随时调整补液方案，从而维持围手术期血液动力学的稳定并保证组织、器官的灌注和代谢平衡。

2．胰腺癌患者围手术期液体选择 所有手术患者术中皆会有不同程度的细胞外液丢失，对此一般多先输晶体液，既可补充血浆容量，又可补充细胞间液，中等以上手术在渗血/出血较多的情况下，应适量输注胶体液，维持有效血浆容量，大量失血（红细胞压积低于20%）的情况下，须补充浓缩红细胞。胰腺癌根治的手术往往创伤大、手术持续时间长，术中出血和液体丢失量大，应根据失血量、血液动力学监测、尿量以及血生化检测结果来综合判断术中的输液输血量。

术中常用的输液类型主要为晶体液和胶体液，晶体液包括生理盐水和林格氏液、乳酸钠林格氏液（平衡盐溶液）、葡萄糖溶液以及复方电解质液（醋酸林格氏液或勃脉力A）等。其中生理盐水和林格氏液为等张溶液，但过多输入会有导致高氯血症之虑，临床上主要用于细胞外液丢失或转移的液体治疗复苏，不主张过多使用；乳酸钠林格氏液内各种成分和离子含量更接近细胞外液，但钠含量较低，临床上常用于扩容，是液体治疗或复苏时最常选用的含钠晶体液，但大量单独使用时可降低血浆晶体渗透压，此时需要与其他含钠晶体液或胶体液交替或同时输注，此外，对肝功能不好的患者过多使用可能引起高乳酸血症，使用时需注意；复方电解质液（勃脉力A）的渗透压及pH值（7.4）与正常血浆接近且不含乳酸盐，其钠离子和氯离子浓度在血浆的正常浓度范围内，大量补充不致引起高乳酸血症及高氯代谢性酸中毒，是较理想的晶体液；葡萄糖溶液主要在术中可能发生低血糖时需要使用。胶体液则包括天然胶体如白蛋白和合成胶体如右旋糖苷、明胶类和羟乙基淀粉（HES）等。其中白蛋白是血浆产生胶体渗透压的主要物质，在维持有效循环血容量方面起着不可或缺的作用，但白蛋白输注可能会发生血源传播性疾病、过敏反应等不良反应。此外，在血管内皮功能损害的患者使用白蛋白可渗漏到组织间隙中去，引起组织水肿、加重组织氧供需失衡，使病情恶化。因此，目前临床上白蛋白主要用于纠正低蛋白血症或没有其他胶体溶液可供选择以及其他胶体已经用至最大量的情况下，而不作为液体治疗的常用措施。右旋糖苷，是蔗糖经肠膜状串珠菌发酵后，生成的高分子葡萄糖聚合物经处理后而得，为早期常用的胶体溶液，具有一定的扩容作用，但它能明显减少VW因子和损害血小板功能，引起凝血功能紊乱且过敏反应发生率高、程度严重，近来临床已经很少使用；明胶类以琥珀酰明胶为主要代表，来源于动物，也存在过敏反应的缺点且扩容维持时间较短；HES是由玉米淀粉改造而成的环保型血浆代用品，其结构与糖原相似，过敏发生率远低于其他胶体，且不存在生物制品的传染威胁。HES的扩容强度决定于体内分子量的大小，体内停留时间则主要由HES的羟乙基化程度决定。HES输入体内后由血清淀粉酶不断降解，平均分子量不断下降，当分子量＞70 000D（肾阈值）时很快经肾小球滤过排出。

3．术中输血及血制品的应用　胰腺癌手术多数创伤大、手术时间长，手术过程可能合并大出血，多数患者可能术前即存在贫血状态，因此，术前常需要进行充分的血液及相关血制品准备。当术中患者血红蛋白低于7 g/dL时，需要输注浓缩红细胞，对于合并有心脑血管疾病尤其是老年患者，最好保持血红蛋白在10 g/dL以上的水平；此外，术中常需用到的血制品还包括冰冻血浆和新鲜冰冻血浆、冷沉淀以及血小板制剂。冰冻血浆尤其是新鲜冰冻血浆制品含几乎全部凝血因子和纤维蛋白原，可用以补充凝血因子和纤维蛋白原以及逆转华法林抗凝的患者，冷沉淀则含有Ⅷ因子、假性血管性血友病因子（vWF因子）及纤维蛋白原和纤维结合蛋白等；血小板制剂主要用于血小板减少引起的严重出血、血小板功能异常（如血小板无力症、肝病、尿毒症及阿司匹林类药物所致等）、大量输血导致的血小板稀释性减少等。

第四节　胰腺癌手术麻醉恢复期的监测和管理

麻醉恢复期间，患者的呼吸及循环功能仍处于不稳定状态，各种保护性反射尚未完全恢复，仍存在很高的危险性，监测和管理也必不可少。

1．监测　在麻醉恢复期应常规监测ECG、血压、呼吸频率和SPO_2，直至患者完全恢复。胰腺癌手术多伴随严重创伤，对呼吸功能有明显的影响，不论全麻或阻滞麻醉，术后应常规吸氧，对并存肺部疾病，更应重视其呼吸功能的变化和管理。全麻后要注意患者神志恢复的情况和速度，椎管内麻醉者应密切观察阻滞部位感觉和运动的恢复情况。

2．全麻后苏醒延迟　常见原因为全麻药的残余作用，包括吸入及静脉用全麻药、肌松药和麻醉性镇痛药等。在高龄、肝肾功能障碍、低温等情况下苏醒延迟更易发生。此外麻醉期间电解质紊乱、血糖过高或过低、脑血栓形成甚至脑出血等，都可引起患者的意识障碍，导致患者术后处于不同程度的昏迷状态。处理：应维持循环稳定、通气功能正常和充分供氧；如系残余吸入麻醉药所致，可通过改善通气和高流量吸氧将药物排出，残余肌松药及麻醉性镇痛药的作用，应以相应的拮抗剂进行拮抗，对术后长时间不醒者，应进一步检查原因，并针对病因治疗。

3. 保持呼吸道通畅　对有呼吸道梗阻的患者应及时处理，包括托起下颌、放置口咽或鼻咽通气道、及时将分泌物吸出；紧急情况下可行气管切开以解除对气管的压迫。拔管后需要常规面罩或鼻导管吸氧。

4. 维持循环系统的稳定　在麻醉恢复期，血压容易波动，体位的变化对循环也有影响。低血容量、静脉回流障碍、血管张力降低常可导致低血压，应针对原因处理；而术后疼痛、尿潴留、躁动、低氧血症、高碳酸血症、颅内压升高等皆可使术后血压升高，需及时镇痛、纠正低氧血症和高碳酸血症、降颅压；对合并冠心病、主动脉或脑血管瘤者，应以短效降压药控制血压在适当水平。

5. 恶心、呕吐　全麻尤以吸入麻醉药为主、麻醉时间较长者更易发生。术中应用麻醉性镇痛药可使其发生率进一步增加。应用氟哌利多和止呕药物可减少或减轻恶心、呕吐的发生。

6. 术后疼痛治疗　术后疼痛会对患者产生不利的影响，而完善的术后镇痛能使患者早期活动，减少下肢血栓形成及肺栓塞的发生，也可促进胃肠功能的早期恢复，从而减少了手术的并发症和死亡率，因此，有必要重视胰腺癌手术术后疼痛的治疗并努力提高临床镇痛治疗的水平。目前麻醉科常用的镇痛方式包括硬膜外镇痛和静脉镇痛，主要通过患者自控镇痛（patient controlled analgesia，PCA）技术，让患者可以按照自己的需要少量、频繁地给药，从而有效地缓解疼痛。与传统的大量、低频给药相比，PCA减少了血药浓度的波动及副作用。此外，PCA还可以避免意识不清的患者用药过量，安全性更高；而自己控制治疗的感觉也更受患者的欢迎。

（纪风涛　曹铭辉）

参考文献

[1] 庄心良，曾因明，陈伯銮. 现代麻醉学[M]. 3版. 北京：人民出版社，2003.

[2] 李文硕. 液体治疗学[M]. 北京：中国医药科技出版社，1999.

[3] 佘守章，岳云. 临床监测学[M]. 2版. 北京：人民卫生出版社，2005.

[4] Ronald D. Miller. 麻醉学[M]. 6版. 英文影印版. 北京：科学出版社，2006.

[5] Forrest J B，Rehder K，Cahalan M K，et al. Multicenter study of general anesthesia Ⅲ. Predictors of severe adverse outcomes[J]. Anesthesiology，1992，76：3.

[6] Malan T P Jr，DiNardo J A，Isner R J，et al. Cardiovascular effects of sevoflurane compared with those of isoflurane in volunteers[J]. Anesthesiology，1995，83：918.

[7] Muth C M，Shank E S. Gas embolism[J]. N Eng J Med，2000，342：476.

[8] Warner M A，Caplan R A，Epstein B S，et al. Practice guidelines for preoperative fasting and the use of pharmacologic agents to reduce the risk of pulmonary aspiration：application to healthy patients undergoing elective procedures[J]. Anesthesiology，1999，90：896.

[9] Miller R D. Anesthesia[M]. 5th ed. New York：Churchill Livingstone，2000.

[10] Patak L S，Tait A R，Mirafzali L，et al. Patient Perspectives of Patient-Controlled Analgesia（PCA）and Methods for Improving Pain Control and Patient Satisfaction[J]. Reg Anesth Pain Med，2013，38（4）：326-333.

[11] Schwid H A，Rooke G A. Systolic blood pressure at end-expiration measured by the automated systolicpressure variation monitor is equivalent to systolic blood pressure during apnea[J]. J Clin Monit Comput，2000，16（2）：115-120.

[12] Paris A，Tonner P H. Dexmedetomidine in anaesthesia[J]. Curr Opin Anaesthesiol，2005，18（4）：412-418.

[13] Lange H，Kranke P，Steffen P，et al. Combined analgesics for postoperative pain therapy. Review of effectivity and side-effects[J]. Anaesthesist，2007，56（10）：1001-1016.

[14] Shavit Y，Fridel K，Beilin B. Postoperative pain management and proinflammatory cytokines：animal and human studies[J]. J

Neuroimmune Pharmacol，2006，1（4）：443–451.

[15] Kehlet H，Holte K. Effect of postoperative analgesia on surgical outcome[J]. Br J Anaesth，2001，87（1）：62–72.

[16] Arkiliç C F，Akça O，Taguchi A，et al. Temperature monitoring and management during neuraxial anesthesia：an observational study[J]. Anesth Analg，2000，91（3）：662–666.

[17] De Witte J，Sessler D I. Perioperative shivering：physiology and pharmacology[J]. Anesthesiology，2002，96（2）：467–484.

[18] KitamuraA，Hoshino T，Kon T，et al. Patients with diabetic neuropathy are at risk of a greater ntraoperative reduction in core temperature[J]. Anesthesiology，2000，92（5）：1311–1318.

[19] Martin G，Bennett–Guerrero E，Wakeling H，et al. A prospective，randomized comparison of thromboelastographic coagulation profile in patients receiving lactated Ringer's solution，6% hetastarch in a balanced–saline vehicle，or 6% hetastarch in saline during major surgery[J]. J Cardiothorac Vasc Anesth，2002，16（4）：441–446.

[20] Nuttall G A，Stehling L C，Beighley CM，et al. Current transfusion practices of members of the American society of anesthesiologists：a survey[J]. Anesthesiology，2003，99（6）：1433–1443.

[21] Collins T A. Packed red blood cell transfusions in critically ill patients[J]. Crit Care Nurse，2011，31（1）：25–33.

[22] Ziser A，Alkobi M，Markovits R，et al. The postanaesthesia care unit as a temporary admission location due to intensive careand ward overflow[J]. Br J Anaesth，2002，88（4）：577–579.

[23] Macintyre P E. Safety and efficacy of patient–controlled analgesia[J]. Br J Anaesth，2001，87（1）：36–46.

[24] Van der Vyver M，Halpern S，Joseph G. Patient–controlled epidural analgesia versus continuous infusion for labour analgesia：a meta–analysis[J]. Br J Anaesth，2002，89（3）：459–465.

第二十四章 中晚期胰腺癌的外科治疗

胰腺癌是消化道常见的恶性肿瘤之一。随着我国人民生活环境和饮食结构的改变，胰腺癌发病率呈明显上升趋势，发病年龄也渐趋年轻化。近十几年来，虽然胰腺癌的治疗在化疗、分子靶向药物、放疗以及外科技术方面都取得了一些进展，但仍未能显著改善患者的预后。每年该病的死亡例数基本上与新确诊的例数持平，而不足10%可切除患者的5年存活率徘徊于10%～20%，即使实行成功外科切除术，约70%的患者将出现复发或转移。大多数患者被确诊时已是疾病晚期，即已有转移（50%）或是局部晚期（30%），这种情况首先归因于该肿瘤较差的生物学行为，比如容易发生腹膜后和神经侵犯、较易侵犯邻近大血管，以及容易发生腹膜、淋巴以及血管播散等，但也与缺乏有效的治疗药物有关，以及在很多情况下，手术治疗难以达到肿瘤外科的根治性要求有关。目前，手术切除仍是唯一可提供潜在可治愈机会的治疗手段。但由于胰腺肿瘤外科对手术技术、围手术期处理、肿瘤综合治疗以及多学科协作等诸多方面要求较高，手术存在一定的并发症发生率和死亡率，使得这一领域较其他肿瘤治疗存在更多的争议与疑惑。其中，有些是观念方面的，譬如手术切除的指征和范围、淋巴结清扫以及血管切除的意义；另外一些则是需要进一步探索的，如新辅助及辅助治疗的方式和地位、多学科协作、治疗模式的优化，以及姑息性手术切除的意义等。

第一节 重视早期诊断和术前可切除性评估

一、重视早期诊断，对疑诊病例要及时做出手术探查和切除的决断

胰腺癌的疗效长期不能得到显著提高，主要障碍是早期诊断难于突破。在提高早期诊断率方面，有3个环节需要加强：确定易患人群，进行严格筛查与随访；改进早期监测手段；提高对早期症状的识别能力和警惕性。相信随着临床医师对胰腺癌早期诊断的意识提高，结合流行病学、病因学和发病机制研究的进展，诊断方面定会有很大的发展。动态薄层增强CT扫描有助于发现早期胰腺癌。血清标记物：CA19-9、CA125、CEA和*K-ras*基因突变检测有助于诊断的确定，对于影像学检查的可疑病灶，不要轻易放过，要严格随访。对于病灶持续存在，不能排除恶性的病例，要争取及时手术探查。最终确诊要依靠病理诊断或细胞学诊断，穿刺活检或针吸细胞学检查均有助于术前或术中确诊，但是由于假阴性的存在，临床上，作根治性手术的决定要根据病史、影像学表现和术中所见进行综合判断。如果根据病史、影像学、化验检查和术中所见，综合判断为癌的可能性最大，而快速冰冻病理诊断不能确定时，则在取得家属充分理解的基础上，仍要做出切除的决断。

二、胰腺癌术前可切除性评估

近年来，胰腺癌术前可切除性的评估体系日益发展与完善，并且得到了众多外科学者的高度重视。对于胰腺癌患者进行准确、全面的可切除性评估，对合理、有效地选择治疗方法，提高手术切除率，降低手术死亡率，提高患者生存质量等均具有十分重要意义。

胰腺癌术前可切除性评估是基于对肿瘤大小、胰周组织器官浸润和转移的预测及主要大血管受侵犯情况的综合评估。应详细采集病史，全面体格检查，系统、合理地进行各类影像学检查，必要时可应用腹腔镜、腹腔镜超声等进行准确的可切除性评估。目前判断胰腺癌能否手术切除尚无统一的标准方法，除肿瘤本身的因素之外，还与患者的自身状况、术者对疾病的认识、手术技能的掌握、术后的临床经过及预后等多种因素有关。尽管目前已有许多先进的影像学和内镜诊疗手段，但对于部分复杂病例仍难以准确判断肿瘤的可切除性，这与目前诊断技术的局限性、技术操作的熟练程度、诊断标准的差异和判断者的主观因素都有着直接的关系。总之，笔者希望能够尽可能地在术前对肿瘤的分期、可切除性做出准确判断，既要减少不必要的手术探查带来的创伤，又要避免遗漏根治性手术的机会。对于考虑可以手术切除的肿瘤，应积极手术治疗，因为目前根治性手术切除仍是唯一有望治愈胰腺癌的治疗方法。

第二节　手术R0切除和手术治疗方式

一、手术R0切除

肿瘤外科治疗的基本原则是肿瘤的完全切除，因此，肿瘤切除的目标是肿瘤边缘没有或显微镜下无肿瘤灶（R0切除），但是，即使再有经验的临床医生，对于术前评估可切除的肿瘤，仍有约20%的患者肿瘤切缘可能为阳性，特别是腹膜后切缘更易出现微肿瘤灶，从而引起R1切除。腹膜后切缘为紧邻肠系膜上动脉的胰腺钩突区域切缘，若该区切缘阳性通常提示肿瘤恶性分化程度较高，易向血管和淋巴、神经丛转移。Westgaard等认为胰头部可切除性肿瘤腹膜后切缘是否有微肿瘤灶是评判患者R0/R1切除预后是否良好的独立性指标。因此，术中应对肿瘤切缘，特别是腹膜后切缘进行标记，以方便病理科和临床医生进行准确的评估。目前，对于R0/R1切除的肿瘤灶的界限以及是否手术过度追求R0切除仍然存在一定争论。Chang等认为若肿瘤灶距切缘＜1.5mm则患者中位生存期明显降低，因此R1切除的界限应该定位在肿瘤距切缘1.5mm以内，而Campbell等则认为应把肿瘤灶距切缘1 mm以内定义为R1切除较为合理。早期的文献多支持对于胰腺癌应尽可能地进行R0切除，因为R0切除可以达到肿瘤的完全缓解。

胰腺癌切除术后的不良预后与局部复发、远处转移和腹膜种植有关。即使是＜2cm的小胰癌，若病灶临近血管或突破胰腺包膜，也极易向胰周神经丛、血管神经鞘和局域淋巴结扩散。目前，许多研究已显示，根治性手术后无淋巴结转移的胰腺癌患者5年生存率亦不过15%～40%，大多数患者仍死于局部复发和远处转移，其重要原因之一是胰腺癌尚存在神经浸润这一有别于其他癌症的重要生物学特性。癌细胞可沿神经束膜浸润，进入束间隙蔓延，并可再浸润到膜外形成瘤灶。神经丛转移与胰后方组织浸润及动脉浸润程度平行。有研究证实胰头癌的胰外神经丛浸润高达65%。胰头癌的神经转移多发生于胰头前、胰头后、腹腔干、肝总动脉、脾动脉、肠系膜上动脉及腹主动脉周围，构成了腹膜后浸润的主要方式，成为腹膜后肿瘤组织残留的主要原因。因此，廓清血管周围神经丛和淋巴结是手术的难点和重点之一。为了提高胰腺癌患者长期生存率，应该把神经组织的切除同区域性淋巴清扫视为同等重要，作为R0切除的内容提到议事日程上来。

界定胰头癌手术是否为R0切除，首先，术中应做到肝十二指肠韧带内结构的骨骼化、肠系膜上动脉（SMA）和肠系膜上静脉（SMV）连同腹腔干上缘至肠系膜下动脉之间（16M区）的淋巴及神经纤维组织一并切除；切除淋巴结站别应超过已转移淋巴结站别，如D2切除，而转移淋巴结位于Nl以下，则手术达到R0，依此类推。在胰腺癌诸多预后因素中，最重要的有利因素当属R0的切除性。荟萃分析（meta），在许多大宗的回顾性和多数为单一机构完成的分析研究结果中提示，只有R0切除对Ⅲ期以下患者长期生存的正面影响能达到证据的水平。20世纪80年代以来，有关胰腺癌的淋巴结清扫的价值引起较大争议，这说明淋巴结清扫的问题受到了学者们的高度重视。遗憾的是，与之相比，对胰周神经组织廓清的研究则显不足。目前，有学者研究证实了胰腺癌区域淋巴结及神经组织廓清对延长患者生存时间的必要性。

目前认为所谓姑息性切除应特指为R2切除，应予避免。对于经过术前影像学评估、难以做到根治切除者，或R2的可能性较大者，应放弃切除手术，即要避免主动性姑息性切除。术前较为明确的可切除性评估非常重要，“扩大”应建立在根治的基础上，而非姑息性的扩大。外科医生应以R0的信念开始，或以R1结束，但应力求避免R2。

二、手术治疗方式

手术切除仍是可提供潜在可治愈及长期生存机会的治疗手段，使用其他任何一种治疗手段并未能实现长期生存目的，包括放疗、化疗或单纯化疗，甚至是用于治疗早期疾病的患者。一项多中心试验表明手术切除相比单独放疗、化疗用于可切除胰腺癌具有明显优越性（1年生存率分别为62%和32%，$P<0.05$；中位总生存时间分别为17个月和11个月，$P<0.03$）。经过全面而严谨的术前评估，对于肿瘤无远处转移而局部可以切除、一般情况无禁忌证的患者，外科手术为胰腺癌首选治疗。

标准的胰腺癌肿瘤切除包括胰腺肿瘤的切除和区域淋巴结与主要动脉旁淋巴结（包括腹腔干和肠系膜上动脉）的清扫。胰头和壶腹周围肿瘤可采用胰十二指肠切除术，胰颈和体尾部肿瘤可采取远端胰腺切除术（一般情况下应包含脾脏），多灶性肿瘤时采取全胰腺切除术。特殊情况下，对于很早期的恶性肿瘤或良性肿瘤，可考虑行胰腺中段切除、保留脾脏的胰腺体尾部切除、保留十二指肠的胰头切除甚至肿瘤剜除等改良术式。但应注意，此种情况下对手术技术的要求往往更高，且需要更严格地选择适应证。

（一）胰十二指肠切除术

该术式适用于胰头部及胰腺钩突部肿瘤。虽历经近80年，但该手术的复杂性和难度仍列外科规范术式之冠。由于较高的并发症发生率和死亡率，以及胰腺癌患者总体上远不尽如人意的治疗效果，长期以来围绕着该术式的各种改良和争议，构成了肿瘤外科治疗领域的一大热点。

简而言之，该手术过程可分为探查、切除和消化道重建3个步骤。探查主要是在术前影像学评估的基础上，再次确认有无远处转移以及肿瘤的可切除性。后者主要是评价肿瘤与门静脉-肠系膜上静脉、肠系膜上动脉和腹腔干等大血管的关系，以及腹膜后间隙是否受累。虽然近年来有关姑息性胰十二指肠切除术的文章有增多趋势，但在发现肝脏、腹/盆腔转移等情况下，多数仍认为应放弃该术式，而根据病情行姑息性胆管-空肠和（或）胃-空肠吻合。有关胰十二指肠切除术脏器切除范围，除保留幽门的术式外，无太多争议。保留幽门的胰十二指肠切除术较传统术式并无明显优势，且术后胃延迟排空障碍的发生率较高。术式的改良和优劣之争主要存在于消化道重建方式上。胰腺、肝管以及胃和空肠的顺序吻合是较为普遍采用的传统重建方式，亦即所谓的Child重建方式。但由于术后较高的胰瘘发生率，学者们在胰腺残端与消化道的吻合方式上做了很多尝试，如胰管-空肠黏膜吻合、胰腺-空肠套入式吻合以及多种方式的胰-胃吻合等。也有采取Roux-en-Y术式，试图在发生吻合口瘘时，分开胰液和胆汁以降低胰瘘发生后的严重性。在技术方面，无张力吻合、良好的血供以及流出肠袢的通畅性，是保障吻合口良好愈合的关键。目前认为，各种术式在术后并发症的发生率和死亡率方面并无显著优劣之分，最为重要的是，手术者应根据个人的经验和习惯，并结合术中的具体情况来选择。

随着影像学技术的进展，经开腹探查才发现不能切除而转行姑息性手术的病例已趋减少。另一方面，由于胰腺外科手术并发症发生率和死亡率较前大为降低，使得有关主动性姑息胰十二指肠切除术的探索性文献呈增多趋势，支持与倡导者渐增。其中，包括去除原发肿瘤和可切除的肝脏转移病灶。实际上，经过回顾性病理分析，以往接受胰十二指肠切除术者60%～80%切缘阳性。这一方面反映出胰腺癌术后高复发率的部分原因，同时也从一个侧面表明了姑息切除的意义。当然，这也表明胰腺肿瘤外科手术技术需要改进，胰腺癌的治疗单在手术技术方面就存在很大的改进空间。

理论上，最佳的姑息治疗方式应该是去除所有肉眼可见肿瘤并辅以有效的辅助治疗。这无论对于改善生活质量，还是延长生存期，都可能会有所裨益。另外，可以预期，随着抗肿瘤药物的进展，姑息性肿瘤切除的意义将会更加显现。但在目前情况下，除临床研究以外，尤其在缺少胰腺外科经验的医院，姑息性胰十二指肠切除术和（或）转移病灶切除术仍不能列为常规方案。

进展期胰腺癌所致疼痛是影响患者生活质量的重要因素，也是患者和家属最为关心的问题之一。目前常用的放疗、介入、局部消融以及药物等手段常难以取得满意效果。在手术技术大为提高、并发症发生率及死亡率大为降低的情况下，可否扩大目前的手术适应证至预防或缓解疼痛，是一个尚存争议的问题。

（二）胰体尾切除术（远端胰腺切除术）

胰体尾切除术是治疗胰体尾肿瘤的主要手术方法。由于胰体尾癌早期多无明显不适，待出现症状就诊时大多数已属晚期，根治手术切除率低。对Ⅰ期、Ⅱ期患者在行常规胰体尾、脾切除术的基础上，应包括切除腹腔干周围和肠系膜上动脉左侧软组织以清扫淋巴、神经组织，可提高其5年生存率。对于胰腺导管腺癌，目前不主张作保留脾脏的胰体尾切除术。以腹腔镜行根治性胰体尾切除术目前在国内的少数医院正在逐步开展，但将该手术方法应用于胰腺体尾部肿瘤是否合适，还需要严格的临床研究来证实，尤其是腹腔镜技术是否可以达到规定的淋巴清扫范围。

联合腹腔干切除的胰体尾切除术（改良的Appleby手术）可应用于已有腹腔干侵犯的胰体癌，但不同的文献报道采用改良的Appleby手术5年生存率有明显差异。因此，临床应用应十分慎重。应用该术式时必须注意保留胃十二指肠动脉的完整，因为腹腔动脉干切除后，肝固有动脉的血供即来自于胃十二指肠动脉，如果该动脉被切断，大部分肝脏将没有动脉血供，这些患者术后发生肝脓肿的概率很高。另一方面，胃左动脉和胃短血管切断后，胃右动脉的血管对胃来说就非常重要了，而只有保留完整的胃十二指肠动脉，胃右动脉的血供才有保障。

（三）全胰腺切除术

Billtoth等在1884年首次报道了全胰腺切除术治疗胰腺癌，全胰腺切除术作为减少胰腺癌术后复发的一种手段，曾一度被推崇能实现R0切除并适用于任何位置的胰腺肿瘤。然而随着全胰腺切除术的积极开展，其各项临床问题与并发症越发明显。此外，由于术后存在较难处理的内/外分泌问题，如不很稳定的胰岛素依赖型糖尿病和难以控制的营养不良，均成为患者术后死亡率和并发症率升高的主要影响因素之一，由于术后的巨大代谢问题和生活质量的降低，全胰腺切除难以成为胰腺癌手术的常用术式，因而全胰腺切除在很长时间内极少被采用。

近年来新的长效胰岛素制剂的出现和自体胰岛细胞移植的成功大大促进了全胰腺切除的开展。同时为了减轻全胰腺切除术后内/外分泌功能不全和因脾切除术后对机体免疫功能的影响，有报道分别进行保留幽门或脾脏等相关器官或功能结构的全胰腺切除术，对于低度恶性的肿瘤内蔓延整个胰腺，此术式能降低因胰腺切除后对患者的多种不良影响，使患者保持相对较好的营养生理状态。慢性迁延性胰腺炎合并顽固性疼痛是全胰腺切除术的最适合指征之一，全胰腺切除业已成为治疗顽固性胰腺炎和某些胰腺癌的安全术式之一。但治疗胰腺癌尚不能作为常规选择，只是对于常规胰十二指肠切除不能达到R0切除的患者（多中心性），能够在保障胰岛细胞自体移植的前提下方可考虑实施。

现该术式主要应用于以下3 种情况：①肿瘤范围较广或多中心发生，部分胰腺切除无法达到阴性切缘；②胰腺质地脆弱，胰十二指肠切除术后胰腺与消化道难以获得满意重建，术后发生严重胰瘘的风险高；③胰十二指肠切除术后发生难以保守处理的严重胰瘘及出血、消化道瘘等其他严重并发症，二次手术时切除残余的胰腺体尾部。同时国外的研究也证实全胰切除术可作为胰管内乳头状黏液性肿瘤（IPMNs）的手术选择之一。但对胰腺导管腺癌则必须慎重考虑手术的必要性，而术前一旦发现肿瘤对胰周动脉有侵犯，应认真评估手术的可切除性。同时，全胰切除术的选择还需从患者身体状况、经济能力与术后自理等多方面予以慎重考虑。

三、扩大的胰腺癌切除术

经典的胰十二指肠切除——Whipple手术后5年生存率并不理想，反映了手术本身欠彻底性。北京协和医院对64例Whipple手术切除的胰头癌标本进行病理分析发现，有34.4%的病例肿瘤未切净，同时也发现了一些胰头癌扩散的特点：①胆总管下段被瘤细胞围管浸润率达94%；②肿瘤向胰头钩部蔓延，钩突有肿瘤残留者占未切净肿瘤病例的77%；③淋巴结转移主要在胰头后，占有淋巴结转移病例的91%。国外学者报道，Whipple手术不能清除1/3左右的转移淋巴结。另外在所有可能切除的胰腺癌患者中约1/3表现为局部晚期，即肿瘤累及周围组织和器官，有研究表明包括多器官的扩大胰十二指肠切除术亦能起根治的效果，围手术期的并发症率（35%）和死亡率（3%）与标准术式相当，5年生存率为16%，中位生存期（26个月）远远优于未能手术切除的中位生存期（6～9个月）。目前扩大的胰腺癌切除术主要是用于局部进展期的患者，其中包括多脏器和血管切除。胰腺癌已经侵犯胰腺周围的器官（如胃、肝脏、结肠、小肠、肾上腺、脾、肾等），根据AJCC（美国癌症联合委员会）肿瘤分级系统定义为T3。据一项对照研究显示，尽管围手术期并发症率有所增加，但T3期胰腺癌行多脏器的胰腺癌切除术后死亡率和长期结果与标准的胰腺癌切除术相当。因此，扩大Whipple手术切除范围以达到根治目的确有必要。

（一）合并血管切除

由于解剖位置的关系，胰腺癌很容易侵犯邻近的重要血管，如门静脉-肠系膜上静脉（P-SMV）、肠系膜上动脉和腹腔干及其分支动脉。病理上，门静脉系统的受侵程度可分为Ⅲ级：未侵及血管壁（0级）、侵及血管外膜或中层（Ⅰ级）、侵及血管内膜（Ⅱ级），其1年生存率分别为39.6%、11.3%和5.5%。国内外均有报道，有些病例虽然术前影像学检查和术中探查均认为有血管受侵（影像学检查的假阳性率为39%，临床假阳性判断率为50%），但血管联合切除术后的病理证实血管并未受侵；而有些病例虽然肉眼观察未见血管受侵，但术后血管壁接触面细胞学检查却发现30%有癌细胞。由此可见，现有的诊断技术在术前尚无法准确判断血管是否受侵，因此受侵血管联合切除具有一定的盲目性。目前较普遍的观点是，并发症和围手术期死亡率无明显增加的熟练手术者，对术前影像学检查和术中探查均认为有血管受侵的病例，应尽可能行血管联合切除，以提高根治性切除率。

近年来，胰腺癌侵犯门静脉系统的联合手术切除占肿瘤切除的10.4%～88%。手术方式视肿瘤侵犯血管的程度分为：部分切除血管，予以修复；切除一段血管行对端吻合或血管间置或肠-腔转流术。文献报道，门静脉或肠系膜上静脉切除的长度为0.8～8.0cm，平均3.1～4.6cm；肝门区门静脉切除长度为1～4cm，平均为2.4cm，多数患者直接行血管端端吻合。常温下暂时阻断血流进行血管重建，既可避免出血，又利于肿瘤切除以达到根治目的。胰后血管阻断需在肠系膜上静脉外科干、门静脉及脾静脉3处阻断，一般阻断不超过30min较安全，也有间断阻断达60min无碍的报道。为减轻小肠瘀血，可同时阻断肠系膜上动脉。关于术中脾静脉的处理尚有争议。有人认为脾静脉结扎后常由于左侧门脉高压症而导致上消化道出血，建议保留脾静脉；而有的外科医生则认为，应切断脾静脉结扎近端，将脾静脉远端行脾门端侧吻合。

尽管受侵门静脉系统的联合切除可以提高胰腺癌的手术切除率，但迄今对其手术价值仍有较大争议。肿瘤连同受累静脉血管整块切除术后的并发症，除了Whipple手术并发症外，尚可发生门静脉血栓形成或阻塞、血管吻合口出血，其并发症发生率为5%～12%，死亡率为0～16.5%。虽然国内外均有受侵门静脉系统联合切除可延长胰腺癌患者生存时间的报道，但目前尚无一项前瞻性大样本随机对照研究结果。大多数回顾性资料表明，受侵血管联合切除术后的中位生存时间为6～22个月，其中1年生存率为30%～65%，3年生存率为10%～14.8%，长期生存率并无明显改善，针对受侵门静脉系统联合切除是否可提高生存率的问题，还需进一步研究。一方面，应追踪观察在术前影像学检查和术中探查均认为有血管受侵而行血管联合切除的患者；另一方面，追踪观察术后病理证实有血管受侵而行血管联合切除的患者，比较他们之间的生存率是否有差异，从而明确受侵血管联合切除的价值。

由于胰腺癌的嗜神经性以及动脉周围富神经分布的特点，使得动脉受侵者几乎无法达到所有切缘阴性（R0）的标准。截至目前，尚无证据表明动脉受侵的胰腺癌患者其生存会获益于动脉切除。另外，由于动脉切除术后较高的并发症发生率和死亡率，使其成为目前胰腺癌切除的相对禁忌证之一。对于那些仅在手术探查阶段才发现动脉受侵的病例，在手术医生技术条件具备的情况下，可根据情况有选择地行动脉切除。与动脉受侵不同，P-SMV的受侵则多与肿瘤的生物学行为无关，仅仅是由于部位邻近所致。大量的临床研究已表明，联合P-SMV切除的胰十二指肠切除术会使更多患者获得R0切除，并有显著的生存获益。而且在技术熟练的情况下，手术时间并无显著延长，也不增加手术并发症的发生率和死亡率。另外，联合大静脉切除的胰十二指肠切除术，近1/3 者病理检查确认肿瘤未侵及静脉，仅仅是炎症或其他原因导致的紧密粘连。所以对于P-SMV 受侵者，简单地放弃联合静脉切除的根治性手术或仅将肿瘤自静脉剥离（术后镜下切缘阳性的R1切除，或肉眼可见肿瘤残留的R2切除），也相当于放弃了患者潜在的治愈机会；对于那些由于炎性粘连等原因造成术中判断错误的患者，因此而失去根治性治疗的机会就更为不该。当然，在不具备血管外科技术的条件下，因血管受累而放弃根治性手术也无可厚非。但仍应强调，开展胰腺肿瘤外科的医院或医生，应该同时具备血管外科技术。否则，即使在药物和其他治疗手段有突破性进展的情况下，也很难使胰腺癌患者的治疗最佳化。另外，现在有一种倾向，外科医生在不具备胰十二指肠切除基本技术的情况下，不负责任地行剖腹探查，结果往往是仅行简单的短路手术，而将责任归咎于血管受累。实际上二次手术时发现，手术记录中描述的受侵部位根本没有经历过探查；另外一种情况，是将胰十二指肠切除术作为一种技术水平标识，在技术条件不具备或不成熟时勉强手术，导致术后很高的并发症发生率和死亡率。凡此种种临床工作中经常见到，皆应引以为戒。

（二）淋巴结清扫的范围和意义

胰头癌淋巴结转移主要为肝、十二指肠韧带，腹腔动脉及其分支周围，胰头前后方上下，肠系膜上动脉周围以及腹主动脉周围等淋巴结。胰腺癌淋巴结转移遵循一定的规律：胰头后上（NO.13a）、胰头后下（NO.13b）组占30%～40%，胰头前上方（NO.17a）及胰头前下方（NO.17b）占20%～25%，肝总动脉淋巴结（NO.8）、肠系膜上动脉周围淋巴结（NO.14）及腹主动脉周围淋巴结（NO.16）占20%～30%。另有报道显示，肠系膜上动脉周围淋巴结（NO.14）及腹主动脉周围淋巴结（NO.16）转移率很高，分别为47%和45%。因此，以根治为目的，胰头癌淋巴结廓清的范围应到第2站（NO.9、NO.11、NO.12a_1、NO.12b_1、NO.12c、NO.14a、NO.15、NO.16a_2、NO.16b_2和NO.18组）。另有人主张应适当廓清第3站淋巴结。此外，还应重视清除分布于腹主动脉、下腔静脉、左肾静脉三角区域的淋巴结。在一些西方国家，如德国，无论肿瘤的大小或组织学类型，常规行该区域组织的清除，并证实该区域有较高的淋巴结转移率。

最近，一项来自美国霍普金斯大学的随机对照临床试验对淋巴结扩大清扫的作用进行了评价。在294例胰腺癌患者中，146例行标准Whipple手术，148例行联合淋巴结扩大清扫术，清扫范围包括远端胃、腹膜后淋巴结和NO.9、NO.16a_2、NO.16b_1组淋巴结，不包括腹腔干或肠系膜上动脉周围的淋巴结，以及肝十二指肠韧带和肝总动脉周围淋巴结。结果显示，Whipple手术组平均摘取17个淋巴结，扩大清扫术组平均摘取28.5个淋巴结；Whipple手术组中有73%的转移阳性淋巴结，扩大清扫术组中转移阳性淋巴结占74%；两组手术切除的腹膜后组织标本中均有15%的淋巴结发生了转移；两组围手术期死亡率相近，但与Wipple手术组相比，扩大清扫组的并发症发生率明显升高（29% vs.43%）；Whipple手术组平均存活时间为21个月，3年存活率为36%；扩大清扫组平均存活时间为20个月，3年存活率36%（两组无差异）。此外，来自德国的非随机、前瞻性临床研究也证明，与标准的淋巴结清扫术相比，腹膜后淋巴结扩大清扫术并不能延长胰腺癌患者的生存时间。

对于胰腺癌，常规及扩大的淋巴结清扫是否可带来生存获益，并未达成共识。虽然近年来趋向认为扩大淋巴结清扫范围并不能改善患者的生存，但还远不能做出结论。表面看来，缺少设计严谨和技术标准统一的前瞻性随机对照临床研究数据是造成混乱的主要原因；而进一步分析可以看出，胰腺肿瘤外科手术的复杂性、高风险性、高技术要求，以及影响因素多而不可预测性强等原因，是造成难以甚至不可能在此领域进行前述高水平临床研究的根本原因。实际上，依照肿瘤外科治疗原则，在胰十二指肠标本去除之前，应进行包括肝十二指肠韧带、腹腔干及其分支血管和肠系膜上动脉周围淋巴结的骨骼化清扫并将其整块移除。但这是一项技术要求很高的工作，很多医生难以胜任。可以设想，技术要求高而不同手术者间差异巨大的两个手术合二为一，如何能做到标准统一？如此得出的临床研究结论，相互间难以一致也就可以理解了。笔者认为，在胰腺外科等对手术操作要求很高但个人技术又差别很大的领域，很难进行设计严谨、操作标准统一的多中心临床研究。对于一些临床研究结果乃至Meta分析的数据，应该认真而慎重地进行分析和诠释。单中心甚至个人的大宗病例总结，由于技术操作相对统一，有时更具有说服性。事实上，胰十二指肠切除术后，多数患者死于肝脏、腹腔等远位转移而非单纯的局部复发，也从一定程度上说明淋巴结扩大清扫对改善生存的意义有限。因此，目前普遍认为廓清淋巴结的胰腺癌切除术有可能提高早期患者的较长期存活率，但对进展期病例作过度的淋巴结廓清不一定能产生良好的预后。

（三）区域性胰腺切除术

1973年，Fortner提出了联合血管切除的区域性胰腺切除术，极大地提高了胰腺癌的切除率。Fortner术式包括Ⅰ型和Ⅱ型，Ⅰ型术式是联合肠系膜上-门静脉切除的胰十二指肠切除术；Ⅱ型术式是在Ⅰ型的基础之上附加动脉血管的切除（腹腔动脉或肠系膜上动脉或其分支）。目前一般认为对于肿瘤侵犯门静脉或肠系膜上静脉病例，如果侵犯范围在2cm以内或累及血管周径小于1/3者，且无手术禁忌证，并估计能达到切缘阴性，术者又具有良好的手术技巧，可考虑行胰腺癌联合门静脉（PV）、肠系膜上静脉（SMV）血管切除术，这样可使更多的患者获得根治性切除的机会，而并不增加围手术期手术并发症和死亡率。但对于以下情况即便是连同血管一并切除，患者的生存率也并无改善：①术前影像学检查显示血管闭塞，肿瘤包裹血管，血管受累长度超过2 cm或血管内膜明显受侵者；②任何胰周动脉受侵者；③术中发现除血管受侵外，肿瘤局部侵犯严重，难以达到切缘阴性者。

目前普遍认为，Fortner Ⅰ型和Ⅱ型手术可以提高进展期胰腺癌的手术切除率，亦可能提高中位生存期，但术后5年生存率无明显改善。至于这两型术式对早期胰头癌（Ⅰ期、Ⅱ期）的治疗效果则评价不一。有人认为，对早期胰头癌行包括淋巴组织、神经组织及腹膜后软组织的扩大切除是必要的。依据是，对术前评估为Ⅰ期、Ⅱ期的胰腺癌患者施行RP后切除的标本进行病理检查发现，第1站淋巴结阳性率可达30%～40%，而第2站淋巴结阳性率也较高，这些阳性淋巴结在术中探查时并不一定能够确认，因此扩大切除对廓清早期胰腺癌的微转移灶具有重要意义。然而，也有学者指出，鉴于对胰头癌的淋巴结清扫范围目前尚无肯定资料，故对区域性胰腺切除术的手术效果也难以评价。实际上，贲门左淋巴结及主动脉周围淋巴结已有转移，胰周主要血管或腹膜后组织已受浸润时，多表明已有血行或远处转移，扩大切除并无益处。例如，肠系膜上动脉周围神经丛的广泛切除易引发顽固性腹泻，患者术后生活质量很差。对于Fortner Ⅱ型手术，由于手术时间长、操作复杂、术后有严重的生理功能紊乱、并发症多且疗效可疑，故大多数学者不赞成施行这种巨型手术，国内外也罕有关于这种手术疗效的报道。

四、复发病灶的再切除

在某些特定的胰腺癌患者，术后局部复发可能是再次手术的适应证。但由于传统CT扫描对术后随访检查的非特异性，仍难以做到早期发现肿瘤有无局部复发。利用脱氧葡萄糖-正电子发射断层扫描（FDG-PET）则可以解决这一问题，其高灵敏度和高特异性能很好地检测出肿瘤早期复发的征象，这往往使得治疗策略改变而决定是否再次进行手术探查。虽然大多数情况下肿瘤的复发多位于动脉主干旁，导致无法再次手术，但最近的研究显示当具有手术条件时应可能进行手术探查和切除复发病灶，同时可联合术中放疗以减少术后手术部位的再次复发。但若局部复发肿瘤未能切除，盲目地进行联合血管切除的复发肿瘤的扩大切除术似乎未能使患者获益，而采取姑息的术中放疗以缩减肿瘤的体积和控制疼痛更为合理。研究报告还显示，在可接受的手术并发症率内进行再次手术，切除的成功率为50%，这对于可手术的尤其是诊断原发肿瘤至肿瘤复发之间的间隔时间大于9～12个月患者的预后是有益的。目前仍缺少具有说服力的前瞻性临床研究证明之。

五、微创外科技术在胰腺癌治疗中的地位

随着腹腔镜、机器人外科技术的开展和日益成熟，微创外科技术在胰腺肿瘤外科中的应用也有增多趋势。但由于胰腺手术，尤其是胰十二指肠切除术，术中影响因素较多而复杂性和不确定性较大，开腹操作尚有很多技术和观念问题未能达成共识，对于要求更高的微创外科，悬而未决的问题更多。目前认为，无论是胰体尾切除术还是胰十二指肠切除术，在大的胰腺中心并由有丰富胰腺外科和微创设备操作经验的外科医师实施手术时，在技术层面应该是可行的，但较传统开腹手术无明显优势；肿瘤学层面，由于对胰腺癌患者缺乏远期生存等疗效评判方面的可靠资料，尚需进一步研究。

第三节　姑息性治疗方式

经过近年来我国外科界同仁的不懈努力，胰十二指肠切除技术的不断提高，极大提高了手术切除率，减少了并发症及手术死亡率，但5年生存率仍然不高。判断可切除性是治疗手段的极其重要的选择依据，而且术前判断也更加重要，但不能只依靠影像学检查，术前判断也具有一定的片面性，术中判断具有决定意义。笔者认为：①肿瘤侵出胰腺，侵及周围切除的器官（胆总管、十二指肠、脾及胃并有周围大的血管侵犯），尤其是侵犯腹腔动脉干；②腹腔广泛转移，血性腹水；③广泛的肝转移、腹膜转移；④胰腺癌患者术前合并剧烈腰背部疼痛；⑤胰腺癌患者合并严重的心、肺疾患及严重的低蛋白血症，不能耐受较大的手术。对于不能切除的胰腺癌采用综合的姑息治疗，可以达到一定的效果。

对于不适合采用根治性手术切除的晚期胰腺癌患者，姑息性手术治疗的适应证是长期以来临床工作中讨论的热点问题。根据WHO（2002）制定的诊疗规范，姑息性治疗主要目的在于提高患有威胁生命疾病患者的生活质量，有效预防或减轻患者疼痛和临床症状。对于晚期胰腺癌患者合并出现以下3种临床症状需积极进行姑息治疗：梗阻性黄疸、胃输出道（十二指肠）梗阻和疼痛。

一、梗阻性黄疸的姑息治疗

通常情况下，90%的胰腺癌和壶腹癌患者在诊断时就合并了梗阻性黄疸。严重时可导致肝功能不全，甚至可因继发于胆汁淤积和胆管炎而引起肝功能衰竭。积极治疗、改善梗阻性黄疸，可以显著提高患者的生活质量。

姑息的减黄手术是根据该类疾病的病理生理特点，要求简单，不仅有良好降压减黄效果，而且要对机体内环境影响最小为佳。多种治疗方法均可达到胆汁充分引流的目的，临床上常用方法分为外引流和内引流2类，外引流包括既往的胆总管内放置T管引流、胆囊或胆管造瘘等，具有简单、安全、易行，短时间内即收到良好的减轻黄疸的效果，患者较易耐受手术，围手术期病死率低等优点，因而多用于梗阻时间长而病情较为

严重、既往耐受大手术操作的患者。但由于胆汁外流而丢失，易造成水、电解质紊乱，影响胆道对脂肪及脂溶性物质吸收造成消化功能障碍。同时由于肠道胆盐的缺乏引起菌群失调，产生大量内毒素和细菌移位，大量肠道内毒素进入门静脉，造成肝脏网状内皮系统损害，机体免疫力下降，导致败血症、弥散性血管内凝血（DIC）、肾功能不全、消化道出血、心肌损害等，不利于生存期较长的患者，因而外引流作为姑息性手术减轻黄疸方法并不理想。因此，目前多选择行胆汁内引流的手术方法，内引流不但能使黄疸消退或减轻，而且对患者的生理改变较小，胆汁引入肠腔克服了外引流胆汁丢失所引起的一系列并发症，同时改善了患者生活质量和延长生命，效果相对比较理想。所以内引流术，在胰腺癌的手术治疗中占有相当重要的地位。国外报道对晚期无法切除的胰腺癌作内引流术79例，术后黄疸很快消退，其平均生存期可达13个月。内引流包括胆囊空肠吻合术、胆总管空肠吻合术、胆管十二指肠吻合术等。以往多因手术操作简单而选择行胆囊空肠吻合术，其因操作简单、手术时间短、损伤较小而成为最常采用的术式，但其有不足之处：①约10%患者胆囊管开口于胆总管下端，靠近十二指肠，易被肿大的肿瘤和转移的淋巴结压迫而至梗阻；②有时术中难以确定胆囊管是否通畅，需经术中造影才能确定，较为费时；③当胆囊有炎症、结石嵌顿、不充盈或无功能时不宜行此手术；④胆囊管引流胆汁相对不畅，术后复发性黄疸和胆管炎的发生率显著高于肝（胆）总管空肠吻合术。而肝（胆）总管空肠吻合术的吻合口位置较高，不易被肿瘤侵犯或压迫，同时可提供一个更大的吻合口直接对肝（胆）总管进行引流，不但减黄效果显著，而且术后远期复发黄疸和胆管炎发生率较低。Sarfeh等通过一项随机对照研究证明，胆管空肠吻合术的手术操作难度确实高于胆囊空肠吻合术，但前者可有效降低术后黄疸、胆管炎的复发率，术后胆汁通畅引流的效果长期、可靠。胆管十二指肠吻合术通常不被临床推荐应用，术后多因肿瘤浸润性生长导致十二指肠和远端胆总管狭窄而引起梗阻性黄疸的复发。目前，临床多推荐对于晚期胰腺癌患者胆囊切除后，常规行胆管空肠Rou-en-Y端侧吻合术。对于局限的晚期肿瘤患者，为防止肿瘤向近端门静脉浸润性生长，早期即可横断胆总管行胆管空肠单层连续端侧吻合。内引流术不失为一种对于晚期胰腺癌患者可取的姑息性治疗手段，但其引流方法复杂，手术时间长，对患者刺激较大，有胆瘘、腹腔感染等术后危及生命的并发症，因而两类引流方法的采用应根据患者年龄、体质、一般状况和病变性质，有无并发症、技术条件等因素综合考虑。

临床中也常常通过非手术方法经内镜或经皮穿刺放置胆道支架来解决胆汁引流问题，而且与胆肠旁路手术的短期疗效几乎无明显差异。既往放置的胆道支撑管多是塑料的，常会引起支撑管移位、堵塞等并发症。目前，临床中用于介入和内镜治疗的支撑管是一种可以自行膨胀的金属支架，与塑料支撑管相比其胆道支撑效果更加长久、确切，但是这种金属支架放置后就无法再次通过内镜取出。Smith等对201位患者进行的随机对照研究表明，行胆肠旁路吻合术患者的手术相关死亡率明显高于行支撑管置入的患者（14%vs.3%），术后并发症的发生率前者亦明显高于后者（29%vs.18%）。但是，支撑管置入后患者的梗阻性黄疸和胆管炎的复发率明显高于行旁路吻合术的患者（36%vs.2%），两组的远期生存率无明显差异。

二、胃输出道梗阻的姑息治疗

11%～50%的胰腺癌患者在诊断时就已出现消化道梗阻症状，合理的姑息性治疗首先应明确导致胃输出道梗阻的原因所在。最常见的原因是由于肿瘤浸润腹腔神经丛或侵及肠系膜周围动脉而导致胃、十二指肠或小肠功能不全。另外，有5%左右的胰腺癌患者由于肿瘤腔内生长或肿瘤外压而导致十二指肠的机械性狭窄、梗阻。通过放射影像学或内镜检查可明确患者是否存在胃输出道的机械性梗阻。对于合并胃输出道机械性梗阻的患者应行姑息性旁路吻合手术，对于无输出道机械性梗阻的患者，可考虑应用胃动力药物治疗。

近年来，经内镜放置十二指肠支撑支架也是一种能够有效解除十二指肠梗阻的非手术姑息性治疗方法。多中心临床研究表明，经内镜放置十二指肠支撑支架成功率为84%，十二指肠支撑支架体内平均留置时间为

146天。到目前为止，尚无关于经内镜放置十二指肠支撑支架和行胃空肠旁路吻合术治疗胃输出道梗阻的随机对照研究。

目前，预防性胃空肠旁路吻合术的必要性和重要性尚存在较多争论。近期试验表明，预防性胃空肠吻合术可有效降低甚至避免肿瘤晚期出现胃输出道梗阻问题，且并不影响患者术后死亡率及并发症的发生率。

三、疼痛的外科姑息性治疗

胰腺癌或壶腹癌患者确诊时就伴有上腹部或后背疼痛主诉，通常是因为肿瘤侵及肠系膜神经或腹腔神经丛所致。此外，胆道梗阻造成的胆道高压、胆管痉挛、胆管炎或十二指肠不完全梗阻亦可引起疼痛，部分患者通过胆道转流术或胃肠转流术疼痛可缓解或消失，但对于腹膜后神经丛受累所致的疼痛则效果不佳。而在肿瘤晚期，多于90%患者终将出现中度或重度腹部疼痛症状。根据WHO疼痛治疗指南，晚期胰腺癌患者若口服或肌内注射止痛及麻醉药物的止痛效果不满意时，则可考虑行腹腔神经丛阻滞，神经阻滞可以阻断支配胰腺组织的神经传导，防止疼痛刺激上传，这是一种相对直接的止痛治疗方法，但也有其相关的副作用，40%神经阻滞后的患者会出现腹泻和体位性低血压等。目前，也可以通过经皮穿刺、内镜超声或在剖腹探查术中进行腹腔神经丛阻滞。

近年来，经皮腹腔神经丛阻滞技术已在临床中广泛应用，此操作在X线、CT、超声等引导下均可完成。一项关于行腹腔干神经阻断术（NCPB）的24篇文献，包括1 145例患者（63%为胰腺癌患者）的Meta分析研究表明，70%～80%的患者NCPB止痛效果确切，长期有效。Wong等近期对100例无法手术切除的晚期胰腺癌患者进行随机对照研究，结果表明，行NCPB的试验组胰腺癌患者疼痛缓解程度明显高于对照组患者，但尚不能明显延长患者的生存时间。NCPB并不影响肿瘤患者止痛药物的使用剂量，多数系统应用止痛药物治疗的胰腺癌患者最终仍需要施行NCPB来缓解疼痛，对于晚期肿瘤患者可考虑止痛药物联合NCPB来提高疼痛治疗的效果。

手术中行腹腔神经丛阻滞已有多年的历史。Lillemoe等对137例剖腹探查发现肿瘤无法手术切除的晚期胰腺癌患者进行双盲随机对照研究，治疗组患者行化学性内脏神经丛切除术，即在腹腔干水平的主动脉两侧注射20mL的50%乙醇或生理盐水，研究表明治疗组患者在治疗后的第2个月、第4个月、第6个月的疼痛评分均明显下降，治疗组中的多数患者治疗后疼痛症状可长期完全消失。两组患者的死亡率、手术操作相关的并发症、平均住院时间等均无显著性差异。另外，10%的治疗组患者和12%的对照组患者因止痛效果不满意，而需术后进行经皮腹腔神经干阻滞，二者无显著性差异。但是，两组患者行经皮腹腔神经丛阻滞的后续治疗的间隔时间分别为（11.8±3.2）个月和（4±1.1）个月，两组差异显著。研究也表明，术前腹部疼痛程度严重的治疗组患者与对照组患者相比，其生存时间明显延长。作者认为，这类治疗组患者生存时间的延长与肿瘤发展继发持续性疼痛，而持续性疼痛最终可影响生存时间密切相关，这一研究结果亦可证实了其他的相关报道，即患者的疼痛程度与预后呈负相关。

另外，经胸腔镜行化学性内脏神经切断术和放射治疗也是晚期胰腺癌患者疼痛的姑息性治疗方法之一。双侧或单侧（左侧）的胸腔镜神经阻滞治疗均可达到较好的止痛效果。Leksowski等对20例晚期肿瘤患者施行单侧胸腔镜神经阻滞，在随访的6个月内，患者的止痛效果确切、持续。放射治疗通常需几周后才能起效，当然也有一定的副作用。

四、姑息性胰十二指肠切除术

目前，关于胰十二指肠切除术作为晚期胰腺癌患者姑息性治疗方法的手术适应范围引起许多学者的重视。早期文献报道，胰十二指肠切除术后的死亡率高达25%左右，而目前随着医疗技术水平的整体提高，围手术期一些严重并发症的治疗方法及效果明显改善，尤其是大型胰腺治疗中心报道术后死亡率可<5%，甚至可低至为零。有3项对于无远处转移的晚期胰腺癌患者行姑息性胰十二指肠切除（非根治性切除）和单旁路或双旁路吻合姑息性手术进行对照研究，结果表明，两组患者术后并发症的发生率、死亡率、住院时间等指标无明显差异。而行姑息性胰十二指肠切除术的患者术后生存时间明显长于仅行旁路姑息手术的患者，当然这种差异可能来自于入组患者的选择及两组患者匹配性差等因素。另有一项对80例行姑息性胰十二指肠切除术（镜下肿瘤切缘阳性）与90例行旁路吻合术的局部晚期肿瘤患者进行对照研究，两组患者的中位生存时间分别为15.8个月和9.5个月（$P<0.01$）。两组患者的总住院治疗时间在随访中进行对比分析，分别占生存时间的0.58%和0.69%。

五、腹腔镜姑息性治疗

腹腔镜检查是一种经常用于可疑胰腺癌患者进行确诊及胰腺癌可切除性评估的有效诊断方法。尤其是利用腹腔镜超声技术能更好地发现肿瘤的局部浸润、胰头淋巴结转移和血管浸润，还可以发现和确诊胰腺癌腹腔内微小转移灶，并且可进行活检。而且通过腹腔镜可以行胆囊空肠或胆管空肠吻合来缓解梗阻性黄疸症状，也可行胃空肠吻合姑息性治疗胃输出道梗阻等。

尽管经腹腔镜胆囊空肠吻合治疗梗阻性黄疸的患者，术后的黄疸及胆管炎复发率较高，但其手术操作难度与腹腔镜下胆管空肠吻合术相比更简便、更安全。多项研究结果表明，腹腔镜下姑息性治疗行双旁路吻合术安全、有效，术后并发症的发生率和死亡率均较低。

总之，目前条件下，姑息治疗仍然是胰腺癌治疗的重要组成部分，合理、有效的姑息治疗可以改善患者的生存质量，延长患者生存时间。对于不可切除胰腺癌导致的疼痛、黄疸和胃肠道梗阻应积极治疗，予以足够的重视。姑息治疗手段的选择取决于患者的全身状况和医院的技术条件，应积极开展多科协作，合理选用微创和手术等手段，提高胰腺癌综合治疗的效果。

第四节　胰腺癌外科治疗的其他方面

一、实践中要兼顾安全和疗效，使患者确实获益

根据发展的趋势，胰腺癌的手术治疗开展还将日益普及，但是在开展这项工作时，一定要在安全和疗效保证方面多加考虑，只有这样，患者才能实际获益，工作才能持久开展。很多学者如王本茂教授强调要发挥专业组的作用。影响安全和疗效的因素和环节很多，由专业组集中处理，既可以积累经验与教训，提高效果，又能锻炼队伍。安全的考虑涉及手术过程和围手术期的诸多环节：在手术过程中，安全的手术，包括安全的切除、可靠的止血和可靠的吻合重建，还包括合理、有效的引流；在围手术期的处理方面，充分的术前准备，调整好患者的生理状态，提高手术的耐受力；在手术方式和手术难度方面充分估计，以便技术和条件的安排恰到好处。手术后，严密观察、监测内环境变化，维持其稳定，做好脏器功能支持。保持引流充分有效。注意手术并发症的监测和防范，一旦有并发症，及早处理。提高疗效，与提高安全并不矛盾。安全是疗效的基础，而疗效又是治疗的目标。手术指征和手术方案的选定，包括切除决断、切除范围选择，如果切端阳性、血管壁周围的肿瘤残留、转移淋巴结的遗留，就没有达到治愈性切除的要求，也无法期待好的远期疗效。

二、多学科协作和治疗模式的转变

多学科协作和规范化治疗是目前肿瘤治疗领域中的两大热点。在此方面，胰腺癌虽较其他一些肿瘤略有滞后，但也是发展趋势。其实，二者是一个问题的两个方面：多学科协作是规范化治疗的必然要求，而规范化治疗也应该以多学科协作为基础。时至今日，尤其是在大的胰腺中心，手术技术已发展至接近顶峰的平台期。适应形势发展，转变治疗模式，改变现有胰腺癌诊治过程中存在的混乱和无序状态，充分合理、科学地利用现有的技术和治疗手段，积极参与各种相关的临床研究，寻找改善胰腺癌治疗效果的最佳方式和方法，应该是大家面临的主要问题。毋庸置疑，外科根治性手术切除是唯一可提供潜在治愈机会的治疗手段。但确诊时仅不足10%患者有此机会，且真正可治愈者不足20%。对于虽接受了根治性手术而仍发生复发和转移的患者，以及更多的失去手术治愈机会的患者，化疗、放疗科医生的介入，可能是改善生存、提高生存质量的可选择途径。术前、术后乃至治疗前后的评估，离不开超声、CT 以及磁共振等影像科医生的参与。对标本切缘等手术质量指标的评价，以及新辅助治疗后肿瘤反应的评估，病理科医生的作用不可替代。此外，介入科、麻醉科乃至中医科都会发挥其重要作用。值得特别提出的是，对胰腺癌生物学行为的准确评估，最终依赖于分子分型。虽然目前胰腺癌分子靶向治疗仍缺乏有效药物，但其发生、发展机制方面的研究，以及由此带来的预后评估、疗效预测和治疗手段、方式方面的改变，很可能是将来促成胰腺癌治疗革命性转变的因素。所以，从事基础研究的科学家也应该成为胰腺癌诊疗多学科协作团队中的重要组成部分。在此，需强调多学科协作不同于传统意义上的会诊，而应是一种“联邦式”工作模式，由具资质的相关专业专家以“圆桌会议”的形式共同就某一病例进行讨论，制定出最适合的优化治疗方案。这样，可以实现各专业的强强联合、优势互补，就该病例分享各领域的先进理念、经验和技术。最后，笔者希望在胰腺癌治疗领域提出一种“整体规划治疗”模式。此模式要求治疗伊始就在多学科协作模式下依据患者的个体情况，打破以往肿瘤一线、二线、三线治疗的界限，制定出一个整体的治疗规划，以达到治疗效益最大化而毒副损伤最小化的目的。简单说来，此模式可以用16个字概括，即：系统评估，整体规划，密切随访，适时调整。①系统评估：要求依照患者的一般情况、疾病状况及肿瘤特点等来制定出该患者的总体治疗目标——治愈性（含潜在治愈性）抑或姑息性，并由此制定患者的治疗原则。对于一般情况良好的初始可切除病例，即应列为可治愈性目标；而临界可切除或局部进展期病例，有可能通过新辅助治疗转变为可切除者，则应列为潜在可治愈性病例；对于已发生远位转移者，目前情况下应列为姑息性治疗病例。②整体规划：要求依据总体治疗目标，遵循治疗原则和循证医学证据制定出个体化的整体治疗方案。可治愈患者应以治愈为原则，手术切除是主要治疗手段，可依据临床研究成果加用新辅助或辅助治疗；潜在可治愈患者亦应以治愈为目标，制定出适合患者的新辅助治疗方案。鉴于新辅助治疗患者的耐受性较好、总体疗程较短等特性，选择治疗方案时可将有效性放在首位，而将安全性列为次要考虑因素；对于姑息性治疗患者，应以延长生存、保证生存质量为原则，不宜过度。后者治疗方案的选择上，应将安全性置于首位，且在治疗的持续时间和药物使用上，不应过度追求肿瘤缩小等客观指标，而不顾及患者的生存质量。③密切随访：要求采用客观、准确的影像和其他评估手段，密切观察治疗的效果、病情的变化和患者的反应。④适时调整：应该根据随访的结果，适时调整治疗的目标和方案。如对新辅助治疗反应良好的病例，应适时接受手术治疗；治疗过程中病情进展者，则应该转为以姑息治疗为目标，或试用其他可能有效的方案。由于毒副反应或其他因素不能继续接受原方案治疗者，则应依据情况改变治疗策略。

胰腺癌是一种生物学行为很差的肿瘤，其外科治疗受医生的观念、经验以及技术等因素影响较大，整体规范手术操作几无可能，科学而严谨的临床研究设计和实施极为困难。加之目前仍缺乏疗效满意的药物，使得该领域的临床研究虽为热点，但难以出现令人满意的结果。但可以预期，随着手术技术的进步、新药物的出现、更为严谨的临床研究的进行，以及治疗模式的转变，胰腺癌的治疗一定会发生质的飞跃。

（陈汝福　叶义标）

参考文献

[1] 王春友. 胰腺癌根治性手术的反思及目前需要重新认识的几个问题[J]. 临床外科杂志，2005，13：195-196.

[2] Gebhardt C，Meyer W，Reichel M，et a1. Prognostic factors in the operative treatment of ductal pancreatic carcinoma [J]. Langenbecks Arch Surg，2000，385：14-20.

[3] Benassai G，Mastrorilli M，Mosella F，et a1. Significance of lymph node metastases in the surgical management of pancreatic head carcinoma [J]. J Exp Clin Cancer Res，1999，18：23-28.

[4] Imamura M，Doi R，Imaizumi T，et al. A randomized multicenter trial comparing resection and radiochemotherapy for resectable locally invasive pancreatic cancer [J]. Surgery，2004，136，1003-1011.

[5] Sugiyama M，Atomi Y，Pylorus-preserving Total Pancreatectomy for Pancreatic Cancer [J]. World J. Surg，2000，24：66-71.

[6] Elio Jovine M D，Federico Biolchini M D，Diego E，et al. Spleen-preserving total pancreatectomy with onservation of the spleen Vessels：Operative Technique and Possible Indications [J]. Pancreas，2004，28：207-210.

[7] Hariharan D，Saied A，Kocher H M，et al. Analysis of mortality rates for pancreatic cancer across the world [J]. HPB（Oxford），2008，10：58-62.

[8] Burdelski C M，Reeh M，Boqoevski D，et al. Multivisceral resections in pancreatic cancer：identification of risk factors[J]. World J. Surg，2011，35，2756-2763.

[9] Kleeff J，Reiser C，Hinz U，et al. Surgery for recurrent pancreaticductal adenocarcinoma[J]. Ann Surg，2007，245：566-572.

[10] Smith A C，Dow sett J F，Ru ssell R C，et al. Randomised trial of endoscop- ic stenting versus surgical bypass in malignant low bile duct obstruction [J]. Lancet，1994，344（8938）：1665-1660.

[11] Eisenberg E，Carr D B，Chalmers TC. Neurolytic celiac plexus block for treatment of cancer pain：a meta-analysis [J]. Anesth Analg，1995，80（2）：290-295.

[12] Mittal A，Windsor J，Wood field J，et al. Matched study of three methods for palliation of malignant pylorodudenal obstruction [J]. BrJ Surg，2004，91（2）：205-209.

第四部分

胰腺癌化疗

第二十五章　胰腺癌的新辅助化疗

第一节　开展新辅助化疗研究的必要性

到目前为止，唯一可能治愈胰腺癌的方法就是通过外科手术，完整切除肿瘤，并清扫区域淋巴结及胰周后腹膜神经。但是，仅有15%～20% 的胰腺癌患者在确诊时被认为是可切除的，而且即使是经过完整切除肿瘤的患者，大多数仍死于局部复发或远处转移。

胰腺癌完整切除后很快复发或转移的现状，使医学界开始反思胰腺癌治疗的科学性。一些学者提出了质疑，他们认为至少有3个原因可以导致这个情况：

（1）当今影像技术，尚无法区分真正的局限病灶和已经出现了影像学无法显示的微转移灶的所谓“局限病灶”。如果患者属于后者，在原发灶切除后，微转移灶将迅速增大——手术后患者免疫力降低及微转移灶的血供大幅增加等已证实的理论可以解释这个现象。胰十二指肠切除术后，肠系膜上动脉（SMA）右外侧缘肉眼或镜下切缘阳性十分常见，这表明，单纯手术对局部肿瘤的控制是不够的。

（2）至少1/4的患者在术后无法按计划进行化疗。这主要是由于术后患者一般情况变差、手术并发症及患者拒绝继续治疗等原因。而术前化疗患者的耐受情况一般较好，术后出现康复延迟不会影响综合治疗的效果。

（3）尚未出现切实有效的抗胰腺癌药物。尽管近年来化疗不断进步，分子靶向药物日新月异，但各种药物及各种化疗方案的疗效仍不乐观，化疗在胰腺癌的治疗中始终处于辅助地位，胰腺癌的预后依然很差。有数据表明，未能完整切除的胰腺癌患者，和局部晚期行放疗、化疗的胰腺癌患者的生存期相当。

对有可能切除的胰腺癌患者，德克萨斯州大学Anderson M.D.癌症中心临床研究的重点放在研发新的治疗方法，来提高局部区域肿瘤的控制率，最大限度减少治疗相关性毒性反应和最大限度地增加患者生存时间。胰十二指肠切除的病理标本检查常发现后腹膜切缘阳性，因此局部肿瘤复发率高。胰十二指肠切除术并发症的出现和术后出现的康复延迟，使至少25%～30%的患者无法及时进行术后放疗、化疗。

近期研究认为，放疗、化疗后可进行重新分期，如患者出现播散性病变，则不必进行剖腹探查术；术前放疗、化疗可降低胰空肠吻合瘘（一种胰十二指肠切除术后最常见的并发症）的发生率。

基于此，越来越多的学者开始关注新辅助化疗，以期提高肿瘤完整切除率，延长生存期。他们认为，新辅助化疗可以使肿瘤缩小，改善血供，便于手术切除；清除微转移灶；并可观察肿瘤对化疗的反应，有利于确定敏感的术后化疗方案。

第二节　胰腺癌新辅助化疗现状

鉴于胰腺癌的高度恶性和单纯手术或手术+辅助化疗的不佳表现，临床医生开始尝试新辅助化疗。但是，新辅助化疗的开展初期存在多个问题：

（1）由于分期不够准确，对于非常早期的胰腺癌患者，新辅助化疗存在过度治疗的嫌疑。

（2）病理学诊断可能存在错误。

（3）在新辅助化疗期间，肿瘤可能出现转移，或者由可切除进展为不可切除。

不过，随着医学的进步，上述问题得到一定程度的解决或给出了合理解释。由于肿瘤直径<2cm的早期胰腺癌极少见，而化疗又是全身性治疗，用于各期都不为过，所以过度治疗的担心可以忽略；随着超声内镜和超声引导下细针穿刺技术的普及，病理误诊或没有病理结果的可能性在减少；但新辅助化疗期间，肿瘤出现进展的风险是无法避免的，这也是NCCN指南强调行新辅助化疗前必须取得明确病理、必须影像学上确定无转移才可进行的原因之一。

一、NCCN指南未推荐对可切除胰腺癌患者常规行新辅助化疗

NCCN指南（2013版）指出，目前尚无足够的证据来推荐新辅助化疗方案，但多数手术量较大的NCCN机构选择新辅助化疗，化疗方案差别很大。如考虑行新辅助化疗，则必须明确病理，且建议纳入临床试验，以获得最佳治疗并为推荐方案积累证据。

二、NCCN指南推荐对有可能切除的胰腺癌患者行新辅助化疗

根据NCCN指南胰腺癌可切除的标准，胰腺癌可分为局限性可切除胰腺癌（resectable PC）、有可能切除胰腺癌（borderline resectable PC）、不可切除胰腺癌（unresectable PC）。

有可能切除的判定标准：

（1）无远处转移。

（2）SMV/门静脉受累提示肿瘤组织包绕血管、侵及管壁并伴管腔狭窄；肿瘤组织包裹SMV/门静脉但未包裹周围动脉；或者由于肿瘤组织包裹或癌栓导致小段静脉闭塞，但在受累静脉的近侧和远侧有合适的血管可进行安全切除及重建。

（3）胃十二指肠动脉至肝动脉有小段动脉被肿瘤组织包裹，或肝动脉直接被包裹，但尚未侵及腹腔干。

（4）以血管本身圆周为界，肿瘤围绕SMA未超过180°。

有可能切除的胰腺癌是术前诊断，其完整切除的可能性明显小于可切除胰腺癌，术后切缘阳性的概率较大，术后肿瘤易复发或转移。以上诊断应当有高质量的影像学资料，必须有针对胰腺部位的CT或MR检查。如采取手术，则须在胰腺癌切除量在每年15～20例以上的医疗机构进行。

对于有可能切除的胰腺癌患者，在取得明确病理的情况下，NCCN指南推荐行新辅助化疗后再行手术，该推荐是基于低水平证据的共识。

需要强调的是，目前尚无比较有可能行切除术的患者接受新辅助治疗或未经初始治疗直接手术的Ⅲ期临床试验，而且对于有可能行切除术的患者新辅助治疗的最佳方案尚不可知。但在大多数NCCN医疗机构，包含放疗、化疗的新辅助治疗方案是首选的。

由于可切除胰腺癌行辅助化疗和新辅助化疗其预后相似，因此，在选择治疗方案时须遵循个体化原则及多学科治疗原则。患者的治疗方案应当在肿瘤科医师和外科医师经过详细的讨论后方可制定。在下列5种情况下，须考虑先行手术治疗：

（1）胃幽门梗阻。

（2）梗阻性黄疸在放置胆道支架后仍未能解除。

（3）活检标本未能明确诊断。

（4）体力状态相对良好。

（5）期待术后能得到满意的恢复，以及时进行足量的辅助化疗。

三、亟待开展大规模的随机、对照的Ⅲ期临床试验

时至今日，世界上仍未开展比较新辅助治疗后手术和手术后辅助化疗的设计严谨的随机、对照Ⅲ期临床试验。仅有的一些Ⅰ期、Ⅱ期临床试验，由于样本量小、入组标准及试验方案差异大等原因，其结果不具有说服力。最近，一项纳入111项临床试验、包括4 394例患者的Meta分析结果显示：行新辅助化疗后手术的患者和手术后行辅助化疗的患者，其手术切除率及中位生存期无统计学差异。但报告同时指出：近1/3的不可切除的胰腺癌患者，在行新辅助化疗（尤其是联合方案）后成功切除了肿瘤，而且患者的中位生存期与可切除胰腺癌患者相似。另一个样本量较小的Meta分析得出了相似结论。这在一定程度上证明新辅助化疗在某一亚型的胰腺癌病例中具有降低分期的作用。

同时，由于仅15%～20%的患者在初诊时诊断为可切除胰腺癌，且即使这部分患者，单纯手术仍然是不足够的。因此，研制更有效的化疗和靶向治疗药物成为改善患者预后的关键。同时，许多包含靶向药物的新辅助化疗研究正在进行中，陆续公布的结果将会影响未来的诊疗方案。应鼓励可切除和有可能切除胰腺癌患者积极入组临床试验。此外，影像学水平的提高和局部肿瘤影像学诊断标准的改进将有助于更准确地确定可切除胰腺癌患者。

假以时日，研究人员发现了更有效的化疗或靶向治疗药物，则新辅助化疗将在降低有可能切除胰腺癌患者的分期，提高这部分患者和小部分局部晚期胰腺癌患者的R0切除率方面发挥更大的作用。

（李志花）

参考文献

[1] Evans D B，Wolff R A，Crane C H，et al．Cancer of the Pancreas[M]//UICC manual of Clinical Oncology．Eighth Edition，New Youk：John Wiley and Sons inc，2004：465–485.

[2] Reni M．Evidences and opinions for adjuvant therapy in pancreatic cancer[J]．Curr Drug Targets，2012，13（6）：789–794.

[3] Herreros–Villanueva M，Hijona E，Cosme A，et al．Adjuvant and neoadjuvant treatment in pancreatic cancer．World J Gastroenterol，2012，18（14）：1565–1572.

[4] Chua T C，Saxena A．Preoperative chemoradiation followed by surgical resection for resectable pancreatic cancer：a review of current results[J]．Surg Oncol，2011，20（4）：e161–168.

[5] Gillen S，Schuster T，Meye Zum Buschenfelde C，et al．Preoperative/neoadjuvant therapy in pancreatic cancer：a systematic review and meta–analysis of response and resection percentages[J]．PLoS Med，2010，7（4）：e1000267.

第二十六章 胰腺癌化疗的地位

第一节 胰腺癌化疗的发展史

人类试图使用化学药物治疗肿瘤由来已久，无论东方还是西方，几千年前即有类似记载。近代肿瘤化疗的开端是20世纪40年代Farber应用抗叶酸制剂和Gilman等应用烷化剂获得成功。第二次世界大战之后，即1946年氮芥的临床应用揭开了人类深入研究肿瘤化疗的序幕，Gilman等学者将其用烷化剂治疗淋巴瘤的临床数据整理成文，并成功发表，受到医学界的广泛关注。此文被认为是近代肿瘤化疗的第一个里程碑。

此后50多年间，化疗得到迅速发展，至今可提供临床应用的抗癌药物已有80多种。由于经验的积累，肿瘤化疗在部分肿瘤如睾丸肿瘤、滋养细胞肿瘤和儿童白血病等已能取得根治性疗效，所以，人们不再把化疗只当是姑息性治疗手段，而是追求根治。虽然化疗迄今还未能治愈多数晚期肿瘤患者，但化疗根治的理想已深入人心。

传统上，抗肿瘤药物皆根据其来源和作用机制进行分类。一般分为烷化剂、抗代谢药物、抗生素、植物药、激素和其他（包括铂类、门冬酰胺酶、靶向治疗等）6大类。但这显然不能概括目前肿瘤药物的发展，且未能包括生物反应调节剂和基因治疗等。近年来，随着分子生物学技术的提高，在分子水平对肿瘤发病机制和增殖有了比较深入的认识，医学上开始了针对细胞受体、关键基因和调控分子为靶点的治疗。这些新型领域包括具有靶向性的表皮生长因子受体（EGFR）阻断剂、针对某些与增殖相关受体的单克隆抗体、针对一些癌基因和癌细胞遗传学标志的药物、抗肿瘤血管生成的药物、抗肿瘤疫苗、基因治疗等等，并在近10年内取得长足进步。

胰腺癌的化疗史与其他肿瘤类似，由于胰腺癌自身原因，如乏血供、对化疗不敏感，且医学界尚未找到能大幅度改善患者预后的药物，胰腺癌的化疗始终处于辅助地位，手术处于主导地位。

第二节 胰腺癌化疗与综合治疗的关系

一、综合治疗的定义

“根据患者的机体状况，肿瘤的病理类型、侵犯范围和发展趋势，有计划地、合理地应用现有的治疗手段，以期最大幅度地提高治愈率，同时应当改善患者的生活质量”。这是国际肿瘤学界普遍接受的肿瘤综合治疗的定义。迄今，多数肿瘤专家同意在肿瘤中综合治疗的结果优于单一治疗，如Abeloff等的专著《临床肿瘤学》中已有综合治疗的专门章节。可以不夸张地说，在肿瘤学中多数重大进展都和综合治疗分不开。

笔者强调合理地、有计划地制订治疗计划，就是强调要充分估计患者最大的危险是局部复发还是远处播散，辨证施治最大限度地做到合理安排给患者带来最大受益。医生的职责就是向广大患者提供最有益的治疗。

二、综合治疗的原则

从历史上来看，手术是第一种根治肿瘤的方法。对于一些局限性肿瘤，单用手术有时即可治愈，但很多患者单靠手术治疗不能防止肿瘤复发和远处转移。如果手术合并放疗或化疗，使得很多肿瘤，即使是姑息性手术也能取得较好的疗效。但放疗、化疗单独使用还有很大的局限性。此外，祖国医学在调动机体的抗病能力、减轻其他治疗的副作用方面有着独特的长处，但对肿瘤的局部控制作用一般较差；免疫治疗蓬勃发展，人们寄希望于通过调节免疫功能消灭残存的为数不多的，但也正是手术、射线和药物治疗难于解决的那些肿瘤细胞；针对肿瘤细胞表面受体和调控肿瘤生长的基因和激酶研制出的单克隆抗体及各种新药，已经取得令人鼓舞的结果。

这些发展，给予人们更多征服肿瘤的手段，但同时也考验医疗工作者综合运用这些手段的能力。合理、有计划的综合治疗在相当多的肿瘤中取得理想的疗效。近几十年来，综合治疗已经取代传统的单一手段治疗，并在多数肿瘤中提高了治愈率。

综合治疗的主要原则有以下两点：

（一）目的明确

各种治疗措施安排的顺序要符合肿瘤细胞生物学规律。评估患者病情时应当明确以下4点：

（1）患者的机体状况，特别是免疫和骨髓功能状况　免疫功能低下有利于肿瘤发展，而肿瘤发展又会进一步抑制机体的免疫功能。因此，肿瘤患者尤其是晚期患者的免疫功能通常是低下的，即中医所说的正虚邪实。这种情况下，单靠扶正通常不能很好地控制肿瘤，而必须采取一定去除肿瘤的措施。

少数情况下，医生可以看到肿瘤和机体免疫功能之间处于平衡状态，例如免疫功能尚未受到严重损伤的低度恶性淋巴瘤患者。很多学者主张严密观察，待肿瘤明确进展时再作治疗。这些患者单靠扶正也可长期带瘤生存。

治疗过程可归纳为：第一阶段尽可能去除肿瘤；第二阶段使患者体力各方面得到恢复，努力重建患者的免疫和骨髓功能；第三阶段视情况再进行强化治疗。在整个治疗过程中，须注意保护患者的免疫功能、骨髓功能和肝肾功能。

（2）局限与播散，哪一个是主要威胁或首先需要解决哪个问题　部分肿瘤相对来说比较局限，如皮肤癌；但也有很多肿瘤播散趋势明显，如骨肉瘤、小细胞肺癌和睾丸肿瘤。因此，在确定患者治疗计划时一般应根据患者肿瘤的侵犯范围或危害大小决定首先采取哪一种治疗手段。

（3）肿瘤的病理类型、分化程度和基因的表达情况　近年来临床上重要的进展之一是对肿瘤预后因素的研究，如表达表皮生长因子受体（EGFR）和调控细胞增殖生长的基因，并研制出一些针对这些基因的药物如吉非替尼（易瑞沙，iressa）和曲妥珠单抗（赫赛汀，herceptin）等。已明确这些基因和受体情况影响预后，治疗上应当特别考虑，此即为肿瘤的个体化治疗。

（4）治疗给患者带来的受益和负担　现有各种治疗如手术、放疗和化疗等均具有一定副作用，所以要充分权衡增加一种治疗可能给患者带来的得失。在姑息治疗时，慎重考虑治疗带来的负担和受益更为重要。有时大面积放疗和高剂量化疗会给患者带来相反效果，加快肿瘤播散。

（二）安排合理

制定合理的、有计划的综合治疗方案需要通过多学科的医生充分讨论协商。对于某些肿瘤，局部控制是主要问题。皮肤癌如能通过局部治疗如手术切除将其治愈，就没有必要扩大切除或预防照射。而骨肉瘤虽尽量扩大切除或照射，仍不能消除远处播散的可能，因此必须采取必要的全身措施才能达到根治目的。而多发性骨髓瘤在诊断时即属全身性疾病，所以化疗是首选方法。

三、胰腺癌综合治疗中采取化疗的时机

（一）辅助化疗（adjuvant chemotherapy）

是指根治性手术后施行的化疗，实质上是根治性治疗的一部分。许多肿瘤术前已存在超出手术范围的微小转移灶；原发肿瘤切除后残余肿瘤细胞生长加速，对药物的敏感性增加；肿瘤开始治疗越早，耐药细胞出现越少。因此，对微小转移灶进行早期治疗，药物的疗效提高，耐药机会减少，治愈可能性增加。常见的实体肿瘤如乳腺癌、骨肉瘤、结直肠癌等术后辅助化疗已取得成功。辅助治疗是以治愈为目的，手术切除后，应用一种或一种以上的治疗性干预措施。推荐患者辅助治疗时，应注意患者在远期受益的同时也将立刻面临治疗药物的毒性及与治疗有关的社会和经济负担。总之，选择患者进行辅助治疗须满足下列所有标准：

1. 所有临床上明显的肿瘤已被手术切除。
2. 由于隐形、残留的病变，统计学上，具有高复发风险的患者。
3. 治疗可以延长无病生存期和（或）增加治愈率。
4. 毒性可耐受。
5. 证明在晚期疾病的患者中有效的治疗可以选择作为辅助治疗。

（二）新辅助化疗（neoadjuvant chemotherapy）

是指手术前使用的化疗。部分局限性肿瘤单用手术难以完全根除，如先用化疗数个疗程可令肿瘤缩小、血液供应改善，有利于随后手术的施行，同时可观察肿瘤对化疗的反应，有利于确定敏感的术后化疗方案。新辅助化疗提高了某些肿瘤如骨肉瘤、头颈部肿瘤的手术切除机会，减少了致残手术的施行，改善了患者的生活质量。

（三）姑息化疗（palliative chemotherapy）

现今大多数人类肿瘤，如胰腺癌、肝癌、胃癌、非小细胞肺癌等化疗的效果仍然很差，对这些肿瘤的局部晚期或转移性病例，仍为姑息性化疗，即只可减轻症状、改善生活质量、延长生存时间。医生应仔细考虑化疗带来的利弊，避免强烈化疗使患者生活质量下降、病情加重。

胰腺癌的化疗与多数消化道肿瘤有相似之处，目前研究最深入、开展最广泛的化疗方式为术后辅助化疗和晚期胰腺癌的姑息化疗。对于新辅助化疗以及化疗与靶向药物结合的研究正在多处医疗机构开展临床试验，积累证据。

（李志花）

参考文献

[1] 孙燕. 内科肿瘤学[M]. 北京：人民卫生出版社，2001.

[2] 孙燕，赵平. 临床肿瘤学进展[M]. 北京：中国协和医科大学出版社，2005.

[3] Parkin D M. Global cancer statistics in the year 2000[J]. Lancet Oncology，2001，2：533-543.

[4] Yang L，Pekin D M，Li L D，et al. Estimation and projection of the national profile of cancer mortality in China：1991—2005[J]. Br J Cancer，2005，90：2157-2166.

[5] Evans D B，Wolff R A，Crane C H，et al. Cancer of the Pancreas[M]//UICC manual of Clinical Oncology. Eighth Edition，New York：John Wiley and Sons inc，2004：465-485.

第二十七章　胰腺癌辅助化疗方案应用的争论与共识

第一节　胰腺癌辅助化疗的现状

胰腺癌是死亡率接近发病率的肿瘤，这在所有类型肿瘤中都不常见，占据全世界恶性肿瘤死亡原因的第4位。胰腺癌的发病率和死亡率在过去十几年间基本保持不变。手术切除能延长胰腺癌患者的生存期和提高患者生活质量，是唯一有希望根治胰腺癌的治疗方式。但由于胰腺癌恶性程度高，早期诊断困难，绝大部分患者确诊时已经是局部晚期或已经发生了远处转移。因此只有10%～20%的患者有机会接受手术治疗。但即使接受了根治性手术切除，很多患者也会发生局部复发或远处转移，术后患者5年生存率不超过10%。这凸显了胰腺癌术前和术后给予辅助治疗的必要性。

在过去的40年里，人类进行了许多次尝试，以期改善胰腺癌的预后，这包括多个随机对照临床试验。但是，胰腺癌的相对低的发病率和极高的死亡率，完成大型前瞻性的临床试验有诸多困难；且由于手术技术和放疗水平的不断提高，以及有效化疗药物的不断涌现，胰腺癌化疗方案的时效性缩短。因此，数个已公布的Ⅲ期临床试验在确定胰腺癌最佳辅助化疗药物和方案方面存在争论，甚至得出完全相反的结论。本章将详述世界各大癌症中心的临床试验结果，以及存在的争论和共识。

第二节　胰腺癌常用化疗药物简介

一、吉西他滨

吉西他滨（gemcitabine，双氟胞苷，健择，Gemzar）为一新的胞嘧啶核苷衍生物，抗瘤谱广，对大多数实体瘤均有一定疗效，是已证实的最重要的可改善胰腺癌疗效的化疗药物。吉西他滨为周期特异性抗肿瘤药物，主要作用于细胞分裂的G1/S期。

早在1995年，ASCO年会上一项吉西他滨与5-Fu随机治疗125例晚期胰腺癌的临床研究结果显示，随诊18个月后吉西他滨组的MST（中位生存时间）、疾病进展时间及临床受益率均明显优于5-Fu组，美国FDA因此在1996年批准吉西他滨用于晚期胰腺癌的一线治疗。

根据吉西他滨的药代动力学特征，静脉滴注后，药物迅速分布到体内各组织，且随滴注时间延长，分布容积迅速增大。因此，吉西他滨滴注时间一般限制在30～60min，超过60min会导致不良反应明显加重。

二、氟尿嘧啶

氟尿嘧啶（fluorouracil，5-Fu）是第一个人类根据设想而合成的抗代谢抗肿瘤药，其在体内经酶的作用转化后影响DNA的合成，并可干扰RNA的代谢。几十年来，氟尿嘧啶一直是治疗消化道肿瘤如胃癌、食管癌、肠癌的重要药物。

2005年发表于《新英格兰杂志》的ESPAC 1随机试验结果显示，术后行氟尿嘧啶辅助化疗组与观察组相比，中位生存期延长，5年生存率提高。因此，胰腺癌根治术后行全身辅助化疗成为标准。

5-Fu口服吸收不规则，需采用静脉给药。对骨髓和消化道毒性较大，出现血性腹泻应立即停药，可引起脱发、皮肤色素沉着，偶见肝、肾损害。

三、卡培他滨

卡培他滨（capecitabine，商品名：希罗达，Xeloda，CAP）为氟尿嘧啶氨甲酸酯，口服后在体内活化，最终可转化为5-Fu。已有动物模型表明，给予卡培他滨后，肿瘤组织内5-Fu浓度显著提高。在HCT116动物模型中，给予卡培他滨后，肿瘤组织内5-Fu浓度显著高于血浆和肌肉内浓度。相比之下，给予5-Fu之后未观察到选择性分布。

由于卡培他滨本身及转化成5-Fu之前的中间体均无明显细胞毒作用，只有转化成5-Fu后才能起作用，因此卡培他滨具有一定的选择性，不良反应相对较低。此外，卡培他滨不诱导或抑制细胞色素P450酶活性，因此与其他药物相互作用的可能性很小。

总体来讲，卡培他滨不良反应较轻，大多数为轻度至中度，且易于处理并可逆。几乎半数患者会发生不同程度的手足综合征，约10%患者达3～4度。主要表现为手足麻木、感觉迟钝、感觉异常、无痛感或痛感降低；皮肤肿胀或红斑、脱屑、水疱。为预防手足综合征，可同时口服维生素B_6，每天量可达200mg。

四、替吉奥胶囊

替吉奥胶囊（S-1）是由日本Taiho制药公司最先研制的口服抗癌药物，是一种复方制剂，其主要成分为替加氟、吉美嘧啶、奥替拉西钾。其中，替加氟为主要抗肿瘤成分，吉美嘧啶和奥替拉西钾为生化调节剂，通过发挥对酶的抑制作用，使替加氟在血浆和肿瘤组织内生成的5-Fu有效浓度保持更长的时间，并减小5-Fu对胃肠道产生的毒性作用。

日本对替吉奥的研究较为深入,关于替吉奥的为数不多的Ⅲ期临床试验均由日本发起。后文将详述临床试验结果。

五、紫杉醇

紫杉醇（paclitaxel、taxol、泰素，简称PTX）是从太平洋西北岸的短叶紫衫树皮中提取出的对多种肿瘤有细胞毒作用的天然物质。紫杉醇的作用机制独特，有别于其他抗微管药物（如秋水仙碱），后者主要促进微管分解，而紫杉醇主要抑制微管网形成。紫杉醇对G2期和M期细胞敏感；体外试验表明紫杉醇具有显著的放射增敏作用。

对药物相互作用的研究表明，先用DDP会加重紫杉醇的毒副反应，这可能是由于DDP对细胞色素酶的调节作用，导致紫杉醇的血浆清除率下降。体外试验证实，先用紫杉醇后用顺铂，毒副作用小，对肿瘤细胞杀伤作用大。

紫杉醇的过敏反应发生率为39%，其中，严重过敏反应发生率2%。几乎所有的反应都发生在用药后10min内，严重反应常发生在用药后2～3min内。多数为Ⅰ型变态反应，表现为支气管痉挛性呼吸困难、荨麻疹和低血压。为防止患者发生过敏反应，应在紫杉醇治疗前12h给予地塞米松10～20mg口服，治疗前

30～60min给予苯海拉明（或类似药物）肌内注射或口服50mg，同时给予雷尼替丁等胃黏膜保护剂。

六、多西紫杉醇

多西紫杉醇（多西他赛，docetaxel，泰素帝，艾素）其前体是从欧洲紫杉的针叶中提取，经半合成而获得此药。多西紫杉醇的作用机制与紫杉醇相同，是周期特异性药物，能将细胞阻断于M期。对增殖细胞作用大于非增殖细胞。实验证明有29种肿瘤对此药比紫杉醇敏感，而只有13种肿瘤对紫杉醇更敏感。

多西紫杉醇的主要剂量限制性毒性是中性粒细胞减少，但与紫杉醇不同的是粒细胞减少呈剂量依赖性而非时间依赖性。

接受多西紫杉醇多程治疗的患者可出现液体潴留综合征，特点是进行性外周水肿、胸腔积液和腹水。这一没有生命危险的综合征的发生与肾、心或内分泌失调无关，常见于4～5周期治疗后，过程是可逆的，使用皮质激素可使其发生率降低。推荐在使用多西紫杉醇前一天开始口服地塞米松，连用5天。

七、白蛋白结合型紫杉醇

白蛋白结合型紫杉醇是一种全新剂型紫杉醇类药物，它不需要合成的溶剂作为载体，不需要皮质类固醇或抗组胺药物等预处理，静脉滴注时间短（30 min）。

临床常用的溶剂型紫杉醇高度不溶于水，均以聚氧乙烯蓖麻油和无水乙醇作为助溶剂。聚氧乙烯蓖麻油本身具有生物学效应，对安全性和有效性产生影响，如严重过敏反应、神经毒性等，从而造成紫杉醇的使用剂量受到限制。且聚氧乙烯蓖麻油在血循环中形成大量微滴并将紫杉醇包裹，减少了离开血循环进入组织的紫杉醇，从而降低了紫杉醇的量效关系，药代动力学上是非线性关系。白蛋白结合型紫杉醇是一种以人血白蛋白作为药物载体与稳定剂的冻干剂，其去除了与有机溶剂有关的不良反应，提高了使用紫杉醇化疗时的安全性及量效关系，患者用药前不需接受预处理，药代动力学呈线性关系。

八、顺铂

顺铂（DDP）是细胞周期非特异性药物，具有细胞毒性，可抑制癌细胞的DNA复制过程。顺铂具有抗癌谱广、疗效确切、与多种抗肿瘤药物有协同作用且无交叉耐药性等特点，是临床常用的化疗药物之一。

肾脏毒性是顺铂最常见又最严重的毒性反应，也是剂量限制毒性，重复用药可加剧肾毒性。主要损害肾近曲小管，常发生于给药后7～14天。DDP肾小管的损伤在一般剂量下多为可逆性的，但剂量过大或用药过频，可导致药物在体内蓄积，使肾小管损伤变为不可逆的，产生肾功能衰竭，甚至死亡。

在运用较大剂量顺铂（80～120mg/m^2）时，必须同时进行水化和利尿。一般每天液体总量3 000～4 000mL，输液从DDP给药前6～12h开始，持续至DDP滴完后6h为止。有的大剂量顺铂一次给药，则连续输液3天，输液中根据尿量，可多次给呋塞米。也可在DDP给药前后，各给20%甘露醇125ml，以达到利尿目的。

九、奥沙利铂

奥沙利铂（oxliplatin，草酸铂，乐沙定，L-OHP）为新一类铂类化疗药物，与其他铂类药物相同，均以DNA为作用部位，阻断DNA的复制和转录。由于奥沙利铂与顺铂无交叉耐药性，且对骨髓抑制轻微，更易和其他抗肿瘤药物联合应用而受到广泛关注。

奥沙利铂不能用生理盐水溶解，而应当用注射用水或5%葡萄糖溶液稀释，在配制液体和输注期间应当避免接触铝制品。滴注期间应当注意保暖。

神经系统毒性为奥沙利铂的剂量限制性毒性，一般为可蓄积的、可逆的周围神经毒性，停药后症状逐渐缓解。主要表现为感觉迟钝或感觉异常，遇冷加重，偶发急性咽喉感觉障碍。累积剂量超过800mg/m^{2}时出现功能障碍的概率增高，应当适当休息后继续用药。

十、伊立替康

伊立替康（irinotecan，开普拓，艾力，CPT-11）为半合成水溶性喜树碱衍生物，是DNA拓扑异构酶Ⅰ（Topo Ⅰ）抑制剂。CPT-11是S期周期特异性药物，在体内代谢为活性成分后通过抑制人体细胞DNA复制所必需的拓扑异构酶Ⅰ，诱导DNA单链损伤、阻断DNA复制而产生细胞毒性。CPT-11除有抗肿瘤作用外还可抑制乙酰胆碱酯酶。

胆碱能综合征是伊立替康最常见的不良反应，多在用药当天出现。有9%的患者出现短暂严重的急性胆碱能综合征，主要表现为早发性腹泻及其他征象，如痉挛性腹痛、多汗、瞳孔缩小、流泪、唾液分泌增多等，严重者给予阿托品0.25mg皮下注射可缓解。

迟发性腹泻为另一常见不良反应，发生率可达90%，其中Ⅲ、Ⅳ度占39%。此为剂量限制性毒性，在用药24h后出现，中位发生时间为用药后5天，平均持续4天。大剂量洛哌丁胺治疗有效，不预防用药，一旦出现迟发性腹泻，首剂口服4mg，以后每2h口服2mg，直至末次水样便后继续用药12h，一般用药最长时间不超过48h。

第三节　胰腺癌化疗的常见不良反应及处理

一、概述

肿瘤化疗的不良反应包括药物的副作用、过量或高剂量导致的毒性、过敏和药品导致的其他意外事件。细胞毒类抗肿瘤药物都应当视为剧毒药，必须谨慎、合理应用，因为药物本身可能引起严重不良反应。医生必须对这些药物有较深入的了解，包括药代动力学特点，药物之间的相互作用，是否有器官特异性毒性，预防和谨慎观察过敏反应。合理用药是相对的，要不断学习不断提高业务水平，才能胜任临床工作；并根据循证医学、规范化和个体化的原则减少失误，使患者受益。对于内分泌治疗和靶向治疗药物，在应用时应当分清哪些是副作用，哪些是毒性作用，以便调整剂量。

（一）胰腺癌化疗前须注意几个问题

（1）治疗前所有患者必须有明确的诊断，一般应当有病理或细胞学诊断。多数胰腺癌化疗药物均有一定毒性，所以不能作“诊断性治疗”或安慰剂，以免给患者带来不必要的损失。

（2）患者需要一般状况较好，血常规和肝肾功能基本正常才能耐受足量足疗程化疗。

（二）凡有以下情况者应当谨慎考虑药物和剂量

（1）过敏体质

（2）明显贫血

（3）白细胞或（及）血小板减少

（4）有出血倾向

（5）已有明显恶液质

（三）胰腺癌化疗的不良反应

（1）急性和亚急性不良反应　指在用药后当时和疗程内出现的过敏、恶心、呕吐、腹泻；血液学、肝肾功能、手指麻木、皮疹、手足综合征和脱发等。

（2）长期不良反应　指在停药后甚至停药多年后出现的不良反应，包括神经毒性、造血功能障碍、间质性肺炎、心脏毒性、畸胎等。

不良反应根据其严重的情况分为1度、2度、3度、4度。1度是指轻微反应，2度是指中度反应，3度为严重反应，4度是可以致命的严重不良反应。WHO和美国NCI对各系统的不良反应均有明确的规定。在实施治疗过程中，1度、2度是允许的，3度是应当避免的，应当调整剂量，出现4度不良反应需立即停药并进行处理、急救。

（四）决定化疗后应当注意的问题

（1）确定化疗后应定出具体计划，选用合适的药物、配伍、剂量、途径、方法与疗程。不可长期用药或盲目提高剂量。

（2）治疗中必须密切观察有无过敏、消化道反应、骨髓抑制、肝肾功能损伤等，并给予适当的处理。疗程结束后应当长期随访，观察必要的远期不良反应。

胰腺癌常用化疗药物已在前述，各种化疗药物的独特的不良反应及处理方法已介绍，下面将介绍化疗的共性的不良反应及其处理措施。

二、胰腺癌化疗的近期不良反应及其处理

（一）骨髓抑制

骨髓抑制是肿瘤化疗的最大障碍。大多数抗癌药物均可引起不同程度的白细胞下降、血小板减少和贫血。严重的骨髓抑制可导致感染、败血症和内脏出血。因此，加强全身支持治疗，口腔清洁、良好的护理照顾可减少并发症的发生。造血集落刺激因子（G-CSF和GM-CSF）的合理使用可防治化疗引起的中性粒细胞减少而继发的感染。血小板输注和白细胞介素11可用于治疗化疗导致的血小板减少症。

（二）胃肠道反应

许多化疗药常引起不同程度的恶心、呕吐。其中，大剂量PDD、CTX等导致的恶心、呕吐尤为剧烈。5-羟色胺受体拮抗剂，如托烷司琼等可以防止和减轻恶心、呕吐的发生。5-Fu可引起口腔黏膜溃疡，化疗期间必须加强口腔清洁的护理。5-Fu类药物和CPT-11有时可引起严重腹泻，需及时纠正由此引起的水、电解质失衡。CPT-11导致的延迟性腹泻需立即用洛哌丁安治疗。

（三）肝、肾功能损害

5-Fu等可产生肝损害，含草酸铂的化疗可引起肝窦的损伤和出血，而含伊立替康的化疗可引起不同程度的脂肪性肝炎。用药时须根据肝功能损害的程度进行剂量调整。须特别注意，化疗药物使潜在的病毒性肝炎感染迅速恶化，引起急性或亚急性的肝坏死。化疗期间须监测肝、肾功能，并注意护肝处理。

PDD直接损害肾实质，大剂量应用时必须水化和利尿。

（四）过敏反应

紫杉醇、多西紫杉醇等可引起寒战、发热、过敏性休克、水肿。为了防止和减少这些反应，紫杉醇使用前先给地塞米松、苯海拉明、雷尼替丁，多西紫杉醇治疗前后使用地塞米松3～5天。吉西他滨、奥沙利铂也可能出现类似的反应，可采取相应的措施进行防治。

三、胰腺癌化疗的远期毒性

（一）致癌

虽缺乏大宗临床试验的证据支持，但抗癌药物使用数月或数年后明显增加第2种原发肿瘤发生的机会，已成医学界共识。

（二）不育

大多数抗癌药物可抑制精子和卵巢的功能，导致生育能力的下降。因此，对生长发育中的儿童应注意避免过度的治疗。

第四节　胰腺癌辅助化疗方案专家共识

到目前为止，胰腺癌仍是人类最棘手的肿瘤之一。由于胰腺癌对放疗、化疗相对不敏感，胰腺癌辅助化疗的最佳药物和最佳方案一直存在争议。不同的临床试验得出不尽相同的结论，且各试验都有其局限性。一般来讲，北美医疗机构认为术后辅助放疗、化疗疗效较好；而欧洲学者多主张术后单纯化疗。本节将分别讲述NCCN专家和ESMO专家的最新共识。

一、2013版NCCN指南推荐的作为Ⅰ类或ⅡA类证据的化疗方案

1．吉西他滨（Ⅰ类证据）。

2．5-Fu/亚叶酸钙（Ⅰ类证据）。

3．5-Fu持续灌注（ⅡA类证据）。

4．放疗前或放疗后行5-Fu/亚叶酸钙或5-Fu持续灌注或吉西他滨为基础的联合放化疗方案（ⅡA类证据）。

须指出，2013年ASCO年会上日本学者公布的一项非劣性临床试验的结果，证实胰腺癌辅助化疗S-1不劣于甚至优于吉西他滨的疗效（后文将详述），但优于该试验仅选取亚裔人群作为样本，尚无其他人群的研究结果，故2013年NCCN指南未将S-1列入一线推荐方案。

2013年NCCN指南将卡培他滨单药化疗作为ⅡB类证据的化疗方案供选择，其研究仍待深入。

二、ESMO（欧洲肿瘤内科学会）专家共识概要

该指南与NCCN指南均不推荐对可切除患者行新辅助治疗，而对有潜在切除可能的患者，则建议根据体能状态（PS）行新辅助治疗。在方案的选择上，该指南推荐单药化疗方案，而NCCN指南则首选包含放疗、化疗的方案。

欧洲肿瘤学界认为，放疗引起的纤维化可能增加手术难度，因此可选择单药化疗，术后再根据患者体能状态、病理分期等，选择是否行化疗、放疗。

在术后辅助治疗方面，ESMO指南推荐化疗，而NCCN指南则推荐化疗与放疗、化疗联合或序贯使用。实际上，要真正地利用临床试验比较所有的治疗方法极其困难。2013年10月出版的*Lancet Oncology*发表了一篇关于胰腺癌辅助化疗方案的最新荟萃分析，研究者们在PubMed、实验登记及其他摘要及综述中寻找符合条件

的随机对照试验。他们找到了2013年9月30日前符合条件的10个合适的研究结果进行Meta分析，最后的结论是：氟尿嘧啶或吉西他滨单药化疗是胰腺癌最适宜的辅助治疗方案，可使术后死亡率降低1/3，在此基础上增加放疗或行联合化疗可稍稍提高生存率，但是却明显增加了治疗的毒性作用。

三、2013年最新公布的胰腺癌辅助化疗的几个临床试验结论

1. CONKO 001试验比较可切除胰腺癌行吉西他滨辅助化疗与观察的效果，证明吉西他滨组在延长无进展生存期和总生存期方面有明显优势。

2. ESPAC-3试验显示可切除胰腺癌行5-Fu/亚叶酸钙方案和吉西他滨单药方案化疗在延长可切除胰腺总生存期方面无明显差异。

3. RTOG97-04试验研究显示放疗前和放疗后行5-Fu或吉西他滨为基础的化疗，其结果无明显差异。

4. 日本的一项临床研究（JASPAC-01）显示S-1在胰腺癌辅助化疗方面的疗效不劣于甚至优于吉西他滨。

各临床试验的具体内容详见后文。

第五节　胰腺癌辅助化疗方案存在的争论

一、吉西他滨仍是“金标准”吗?

事实上，直至今日，世界上仍未就胰腺癌辅助化疗的“金标准”达成共识。由于多个临床试验得出了不一致的结论，且各临床试验本身带有局限性，所以医学界对于胰腺癌辅助化疗最佳治疗方案的探索始终在进行。一些设计严谨、样本量较大、偏倚较小的临床试验的结论得到多数医学家的承认，虽然其结论仍不能令人乐观，但多数医疗机构，包括NCCN和ESMO的多数成员愿意接受这样的结论，并将其作为证据，制定医疗措施。

十几年前，吉西他滨的出现，首次给予人类征服胰腺癌的希望，对于吉西他滨的研究，以及对其他化疗药与吉西他滨疗效比较的研究，广泛开展。下文将详细讲述吉西他滨在胰腺癌辅助化疗方面地位的建立，以及后来挑战、撼动其地位的数个重要临床试验。

（一）氟尿嘧啶未能撼动吉西他滨地位

十几年来，吉西他滨作为胰腺癌最重要的化疗药在全世界得到广泛应用，其地位的建立源于两个设计严谨的多中心、Ⅲ期随机临床试验的结果。以下临床试验以前两个最为著名。

1. 奠定吉西他滨地位的著名试验之一　CONKO-001研究　1996年德国胰腺癌研究协作组（German Study Group for Pancreatic Cancer）进行了一项名为CONKO-001的多中心、Ⅲ期随机临床试验，主要目的是评价吉西他滨作为胰腺癌术后辅助化疗的疗效。368例R0或R1切除术后的胰腺癌患者随机分为吉西他滨辅助化疗组或术后观察组。其中特别规定，入组患者术后肿瘤标志物CEA和CA19-9水平不能高于正常值的2.5倍。179例患者接受术后吉西他滨辅助化疗，在第1天、第8天、第15天吉西他滨1 000mg/m^{2}静脉滴注，每28天重复，共进行6个周期。175例患者进入观察组，术后不接受化疗。

1997年该中心公布了首批研究结果：主要研究终点无病生存期吉西他滨组有明显改善，吉西他滨组为13.4个月，观察组为6.9个月（$P<0.001$）。基于该研究结果，NCCN指南推荐吉西他滨作为胰腺癌术后辅助化疗的首选药物。

2008年ASCO会议上更新了该研究结果。吉西他滨辅助化疗可以改善无病生存时间，辅助化疗为13.4个月，观察组为6.9个月。中位生存期辅助化疗也有明显提高，分别为22.8个月和20.2个月（*P*=0.005）。根据患者手术是R0还是R1切除、有无淋巴结转移、肿瘤分期是T1/T2还是T3/T4进行亚组分析，吉西他滨化疗组均较术后观察组显著延长患者无病生存时间。吉西他滨辅助化疗能延迟胰腺癌复发时间并且延长患者生存时间。

2．奠定吉西他滨地位的著名试验之二　JSAP-02研究　2009年日本胰腺癌辅助治疗研究协作组（Japanese Study Group of Adjuvant Therapy for Pancreatic Cancer）在亚裔人群中进行了另一项随机Ⅲ期临床研究JSAP-02。118例R0或R1切除术后的胰腺癌患者随机分为吉西他滨辅助化疗组或术后观察组。术后70天内，58例患者接受吉西他滨辅助化疗，在第1天、第8天、第15天接受吉西他滨1 000mg/m^{2}静脉滴注，每28天重复，共进行3个周期。观察组60例患者不接受术后化疗，除非肿瘤出现局部复发或发生转移。主要研究终点为总生存期，次要研究终点为无病生存期和评价吉西他滨辅助治疗的安全性。结果显示，辅助化疗不能延长患者中位生存期，辅助化疗组为22.3个月，而观察组为18.4个月（*P*=0.19）。不过吉西他滨辅助化疗能显著延长无病生存期，两组分别为11.4个月和5.0个月（*P*=0.01）。该试验再一次证实了吉西他滨辅助化疗能延缓胰腺癌术后复发。

JSAP-02研究与CONKO-001研究非常相似，不过在以下几个方面也有些差异。首先入组人数JSAP-02只有118例，较CONKO-001规模小。术后辅助化疗JSAP只进行3周期，而CONKO-001为6周期。CONKO-001要求入组患者术后肿瘤标志物CEA和CA19-9均不能超过正常的2.5倍，而JSAP-02无具体要求。术后开始化疗时间，JSAP-02为术后70天内，CONKO-001则是术后10～42天内。JSAP-02试验患者总生存期辅助化疗组无延长，可能与试验人数少导致检验功效过低有关。2项试验均证实吉西他滨辅助化疗能显著提高胰腺癌术后患者无病生存时间，而且CONKO-001最终结果表明吉西他滨能延长患者中位生存期。

这2个Ⅲ期随机临床试验都是由国际知名肿瘤中心完成，2个试验设计都比较严谨，吉西他滨用法也相同。因此结果较有说服力。

3．最新公布的比较5-Fu与吉西他滨疗效的试验之一　ESPAC-3　2010年9月，*JAMA*杂志公布了ESPAC-3临床试验的最新成果。ESPAC-3试验的目的就是为了比较吉西他滨和5-Fu在胰腺癌辅助治疗中的疗效。共1 088例R0或R1切除后胰腺癌患者入组，随机分为吉西他滨辅助化疗组和5-Fu辅助化疗组。吉西他滨组537例，1 000mg/m^{2}静脉滴注，每周1次，连用3周，每4周重复，治疗6个月。5-Fu治疗组551例，亚叶酸钙20mg/m^2+5-Fu425mg/m^{2}静脉推注，第1～5天，每28天重复，治疗6个月。主要研究终点是总生存期；次要研究终点包括无进展生存、毒副作用以及生活质量。在中位随访34.2个月后，有753例（69%）患者死亡。中位生存期吉西他滨组为23.6个月，5-Fu治疗组为23个月，两组无明显差异（*HR*=0.94，95%*CI*：0.81～1.08，*P*=0.39）。中位无进展生存两组也无明显差别，分别为14.3个月和14.1个月。毒副反应方面，5-Fu组3/4度口腔溃疡和腹泻发生率更高，而吉西他滨组则多见3/4度血液学毒性。两组生活质量无明显差别。

该试验提示吉西他滨和5-Fu用于胰腺癌辅助化疗时，两者效果无明显差别。下一步研究方向可能是联合方案在辅助治疗中的效果。正在进行的ESPAC-4临床试验的主要目的就是评价吉西他滨联合卡培他滨与吉西他滨单药在胰腺癌辅助治疗的效果。

4．最新公布的比较5-Fu与吉西他滨疗效的试验之二　RTOG97-04　美国放射治疗肿瘤协作组（Radiation Therapy Oncology Group，RTOG）进行了另一项评价吉西他滨和5-Fu在胰腺癌辅助治疗中疗效的Ⅲ期试验-RTOG9704。符合要求的451例胰腺癌术后患者参加该试验，其中胰头癌患者388例。患者随机分为吉西他滨组和5-Fu组。吉西他滨组接受吉西他滨1 000mg/m^{2}静脉滴注，每周1次，连续3周，休息1周（1个周期），然后接受5-Fu同步放疗、化疗，放疗、化疗结束后休息3～5周再接受3个周期的吉西他滨化疗。5-Fu组接受5-Fu 250mg/（m^2·d），持续灌注3周，然后接受5-Fu同步放疗、化疗，放疗、化疗结束后休息3～5周再接受2个周期的5-Fu化疗（5-Fu 250mg/m^{2}持续24h滴注，连续4周，休息2周，为1个周期）。两组接受同样5-Fu同步放疗、化疗治疗，放疗总剂量为50.4Gy，放疗期间每天持续滴注5-Fu 250mg/m^2。结果显示，将451例全部纳入分析，吉西他滨组和5-Fu组间总生存期无明显差别（P=0.34）。对381例胰头癌患者进行亚组分析，吉西他滨组中位生存期为20.6个月，3年生存率为32%，而5-Fu组中位生存期为16.9个月和3年生存率为21%，吉西他滨组有延长趋势（P=0.09）。进行多变量分析后，在胰头癌中吉西他滨较5-Fu有生存获益（P=0.05）。在毒副反应方面，吉西他滨3/4度血液学毒性发生率明显升高（58%vs.9%，P<0.01），而非血液学毒性两组相似。2011年作者对结果进行了更新。中位随访6.98年后，吉西他滨组和5-Fu组生存期无明显差异（P=0.51）。对胰头癌患者进行亚组分析，5年生存率两组相差不大，分别为22%和18%；吉西他滨未使生存期提高（P=0.12），进行多变量分析后两组生存期也未达到统计学差异（P=0.08）。该研究表明胰腺癌辅助治疗中，吉西他滨效果不优于5-Fu。

RTOG-9704结果提示吉西他滨在胰腺癌辅助治疗中效果不优于5-Fu。但笔者也必须指出，该试验存在一些干扰因素。第一，5-Fu组有41%的患者接受了二线化疗，在二线化疗中81%的患者接受了吉西他滨治疗。由于两组最后都接受过吉西他滨治疗，因此即使吉西他滨原本较5-Fu疗效显著，可能也会得到阴性结果。第二，两组患者入组时基线水平就不一样，吉西他滨组包含更多的T3/T4的患者（81%vs.70%，P=0.013）。大家知道T3/T4的患者较T1/T2患者预后要差。第三，吉西他滨组同步放疗、化疗前后吉西他滨治疗间隔太长。吉西他滨组先进行了1个周期的吉西他滨治疗，然后休息1～2周进行5-Fu同步放疗、化疗，结束后休息3～5周再进行3个周期的吉西他滨化疗。也就是说，前后吉西他滨化疗间隔时间为9.5～12.5周。这么长的间隔时间，可能会影响疗效，甚至可能引起肿瘤耐药。第四，吉西他滨化疗周期可能过少，前后共4次。而在CONKO-001中，患者接受了6个周期的吉西他滨辅助治疗。

5．结论：5-Fu较吉西他滨单药无优势　结合以上所述研究结果，尽管奠定吉西他滨地位的2个临床试验均存在不足之处（CONKO-001研究中参与中心多达88个，前后入组时间有6年之久，而且有1/3的患者来自社区医院，不同医院手术水平很难达到一致；JSAP-02试验中患者总生存期辅助化疗组无延长，可能与试验人数少导致检验功效过低有关）；尽管早在2001年，《柳叶刀》就曾刊登ESPAC-1临床试验结果，表明胰腺癌术后5-Fu辅助化疗有生存获益，2004年《新英格兰杂志》公布最新ESPAC-1研究结果，证明胰腺癌根治术后5-Fu辅助化疗可明显提高5年生存率，人们仍无法证明氟尿嘧啶有超越吉西他滨之处。

欧洲胰腺癌研究中心开展的ESPAC-3和美国放射治疗肿瘤协作组的RTOG9704 2项Ⅲ期临床试验是最为可信的2项成果，可以得出这样的结论：5-Fu用于辅助治疗效果并不优于吉西他滨。目前吉西他滨或5-Fu均可以作为胰腺癌术后辅助化疗用药。

（二）2013年JASPAC-01临床试验公布重要突破：S-1单药疗效优于吉西他滨

这是吉西他滨问世以来首次被超越，尽管这一结论尚未达成共识。2013年5月底在美国举行的美国临床肿瘤学年会（ASCO）上，日本学者Fukutomi公布了一项为期5年的临床试验结果（JASPAC-01）。该临床试验设计的目的是证明对于可切除胰腺癌的辅助化疗，S-1不劣于吉西他滨。由于吉西他滨长期以来都是胰腺癌辅助化疗的金标准，因此本试验设计为非劣性试验。

该试验入组了2007年4月至2010年6月期间接受治疗的385例患者（吉西他滨191例，S-1 187例），首要观察指标为总生存期，次要指标为无进展生存期、安全性和生活质量。已公布的2年生存率吉西他滨为53%，S-1为70%，选择S-1的风险比为0.56（95%CI：0.42～0.74，非劣性和优选性P值均<0.000 1）。试验详细内容见表27-1至表27-3。

表27-1　JASPAC-01 的设计原则

入组标准：
1）组织学上确诊为胰腺导管腺癌，R0或R1切除后
2）病理分期为Ⅰ期、Ⅱ期以及清除腹腔动脉周围淋巴结后的Ⅲ期病例
3）年龄＞20岁
4）3年内无放疗、化疗史
5）主要脏器功能良好
6）ECOG表现评分0～1分
随机分组给药：
1）经静脉滴注吉西他滨（1 000mg/m^2，分开在第1天，第8天，第15天用，每4周重复，6个疗程）
2）口服S-1（根据体表面积给80/100/120mg，每天用药，连用4周，每6周重复，4个疗程）
首要观察终点：
总生存期
次要观察终点：
1）无进展生存期
2）安全性
3）生存质量

表27-2　JASPAC-01中化疗3度和4度毒性发生率

毒性	吉西他滨	S-1
疲乏	5%	5%
厌食	6%	8%
白细胞减少	39%	9%
血小板减少	9%	4%
血红蛋白减少	17%	13%
AST段抬高	5%	1%

表27-3　JASPAC-01结果总结

	吉西他滨	S-1
纳入病例数	193	192
完成患者数	191	187
2年生存率	53%	70%
（*HR*=0.56，非劣性及优越性*P*值均＜0.000 1）2年无进展生存率	29%	49%

该多中心Ⅲ期临床试验结果显示：尽管试验设计的初衷仅仅是证明S-1对于吉西他滨的非劣性，试验结果出乎意料地显示了S-1的优越性。S-1组患者不仅生存期较长，且毒副反应较低，3期和4期骨髓抑制毒性低于吉西他滨组，患者的生存质量高于吉西他滨组。这样的结果挑战吉西他滨长久以来金标准的地位，也鼓舞人们去设计评估S-1在欧美人群中疗效的临床试验。

二、联合化疗优于单药吗？

由于吉西他滨单药化疗方案在胰腺癌辅助化疗上的疗效已成共识，医学界开始开展吉西他滨的联合化疗方案与吉西他滨单药化疗疗效对比的临床试验。迄今为止，结果较可信的吉西他滨为基础的联合化疗临床试验包括吉西他滨联合氟尿嘧啶、顺铂、多西紫杉醇和厄洛替尼等。下面将分别阐述以上临床试验。

（一）吉西他滨联合氟尿嘧啶不优于吉西他滨单药

由于吉西他滨和5-Fu对于胰腺癌的辅助化疗均有较明显的效果，且二者在药理学和作用机制上形成互补，人们首先想到将二者联合，以期提高疗效。美国学者先后完成了评估5-Fu联合吉西他滨与吉西他滨单药疗效比较的Ⅰ期、Ⅱ期和Ⅲ期临床试验。最终，Ⅲ期临床试验结果显示，无论是中位生存期，还是中位无进展生存期，联合化疗方案较吉西他滨单药均无明显延长。

（二）缺乏吉西他滨联合卡培他滨在胰腺癌辅助化疗中的临床试验

尽管已有证据显示：在体力状态良好的晚期胰腺癌患者中，吉西他滨联合卡培他滨的生存获益明显高于吉西他滨，且NCCN指南推荐该方案为体力状态良好的晚期胰腺癌患者的一线化疗方案,但尚无比较胰腺癌辅助化疗中吉西他滨联合卡培他滨与吉西他滨单药疗效的证据。

理论上讲，卡培他滨可在肿瘤细胞内通过肿瘤相关血管因子胸苷磷酸化酶（TP）转化为有细胞毒性的氟尿嘧啶，从而大大降低了氟尿嘧啶对正常人体细胞的损害，且基础研究表明胰腺癌组织中TP的含量平均为癌旁正常组织的74倍，提示卡培他滨在胰腺癌组织中活化程度增加，可能对治疗胰腺癌有价值。我们有理由期待卡培他滨与吉西他滨二药联合方案在胰腺癌辅助化疗方面取得进展。

（三）吉西他滨联合顺铂较吉西他滨单药化疗无优势

由于吉西他滨可以抑制核酸的切除修复，从而促进顺铂与DNA形成复合物，而顺铂可增加吉西他滨磷酸盐整合进DNA，二者在药理学上具有协同效应，肿瘤学者们对二者联合化疗寄予厚望，进行了多个独立临床试验。

尽管吉西他滨联合顺铂对多种肿瘤化疗疗效明显，但二者联合在胰腺癌辅助化疗方面未取得预期效果，联合化疗较吉西他滨单药方案不能增加生存获益，且肿瘤的反应率没有增加。因此，在胰腺癌辅助化疗中不推荐吉西他滨联合顺铂方案。

（四）吉西他滨联合厄洛替尼不可作为一线辅助化疗方案

厄洛替尼是一种拓扑异构酶抑制剂，商品名特罗凯，常用于局部晚期或转移性非小细胞肺癌的二线靶向药物。已有证据显示，特罗凯在晚期胰腺癌中反应率低，疗效不佳，且吉西他滨联合特罗凯在部分胰腺癌病例中引起严重毒性反应。现有临床试验数据不推荐吉西他滨联合特罗凯作为胰腺癌辅助化疗方案。

（五）吉西他滨联合紫杉醇在胰腺癌辅助化疗中的疗效尚无定论

紫杉醇的抗肿瘤活性通过其破坏微管稳定性、阻碍细胞周期进程来实现。吉西他滨联合紫杉醇和吉西他滨联合多西紫杉醇已在晚期胰腺癌中显示出较好疗效。一项研究吉西他滨联合紫杉醇在胰腺癌辅助化疗中疗效的Ⅲ期临床试验尚无完成，结果拭目以待。

综上所述，根据已有的临床试验资料，胰腺癌辅助化疗方面吉西他滨联合化疗方案并未出现明显优于吉西他滨单药方案，仅吉西他滨联合卡培他滨可能有优势。

同时，氟尿嘧啶在延长R0切除胰腺癌患者生存期方面不劣于吉西他滨，也显示出了明显生存获益，是胰腺癌辅助化疗的另一可选药物。

而S-1不劣于吉西他滨的试验结果尚未得到世界范围内的认可，须在更广泛的人群中开展临床试验。笔者认为，目前，吉西他滨、氟尿嘧啶和S-1是胰腺癌辅助化疗最有效的3种药物。

（李志花）

参考文献

[1] Reni M. Evidences and opinions for adjuvant therapy in pancreatic cancer[J]. Curr Drug Targets，2012，13（6）：789-794.

[2] Diener M K, Combs S E, Buchler M W. Chemoradiotherapy for locally advanced pancreatic cancer[J]. Lancet Oncol, 2013, 14(4): 269–270.

[3] Maisonneuve P, Lowenfels A B. Adjuvant chemotherapy with gemcitabine for patients with resectable pancreatic cancer[J]. JAMA, 2007, 297(23): 2581–2582.

[4] Ueno H, Kosuge T, Matsuyama Y, et al. A randomised phase Ⅲ trial comparing gemcitabine with surgery–only in patients with resected pancreatic cancer: Japanese Study Group of Adjuvant Therapy for Pancreatic Cancer[J]. Br J Cancer, 2009, 101(6): 908–915.

[5] Neoptolemos J P, Stocken D D, Bassi C, et al. Adjuvant chemotherapy with fluorouracil plus folinic acid vs gemcitabine following pancreatic cancer resection: a randomized controlled trial[J]. JAMA, 2010, 304(10): 1073–1081.

[6] Regine W F, Winter K A, Abrams R, et al. Fluorouracil–based chemoradiation with either gemcitabine or fluorouracil chemotherapy after resection of pancreatic adenocarcinoma: 5–year analysis of the U. S. Intergroup/RTOG 9704 phase Ⅲ trial[J]. Ann Surg Oncol, 2011, 18(5): 1319–1326.

[7] Chaulagain C P, Rothschild J, Saif M W. Is s–1 a potential game changer in adjuvant therapy of pancreatic cancer? [J]. JOP, 2013, 14(4): 329–333.

[8] Herreros–Villanueva M, Hijona E, Cosme A, et al. Adjuvant and neoadjuvant treatment in pancreatic cancer[J]. World J Gastroenterol, 2012, 18(14): 1565–1572.

第二十八章 局部晚期及转移性胰腺癌的化疗

第一节 局部晚期胰腺癌的化疗

局部晚期胰腺癌是指经细胞学或病理证实为胰腺癌，无远处转移证据，CT主要诊断标准为肠系膜上动脉受侵，或肠系膜上动脉及腹腔干被包绕＞180°，肠系膜上静脉或门静脉闭塞且不可重建，其预后较发生转移的胰腺癌患者要好。据美国SEER（the surveillance，epidemiology and end results）等机构的统计资料，初次诊断时局部晚期胰腺癌占26%～45%，中位生存期为8～12个月，5年生存率为8.7%。这些患者除了生存期短，往往还有疼痛、黄疸和营养不良等表现。对局部晚期胰腺癌的患者，治疗目标必须明确，即改善生活质量、延长生存期。这两个目标相辅相成，不宜片面强调其中一个目标。

鉴于现状，世界各大医疗中心进行了许多临床试验，以寻求晚期胰腺癌的最佳治疗手段。尽管美国国立综合癌症网络及欧洲临床肿瘤学会均组织世界胰腺癌专家来制定临床指南，并达成部分共识，但部分问题仍存较大争议。本章将列出NCCN及ESMO指南中基于高水平证据的推荐方案，供临床医生采用；并列出基于低水平证据的共识及仍然存在的争论，以供临床医生参考和深入研究。

一、NCCN指南所推荐的共识分级

NCCN指南是目前使用最广泛的肿瘤临床实践指南，是基于证据和专家共识相结合，经历了不断更新动态的发展过程，每年有数次的修正更新。其中，高水平证据仅6%，高达93%是基于专家的共识，权威大于证据。在缺乏证据或证据水平较低的情况下，应确立获益大于伤害的个体化原则，应考虑到新出现的证据、医生个人的实践、患者的特点、合并疾病等而做出正确的临床决策。

NCCN专家委员会根据证据水平的高低达成不同级别的共识，共识分级包括：

Ⅰ类 基于高水平证据，NCCN专家达成一致共识。

ⅡA类 基于低水平证据（包括临床经验），达成一致共识。

ⅡB类 基于低水平证据，未能达成一致共识但分歧不大。

Ⅲ类 存在较大争议的证据。

在局部晚期胰腺癌诊疗方案中，基于Ⅰ类和ⅡA类证据的化疗方案已达成广泛共识，在临床上广为采用。而基于ⅡB类和Ⅲ类证据的治疗方案存在较大争议。本章将简介局部晚期胰腺癌化疗方案的共识及争论，并详述众多临床试验的最新进展，以助临床医生决策。

二、2013版NCCN指南推荐的作为Ⅰ类或ⅡA类证据的化疗方案

（一）体力状况较好的患者

对于体力状况较好（ECOG 0～1分）的初诊患者，推荐选择：

（1）FOLFIRINOX方案。

（2）吉西他滨单药方案。

（3）以吉西他滨为基础的联合化疗方案。

上述3种化疗方案均作为ⅡA类证据推荐。

肿瘤患者在治疗前应该对其一般健康状态做出评价，一般健康状态的一个重要指标是评价其活动状态（performance status，PS）。活动状态是从患者的体力来了解其一般健康状况和对治疗耐受能力的指标。国际常用的有Karnofsky活动状态评分表。Kamofsky活动状态评分若在40%以下，治疗反应常不佳，且往往难以耐受化疗反应。美国东部肿瘤协作组（Eastern Cooperative Oncology Group，ECOG）则制定了一个较简化的活动状态评分表（表28-1），将患者的活动状态分为0～5共6级。一般认为活动状况3、4级的患者不适宜进行化疗。

表28-1　体力状况ECOG评分标准（ZPS，5分法）

级别	体力状态
0	活动能力完全正常，与起病前活动能力无任何差异
1	能自由走动及从事轻体力活动，包括一般家务或办公室工作，但不能从事较重的体力活动
2	能自由走动及生活自理，但已丧失工作能力，日间不少于一半时间可以起床活动
3	生活仅能部分自理，日间一半以上时间卧床或坐轮椅
4	卧床不起，生活不能自理
5	死亡

NCCN指南对体力状况较好的胰腺癌患者规定如下标准：ECOG评分1～2分；能较好地控制疼痛；如有黄疸须先控制黄疸，如放置胆管扩张支架。

（二）体力状况较差的患者

对于体力状况较差的患者，推荐吉西他滨单药化疗（Ⅰ类证据），或最佳支持治疗（ⅡA类证据）。对于一般状况较差的晚期胰腺癌患者，姑息和支持治疗的目的是预防并缓解痛苦，同时获得较理想的生活质量。

（1）胆管梗阻　内镜下胆管支架植入为首选方法，或可选择经皮胆管引流或开腹胆-肠旁路术。

（2）胃出口梗阻　可选择肠道支架植入或经皮内镜胃造口（PEG）置管。

（3）严重的肿瘤相关性腹痛　可考虑超声等引导下的神经毁损术。

（4）胰腺功能不全（消化酶生成不足）　使用胰酶替代治疗。

三、NCCN指南推荐的作为ⅡB类证据的化疗方案

对于体力状况较好的局部晚期胰腺癌患者，除上述推荐方案之外，可考虑氟尿嘧啶单药持续灌注疗法或者卡培他滨单药，相关临床试验及证据见后文。

四、局部晚期胰腺癌化疗存在的争论

（一）化疗时机

NCCN指南（2013版）指出，对于尚未出现转移且体力状况较好的局部晚期胰腺癌患者，推荐以吉西他滨或氟尿嘧啶为基础的联合放疗、化疗方案（2A类证据）。放疗既可在化疗之前进行，也可在化疗之后进行，但最好在2～4个周期化疗之后进行。在进行放疗之前，必须确定肿瘤尚未出现转移。

（二）吉西他滨固定剂量率（fixed-dose rate）输注是否较常规用法更有效

吉西他滨是一个前药，需要磷酸化后才具有抗肿瘤活性。临床研究结果提示，吉西他滨10mg/

（m^2・min）可使细胞内磷酸化浓度最大化。与30min的常规输注方法相比，固定剂量率输注治疗晚期胰腺癌在有效率和生存期方面显示一定优势，因此，NCCN胰腺癌临床指南把固定剂量率输注吉西他滨作为常规给药的替代方法（2B级共识）。该方法目前正在进行更深入的临床研究。

第二节 转移性胰腺癌化疗方案专家共识

北美及欧洲的肿瘤学家对于转移性胰腺癌的化疗观点基本一致，均建议根据患者的体力状况施行化疗（表28–2）。体力状况评价见第一节内容，除根据表28–1外，疼痛、黄疸控制情况及营养摄入情况等方面均应予考虑。

表28–2 转移性胰腺癌化疗方案共识

患者体力状况	推荐化疗方案（综合NCCN及ESMO指南）
体力状况较好	FOLFIRINOX方案（Ⅰ类证据）
	吉西他滨+白蛋白紫杉醇（Ⅰ类证据）
	吉西他滨+厄洛替尼（Ⅰ类证据）
	吉西他滨单药（Ⅰ类证据）
	以吉西他滨为基础的联合化疗（ⅡA类证据）
	卡培他滨或氟尿嘧啶持续灌注（ⅡB类证据）
	氟尿嘧啶+奥沙利铂（CapeOx方案，ⅡB类证据）
体力状况较差	吉西他滨单药化疗方案（标准方法或固定剂量率）
	最佳支持治疗

须指出：

（1）吉西他滨单药化疗方案的标准用法为吉西他滨1 000mg/m^2，静脉滴注30min，每周1次，连用3周，每28天重复。NCCN指南（2013版）认为吉西他滨固定剂量率（10mg/m^2）可替代标准用法，其证据级别为2B类，仍存争议。

（2）以吉西他滨为基础的联合化疗方案是指吉西他滨联合卡培他滨、吉西他滨联合顺铂或固定剂量率吉西他滨+多西紫杉醇+卡培他滨（GTX方案）。

可以看出，吉西他滨在晚期胰腺癌化疗中仍占据重要地位，其单药方案是晚期胰腺癌化疗最有效的方法之一。医学界在尝试联合或不联合吉西他滨的化疗方案时，仍以吉西他滨为参照标准。

第三节 局部晚期及转移性胰腺癌化疗最新进展

胰腺癌死亡率居高不下的原因包括：多数患者确诊时即已经发生远处转移、病程进展迅速以及缺乏有效的全身化疗方案。目前，只有15%～20%的患者可以通过手术切除。另有15%～20%的患者为局部晚期，手术不能完全切除，这部分患者中位生存期为9～11个月。剩下的60%～70%的患者确诊时就已远处转移，其中位生存期仅有6～8个月。

全身化疗能延长局部晚期和转移性胰腺癌患者的生存期，并提高患者的生活质量。由于目前发表的研究晚期胰腺癌化疗的绝大部分Ⅲ期试验入组患者均包含局部晚期和转移性胰腺癌患者，并未将两类患者分开研究。因此，本文也将局部晚期和转移性胰腺癌的化疗一并阐述。

一、白蛋白结合型紫杉醇临床表现优异

白蛋白结合型紫杉醇是一种不含聚氧乙烯蓖麻油、以人血白蛋白作为药物载体与稳定剂的新型紫杉醇白蛋白冻干剂。其去除了与有机溶剂有关的不良反应，提高了使用紫杉醇化疗时的安全性及量效关系。白蛋白结合型紫杉醇利用白蛋白作为人体疏水性分子的自然载体的生物特性，增加了紫杉醇在肿瘤细胞中的分布，提高了局部药物浓度，增强对肿瘤的杀伤能力。

最近的研究发现，吉西他滨联合白蛋白结合型紫杉醇较吉西他滨单药疗效有显著提高，且体力状态良好的患者能很好地耐受。

MPACT（转移性胰腺癌临床试验）研究是一项开放、随机、国际性Ⅲ期临床试验，评价吉西他滨联合白蛋白结合型紫杉醇对比吉西他滨单药在晚期胰腺癌中的疗效。861例转移性胰腺癌患者随机接受白蛋白结合型紫杉醇（125mg/m^2）联合吉西他滨（1 000mg/m^2），在第1天、第8天、第15天静脉滴注，每28天重复；或吉西他滨1 000mg/m^{2}静脉注射30min，每周1次，连续7周，随后休息1周；此后每周给药1次，连续3周，第4周休息。结果显示，联合组中位生存期明显延长，分别为8.5个月和6.7个月（P=0.000 015）。1年生存率联合组较单药组明显提高（33%vs.22%，P=0.002）。无进展生存联合用药也明显提高，分别为5.5个月和3.7个月（P=0.000 024）。肿瘤缓解率联合组为单药组的3.19倍（23%vs.7%）。本次研究中，联合组对比单药组最常见的3级以上治疗相关不良事件包括：中性粒细胞减少（38%vs.27%）、疲乏（17%vs.7%）和神经病变（17%vs.1%）。在危及生命的毒性方面两组没有差异（均为4%），试验结果令人鼓舞。

正是基于该试验，2013年NCCN指南将吉西他滨联合白蛋白结合型紫杉醇列为晚期胰腺癌的一线治疗方案，并作为I类证据推荐。

二、FOLFIRINOX方案取得突破性进展

FOLFIRINOX首次使晚期胰腺癌患者的生存期达到11.1个月，与吉西他滨单药相比，表现了显著的生存优势。NCCN指南推荐FOLFIRINOX方案用于体力状态良好的晚期胰腺癌的一线治疗。

2011年Conroy等发表了评价FOLFIRINOX方案（奥沙利铂、5-Fu、草酸铂、伊立替康、亚叶酸钙）在转移性胰腺癌患者中疗效的Ⅲ期试验结果。入组的342例PS评分为0分或1分的转移性胰腺癌患者随机分入两组。吉西他滨单药组171例，吉西他滨按1997年Burris等描述使用。FOLFIRINOX组171例，草酸铂85mg/m^{2}静脉滴注2h，随后亚叶酸钙400mg/m^{2}静脉滴注，后伊立替康180mg/m^{2}静脉滴注90min，静脉注射5-Fu400mg/m^2，最后5-Fu2 400mg/m^{2}持续滴注46h。结果显示，联合组生存期较吉西他滨组明显延长，联合组11.1个月，吉西他滨组6.8个月（P<0.001）。PFS联合组6.4个月，吉西他滨组3.3个月，也有显著延长（P<0.001）。肿瘤缓解率方面，联合组31.6%，而单药组9.4%，也有明显升高（P<0.001）。当然，在毒副反应上，联合组较吉西他滨单药组明显增加，中性粒细胞减少（45.7%vs.21%，P<0.001）、血小板减少（9.1%vs.3.6%，P=0.04）、腹泻（12.7%vs.1.8%，P<0.001）、外周神经感觉异常（9.0%vs.0%，P<0.001）。尽管联合组毒副反应较重，但联合组患者生活质量并未因此而下降。而且在治疗6个月后，FOLFIRINOX组31%的人生活质量有明显下降，而吉西他滨组则有66%（P<0.001）。需要指出的是该试验入组条件很严格，都是发生转移的胰腺癌患者且体力状态良好（PS评分0分或1分）。而且本试验中胰头癌患者只占38%，其他试验胰头癌患者一般为52%～70%，所以患者胆管炎的发生率也较其他试验低。鉴于此，NCCN指南推荐FOLFIRINOX方案用于体力状态良好的晚期胰腺癌的一线治疗。

三、S-1在亚裔人群中不劣于吉西他滨单药

S-1，即替吉奥，是一种氟尿嘧啶衍生物口服抗癌剂。它包括替加氟（FT）和两类调节剂：吉美嘧啶（CDHP）及奥替拉西（Oxo）。其中FT是5-Fu的前体药物，在二氢嘧啶脱氢酶作用下在体内转化为5-Fu。CDHP能抑制活化的5-Fu的分解代谢，有助于血液中和肿瘤组织内的5-Fu长时间处于有效浓度中。Oxo能阻断5-Fu的磷酸化，进而能降低5-Fu的毒性作用。S-1与5-Fu相比具有以下优势：能长时间维持有效的血药浓度并提高抗癌活性；减少毒副作用；给药方便。

日本国立癌症中心医院GEST试验目的是为了考查S-1单药对比吉西他滨单药治疗的非劣效性，以及吉西他滨联合S-1较吉西他滨单药治疗在总生存期方面的优势。参加试验的局部晚期或转移性胰腺癌患者均未接受过化疗。吉西他滨单药组277人，第1天、第8天、第15天接受吉西他滨1 000 mg/m^{2}静脉滴注，每28天重复；S-1单药组280人，第1天至第28天口服S-1，每42天重复；吉西他滨联合S-1组275人，第1天和第8天接受吉西他滨1 000 mg/m^{2}静脉滴注，第1天至第14天口服S-1，每21天重复。其中S-1用量根据患者体表面积计算，体表面积<1.25m^{2}口服80mg/d；体表面积在1.25～1.5m^{2}口服100mg/d；体表面积≥1.5m^{2}口服120mg/d。在主要研究终点生存期方面，吉西他滨组患者的中位总生存期为8.8个月，S-1组为9.7个月，吉西他滨联合S-1治疗组为10.1个月。S-1不劣于吉西他滨（*HR*=0.96；97.5% *CI*：0.78～1.18，非劣性*P*<0.001），但未证实吉西他滨联合S-1方案较吉西他滨单药对生存期的优势（*HR*=0.88；97.5% *CI*：0.71～1.08，*P* =0.15）。在次要研究终点无进展生存方面，吉西他滨单药组4.1个月，S-1组为3.8个月，联合组无进展生存为5.7个月。S-1不劣于吉西他滨（*HR*=1.09；97.5% *CI*：0.90～1.33，非劣性*P*=0.02）；联合组较吉西他滨单药能显著延长PFS（*HR*=0.66；97.5% *CI*：0.54～0.80，*P*<0.001）。客观缓解率S-1组为21%，联合组为29.3%，均较吉西他滨组13.3%明显增高。S-1组在毒副反应较吉西他滨组减轻，而吉西他滨联合S-1组的血液毒性则较吉西他滨组严重。但总体而言，各治疗方案耐受性良好。在该试验中包含了腺鳞癌患者（约占参加试验人数的1.4%），在去除这部分数据后，S-1在总生存期上仍不劣于吉西他滨（*HR*=0.96；95% *CI*：0.81～1.15）。尽管吉西他滨联合S-1在肿瘤缓解率和无进展生存上较吉西他滨有显著增加，但中位生存期并无延长。可能的原因之一就是吉西他滨组二线治疗中大部分接受了S-1或含S-1联合方案，而联合组的二线治疗仍主要为吉西他滨或S-1。

该研究证明在亚裔人中，S-1单药在总生存期上不劣于吉西他滨，且耐受性良好，口服给药方便，可作为晚期胰腺癌的一线方案。该试验入组患者都是亚洲人（日本人或中国台湾人），而S-1的药效学和药代学在东西方人体内可能存在差异，这也是美国NCCN指南未将S-1列入晚期胰腺癌一线治疗的主要原因。

四、吉西他滨的联合化疗方案较吉西他滨单药多数无明显优势

长期以来吉西他滨单药都是晚期胰腺癌标准的一线治疗方案，但单药化疗的有效率不超过12%。药理学显示一些化疗药物与吉西他滨作用机制不同，可能有协同抗癌作用，且相互的毒副作用不重叠。因此在晚期胰腺癌中进行了许多吉西他滨为基础的联合化疗的研究。联合用药包括氟尿嘧啶类（5-Fu、卡培他滨、S-1）、铂类（顺铂、草酸铂）、伊立替康、培美曲塞等。

（一）较吉西他滨略显优势的联合化疗方案

（1）吉西他滨联合白蛋白紫杉醇（明显优势，前文已述）。

（2）吉西他滨联合卡培他滨。

（3）吉西他滨联合替吉奥。

（二）较吉西他滨无优势的联合化疗方案

（1）吉西他滨联合5-Fu。

（2）吉西他滨联合顺铂。

（3）吉西他滨联合奥沙利铂。

（4）吉西他滨联合培美曲塞。

（5）吉西他滨联合伊立替康。

（三）相关临床试验

1．吉西他滨联合卡培他滨优于吉西他滨单药　卡培他滨本身无细胞毒性，但可在肿瘤细胞内通过肿瘤相关血管因子胸苷磷酸化酶（TP）转化为有细胞毒性的氟尿嘧啶，从而大大降低了氟尿嘧啶对正常人体细胞的损害。而转化后的氟尿嘧啶主要经二氢嘧啶脱氢酶（DPD）降解而灭活。有基础研究表明，胰腺癌组织中TP的含量平均为癌旁正常组织的74倍，提示卡培他滨在胰腺癌组织中活化程度增加，可能对治疗胰腺癌有价值。

2007年Herrmann报道了第一个晚期胰腺癌中吉西他滨联合卡培他滨与标准的吉西他滨单药比较的Ⅲ期临床试验结果。在2001年6月至2004年6月共入组319例患者。联合用药组160例，卡培他滨650mg/m^{2}口服，2次/天，连续用药14天；吉西他滨1 000mg/m^{2}在第1天和第8天静脉滴注，每21天重复。吉西他滨单药组接受标准吉西他滨治疗。主要研究终点中位生存期，联合组8.4个月，单药组7.2个月，无统计学差异（P=0.234）。中位无进展生存期联合组也无提高，联合组4.3个月，单药组3.9个月（P=0.103）。但在卡氏评分90～100分患者中（两组各有84位患者），联合组中位生存期优于单药组（10.1个月vs.7.4个月，P=0.014），并且联合组无进展生存也明显延长（P=0.022）。联合用药并没有增加3/4度毒副反应。作者认为对于体力状况良好的晚期胰腺癌患者，吉西他滨联合卡培他滨是优于单药吉西他滨的选择。

2009年JCO上发表另一项更大规模的评价吉西他滨联合卡培他滨的Ⅲ期临床试验结果。533名患者随机分为联合组（267人）和吉西他滨单药组（266人）。联合组卡培他滨830mg/m^{2}口服，2次/天，连续21天；吉西他滨1 000mg/m^2，静脉滴注，每周1次，连续3周；每28天重复。单药组吉西他滨按标准用法。次要研究指标无进展生存方面，联合组5.3个月，明显优于单药组3.8个月（P=0.004）；客观缓解率联合组也有提高，分别为19.1%和12.4%（P=0.034）。但主要研究终点指标中位生存期尽管联合组有延长趋势，但无统计学意义（7.1个月vs.6.2个月，P=0.08）。

将这项研究与2007年Herrmann的研究及另一项Ⅱ期研究进行了Meta分析。共有935名患者，中位生存期方面，吉西他滨联合卡培他滨明显优于吉西他滨单药（P=0.02），并且3个研究无明显异质性（P=0.98）。Meta分析结果支持吉西他滨联合卡培他滨用于晚期胰腺癌的一线治疗。

目前没有Ⅲ期临床研究直接证实在晚期胰腺癌中吉西他滨联合卡培他滨较吉西他滨单药有生存获益。只是在亚组分析中发现体力状态良好的患者能从联合方案中获益。2013年NCCN指南推荐吉西他滨联合卡培他滨用于体力状态良好的晚期胰腺癌患者的一线化疗，证据级别为2A级。

2．吉西他滨联合5-Fu不优于吉西他滨单药　5-Fu是较早发现对晚期胰腺癌有效的药物之一。虽然Burri等的研究显示吉西他滨较5-Fu能提高晚期胰腺癌患者1.3个月生存期，但患者中位生存期也只有5.7个月。考虑到吉西他滨和5-Fu均是对胰腺癌有效的药物，两者联合应用有可能进一步改善晚期胰腺癌患者的预后。

2002年报道了第一个晚期胰腺癌中吉西他滨联合5-Fu与吉西他滨单药比较的Ⅲ期临床试验结果。单药组162名患者，在第1天、第8天、第15天接受吉西他滨1 000mg/m^2 30min静脉滴注，每28天重复。联合组160名患者，吉西他滨用法同单药组，同时在吉西他滨结束后静脉注射5-Fu600mg/m^2，每28天重复。结果显示，主要研究终点中位生存期联合组有延长趋势（6.7个月vs.5.4个月，P=0.09）；不过次要研究终点无进展生存，联合组有明显提高，分别为3.4个月和2.2个月（P=0.022）。需要指出的是该试验中5-Fu采用静脉注射的给药方式，而在结直肠癌中5-Fu持续静脉滴注比静脉注射疗效好且副作用小。

2007年Sultana等报道的Meta分析，对3个吉西他滨联合5-Fu治疗晚期胰腺癌的随机临床试验（上述试验和另一项Ⅲ期试验以及一项Ⅱ期研究）进行综合分析，显示联合化疗和吉西他滨单药相比并不能提高晚期胰腺癌的生存期（*HR*=0.98，95% *CI*：0.86～1.11，*P*=0.73）。目前不支持吉西他滨联合5-Fu用于晚期胰腺癌的一线治疗。

3．吉西他滨联合顺铂较吉西他滨单药无优势　体外细胞试验表明，吉西他滨与顺铂联合应用可以增加对肿瘤细胞的杀伤作用。顺铂导致细胞DNA损伤，吉西他滨能进一步抑制损伤后细胞的修复；而顺铂能抑制核苷酸还原酶对吉西他滨的降解。

2002年发表了一项吉西他滨联合顺铂对比吉西他滨单药的Ⅲ期临床试验结果。将确诊为晚期胰腺癌且未接受过放疗、化疗的患者107人分为A、B组。A组共54人，吉西他滨1 000mg/m^2静脉注射30min，每周1次，连续7周，随后休息2周，此后每周给药1次，连续3周，第4周休息。B组共53人，吉西他滨用法用量同A组，顺铂25mg/m^2在用吉西他滨前1h静脉滴注。主要研究终点为从治疗到进展时间及临床获益率。结果显示，联合组从治疗到进展的时间有延长（8周vs.20周，*P*=0.048），但临床获益率两组无明显差别（49%vs.52.6%）；中位生存期有利于联合组，但无统计学差异（20周vs.30周，*P*=0.43）。两组3/4度毒性发生率都较低。由于试验人数只有107人，建议进行更大规模的试验。

2006年JCO发表了另一项Ⅲ期临床试验结果。共有195位晚期胰腺癌患者参与。吉西他滨1 000mg/m^2、顺铂50mg/m^2在第1天和第15天给药，每28天重复。单药组只接受吉西他滨治疗，第1天、第8天、第15天接受吉西他滨1 000mg/m^2静脉滴注，每28天重复。主要研究终点是中位生存期。结果显示，中位生存期联合组无明显提高，联合组为7.5个月，而单药组 6个月（*P*=0.15）。无进展生存也提示联合组有优势，但未达统计学差异（5.3个月vs.3.1个月，*P*=0.053）。两组的3/4度毒性反应均未超过15%。但在卡氏评分＞90分的患者中，联合组的无进展生存明显延长（7.7个月vs.2.8个月，*P*=0.013），并且中位生存期也有延长趋势（10.7个月vs.6.9个月，*P*=0.051）。研究者也特意解释了联合组取消第8天吉西他滨的原因。前期试验显示联合组第8天也给予吉西他滨后，29%的患者出现3/4度骨髓抑制，导致很多患者不得不终止试验。

虽然这两项Ⅲ期试验均证实吉西他滨联合顺铂不能使晚期胰腺癌患者生存获益，但两项研究的参与人数都没达到200人。因此又进行了一项400位患者参与的大规模研究。将年龄在18～75岁、卡氏评分＞50分、未接受化疗的晚期胰腺癌患者随机分为A组、B组。A组共199人，吉西他滨1 000mg/m^2静脉注射30min，每周1次，连续7周，随后休息1周，此后每周给药1次，连续3周，第4周休息。B组共201人，吉西他滨用法用量同A组，顺铂25mg/m^2在吉西他滨前1h静脉滴注。主要研究终点是生存期。单药组中位生存期是8.3个月，而联合组为7.2个月，无明显差异（*P*=0.38）。无进展生存两组分别为3.9个月、3.8个月（*P*=0.80）。临床获益率反而单药组更高（23%vs.15.1%，*P*=0.057）。联合组骨髓抑制明显高于单药组。

联合用药不仅未能提高中位生存期、无进展生存、临床获益率，反而增加毒副作用。因此不建议在晚期胰腺癌患者中首选吉西他滨联合顺铂方案。

2011年Hu等对吉西他滨联合顺铂进行了Meta分析。共纳入8个临床试验，包括上述3个Ⅲ期试验和另5个Ⅱ期试验，结果发现吉西他滨联合顺铂较吉西他滨单药不能提高患者生存期（*OR*=1.01，*P*=0.93）。无进展生存联合组也无提高（ORs=1.19，*P*=0.17）。1年生存率两组也无明显分别（*OR*=1.15，95%*CI*：0.92～1.44，*P*=0.22）。目前证据不支持吉西他滨联合顺铂用于晚期胰腺癌的一线化疗。

4．不推荐吉西他滨联合奥沙利铂方案　奥沙利铂属于第3代铂类衍生物，通过产生烷化结合物作用于DNA，形成链内与链间交联从而抑制DNA的合成及复制。奥沙利铂在结直肠癌辅助治疗及晚期姑息治疗中取得很好的效果。Louvet报道了第一个晚期胰腺癌吉西他滨联合奥沙利铂与标准吉西他滨单药比较的Ⅲ期试验。将未接受过放疗、化疗的313例晚期胰腺癌患者随机分为联合组或单药组。最后联合组157例，吉西他滨1 000mg/m^2在第1天以固定剂量注射100min，第2天奥沙利铂以100mg/m^2剂量注射2h，每14天重复。吉西他滨按1997年Burris等描述使用。结果显示，在次要终点指标无进展生存期方面，联合组5.8个月，显著优于单药组3.7个月（P=0.04）；肿瘤缓解率联合组也明显提高，分别为26.8%和17.3%（P=0.04）；同时临床获益率也有提高，分别为38.2%和26.9%（P=0.03）。但主要研究终点中位生存期并未提高，分别为9.0个月和7.1个月（P=0.13），而且在3/4度毒副作用，如血小板减少、末梢神经感觉异常等，联合组较单药组明显增加。

2009年又报道了另一项评价吉西他滨联合奥沙利铂对晚期胰腺癌疗效的Ⅲ期临床试验。832例晚期胰腺癌患者随机分为吉西他滨30min滴注组、吉西他滨固定剂量率输注组、吉西他滨固定剂量率输注联合奥沙利铂组。结果显示，中位生存期以上3组分别为4.9个月、6.2个月和5.7个月。联合组较吉西他滨30min滴注组无生存获益（P=0.22）。中位无进展生存联合组2.7个月，吉西他滨30min滴注组为2.6个月，也无延长（P=0.10）。而恶心、呕吐、外周神经感觉异常等毒副作用上，联合组更严重。

目前NCCN指南不推荐吉西他滨联合奥沙利铂用于晚期胰腺癌的一线化疗。

5．不推荐吉西他滨联合培美曲塞　培美曲塞现已广泛用于间皮瘤和晚期非小细胞肺癌的治疗。Ⅱ期临床试验证实培美曲塞治疗晚期胰腺癌效果较好，有效率5.7%，中位OS达6.5月，1年生存率28%左右，且患者毒副反应较轻。将465名晚期胰腺癌患者随机分为吉西他滨联合培美曲塞治疗或吉西他滨单药治疗。联合组283人，吉西他滨1 250mg/m^{2}在第1天和第8天静脉滴注，培美曲塞500mg/m^2，第8天静脉滴注，每21天重复。单药组接受吉西他滨1 000mg/m^2，第1天、第8天、第15天30min静脉滴注，每28天重复。结果显示，中位生存期联合组无明显提高，联合组为6.2个月，单药组6.3个月（P=0.85）；无进展联合组3.9个月，单药组3.3个月，联合组也无提高（P=0.11）。但肿瘤缓解率方面联合组有显著升高（14.8%vs.7.1%，P=0.004）。不过3/4度毒副反应方面，联合组较单药组明显加重，其中中性粒细胞减少（45.1%vs.12.8%）、血小板减少（17.9%vs.6.2%）、贫血（13.9%vs.2.9%）、疲劳（15%vs.6.6%）。

吉西他滨联合培美曲塞不能提高患者生存期，相反增加了毒副作用，不推荐用于晚期胰腺癌患者的一线治疗。

6．不推荐吉西他滨联合伊立替康　伊立替康是半合成喜树碱的衍生物，能特异性抑制DNA拓扑异构酶Ⅰ，阻止DNA复制时双链解旋后的重新接合，造成DNA双链断裂。主要毒副作用为腹泻、急性胆碱能综合征等。由于伊立替康与吉西他滨作用机制不同，而且Ⅰ/Ⅱ期临床试验显示吉西他滨联合伊立替康具有较高的安全性，因此，两者联合有可能进一步改善晚期胰腺癌患者的预后。2004年报道了第一个两药联合的Ⅲ期临床试验。共有180名患者接受吉西他滨联合伊立替康化疗，吉西他滨1 000mg/m^{2}静脉滴注，伊立替康100mg/m^2，两药均在第1天和第8天静脉滴注，每21天重复。吉西他滨单药组也有180名患者，用法按1997年Burris等描述使用。结果显示，主要研究终点中位生存期联合组无提高，联合组6.3个月，单药组6.6个月（P=0.79）；次要研究终点从治疗时间到进展时间联合组也无获益，联合组3.5个月，单药组3.0个月（P=0.35）。在毒副反应上，联合组患者3/4度腹泻较单药组明显增加。

尽管肿瘤缓解率方面，联合组明显高于单药组（16.1%vs.4.4%，P<0.01），但中位生存期并无改善。因此，有人又进行了另一项评价吉西他滨联合伊立替康疗效的Ⅲ期临床研究。60名晚期胰腺癌患者接受联合治疗，第1天和第8天静脉滴注吉西他滨1 000 mg/m^2，第8天静脉滴注伊立替康300mg/m^2，每21天重复。70名患者接受吉西他滨单药治疗，第1天、第8天、第15天静脉滴注吉西他滨900mg/m^2，每28天重复。结果显示，主要研究终点中位生存期联合组无获益，联合组6.4个月，单药组6.5个月（P=0.97）。次要研究终点肿瘤缓解率联合组也无提高（15%vs.10%，P=0.39）。1年生存率两组相近（24.3%vs.21.8%）。

将这两项Ⅲ期研究进行Meta分析，吉西他滨联合伊立替康与吉西他滨单药相比，并不能提高患者生存期（HR=1.01，95%CI：0.84～1.22，P=0.92）。目前证据不支持吉西他滨联合伊立替康用于晚期胰腺癌的一线化疗。

（李志花）

参考文献

[1] Heinemann V, Haas M, Boeck S. Systemic treatment of advanced pancreatic cancer[J]. Cancer Treat Rev, 2012, 38 (7): 843–853.

[2] Sultana A, Tudur Smith C, Cunningham D, et al. Meta–analyses of chemotherapy for locally advanced and metastatic pancreatic cancer[J]. J Clin Oncol, 2007, 25 (18): 2607–2615.

[3] Reni M. Evidences and opinions for adjuvant therapy in pancreatic cancer[J]. Curr Drug Targets, 2012, 13 (6): 789–794.

[4] Von Hoff D D, Ervin T J, Arena F P, et al. Randomized phase Ⅲ study of weekly nab–paclitaxel plus gemcitabine versus gemcitabine alone in patients with metastatic adenocarcinoma of the pancreas (MPACT). ASCO Meeting Abstracts[C]. Chicago: [出版者不详], 2013.

[5] Vaccaro V, Sperduti I, Milella M. FOLFIRINOX versus gemcitabine for metastatic pancreatic cancer[J]. N Engl J Med, 2011, 365 (8): 768–769.

[6] Ueno H, Ioka T, Ikeda M, et al. Randomized phase Ⅲ study of gemcitabine plus S–1, S–1 alone, or gemcitabine alone in patients with locally advanced and metastatic pancreatic cancer in Japan and Taiwan: GEST study[J]. J Clin Oncol, 2013, 31 (13): 1640–1648.

[7] Herrmann R, Bodoky G, Ruhstaller T, et al. Gemcitabine plus capecitabine compared with gemcitabine alone in advanced pancreatic cancer: a randomized, multicenter, phase Ⅲ trial of the Swiss Group for Clinical Cancer Research and the Central European Cooperative Oncology Group[J]. J Clin Oncol, 2007, 25 (16): 2212–2217.

[8] Cunningham D, Chau I, Stocken D D, et al. Phase Ⅲ randomized comparison of gemcitabine versus gemcitabine plus capecitabine in patients with advanced pancreatic cancer[J]. J Clin Oncol, 2009, 27 (33): 5513–5518.

[9] Berlin J D, Catalanop, Thomas J P, et al. Phase Ⅲ study of gemcitabine in combination with fluorouracil versus gemcitabine alone in patients with advanced pancreatic carcinoma: Eastern Cooperative Oncology Group Trial E2297[J]. J Clin Oncol, 2002, 20 (15): 3270–3275.

[10] Heinemann V, Boeck S, Hinke A, et al. Meta–analysis of randomized trials: evaluation of benefit from gemcitabine–based combination chemotherapy applied in advanced pancreatic cancer[J]. BMC Cancer, 2008, 8: 82.

[11] Colucci G, Giuliani F, Gebbia V, et al. Gemcitabine alone or with cisplatin for the treatment of patients with locally advanced and/or metastatic pancreatic carcinoma: a prospective, randomized phase Ⅲ study of the Gruppo Oncologia dell'Italia Meridionale[J]. Cancer, 2002, 94 (4): 902–910.

[12] Herrmann R, Bodoky G, Ruhstaller T, et al. Gemcitabine plus capecitabine compared with gemcitabine alone in advanced pancreatic cancer: a randomized, multicenter, phase Ⅲ trial of the Swiss Group for Clinical Cancer Research and the Central European Cooperative Oncology Group[J]. J Clin Oncol, 2007, 25 (16): 2212–2217.

[13] Colucci G, Labianca R, Di Costanzo F, et al. Randomized phase Ⅲ trial of gemcitabine plus cisplatin compared with single–agent gemcitabine as first–line treatment of patients with advanced pancreatic cancer: the GIP–1 study[J]. J Clin Oncol, 2010, 28 (10): 1645–1651.

[14] Louvet C, Labianca R, Hammel P, et al. Gemcitabine in combination with oxaliplatin compared with gemcitabine alone in locally advanced or metastatic pancreatic cancer: results of a GERCOR and GISCAD phase Ⅲ trial[J]. J Clin Oncol, 2005, 23 (15): 3509–3516.

[15] Poplin E, Feng Y, Berlin J, et al. Phase Ⅲ, randomized study of gemcitabine and oxaliplatin versus gemcitabine (fixed–dose rate infusion) compared with gemcitabine (30–minute infusion) in patients with pancreatic carcinoma E6201: a trial of the Eastern Cooperative Oncology Group[J]. J Clin Oncol, 2009, 27 (23): 3778–3785.

[16] Oettle H, Richards D, Ramanathan R K, et al. A phase Ⅲ trial of pemetrexed plus gemcitabine versus gemcitabine in patients with unresectable or metastatic pancreatic cancer[J]. Ann Oncol, 2005, 16 (10): 1639–1645.

[17] Rocha Lima C M, Green M R, Roche R, et al. Irinotecan plus gemcitabine results in no survival advantage compared with gemcitabine monotherapy in patients with locally advanced or metastatic pancreatic cancer despite increased tumor response rate[J]. J Clin Oncol, 2004, 22 (18): 3776–3783.

第五部分

胰腺癌其他辅助治疗

第二十九章　胰腺癌的放疗

第一节　放疗在胰腺癌治疗中的价值

胰腺癌是目前已知恶性程度最高的肿瘤之一（死亡率/发病率为0.95/1）。在常见的内脏恶性肿瘤中，胰腺癌发病率已经攀升至第2位。且在全球范围内发病率逐年增高。2011年最新报道的全球肿瘤统计数据显示，在发达地区，胰腺癌发病率男性为8.2/10万，女性为5.4/10万；发展中地区，男性为2.7/10万，女性为2.1/10万，其死亡率位于肿瘤相关死亡的第7位。据2011年中国肿瘤登记年报，胰腺癌发病率为8.55/10万，在所有肿瘤中居第7位；死亡率为7.56/10万，居第6位。胰腺癌的早期诊断困难，病程短，进展快，死亡率高，中位生存时间仅为4～6个月。目前，胰腺癌是临床上治疗难度最大的肿瘤，单一学科治疗无法满足胰腺癌患者整个治疗阶段的需求。

由于胰腺癌位置深在、隐蔽，早期无特殊症状，极易侵犯周围脏器和转移，当临床确诊时大多已属晚期。80%～90%胰腺癌就诊时已无法手术切除，其中50%～60%为局部晚期胰腺癌。不能手术切除的胰腺癌只能通过同步放化疗或化疗进行治疗。

放疗，尤其是同步放化疗是局部晚期胰腺癌的主要治疗手段。以吉西他滨为基础的同步放化疗可以提高局部晚期胰腺癌的中位生存期、缓解疼痛症状从而提高临床获益率，成为局部晚期胰腺癌的标准治疗手段。另外，对于胰腺癌术后局部残存或切缘阳性者，术后同步放化疗可以弥补手术的不足。

近年来放疗技术的提高以及多种放疗方法的运用，如腔内或管内照射技术、术中放疗（intraoperative radiation therapy，IORT）、放射性粒子植入以及调强适形放疗（intensity modulated radiation therapy，IMRT）、立体定向放疗（stereotactic body radistion therapy，SBRT），赛博刀（CyberKnife）使胰腺癌的放疗成为可能。同时随着新一代化学药物以及分子靶向药物的问世，希望在新一代治疗药物和放射物理学方面进展的帮助下，使胰腺癌的治疗能向前迈进一大步。

放疗是绝大多数胰腺癌患者的主要治疗选择。首先，最好组成多学科团队对胰腺癌患者进行诊治；其次，运用胰腺薄层增强CT扫描和（或）MRI检查，结合内镜超声检查（EUS）以判定肿瘤的分期；再次，如果患者合并胆道梗阻（黄疸或结合胆红素升高），在开始放疗前应先置入塑料或金属支架。如果ERCP失败，也可考虑行经皮导管引流术；最后，通常放疗时同期行化疗，而姑息性放疗、术中放疗（IORT）或立体定向体部放疗（SBRT）除外。

胰腺癌放疗的主要适应证为：①局部晚期胰腺癌；②晚期胰腺癌的镇痛放疗；③胰腺癌术后肿瘤切缘不净或肿瘤残存者（R1或R2手术）。

一、可手术切除胰腺癌的放疗

（一）术前放化疗

对可能切除的胰腺癌，Evans等认为术前放化疗有下列作用：①对因手术而延迟的术后辅助治疗起代偿作用。②对放化疗后患者重新评价，有可能避免不必要的手术。③有可能降低肿瘤分级，便于手术。④有助于减少术中、术后肿瘤播散。目前尚没有标准的术前放化疗方案。对大多数患者，术前放化疗作用有限，但对少数患者确有益处，可将其由不能切除转为可以切除。Hoffman等对53例胰腺癌患者行术前放疗，同期应用5-Fu，丝裂霉素化疗。其中12例因毒副反应、肿瘤扩散、转移及死亡等原因未完成。41例随后进行手术，17例术中探查无法切除，其余24例切除病变的患者中位生存期为15.7个月，整组的中位生存期为9.7个月，认为术前放疗对患者有益。Sandy等对68例术前估计不能切除的胰腺癌患者进行术前放化疗，随后30例进行剖腹探查，20例（29%）进行了切除手术，无围手术期死亡，中位生存期为23.6月；同期91例常规切除手术组中位生存期为14个月，二者相比差异明显（P=0.006），而且术前放化疗组病理分期较差。CA19-9可以作为观察胰腺癌术前放化疗的反应效果指标之一，CA19-9增高提示病变进展；对于估计可以切除的肿瘤，CA19-9降低提示预后良好。但对估计肿瘤不能切除者，CA19-9降低并不说明肿瘤缩小，也不提示放化疗可转化不能切除的肿瘤为可切除。

对于可切除肿瘤患者的新辅助治疗最好在临床试验中进行。总的来说，可考虑以下方案：①初始给予氟尿嘧啶类（CI-5-Fu或卡培他滨）为基础的放化疗（CRT）；②初始给予吉西他滨为基础的放化疗（CRT）；③诱导化疗2～4周期后给予5-Fu或吉西他滨为基础的放化疗（CRT）。放疗剂量分割方案包括：1.8～2.5Gy/次，总剂量45～54Gy；或2.4Gy/次，总剂量36Gy。理想情况下外科手术最好在CRT后4～8周进行。手术也可以在CRT后超过8周进行，但是此时放射诱导的纤维化可能增加手术操作难度。

（二）胰腺癌根治术后放疗

胰腺癌术后辅助放化疗的作用仍有争论，治疗剂量、方式尚无统一标准，多项研究之间的结论并不一致。John Hopkins医院对173例胰腺癌患者行标准胰十二指肠切除术，均未行扩大腹腔内淋巴结清扫，术后98例接受标准治疗方案（胰床EBRT+5-Fu治疗），21例接受加强治疗方案（胰床+肝脏EBRT+5-Fu+甲酰四氢叶酸）治疗。53例未行任何术后辅助治疗，接受术后放化疗的患者中位生存期为19.5个月，未接受辅助治疗患者中位生存期为13.5个月（P=0.03），认为术后放疗有一定治疗效果；接受加强治疗组中位生存期为17.5个月，与接受标准治疗组（21个月）相比无统计学意义。欧洲胰腺癌研究组对541例胰腺癌患者进行了一项随机治疗研究，术后放化疗方案为EBRT+5-Fu。结果发现，术后放化疗组175例中位生存期15.5个月，术后未放化疗组为16.1个月，辅助放化疗无明显治疗效果。Abrams等对此项研究提出疑问，因为此项研究中有50例患者中途退出，而且部分病例并非随机的。另外，此项研究的数据来源于3个研究小组，执行标准并不完全一致，建议对此项研究进一步分析。

胰十二指肠切除术、胰体尾切除术后的治疗选择包括：①初始氟尿嘧啶类（5-Fu推注或卡培他滨）或吉西他滨为基础的CRT，随后给予5-Fu或吉西他滨维持化疗。②吉西他滨或CI 5-Fu（1周期），然后给予CI 5-Fu/RT，再给予CI 5-Fu或吉西他滨维持化疗。③ 吉西他滨或注射5-Fu/LV。④吉西他滨或注射5-Fu/LV，2～6周期，随后给予氟尿嘧啶类（注射5-Fu或卡培他滨）为基础的CRT。放疗方案：瘤床、吻合口、邻近淋巴引流区分割剂量1.8～2.0Gy/次，总剂量45～46Gy；随后给予瘤床、吻合口补量5～9Gy。

二、术中放疗

术中放疗第一次由日本的Abe医师采用，用来治疗晚期恶性肿瘤，随后广泛运用于临床。腹部许多脏器如胃、肝、小肠等对放疗敏感，耐受剂量为15～54Gy/25～30次，而此剂量对胰腺癌治疗作用有限，故胰腺癌的常规放疗效果差。而术中放疗是将高能加速器产生的高能电子线通过限光筒引导到需照射的部位进行照射，同时保护周围正常组织和器官。术中放疗包括术中放射性粒子植入和术中电子束放射治疗（IOERT）。术中放疗在胰腺癌治疗中的作用分为两方面：胰十二指肠切除术+术中放疗和不可手术切除胰腺癌探查术后的照射。Hiraoka等对37例胰腺癌行广泛根治切除，IOERT为30Gy，3例术后死亡。术后5年生存率为15.3%；30例肉眼观察切除完全者除去术后死亡3例，5年生存率为20.2%。作者认为对于并非非常晚期的病例，术中广泛切除，同时放疗可以改善胰腺癌治疗效果。Nishimua等对157例行IOERT并切除肿瘤，认为IOERT延长可切除肿瘤，患者中位生存期不明显，但对延长非根治切除或不能切除的患者的长期（>2年）生存率是有益的。Furuse等提出不同意见，他们对30例术中探查不能切除胰腺癌的患者，IOERT为25Gy，2～4周后开始EBRT，总剂量为25Gy；同期应用5-Fu治疗，总有效率为23.3%，平均中位生存期为7.8个月，其中，11例有远处转移者平均中位生存期为5.8个月，19例无远处转移者平均中位生存期为12.9个月，认为IOERT合并术后放化疗并不能大幅提高总生存率。

三、不可手术切除胰腺癌的放疗

（一）局部晚期胰腺癌的放射治疗

绝大多数胰腺癌就诊时不能手术切除，其中局部晚期、无远处转移的患者是放疗的主要适应证，这也是放疗在胰腺癌治疗中的最大治疗领域。放疗可以提高患者的生存率，并改善症状和生存质量。

美国胃肠肿瘤研究组（GITSG）进行了一项前瞻性随机分组研究比较同步放化疗与单纯治疗疗效。实验分为3组：高剂量单纯放射治疗组（60Gy，10周内完成，即每照射DT20Gy后，休息2周再进行下一轮放疗）、高剂量同步放化疗组（DT60Gy/10周+5-Fu）、低剂量同步放化疗组（DT40Gy/6周+5-Fu）。在每个放疗阶段开始的前3天给予静脉注射5-Fu500mg/m^2，同步放化疗或单纯放疗结束后，继续化疗[5-Fu500mg/（m^2·周）]。持续2年或到肿瘤进展为止。由于在实验开始后不久，初步结果显示综合治疗组的近期疗效显著高于单纯放疗组，研究者停止了单纯放疗组的研究，而继续随机分组研究高剂量同步放化疗与中剂量同步放化疗。这项研究得出了两个重要结论：一是综合治疗与单纯放疗相比，综合治疗组的中位生存期均显著高于单纯放疗组（12.4个月vs.9.1个月vs.5.7个月，$P<0.01$）；二是在同步放化疗的两组中，高放射剂量组与中放射剂量组相比，尽管前者的中位生存期比后者长，但未达到统计学意义（12.4个月vs.9.1个月，$P=0.19$），即高放射剂量组同步放化疗的疗效与中放射剂量组同步放化疗的疗效相近。

总之，对于局部晚期、不能手术切除的胰腺癌，无论现有何种治疗，治疗效果均不佳，中位生存期在5.7～14.5个月。同步放化疗治疗疗效优于单纯放疗或化疗。另外，新一代药物吉西他滨的同步放化疗的疗效优于5-Fu的同步放化疗，IMRT的使用，通过增加对正常组织的保护同时增加靶区剂量，给局部晚期胰腺癌的治疗带来了新的尝试。

（二）术前同步放化疗对不能手术切除胰腺癌的作用

一些研究者尝试用术前放化疗缩小原发肿瘤，取得降低分期的效果，从而使原来不能手术的病例成为可以手术。Jessup、Bajetta等实施了不能手术切除胰腺癌术前同步放化疗的临床Ⅱ期实验，但是大多数研究结果并未显示期望的降期疗效。

（三）姑息性放疗对晚期胰腺癌的作用

大多数失去手术切除机会的胰腺癌患者，晚期会出现顽固性疼痛、恶心、呕吐、消瘦、胆道及十二指肠梗阻等症状，严重影响了患者的生活质量，姑息性放疗可以明显缓解患者上述症状，特别是可以缓解患者的疼痛，同时提高了肿瘤局部控制率，可适当延长生存期。对于晚期胰腺癌，只要患者一般情况较好，同步放化疗是标准的治疗方案。目前，最佳的化疗方案及最恰当的照射野及剂量分割成为研究热点，最终的疗效评价有待于更加确切的数据支持。

第二节 放疗技术简介

一、胰腺癌的放射治疗原则

1. 使用高能X线（≥6Mev）。
2. 多野照射，每天每野均予照射。
3. 每周拍摄校位片。
4. 用计划系统进行计划设计，减少靶区内热点，可适当使用楔形板。
5. CT模拟定位下进行三维适形照射，勾画正常组织器官，定义剂量-体积限制条件。
6. 靶区照射剂量DT45～50Gy，1.8～2.0Gy/d，5次/周。
7. 仅进行肿瘤局部照射，不必照射全胰腺。
8. 可以进行区域淋巴结的预防照射，也可根据病期、患者的一般状况不必进行淋巴结的预防照射。

二、调强放射治疗

调强放射治疗技术（intensity modulated radiation therapy，IMRT）对于胰腺癌术前及术后的辅助治疗及转移性胰腺癌的姑息治疗均有较好的效果。可以增加局部的肿瘤照射，减少周围正常组织的照射，在杀灭肿瘤的同时更好地保护正常器官。

调强适形放疗同步吉西他滨治疗36例局部晚期胰腺癌的临床观察，接受IMRT联合吉西他滨同步放化疗治疗的晚期胰腺癌患者，放疗采用IMRT技术GTVD_{95}2Gy/次，总量66～70Gy。同步化疗方案为吉西他滨1 000mg/m^2，第1天、第8天使用4周重复与放疗同步，放疗结束后行同方案化疗，共4～6周期。结果：所有患者均完成同步放化疗。有效率为88.9%，局部控制率为91.6%，中位生存期为18.6个月，1年生存率为60.8%，2年生存率为22.1%。疼痛缓解率94%（34/36），生活质量明显改善。19例（52.8%）ECOG评分改善。因此，IMRT同步吉西他滨治疗局部晚期胰腺癌近期疗效及患者的耐受良好，生活质量明显改善。

IMRT靶区及处方剂量的定义：靶区勾画包括GTV（根据CT图像或根据术中置放的金属标志勾画，包括原发肿瘤和转移的淋巴结），CTV则为GTV外放的区域以及淋巴引流的范围，PTV为CTV外放5～10mm。要勾画的危及器官包括肝脏、双侧肾脏、胃和小肠、扫描范围内定的脊髓。常规剂量为DT45～50Gy，1.8～2.0Gy/d，5次/周。危及器官的限量为：脊髓≤40Gy，50%的肝脏体积接受的照射剂量≤30Gy，30%双侧肾脏的体积接受的照射剂量≤20Gy。

三、立体定向放射治疗

YOUNGSEOK SEO进行了一项回顾性分析，对2004-2006年的30名局部进展无转移的胰腺癌患者行三维适形放疗（3D-CRT）和立体定向放疗（stereotactic body radistion therapy，SBRT），3D-CRT总剂量40Gy/20次，SBRT四次分割剂量分别为14Gy/d、15 Gy/d、16 Gy/d、17Gy/d。随访4～41个月，一年的总生存率和局部无进展生存率分别为60.0%和70.2%，结果显示，立体定向放疗可以有效地增加放疗的剂量，从而达到更好的治疗效果。

高宏等对112例胰腺癌患者实施立体定向伽马刀治疗，50%剂量曲线DT3.2～3.5Gy，8～10次，3f/w。放疗后随访。结果：患者治疗后3～18个月复查CT或MRI提示，胰腺肿瘤区均有所缩小，肿瘤局控率（CR+PR）87%（92/106），82例患者腰背部疼痛缓解率98%（81/82）。13例不完全梗阻性黄疸症状全部消失，缓解

100%。因此，对于胰腺肿瘤患者，采用立体定向精确放疗后可以延长生存期，提高生活质量。

四、赛博刀（CyberKnife）

赛博刀（CyberKnife），又称“立体定向放射外科治疗系统”，是全球最新型的全身立体定位放射外科治疗设备。其在治疗中具有独特的优势：打靶精度高；适形度和剂量梯度好；对于健康组织保护优。赛博刀采用红外线追踪呼吸运动，控制射束照射作同步运动，因而能克服肿瘤随呼吸而移动的干扰，使治疗更加精确。

赛博刀可以用于胰腺癌术前及术后的辅助治疗及转移性胰腺癌的姑息治疗，成为胰腺癌患者很好的治疗选择。采用射波刀治疗局部进展期胰腺癌是目前比较好的方案。在所有可评价的患者中，首先提高了肿瘤局部控制率，其次减少了系统性全身治疗的延迟。胰腺局部肿瘤得到控制，使疼痛减轻并降低了胃或十二指肠梗阻的危险性。

Shirazi等进行了一项回顾性研究，对26名局部进展或转移的胰腺癌患者实施赛博刀治疗（35Gy/5次），在赛博刀治疗之前给予化疗或放化疗。结果显示：86%的患者疼痛明显缓解，疾病的局部控制率达到78%。中位总生存期为10个月。赛博刀在晚期胰腺癌患者中可以明显改善疼痛。

结合赛博刀治疗局部进展期胰腺癌的经验，斯坦福大学提出了一个赛博刀治疗可手术胰腺癌患者的方案。其组成部分为三明治方式，在多疗程吉西他滨周方案化疗（1 000mg/m^2，超过30min）之间进行放疗，在25Gy赛博刀治疗后6周确定手术的可能性。

综上所述，放疗是胰腺癌重要的治疗手段之一，对于配合手术的术前、术中、术后同期放疗，可以获得一定的疗效；但放疗剂量、方法还没有统一标准，还需要进一步的临床实验。对于晚期胰腺癌，放疗可以减轻其临床症状，延长生存期。IMRT的使用是把胰腺癌的放疗向前又推进了一步。相信放射物理学的进展和新的放疗技术的使用，能使胰腺癌的治疗发生质的飞跃。

（刘宜敏　李豆豆）

第三节　胰腺癌术中放疗的研究进展

手术切除是目前胰腺癌治疗的主要手段，但由于早期诊断率低，多数患者就诊时已无法手术切除。放疗是胰腺癌的主要辅助治疗，由于胰腺位置深处腹膜后，周围有脊髓、肾脏、肝脏、肾上腺等重要器官，为保护这些重要器官，施于瘤床的常规外照射的剂量无法达到最佳治疗剂量。术中放疗（IORT）是将高能加速器产生的高能电子线通过限光筒引导到需照射的部位进行照射，同时保护周围正常组织和器官。

与常规外照射相比，IORT主要有以下优点：①可精确设定照射野。②单次大剂量照射，超过了细胞存活剂量的肩曲线、不利于肿瘤细胞的修复，生物学效应高等。③利用高能电子线，建成靶区小、表面剂量高、达到最大剂量点深度后剂量急剧衰减的特性，使靶区剂量均匀、病灶后正常组织和器官受照射量小、保护性好。④与手术同时进行，短时间双疗效。⑤不影响术后的体外放疗和化疗。

一、术中放疗的应用

术中放疗（IORT）指征：①可接受根治手术或探查的病例，根据其治疗目的不同，都应列为术中放疗的适应证，包括：根治术或扩大根治术的病例（扩大根治效果、降低局部复发率）；②有明显残余或切缘病理阳性的病例（杀灭残余细胞，配合其他治疗手段提高患者存活率）；③无法切除的胰腺癌病例（缩小肿瘤体积、减轻疼痛、提高患者生存质量）；④有治疗需求、无手术禁忌的病例。

术中放疗在胰腺癌治疗中的应用分为两方面：

（一）胰十二指肠切除术+术中放疗

行胰十二指肠切除术的患者可能存在切缘不净、瘤床肿瘤局部残存或淋巴结残存等因素，术中放疗的目的是进一步提高局部控制率，以根治为目的。

Falk Roeder等进行了一项回顾性分析，对2002—2009年收治的36例局部复发性胰腺癌患者行术中放疗（IORT），结果显示：中位随访时间平均为23个月，其中6名患者在随访的第17个月出现了复发，由此可以估计术中放疗1年和2年的局部控制率分别为91%和67%；1年和2年的疾病无进展生存期分别为40%和26%。令人鼓舞的是，中位总生存期为19个月，转换成1年和2年的总生存期分别为66%和54%。6名患者的生存期超过了3年。在36名实施术中放疗的患者中无严重的毒性反应发生。因此，术中放疗在局部复发胰腺癌的治疗中可以提高疾病控制率和总生存率。

Showalter TN等对1995—2005年在Thomas Jefferson University Hospital收治的99名行胰十二指肠切除术的患者进行回顾性分析。其中37名实施了术中放疗（IORT），46名未实施术中放疗。结果显示：术中放疗并没有减少局部肿瘤复发率（未术中放疗组39%vs.术中放疗组23%，P =0 .19），接受术中放疗的中位生存时间为19.2个月，未接受术中放疗组的中位生存时间为21个月，两者并没有统计学差异（P=0.78）。术中放疗（IORT）在胰腺癌患者的生存时间和控制复发上并没有意义。

Zerbi等进行的一项回顾性分析，对于收治的90名患者，其中43名施行了whipper’s手术+术中放疗和47名单纯whipper’s手术。比较两组的治疗疗效，术中放疗可以显著降低局部复发率（27%vs.56%，P<0.01），但并不能提高总生存率。Reni等详细分析了术中放疗对不同分期胰腺癌的疗效。对于Ⅰ/Ⅱ期胰腺癌，胰十二指肠切除术后行术中放疗同单纯手术比较，术中放疗组可以显著降低局部复发率（27%vs.60%，P=0.04），延长局部复发时间（17.5个月vs.12个月，P=0.003），提高5年总生存率[（22 ± 10）%vs.（6 ± 6）%，P=0.01）]。对于Ⅲ/Ⅳ期胰腺癌，如果术中放疗的射线能量>9Mev，则可显著降低局部复发率，但总生存时间无明显延长。

（二）不可手术切除胰腺癌探查术后的照射

许多研究机构报告了局部晚期胰腺癌或转移性胰腺癌术中放疗的结果，多数研究者认为，术中放疗可以显著提高局部晚期胰腺癌患者的局部控制率和中位生存期，同时患者可以耐受放疗的副作用。但亦存在相反意见，认为术中放疗+外照射与单纯外照射相比，并不能明显延长患者的中位生存期，且副作用较大。

Nagai S等对收治的198名不可手术的胰腺癌患者，其中70名患者出现肝转移，44名患者出现腹膜转移，肝与腹膜均有转移的23名，局部复发的患者61名。其中120名患者实施了术中放疗（IORT），60名患者未实施治疗。结果显示：总生存率在未治疗组明显低于术中放疗组。术中放疗被证实为一个独立的影响预后的因素（相对危险度= 0.51，P< 0.001）。术中放疗，可以明显提高不可手术的胰腺癌患者的总生存率。

2007年1月至2009年12月中国医学科学院肿瘤医院收治的、经组织细胞学证实不可切除的局部晚期胰腺癌65例，随机分为IORT组及对照组（IORT组31例，对照组34例）进行前瞻性研究。IORT组采用术中放疗加内引流/剖腹探查手术治疗；对照组仅行内引流/剖腹探查治疗。评价两组的疗效。随访时间6 ~ 15个月、随访率97%（失访2例）。IORT组平均生存时间（8.17 ± 0.68）个月；对照组（5.83 ± 0.68）个月；IORT组中位生存时间（9.40 ± 2.51）个月、对照组（4.80 ± 1.19）个月；IORT组死亡14例，对照组17例，两组比较差异无统计学意义（P=0.805）。生存分析显示IORT组较对照组有明显的生存优势（P=0.029）。结果显示IORT治疗局部晚期胰腺癌，可有效抑制肿瘤的生长、延长患者的生存。

为了进一步明确术中放疗在局部晚期胰腺癌治疗中的作用，NCI和RTOG分别进行了术中放疗的随机分组研究。在NCI的研究中，术中照射组接受能量为18 ~ 22Mev电子线25Gy的术中照射+50Gy术后放疗+5-Fu同步化疗，对照组仅为同步放、化疗（60Gy分段放疗+5-Fu），两组的中位生存时间无差异，局部控制时间术中照射组略长于对照组。在RTOG85-05研究中，治疗组进行术中照射20Gy后，接受同步放化疗（50Gy+5-Fu），对照组仅接受同步放化疗（50Gy+5-Fu）。该研究结果显示两组的平均生存期均为9个月，无统计学差异。术中放疗并没有提高局部晚期胰腺癌患者的生存期。

因此，需要更多的前瞻性的随机对照研究来进一步肯定术中放疗在胰腺癌治疗中的价值。

二、术中放疗放射野的确定

IORT放射野：根据手术情况确定放射野。①根治性手术及淋巴结清扫术患者，放疗野包括瘤床和后腹膜组织，上从胆管切缘侧向右至右肾，向左至残胰内侧，残余胰腺组织应排除在外。②不能完全切除者，照射范围应将未切除或残余肿瘤或瘤床包围住，并包括瘤体外≥1 cm的边缘。③完全不能切除者，放疗目的为止痛或缩小瘤体。照射范围仅包括瘤体或稍小范围也可达到相应目的。

三、术中放疗剂量的确定

IORT的剂量：胰腺毗邻小肠、胃、肝脏等重要正常脏器，上述组织的正常耐受剂量非常有限，故胰腺癌的外照射剂量限制在45 Gy左右（常规分割）。而术中放疗能够在手术中采取铅板遮挡，缝合线牵拉等方式将上述正常组织牵拉至放射野之外，从而摆脱了正常组织受限量，使得病灶区或瘤床区获得最高的剂量。单次照射11 Gy，相当于常规分割照射20 Gy左右，联合术后外照射45 Gy，总剂量达65 Gy。采用术中放疗联合术后放化疗的方式，提高了肿瘤区的剂量，从而有潜力提高局部控制率和生存率。对于预计无法耐受术后放疗的病例，可考虑单独术中放疗，术中放疗15～20 Gy，相当于常规分割外照射31～50 Gy，与单独外照射剂量相当，且降低了并发症的风险，见表29-1。

表29-1　美国MD安德森肿瘤中心放疗科对胰腺癌术中放疗的推荐剂量

肿瘤情况	剂量/Gy
根治切除，切缘阴性	10.0
无论何种术式，十二指肠全部在放射野内	12.5
切缘阳性；或肿瘤未切除但十二指肠部分在放射野内	15.0
肿瘤大体切除；或肿瘤未切除，十二指肠全部在放射野外	20.0

四、术中放疗的方法

术中放疗包括术中电子束放射治疗（IOERT）和术中放射性粒子植入等。

（一）术中电子束放射治疗（IOERT）

IOERT是术中在直视条件下，避开正常组织，对瘤床及周边组织进行一次大剂量的放疗。对于已手术切除的胰腺癌，可起到预防局部复发的作用；对于无法切除的患者，IOERT可发挥局部治疗作用且对周围正常组织损伤较轻。有关IOERT的最佳剂量、方法及疗效还未有统一认识。

Hiraoka等对37例胰腺癌行广泛根治切除，IOERT为30Gy，3例术后死亡。术后5年生存率为15.3%；30例肉眼观察切除完全者除去术后死亡3例，5年生存率为20.2%。作者认为对于并非非常晚期的病例，术中广泛切除，同时放疗可以改善胰腺癌治疗效果。Nishimua等对157例行IOERT并切除肿瘤，认为IOERT延长可切除肿瘤，患者中位生存期不明显，但对延长非根治切除或不能切除的患者的长期（>2年）生存率是有益的。Furuse等提出不同意见，他们对30例术中探查不能切除胰腺癌的患者，IORT为25Gy，2～4周后开始EBRT，总剂量为25Gy；同期应用5-Fu治疗，总有效率为23.3%，平均中位生存期为7.8个月，其中，11例有远处转移者平均中位生存期为5.8个月，19例无远处转移者平均中位生存期为12.9个月，认为IOERT合并术后放化疗并不能大幅提高总生存率。

但IOERT对设备要求较高，目前国内尚未广泛开展，而且IOERT是否能提高胰腺癌患者的长期生存率尚无定论，仍需要大样本的随机分组临床研究证实。

（二）术中放射性粒子植入

术中放射性粒子植入是术中直视下将放射性粒子植入到胰腺肿瘤实质内，通过射线的持续释放达到杀灭肿瘤细胞的作用。目前临床上多使用^{125}I治疗胰腺癌。一些学者报道^{125}I粒子植入术联合化疗，可缓解疼痛，改善患者生活质量，提高生存率。常用的放置粒子的方法有术中植入、经CT引导下的粒子植入及B超引导下的粒子植入，放射粒子多用^{125}I。由于采用了较为精确的治疗计划系统及粒子植入系统，改善了粒子空间分布，减少了并发症，提高了临床治疗效果。

总之，术中放疗在胰腺癌的治疗中有一定的价值，但是许多研究单位不具备术中放疗设备，因而参与研究的机构不多，样本量过小，报告结果很难阐述术中放疗在胰腺癌不同时期的疗效。需要更多更大样本量的前瞻性研究来肯定术中放疗的价值。

（刘宜敏　廖恺）

第四节　胰腺癌精确放疗进展

随着计算机硬件和软件技术的发展及其在医学领域的广泛应用，放疗计划设计和治疗实施技术也发生了巨大的变化。利用计算机强大的三维图像处理技术和高速的数据计算能力，三维适形放疗（three-dimensional conformal radiation therapy，3DCRT）和调强适形放疗（intensity modulated radiation therapy，IMRT）已发展成为成熟的放疗手段并得到了广泛的应用，放疗进入了精确治疗时代。

一、精确放疗的基本内涵

到目前为止，按照射技术分类，放疗可以分为2大类：常规放疗和精确放疗。

1．常规放疗　在计算机和立体定向技术问世以前，常规放疗，又称二维放疗，是放疗的唯一方法。20世纪90年代以前的放疗技术基本上属于常规照射，即用常规固定和定位的方法，给予常规或接近常规分割剂量，在二维水平进行的传统的、经验式放疗。该放疗方式主要是在二维计划系统的支持下，采用二野、三野、四野、旋转弧形照射技术以及楔形板技术、挡铅技术、补偿器技术等进行的照射。由于二维运算忽略了非均质组织的影响，而且重要组织的客观存在和共野面方式制约了射野数量和方位的选择，导致较多的正常组织受到照射，邻近重要器官受量较高，剂量分布与瘤体适形度较差，靶区边缘剂量梯度变化较小，这些因素将直接影响肿瘤治疗效果。

2．精确放疗　主要包括3DCRT和IMRT，即采用精确的固定、定位、立体定向、三维计算及显示的方法，采用常规或非常规剂量分割方式，在三维水平上进行的放疗，可使高剂量区的剂量分布形状在三维水平上与靶区的实际形状一致，目的是在减少或不增加正常组织损伤的前提下增加肿瘤的照射剂量，从而提高局部控制率和（或）患者的生活质量。

评价一个理想的放疗计划应包括以下5个方面：靶区在一定范围内得到的剂量最大；靶区外正常组织所受照射的剂量最小；靶区的定位最准确并且有很好的重复性；靶区内剂量分布最均匀；靶区高剂量分布与靶区形状一致或相似。与精确放疗相比，常规放疗只能在二维方向进行调整，它的照射只能是几个相对规则的形状，而实际上肿瘤的形状往往是不规则的，常规放疗从三维方向上讲只能对不规则的靶区用规则的照射野均匀的照射，因而靶区内往往包含过多的正常组织，而且射线束必须穿过一定厚度的正常组织才能到达肿瘤区域，照射时即使采用多野照射技术和选用相应能量的放射线，肿瘤组织与周围的正常组织的吸收剂量也差别不大，这些因素都大大限制了放射剂量的提高。

放疗学家将立体定向的定位技术和适形、调强的照射技术合为一体的放疗称为精确放疗，要求精确定位、精确计划和精确照射，高剂量分布与靶区形状一致，甚至靶区内剂量强度可调，目的是增加靶区内单次剂量与总剂量，缩短疗程，提高局部控制率和治疗比。这就把传统二维放疗中的矩形或规则形照射野改进为按需要与计划区（包含靶区且大都与靶区形状相似）形状一致的任意不规则形状的照射区和治疗区。

精确放疗包括2项要求：高剂量区分布的形状在三维空间方向上与靶区（包括实体肿瘤和亚临床病灶）的形状一致；照射野（靶区）内各点的剂量可按要求的方式进行调整，使靶区内的剂量分布符合预定的要求。满足第一个要求称为三维适形放疗（3DCRT），同时满足2个要求称为调强适形放疗，简称调强放疗（IMRT）。所谓调强即把射野内均匀剂量率转变成所需要的非均匀剂量输出率。

IMRT是3DCRT的进一步发展，前者较之后者有着许多无可比拟的优势。

1．IMRT治疗计划系统具有逆向治疗计划设计功能，即在医师确定了靶区与周围重要器官的剂量目标与限制条件后，物理师无须设定初始照射野条件，而是由治疗计划系统自行以医师所给出的条件和要求为目标，进行逆向的优化计算，获得满足目标重要条件的射野设置和各射野的照射参数，并且逆向治疗计划设计可通过计算机对数十个甚至成百上千个计划方案进行比较，自动优化得出最佳方案。而3DCRT则根据设计者的经验选择射线种类、能量、射野方向、射野剂量权重、外加射野挡块或楔形板等，然后计算剂量的分布，对计划进行评估（人工优化），最后确定治疗方案（该过程称为正向治疗计划设计）；正向设计的治疗计划往往是“可接受方案”而非较优方案，特别是射野数很多时，人工优化会遇到很多困难。因此，在治疗计划设计上，IMRT具有明显的优势。

2．3DCRT和IMRT的剂量分布均能较好地适形于靶体积，但IMRT可通过增强射野边缘的剂量强度从而部分地补偿射野半影的影响，而3DCRT却需通过将射野扩大（相当于半影的大小）超出靶体积来保证靶体积边缘的剂量，这样势必造成靶体积外临近靶体积边缘的部分正常组织受照射剂量增加。其次，由于3DCRT的处方剂量来源于所有射野的射线贡献给等中心点的剂量，其处方等剂量曲线表面通常呈凸形；而只要采用足够数量的照射野，IMRT等剂量曲线分布可呈凹形，使IMRT剂量分布适形度更高于3DCRT。

3．在同一照射靶体积内，存在肿瘤细胞密度（密集或稀疏）和生物特性（乏氧或富氧，放射抗拒或放射敏感）不同的区域，IMRT可针对不同的剂量要求通过物理补偿器、静态或动态多叶光栅等特殊的工具调节其射线的强度，达到治疗的目的；而3DCRT不具有此能力。

4．3DCRT治疗计划由多个亚计划组成，每个亚计划均需独立进行评价，最后再评价整个治疗计划（治疗计划多重性）；3DCRT的治疗计划亦需要分段实施。而IMRT治疗计划为单一的治疗计划，评价和实施均较3DCRT简单和容易。

5．由于3DCRT治疗计划的多重性，整个治疗过程是逐步进行照射的。先针对最大的、处方剂量最小的靶体积照射，然后照射较小的、处方剂量较高的靶体积，每个亚计划剂量分割一般相同（2Gy/次）；对于敏感器官而言，其总受照射剂量的控制往往是在某一亚计划受到相当高的剂量照射，随后的亚计划再受到低剂量（散射剂量）的照射的综合结果。而IMRT的治疗计划是单一的，其实施可通过提高处方剂量最高的靶体积分次剂量（＞2Gy/次），减少处方剂量最小的靶体积的分次剂量（1.8～2.0Gy/次）来实现；敏感器官受照射总剂量的限制则是通过均匀地减少分次剂量（<1.8Gy/次）来达到。由于不同的分次剂量产生不同的生物效应，IMRT改变了肿瘤靶体积和敏感器官的分次剂量（相对于常规分割剂量而言），可能达到更好地控制肿瘤和保护正常组织器官的目的。

二、精确放疗的靶区定义

在制定放射治疗计划以前，除诊断用的影像学信息以外，还需要获取患者治疗体位时的解剖资料，比如患者治疗体位的CT扫描或X线平片。在精确放疗计划过程中，获得患者的图像（如CT图像）治疗数据，将数据传输到模拟工作站或三维治疗计划系统中，由医生根据ICRU50号、62号和83号报告的要求勾画靶区（肿瘤以及危险器官），在几个报告中对放疗的靶区已有明确的阐述（图29-1）。

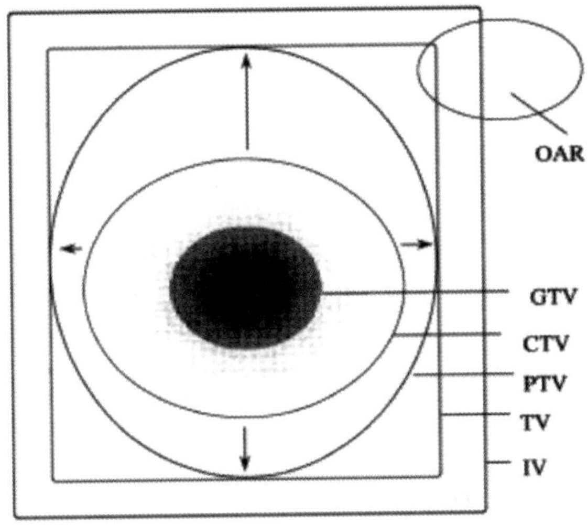

图29-1　肿瘤放疗靶区定义

1．肿瘤靶区或肉眼靶区（gross tumor volume，GTV）　GTV指临床可见或可触及的、可以通过诊断检查手段证实的肿瘤范围。由于检查技术方法上的差别，在此基础上确定GTV大小和形状有时差别较大，因此，对每一例病例应指明所采用的影像学技术和评价GTV的具体方法。需要对GTV做出明确判断的主要理由是，在根治性放疗中，为了获得肿瘤的局部控制，必须对GTV予以合理的剂量。

2．临床靶区（clinical target volume，CTV）　CTV除包含GTV以外，还包含显微镜下可见的亚临床肿瘤病变以及可能发生转移的部位。对这一区域应当予以适当的照射剂量，才能达到根治或姑息的目的。临床经验提示，在围绕GTV的邻近组织内，通常有肿瘤的亚临床病变。一般认为，这一范围在肿瘤边缘的1cm左右。由于采用不同治疗方案时的处方剂量水平不同，因而可能有一个以上的CTV。比如，对病变进行增量（boost）照射时，意味着在低剂量体积内含有一个高剂量体积。在勾画CTV的过程中，应该考虑到恶性肿瘤的侵袭性和扩散的潜能，比如肿瘤的局部淋巴结转移问题。同时，还应该注意肿瘤周围正常组织的放射敏感性和患者的一般状况。在治疗期间，如果有CTV大小、形状和部位的变化，则需要重新调整治疗计划。CTV和GTV是根据肿瘤学基础的原则做出的，因此，这一概念的应用不仅局限于外照射治疗，例如在外科手术时经常根据临床判断，在GTV以外划分出安全边缘，而且CTV的概念也适用于其他的治疗手段，例如近距离放疗、局部化疗、热疗和光疗法。

3．计划靶区（planning target volume，PTV）　在外照射时，由于患者胸腔、腹腔内器官的生理性运动，同时允许存在一定的线束和摆位误差，因而必须在CTV外周加以一定范围的边缘，以补偿由于上述原因造成的误差，从而引出计划靶区的概念。

4．内靶区（internal target volume，ITV）和内边界（internal margin，IM）　在CTV周围加一个边界，以补偿治疗期间因患者器官运动造成的CTV的大小、形状和位置发生的改变，这个边界即IM，IM一般不对称地围绕在CTV周围，其包绕的范围称为ITV。

5．摆位边界（set-up margin，SM）　考虑到在整个治疗实施过程中患者摆位时在位置、精度和重复性方面的误差，每个照射线束需要一个摆位边界（SM）。

PTV是几何学概念。对PTV的制定过程是根据治疗处方的要求，对入射线束的大小和合理排列进行调整的过程。这一体积涉及临床考虑到的所有的几何学差异和误差的补偿（IM和SM），目的是保证CTV内处方剂量的合理准确分布。PTV的大小和形状取决于CTV，并与根据肿瘤的临床情况所选用的治疗技术有关。PTV的剂量分布反映了CTV的剂量，在某些情况下，如小范围的皮肤肿瘤、垂体瘤的治疗计划中，PTV可能与CTV相似。PTV的边缘可能包含正常的解剖结构，比如肿瘤邻近的骨结构，甚至可以延伸至体表轮廓外，比如对乳腺癌放疗时采用的切线照射野。应该对由于线束排列的选择、肿瘤的解剖部位、实施治疗时选用的固定装置等诸因素对PTV的影响有足够的认识。特别应该指出的是，用于三维治疗计划中影像重建的原始影像图像仅能反映在获取影像的瞬间器官和组织的解剖位置状态，而不是这些器官和组织在每次照射时的确切状态。

6. 治疗靶区（treatment volume，TV） 由放射肿瘤医生根据治疗目的（根治性或姑息性治疗）确定的、包含在等剂量线内的组织区域。在有些情况下，一些病例的治疗靶区可能大于PTV；如果治疗靶区小于PTV，则获得肿瘤控制的可能性减小，因而应该对治疗计划予以重新评价，必要时重新考虑治疗目的。对治疗靶区的确定主要出于两方面的原因：治疗靶区与PTV的关系是重要的治疗计划的优化参数；出现在治疗靶区以内、PTV以外的复发病变可以被认为是在照射野内复发，造成肿瘤在照射野的边缘复发是由于处方剂量的原因，而不是由于照射靶区的原因。

7. 照射靶区（irradiationvolume，IV） 指受到照射的组织区域。这一区域所接受的射线剂量与正常组织耐受量有重要的相关性，其范围取决于治疗所采用的照射技术。在比较不同的线束排列时，治疗靶区与照射靶区的比较可以作为治疗计划优化步骤的一部分。在报告照射靶区时，必须表达剂量水平的实际值及（或）与PTV剂量的关系。

8. 危险器官（organs at risk，OAR） 指放射敏感的正常组织，放射敏感性可以影响治疗计划和处方剂量。危险器官可分为3类：一类器官，此类器官的放射性损伤可致命或造成严重并发症；二类器官，此类器官的放射性损伤造成中度、轻度并发症；三类器官，此类器官的放射性损伤为轻微、一过性、可逆的，不造成明显并发症。

三、精确放疗的基本过程

精确放疗的基本过程主要包括：确定治疗体位，用适当的体位固定装置，固定患者体位。让患者与固定装置一起进行CT扫描，由此获取患者治疗体位的解剖数据。将获得的CT数据传输到CT模拟工作站或三维治疗计划系统中，由医生根据ICRU50号、62号和83号报告的要求勾画靶区以及重要器官和正常组织的轮廓，由医生提供处方剂量和对计划的具体要求，由物理师按照医生的要求在三维治疗计划系统中制定治疗计划（3DCRT为正向设计，IMRT为逆向设计）。物理师认为计划符合要求时，请医生检查。如果医生提出异议，要进一步改进；如无异议，则将计划打印出来或通过网络系统输出到加速器控制系统，以备实施治疗。在CT模拟工作站形成患者治疗部位的数字重建图像（digitally reconstructed radiography，DRR），然后在加速器上为患者拍验证片并与DRR片相比较，检查等中心位置是否正确，如果没有问题就可以开始治疗。

从精确放疗的整个过程看，无论是3DCRT还是IMRT，均有一定的共性，主要表现在以下几点：

1. 精确定位 在模拟定位过程中，根据病灶的位置和患者的情况，采用各种固定方式，如热塑面膜、体部负压袋等；均以CT模拟为基础，并结合其他三维影像学技术如MRI、PET、SPECT等，采用立体定向激光灯系统进行位置确认。含有三维位置标志的影像学数据通过网络传至治疗计划系统。

2. 精确计划 均采用三维治疗计划系统，在射束方向视图（beam eye view，BEV）、DRR等功能支持下，对照射野与靶区以及正常组织的三维分布进行直观和客观的规划和分析，采用剂量-体积直方图（dose volume histograms，DVH）以及肿瘤控制概率（tumor control probability，TCP）、正常组织合并症概率（normal tissue complication probability，NTCP）等模型对计划进行评估和优化，以达到高剂量分布与靶区的高度适形并保护正常组织。

3．精确治疗　各种精确治疗方式均以治疗系统的物理精确性验证工作为基础和前提，精确放疗中靶区边缘剂量分布梯度陡，一旦发生漏照，后果严重，故对摆位误差、靶区的运动、治疗机及相关器械如附加准直器、MLC的物理精度等必须加以严格控制。

四、胰腺癌的精确放疗

由于胰腺位置深在，且周围重要器官如胃、肠、肝、肾等放射耐受性差，因此对于胰腺癌的放疗，不管是可切除肿瘤的术前或术后放疗，还是不可切除肿瘤的姑息放疗，为了更好地提高肿瘤剂量且减少周围器官受量，采用精确放疗技术（3DCRT/IMRT）势在必行。毋庸置疑，对于胰腺癌的放疗，IMRT将比3DCRT更有优势。如图29-2所示，以胰腺癌术后放疗为例，IMRT较3DCRT有更优的靶区适形度。

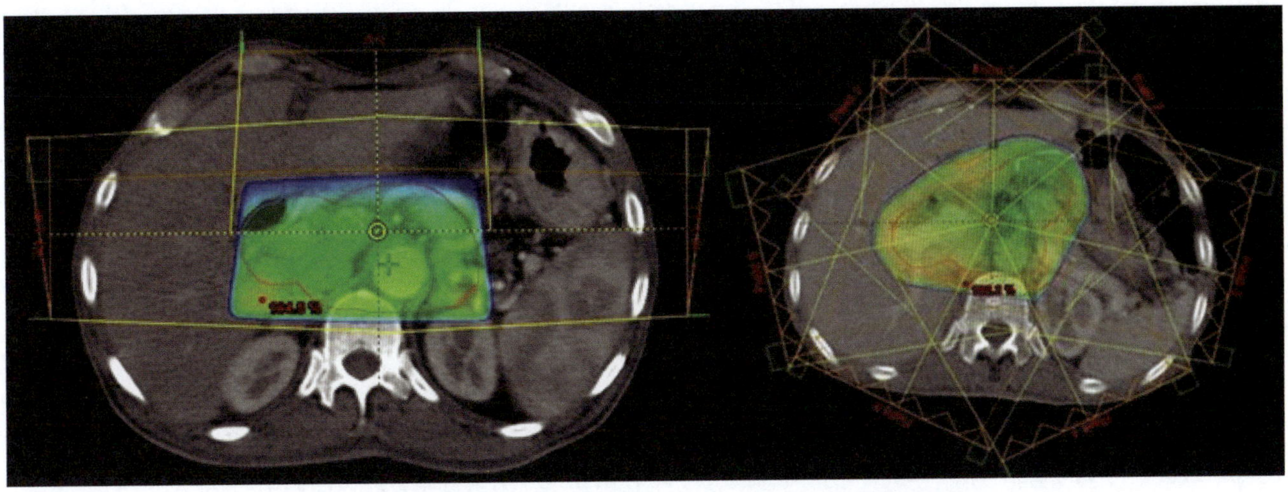

图29-2　胰腺癌术后放疗（左图为3DCRT计划，右图为IMRT计划）

目前IMRT正被越来越多地用于胰腺癌治疗，以期增加肿瘤/肿瘤床的放射剂量而减少周围组织的毒性反应。有研究显示，对于胰腺癌术后患者，与RTOG97-04试验中同样接受基于5-Fu方案联合3DCRT的患者相比，IMRT可减少3/4级毒性反应的发生。比较这两项试验，3/4级恶心和呕吐的发生率分别为0 vs. 11%（P=0.024），3/4级腹泻分别为3% vs. 18%（P=0.017）。而对于局部晚期不可切除胰腺癌患者，一项回顾性治疗计划研究评估了15例接受IMRT而非3DCRT的局部晚期不可切除胰腺癌患者能耐受的放疗剂量，该作者总结认为IMRT能显著增加靶区的照射量并减少局部器官的损伤。以上研究均提示对于胰腺癌的放疗，IMRT可能具有更好的耐受性从而可增加对肿瘤的放疗剂量。

（刘宜敏　廖恺）

第五节　可手术胰腺癌术后辅助放疗

近30年来的研究表明，局部区域性复发是胰腺癌术后复发转移的主要形式之一。放疗作为一种局部治疗手段，用于胰腺癌的术后巩固治疗，或许能使局部控制率提高，进而提高生存率。因此对于可手术切除的胰腺癌患者，术后放疗加化疗是可选择的治疗模式之一，但胰腺癌根治术后是否应常规施行辅助联合放化疗目前尚存争议，多项研究之间的结论并不一致。

1985年，美国胃肠道肿瘤研究组（GITSG）率先发表了一篇胰腺癌术后治疗具有里程碑意义的文章。研究结果显示，R0切除后随机接受2个疗程、剂量各为20 Gy的常规放疗（即总剂量40Gy，2个疗程间休息2周）联合5-Fu化疗的患者中位生存期、2年和5年生存率均高于单纯手术组，分别为20个月 vs. 11个月、43% vs. 18%和19% vs. 5%，并具有统计学意义。这是人们首次认识到胰腺癌的术后辅助治疗可以提高生存率。

与北美学者研究结果不同，欧洲学者的试验得出了阴性的结果。欧洲癌症研究和治疗组织（EORTC）进行了一项Ⅲ期试验（40891），在壶腹部癌和胰腺癌患者中评估了术后辅助放疗加5-Fu相对于单纯观察的疗效，然而，他们发现辅助治疗仅在胰头癌患者中有很小的获益，且没有统计学意义。在中位随访了11.7个月后，不同研究组之间胰腺癌亚组患者在无进展生存期或总生存期方面均无显著差异。由于该研究中20%的放化疗组患者术后未能完成放化疗，本着意向性分析（intent-to-treat，ITT）的原则，仍将这部分患者列入治疗组分析，故认为该研究的结论是一个值得探讨的阴性结论。

2004年，欧洲胰腺癌研究组1（ESPAC-1）发表了一项欧洲多中心随机临床研究，该研究共入组541例胰腺癌切除术后患者，随机分为观察组、5-Fu/亚叶酸钙辅助化疗组、5-Fu/亚叶酸钙同期放化疗组和5-Fu/亚叶酸钙同期放化疗后序贯5-Fu/亚叶酸钙辅助化疗组。该研究结果既令人兴奋又充满争议。研究结果提示5-Fu/亚叶酸钙方案优于观察组，但放化疗是没有必要的，甚至可能有害。不过，ESPAC-1研究因缺乏对RT质控的关注而受到质疑。因此，这些最新的结果并不能否认包含5-Fu的放化疗作为辅助治疗的合理选择。

而来自Johns Hopkins医院的一项基于数据库的研究中，将616例胰腺癌术后患者分为观察组和5-Fu为基础的辅助放化疗组，结果显示，不论手术切缘状况、淋巴结转移情况，均能从术后辅助放疗中获益。

除5-Fu以外，吉西他滨在胰腺癌辅助治疗中亦扮演着重要的角色。最近，大型Ⅲ期研究CONKO-001试验公布了其研究结果，该研究中368例既往未接受放疗或化疗的患者被随机分组，分别在肉眼下肿瘤完全切除后接受吉西他滨辅助治疗或观察，意向性分析的结果显示达到了主要的研究终点，即吉西他滨组的无病生存期延长（13.4个月 vs. 6.9个月；对数秩检验$P<0.001$，该研究的最终结果显示吉西他滨组患者的总生存期有显著优势（22.8个月 vs. 20.2个月；P=0.005）。在随访5年时，两组间生存率的绝对差异为12%（21% vs. 9%）。

肿瘤放疗组（RTOG）97-04试验是一项Ⅲ期试验，评估了肿瘤可切除患者在包含5-Fu的放化疗之前采用吉西他滨或氟尿嘧啶进行共3周及之后共12周的胰腺癌切除术后辅助治疗的效果。该研究采用了每天分割放疗，对所有患者进行了前瞻性的质量保证，包括对术前CT影像和放疗野进行中心回顾。研究结果显示，对于胰头部肿瘤患者（即451例入组患者中的388例），与5-Fu组相比，吉西他滨组患者的总生存获得了无统计学意义的显著改善（中位生存期20.5个月 vs. 16.9个月；3年生存率31% vs. 22%；P=0.09）。这种获益在多变量分析中更为明显（HR=0.80，95%CI：0.63～1.00，P=0.05）。

尽管RTOG试验提示使用吉西他滨辅助治疗相对于静脉输注5-Fu可能存在较小的优势，一项比较推注5-Fu /亚叶酸钙相对吉西他滨术后辅助方案的前瞻性随机临床试验（ESPAC-3）却显示两组的总生存期无显著差异（中位生存期23.0个月 vs. 23.6个月）。

RTOG 97-04研究的结果不能直接与CONKO-001或ESPAC-1或ESPAC-3试验的结果相比较，因为他们的治疗设计、影像学检查时间和患者特征（比如CONKO-001研究中的患者与RTOG 97-04的患者相比更多的为淋巴结阴性，且阳性切缘也较多，而CONKO-001试验排除了术后CA19-9或CEA水平较高的患者）不同。然而有趣的是，中位总生存期在CONKO-001中的吉西他滨组（22.8个月），RTOG 9704中包含吉西他滨组（20.5个月），以及ESPAC-1中推注5-Fu /亚叶酸钙组（20.1个月），ESPAC-3中的吉西他滨组和5-Fu/亚叶酸钙组（23.6个月和23.0个月）中非常相似。

因此，目前在胰腺癌辅助治疗领域尚无确定的标准方案。如上所述，大致可分为两大流派，来自北美的研究（GITSG、RTOG-9704、Johns Hopkins的回顾性研究）推崇术后辅助放化疗，而来自欧洲的研究

（EORTC、ESPAC-1、CONKO-001、ESPAC-3）推崇术后单纯化疗，而单从数字上看，术后辅助放化疗（RTOG 97-04）和术后单纯化疗（CONKO-001、ESPAC-1和ESPAC-3）患者的中位总生存期非常接近，到底孰优孰劣，可能还需要头对头的Ⅲ期临床研究来验证。而2010年一项Ⅱ期临床试验显示，胰腺癌术后接受单药吉西他滨化疗或基于吉西他滨的放化疗，两组患者中位生存期均为24个月。

因此，胰腺癌胰十二指肠切除术后的治疗选择包括：①基于吉西他滨的化疗与基于5-Fu的放化疗联合或序贯使用。②吉西他滨或5-Fu/亚叶酸钙单药化疗。③包含吉西他滨或氟尿嘧啶类的放化疗联合吉西他滨或5-Fu/亚叶酸钙化疗。当单独化疗作为辅助治疗时，对于大多数患者而言吉西他滨由于毒性较低而优于5-Fu/亚叶酸钙。卡培他滨在其他治疗方案不可选或不可接受的情况下作为最后的治疗选择，可作为5-Fu/亚叶酸钙的合理备选用药。

尽管与放疗的最佳联合方式和进行顺序尚未确定，推荐当给予术后RT时，应该以45～54 Gy（1.8～2.0 Gy/d）的剂量对瘤床、手术吻合处以及邻近淋巴结区域进行照射，并序贯5～15 Gy对瘤床进行照射，同时需要特别注意临近重要器官如小肠、肝、肾等的剂量。推荐使用CT模拟和三维放疗计划（3DCRT/IMRT），采用静脉（假设肾功能良好）和口服造影剂。治疗体积应基于术前CT扫描结果和手术中所置入的夹子（如果放置的话）确定。一例胰头癌术后IMRT放疗计划设计示意见图29-3。放疗常常和5-Fu持续静脉输注或卡培他滨、吉西他滨联合使用，在辅助治疗中可在全身化疗之前或之后使用。然而尚无研究显示化疗之前对比化疗之后给予放化疗更具优越性，当患者获得阳性切缘时，先给予放化疗再序贯全身化疗是一个合适的选择。

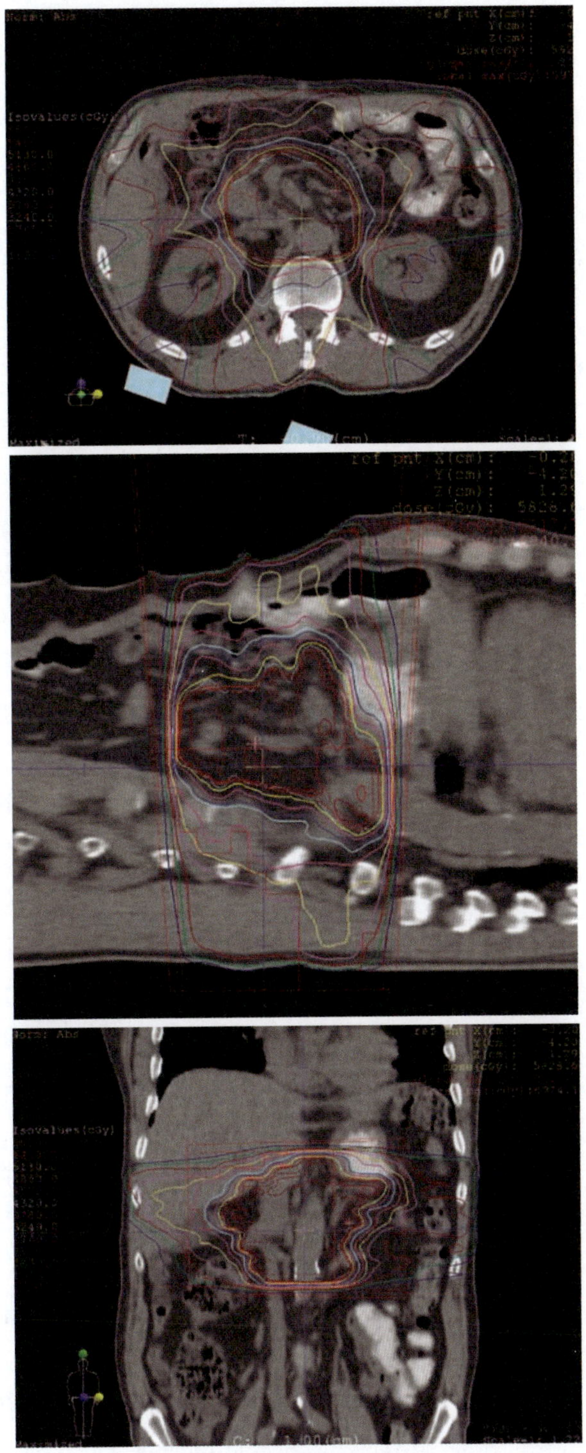

图29-3 胰头癌术后IMRT计划

联合放化疗是胰腺癌胰十二指肠切除术后可选择的辅助治疗手段之一，但仍需开展进一步的研究，包括寻求新一代化疗药物与放疗的最佳组合，以及3DCRT/IMRT技术最佳的放射剂量、治疗范围、分割方式等。

第六节 不能手术局部晚期胰腺癌姑息性放疗

不能手术、局部晚期胰腺癌是指肿瘤包绕肠系膜上动脉＞180°，或侵犯腹腔干，或侵犯肠系膜上静脉或门静脉汇合处，但尚未发生远处转移的病例。在确诊为胰腺癌的患者中约有40%属于局部晚期胰腺癌。

放疗在局部晚期胰腺癌患者中的应用最早在1969年就有报道，早期的临床研究表明，单纯放疗对该类患者的疼痛和梗阻症状有一定的姑息治疗作用。

但由于胰腺癌细胞的放疗敏感性较差，加之其解剖部位特殊，毗邻重要脏器，放疗剂量通常受到十二指肠、肝脏、肾脏和脊髓等正常器官耐受量的限制。传统放疗技术，即二维放疗用于局部晚期胰腺癌的治疗，疗效一直无法令人满意。

而且局部晚期胰腺癌治疗选择的共识是使用全身化疗。但单纯化疗的疗效同样不理想，故许多临床试验开始了在化疗的基础上联合放疗的研究。

一、同步放化疗

同步放化疗的治疗模式的开始基于GITSG的一项临床研究，在该研究中，5-Fu联合分段放疗（总剂量为40Gy），与单纯放疗以及5-Fu联合分段放疗（总剂量为60Gy）的治疗方式进行比较，其中5-Fu联合分段放疗（总剂量为40Gy）组的中位生存期较单纯放疗组延长了约2倍（42.2周 vs. 22.9周）。

近年来，开展了大量同步放化疗对于局部晚期胰腺癌的临床试验，但对提高患者的生存是否获益，文献中存在不同的结果，故放疗的作用尚存在争议。

Huguet等对局部晚期、不能手术切除的胰腺癌患者的同步放化疗治疗模式进行了定性的系统回顾分析。结果显示，对局部晚期不能手术切除胰腺癌患者，放化联合治疗或者单纯化疗与最佳支持对症治疗相比延长了总生存率；就总生存率而言，放化疗联合治疗并不优于单纯化疗，且增加了相应的不良反应。

2000年FFCD/SRFO研究用三维适形放疗（总剂量60Gy）联合同步化疗（DDP+5-Fu方案），放疗后再用吉西他滨化疗，中位生存期为8.6个月，1年生存率为32%，而单用吉西他滨化疗的患者中位生存期为13个月，1年生存率为53%。进一步研究分析发现：60Gy的剂量导致比较多的放射并发症，由此增加了死亡，降低了生存期。

ECOG 4201Ⅲ随机临床试验，将患者分为2组，一组使用吉西他滨化疗联合同步放疗（入组34人），但把放射剂量降低为总量50.4Gy（1.8Gy/次），一组为吉西他滨单纯化疗（入组37人），结果表明同步放化疗组的中位生存期长于单纯化疗组（11个月 vs. 9.2个月，P=0.017），其中同步放化疗组的4/5级毒性反应明显增加，但两组的生存质量评价无明显差异。虽然取得了阳性结果，但该试验由于获益率较低所以提前结束，并且，两组患者的无进展生存期并无差别，两组患者总生存期的置信区间存在重叠，故有评论认为该试验尚不能确定同步放化疗在局部晚期胰腺癌治疗中的地位。

目前，对于同步放化疗作用的进一步研究放在了两方面，一方面对于放化疗的顺序，另一方面在于放疗技术的改进。

放化疗不同期治疗局部晚期胰腺癌中，两种方法使用的次序可能最终影响疗效。法国GERCOR是一个回顾性的研究。181例患者先进行4个周期化疗（3个月），其中53例疾病进展，128例没有进展，然后把128例分成放化疗同期（72例）和化疗（56例）两组。最终结果是：放化疗同期治疗的PFS和OS提高，放化疗同期治疗和化疗组的PFS分别是10.8个月和7.4个月（P=0.005）；OS分别为15.0个月和11.7个月（P=0.000 9）。该研究提示，放疗加入化疗对这部分患者能明显改善患者的生存。Moureau-Zabotto等对50例体力状况评分0～2分的LAPC患者给予诱导性化疗4个周期后，病情无进展的患者继续给予氟尿嘧啶及奥沙利铂同步放化疗，结果显示患者1年生存率为52.1%。

2013年的美国NCCN胰腺癌治疗指南中建议：先用化疗数个疗程，当患者没有肿瘤进展时再使用同步放化疗。这种联合治疗可能在现阶段更合理。其实，这种先进行诱导化疗，然后再放化疗的方法是一种对患者进行筛选的过程。在3～4个疗程化疗后，疗效达到肿瘤缩小或稳定的患者，是那些肿瘤对化疗敏感而且远处转移潜力不大的患者。对这些患者加强肿瘤的局部治疗，即使用同步放化疗有可能提高肿瘤的局部控制率和延长生存期。而那些化疗后肿瘤增大或发生远处转移的患者，即对化疗敏感性差的患者已经被筛选出来从而排除了进一步放疗的应用。

另一方面，则是放疗技术改进后的研究。在2000年以后，先进放疗技术相继问世，包括三维适形放疗及调强适形放疗技术，适形放疗技术有着定位准确、治疗精度高的优点，能最大限度地将照射剂量集中到靶区内以杀灭肿瘤细胞，而周围正常组织和器官则可少受或免受不必要的照射。精确放疗，尤其是调强放疗（IMRT），与常规放疗相比，可减少肝脏、肾脏、胃和小肠的平均剂量，治疗耐受性好，80%为<2级的急性上消化道毒性并且IMRT比3D-CRT进一步减少腹部器官照射剂量。一项研究报告46例患者的辅助放化疗采用IMRT技术，其3/4级腹泻、恶心、呕吐和食欲减退的概率大大低于RTOG97-04，显示其在腹部正常组织保护方面的优势。Bai等运用氟尿嘧啶或吉西他滨与调强放疗（IMRT）联合放化疗治疗LAPC患者，逐渐增加调强放疗GTV的放疗剂量DT 60Gy/（5周25次），结果显示IMRT技术与氟尿嘧啶联合同步放化疗可以明显改善患者体力状况评分，1年生存率为35%，且可使近1/2的患者疼痛明显缓解，且没有大于Ⅲ级的放疗不良反应发生。

目前，除去以上所提到的外照射放疗的方式，对于局部晚期胰腺癌患者，尚有许多其他的放疗方式可以选择，以下逐一展开。

二、放射性粒子植入

放射性粒子植入治疗指将放射性粒子植入肿瘤或肿瘤浸润组织，通过其衰变释放出持续低能量γ射线，使肿瘤或肿瘤浸润组织受到最大程度的杀伤，而正常组织不受损伤或仅轻微受损。

目前用于胰腺癌治疗的主要是放射性^{125}I粒子，^{125}I半衰期为60天，粒子平均能量30KeV，组织穿透能力1.7cm。初始剂量率为7.7cGy/h，生物相对效应（RBE）为1.4。其植入体内的方式有3种：①模板种植；②B超、CT和EUS等影像引导下种植；③术中种植。

王成锋等报道应用^{125}I治疗局部进展期胰腺癌临床受益反应率为54.8%，无明显毒性反应。6个月和12个月累计生存率为56.0%和16.8%，中位生存时间为8.0个月，平均生存时间为8.4个月。金震东等采用超声内镜引导下植入^{125}I治疗不可切除胰腺癌，中位生存期为9.4个月。术后1个月部分缓解率为10.7%，疾病稳定率为42.9%，进展恶化率为35.7%；粒子植入1周后疼痛VAS评分由5.07 ± 2.63下降至1.73 ± 1.91。

^{125}I粒子植入治疗晚期不可切除胰腺癌具有良好效果，无严重并发症，是完全有效的治疗方法，但对于其疗效的评估尚需较大例数及多中心前瞻性对照研究。

三、立体定向放疗

立体定向放疗（SBRT）采取高剂量大分割的方式，对肿瘤实施锥面扇形射线束聚焦式照射。包括X刀、γ刀等治疗方式。

国外的报道则显示由于大剂量照射，易产生严重的放射损伤，故对照射的精确性要求非常高。在斯坦福大学Ⅰ期的剂量递增实验中，15例局部进展期胰腺癌患者接受了单次立体定向放疗，3例为15Gy，5例为20Gy，7例为25 Gy。在治疗后12周的随访中，没有观察到3级或3级以上的胃肠道急性反应，即使在最高的25Gy剂量组也没有发现剂量限制毒性。研究结果显示可达到较理想的局部控制率，而不出现明显的急性胃肠道毒副反应的剂量为25Gy。

在另一项研究中，16例局部进展期胰腺癌患者，采用CT扫描和氟脱氧葡萄糖正电子发射计算机断层扫描（FDGPET-CT）进行分期，先接受1个疗程的吉西他滨化疗（1 000mg/m^2），随后进行25 Gy的立体定向放疗，随后继续吉西他滨化疗直至病情进展。在16例患者中3例（19%）出现局部复发，分别在治疗后的14个月、16个月和21个月。中位生存时间11.4个月，50%的患者生存期超过1年。在诊断时或治疗后糖类抗原CA199检测正常的患者可获得更长的生存期（$P<0.01$）。急性胃肠道反应轻微，其中Ⅱ度2例，Ⅲ度1例。晚期胃肠道反应更为常见，其中溃疡（Ⅱ度）5例，十二指肠狭窄（Ⅲ度）1例，十二指肠穿孔（Ⅳ度）1例。这种方法的最大优势是将治疗时间减少到1天，最大限度地减少了全身系统治疗的延迟。但较高的胃十二指肠溃疡发生率与放疗和化疗联合有关。为了减小溃疡的发生率，应避免在放疗前后2周内给予化疗。另外，所有患者预防性应用质子泵抑制剂如奥美拉唑。

但其他研究者关于局部进展期胰腺癌立体定向放疗的研究结果并不乐观。Hoyer等报道采用45Gy/3f方案治疗22例不可手术的胰腺癌患者，6个月的实际控制率为57%。急性反应在治疗后14天最为明显，表现为身体状态的恶化和疼痛增加，4例患者出现严重的胃或十二指肠溃疡。2009年斯坦福大学的一项研究提示SBRT治疗的相关不良反应。研究包括77例患者（81%为局部晚期、19%为转移），大多数（96%）还接受序贯吉西他滨为主方案的化疗。SBRT治疗靶区为原发或转移的胰腺肿瘤和肿瘤边缘外扩2～3mm的范围，剂量为单次放疗25Gy。中位随诊6个月，局部晚期的患者SBRT的中位生存时间只有6.4个月；6个月和12个月的无局部区域进展率分别为91%和84%，12个月的2级以上不良反应（主要是肠溃疡）为25%。2010年，Mahadevan报告的SBRT（24～36Gy/3次）后序贯6个月的吉西他滨辅助化疗的治疗经验显示中位生存期14.3个月，但同样提示不良反应很大。

现在初步的研究结果是肿瘤的局控比常规分割更好，而且减少了系统性全身治疗的延迟，但治疗的严重放射并发症发生率高。因此，这种技术还在试验中，远没有达到临床常规使用的地步。或许随着胰腺癌立体定向放疗联合新型的化疗药物或靶向治疗药物的研究不断深入，结果会有所改变。

四、术中放疗（IORT）

术中放疗（IORT）指在术中直视条件下，利用电子线对肿瘤病灶或瘤床进行一次大剂量照射。亦即在切除肿瘤后或探查确定无法切除肿瘤时，在关腹前进行一次大剂量照射。照射的范围包括瘤床和有潜在淋巴结转移的高危险区域，或未切除的肿瘤。

优点：①肿瘤照射的靶区明确；②术中可精确设定照射野；③可直接杀灭肿瘤；④单次大剂量照射，超过了细胞存活剂量的肩曲线，不利于肿瘤细胞的修复，生物学效应高；术中大剂量照射的生物效应是同剂量分次体外照射生物效应的2～3倍；⑤利用高能电子线建成区小、表面剂量高、达到最大剂量点；⑥手术中把肿瘤周围和浅表的正常结构和器官外移出放射区域予以保护，因此对正常组织损伤小。缺点：一次照射不可能根治肿瘤，而只能暂时抑制肿瘤的进展，常必须联合外照射治疗。

由于术中放疗专用的直线加速器昂贵，因此没有在临床上广泛应用，仅有少数临床报告。Yamaguehi等报道IORT治疗31例不能切除的晚期胰腺癌，0.5年和1年的生存率分别为100%和57.1%，明显长于姑息性治疗的患者（42.9%和0），且疼痛缓解明显。Hiraoka等对37例胰腺癌行广泛根治性切除及IORT，术后5年生存率为15.3%，R0切除的30例患者5年生存率为20.2%，认为对于晚期的患者，术中广泛切除联合术中放疗，可以改善胰腺癌治疗效果。Heinemann等对局部进展期胰腺癌随机分为IORT组31例及对照组34例进行前瞻性观察，结果两组在术后疼痛缓解和CA19-9下降程度及生存期有显著差异。另一个报告是一个文献复习，共收集术中放疗文献14篇。它们必须是样本量>30例，中位随访时间≥3个月，14篇中共有270个病例，其中局部晚期病例占87%，包括3种治疗方法：术前放疗+术中放疗（24%）；术中放疗+外照射（40%）；仅用术中放疗（36%）。术中放疗剂量是15Gy（7.5～25Gy），外照射剂量是45Gy。全组患者肿瘤中位控制时间为15个月，

5年局控率为23.3%；中位生存期为19个月，5年生存率为17.1%。3种治疗方法中，提示术前外照射放疗+术中放疗这种治疗模式中位生存期最长（30个月），术中放疗+术后外照射放疗次之（22个月），单纯术中放疗的治疗方式效果最差（13个月）。意大利的一个回顾性资料分析，累计患者203例，其中术中放疗127例，另有76例没有作术中放疗作为对照。术中放疗的127例中有56例合并了外照射，87例合并化疗。术中放疗剂量：单次剂量10～25Gy（中位数 17.5Gy）。对于局限期胰腺癌，30例进行术中照射，19例为对照组。经过术中放疗，患者的肿瘤控制更好，生存期更长。肿瘤局部复发时间分别是17.5个月和12个月（P=0.003）；肿瘤复发时间分别为17个月和11.5个月（P=0.005）；总生存时间：18.5个月和13个月；5年生存率：22%和6%。对于局部晚期胰腺癌，97例接受术中放疗，57例作为对照，两组的TTF分别是9个月和8.5个月（P=0.25）；中位生存时间为14.5个月和12个月（P=0.37）；5年生存率为3%和5%。该结果显示，对于局部晚期胰腺癌，术中放疗改善肿瘤局控和生存的效果非常有限。关于术中放疗的并发症，术中放疗没有明显增加手术并发症，放疗本身的毒性和副作用也不明显。术中放疗的研究已经提示术中放疗可提高胰腺癌的局部控制，并有可能获得生存受益。麻省总医院的回顾研究报告150 例局部晚期胰腺癌患者接受15～20Gy术中放疗，而后给予原发肿瘤和区域淋巴结低剂量（10～20Gy）或高剂量（37～40Gy）的外照射，术中放疗后接受低剂量放疗患者多数还接受5-Fu同步化疗。全组中位生存时间13个月，1年生存率54%，8例患者获得长期生存（>3年）。

综上所述，虽然术中放疗可以显著降低胰腺癌的局部复发率，但也可导致较高的治疗并发症，如消化道溃疡、穿孔、十二指肠纤维化和胰腺坏死，这些不良反应提示单次放疗剂量应有所限制。术中放疗剂量不能一次给予20Gy以上的剂量，照射野内包括胃或肠道．单次剂量应低于12.5Gy。目前有限的经验表明：术中放疗没有明显增加手术的并发症。对于局部晚期胰腺癌，在缓解疼痛、降低局部复发的作用上已经初步得到认可，但其在延长生存期方面的作用尚待有大样本量的前瞻性临床试验证实。

五、重粒子放疗

重粒子放疗是肿瘤放疗的最尖端技术，还没有被广泛采用。日本国立放射研究所（NIRS）使用炭粒子进行了胰腺癌的治疗。他们共治疗了142例，其中局部晚期胰腺癌患者97例，其中的50例同期性吉西他滨化疗，中位生存期18个月，2年生存率34%。单用吉西他滨组和吉西他滨加普通光子化疗（50.4Gy）组的中位生存期分别为9.2个月和11个月，2年生存率分别为4%和12%。该结果显示了重粒子同步化疗的有效性。胰腺癌采用炭粒子放疗的毒性、副作用和并发症并不明显。

虽然重粒子治疗局部晚期胰腺癌的疗效优于光子放疗，然而治疗的病例数较少，其优越性有待证实。

总体而言，放疗作为局部治疗的手段参与局部晚期胰腺癌的治疗，已经开始显现有可能改善肿瘤局控，提高生存率，有望成为胰腺癌局部治疗的一部分，但仍缺乏强有力的循证医学证据，同步放化疗的疗效是否优于单纯放疗也尚存在争议。就放疗技术而言，也存在诸多未解决的问题，包括靶区运动、靶区的定义，手术对照射计划的影响，合适的分割剂量、总剂量和照射时间，放疗和手术、化疗的应用次序。所以，对于局部晚期、不能手术的胰腺癌的姑息性放疗，尚需进一步循证医学研究证据来显示其意义。

（刘宜敏　毕卓菲）

参考文献

[1] 王成锋，赵平，李晔，等．^{125}I粒子植入治疗局部进展期胰腺癌[J]．中华肿瘤杂志，2010，32（2）：22-28.

[2] 金震东，李兆申，杜奕奇，等．超声内镜引导下碘^{125}粒子植入联合化疗治疗腹腔实体肿瘤的前瞻性研究[J]．中华消化内镜杂志，

2007, 24 (1): 23–33.

[3] Moertel C G, Frytak S, Hahn R G, et al. Therapy of locally unresectable pancreatic carcinoma: a randomized comparison of high dose (6000 rads) radiation alone, moderate dose radiation (4000 rads + 5–flourouracil) and high dose radiation + 5–flourouracil[J]. Cancer, 1981, 48 (5): 1705– 1710.

[4] HuguetF, Girard N, Guerche C S et al. Chemoradiotherapy in the management of locally advanced pancreatic carcinoma: a qualitative systematic review[J]. J Clin Oncol, 2009, 27 (13): 2269–2277.

[5] Barhoumi M, Mornex F, Bonnetain F, et al. Locally advance unresectable pancreatic cancer: induction chemoradiotherap followed by maintenance gemcitabine versus gemcitabine lone: definitive results of the 2000–2001 FFCD/SFRO phase Ⅲ trial[J]. Cancer Radiother, 2011, 15 (3): 182–191.

[6] LoehrerP J Sr, Feng Y, Cardenes H, et al. Gemcitabine alone versus gemcitabine plus radiotherapy in patients with locally advanced pancreatic cancer: an Eastern Cooperative Oncology Group trial[J]. J Clin Oncol, 2011, 29 (31): 4105–4112.

[7] Philip P A. Locally advanced pancreatic cancer: where should we go from here? [J]. J Clin Oncol, 2011, 29 (31): 4066–4068.

[8] Huguet F, André T, Hammel P, et al. Impact of chemoradio therapy after disease control with chemotherapy in locally advanced pancreatic adenocarcinoma in GERCOR phase Ⅱ and Ⅲ studies[J]. J Clin Oncol, 2007 20, 25 (3): 326–331.

[9] Moureau–ZabottoL, Phélip J M, Afchain P, et al. Concomitant administration of weekly oxaliplatin, fluorouracil continuous infusion, and radiotherapy after 2 months of gemcitabine and oxaliplatin induction in patients with locally advanced pancreatic cancer: a Groupe Coordinateur Multidisciplinaire en Oncologie phase II study[J]. J Clin Oncol, 2008, 26 (7): 1080–1085.

[10] Ben–Josef E, Shields A F, Vaishampayan U, et al. Intensity–modulated radiotherapy (IMRT) and concurrent capecitabine for pancreatic cancer[J]. Int J Radiat Oncol Biol Phys, 2004, 59 (2): 454–459.

[11] BrownM W, Ning H, Arora B, et al. A dosimetric analysis of dose escalation using two intensity–modulated radiation therapy techniques in locally advanced pancreatic carcinoma[J]. Int J Radiat Oncol Biol Phys, 2006, 65 (1): 274–283.

[12] Bai Y R, Wu G H, Guo W J, et al. Intensity modulated radiation therapy and chemotherapy for locally advanced pancreatic cancer: results of feasibility study[J]. World J Gastroenterol, 2003, 9 (11): 2561–2564.

[13] KoongA C, Le Q T, Ho A, et al. Phase I study of stereotactic radiosurgery in patients with locally advanced pancreatic cancer[J]. Int J Radiat Oncol Biol Phys, 2004, 15, 58 (4): 1017–1021.

[14] Schellenberg D, Goodman K A, Lee F, et al. Gemcitabine chemotherapy and single–fraction stereotactic body radiotherapy for locally advanced pancreatic cancer[J]. Int J Radiat Oncol Biol Phys, 2008, 72 (3): 678–686.

[15] HoyerM, Roed H, Sengelov L, et al. Phase–Ⅱ study on stereotactic radiotherapy of locally advanced pancreatic carcinoma[J]. Radiother Oncol, 2005, 76 (1): 48–53.

[16] Chang D T, Schellenberg D, Shen J, et al. Stereotactic radiotherapy for unresectable denocarcinoma of the pancreas[J]. Cancer, 2009, 115 (3): 665–672.

[17] Mahadevan A, Jain S, Goldstein M, et al. Stereotactic body radiotherapy and gemcitabine for locally advanced pancreatic cancer[J]. Int J Radiat Oncol Biol Phys, 2010, 78 (3): 735–742.

[18] Yamaguchi K, Kobayashi K, Ogura Y, et al. Radiation therapy, bypass operation and celiac plexus block in patients with unresectable locally advanced pancreatic cancer [J]. Hepatogastroenterology, 2005, 52 (65): 1605–1612.

[19] Hiraoka T, Kanemltsu K. Value of extended resection and intranporative radiotherapy for resectable pancreatic cancer [J]. World J Surg, 1999, 23 (9): 930–936.

[20] Heinemann V, Boeck S, Hinke A, et al. Meta–analysis of randomizedtrials: evaluation of benefit from gemeitabine based combination chemotherapy applied in advanced pancreatic cancer [J]. BMC Cancer, 2008, 8 (2): 82–93.

[21] ValentiniV, Calvo F, Reni M, et al. Intra–operative radiotherapy (IORT) in pancreatic cancer: Joint analysis of the ISIORT–Europe

experience[J]. Radiother Oncol，2009，91（1）：54–59.

[22] Reni M，Panucci M G，Ferreri A J，et al. Effect on local control an survival of electron beam intraoperative irradiation for respectable pancreatic adenocareinoma[J]. Int J Radiat Oncol Biol Phys，2001，50（3）：651–658.

[23] WillettC G，Del Castillo C F，Shih H A，et al. Long–term results of intraoperative electron beam irradiation（IOERT）for patients with unresectable pancreatic cancer[J]. Ann Surg，2005，241（2）：295–299.

第三十章　胰腺癌的介入治疗

第一节　经血管介入治疗

随着医学影像诊断的进步，2cm以下的小胰腺癌已能做出诊断，但在日常工作中，仍以进展期胰腺癌更为多见。即使2cm以下的小胰腺癌，淋巴管、神经及血管受累均较常见，肿瘤较小，但分期未必早的病例不在少数，大多已失去手术切除机会。同时，手术切除也并非胰腺癌的唯一治疗方法，与多种治疗方法相结合，可以提高患者生存率。

由于胰腺癌为少血供肿瘤，单纯化疗疗效较差，虽然随着抗肿瘤新药的临床应用，使胰腺癌化疗的药物选择有所增加，但单独应用化疗很少有患者生存期超过半年。Shibuya等为了提高肿瘤局部药物浓度，采用注药泵留置和血管紧张肽Ⅱ并用的方法，提高了胰腺癌的疗效。常用化疗药物有EPIR60mg、MMC20mg、5-Fu500mg，副作用有轻度发热、嗳气，未发现因为应用大量抗癌药物而引发的消化道溃疡及胰腺炎的情况。部分病例临床症状明显改善，一段时间后可以重新从事工作，改善了患者的生活质量。近年来，随着化疗药物及分子靶向药物的开发应用，胰腺癌的药物治疗也有了长足的进步。如以Gemcitabine 为主的GP方案或替吉奥（S1）为主的方案，或吉西他滨单药，或与5-Fu、替吉奥、奥沙利铂等联合应用，在改善患者生存质量上都取得了一定进步，但生存期的改善仍不尽如人意。

上述结果显示，对于不能手术切除的进展期胰腺癌，经导管化疗可以作为一种选择，并可以与放疗、热疗相结合，有可能进一步提高疗效。

一、胰腺脉管解剖

胰腺的动脉来自胃十二指肠上动脉、肠系膜上动脉和脾动脉。腹腔动脉干、脾动脉和肝总动脉位于胰腺的上缘。胃十二指肠动脉从肝总动脉分出后，沿胰腺头部上缘经胰头前方向左侧走行。肠系膜上动脉先起始于胰体后方，然后再走行于钩突前方或者钩突左侧。

胃十二指肠动脉从肝总动脉分出后，分出胰十二指肠前上动脉、胰十二指肠后上动脉和胰十二指肠中动脉。胰十二指肠后上动脉在胰头后方，胰十二指肠前上动脉在胰头前方。两者在钩突左侧与肠系膜上动脉发出的胰十二指肠下动脉相互吻合，形成胰头部血管弓，供应胰头血液。脾动脉胰支包括胰背动脉、胰横动脉、胰大动脉、分界动脉和胰尾动脉。

胰体尾部的血管有胰背动脉、胰尾动脉、胰大动脉及由胰背动脉发出向左侧走于胰体尾下方的胰横动脉。它们之间存在多条吻合支。胰大动脉和胰尾动脉从脾动脉发出，胰背动脉一般发自脾动脉，也有起自肝动脉、肠系膜上动脉或者直接发自腹腔动脉干者。胰背动脉向右分出分支，与胰头和胰体尾部的血管相吻合。这些吻合血管在胰前方发出与胰十二指肠前上动脉吻合的前吻合支，在胰腺后发出与胰十二指肠后上动脉相吻合的后吻合支。

静脉包括数条胰十二指肠静脉、一条胰横静脉、来自胰头与胰颈延续部分和通常注入脾静脉的若干胰背静脉。胰横静脉与同名动脉伴行，大部分注入肠系膜上静脉左壁或肠系膜下静脉。胰背静脉引流胰体尾，一般有3～13支，注入脾静脉。脾静脉沿胰体尾部背侧向胰头部走行，与肠系膜上静脉会合后在胰头部背面向右上方斜行构成门静脉主干，然后共同进入肠系膜下静脉或肠系膜上静脉。

胰十二指肠后上静脉在胰头部上缘，在门静脉主干后方汇入，胰十二指肠前上静脉在胰头部前方先汇入胃结肠静脉干，然后共同进入肠系膜上静脉。胰十二指肠前下静脉及胰十二指肠后下静脉在钩突附近分别或共同注入肠系膜上静脉的分支空肠上静脉。

胰腺导管位于胰实质内，分为主胰管和副胰管。主胰管起自胰尾，向头部横向走行，长度平均为13.8cm（8.2～19.1cm），管径自左向右逐渐增大，尾端平均0.2cm，头端平均0.4cm。主胰管到达胰头右缘时，通常与胆总管汇合成壶腹部，开口于十二指肠降部后内侧的大乳头。有副胰管存在时（出现率约为80%），则在胰头上方横行，在乳头部上方十二指肠降部前内侧汇入小乳头。副胰管一般在胰头颈部交界处与主胰管汇合，但也有10%左右并不汇合。胰腺导管变异较多，ERCP常可直观地进行观察。

胰腺供血动脉的特点：分支细小，来源广泛，吻合丰富。针对胰腺肿瘤的灌注治疗主要经动脉进行，因此要充分了解胰腺周围血供来源至关重要。

二、胰腺癌影像学表现

目前，胰腺肿瘤的检查方法甚多，US、CT、MRI、DSA都是可供选择的影像学检查手段。作为补充性影像诊断手段，超声内镜、内镜下逆行胰胆管造影（ERCP）等也发挥着重要的作用。

（一）CT

由于胰腺癌一般血运不丰富，平扫不易获得全部诊断信息。通常需应用增强扫描，早期显示为低密度占位，晚期与正常胰腺大致相同或有时稍高；较大肿瘤可造成胰腺轮廓和外形的改变，表现为局限性膨大、突出的肿块影，边缘呈分叶状。胰腺癌导致的间接征象同样应予以重视，当原发病变较小时，间接征象的观察尤为重要。间接征象包括胰腺癌造成的胰周组织结构的改变和远处脏器的转移性病灶。本节着重阐述胰周血管受累的CT征象：①胰周血管周围的脂肪层消失；②胰周血管被肿块包绕（范围超过180°）或包埋于肿块内；③胰周血管形态异常（如变细、边缘不整齐等）以及走行异常（如僵直，被推挤等）；④受累血管不显影，或管腔扩大，内可见软组织密度癌栓；⑤可发现代偿性的静脉侧支循环的建立。

（二）DSA

由于胰腺癌血供差，血管造影常不表现为病变区分支增多、实质期异常染色等，而是表现为血管包绕、偏移，血管受压、变细，血管管径异常，纤细、锯齿样、不规则串珠样，血流动力学改变，血流速度减慢。

常见的血管造影表现有：①供血动脉不规则狭窄：这是最常见和最具特征性的血管造影征象，供血动脉表现为不规则狭窄，有僵直感，严重者可致完全性闭塞；②肿瘤染色：胰腺癌血供不丰富，属乏血供肿瘤，一般肿瘤染色较浅淡；③邻近血管移位：系肿瘤对周围脏器压迫所致；④静脉受累：静脉壁较薄，容易受肿瘤压迫，表现为静脉受压、变窄甚至完全闭塞。当静脉闭塞时，可见迂曲、扩张的侧支血管显示。而少见的血供丰富胰腺肿瘤，如胰岛细胞瘤，可表现为供血动脉管径轻度增粗，病变区域内部分血管狭窄、移位、实质期见异常浓染等。另外，胰腺各部血供来源不同，因此血管造影中，应仔细观察各供血血管的细微变化，尤其是小的肿瘤更应细心观察异常变化。造影时操作手法一定要轻柔，以免导丝刺激引起血管痉挛，造成狭窄甚至闭塞等假象。

（三）MRA

采用脂肪抑制技术时，肿瘤在T1加权像呈低信号，与正常部分的高信号形成明显对比；伴发胰腺炎时与肿瘤信号相等，区别起来比较困难，可以结合ERCP或血管造影表现间接推断其存在。

三、动脉内插管灌注治疗

随着介入治疗技术临床应用的日益广泛，尤其是经导管肝动脉化疗栓塞术（transcatheter arterial chemoembolization，TACE）在原发性肝癌治疗中取得令人鼓舞的短期疗效后，越来越多的实体性肿瘤尤其是富血供肿瘤的治疗应用到介入治疗技术。

将导管选择性或超选择性插入肿瘤供血靶动脉后，以适当的速度注入适量的抗肿瘤药物及栓塞剂，使靶动脉闭塞，引起肿瘤组织的缺血坏死。使用抗癌药物或药物微球进行栓塞可起到化疗性栓塞的作用，称之为TACE，这也是目前临床最常应用于原发性肝癌的非手术治疗方法。

动脉灌注化疗（transcatheter arterial infusion，TAI）是将导管选择性或超选择性插入到肿瘤供血靶动脉后，经导管注入一种或几种抗肿瘤化疗药物，是对体内肿瘤进行治疗的一种方法。

动脉灌注化疗术可将几种最有效的抗癌药搭配在一起，通过导管技术找到肿瘤的供养动脉，把抗癌药直接注入肿瘤组织。这种疗法主要有两大优势：一方面将高浓度的药物直接作用于局部，发挥最大的抗肿瘤作用，对全身毒副作用相对较小，使绝大部分患者能接受治疗；另一方面，治疗创伤小、可重复性高、患者耐受好。这种技术特别适用于那些失去手术机会或不宜手术的恶性肿瘤。

（一）适应证

由于经动脉内灌注化疗具有创伤小、耐受好的优点，绝大部分患者都可耐受手术。

（1）不能手术根治的胰腺癌。

（2）术前新辅助化疗。

（3）术后预防复发或远处转移。

（4）不愿接受外科手术者。

（5）不能耐受根治性外科手术者。

（二）禁忌证

（1）严重肝、肾功能异常。

（2）严重凝血功能障碍。

（3）碘过敏者；此为相对禁忌证，可应用过敏概率小的非离子造影剂或术前做脱敏治疗后再行造影检查。

（4）极度衰竭者。

（5）大量腹水者。

（6）有感染存在者。

（7）白细胞$<3\times10^9$/L，血小板$<50\times10^9$/L者。

（三）术前准备

（1）心电图、胸片。

（2）碘过敏试验。

（3）血常规，凝血功能检查。

（4）肝、肾功能检查。

（5）腹股沟区备皮。

（6）术前4～6h禁食。

（7）术前10min予地塞米松、止吐剂。

（8）签术前知情同意书；做好患者思想工作，取得配合。

（四）方法和步骤

（1）常规方法　2%利多卡因行腹股沟区局麻，采用Seldinger技术行股动脉穿刺（常规取右侧），在导丝导引下导入导管，DSA监视下将导管头段选择至腹腔动脉和（或）肠系膜上动脉造影（图30-1），根据造影情况选择灌注血管。

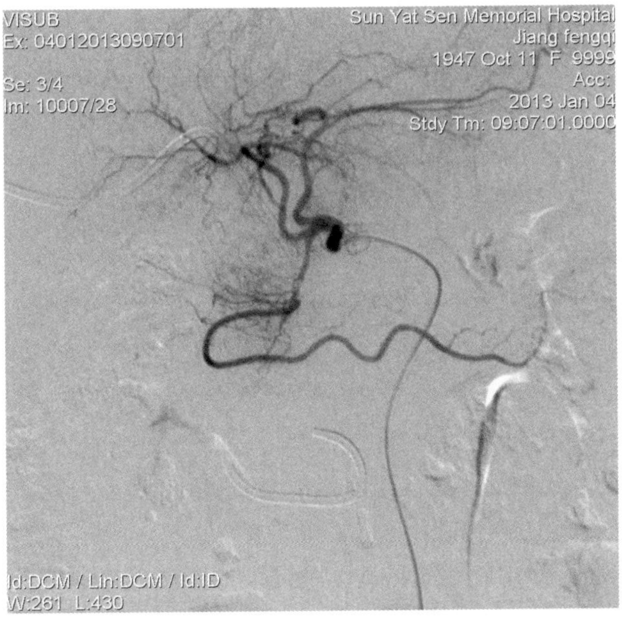

A．肝总动脉造影动脉期：胃十二指肠动脉近段管腔不规则、僵硬、异常小分支增多

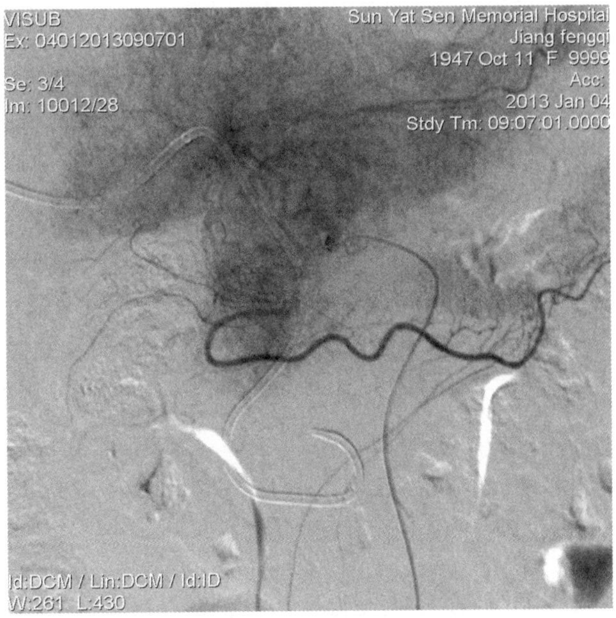

B．肝总动脉造影实质期：胰头区轻度异常染色并向上延续至肝门

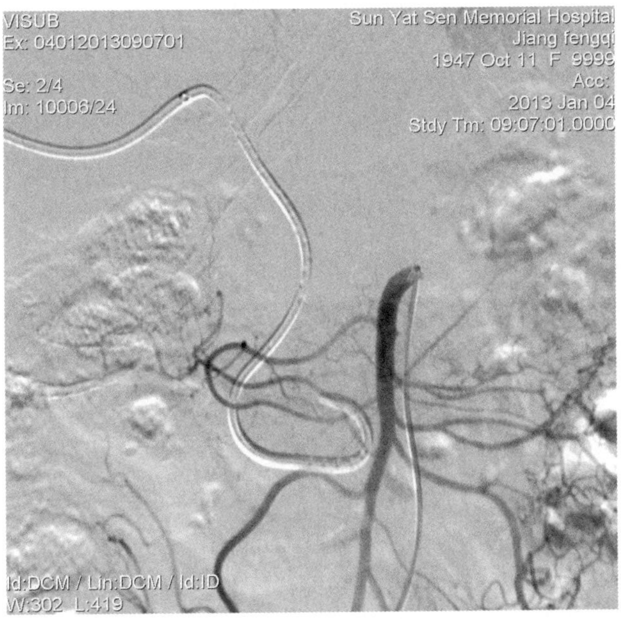

C．肠系膜上动脉造影动脉示：胰十二指肠下动脉形态正常，未见明显异常分支

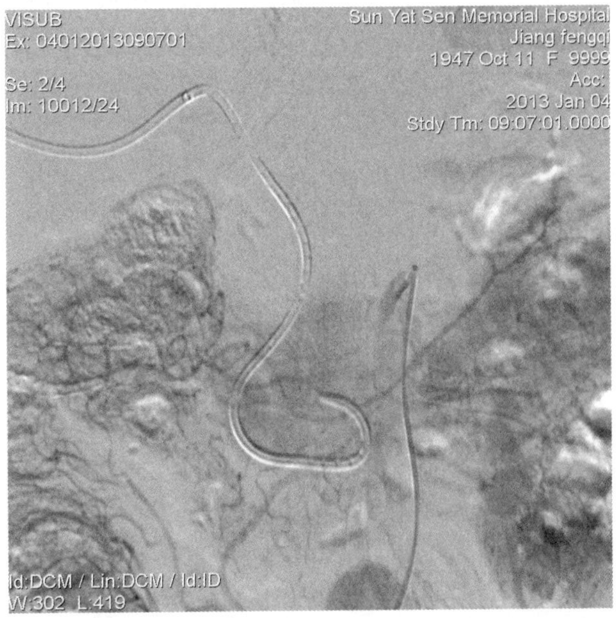

D．肠系膜上动脉造影实质期：胰头区未见明显异常染色

图30-1　胰腺癌行DSA选择性动脉造影

通常选取胃十二指肠动脉或经肠系膜上动脉至胰十二指肠下动脉，经导丝配合将导管插至靶血管后即可开始灌注化疗药。化疗药需稀释后缓慢注入，如GP方案中GEM要用100mL生理盐水进行稀释，否则易导致动脉痉挛、腹痛；铂类稀释到250mL用输液泵1h泵入。完成灌注后，用肝素盐水冲管、退出导管，压迫穿刺点10～15min，后加压包扎。术后抗生素应用24h。

动脉灌注治疗胰腺癌的周期一般是由所用化疗方案要求的周期决定的，如GP方案的周期是28天。

（2）辅助方法　常规可应用5F Cobra、Yashiro 或者 RH导管进行治疗。但如患者动脉管径纤细、分支角度异常或者侧支吻合丰富，常规导管操作常不能完全达到治疗目的。

靶血管管径纤细、迂曲或分支角度异常，可选用微导管，在微导丝引导下将微导管管头置于靶血管开口，即可进行化疗灌注。

胰头区侧支吻合较丰富时，单独从单一动脉入口灌注化疗往往疗效不佳，其原因是注入的化疗药物容易被来自其他侧支动脉的血流稀释，降低疗效。此时，可保留容易插管操作的供血动脉，而将其他主要侧支动脉永久栓塞，将多支动脉供血变成单支动脉供血，保障从单一动脉灌注高浓度化疗药物，提高疗效。

（3）联合应用　目前胰腺癌一线化疗方案常用GP方案，由于升高局部温度可提高肿瘤细胞对铂类化疗药物的敏感性，因此可在完成GEM化疗灌注后，在灌注铂类药物的同时对胰腺肿瘤区进行热疗以提高疗效。本单位采用内生场肿瘤热疗仪进行同步热化疗治疗胰腺癌取得了较好的疗效。

（五）术后处理

（1）穿刺部位处置　穿刺动脉下肢制动24h，局部压迫12h，注意观察足背动脉搏动及肢体感觉、运动功能。

（2）预防感染　予以抗感染治疗，减少感染的机会。

（3）减轻化疗药物毒副反应　注意预防化疗药毒副作用，减少对肝、肾功能的损害。如应用顺铂（DDP）可依应用剂量予以水化治疗。

（六）并发症

（1）介入操作相关　造影剂过敏，严重者可致休克。

（2）血管损伤、大出血；穿刺部位出血、血肿或夹层形成。

（3）动脉粥样斑块脱落、血栓形成。

（4）化疗药毒副作用　胃肠道反应、肝功能损害、发热、疼痛、骨髓抑制等。

（七）动脉灌注化疗优点及不足

（1）微创　皮肤创口仅为2mm左右，患者痛苦少。

（2）术程短　一般动脉置管操作可在30min内完成、热疗时间约1h。

（3）副作用小　因用药量小，局部药物浓度高，副作用小。

（4）靶向性强　精确定位，精确治疗，对正常组织损伤小。

（5）局部血药浓度高　肿瘤局部化疗药物浓度高，提高抗肿瘤效果。

（6）恢复快　术后24h可正常活动，对那些年老、体弱的患者尤其适用。

（7）安全　仅需局部麻醉，降低麻醉风险。

（8）不能完全杀灭肿瘤细胞，需重复治疗。

（9）多次重复操作容易导致因介入操作所致的并发症发生率增高。

（10）多次操作增加医患的放射辐射剂量。

（八）药盒导管系统的应用

药盒导管系统（port catheter system，PCS）是应用介入方法经皮穿刺股动脉或锁骨下动脉进行动脉插管植入PCS，并利用PCS进行灌注化疗。PCS一次植入可长期留置，克服了常规介入治疗需要多次、反复插管的缺点，既减少了患者痛苦、减少了医疗费用，也减轻了医患双方接受X线辐射的剂量。利用PCS系统可进行经动脉持续灌注化疗。

（九）经动脉灌注化疗的疗效

与外周静脉化疗相比，动脉灌注化疗具有靶器官区域药物局部浓度高、不良反应少等特点。文献报道胰腺癌的区域性动脉灌注化疗多以大剂量的、一次性冲击灌注为主。1990年，Arredondo等在毕格犬上用丝裂霉素进行区域性动脉灌注实验，他们发现胰腺和十二指肠组织中的药物浓度明显高于全身静脉给药，在胰腺及体内滞留的时间明显延长，同时对全身主要脏器的不良反应较外周静脉化疗时小。1998年，Aigner等报道了中晚期胰腺癌区域灌注化疗和全身静脉化疗的随机对照实验，区域灌注化疗组中位生存期为33周，而全身静脉化疗组为11周，肿瘤化疗的疗效与药物的有效浓度和持续时间成正比。2002年，傅德良等实验研究证明胰腺区域性灌注化疗时靶器官内的药物浓度是全身静脉化疗时的数倍，并能使胰腺周围组织产生明显的炎性反应。

经动脉灌注化疗的特点包括有：①能在靶器官区域达到化疗药物的局部高浓度，经动脉灌注时靶器官内的药物浓度是全身静脉化疗时的10～16倍；②不良反应较全身静脉化疗小；③能在胰腺与周围血管和组织间产生明显的炎性间隙；④使胰腺组织变韧，从而减低胰空肠吻合口漏的概率；⑤能有效抑制肿瘤生长，改善患者的全身症状，延长生存期；⑥围手术期经动脉持续灌注化疗，对进展期胰腺癌有降期作用，有助于提高手术切除率，可杀灭亚临床病灶和微小转移灶，可减少术后复发和转移。

经动脉持续灌注治疗胰腺癌的报道则相对少见。2000年，Homma等报道超选择性插管以微弹簧圈阻断部分胰腺血流，改变胰腺的血流动力学，再将导管留置于脾动脉和肝动脉（有肝转移者），导管另一端连接化疗泵，经化疗泵进行持续灌注化疗，对胰腺原发灶和肝转移灶均有良好疗效，23例胰腺癌平均生存期19个月。

肿瘤化疗的疗效与药物的有效浓度和持续时间成正比。相对于静脉化疗和经动脉一次性冲击灌注化疗，动脉持续灌注化疗可延长肿瘤局部高浓度化疗药物的作用时间，使化疗药物以相当高的浓度在较长的时间内持续作用于肿瘤组织，从而提高化疗药物的疗效。

关于动脉灌注化疗与全身静脉化疗2种方法的疗效比较，国内外相关的研究比较少见，研究结果亦很不一致。其中一种观点认为动脉灌注化疗优于外周静脉化疗，另一种观点认为二者疗效相当，还有一种观点认为外周静脉化疗优于动脉灌注化疗。在认为动脉灌注化疗优于外周静脉化疗的作者中，又有3种不同观点：其一认为动脉灌注化疗仅能提高临床受益率，其二认为动脉灌注化疗仅能提高生存率，其三认为动脉灌注化疗既能提高临床受益率，又能提高生存率。

四、介入导向基因治疗

将某些基因导入胰腺癌细胞中，可增强一些抗癌药物的疗效或提高机体免疫力。最初比较简单的基因导入方法是Schmid等直接将外源性基因Lac2通过胰管或动脉内注射导入胰腺细胞中。此后Sato等采用细胞因子受体基因转染技术，将转染了肿瘤坏死因子（TNF）受体基因R55的人胰腺癌细胞株AsPC-1接种于裸鼠，再在其瘤体内注入TNF，结果表明转染了R55基因的肿瘤受到持久抑制。胰腺癌基因治疗尚处于实验阶段，将具有广阔的应用前景。

五、分子靶向药物治疗

随着现代医学水平的进步，医学界对胰腺癌基因、信号通路研究的深入，胰腺癌靶向治疗已成为治疗胰腺癌新的方法。该疗法针对肿瘤细胞与正常细胞之间的差异，改变肿瘤细胞的基因或生化通道，进而达到杀死肿瘤细胞的目的，对正常细胞影响极小。目前被临床应用的靶向药物可以分为人类表皮生长因子受体靶向药物、血管内皮生长因子靶向药物、法尼基转移酶抑制剂、基质金属蛋白酶组织抑制剂等4大类。

（一）人类表皮生长因子受体靶向药物

目前已知的4种表皮生长因子受体主要有EGFR、HER-2、HER-3、HER-4。这4种受体具有高度同源性、结构高度相似的特点，它们的生物学效应是刺激细胞增殖和分化，当细胞癌变时HER会过度表达，通过自分泌的方式来刺激细胞，使其增殖失控，并启动多种蛋白酶和促血管生成因子的表达使癌细胞转移加速。

目前临床上使用的表皮生长因子受体靶向药物主要有2种，一种是阻断EGFR结合位点的单克隆抗体类药物；另一种是以抑制EGFR的酪氨酸激酶活性为途径的酪氨酸激酶抑制剂。

（二）血管内皮生长因子靶向药物

研究发现，血管内皮生长因子靶向药物既可与化疗联合应用也可单独使用。目前发现的最重要的促血管生成因子药物是V贝伐单抗EGF，它能增加血管的渗透性，促进恶性肿瘤转移。

（三）法尼基转移酶抑制剂

法尼基转移酶抑制剂是一种还在实验阶段的胰腺癌靶向治疗药物。其作用的靶分子是细胞信号转导通路中的Ras蛋白，而Ras蛋白是一种参与细胞信号转导、调节细胞增殖与分化的重要分子。Ras基因突变后，Ras蛋白将持续处于活化状态，信号转导紊乱，因此，法尼基转移酶抑制剂有抗肿瘤作用。

（四）基质金属蛋白酶组织抑制剂

基质金属蛋白酶是一种内肽酶，它能降解基底膜和细胞外基质成分，在胰腺癌肿瘤的侵袭与转移中发挥着重要作用。基质金属蛋白酶组织抑制剂可减轻缺血和再灌注损伤，因此可治疗胰腺癌。

由于目前胰腺癌的常规治疗方法很难有效改善患者的生存时间及生存质量，最新出现的胰腺癌靶向治疗法增强了患者治疗胰腺癌的希望，虽然目前该疗法试验结果并不乐观，但随着科研人员的不断努力，其疗效也必然将大大增强。

（许林峰）

第二节　经皮穿刺抗癌治疗

一、无水乙醇注射

常用于肝内小占位的消融治疗，由于胰腺位于身体深部，前方有多种器官阻挡不易直接穿刺到达，故临床应用较少。胰腺癌晚期，腹膜后多发淋巴结转移导致顽固性腹痛，可行腹腔穿刺无水乙醇注射腹腔神经丛阻滞治疗，引导设备常为CT。具体操作可参照相关文献。

二、放射性粒子植入术

放射性粒子植入治疗胰腺癌属放射治疗范围，在国内应用较国外广泛。从目前临床观察数据统计，放射性粒子（图32-2）可应用于各期胰腺癌的治疗，均有一定的治疗效果，甚至好于手术疗效，但对于术前评估可以手术切除的胰腺癌患者应以手术切除为主。

（一）放射性粒子治疗胰腺癌适应证

（1）不能手术切除的，预计生存期大于3个月的胰腺癌患者。

（2）局部晚期患者。

（3）不愿意接受胰腺癌切除手术的患者。

（4）预计生存期小于3个月，为缓解持续性上腹部疼痛可慎重选择粒子植入治疗。

（5）对于原发肿瘤最大径>7cm的病例应慎重选择离子治疗。

（二）放射性粒子治疗胰腺癌禁忌证

（1）有证据证明肿瘤已经广泛转移。

（2）有恶病质者，不能接受放射性粒子植入治疗。

（三）放射性粒子治疗剂量

放疗已越来越多地应用于局部进展期胰腺癌（包括辅助治疗），放疗的合适剂量至今没有达成明确共识。2009版NCCN胰腺癌治疗指南建议以5-Fu联合放疗作为辅助治疗选择。手术切除肿瘤后辅助放疗剂量推荐45～54Gy，未能切除肿瘤的放疗剂量推荐为50～60Gy。

放射性粒子组织植入治疗胰腺癌目前尚未有明确的最佳推荐治疗剂量。国内放射性粒子治疗胰腺癌术前治疗计划制定的匹配周缘剂量为110～160Gy，国外Perez等报道其最小周边剂量为136.6Gy。^{125}I粒子活度：每颗0.4～0.5mCi。

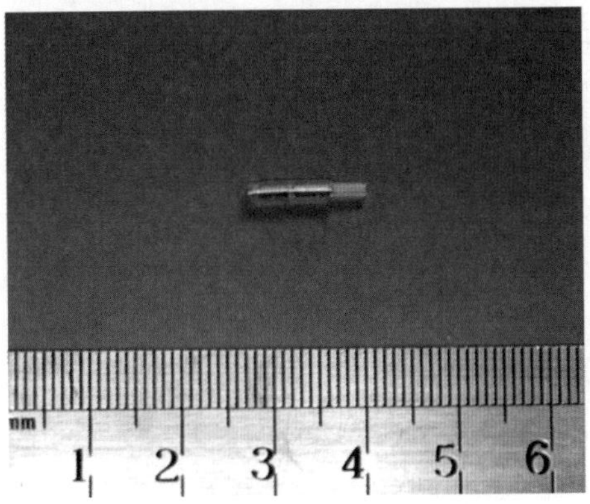

A. ^{125}I粒子 实体图（2枚）

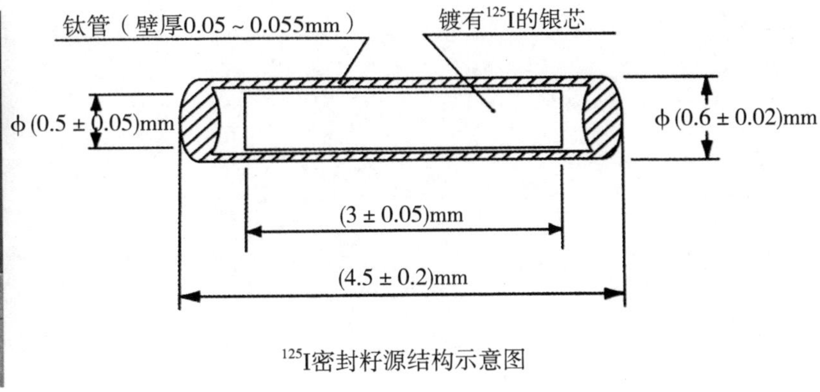

B. ^{125}I粒子内部结构示意图

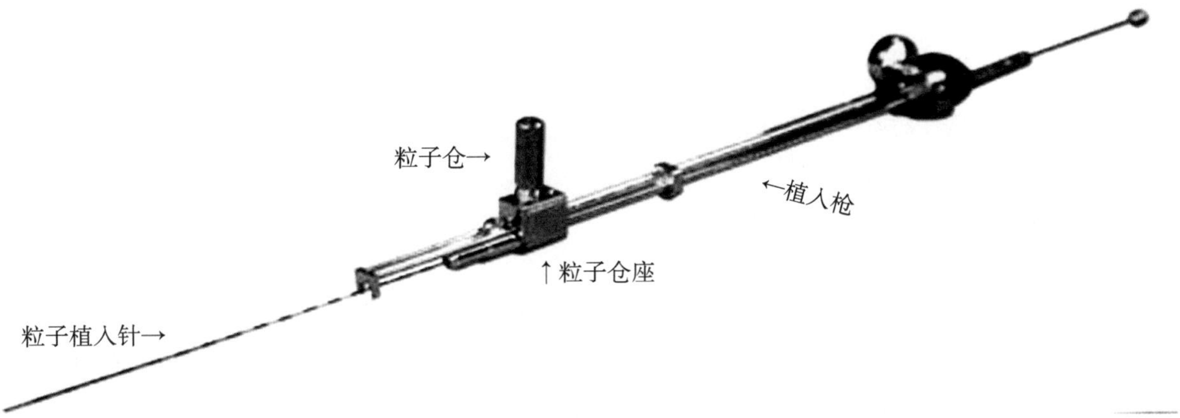

C. 粒子植入系统

图30-2 ^{125}I粒子植入系统实体图

（四）放射性粒子治疗胰腺癌

（1）术前准备 胰腺癌患者出现梗阻性黄疸比例较高，因此对黄疸时间长、肝功能较差的患者术前经皮肝穿胆道引流是必要的，协同药物保肝治疗，短时间内可以恢复肝功能至可以承受麻醉、手术的水平。梗阻性黄疸常出现维生素K_3缺乏，手术过程中易出血，因此术前应给予补充。

（2）术前治疗计划的制定 手术前根据CT检查结果评价肿瘤，手术切除肿瘤可能性较小的病例均根据CT影像资料、肿瘤定位系统软件（TPS）进行三维立体数字化影像重建，制定术前治疗计划（粒子植入剂量、最佳分布方式），手术过程中根据肿瘤实际情况进行计量优化（图30-3）。

（五）植入方式

（1）开放式 即外科手术术中，对于无法手术切除的残留病灶、可疑有胰周淋巴结转移、预计消化道短期内可能出现梗阻和（或）已经有上消化道梗阻者可植入放射性粒子。开放式手术行放射性粒子植入推荐使用术中超声。超声探头越小越便于操作，术中超声可以明确肿瘤的侵犯范围、位置、与重要血管和脏器的关系，同时可以探查到术前难以发现的转移肿瘤，在穿刺过程中术中超声可以实时观察穿刺针的位置，防止误穿大血管、胰管、肠管等。

（2）闭合式　即影像设备引导下，经皮穿刺在胰腺癌瘤内或周围肿大淋巴结植入放射性粒子的过程。常用引导设备为CT、超声。由于胰头周围血管分布较丰富，穿刺术中除了依据CT平扫引导定位外，必须参考胰腺增强CT扫描影像，避免穿刺损伤重要脉管分支，同时也有助于避免粒子迁徙。

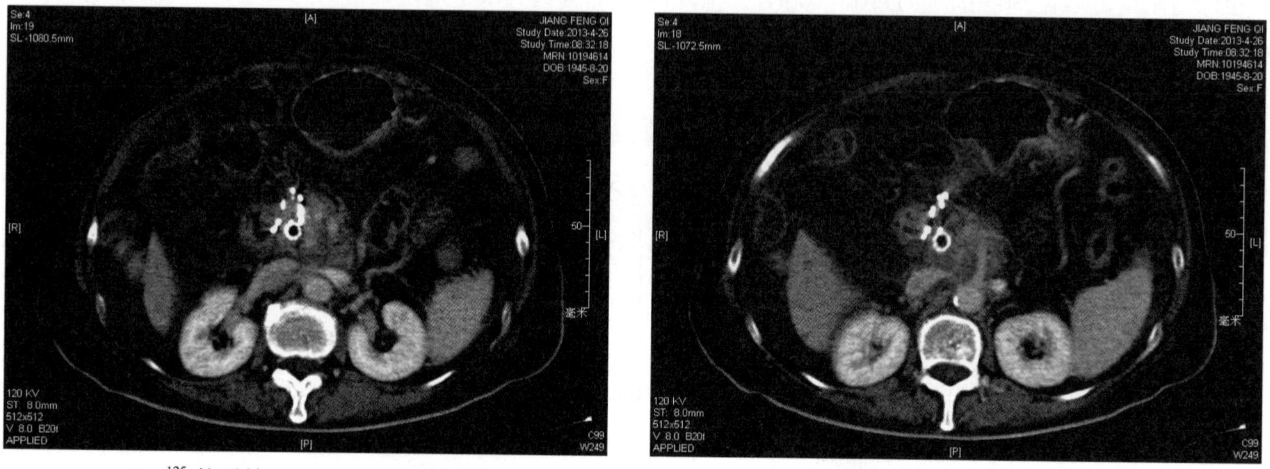

A．^{125}I粒子植入后CT扫描典型切面　　B．高密度环形结构为胆道支架

图30-3　^{125}I粒子植入后CT扫描图

（六）术后处理

（1）术后防护　为避免放射性污染及对周围人群、环境的保护，放射性粒子植入术后患者均需穿戴放射防护服；如有条件，应予以独立病房。

（2）开放式手术术后处理均需要必要的术后防护。

（七）术后并发症

（1）胰瘘　穿刺过程中损伤胰管所致。若引流管引流液或腹水中淀粉酶浓度大于血清淀粉酶浓度3倍以上，引流量每天超过50mL，并表现出腹膜刺激征和（或）进行性腹痛和（或）经影像学证实则可诊断胰瘘存在。发现并证实有胰瘘存在后及时引流胰液，同时使用抑制胰酶分泌药物，多可治愈。穿刺过程中避免损伤主胰管是防止胰瘘的最有效手段。

（2）胃肠道症状　出现腹胀、恶心、呕吐、食欲减退等胃肠道症状，甚至胃瘫，与传统胰腺癌胆道旁路手术相比症状较重，持续时间长。其原因为：放射性粒子植入区域距胃、十二指肠及胆肠吻合口较近，可引起胃、十二指肠、小肠放射性肠炎。使用胃肠动力药物及胃肠道黏膜保护剂治疗，症状可在短期内缓解。

（3）腹水　腹水检查排除胰瘘，给予充分营养支持及生长抑素治疗后腹水可逐渐吸收，其原因为：①营养状况差，低蛋白性腹水；②粒子对肿瘤组织的放射性损伤产生腹水；③为了充分显露肿瘤，分离肿瘤周围组织当时损伤较小的淋巴管；④粒子植入区域距离门静脉较近，引起短暂的门静脉高压，产生腹水。少见病例产生乳糜性腹水，可禁食油脂，静脉营养，应用生长抑素（0.1mg，皮下注射，每8h 1次）治疗，有望缓解。

（4）粒子迁徙　是穿刺植入粒子时粒子误入门静脉和下腔静脉系统所致，常见部位肝脏、肺部，一般无须特殊处理。

（5）感染、出血、乳糜漏　这些并发症临床少见，经对症治疗后一般均可治愈。

（八）放射性粒子植入治疗后的辅助治疗

吉西他滨1 000mg/m^{2}超过30min静脉注射，每周1次，连续使用3周，休息1周，为1周期；连续给药4周期被认为是标准的单药化疗方法；另外还有多种以吉西他滨为主的联合化疗方案可供选择应用。（NCCN 2012）若患者一般状态较好可选用氟尿嘧啶和奥沙利铂化疗。术后1个月复查，根据肿瘤退缩情况决定是否加外照射。

（九）复查与随访

放射性粒子植入治疗后患者应在术后1个月、2个月、6个月复查，进行胰腺CT检查并检验肿瘤标志物指标以了解治疗效果，明确患者是有由局部肿瘤进展、复发、转移等情况，之后的2年内每3个月复查1次。2年后每6个月复查1次。

（十）临床疗效

根据国内1994—2009年文献检索统计，Ⅲ期以上胰腺癌：姑息性手术1 071例，中位生存时间为9.0个月；探查手术242例，中位生存时间为4.5个月，平均中位生存时间为8.17个月（未手术组538例，考虑为临床终末期病例，未统计）。

481例应用放射性粒子治疗，Ⅰ期2例，Ⅱ期42例，Ⅲ期42例，Ⅳ期33例；Ⅲ期以上326例。放射性粒子治疗后的中位生存时间：Ⅰ期、Ⅱ期18.2个月，Ⅲ期以上11.8个月。同时，上腹部及腰背部疼痛缓解总有效率83.7%。

（许林峰）

参考文献

[1] 贺能树，吴恩惠．中华影像医学・介入放射学卷[M]．北京：人民卫生出版社，2005．

[2] 李松年．现代全身CT诊断学：下卷[M]．北京：中国医药科技出版社，2001．

[3] 洪国斌，周经兴，梁碧玲．经动脉持续灌注化疗治疗中晚期胰腺癌的临床分析[J]．肿瘤防治研究，2007，34（1）：54–56．

[4] 许林锋，洪国斌，陈耀庭，等．经动脉灌注吉西他滨和52氟尿嘧啶联合热疗治疗中晚期胰腺癌的临床分析[J]．中华肿瘤防治杂志，2007，16，1247–1249．

[5] 周经兴，洪国斌，许凌云，等．选择性动脉插管持续灌注化疗治疗晚期胰腺癌的疗效分析[J]．癌症，2004，23（12）：1677–1680．

[6] 任大力，陈启龙．胰腺癌介入治疗展望[J]．现代肿瘤医学，2009，9（17），1820–1822．

[7] 李伟，程合，倪泉兴．胰腺癌经动脉介入治疗的研究现状[J]．中国癌症杂志，2011，6（21）：478–483．

[8] 洪国斌，周经兴，梁碧玲．影响中晚期胰腺癌预后因素的Cox 回归分析[J]．循证医学，2006，6（6）：164–166．

[9] Hong G B，Zhou J X，Sun H B，et al．Continuous transarterial infusion chemotherapy with gemcitabine and 5–Fluorouracil for advanced pancreatic carcinoma[J]．Asian Pacific J Cancer Prev，2012，2669–2673．

[10] Park S，Chung M J，Park J Y，et al．Phase Ⅱ trial of erlotinib plus gemcitabine chemotherapy in Korean patients with advanced pancreatic cancer and prognostic factors for chemotherapeutic response[J]．Gut Liver，2013，7（5）：611–615．

[11] Heinrich S，Kraft D，Staib–Sebler E，et al．Phase Ⅱ study on combined intravenous and intra–arterial chemotherapy with gemcitabine and mitomycin C in patients with advanced pancreatic cancer[J]．Hepatogastroenterology，2013，60（126）：1492–1496．

[12] Moretto R，Raimondo L，De Stefano A，et al．FOLFIRI in patients with locally advanced or metastatic pancreatic or biliary tract carcinoma：a monoinstitutional experience[J]．Anticancer Drugs，2013，24（9）：980–985．

[13] Chung J W，Jang H W，Chung M J，et al．Folfox4 as a rescue chemotherapy for gemcitabine–refractory pancreatic cancer[J]．Hepatogastroenterology，2013，60（122）：363–367．

[14] Herman J M，Wild A T，Wang H，et al．Randomized phase Ⅲ multi–institutional study of TNFerade biologic with fluorouracil and

radiotherapy for locally advanced pancreatic cancer: final results[J]. J Clin Oncol, 2013, 31 (7): 886-894.

[15] Eguchi H, Nagano H, Tanemura M, et al. Preoperative chemoradiotherapy, surgery and adjuvant therapy for resectablepancreatic cancer[J]. Hepatogastroenterology, 2013 (124): 904-911.

[16] Gourgou-Bourgade S, Bascoul-Mollevi C, Desseigne F, et al. Impact of FOLFIRINOX compared with gemcitabine on quality of life in patients with metastatic pancreatic cancer: results from the PRODIGE 4/ACCORD 11 randomized trial[J]. J Clin Oncol, 2013, 31 (1): 23-29.

[17] Olszewski A J, Grossbard M L, Chung M S, et al. Phase I study of oxaliplatin in combination with gemcitabine, irinotecan, and 5-fluorouracil/leucovorin (G-FLIE) in patients with metastatic solid tumors including adenocarcinoma of the pancreas[J]. J Gastrointest Cancer, 2013, 44 (2): 182-189.

[18] Mattiucci G C, Ippolito E, D'Agostino G R, et al. Long-term analysis of gemcitabine-based chemoradiation after surgical resection forpancreatic adenocarcinoma[J]. Ann Surg Oncol, 2013, 20 (2): 423-429.

[19] Sullivan K M, Kozuch P S. Chemotherapy and other supportive modalities in the palliative setting forpancreatic cancer[J]. Cancer J, 2012, 18 (6): 633-641.

[20] Chen J B, Li J L, He L H, et al. Radical treatment of stage IV pancreatic cancer by the combination of cryosurgery and iodine-125 seed implantation. World J Gastroenterol, 2012, 18 (47): 7056-7062.

[21] Wang K X, Jin Z D, Du Y Q, et al. EUS-guided celiac ganglion irradiation with iodine-125 seeds for pain control inpancreatic carcinoma: a prospective pilot study[J]. Gastrointest Endosc, 2012, 76 (5): 945-952.

[22] Cao X F, Lü J. Current status and future perspectives of interstitial ^{125}I seed implantation treatment for malignant tumors. Zhonghua Zhongliu Zazhi, 2012, 34 (2): 81-83.

[23] Du Y Q, Li Z S, Jin Z D. Endoscope-assisted brachytherapy for pancreatic cancer: from tumor killing to pain relief and drainage[J]. J Interv Gastroenterol, 2011, 1 (1): 23-27.

[24] Ma J X, Jin Z D, Si P R, et al. Continuous and low-energy ^{125}I seed irradiation changes DNA methyltransferases expression patterns and inhibits pancreatic cancer tumor growth[J]. J Exp Clin Cancer Res, 2011, 30: 35.

[25] Zou Y P, Li WM, Zheng F, et al. Intraoperative radiofrequency ablation combined with 125 iodine seed implantation for unresectable pancreatic cancer[J]. World J Gastroenterol, 2010, 16 (40): 5104-5110.

[26] Wang C F, Zhao P, Li Y X, et al. Role of 125I seed implantation in treatment of unresectable pancreatic cancer[J]. Zhonghua Yi Xue Za Zhi, 2010, 90 (2): 92-95.

[27] Zhongmin W, Yu L, Fenju L, Clinical efficacy of CT-guided iodine-125 seed implantation therapy in patients with advanced pancreatic cancer[J]. Eur Radiol, 2010, 20 (7): 1786-1791.

[28] Wang J, Jiang Y, Li J, et al. Intraoperative ultrasound-guided iodine-125 seed implantation for unresectablepancreatic carcinoma[J]. J Exp Clin Cancer Res, 2009, 28: 88.

[29] Nakata B, Amano R, Kimura K, et al. Comparison of prognosis between patients of pancreatic head cancer with and withoutobstructive jaundice at diagnosis[J]. Int J Surg, 2013, 11 (4): 344-349.

[30] Eum Y O, Kim Y T, Lee S H, et al. Stent patency using competing risk model in unresectable pancreatic cancers inserted with biliary self-expandable metallic stent[J]. Dig Endosc, 2013, 25 (1): 67-75.

[31] Chu Y L, Wang X F, Gao X Z, et al. Endoscopic ultrasonography in tandem with endoscopic retrograde cholangiopancreatography in the management of suspected distal obstructive jaundice[J]. Eur J Gastroenterol Hepatol, 2013, 25 (4): 455-459.

第三十一章　晚期胰腺癌的内镜姑息治疗

进展期胰腺癌不可避免地侵及周围脏器结构，胆管和十二指肠是最常见受累器官。管腔内支架置入术是治疗管腔阻塞或狭窄性病变的手术。通常先行管腔阻塞穿通、扩张，再在腔内置入内支架。分为血管性和非血管性2大类。前者主要治疗阻塞性血管病变，可提高疗效，减少再狭窄；后者主要用于肿瘤性消化道或胆道管腔狭窄，可解决梗阻。内支架要求扩张性能好，狭窄复发率低。

第一节　胆道梗阻后支架植入

一、胆道梗阻的诊断及临床表现

胆道梗阻是一组由胆管系统管腔内、外和管壁本身的良、恶性病变引起的胆道阻塞，常伴有阻塞近端的胆管扩张、胆道感染。病变进展，可发生脓毒败血症、胆汁性肝硬化、肝功能衰竭和肝肾综合征等，危及生命。一般来说，胆道梗阻的外科手术治疗仍是目前最重要的根治方法。但近年来，由于介入治疗方法和器械的进步，使其取代了部分外科手术疗法，或者成为外科手术前、后的重要协助手段。

胆道梗阻的临床症状主要为：黄疸，皮肤和巩膜黄染、尿黄，多呈进行性加重，并可有因肿瘤引起的腹痛或上腹包块。

本节仅阐述胰腺癌导致的胆道梗阻的相关介入治疗。

二、胆道梗阻后介入治疗的适应证

胆道梗阻的介入治疗包括一系列技术，可根据不同的病因采用不同的技术方法（表31-1）。适应证选择的原则为：影像和实验室检查证实为胆道梗阻并近端胆道扩张，经非手术治疗效果不明显且无禁忌证者均可视为介入治疗的适应证，可见介入治疗的适应性非常好。总体而言，介入疗法因其创伤小，适用范围较外科手术治疗的范围更宽，特别适用于老年、体弱患者。

表31-1　胆道梗阻病因及可选择应用的介入疗法

病　因	介入治疗方法
急性化脓性胆管炎	PTCD
胆结石、术后残留结石	PTCD，经皮、T管、内镜取石、溶石术、碎石术等
胆道蛔虫	经皮驱虫、经内镜驱虫、取虫
胆管良性狭窄	PTCD，经皮肝胆管球囊扩张术、支架植入术
胆管恶性狭窄	PTCD，经皮肝胆管内支架植入术、经导管动脉内化疗灌注术

三、胆道梗阻后治疗的禁忌证

（1）恶液质且预计通过治疗无法改善者。

（2）大量腹水。

（3）严重出血倾向，预计介入治疗可能招致出血者。

（4）无适当入路者。

（5）毛细胆管梗阻者。

（6）硬化性胆管炎。

（7）广泛胆道狭窄者。

四、胆道梗阻后介入治疗方法

（一）常用器械

胆道梗阻介入治疗所用常规器械有千叶针（20–22G），套管针、超硬导丝、胆道超选择导管、胆道引流管、支架（胆道内涵管、胆道金属内支架）、固定盘。如何使用参照介入治疗相关介绍。

（二）操作方式

1．常用入路　正确选择入路是胆道梗阻介入治疗能否成功的重要保障。

（1）腋中线入路　此入路适用于右肝管、胆总管梗阻患者。通常在透视下确定穿刺部位。步骤为：患者仰卧，选其体厚中点；透视下观察T11椎体及右肋膈角位置，选右肋膈角下的2个肋间（多为8～9肋间）均可作为进针部位。穿刺角度与T11椎体平面成20^0～30^0为宜。

（2）剑突下入路　适用于左肝管的阻塞和腋中线入路不能完成操作的患者。透视下观察心影、胃泡和胀气显示的横结肠位置，尽量避免损伤。一般穿刺点选择在剑突下3～4cm，偏左侧2～3cm，穿刺针指向肝门穿刺。如能应用超声引导，可减少穿刺次数、减少损伤。

（3）经手术孔道　通常为经“T”管入路。

（4）经颈静脉入路　仅在个别无适当入路时采用，方法同TIPSS，但要穿入胆管内，用于胆道支架的植入。

（5）经内镜逆行入路　应用十二指肠镜入十二指肠，经十二指肠乳头插管，可行鼻胆管引流。是上述穿刺入路的重要补充。

（6）Rendez-vous法入路　先经皮肝穿刺胆管内送入导丝至十二指肠，再用内镜抓取导丝由口部引出，建立一轨道。再沿轨道送入胆道引流管或内支架（图31–1）。这一方法操作复杂，一般不采用。

2．影像引导方法

（1）X线透视引导　本方法最常使用，以其影像清晰、直观、整体感强、能动态观察为优点。缺点是：二维显示在侧入路时对胆管靠近腹侧或是背侧不易确定，需配合侧位透视；前入路时主要掌握进针深度；对胆管相邻的血管难以观察；需用较大剂量的造影剂和X线曝光量相对较大。

（2）内镜结合X线透视引导　熟悉内镜的医生可采用此方法。可用十二指肠侧视镜和胆道镜，必须配合X线透视才能完成操作。

（3）超声引导　超声以其能直接观察胆管和临近管道，无放射性和定位准确见长。可直接引导单管穿刺，减少盲目性。缺点为：整体性差，对复杂的介入操作难以独立引导完成；探头的位置对操作亦有一定影响。

（4）CT和MRI引导　较少应用，可协助胆道穿刺定位，难以动态观察；且MRI引导时需用特殊器械。

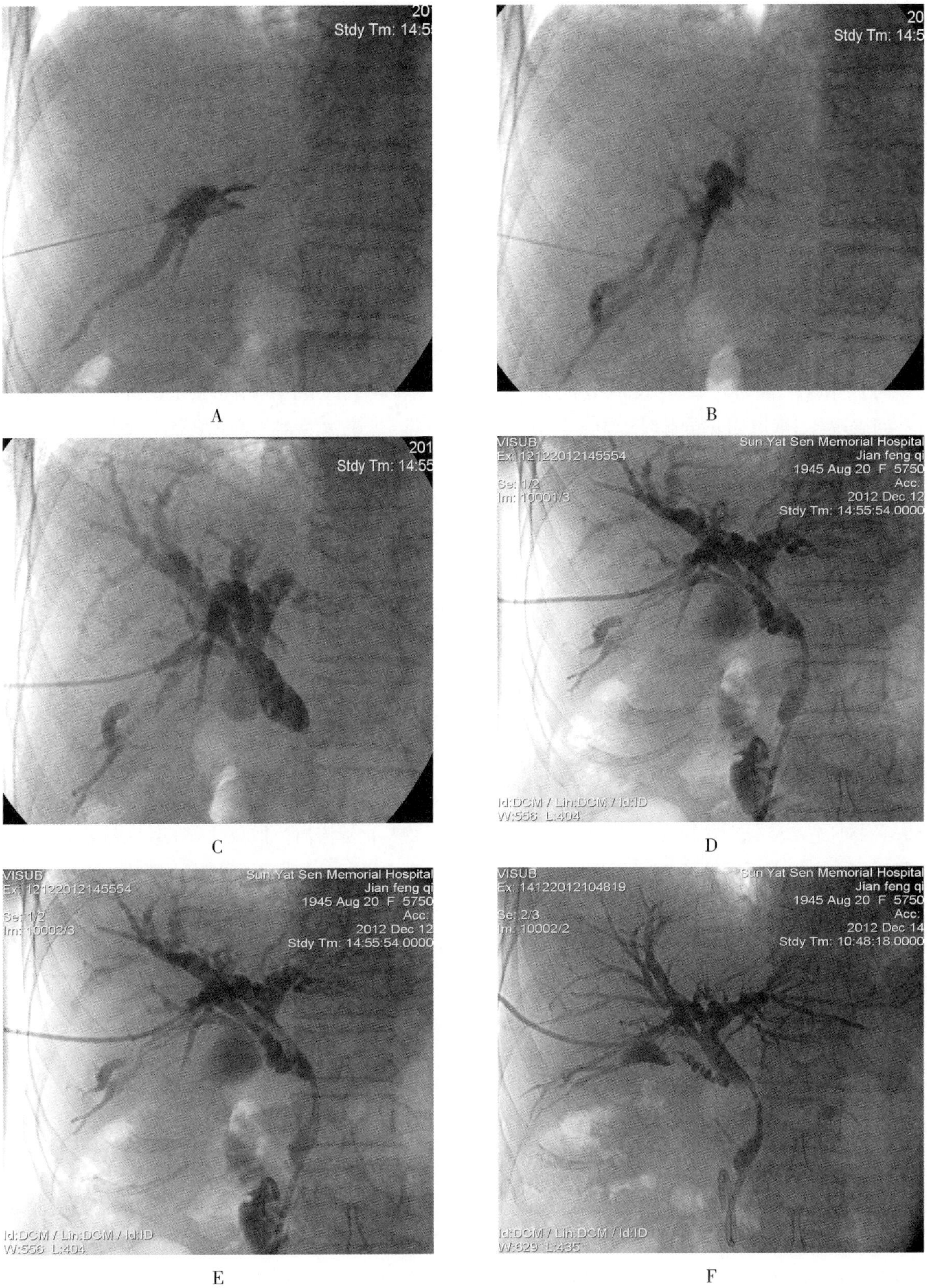

图31-1 经皮穿刺胆管、胆道引流管置入术

A．经皮穿刺胆道造影 B．选择合适胆管经皮穿刺 C．交换引入扩张鞘胆道造影 D．经皮引入胆道内外引流管 E．胆道内外引流管造影示：胆总管中段及下端狭窄、肝内胆管扩张 F．PTCD术后3天，肝内胆管扩张明显减轻，胆囊及胆囊管已恢复近正常形态

3．胆道引流　包括外引流、内引流和内外引流。

①外引流的主要目的是胆汁引流、解除淤胆，以利于肝功能恢复和后续治疗。常用的介入治疗技术有：经皮肝穿胆管引流术（PTCD），经内镜鼻胆管引流术（ENBD）。②内外引流是指在外引流的基础上，将导管端部通过狭窄部送入十二指肠，关闭导管尾端后可行内引流，开放后亦可外引流或冲洗引流管。③内引流是符合生理要求的最理想引流方式。

常用的介入技术有：胆道内支架置入术，经内镜胆道金属内支架植入术。

（1）PTCD　该技术是所有胆道梗阻介入治疗的基本技术，包括内、外引流。

常规患者仰卧位，依临床情况确定入路及穿刺点，应用X线透视或超声定位以便穿刺时避开胸膜腔、胃肠道和大血管。腋中线入路时，穿刺点应在肋骨上缘，以免损伤位于上位肋骨下缘的神经和血管。

X线引导需先行胆道造影。用千叶针水平刺向第11胸椎右缘2.0cm处；剑突下入路则于穿刺点向右斜刺向该区，进针深度8～10cm。用5mL注射器边注入造影剂边退针，至胆道显影：胆道为一管道持续显影，并缓慢流动形成树状管道；继续注入10～20mL造影剂，至主要胆管显影。因肝门部结构复杂，注入造影剂后可能出现多种不同表现：①刺中肝中静脉时造影剂向第二肝门迅速排空，提示穿刺平面偏背侧。②刺中肝动脉或门静脉，造影剂较快速流向肝内并消失，提示临近胆管，可将穿刺平面略向腹侧或背侧调整。③肝实质或肿瘤内穿刺可显示小团状影，弥散缓慢。值得注意的是不要在胆道内注入过多造影剂，以避免感染胆汁逆流造成菌血症。

胆道穿刺的方法有一步穿刺法和二步穿刺法，通常采用二步穿刺法。即胆道造影后退出千叶针，选定合适的穿刺胆管部位，再用套管针重新穿刺。刺入胆道后，退出针芯，有胆汁流出后即可送入导丝。优点：第二次穿刺可根据胆管显影情况选择有利于胆管插管等后续操作的胆管分支及部位进行；缺点：可能需多次穿刺，对肝脏造成损伤，增加并发症发生率。一步法穿刺法为：配有微导丝的器械，可沿千叶针送入，然后退出穿刺针；如为PTCD套装则可沿千叶针直接送入套管针。该方法损伤相对较小、操作较简便；但如因穿刺的胆管部位不满意，有时难以完成后续的胆道插管等操作，仍需重新穿刺。

术后24h应严密观察患者生命体征，并需要绝对卧床。每日胆汁引流量和性状是观察的重要指标。单纯外引流者每日胆汁引流量在400～2 500mL，胆道不完全梗阻者胆汁量稍少。胆汁过少时，应考虑导管脱落和阻塞的可能，必要时造影复查。导管阻塞时可用生理盐水冲洗后待其自然流出。抽吸的方法使大量残渣更加堵塞导管，多不采用。必要时可用导丝疏通引流管。术后早期可出现血性胆汁，但不能结成血凝块，否则提示胆道出血。通常引流24h后胆汁应不含血色，否则应在透视下观察导管侧孔是否位于肝实质内。正常胆汁为金黄色、透明状。绿色和混浊胆汁常提示合并感染，应采样送检和行细菌培养。感染者可经引流管注入庆大霉素8～12万单位或甲硝唑，保留1～2h后再开放引流，每天2～3次。胆汁黏稠或有血凝块残余于胆管者，可加用糜蛋白酶溶于生理盐水做保留灌注。引流过程中禁用负压吸引装置，每隔1周左右对局部皮肤消毒，更换固定器具。

由于器材的改进，采用细针穿刺及影像的监视，PTCD的并发症发生率已明显降低，一旦出现下列并发症，可给予相应处理。

胆道出血：发生率3%～8%。主要与穿刺次数、操作时间和器械不合适有关。如肝门区的癌肿亦易在穿刺中导致出血。在PTCD成功后，有少量的血腥胆汁则较常见，一般不需特殊治疗，这种出血可自行停止，仅少数需进一步治疗。治疗措施主要包括止血药物、输血。如出血凶猛，引起休克者，应经引流管造影，如引流导管位于肝血管内，应撤出。否则可能为肝动脉损伤，形成动脉胆管瘘，应行经导管肝动脉栓塞治疗等。

胆汁瘘：可漏入腹腔或经穿刺点漏出腹壁外，发生率为30%～40%。临床上3.5%～10%可出现胆汁性腹膜炎症状。一般随着时间的推移，漏出现象可自行消除，极少需特殊处理。胆汁瘘出现的原因主要有：①扩张的通道粗于引流导管。②引流管不够深入，部分侧孔露于肝实质，甚至肝外。③引流管引流不畅。可行经引流管造影，明确原因并作针对性处理。

逆行胆道感染：包括原有化脓性胆管炎造影时造成胆道内压过高，感染的胆汁入血，形成脓毒败血症和迟发的逆行胆道感染。发生率为14%～47%。对于前者应注意在造影前尽量放出较多的胆汁，再注入等量的或稍少的造影剂。术前和术后应用抗生素、严格无菌操作技术和尽可能建立内引流，保持正常胆盐肠肝循环等有助于减少此种并发症的发生。治疗措施主要为保持引流道通畅和抗生素治疗。

胆汁分泌过量：发生率约5%。正常胆汁分泌每天约600mL，如高于1 500mL，称为胆汁分泌过量，最高日流出量可达3 000mL。胆汁分泌过量的病理机制目前不清，其影响主要为引起低血容量性低血压，需大量补充液体；还可造成水、电解质平衡紊乱。水、电解质紊乱和酸碱失衡可经补液纠正，但胆盐丧失较难解决，可行胃肠造瘘回输体内，或将胆汁蒸发后制成胶囊口服。

导管堵塞和脱位：导管堵塞和脱位是造成引流失败和继发胆道感染的重要原因。一旦发生导管堵塞，影响用生理盐水冲洗导管。如不成功，可在透视下送入导丝，排除堵塞物，必要时更换导管。加强局部护理和选用可靠的固定器材可防止导管脱落。

其他：胸腔并发症主要有导管胸腔瘘、气胸和血胸等，是由穿刺插管时穿过胸膜腔引起的。因此，穿刺时应在透视下进行，避开肋膈角。行内引流时，导管如阻塞胰管开口，可造成急性胰腺炎，应调整或重置导管。导管周围肿瘤种植，发生率低，约0.4%。

（2）胆道内支架置入术　主要用于胆道良、恶性狭窄的治疗。保持了胆汁内引流和正常的胆盐肠肝循环，提高了患者的生存质量，对良性狭窄可达治愈目的。禁忌证主要为：不可纠正的严重出、凝血机制障碍；同时合并胃十二肠梗阻者；大量腹水为相对禁忌证。采用的途径有经皮经肝途径和经内镜逆行途径。内支架可采用金属内支架和塑料胆道内涵管，两者植入的方法基本相同。

1）经皮胆道金属内支架置放术（图31-2）　可选用自膨式或气囊扩张式支架。操作方法及步骤如下述。

PTCD：先行经皮肝穿胆道造影，了解胆道梗阻部位、程度和范围，方法同前。左肝管狭窄选剑突下入路。留置引流管行胆道外引流1～14天。如病情允许可将引流管跨过狭窄段，行内外引流。

球囊成形术：内支架置入前先给予适量镇痛剂，局部消毒。经引流管注入少量稀释的造影剂了解胆道情况，再次明确梗阻部位、程度和范围。插入超硬导丝，更换导管鞘。用Cobra导管插至狭窄近端，使超滑导丝通过狭窄段进入十二指肠，导管跟进后更换超硬导丝。沿超硬导丝将球囊导管通过狭窄部。用稀释的造影剂

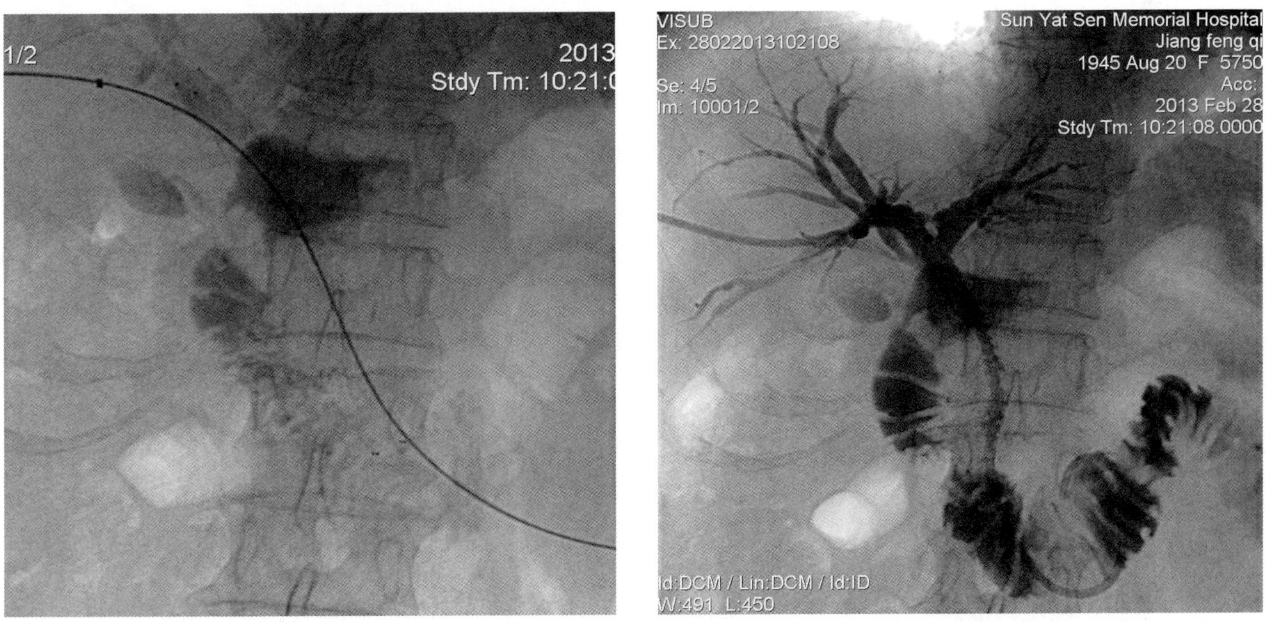

A　　B

图31-2　胆道内支架置入

A．经皮穿刺胆管置入导丝；B．梗阻胆道金属内支架植入后

将其轻度膨胀，以显示狭窄对球囊的压迹并摄片记录。反复扩张狭窄部，直至球囊的压迹全部消失。

金属内支架植入：撤出球囊导管，送入支架释放系统。该系统外径大于导管鞘时，先将导管鞘撤出。仔细复习扩张前资料，并经释放系统注入少量造影剂，确认支架位置。透视下小心释放支架。支架两端须超越狭窄段两端1cm以上，若有移位应及时调整。释放完毕放置外引流管，注入造影剂了解狭窄段通过情况，如支架未完全张开不必再行球囊扩张，一般24h后支架可自行完全张开。引流管留置48h以上，造影复查通常即可拔管。

2）术后处置　术后给予止血药及抗生素，胆汁引流不畅时应开放引流管行外引流。患者在术后1个月内可行肝动脉化疗灌注术或近距离放疗等双介入治疗。

3）并发症及处理

胆道出血：发生率约40%。主要为球囊扩张时胆管或肿瘤被撕裂和操作对血管的损伤有关。表现为引流出血性胆汁，由于内支架的压迫多在24～48h后自行停止。可常规给予止血药。如出血凶猛，引起休克时，应及时用肝动脉造影剂栓塞治疗。术前注射维生素K等可减少此并发症。

胆道感染和菌血症：发生率为10%～20%。与未严格无菌操作，胆管内原来就有感染有关。菌血症则与操作中损伤血管，及注入较多造影剂后胆道内压升高，含菌胆汁及流入血有关。治疗应保持引流通畅，选用适当的抗生素。

血块阻塞：较少发生，发生率＜10%。在支架植入后，保持外引流导管24～48h，可早期发现并及时处理。治疗的主要措施为用生理盐水经导管反复冲洗和抽吸血凝块，亦可保留关注糜蛋白酶。必要时可插入导丝，行球囊扩张压碎凝血块冰冲洗。

再狭窄：一般认为3个月后再狭窄率为20%～30%。主要是与肿瘤向支架近远端生长及支架内生长有关，部分与胆栓、碎屑沉积有关。采用带膜支架可防止肿瘤向腔内生长，有可能降低再狭窄率，但支架移位率升高。由于患者生存期较短，多数患者死亡时内支架仍然通畅，且多数内支架阻塞可通过再次介入治疗获得再通，因此，目前虽然没有一种植入后不发生阻塞的胆道内支架，经皮胆道内支架植入仍是姑息性治疗外科不能手术的恶性阻塞性黄疸的有效方法。

支架移位：发生率为3%左右。网状支架移位率较低。支架移位后可造成胆道再狭窄、疼痛和急性胰腺炎。通过影像学检查，如X线、B超和CT，或ERCP检查确诊。移位后，可用球囊获取石蓝试行复位。复位困难时，可再植入一个支架，解决胆汁引流问题。

其他：胆瘘的发生率为1%～5%，主要与操作粗暴、损伤胆道有关。一旦出现临床症状，应及时建立外引流或手术处理。十二指肠损伤极少发生，与支架在十二指肠内露出太多有关。

（3）经内镜胆道金属内支架植入术　术前准备和操作方法与ENBD基本相同，仅作简述。先行ERCP，了解狭窄部位及长度，选择合适的支架。进行十二指肠乳头切开。在X线监视下将导丝送过胆管的狭窄段至扩张的左肝内胆管或右肝内胆管。再导入10F导管扩张器至狭窄段留置3min后退出，或送入球囊导管至狭窄段扩张。将胆管金属支架沿导丝插至预订部位，在X线监视下释放支架。退出支架推送器。可使用球囊导管调整，不理想时可再植入一个支架。术后处理及并发症处置同经皮胆道内支架置入术。

（许林峰）

第二节　十二指肠狭窄或梗阻支架植入

胰腺癌晚期随肿瘤进展及周围腹膜后淋巴结转移的发生，十二指肠降部及水平部常因肿瘤侵犯发生狭窄或梗阻，直接引起进食障碍或频繁呕吐，严重影响患者的生活质量，甚至使患者加速死亡。由于患者为晚期胰腺癌，不具备外科手术指证，近年来应用内支架植入技术使狭窄或梗阻的肠道再通成为一项重要治疗手段。由于肿瘤性病变引起梗阻时往往已是病程进展晚期，常伴有腹水、腹腔粘连及转移，患者的生活质量低下，使姑息性外科手术风险增大，成功率降低。十二指肠狭窄的支架成形术侵袭性小，是提高患者生活质量、延长寿命的好方法，并可取得满意的临床疗效。

（一）十二指肠支架植入的禁忌证

尽管支架植入术侵袭性小，但仍有一定风险。门静脉高压食管、胃底重度静脉曲张出血期，严重的出、凝血障碍，严重恶液质，严重心、肺功能衰竭不宜行本介入操作。

（二）术前准备

患者术前12h禁食、水，术前肌内注射安定10mg，术前5min肌内注射654-2 20mg。材料器械包括：牙托，0.096cm（0.038inch）超滑导丝，大于260cm的交换导丝，超硬导丝，扭控手柄；造影导管（直头或Cobra导管），双腔造影导管；专用球囊扩张导管；支架输送释放系统；支架或被覆支架；吸引器。

（三）十二指肠支架植入的步骤

1. 置入导丝　①经口腔将超滑导丝送入胃内，将Cobra导管沿胃大弯送至幽门部。②旋转导管使之沿导丝进入十二指肠（必要时可借助胃镜送入导丝），通过狭窄段尽可能深入小肠，然后退出导丝。

2. 置入导管造影　经导管送入硬导丝，尽可能将导丝深入空肠，保留导丝退出导管；沿导丝送入双腔导管至狭窄段，经导管外腔注入水溶性造影剂显示狭窄段情况并测量，经导管内注入造影剂以显示狭窄段远端情况。

3. 球囊扩张　造影后交换送入球囊导管对狭窄段进行预扩张，并根据球囊受压情况进一步判断狭窄段长度，做好定位标记便于支架留置。

4. 植入支架　①将长导鞘经硬导丝送过狭窄段约30mm，然后退出扩张管，用推送器将内支架推送至狭窄段，固定推送器后撤外鞘管使支架缓慢释放。②将选定支架植入输送器内的内外套管之间，直接将输送器经硬导丝引入至过狭窄段约30mm时，控制中间推送管后撤外套管使支架缓慢释放。

5. 支架植入后退出输送器保留导丝，吞服造影剂观察狭窄段开通情况；并可根据情况引入球囊导管行支架内扩张

（四）术后注意事项

1. 支架植入术后当日可进半流饮食，之后逐渐过渡到软式饮食或普通饮食。

2. 少数患者留置支架可出现出血、发热，静脉使用抗生素并予以止血剂以预防感染，控制出血。

3. 支架植入术后应于1周、1个月内进行造影复查，如出现消化道梗阻症状，应随时复诊。

（五）并发症及处置

1. 消化道出血　可为肿瘤出血，也可以因为消化道黏膜出血，在术中或术后均可发生。要求术者操作轻柔，尽量选用柔韧性好的支架输送系统。

2. 消化道穿孔　发生率较低。要求必须规范化操作，尤其是肿瘤侵犯邻近脏器、阻塞严重时，术者一定要明确梗阻的确切部位、长度，导丝导管确实能够通过时，再在导丝引导下用球囊进行扩张和留置支架。

3. 阻塞性黄疸及胰腺炎　是由于支架阻塞胰胆管开口所致，应用裸支架时极少发生，因此在进行胰胆管部位留置支架时，不使用覆膜支架以免造成胰胆管开口阻塞。肿瘤向支架两端的过度生长或经支架网眼向腔内生长，也可以发生胰腺炎及阻塞性黄疸，这种情况可用腔内放疗、激光或电灼治疗。

4. 支架移位或排出体外　常发生于支架植入术后1个月之内，与支架选择不当或支架置入位置有关。支架移位后根据临床情况分别处理，如无消化道梗阻症状，可只进行临床随访；向近端移位的支架可取出后重新留置；支架向远端移位并出现临床梗阻者，必要时可再次放置新支架。

5. 再狭窄　因肿瘤进展，单纯支架治疗再狭窄发生时间较早，一般2～3个月即可发生，配合病因治疗可延迟或防止再狭窄的发生。无论何种原因，再狭窄发生时可经原支架内再放入另一个支架。

（许林峰）

第三节 胰腺癌介入治疗展望

胰腺癌的治疗，近年来在外科手术以及综合治疗方面的进展还是很大的。在我国的北京、上海、广州等大城市治疗胰腺癌的水平已经接近国际先进水平。迄今为止，外科手术仍然是最有可能为胰腺癌带来治愈希望的治疗手段，但是只有外科治疗是不够的，综合治疗必不可少。近年来，胰腺癌的化疗、靶向治疗以及放疗等领域也有很大的进展，一些新药和新的治疗方式不断涌现，给患者带来了新的希望，使得这种肿瘤的治愈率、总生存率明显提高，生活质量也大有改善。

治疗方面最大的进展在于治疗模式的转变，即现在更强调多学科合作在治疗中的地位，总的趋势是治疗方案越来越合理，越来越人性化、个体化。在最大限度地提高疗效的同时，更多地关注患者的生活质量。多学科合作可以有效打破学科之间的壁垒，充分发挥各学科优势，有利于制定更加合理的治疗方案。英文有一个词组缩写，叫MDT。M是多的意思，D是学科的意思，T是团队的意思。由各个相关学科组成的医学专家团队来治疗某一个疾病，优势是显而易见的。

（许林峰）

参考文献

[1] 贺能树，吴恩惠．中华影像医学·介入放射学卷[M]．北京：人民卫生出版社，2005.

[2] 李松年．现代全身CT诊断学（下卷）[M]．北京：中国医药科技出版社，2001.

[3] Hong GB，Zhou JX，Sun HB，et al．Continuous transarterial infusion chemotherapy with gemcitabine and 5-Fluorouracil for advanced pancreatic carcinoma[J]．Asian Pacific J Cancer Prev，2012，13：2669-2673.

[4] 洪国斌，周经兴，梁碧玲．经动脉持续灌注化疗治疗中晚期胰腺癌的临床分析[J]．肿瘤防治研究，2007，34（1）：54-56.

[5] 许林锋，洪国斌，陈耀庭，等．经动脉灌注吉西他滨和52氟尿嘧啶联合热疗治疗中晚期胰腺癌的临床分析[J]．中华肿瘤防治杂志，2007，4（16）：1247-1249.

[6] 周经兴，洪国斌，许凌云，等．选择性动脉插管持续灌注化疗治疗晚期胰腺癌的疗效分析[J]．癌症，2004，23（12）：1677-1680.

[7] 任大力，陈启龙．胰腺癌介入治疗展望[J]．现代肿瘤医院，2009，9（17）：1820-1822.

[8] 李伟，程合，倪泉兴．胰腺癌经动脉介入治疗的研究现状[J]．中国癌症杂志，2011，6（21）：478-483.

[9] 洪国斌，周经兴，梁碧玲．影响中晚期胰腺癌预后因素的Cox 回归分析[J]．循证医学，2006，6（6）：164-166.

[10] Park S，Chung MJ，Park JY，et al．Phase Ⅱ trial of erlotinib plus gemcitabine chemotherapy in Korean patients with advanced pancreatic cancer and prognostic factors for chemotherapeutic response[J]．Gut Liver，2013，7（5）：611-615.

[11] Heinrich S，Kraft D，Staib-Sebler E，et al．Phase Ⅱ study on combined intravenous and intra-arterial chemotherapy with gemcitabine and mitomycin C in patients with advanced pancreatic cancer[J]．hepatogastroenterology[J]．2013，60（126）：1492-1496.

[12] Moretto R，Raimondo L，De Stefano A，et al．FOLFIRI in patients with locally advanced or metastatic pancreatic or biliary tract carcinoma：a monoinstitutional experience[J]．Anticancer Drugs，2013，24（9）：980-985.

[13] Chung JW，Jang HW，Chung MJ，et al．Folfox4 as a rescue chemotherapy for gemcitabine-refractory pancreatic cancer[J]．Hepatogastroenterology，2013，60（122）：363-367.

[14] Herman JM，Wild AT，Wang H，et al．Randomized phase Ⅲ multi-institutional study of TNFerade biologic with fluorouracil and radiotherapy for locally advanced pancreatic cancer：final results[J]．J Clin Oncol，2013，31（7）：886-894.

[15] Eguchi H，Nagano H，Tanemura M，et al．Preoperative chemoradiotherapy，surgery and adjuvant therapy for resectablepancreatic cancer[J]．Hepatogastroenterology，2013，60（124）：904-911.

[16] Gourgou-Bourgade S, Bascoul-Mollevi C, Desseigne F, et al. Impact of FOLFIRINOX compared with gemcitabine on quality of life in patients with metastatic pancreatic cancer: results from the PRODIGE 4/ACCORD 11 randomized trial[J]. J Clin Oncol, 2013, 31 (1) : 23–29.

[17] Olszewski AJ, Grossbard ML, Chung MS, et al. Phase I study of oxaliplatin in combination with gemcitabine, irinotecan, and 5-fluorouracil/leucovorin (G-FLIE) in patients with metastatic solid tumors including adenocarcinoma of the pancreas[J]. J Gastrointest Cancer, 2013, 44 (2) : 182–189.

[18] Mattiucci GC, Ippolito E, D'Agostino GR, et al. Long-term analysis of gemcitabine-based chemoradiation after surgical resection for pancreatic adenocarcinoma[J]. Ann Surg Oncol, 2013, 20 (2) : 423–429.

[19] Sullivan KM, Kozuch PS. Chemotherapy and other supportive modalities in the palliative setting for pancreatic cancer[J]. Cancer J, 2012, 18 (6) : 633–641.

[20] Chen JB, Li JL, He LH, et al. Radical treatment of stage Ⅳ pancreatic cancer by the combination of cryosurgery and iodine-125 seed implantation[J]. World J Gastroenterol, 2012, 18 (47) : 7056–7062.

[21] Wang KX, Jin ZD, Du YQ, et al. EUS-guided celiac ganglion irradiation with iodine-125 seeds for pain control inpancreatic carcinoma: a prospective pilot study[J]. Gastrointest Endosc, 2012, 76 (5) : 945–952.

[22] Cao XF, Lü J. Current status and future perspectives of interstitial ^{125}I seed implantation treatment for malignant tumors[J]. Zhonghua Zhong Liu Za Zhi. 2012, 34 (2) : 81–83.

[23] Du YQ, Li ZS, Jin ZD. Endoscope-assisted brachytherapy for pancreatic cancer: from tumor killing to pain relief and drainage[J]. J Interv Gastroenterol, 2011, 1 (1) : 23–27.

[24] Ma JX, Jin ZD, Si PR, et al. Continuous and low-energy 125I seed irradiation changes DNA methyltransferases expression patterns and inhibits pancreatic cancer tumor growth[J]. J Exp Clin Cancer Res, 2011, 30: 35.

[25] Zou YP, Li WM, Zheng F, et al. Intraoperative radiofrequency ablation combined with 125 iodine seed implantation for unresectable pancreatic cancer[J]. World J Gastroenterol, 2010, 16 (40) : 5104–5110.

[26] Wang CF, Zhao P, Li YX, et al. Role of ^{125}I seed implantation in treatment of unresectable pancreatic cancer[J]. Zhonghua Yi Xue Za Zhi, 2010, 90 (2) : 92–95.

[27] Zhongmin W, Yu L, Fenju L. Clinical efficacy of CT-guided iodine-125 seed implantation therapy in patients with advanced pancreatic cancer[J]. Eur Radiol, 2010, 20 (7) : 1786–1791.

[28] Wang J, Jiang Y, Li J, et al. Intraoperative ultrasound-guided iodine-125 seed implantation for unresectablepancreatic carcinoma[J]. J Exp Clin Cancer Res, 2009, 28: 88.

[29] Nakata B, Amano R, Kimura K, et al. Comparison of prognosis between patients of pancreatic head cancer with and withoutobstructive jaundice at diagnosis[J]. Int J Surg, 2013, 11 (4) : 344–349.

[30] Eum YO, Kim YT, Lee SH, et al. Stent patency using competing risk model in unresectable pancreatic cancers inserted with biliary self-expandable metallic stent[J]. Dig Endosc, 2013, 25 (1) : 67–75.

[31] Chu YL, Wang XF, Gao XZ, et al. Endoscopic ultrasonography in tandem with endoscopic retrograde cholangiopancreatography in the management of suspected distal obstructive jaundice[J]. Eur J Gastroenterol Hepatol, 2013, 25 (4) : 455–459.

第三十二章　胰腺癌疼痛的治疗

疼痛是胰腺癌最常见的临床症状之一，30%～60%病灶相对局限的早期胰腺癌患者和逾80%的晚期胰腺癌患者有癌痛体验，而患者临终前的癌痛发生率更高达90%。国内有学者统计了360例胰腺癌资料发现，胰头癌、胰体尾癌和全胰癌的腹痛和背痛发生率分别为83.7%与23.3%、97.7%与32.6 %、95.7%与42.6%，其中以腹痛为首发症状者分别为54.8%、93.0%和73.6%，并认为胰体尾癌和全胰癌的腹痛发生率较胰头癌高。胰腺癌疼痛与肿瘤进展程度呈正相关，常提示病变已进入中晚期，其中肿瘤位置、大小、TNM分期以及肿瘤对动静脉系统、胰内神经、胰腺前方被膜、腹膜后组织浸润为影响癌痛的重要因素。

难以控制的顽固性疼痛可导致患者食欲、睡眠差，消耗增多，精神情绪低落甚至抑郁，严重影响胰腺癌患者的生活质量，而且癌痛本身还与患者生存时间及预后显著相关。Kelsen 等报道术前出现疼痛症状的胰腺癌患者的肿瘤切除率及术后生存时间明显降低，而且术前有疼痛的患者即使能够切除肿瘤，术后的复发率也比无疼痛者为高。对于无法通过手术根治的胰腺癌患者，有效控制癌痛可明显改善患者的生活质量并延长生存期，已成为胰腺癌姑息治疗不可缺少的重要组成部分。

胰腺癌疼痛的传统治疗主要以药物镇痛为主，尽管大多数患者按“WHO癌痛三阶梯”治疗能够有效缓解疼痛，有文献报道仍有将近1/3患者的癌痛难以得到满意控制，或者饱受阿片类药物不良反应的困扰，这是临床医师经常面临的难题。因此，除药物治疗外，探讨安全、有效的辅助疗法是近年来胰腺癌镇痛的研究热点，如腹腔神经丛阻滞术、胸腔镜内脏神经切断术、高强度聚焦超声（HIFU）治疗等。

第一节　概　　论

一、胰腺癌疼痛的病理生理学

胰腺的神经支配包括交感神经和副交感神经，副交感神经来自腹腔的迷走神经分支，与疼痛无关。交感神经主要有：①来自腹腔神经丛及其他神经丛伴随动脉走行的神经纤维。②来自右腹腔神经节及肠系膜上丛组成的胰头丛。③来自左腹腔神经节主要分布于胰体尾。胰腺的痛觉纤维位于交感神经内，主要是经过胰头丛、胰支及腹腔神经丛随内脏大、小神经和腰交感干进入脊髓后经脊髓丘脑侧束达丘脑腹后外侧核。各种胰腺去神经术（pancreatic denervation）如腹腔神经丛阻滞术、毁损术和内脏神经切断术都是以阻断胰腺的痛觉神经传导通路为基础，达到有效缓解胰腺癌疼痛的效果。

胰腺癌疼痛常为多源性和多部位疼痛，Caraceni等根据胰腺癌疼痛的临床特征及病因将其分为胰腺癌直接相关的癌痛综合征和胰腺癌治疗所致的疼痛两大类，其中前者主要由胰腺癌对周围组织的浸润、压迫或远处转移引起，包括内脏痛（visceral）、躯体痛（somatic）、神经病理性痛（neuropathic）。内脏痛可能与胰腺浸润、胃十二指肠浸润、肝转移（肝包膜扩张、横膈刺激）、胆管或肠道梗阻、缺血性腹痛（肠系膜血管受累）等有关；躯体痛可能与腹膜后、腹膜壁层或腹壁受累、腹胀（腹水所致）、骨转移等有关；神经病理性痛可能与脊神经根病变（后腹膜侵袭或骨转移）、腰骶丛病变、硬膜外脊髓受压等有关。

病理研究发现，胰腺癌的神经浸润（perineural invasion）显著高于其他肿瘤，而神经浸润被认为是肿瘤侵袭能力强的表现，也与胰腺癌预后差相关。目前研究多认为，胰腺癌对胰内神经纤维及周围神经的直接浸润所致的神经病理性疼痛是晚期胰腺癌疼痛的主要原因，但其具体机制尚不十分清楚，可能与3方面的因素有关：①胰腺癌细胞通过释放神经生长因子，产生对神经的化学趋化作用，使癌组织侵犯神经成为可能。②神经纤维在受到癌组织的侵犯后，可能由于肿瘤坏死因子诱导神经细胞的凋亡和炎症的发生。③神经纤维上钠通道的异常放电作用，进一步加重痛觉敏化。胰腺癌的神经浸润和神经病理性疼痛的发生涉及多条分子信号通路，以这些信号通路为靶点的实验研究已显示初步疗效，未来可能研发出新的药物用于靶向对抗胰腺癌的神经浸润及疼痛治疗。

二、胰腺癌疼痛的临床评估

癌痛评估是合理、有效进行止痛治疗的前提。疼痛评估的一般原则和主要内容：①相信患者的疼痛主诉。②认真采集患者的癌痛病史。③正确评估患者的精神心理状态。④进行全面的体格检查和神经系统检查。⑤制定或回顾患者的诊断检查项目。⑥积极治疗疼痛，使患者共同参与疼痛治疗策略。⑦定期重新评价镇痛的疗效。⑧做出正确诊断及制定个体化的治疗措施。⑨明确治疗的目的。⑩与患者及家属讨论治疗方向及该领域的进展现状。

癌痛量化评估是指使用疼痛程度评估量表等量化标准来评估患者疼痛主观感受程度。量化评估疼痛时，应当重点评估最近24h内患者最严重和最轻的疼痛程度，以及通常情况的疼痛程度。疼痛量化评估的方法主要有：①疼痛数字评价量表（numeric rating scale，NRS）：用数字0～10代表不同程度的疼痛（0代表无痛，10代表剧痛），询问患者让其圈出或说出最能代表自身疼痛程度的数字，1～3表示轻度疼痛（疼痛不影响睡眠），4～6表示中度疼痛，7～10表示重度疼痛（不能入睡或者睡眠中痛醒）。该方法简单易懂，可以反映较轻微的疼痛变化和动态反映疼痛的疗效反应，临床及科研上较为常用。②疼痛视觉模拟量表（visual analog scale，VAS）：用一长10cm的直线，左端代表无痛，右端代表最剧烈的疼痛，由患者在最能代表其疼痛程度处划一交叉线表示，从左端至划线处的厘米数即疼痛的指数。

既往根据治疗后的疼痛状况，按NRS评分与治疗前相比把镇痛疗效分为4级：①完全缓解（CR）：完全无痛，NRS 评分减少到0分。②部分缓解（PR）：疼痛较前明显减轻，NRS 评分减少1/2以上。③轻度缓解（MR）：疼痛较治疗前减轻，但仍有明显疼痛，NRS评分减少少于1/2。④无效（NR）：疼痛与治疗前比无减轻甚至加重，NRS 评分无减少。总有效率＝（CR例数＋PR例数）/总治疗例数×100%。

目前，临床上多采用临床受益反应（clinical benefit response，CBR）中的疼痛指标对胰腺癌的镇痛疗效进行评估。疼痛作为CBR的主要项目，主要根据患者的疼痛程度（按0～100 VAS评分，每天评定）和止痛药使用量（按吗啡等量毫克数，每周评定）来衡量。把治疗前稳定期疼痛定为基线，分为阳性改善、阴性改善和稳定3级，若疼痛改善和止痛药使用减少较基线改善≥50%，并维持≥4周，则定为阳性改善；若较基准恶化，并维持4周，则定为阴性改善；若为以上二者以外的任何结果则定为稳定。

（彭书凌　陈英圳）

第二节　外 科 干 预

手术切除仍为胰腺癌的唯一治愈方法，但80%～90%的胰腺癌患者初诊时已处于中晚期而失去根治性外科治疗的机会。中晚期胰腺癌由于胆胰管狭窄或梗阻致胰液引流受阻和梗阻性黄疸，或压迫十二指肠致十二指肠梗阻，均可导致梗阻性疼痛，可尝试外科姑息性手术解除梗阻。对于胆道、胰管、十二指肠梗阻可根据情况分别实施不同的手术，对于体质尚可、能耐受外科手术的患者，胆道梗阻引流术（包括胆囊或胆管十二指肠吻合术、胆囊或胆管空肠吻合术）为解除胰腺癌胆道梗阻的有效手段。然而有一项调查发现胆道旁路手术解决胆道梗阻后，疼痛缓解率不足10%，认为外科手术的镇痛价值有限。近年来随着消化内镜技术的日渐成熟，内镜治疗已逐渐成为缓解胆道、胰管、十二指肠梗阻的主要治疗措施，包括内镜下十二指肠乳头括约肌切开术、鼻胆管引流术和胆管内支架引流术、胰管括约肌切开术及内引流术、十二指肠自膨式支架置入术等方法。其中预期生存期不足6个月的胆道梗阻患者首选胆管支架引流术，缓解疼痛效果明显。

由于外科手术创伤大，对非梗阻性胰源性内脏痛的姑息治疗，可选择经皮或超声内镜下腹腔神经丛阻滞术等微创介入疗法（见本章第三节），外科去胰腺神经术一般不单独作为治疗首选。而对于不能切除伴胆道或消化道梗阻的胰腺癌患者行姑息性手术的同时，或是拟行手术根治切除或术前无法明确肿瘤分期行剖腹探查发现胰腺癌无法根治切除时，外科医生根据术中具体情况可在直视下行姑息性胰周神经离断术或术中化学性腹腔神经丛毁损术，不失为一种简便、有效的方法。

一、胰周神经离断术

胰周神经包括胰头丛、肠系膜上丛和左腹腔神经丛。胰头丛的位置比较固定，其出现率为76.6%，居胰头后面、下腔静脉与左肾静脉夹角处，该丛发出的分支支配胰头的感觉；肠系膜上丛伴肠系膜上血管行走，经肠系膜上静脉后方进入胰切迹右侧缘和胰头后面的中央区；左腹腔神经丛位于胰腺的上缘、腹腔动脉的左侧，其分支支配胰体尾部的感觉。胰周神经离断术需要找到上述3部分，并根据病变位置和术中具体情况加以选择切除。一般来讲，胰头部病变切除胰头丛和肠系膜上丛，胰体尾部病变切除肠系膜上丛和左腹腔神经丛。理论上讲，该方法的优点是只切断胰腺感觉传导通路，而保留上腹部其他脏器神经支配的完整性，术后低血压、腹泻等不良反应较腹腔神经丛阻滞术少。但晚期胰腺癌患者由于肿瘤往往侵犯周围脏器，致使这3部分神经丛寻找困难，不易完全离断。国内有学者报道42例术中发现不能切除的胰腺癌患者，其中18例行胰周神经离断术，与24例同期未行胰周离断术的患者相比，术后疼痛明显缓解，饮食改善，并且平均存活时间延长［7 ± 4.06）个月 vs.（5 ± 2.32）个月，$P<0.05$］，且不增加术后并发症。

二、术中化学性腹腔神经丛毁损术

术中化学性腹腔神经丛毁损术就是在术中直视的条件下，将神经毁损剂如乙醇注射到腹腔神经丛区域达到化学性“切除”腹腔神经丛，从而阻断胰源性内脏痛传导通路的治疗方法。国外某些学者也因此将其称为术中化学性内脏神经切除术（intraoperative chemical splanchnicectomy），但为了避免与内脏大、小神经切除术（见本章第四节）相混淆，这里暂且选用前一种说法。

（一）技术方法

腹腔神经丛的相关解剖详见本章第三节。该操作另外需要的物品包括：一个10mL注射器、一个20G腰麻针、40mL神经毁损剂（50%乙醇或6%苯酚）。首先向尾端拉开胃小弯暴露腹腔神经丛区（第一腰椎旁腹主动脉之腹腔干起始部），外科医生左手食指和中指分别置于腹主动脉两侧，其中食指触及脾动脉，中指触及肝总动脉，右手持接有20G腰麻针头的注射器，分别在腹主动脉两旁、脾动脉和肝总动脉的上下方4个区域各注射10ml神经毁损剂（图32-1）。注意每次注射前必须回抽无血以避免将毁损剂注入血管内，注射时可嘱助手用钳子固定腰麻针以免移位，注射完毕用纱布压迫片刻。同时还要注意避免破坏该区后腹膜壁层的完整性，以保证注射溶剂能逗留在该间隙内发挥作用。

（二）疗效评价

对不能切除的胰腺癌患者，术中同时行化学性腹腔神经丛毁损术。该方法最早由Copping等人提出，在其1978年的研究报告中，41例患者术后疼痛缓解率达到88%（而未行毁损术的姑息手术患者只有21%的疼痛缓

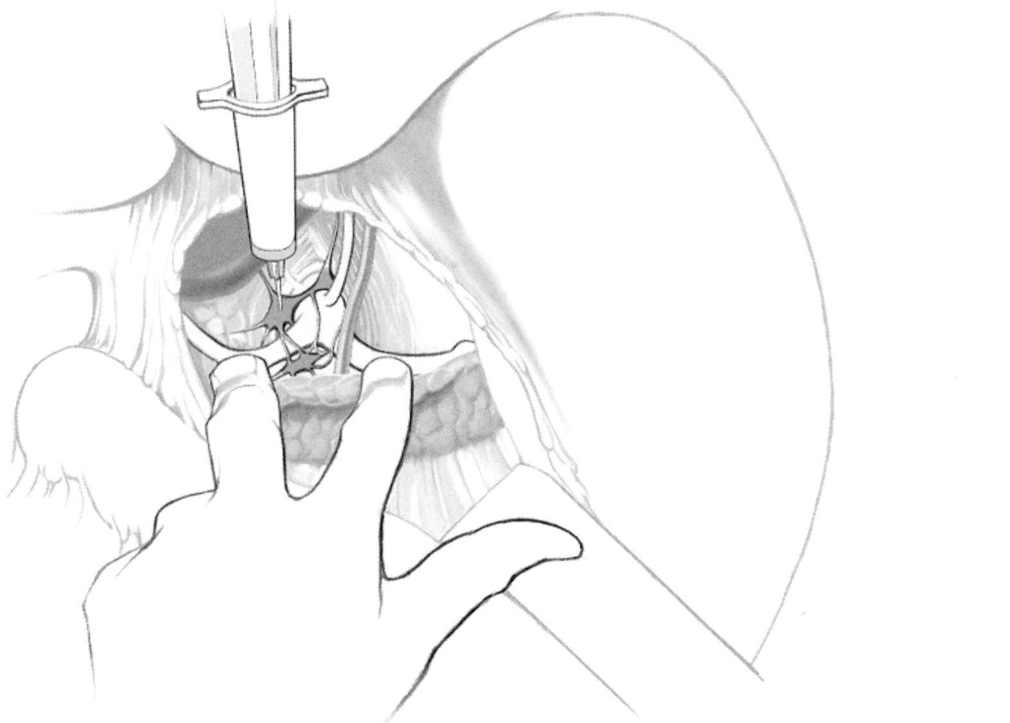

图32－1 术中化学性腹腔神经丛毁损术

解率），有效镇痛时间达4.3个月，并且术后无相关并发症发生。虽然此后相继有其他类似的病例系列研究报道，但直到1993年才由Lillemoe等完成第一个随机双盲对照研究。

Lillemoe等将137例术中病理证实不能切除的胰腺癌患者随机分为2组，其中65例术中注射20mL 50%乙醇作为神经毁损组，另72例注射20ml生理盐水作为对照组，术后每隔2个月进行随访直至患者死亡，比较2组术后疼痛缓解情况、情绪及生存时间。研究结果显示，乙醇组的疼痛评分在术后各时间点（2个月、4个月、6个月及临终前）均明显低于生理盐水（NS）组（$P<0.05$）。为了进一步分析术中神经毁损的作用，Lillemoe又根据术前有无疼痛将各组患者分为2个亚组，VAS≥3分者被定义为术前有明显疼痛。对于无术前疼痛者，乙醇组可明显预防［至临终前无疼痛者占56% vs. 34%（NS组），$P<0.05$］和推迟［7.2个月vs. 3.0个月（NS组），$P<0.000\,1$］疼痛的发生，减少阿片类镇痛药的需要量［以肌内注射吗啡剂量≥10mg/d为准，46% vs. 68%（NS组），$P<0.05$］；对于术前有明显疼痛者，乙醇组可明显减轻术后2个月、4个月的疼痛评分［无痛生存期3.3个月 vs. 0.8个月（NS组），$P<0.05$］，减少阿片类镇痛药需要量［70% vs. 0%（NS组），$P<0.001$］。尽管乙醇组最后有近2/3患者在临终前有明显的疼痛复发需行经皮腹腔神经丛阻滞术治疗，但2次治疗的时间间隔也明显长于NS组（11.8个月vs. 4.0个月，$P<0.05$）。该研究的另一个重要发现是，对于术前有明显疼痛者，乙醇组的生存时间要明显长于NS组（$P<0.000\,1$），该结果与两组的年龄、肿瘤位置、肿瘤分期、所行术式、术后放化疗、基础情绪情况等均无关。

国内杨俊等对80例不能切除的胰腺癌行姑息手术的同时行无水乙醇腹腔神经丛毁损术，另42例仅行姑息手术，所有患者术前均有不同程度的腹痛或腰背痛，比较2组术后疼痛缓解情况、临床受益反应（CBR）及术后不良反应。结果显示，同时行腹腔神经丛毁损术的患者疼痛缓解率在术后各时间点（2周、1 个月、3 个月、6个月）明显高于仅行姑息手术的患者（$P<0.05$），其中短期疗效（术后2周）疼痛完全缓解率分别为52.5%和11.9%，总有效率分别为96.3%和47.6%；长期疗效（术后6个月）疼痛完全缓解率分别为20.7%和0%，总有效率分别为68.9%和11.1%；治疗后1个月KPS评分差值也显著高于后者（$P<0.05$），其中高分值（≥80分）例数明显增多。在该研究中，术中腹腔神经丛毁损术最常见的不良反应是术中血压一过性降低

（90%），原因与交感神经张力降低导致腹腔内脏血管扩张、血容量相对不足有关，通过加快补液速度可予纠正。另有34例（42.5%）患者出现术后腹泻，可能与交感神经传出被阻断导致副交感神经相对过度兴奋有关，经过补液和对症治疗2～3天内缓解。另外28例（35%）患者出现术后腹腔引流物增多，考虑可能与无水乙醇刺激、创面渗出增加有关，随着液体负平衡的出现及补充胶体和蛋白，引流物多在术后 3～5天内显著减少，未造成腹腔感染等严重后果。除此之外无其他该操作相关的严重并发症或死亡发生。

（彭书凌　陈英圳）

第三节　腹腔神经丛阻滞术

腹腔神经丛阻滞术（celiac plexus block，CPB）或毁损术（celiac plexus neurolysis，CPN）最早由Kappis在1914年提出，经历了盲探、X线引导、CT引导、B超引导经皮穿刺，以及最新的经内镜超声引导穿刺等不同入路和方式，一直被视作治疗上腹部顽固性疼痛的重要方法之一。虽然CPB和CPN在文献中经常被当作同义词使用，也经常统称为NCPB（neurolytic celiac plexus block），但从本意上讲，CPB指通过注射长效局部麻醉药或激素达到暂时性阻断腹腔神经丛的目的，而CPN指通过注射50%～100%乙醇或6%～12%苯酚（经常联用局麻药）达到永久性化学“切除”腹腔神经丛的目的。前者一般用于慢性胰腺炎的疼痛治疗，后者一般用于恶性肿瘤如胰腺癌的疼痛治疗。NCPB作为传统“三阶梯”药物治疗的有效补充手段，有时也被誉为胰腺癌疼痛的“第四阶梯”治疗。

一、解剖学基础

腹腔脏器的交感神经节前纤维发自脊髓T5～T12节段的中间带外侧核，经前根、脊神经、白交通支进入椎旁交感神经链，穿过椎旁节，离开交感神经链，组成内脏神经至椎前节换神经元。这些椎前节包括腹腔神经节（位于腹腔动脉根部两侧）、主动脉肾节（位于肾动脉根部）、肠系膜上节（位于同名动脉起始部），由它们发出的节后纤维分布于肝、胆、胰等实质脏器和结肠左曲以上的消化管。

内脏大神经、内脏小神经及内脏最小神经是腹腔神经丛主要的节前纤维来源。内脏大神经由T5～T9胸交感节发出的节前纤维向下合成一干，沿椎体表面下降穿膈脚到达腹腔，主要终于腹腔神经节；内脏小神经由T10～T11胸交感节发出的节前纤维向下合成一干终于主动脉肾节或腹腔神经节；内脏最小神经由T12胸交感节发出的节前纤维穿膈脚终于主动脉肾节或腹腔神经节。

尽管腹腔神经节存在较大的个体解剖变异，总体上讲，神经节的数量一般为1～5个，大小0.5～4.5cm不等。这些神经节位于腹主动脉的前侧和前外侧，大多数位于L1椎体水平，其中左侧神经节普遍比右侧的低1个椎体水平。

腹腔神经丛由左右腹腔神经节交叉成网状的神经纤维所组成，掺杂各种交感、副交感神经的传入和传出纤维。腹腔神经丛包绕在腹腔动脉和肠系膜动脉根部周围，整个区域大约长3cm、宽4cm，横向平面上介于两侧肾上腺之间，延伸至腹主动脉外侧缘之外；纵向平面上头侧可及腹腔动脉上1cm，足侧可及肾动脉，以L1椎体高度为中心，跨越T12～L2椎体水平。

二、技术方法

NCPB传统的经皮后入路多在X线引导下进行，对操作者的技术水平要求较高，近年来已逐渐被准确性更高的CT引导所替代。经皮后入路包括膈脚后入路（retrocrural）、经膈脚入路（transcrurual）、经主动脉入路（transaotic）等；经皮前入路可在CT或B超引导下进行。另一种较新的方法是内镜超声（EUS）引导下经胃后壁入路。

（一）经皮后入路

后入路NCPB以针尖是否穿透膈脚分为2种：膈脚后入路是将针尖停止在膈脚后间隙以阻滞内脏神经，但由于动脉裂孔结缔组织疏松，注入膈脚后间隙的药物可通过裂孔进入膈脚腹侧同时阻滞腹腔神经丛；经膈脚入路是将针尖穿透膈脚置于腹腔动脉或肠系膜上动脉侧面以阻滞腹腔神经丛。经主动脉入路则是按膈脚后入路进针并有意穿透主动脉使针尖到达主动脉前方的腹膜后间隙以阻滞腹腔神经丛，但有腹主动脉硬化、高血压病和凝血功能障碍的患者，可能易发生腹膜后血肿、主动脉夹层分离等。

治疗时，患者取俯卧位，在T12～L2水平之间进行横断CT扫描，层厚、层距一般为5mm，了解膈脚、腹主动脉、腹腔动脉和肠系膜上动脉的位置关系，拟定最佳进针点、进针深度和角度，并标记进针点。常规消毒铺巾局部麻醉，选用20～22G 带有刻度的15cm穿刺针，严格按照进针路线穿刺，CT扫描确定针尖位置，回抽无血、液、气后行诊断性治疗，注入造影剂和利多卡因的混合液，再次CT扫描，造影剂在腹主动脉周围扩散良好，观察10min若疼痛缓解，可注入神经毁损剂。

（二）经皮前入路

前入路多在CT或B超引导下进行，与后入路相比的优点是进针路线不易伤及肺、胸膜、肾、肝、腹主动脉等脏器。治疗时，患者取仰卧位，如用CT引导，操作步骤与后入路类似，尽量采用垂直穿刺，以提高准确性，尽可能使针尖直接位于腹主动脉腹侧，腹腔干的头侧或足侧。如用B超引导，超声探头在剑突下沿胰腺长轴横切，显示位于胰腺背侧大血管近旁的高回声腹腔神经丛和肠系膜上丛，探头中点垂直于胰体后方腹腔动脉及肠系膜上动脉根部，穿刺角度与之呈20°～30° 夹角，尽可能避开胃窦、胃壁、胰腺组织及增粗的肿瘤血管。

（三）经胃后壁入路

经胃后壁入路可大大缩短穿刺距离，减少误伤周围脏器，同时利用内镜超声引导可实时观察注射效果，提高成功率。术前按常规胃镜检查准备，禁食，术前含服利多卡因胶浆。建立输液通道，监测患者血压、脉搏、呼吸及心电图。插入超声内镜，显示腹腔动脉干根部，向左（或向右）旋转探头，直至腹腔干根部在屏幕上刚刚消失，而腹主动脉仍然显示，这是神经节位置的重要影像标志，将穿刺针充满生理盐水，与充满生理盐水的注射器相连。针送入管道，在内镜超声指导下将穿刺针经胃后壁刺入，针尖至腹主动脉前方、腹腔干的一侧。由于针尖与动脉非常接近，应回抽注射器观察有无回血，换注射器推入利多卡因，随后注入神经毁损剂。注射后，在内镜超声影像上可以见到高回声云雾。在腹主动脉的另一侧神经节部位重复上述操作再注射一次。

三、疗效评价

Eisenberg等在1995年对NCPB治疗上腹部癌痛的短期及长期疗效进行了一项Meta分析，共包括24个研究、1 117例患者（其中胰腺癌占63%）。结果显示：NCPB术后2周内有878/989例（89%）患者疼痛得到显著缓解，术后3个月的疼痛缓解率为90%，而超出3个月至临终前的疼痛缓解率为70%～90%。

在另一项新近发表在Cochrane系统评价数据库的Meta分析中，Arcidiacono等收集了1993～2008年期间有关NCPB治疗胰腺癌疼痛的随机对照研究（RCT），对照组为常规药物治疗。在符合入选标准的6个RCT中，有 5个采用了经皮NCPB技术（表32－1），另一个为术中NCPB（见本章第二节）。Meta分析结果显示：与对照组相比，NCPB组术后第4周VAS评分的加权均数差（weighted mean difference，WMD）有统计学差异（m=−0.43，

95%CI：-0.73～-0.14，$P=0.004$），说明NCPB镇痛效果要优于药物治疗，这与第4周阿片类药用量减少的结果相符（m=-51.07，95%CI：-82.71～-19.43，$P=0.002$），并且阿片类药用量减少的效果可持续到临终前（m=-48.52，95%CI：-68.82～-28.22，$P<0.000\,01$）。另外，NCPB组阿片类用量减少，并显著减少了某些不良反应，如便秘（RR 0.67，95%CI：0.49～0.91，$P=0.01$）。

表32-1　腹腔神经丛阻滞治疗胰腺癌疼痛的随机对照研究（RCT）

研究	病　例	干　预	结　果	评论
Mercadante 1993	20例胰腺癌患者在接受1周药物镇痛治疗后分为2组，10例继续NSAID/阿片类药治疗，10例行NCPB	第一组根据WHO阶梯给药，控制VAS<4分；另一组行双侧经皮后入路NCPB（25mL 75%乙醇）后，同第一组一样接受药物治疗	两组VAS评分均减少，但两者无统计学差异；NCPB组明显减少阿片类药用量，此作用可持续至NCPB后7周或临终前	未描述随机方法，非盲法，研究例数少
Kawamata 1996	21例姑息治疗的胰腺癌患者，NCPB组10例，对照组11例	NCPB组：8mL局部麻醉药+15～20mL 80%乙醇；对照组：NSAID/吗啡，当VAS≥3时增加剂量	NCPB组前4周的VAS评分显著低于对照组，第4～7周的吗啡用量低于对照组；两组生活质量评分无统计学差异，但NCPB组只有轻度下降	未描述随机方法，非盲法，研究例数少
Polati 1998	NCPB组12例，对照组12例	NCPB组：6～8mL局部麻醉药+7mL无水乙醇；对照组：6～8ml局部麻醉药+WHO药物治疗	NCPB组在治疗后48h内疼痛显著缓解，但长期疗效2组无差异；NCPB组减少了在1/4和1/2生存期的阿片类药需要量，也因此减少了阿片类的副作用	未描述随机方法，双盲，研究例数少
Wong 2004	100例行姑息性胰腺癌手术伴明显疼痛（NRS≥3）患者，每组50例	NCPB组：10mL局部麻醉药+10mL无水乙醇；对照组：假手术+药物治疗	NCPB组疼痛评分降幅更大，但两组阿片类药用量、生活质量和生存时间无差异	随机，双盲，研究例数较少
Zhang 2008	56例无法切除的胰腺癌患者，29例行CT引导NCPB，27例行药物治疗	NCPB组：5mL局部麻醉药+20mL无水乙醇；对照组：吗啡控释片	在治疗后第1天、第7天、第14天，NCPB组VAS评分及阿片类药用量均低于对照组。两组生活质量均得到改善，但无统计学差异	未描述随机方法，非盲法

四、并发症

NCPB的并发症一般都比较轻微和短暂，报道的常见不良反应主要有局部疼痛（96%）、腹泻（44%）、低血压（38%），一般经保守对症治疗可缓解。NCPB引起的严重并发症较少见，Eisenberg等对1966—1993年期间有关NCPB的文献结果进行Meta分析显示，628例NCPB中只有13例（2%）患者发生严重不良反应，这其中包括神经方面的如下肢无力和感觉异常、硬膜外阻滞和穿破蛛网膜，以及非神经方面的如血尿、呃逆、气胸，以及肩部、胸部或胸膜疼痛。虽然目前尚无NCPB相关死亡病例的报道，但有两个严重并发症同样令人担忧：截瘫和主动脉夹层。Havies等报道在2 730例神经阻滞当中4例（1／683）发生术后永久性截瘫，其中3例伴有肛门和膀胱括约肌功能失调，该并发症被认为主要与神经毁损剂向上端扩散导致Adamkiewicz动脉痉挛或血栓有关。主动脉夹层见于经主动脉入路的极个别病例，可能与主动脉粥样硬化有关。随着影像引导技术的进步及操作技术经验的丰富，穿刺相关的并发症已较以前大为减少。

（彭书凌　陈英圳）

第四节　胸腔镜内脏神经切断术

腹腔神经丛范围大、成分复杂且位置较深，晚期胰腺癌又常侵犯该丛，致使腹腔神经丛阻滞效果常常不够理想；而开腹腹腔神经丛切除或开腹/开胸内脏神经切断等手术创伤大，术后并发症较多，病死率高，因此这些术式已逐渐由更微创的方法所取代而用于晚期胰腺癌疼痛的姑息治疗。内脏大、小神经在胸腔内位置表浅，行程相对恒定，胸腔镜直视下易于辨认，能从根部或主干切断，确保手术效果，同时可避免因神经毁损剂局部扩散所致的不良反应。伴随微创手术的兴起和推广，1993年Worsey等率先报道了胸腔镜下内脏神经切断术（thoracoscopic splanchnicectomy）治疗晚期胰腺癌性疼痛，该术式具有操作简单、效果确切、并发症发生率低、康复快、住院时间短等优点，充分体现了微创、安全、有效的特点。

一、解剖学基础

胰腺、肝胆及结肠左曲以上内脏性疼痛主要是通过内脏大、小神经传导。内脏大、小神经在胸腔内后壁分别由T5～T9和T10～11胸交感节发出的节前纤维向下各汇成一干，沿椎体表面下降穿膈脚，终于腹腔神经丛。内脏大、小神经在胸腔内存在一定的解剖变异性，了解这些变异有助于提高手术的成功率。国外有学者通过对46具尸体的胸后壁进行解剖发现，内脏大神经（greater splanchnic nerve，GSN）的神经分支可发自T4～T11的胸交感节，以T5～T9（占21.7%）最为常见，其中最上的分支可发自T4～T9，最下的分支可发自T7～T11；GSN可由2～7个神经节组成，但在54.3%的标本中，有至少一个神经节不发出分支参与汇成GSN的主干。内脏小神经（lesser splanchnic nerve，LSN）的神经分支可发自T8～T12的胸交感节，以T10～T11（占32.6%）最为常见，LSN可由1～5个神经节组成。内脏最小神经（least splanchnic nerve，LSN）的神经分支可发自T10～L1的交感节，以T11～T12组成或单独由T12组成（各占30.4%）最为常见，LSN可由1～3个神经节组成。另外，在54.3%的标本中还发现，GSN和LSN之间存在交通支。

二、手术方法

目前尚无胸腔镜内脏神经切断术的统一标准术式。Worsey等采用的原始术式是切断内脏大小神经从T5～T11胸交感节发出的各个神经分支，而Pietrabissa等采用只切断内脏大小神经的主干也被证明同样有效，并且更方便快捷。根据部位不同，胸腔镜内脏神经切断术可分为左侧、右侧和双侧3 种，对于治疗胰腺癌疼痛应如何选择，目前尚未达成共识。有学者主张行双侧切断，以达到彻底止痛，避免单侧切断术后疼痛复发而再次手术。但双侧内脏神经切断术虽然止痛效果确切，但手术时间长，操作相对复杂，并发症也较多，限制了其应用。临床应用过程中发现，单侧尤其左侧内脏神经切断同样可达到充分持久的止痛效果，且操作简单，并发症少，充分体现了微创手术的优点，故临床应用更普遍。一般来说，疼痛位于左侧和中腹部时选择左侧内脏神经切断即可，疼痛位于偏右侧时选择右侧内脏神经切断，疼痛范围较大时可考虑双侧手术，或先选择单侧手术，效果欠佳时再切断对侧神经。

胸腔镜内脏神经切断术通常需要在侧卧位和全身麻醉双腔气管插管、单肺通气下进行。以左侧内脏神经切断术为例，患者取右侧卧位，并事先置入鼻胃管行胃内减压，防止左侧膈穹隆向上移位。首先于腋中线第6肋间做一个10mm观察孔，在胸腔镜监视下于腋前线第7肋间及腋后线第8肋间（或于腋后线的第7、第9肋间）分别做一个5mm操作孔。将左肺向头端、向前牵拉，暴露后肋椎区，直视下透过壁层胸膜辨认内脏大、小神经、交感链及降主动脉，内脏神经位于降主动脉与交感链之间，向下进入膈隐窝。于交感链和降主动脉间切开壁层胸膜，将内脏大神经根从上至下依次切断，将其主干切除。然后继续往下将内脏小神经切断，直至膈隐窝。仔细止血，放置胸腔闭式引流管一根，涨肺后结束手术。术后24h如引流量不多、复查胸片无异常可予拔除胸腔引流管。右侧内脏神经切断的手术方法与左侧类似，需要注意的是在内脏大神经与奇静脉交叉处外侧将其切断，避免损伤奇静脉和胸导管。

双侧内脏神经切断一般需要在侧卧位和单肺通气下左右两侧序贯进行，术中需变换体位，导致手术时间延长和危险性增加。Noppen等采用后胸壁径路可在单腔气管导管下行双侧内脏神经切除术，采用此径路双肺因重力作用自后胸壁分离，无须单肺通气或术中变换体位，而改良“二孔”法进一步减少了手术创伤。患者取俯卧位，双臂外展、肘部屈曲。首先在毗邻肩胛下角的肋间隙（大多为第5肋间）置入Veress针，充入二氧化碳气体造成人工气胸。维持胸内压在8cm水柱可将膈穹隆推向尾端，有利于进一步暴露内脏大小神经。接着在腋后线第7肋间做一个5mm观察孔，在Veress针孔处做另一个5mm孔供器械操作即可（见图32-2）。神经切断完毕后停止充气，嘱麻醉医生充分涨肺后可不放胸腔引流管。

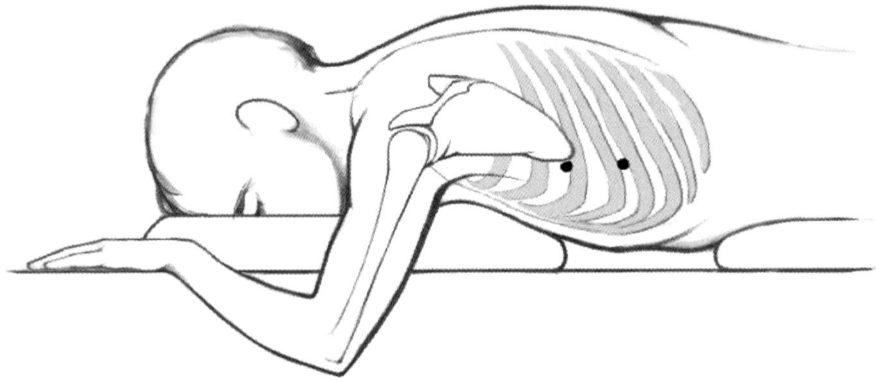

图32-2　胸腔镜内脏神经切除术改良“二孔”法

三、疗效与安全性

国外文献报道该手术治疗胰腺癌疼痛的有效率为85.7%～100%，术后疼痛程度缓解明显，缓解持续时间长，部分患者在生存期内仅需NSAID和弱阿片类控制疼痛或甚至完全脱离止痛药物。Smigielski等观察了89例晚期胰腺癌疼痛患者行胸腔镜内脏神经切断术后对其疼痛程度及生活质量的疗效，同时以另外32例因全身状况过差或合并疾病如COPD、哮喘而未能手术的患者作为对照。结果显示，在术后第7天，手术组VAS评分由术前5.66降至2.33，KPS评分由术前46.3升至64.1（$P<0.05$），而对照组VAS评分及KPS评分均较术前无明显变化（5.46 vs.4.57，50.3 vs. 52.2，$P>0.05$）。在术后第30天，手术组VAS评分又降至1.78，其中有12例（13.5%）患者不需服用止痛药，而其他病例所需止痛药物的剂量也明显减少；KPS评分又升至70.9（与术前相比$P<0.05$，与术后第7天相比$P>0.05$）。

在最近一项多中心随机对照研究中，Johnson等比较了药物治疗（MM）、腹腔神经丛阻滞术（NCPB）、胸腔镜内脏神经切断术（TS）对65例上腹部癌痛（57例胰腺癌）患者的镇痛效果，结果发现，3组的有效疼痛缓解率在第2周只有1/3患者，在第2个月则不到1/2患者（MM组：6/19及5/12；NCPB组：5/14及5/9；TS组：4/14和4/11），并且3组间的疼痛评分及阿片类用量差异均无统计意义。但该研究的主要不足之处是研究例数偏少。另外，由不同中心的术者施行神经阻滞术或神经切除术可能又进一步增加了研究的混杂因素。

胸腔镜内脏神经切断术并发症较少见，文献报道主要有肋间神经痛、肋间神经炎、体位性低血压、胸腔积液、腹泻等，经保守治疗均可治愈。

（彭书凌　陈英圳）

第五节 HIFU

高强度聚焦超声（high intensity focused ultrasound，HIFU）是近年来兴起的一种非侵入性肿瘤治疗技术，其原理是利用超声波的组织穿透性和聚焦性，将体外低能量的超声波聚焦于体内深部肿瘤病灶（靶区），通过焦点高能超声波产生的瞬间高温效应杀灭肿瘤细胞和抑制实体瘤生长。目前该技术已被成功应用于治疗不同类型的实体肿瘤，包括前列腺癌、肝癌、肾癌、胰腺癌、膀胱癌、子宫肌瘤、浅表软组织肿瘤等。我国学者率先将HIFU试用于胰腺癌的治疗，取得了不错的临床疗效，尤其是镇痛效果显著。

一、HIFU相关理论

国内目前主要有两家公司研发HIFU治疗仪在临床广泛使用，一是北京源德生物医学工程有限公司生产的FEP-BY型高能超声聚焦肿瘤治疗机，另一是重庆海扶技术有限公司生产的JC型聚焦超声肿瘤治疗系统（又称“海扶刀”）。利用计算机控制使超声波的焦斑可以沿着瘤块的三维立体结构进行扫描到完全覆盖并杀灭肿瘤细胞，它具有以下优点：①非侵入性。②治疗过程中能量分布均匀，能完全破坏靶区内的肿瘤组织。③通过 B 超实时引导定位，可使靶区周围的正常组织免受损害，治疗精度较高。④并发症发生率低。⑤可重复治疗。

HIFU治疗肿瘤的机制目前认为主要包括：①热固化效应：聚焦的超声束能够在焦点处产生很高的声强，从而使超声的能量迅速被组织吸收并转换成热能，瞬间在局部产生65℃以上的高温，使组织发生凝固性坏死。②机械效应：是超声波作为机械波的原发机制，聚焦后超声波的机械力也随之大幅提高，可在瞬间对靶细胞施加挤压、膨胀交替变化的压力，导致细胞破裂。③空化效应：强超声在液体中产生类似雾状的气泡，负压期形成空化微泡，正压期空化泡崩溃产生高温高压，这种能量变化使肿瘤细胞崩溃，蛋白质变性，从而使组织受到严重破坏。④血管栓塞：HIFU可以破坏2mm以下的血管，从而使肿瘤组织的病灶出现缺血性坏死，加强其生物学效应。⑤固化瘤苗：HIFU焦点处产生的强烈膨胀和收缩运动破坏细胞结构，可使镶嵌在细胞膜脂质双分子层中的肿瘤抗原暴露，同时，对细胞膜等结构的机械性破坏使存在于胞浆和胞核中的抗原暴露增加，从而改变肿瘤组织的免疫原性，加强机体对肿瘤组织的免疫反应。

HIFU治疗胰腺癌一般经4～5次治疗后，腰背部和上腹部疼痛均有缓解，其缓解疼痛的可能机制包括：①肿瘤经 HIFU治疗后发生变性坏死，主要为凝固性坏死，消除了肿瘤浸润神经引起的癌性疼痛。②肿瘤组织发生凝固性坏死，减少了化学和炎症致痛物质的产生。③HIFU治疗胰腺癌局部肿块时，同时对腹腔神经节进行热辐射毁损，可有效阻断胰腺的痛觉传导通路。通过HIFU对股神经的靶向损伤实验结果显示，热辐照可引起靶区内神经束高度水肿，胞浆内出现嗜伊红颗粒，细胞轴突出现黏液性变性坏死。由于神经轴突对神经的营养物质和信息的传递有重要作用，当轴突破坏后，信息传递受阻，使疼痛信息传入大脑被阻断而止痛。同时神经营养因子的运输障碍，神经的再生缓慢，使其疼痛复发较晚。另外，该研究还发现HIFU对靶区内的大血管及周围组织均无损伤，说明神经组织对超声治疗的敏感性较高。

二、HIFU的适应证和禁忌证

HIFU主要适用于晚期胰腺癌的姑息性治疗，但目前国际和国内尚无统一标准，国内有学者根据HIFU治疗原理及机制归纳了HIFU消融胰腺癌的适应证和禁忌证的参考标准。适应证包括：①预计生存期≥3 个月，伴有癌性疼痛，无法行手术切除者。②术前超声定位检查可发现明确的肿瘤病灶，且可测量病灶最大径≥1 cm，以便建立合适的超声通道。③无明显梗阻性黄疸，总胆红素≤1.5 倍正常范围上界值；对于胰头部肿瘤经

HIFU治疗后，局部水肿明显者可压迫胆总管，进一步诱发、加重黄疸。术前需充分告知说明。④有梗阻性黄疸，但已行胆肠吻合术、ERCP 放置内支架引流或 PTCD 放置外引流等减黄治疗。禁忌证包括：①患者一般情况差，无法耐受或不能坚持完成 HIFU 治疗。②超声治疗通道障碍，且经辅助处理后仍无法获得足够的声通道，机载超声不能清楚显示病灶。③超声治疗通道显示有腔静脉系统栓子或血管壁有严重的钙化斑块。④肿瘤病灶最大径≥10 cm，或肿瘤病灶同周围器官组织广泛粘连，以致病灶难以测量评估的患者。

三、临床疗效

我国学者首先将HIFU应用于胰腺癌的临床镇痛，并取得了一定的临床疗效。到目前为止已有多篇文献报道，其基本的结论是：HIFU是一种安全、有效、创伤小的姑息性治疗方法，可以明显改善患者的生活质量，特别是镇痛效果明显，将近80%～90%的患者得到了不同程度的疼痛缓解（表32－2）。

表32–2　HIFU姑息性治疗胰腺癌的相关临床研究

单　位	年份	例数	处　理	疼痛缓解率	不良反应
北京大学人民医院	2001	21	HIFU	15/17（88%）	无
山东大学齐鲁医院	2002	20	HIFU	16/18（89%）	轻型胰腺炎3例
多中心临床研究	2003	41	HIFU vs. HIFU+吉西他滨	66.7% vs.76.6%	无
复旦大学中山医院	2003	37	HIFU	24/30（80%）	无
吉林大学第一医院	2003	40	HIFU	32/40（80%）	无
北京大学人民医院	2009	89	HIFU	54/67（80.6%）	Ⅱ度皮肤烧伤3例，皮下硬结6例，胰腺假性囊肿1例
复旦大学华东医院	2010	39	HIFU+吉西他滨	22/28（78.6%）	无
复旦大学肿瘤医院	2011	40	HIFU	35/40（87.5%）	无
南京医科大学附属第一院	2012	208	HIFU	161/208（77.4%）	局部皮肤硬结23例，水泡10例，治疗部位烧灼样疼痛26例
北京262医院	2013	60	HIFU	57/60（95%）	一过性血淀粉酶升高8例，治疗区皮肤Ⅰ和Ⅱ度灼伤3例
成都452医院	2013	106	HIFU+CPN	88/106（83.0%）	无

另外，HIFU 治疗胰腺癌局部肿块的同时可以辐射腹腔神经节区域，使腹腔神经丛变性坏死，从而进一步阻止疼痛刺激传向大脑中枢来达到镇痛的效果。Tan等对106例伴有疼痛的晚期胰腺癌患者同时进行胰腺肿块及腹腔神经节区域的HIFU热疗发现，治疗后早期（术后第3天、第7天）即可明显缓解癌痛，总缓解率达83%。汪芳等将26例胰腺癌患者随机分成两组，A组16例为单纯局部肿块HIFU治疗，B组10例为HIFU局部肿块治疗+腹腔神经节热疗损毁，结果发现，A组治疗后早期（15天内）疼痛缓解率只有13%，并且20天后疼痛与治疗前无明显差异；B组治疗后即刻疼痛明显减轻，治疗后3～5天疼痛缓解率为83.2 %，组间差异有统计学意义。

四、影响HIFU疗效的因素

由于胰腺是实质性脏器，当胰腺肿瘤细胞被热疗杀灭后，不会像空腔脏器那样坏死脱落，而是靠坏死组织的缓慢吸收和纤维化。而热疗造成微血管栓塞又导致吸收困难，因此HIFU对于梗阻源性的疼痛治疗效果不佳，甚至可能加重，对于可能出现梗阻性黄疸的患者，可先行引流减黄手术以预防胆管梗阻引起的黄疸与疼痛。在胡斌等的研究中，60例伴有疼痛的胰腺癌患者经HIFU治疗后有 2 例疼痛无明显变化，1 例疼痛反而加重。作者通过对这3例的病史和阅片分析发现，其术前影像学检查均提示为胰头肿瘤伴有主胰管扩张，其中 1 例患者术前因梗阻性黄疸行开腹胆肠吻合术，疼痛加重者于术后出现胆红素骤升、皮肤黄染明显，通过ERCP置入胆道支架后黄疸减轻、疼痛缓解，从而进一步证实了 HIFU 对胰腺癌梗阻源性疼痛无效。另外，由于胰腺位置过深，胰腺前方是胃和横结肠，腹壁厚度个体差异较大，超声波经皮肤到达胰腺过程中衰减过大，造成肿瘤靶区温升降低，这种温升及所持续的时间不足以引起肿瘤组织的凝固性坏死，而是起到抑制肿瘤生长的作用。也有报道称，胆肠吻合术后的 HIFU 止痛效果差，其原因可能为吻合的肠袢覆盖于肿瘤前方，肠袢内的积气难以处理，严重影响超声波的穿透，因此建议在行姑息性减黄手术时，通过将提升的肠袢固定于右侧腹壁等措施来避开瘤体前方，以免影响疗效。除了上述原因，HIFU治疗胰腺癌疼痛效果欠佳的原因可能还包括：瘤体过大或肿瘤生长迅速，HIFU 治疗难以覆盖整个瘤体；肿瘤累及周围脏器或腹膜后引起的内脏痛和躯体痛；腹膜后神经丛变异情况。

五、并发症

术后胰腺炎可能是HIFU治疗胰腺癌的主要顾虑之一。HIFU的热效应可引起靶区组织温度上升达100℃而迅速出现凝固性坏死；但当靶区温度未达到100℃时，可出现靶区组织的热固化（thermal fixation）现象，即组织结构保持相对完好，细胞失活但不裂解。而随着损伤进一步演化，细胞才逐渐发生变性出现凝固性坏死。热固化现象对HIFU治疗胰腺癌有重要意义，因为当胰腺细胞被热固化后，细胞在发生裂解之前胞内的各种消化酶已先变性失活，从而理论上减少了胰腺炎发生的风险。从现有的临床资料看来，确实也只见个别轻型胰腺炎的报道，或是短暂的血、尿淀粉酶升高而已。

HIFU 治疗胰腺癌除了一般的腹壁皮肤热损伤、肿瘤吸收热等以外，还可能出现其他一些较罕见的严重并发症。文献报道有瘢痕形成导致梗阻性黄疸、胃肠道穿孔、大出血、胰瘘、胆瘘、胰腺假性囊肿、肠系膜上动脉闭塞、门静脉血栓形成等。然而，随着 HIFU 治疗技术的不断完善，超声定位系统及操作技术的不断成熟，严重并发症已愈来愈少见。

目前，HIFU在临床应用尚处于初级阶段，还有许多技术难题急需解决，特别是超声剂量学、无创温度监控、热剂量学等方面技术有待突破。而HIFU 在胰腺癌综合治疗中的作用和地位，尚有待严格设计的多中心随机对照临床研究进一步证实其有效性和安全性。

（彭书凌　陈英圳）

第六节　药 物 治 疗

尽管有越来越多如腹腔神经丛阻滞、内脏神经切断术、HIFU等辅助镇痛方法，药物治疗尤其是阿片类药物仍是目前控制胰腺癌疼痛的重要方法和基础措施。

一、治疗原则

根据WHO制定的癌痛三阶梯止痛治疗指南，胰腺癌疼痛的药物治疗应遵循以下5项基本原则：

（一）按阶梯用药

指根据患者疼痛程度，按顺序由弱到强或由一级到三级逐级选择给药，对有特殊适应证患者，如神经病理性疼痛或心理障碍患者可加用辅助药物。第一阶梯：应用非阿片类药物，主要是治疗轻中度疼痛，以阿司匹林、对乙酰氨基酚为代表药物；第二阶梯：应用弱阿片类药物，可联用非阿片类药物，主要用于中度疼痛，以可待因、曲马多为代表药物；第三阶梯：应用强阿片类药物，适用于第二阶梯治疗失败的病例，重度癌痛患者可直接使用强阿片类药物，多需联用非阿片类药物，可增强阿片类药物的止痛效果，并可减少阿片类药物用量，以吗啡、芬太尼为代表。

（二）按时用药

指按规定间隔规律给予止痛药，而不是当患者疼痛时应患者要求“按需给药”，有助于维持稳定、有效的血药浓度。目前，控缓释药物临床使用日益广泛，强调以控缓释阿片药物作为基础用药的止痛方法，在滴定和出现爆发痛时，可给予速释阿片类药物对症处理。

（三）口服给药

口服为最常见的给药途径。对不宜口服患者可选用非胃肠道途径给药，如吗啡皮下注射、芬太尼透皮贴剂、患者自控静脉镇痛等。

（四）个体化给药

指按照患者病情和癌痛缓解药物剂量，制定个体化用药方案。使用阿片类药物时，由于个体差异，阿片类药物无标准用药剂量，应当根据患者的病情，使用足够剂量药物，使疼痛得到缓解。同时，还应鉴别是否有神经病理性疼痛的性质，考虑联合用药可能。

（五）注意具体细节

对使用止痛药的患者要加强监护，密切观察其疼痛缓解程度和机体反应情况，注意药物联合应用的相互作用，并及时采取必要措施尽可能减少药物的不良反应，以期提高患者的生活质量。

二、药物选择与使用方法

应当根据胰腺癌患者疼痛的程度、性质、正在接受的治疗、伴随疾病等情况，合理选择止痛药物和辅助药物，个体化调整用药剂量、给药频率，防治不良反应，以期获得最佳止痛效果，减少不良反应发生。

（一）非阿片类药物

包括非甾体类抗炎药物（NSAID）和对乙酰氨基酚（扑热息痛）。前者通过抑制环氧化酶（COX）减少前列腺素的合成，从而起到抗炎解热镇痛的作用，常用于缓解轻度疼痛，或与阿片类药物联合用于缓解中、重度疼痛，但对胰腺癌的内脏痛无效。NSAID用药剂量达到一定水平以上时，增加用药剂量并不能增强其止痛效果（封顶效应），但药物毒性反应将明显增加。因此，如果需要长期使用非甾体类抗炎药，或日用剂量已达到限制性用量时，应考虑更换为阿片类止痛药；如为联合用药，则只增加阿片类止痛药用药剂量。NSAID常见的不良反应有：消化性溃疡、血小板功能障碍、肾功能损伤、肝功能损伤等，其不良反应的发生与用药剂量及使用持续时间相关。对乙酰氨基酚的止痛疗效和持续时间与等剂量阿司匹林相似，因抑制外周前列腺素合成作用弱，故抗炎作用弱，亦无NSAID的胃肠道反应及抗血小板作用。塞来昔布是新型的选择性COX-2抑制剂，不影响COX-1介导生理性前列腺素的合成，只选择性抑制COX-2介导疼痛的发生，其止痛效果与传统的NSAID相当，不良反应明显降低。非甾体类抗炎药的日限制剂量为：布洛芬2 400mg/d，对乙酰氨基酚2 000mg/d，塞来昔布400mg/d。

（二）阿片类药物

分为弱阿片类药物和强阿片类药物。是中、重度疼痛治疗的首选药物，不仅影响痛觉，且具有镇静和抗焦虑作用。目前，临床上常用于癌痛治疗的短效阿片类药物为吗啡即释片，长效阿片类药物为吗啡缓释片、羟考酮缓释片、芬太尼透皮贴剂等。除首选口服给药外，尚可经舌下给药、直肠给药、经皮给药、鼻腔给药、静脉给药、皮下给药、鞘内给药等多种途径。

1. 初始剂量滴定（initial dose titration） 阿片类止痛药的疗效及安全性存在较大个体差异，需要逐渐调整剂量，以获得最佳用药剂量，称为剂量滴定。对于初次使用阿片类药物止痛的患者，按照如下原则进行滴定：使用吗啡即释片进行治疗；根据疼痛程度，拟定初始固定剂量5～15mg，每4h一次；用药后疼痛不缓解或缓解不满意，应于1h后根据疼痛程度给予滴定剂量，如NRS 7～10滴定剂量增加幅度为50%～100%，NRS 4～6滴定剂量增加幅度为25%～50%，NRS 2～3滴定剂量增加幅度为≤25%，注意密切观察疼痛程度及不良反应。第一天治疗结束后，计算第二天药物剂量：次日总固定量＝前24h总固定量＋前日总滴定量。第二天治疗时，将计算所得次日总固定量分6次口服，次日滴定量为前24h总固定量的10%～20%。依法逐日调整剂量，直到疼痛评分稳定在0～3分。如果出现难以控制的不良反应，疼痛强度＜4，应该考虑将滴定剂量下调25%，并重新评价病情。

对于未使用过阿片类药物的中、重度癌痛患者，推荐初始用药选择短效制剂，个体化滴定用药剂量，当用药剂量调整到理想止痛及安全的剂量水平时，可考虑换用等效剂量的长效阿片类止痛药。对于已使用阿片类药物治疗疼痛的患者，根据患者疼痛强度，按照表32-3要求进行滴定。对疼痛病情相对稳定的患者，可考虑使用阿片类药物控释剂作为背景给药，在此基础上备用短效阿片类药物，用于治疗爆发性疼痛（breakthrough pain）。

2. 维持用药 我国常用的长效阿片类药物包括：吗啡缓释片、羟考酮缓释片、芬太尼透皮贴剂等。在应用长效阿片类药物期间，应当备用短效阿片类止痛药。当患者因病情变化，长效止痛药物剂量不足时，或发生爆发性疼痛时，立即给予短效阿片类药物，用于补救治疗及剂量滴定。补救剂量为前24h用药总量的10%～20%。每天短效阿片补救用药次数＞3次时，应当考虑将前24h补救用药换算成长效阿片类药按时给药。

阿片类药物之间的剂量换算，可参照换算系数表（表32－3）。换用另一种阿片类药时，仍然需要仔细观察病情，并个体化滴定用药剂量。如需减少或停用阿片类药物，则采用逐渐减量法，即先减量30%，2天后再减少25%，直到每天剂量相当于30mg口服吗啡的药量，继续服用2天后即可停药。

表32-3 阿片类药物剂量换算表

药 物	非胃肠给药	口服	等 效 剂 量
吗啡	10mg	30mg	静脉：口服=1：3
可待因	130mg	200mg	静脉：口服=1：1.2 吗啡（口服）：可待因（口服）=1：6.5
羟考酮	15mg	20～30mg	吗啡（口服）：羟考酮（口服）=（1.5～2）：1
芬太尼透皮贴剂	25μg/h（透皮吸收）	—	芬太尼透皮贴剂（μg/h），q72h剂量=1/2×口服吗啡剂量（mg/d）

3. 不良反应防治 阿片类药的不良反应发生率较高，主要包括便秘、恶心、呕吐、嗜睡、瘙痒、头晕、尿潴留、谵妄、认知障碍、呼吸抑制等。除便秘外，阿片类药物的不良反应大多是暂时性或可耐受的，但如处理不当或不及时将可能进一步影响患者的生活质量和药物的有效治疗，应把预防和处理阿片类止痛药的不良反应作为止痛治疗计划的重要组成部分。

便秘症状通常会持续发生于阿片类药物止痛治疗全过程，多数患者需要使用缓泻剂防治便秘。恶心、呕吐、嗜睡、头晕等不良反应，大多出现在未使用过阿片类药物患者的用药最初几天。初用阿片类药物的数天内，可考虑同时给予甲氧氯普胺（胃复安）、氟哌利多、5-HT受体拮抗剂等止呕药预防恶心、呕吐，如无恶心症状，则可停用止吐药。出现过度镇静、精神异常等不良反应，需要减少阿片类药物用药剂量，或者减少每次剂量和增加给药次数。呼吸抑制是使用阿片类药物过程中潜在的后果最严重的不良反应，通常发生于第一次使用阿片类药物且剂量过大时，但随着反复用药，发生率逐渐减少。支气管哮喘和上呼吸道梗阻患者忌用，肺气肿或重度肥胖者慎用，静脉注射纳洛酮（0.2～0.4 mg）可立即缓解呼吸抑制。生理依赖性表现为阿片类药物突然停用时，患者出现戒断综合征；耐药性则表现为反复用药后的药效降低，需增加药量或缩短给药间隔才能维持镇痛效果，两者均为阿片类药物的正常药理学反应。经验表明，有规律地给阿片类药物有效的患者口服吗啡，少发生耐药问题；剂量“过小”或“按需给药”达不到镇痛效果，更易产生耐药。而关于精神依赖即所谓成瘾问题，根据一份资料显示，12 000例使用阿片镇痛者仅4例发生成瘾，认为阿片类药物治疗慢性癌痛很少发生精神依赖。

（三）患者自控镇痛

患者自控镇痛（patient-controlled analgesia，PCA）是由麻醉医生根据患者疼痛程度和身体情况，预先设置镇痛药物的剂量，再交由患者“自我管理”的一种疼痛处理技术。PCA是一种新型镇痛药给药装置，患者配戴输液控制装置，当意识到疼痛时，通过控制器将一次镇痛药物注入体内，以满足镇痛治疗的个体化需要。其主要优点是既能保证镇痛效果又能减少不良反应，使用方便，能提高患者满意度。PCA用于癌痛的治疗是属于第三级阶梯治疗方法之一，适用于口服吗啡无效的癌痛患者。临床常用的主要有静脉内自控镇痛（PCIA）和硬膜外自控镇痛（PCEA）两种途径，注射药物可选用阿片类及非阿片类药物、局部麻醉药等。

PCA一般需要预先设定以下几个参数：

1．负荷量（loading dose） 是指PCA开始时首次用药的剂量，目的是让患者迅速达到镇痛所需的最小有效镇痛浓度（MEAC），快速消除疼痛，相当于初始剂量滴定。负荷量一般由医护人员给药。

2．背景输注速度（background infusion rate） 目的是维持相对稳定的血药浓度，减少指令用药的次数，相当于维持用药。

3．单次给药剂量（bolus） 是指患者疼痛未消除或爆发性疼痛时追加的药物剂量。其目的是维持一定的血药浓度，又不产生过度镇静。根据疼痛的程度和患者镇静情况，每次调整25%～50%用药剂量。Bolus大小是决定PCA疼痛治疗效果的重要参数之一。Bolus剂量过大，血药浓度过高，副作用发生概率增加；剂量过小，增加患者用药次数，降低患者对PCA的依从性。

4．锁定时间（lockout time） 是指PCA装置两次单次剂量间的间隔时间。锁定时间是PCA的安全保护方式之一，目的是防止前次单次剂量尚未起效患者再次给药，预防药物过量中毒。锁定时间由药物的起效速度、PCA的用药途径决定。如吗啡PCIA时锁定时间一般为5～15min，PCEA时锁定时间多为10～30min。

5．最大用药量（maximal dose） 是PCA的另一安全保护装置，目的是对超过平均用药量的情况引起注意并加以限制。最大用药量的设置应因人而异，如吗啡0.4～5.25mg/h，芬太尼0.15～0.18mg/h。

（四）鞘内给药和IDDS

鞘内给药（intrathecal therapy）是将阿片类药或局部麻醉药直接注入蛛网膜下腔的脑脊液内发挥镇痛作用的给药途径。其原理在于药物可不经过血脑屏障而直接作用于痛觉处理中枢的脊髓后角，与口服、静脉、经皮或硬膜外给药相比，不仅能显著减少药物需要量及其全身不良反应，还能更迅速有效地发挥镇痛作用。因此，鞘内给药尤适用于那些因大剂量阿片类药的副作用而无法达到有效镇痛，或全身用药效果欠佳的慢性癌痛患者。植入式药物输注系统（implantable drug delivery system，IDDS）就是用外科的方式将一个鞘内给药控制装置埋在患者腹壁皮下，通过相连的隧道导管提供持续、可控的鞘内给药。对于癌痛治疗，目前临床上鞘内给药的常用配方还是吗啡（单用或联合其他药物），其所需用量只为口服剂量的1/300（吗啡口服：静脉：硬膜外：鞘内剂量换算≈300：100：10：1）。鞘内给予阿片类药能直接作用于脊髓上的阿片类受体产生强效镇痛而不明显影响运动神经、感觉神经和交感神经功能，尤其适用于需要长期（≥3～6个月）使用阿片类药物的癌痛患者。IDDS已被成功用于慢性顽固性癌痛的治疗，有研究表明其疼痛缓解率可达60%～80%，并且能改善患者的总体情绪、减少全身不良反应、增加患者的日常活动能力，从而提高了患者的生存质量。

一项多中心RCT通过比较IDDS与全身系统用药（CMM）在晚期癌症患者的镇痛疗效，发现IDDS不仅能更有效地缓解疼痛、减少药物相关毒性反应［临床有效率IDDS组57.7%（41/71）vs. CMM组37.5%（27/72），P=0.02］，还能延长患者的生存时间（6个月存活率IDDS组53.9% vs. CMM组37.2%，P=0.06）。

总之，鉴于胰腺癌疼痛的多源性和临床表现的多样性，胰腺癌的镇痛措施也应根据疼痛原因、程度、性质以及患者体质，采取个体化治疗原则，制定最佳的综合治疗方案，以达到有效缓解疼痛及减少并发症，最大限度提高患者生活质量、延长患者生存时间的目标。

（彭书凌　陈英圳）

参考文献

［1］贾林. 胰腺癌疼痛的流行病学、临床特征及评估[J]. 胰腺病学，2005，5（1）：50–53.

［2］倪晓光，赵平，白晓枫. 胰腺癌疼痛与其临床病理学关系的探讨[J]. 实用癌症杂志，2003，18（4）：414–416.

［3］朱元颖，刘鲁明. 胰腺癌性疼痛的神经病理研究进展[J]. 中国癌症杂志，2010，20（12）：951–953.

［4］贾林. 胰腺癌的常用镇痛疗法及疗效评价[J]. 胰腺病学，2005，5（2）：111–115.

［5］李玉明，蒋宏. 胰周神经离断术对晚期胰腺癌的治疗[J]. 中国肿瘤临床与康复，2001，8（1）：90–91.

［6］杨俊，陶京，王春友，等. 术中腹腔神经丛阻滞术对不能切除的胰腺癌疼痛减轻及生活质量的影响[J]. 临床外科杂志，2006，14（2）：114–116.

［7］黄颖芬，欧阳旺，邹婷. 高能聚焦超声刀对晚期胰腺癌止痛的疗效观察[J]. 亚太传统医药，2011，7（1）：81–82.

［8］汪芳，熊建萍，马明，等. 高强度聚焦超声损毁腹腔神经节治疗胰腺癌疼痛[J]. 中国疼痛医学杂志，2010，16（3）：155–157.

［9］汪芳，石珍，熊礼生，等. 高强度聚焦超声对神经靶向损伤的实验研究[J]. 中国超声医学杂志，2008，24（1）：7–9.

［10］胡斌，吕伟，王虎明，等. 高强度聚焦超声在胰腺癌治疗中的临床应用[J]. 肝胆胰外科杂志，2013，25（3）：263–284.

［11］中华人民共和国卫生部. 癌症疼痛诊疗规范（2011版）[J]. 临床肿瘤学杂志，2012，17（2）：153–158.

［12］Kelsen DP，Portenoy RK，Thaler HT，et al. Pain and depression in patients with newly diagnosed pancreas cancer[J]. J Clin Oncol，1995，13（3）：748–755.

［13］Kelsen DP，Portenoy R，Thaler H，et al. Pain as a predictor of outcome in patients with operable pancreatic carcinoma[J]. Surgery，1997，122（1）：53–59.

［14］Lillemoe KD，Cameron JL，Kaufman HS，et al. Chemical splanchnicectomy in patients with unresectable pancreatic cancer. A prospective randomized trial[J]. Ann Surg，1993，217（5）：447–455.

［15］Blackshaw LA，Brookes SJ，Grundy D，et al. Sensory transmission in the gastrointestinal tract[J]. Neurogastroenterol Motil，2007，19（1 Suppl）：1–19.

［16］Caraceni A，Portenoy RK. Pain management in patients with pancreatic carcinoma[J]. Cancer，1996，78（3 Suppl）：639–653.

［17］Bapat AA，Hostetter G，Von Hoff DD，et al. Perineural invasion and associated pain in pancreatic cancer[J]. Nat Rev Cancer，2011，11（10）：695–707.

［18］Burris HA 3rd，Moore MJ，Andersen J，et al. Improvements in survival and clinical benefit with gemcitabine as first–line therapy for patients with advanced pancreas cancer：a randomized trial[J]. J Clin Oncol，1997，15（6）：2403–2413.

［19］Eisenberg E，Carr DB，Chalmers TC. Neurolytic celiac plexus block for treatment of cancer pain：a meta–analysis[J]. Anesth Analg，1995，80（2）：290–295.

［20］Arcidiacono PG，Calori G，Carrara S，et al. Celiac plexus block for pancreatic cancer pain in adults[J]. Cochrane Database Syst Rev，2011（3）：CD007519

[21] Mercadante S. Celiac plexus block versus analgesics in pancreatic cancer pain[J]. Pain, 1993, 52 (2): 187-192.

[22] Kawamata M, Ishitani K, Ishikawa K, et al. Comparison between celiac plexus block and morphine treatment on quality of life in patients with pancreatic cancer pain[J]. Pain, 1996, 64 (3): 597-602.

[23] Polati E, Finco G, Gottin L, et al. Prospective randomized double-blind trial of neurolytic coeliac plexus block in patients with pancreatic cancer[J]. Br J Surg, 1998, 85 (2): 199-201.

[24] Wong GY, Schroeder DR, Carns PE, et al. Effect of neurolytic celiac plexus block on pain relief, quality of life, and survival in patients with unresectable pancreatic cancer: a randomized controlled trial[J]. JAMA, 2004, 291 (9): 1092-1099.

[25] Zhang CL, Zhang TJ, Guo YN, et al. Effect of neurolytic celiac plexus block guided by computerized tomography on pancreatic cancer pain[J]. Dig Dis Sci, 2008, 53 (3): 856-860.

[26] Davies DD. Incidence of major complications of neurolytic coeliac plexus block[J]. J R Soc Med, 1993, 86 (5): 264-266.

[27] Yang HJ, Gil YC, Lee WJ, et al. Anatomy of thoracic splanchnic nerves for surgical resection[J]. Clin Anat, 2008, 21 (2): 171-177.

[28] Noppen M, Meysman M, D'Haese J, et al. Thoracoscopic splanchnicolysis for the relief of chronic pancreatitis pain: experience of a group of pneumologists[J]. Chest, 1998, 113 (2): 528-531.

[29] Smigielski J, Piskorz L, Wawrzycki M, et al. Assessment of quality of life in patients with non-operated pancreatic cancer after videothoracoscopic splanchnicectomy[J]. Wideochir Inne Tech Malo Inwazyjne, 2011, 6 (3): 132-137.

[30] Johnson CD, Berry DP, Harris S, et al. An open randomized comparison of clinical effectiveness of protocol-driven opioid analgesia, celiac plexus block or thoracoscopic splanchnicectomy for pain management in patients with pancreatic and other abdominal malignancies[J]. Pancreatology, 2009, 9 (6): 755-763.

[31] Khokhlova TD, Hwang JH. HIFU for palliative treatment of pancreatic cancer[J]. J Gastrointest Oncol, 2011, 2 (3): 175-184.

[32] Tan X, Chen J, Ren L, et al. Analgesic effect of high intensity focused ultrasound in patients with advanced pancreatic cancer[J]. The Chinese-German Journal of Clinical Oncology, 2013, 12 (8): 385-388.

[33] Smith TJ, Staats PS, Deer T, et al. Randomized clinical trial of an implantable drug delivery system compared with comprehensive medical management for refractory cancer pain: impact on pain, drug-related toxicity, and survival[J]. J Clin Oncol, 2002, 20 (19): 4040-4049.

第三十三章　胰腺癌的分子靶向治疗

抗肿瘤药物目前已由传统的“细胞毒”时代进展到以分子靶向治疗为代表的“细胞稳定”新纪元，寻找肿瘤恶性生物学指标的关键环节——“靶点”，并研究相应的分子靶向药物和基因细胞免疫治疗模式已成为目前抗肿瘤药物和方案研究的重要方向。分子靶向治疗与传统化疗相比有着不可比拟的优势，是体现肿瘤个体化治疗的重要代表。分子靶向治疗是目前肿瘤生物治疗中特异性和疗效最好的代表，它针对可能导致细胞癌变的环节，如细胞信号传导通路、原癌基因和抑癌基因、细胞因子及受体、抗肿瘤血管形成、自杀基因等，从分子水平来逆转这种恶性生物学行为，从而抑制肿瘤细胞生长，甚至使其完全消退的一种全新的生物治疗模式。本章阐述了胰腺癌发生、发展的分子病理机制及针对这其中关键分子的靶向药物治疗的进展，并探讨了胰腺癌分子靶向治疗的新策略。

第一节　胰腺癌的分子病理机制

胰腺癌的发生、发展需要经历正常胰腺细胞向胰腺上皮内瘤变（PanIN）的转变。上皮内瘤变分为3个阶段，包括PanIN1、PanIN2以及PanIN3。上皮内瘤变与基因突变、核异型性、上皮细胞极性消失以及细胞结构的改变密切相关。当这些事件发生后，就会形成重度上皮内瘤变或者原位癌。

众所周知，染色体畸形在胰腺癌的发生、发展中起着重要作用，其一般是以染色体中的等位基因丢失或获取的形式出现。目前已知的染色体等位基因丢失主要发生在1q（50%），6p（50%），6q（50%），8p（56%），9p（76%），10p（50%），10q（50%），12p（50%），12q（67%），17p（95%），18q（88%），21q（61%），22q（61%）。而染色体增加则主要发生在第7号和第20号染色体上。以上的染色体改变与特异性抑癌因子关系密切，如*p53*定位于染色体17p，*DPC4*定位于18q，*p16INK4a*（MTS1）则定位于9p。

一、胰腺癌常见的基因突变

在胰腺癌中常见的突变基因包括*K-ras*（突变率74%～100%）、*p16INK4a*（突变率达到 98%）、*p53*（突变率43%～76%）、*DPC4*（突变率大约50%）、*HER-2/neu*（突变率约65%）以及*FHIT*（突变率70%），还有其他一些基因包括*notch1*、*Akt-2*、*BRCA2*以及*COX-2*。这些基因中，除了*K-ras*、*HER-2/neu*、*notch1*、*Akt-2*以及*COX-2*是促癌基因之外，其余的均是抑癌基因。

（一）*K-ras*

K-ras（柯尔斯顿鼠肉瘤病毒致癌基因）是一个促癌基因，定位在12p12.1。Ras信号通路可将细胞增殖信号从细胞表面受体传导至核内，影响某些关键蛋白的产生和调节。Ras家族中有3个成员，分别是H-ras、K-ras以及N-ras，均位于质膜内侧，可结合GDP和GTP并具有GTP酶活性，能将GTP变成GDP。当K-ras活化后，通过结合GTP来传递信号，当GTP转变成GDP后，其就会失活，信号传导终止。

突变后的K-ras会导致GTP酶失活，从而持续活化。而这种突变情况主要发生在胰腺癌、结直肠癌、肺癌和一些实体瘤中。*K-ras*在胰腺癌中的突变率为74%～100%。在胰腺癌细胞系中，使用单链构象多态性（SSCP）以及点墨吸渍等位基因特异性寡核苷酸（太郎）杂交分析（ASO）肯定了K-ras中12、13以及67密码子的突变。最常见的突变发生在12密码子。然而，这些突变与携带患者的预后没有显著相关性。随后的10项研究发现，对比发生GtT、aGT和GaC突变的胰腺导管腺癌患者，发生GaT、cGT、GcT和K-Ras突变的患者预后更差。在结肠癌和非小细胞肺癌中，*K-ras*突变与预后差及抗-EGFR抗体治疗低反应率密切相关。但有关抗EGFR抗体治疗胰腺癌与K-ras突变是否存在关联则未见报道。

（二）*p16/INK4*

p16（又称*INK4a*，*CDK N2*或者*MTS1*-多肿瘤抑制因子1）是一个肿瘤抑制基因，位于9号染色体短臂21区。p16INK4a，由*p16*编码，能通过竞争性结合和限制G期和S期细胞周期进程，从而抑制细胞周期素D和CDK4及CDK6激酶发生反应。在正常细胞中，细胞周期素D-CDK4复合物能使Rb1细胞磷酸化，阻止E2F-Rb1复合物的形成。E2F是一类可以调节细胞周期的因子，在Rb1磷酸化后，可如转录因子般促使细胞周期进入S期。*p16INK4a*的突变和缺失使细胞周期素D与CDK4之间的反应失去调控，从而推动细胞周期进程。

在胰腺癌中，有27%～96%的病例会出现*p16INK4a*的点突变、高甲基化或者纯合子缺失。研究者还发现，在体外胰腺癌细胞株中p16的下调比体内更加普遍。

有趣的是，在非小细胞肺癌中，*p16INK4a*缺失与预后差显著相关。此外，其缺失能促使滤泡中心细胞淋巴瘤向高恶性度淋巴瘤转化。然而，在关于胰腺癌的研究中得出的结论与上述不一致。

（三）*p53*

*p53*是目前研究得最多，且在肿瘤中突变频率最高的肿瘤抑制基因。*p53*位于17号染色体短臂，在正常细胞中一般是失活的，其与mdm蛋白结合后，抑制自身活化并促进自身降解。在一些畸形或DNA有损伤的细胞中，p53能抑制其增殖和生长，诱导细胞周期捕获及推动细胞程序性死亡。而*p53*的突变会导致细胞生长及增殖失去调控、细胞存活时间增加及染色体的不稳定性，从而促进肿瘤的发生。

在胰腺癌中，超过76%的细胞株发生*p53*的突变。通常来说，*p53*的突变是较为普遍的，p53突变的肿瘤细胞株存活时间显著长于野生型。此外，由于p53诱导细胞凋亡的机制受到破坏，*p53*突变可能导致化疗耐药。然而，*p53*的突变是否会造成显著的预后差异仍无定论。在一些关于胰腺癌的研究中，p53突变的患者生存时间较*p53*野生型患者显著缩短，而在另外一些临床试验中，则显示*p53*与预后无显著相关。

（四）*DPC4*

另一个与胰腺癌相关的肿瘤抑制基因是*DCP4*，位于18染色体长臂，又名*SMAD4*。在正常细胞中，SMAD4在TGF-β介导的信号通路、基因转录和生长捕获中起着重要作用。而其中的机制是：SMAD4促使TGF-β与它的受体TGF-βRⅡ结合，随后磷酸化TGF-βRⅠ，使之活化。TGF-βRⅠ的活化诱发细胞内SMAD2和SMAD3磷酸化，从而与SMAD4结合成活性形式的异质二聚体复合物，而这个复合物与DNA发生直接或间接的反应，调节靶基因的转录，这些靶基因包括*c-myc*、*p21*和*p15*，进而影响细胞的增殖。因此，*DPC4*的失活会使细胞增殖和生长失去调控。*DPC4/SMAD4*基因的失活通常是由点突变造成，也可因杂合性丢失引起。

超过50%的胰腺癌会发生*DPC4*的突变/畸形。*DPC4*的胚系突变是造成家族性青年息肉病（FJP）的主要原因。*DPC4*的突变也出现在其他腺癌中，如结肠和乳腺。有研究表明，DPC4表达的缺失在胰腺癌的发病过程中是晚出现事件，因为这个基因通常在PanIN1和PanIN2中表达，而在PanIN3中只有30%表达。DPC4的表达是否和预后相关，目前仍存在争议，一些研究中，DPC4的表达与预后好相关，而在另外一些研究中，则与预后不良相关。

DPC4/SMAD4还可以通过降低VGFR表达和诱导血小板反应蛋白来抑制血管生成，从而发挥抗肿瘤效应。

（五）*BRCA2*

*BRCA2*是一个肿瘤抑制基因，位于13号染色体长臂，在正常细胞中参与DNA损伤修复，其突变等位基因

不但与家族遗传性乳腺癌相关，与散在乳腺癌也有关联。

有报道称，17%的家族遗传性胰腺癌出现*BRCA2*的胚系突变，而只有10%的散在病例发生*BRCA2*的胚系突变。

到目前为止，尚未出现关于*BRCA2*与生存时间存在相关性的研究。因此，对于*BRCA2*的突变的监测，常规的手段看起来起不到作用。

（六）*Erb*家族基因（*HER-2/neu-EGF*）

HER-2/neu，又称*ErbB2*，编码HER-2/neu蛋白。HER-2/neu蛋白是EGFR家族中的一员，EGFR家族有4个成员，包括Erb1/EGFR、erb2/HER-2/neu、erb3/HER3和erb4/HER4。HER-2/neu由3个部分组成，分别为细胞外区域、跨膜区域和细胞内酪氨酸激酶区域。

生长因子结合至这些受体后，通过活化PI3K/AKT-MAPK通路来推动信号传导，从而促使细胞生长和分化。HER-2/neu的过表达出现在多种肿瘤中，如乳腺癌、肠癌、肺癌、卵巢癌和胰腺癌，其会导致其受体持续活化，使细胞增殖失去调控。

尽管有35%的乳腺癌出现HER-2/neu的过表达，且与预后不良显著相关，但从另一方面来说，高表达HER-2/neu的乳腺癌对单克隆抗体赫赛汀有着良好的反应。

在胰腺癌中，有报道称HER-2/neu的表达率为16%～27%，而另一个研究则表明超过65%，然而至今为止，尚未见关于HER-2/neu与胰腺癌预后的相关性研究。

（七）*Notch1*和*Hedgehog*

*Notch1*是一个促癌基因（位于9号染色体长臂），与细胞分化、增殖、凋亡密切相关。在哺乳动物胚胎发育中，Notch通路起着重要作用，它能调节表皮干细胞分化、存活、自我更新以及细胞结局。在成熟组织，Notch起着维持内环境平衡的作用。必须要指出的是，Notch与其他基因和相关通路（如Wnt和Hedgehog）协作，共同调节干细胞的增殖、细胞分化以及器官形成。最近的研究指出，当Notch和（或）Hedgehog通路持续活化或失去控制的时候会导致肿瘤干细胞的发生及肿瘤的形成。

有研究表明，Notch和Hedgehog的持续活化在胰腺癌的发生中起着重要作用。Notch发挥效应的主要方式是诱导NF-κB的活化及与它相关的通路上调。NF-κB的持续活化在胰腺癌中普遍存在。当应用siRNA小分子或抑制剂使Notch1下调后，肿瘤细胞的侵袭和转移能力显著下降，其机制为NF-κB及其下游的MMP9和VEGF的失活，这说明Notch1和NF-κB密切相关。此外，又有研究发现，在胰腺癌细胞中使Notch1持续活化导致VEGF和bFGF和血管生成素的水平升高。有趣的是，Notch1在肿瘤内神经的表达也增加，提示了Notch1可能参与调节胰腺癌的神经血管的发生。

二、胰腺癌常见的异常信号通路

（一）NF-κB通路

NF-κB为一个转录因子蛋白家族，包括5个亚单位：Rel（cRel）、p65（RelA，NF-κB3）、RelB和p50（NF-κB1）、p52（NF-κB2）。p65、cRel和RelB分含有N端Rel同源区（Rel homology domain，RHD）和C端的反式激活结构域（transactivation domain，TD），在RHD的C末端有一个核定位区域（nuclear-localization sequence，NLS），负责与DNA结合、二聚体化和核易位，而TD则与转录活化相关。p50和p52只有RHD而缺乏TD，因此，p50和p52同源二聚体并不能激活基因转录，而是作为一种抑制分子存在，它们在细胞内通常各自以其前体p105和p100的形式存在。两个亚基形成的同源和（或）异源二聚体与靶基因上特定的序列（-κB位点）结合调节基因转录，不同的NF-κB二聚体在选择结合序列时可能略有差异，这是NF-κB通过不同的二聚体的形式对不同基因的表达进行精细调节的一种方式。最常见的NF-κB二聚体是p65与p50组成的异二聚体。NF-κB的抑制单位IκB通过其C末端特定的锚蛋白重复序列（ankyrin repeat motif）与NF-κB结合，并覆盖NLS阻止NF-κB向细胞核内转移。在静息的细胞中，NF-κB 和IκB形成复合体，以无活性形式存在于胞浆中。当细胞受细胞外信号刺激后，IκB激酶复合体（IκB kinase，IKK）活化将IκB磷酸化，使NF-κB暴露核定位位点。游离的NF-κB迅速移位到细胞核，与特异性κB 序列结合，诱导相关基因转录。NF-κB在多种肿瘤中是高表达的。

如在其他肿瘤中一样，NF-κB在胰腺癌中也是活化的，并对胰腺癌的发生、发展、侵袭及转移有着重要的调节作用。

（二）MAPK通路

在哺乳类动物细胞中，与ERK相关的细胞内信号转导途径被认为是经典MAPK信号转导途径，目前对其激活过程及生物学意义已有了较深入的认识。研究证实，受体酪氨酸激酶、G蛋白偶联的受体和部分细胞因子受体均可激活ERK信号转导途径。如：生长因子与细胞膜上的特异受体结合，可使受体形成二聚体，二聚化的受体使其自身酪氨酸激酶被激活；受体上磷酸化的酪氨酸又与位于胞膜上的生长因子受体结合蛋白2（Grb2）的SH2结构域相结合，而Grb2的SH3结构域则同时与鸟苷酸交换因子SOS（Son of Sevenless）结合，后者使小分子鸟苷酸结合蛋白Ras的GDP解离而结合GTP，从而激活Ras；激活的Ras进一步与丝氨酸/苏氨酸蛋白激酶Raf-1的氨基端结合，通过未知机制激活Raf-1；Raf-1可磷酸化MEK1/MEK2（MAP kinase/ERK kinase）上的2个调节性丝氨酸，从而激活MEKs；MEKs为双特异性激酶，可以使丝氨酸/苏氨酸和酪氨酸发生磷酸化，最终高度选择性地激活ERK1和ERK2（即p44MAPK和p42MAPK）。ERKs为脯氨酸导向的丝氨酸/苏氨酸激酶，可以磷酸化与脯氨酸相邻的丝氨酸/苏氨酸。在丝裂原刺激后，ERKs接受上游的级联反应信号，可以转位进入细胞核。因此，ERKs不仅可以磷酸化胞浆蛋白，而且可以磷酸化一些核内的转录因子如c-fos、c-Jun、Elk-1、c-myc和ATF2等，从而参与细胞增殖与分化的调控。另外，ERK还可以磷酸化ERKs通路的上游蛋白如NGF受体、SOS、Raf-1、MEK等，进而对该通路进行自身的负反馈调节。还有研究发现，ERKs可磷酸化胞浆内的细胞骨架成分，如微管相关蛋白MAP-1、MAP-2和MAP-4，参与细胞形态的调节及细胞骨架的重分布。

在胰腺癌中，Ras-Raf-MEK-MAPK通路的活化较为常见。突变的Ras基因转录翻译出持续活化的Ras蛋白，从而使MAPK通路上调，导致细胞增殖、分化及存活失去调控。

（三）Hh通路

近年来发现Hh通路在胰腺癌的发生中也起着一定的作用。Hh通路与胰腺胚胎发生/发育有关，但是在70%胰腺癌中，Shh配体是过表达的。Shh的抑制可使胰腺癌细胞增殖减缓并诱导凋亡。其机制可能是NF-κB的活化。

（四）MMP家族

基质金属蛋白酶家族在肿瘤发展、侵袭及转移中发挥着重要作用，其能分解细胞外基质，从而便于肿瘤细胞迁移至其他组织器官。MMP家族有很多成员，但与肿瘤最密切相关的是MMP2和MMP9。MMP2的表达与疾病的分期和预后密切相关。

（罗荣城　李爱民　陈逢生）

第二节　胰腺癌的分子靶向药物及进展

目前针对胰腺癌的主要生物制剂有表皮生长因子受体（epidermal growth factor receptor，EGFR）抑制剂、HER2 /neu受体抑制剂、金属蛋白酶（metalloproteinases，MMP）抑制剂、血管内皮生长因子（vascular endothelial growth factor，VEGF）受体抑制剂、抑制过度活化K-ras蛋白的法尼基转移酶抑制剂（farsenyl transferase inhibitors，FTI）等等，其他新的分子靶点也会在下文中进行详述。

一、胰腺癌分子靶向药物的临床试验进展

（一）酪氨酸激酶抑制剂（TKI）

1. 厄洛替尼　盐酸厄洛替尼（Erlotinib，CP –358774，OSI–774，Tarceva™，埃罗替尼，特罗凯）是一种口服的选择性EGFR酪氨酸激酶抑制药（EGFR–TKI）。一项Ⅰ期临床试验以局部晚期的胰腺癌患者作为受试人群，应用厄洛替尼联合同步放化疗（吉西他滨、紫杉醇及放疗）为治疗方案，确定联合用药厄洛替尼的最大耐受剂量。放化疗期间厄洛替尼的受试剂量为50mg、75mg及100mg 3种剂量水平，放疗后以150mg剂量维持，直到疾病进展。在放化疗期间，厄洛替尼在≥ 75 mg水平出现的剂量限制性毒性有腹泻、脱水、皮疹和小肠狭窄。150mg的维持剂量显示出良好的耐受性。

在另一项I/II期临床试验中，以转移性胰腺癌和其他实体恶性肿瘤患者为受试人群，研究了厄洛替尼联合吉西他滨的耐受性、药物动力学和初步疗效。除了之前报道过的类似的毒性反应，同时还出现中性粒细胞减少和转氨酶升高。同样地，在该试验中厄洛替尼的最大耐受剂量设定在150mg，1次/天，此剂量在和吉西他滨联合应用时并未出现明显的毒副反应。该研究中，胰腺癌患者组（15人）总生存期12.5个月，无进展生存期9.6个月，1年生存率高达51%。

最近，Moore等报道了一项随机的、安慰剂对照的Ⅲ期临床试验，该试验比较了厄洛替尼联合吉西他滨相对于吉西他滨单药治疗的有效性。这项由加拿大国家癌症研究小组（CNCI）支持的临床研究（CNCI PA.3），共入组了569个患者，接受联合治疗的患者较对照组具有显著的生存优势（6.24个月vs. 5.91个月，P=0.038）。此外，厄洛替尼联合治疗组能提高1年生存率（24% vs. 17%，P=0.023）。该研究还发现，联合厄洛替尼治疗的患者中，疗效较好者往往会发生≥2级（根据NCI不良事件常见术语标准3.0版）痤疮样皮疹，该现象类似于西妥昔单抗在结肠癌治疗中的反应。由于联合用药后1级、2级毒性反应的轻微增加，该项试验推荐厄洛替尼的治疗剂量降低至100 mg/d。

在晚期胰腺癌患者中，尽管联合吉西他滨和厄洛替尼比单用吉西他滨显示出了生存优势，但仅仅增加了2周的中位生存期。在今后的研究中，不论厄洛替尼在临床治疗上显现出怎样的生存优势，就药物经济性价比上而言，其在临床上的广泛应用还很难确定。然而，厄洛替尼确实是第一次在近5年胰腺癌联合治疗中显现出生存获益的药物。

2. 吉非替尼　吉非替尼（ZD1839，Iressa，易瑞沙）和厄洛替尼一样，也是一种小分子酪氨酸激酶抑制药，能够阻断EGFR磷酸化和上述的级联分子现象。吉非替尼在肺癌的治疗中有重要的地位，但在胰腺癌的治疗却不尽人意。体外研究发现，不同胰腺癌细胞株中吉非替尼的细胞毒效应不同。研究者对此的解释是，吉非替尼仅对特定变异的EGFR有作用，所以对研究中无此变异的2种癌细胞株无效应。尽管Ⅰ期临床试验显示吉非替尼（250mg/d）联合卡培他滨、放疗（50.4 Gy，28次）治疗胰腺癌患者显示出了良好的耐受性，且该试验的次要终点显示，患者总生存期（OS）为7.13个月，疾病进展时间（TTP）为4.57个月。但在一项Ⅱ期临床试验中，以吉非替尼联合多西他赛作为补救方案治疗吉西他滨处理后疾病进展或发生转移的胰腺癌患者，结果未显示出任何的临床获益（中位生存期2.9个月，疾病进展时间2.1个月）。目前仍有很多关于吉非替尼的研究正在进行中。

3. 其他TKI　小分子抑制物拉帕替尼在内的其他针对EGFR和HER2的靶向治疗，在胰腺癌患者的治疗中并没有显示出生存优势；同样靶向针对血小板衍生生长因子（PDGF）的阿西替尼（PDGF和VEGF的双重抑制剂）及针对VEGF–Trap的阿柏西普也得到阴性结果。由于针对IGFR1的靶向治疗能逆转抗EGFR治疗的耐受性，因此针对IGFR1信号靶点治疗的前景更为喜人。目前数个临床试验正在评估抗IGFR1治疗（如AMG–479）

联合吉西他滨、厄洛替尼或针对死亡受体的conatumumab的治疗效果。

（二）单克隆抗体（MAbs）

1. 曲妥珠单抗 前文中已经提及，HER2/neu在胰腺癌患者中是过度表达的。曲妥珠单抗（Herceptin，赫赛汀）是一种重组人源化抗体，它通过阻断HER2受体可以抑制持久激活的信号转导和肿瘤生长。体外胰腺癌细胞和体内原位小鼠模型中进行的临床前研究提示曲妥珠单抗联合化疗（如吉西他滨和5-FU）显示出明显的抗肿瘤效应。但在胰腺癌患者中进行临床试验的结果却不令人满意。在由Safran等人进行的一项Ⅰ期试验中，根据免疫组化标准入组致癌基因HER2/neu过度表达的胰腺癌患者，并检测吉西他滨和曲妥珠单抗联合治疗的毒性反应和疗效。联合治疗的毒性反应与吉西他滨单药治疗类似，尚可耐受。该试验中，临床和生物学上的总缓解率为41%，其中仅有2个患者（6%）PR。联合治疗后中位生存期为7个月，与吉西他滨单药治疗相比没有显著差异。

2. 西妥昔单抗 西妥昔单抗（IMC-C225，Erbitux，爱必妥）是针对EGF受体（或ErbB1）的一种嵌合型单克隆抗体（人鼠蛋白融合）。该药已被FDA批准用于EGFR过度表达的结直肠腺癌和头颈部鳞状细胞癌的治疗。

在2004年一项Ⅱ期临床试验中，以未接受过化疗的晚期或转移性胰腺癌患者为受试对象，检测患者的EGFR表达阳性率，以及西妥昔单抗联用吉西他滨治疗后的毒性和疗效。本研究共纳入41名患者，其中5名（12.2%）PR，26人（63.4%）SD。中位疾病进展时间（TTP）为3.8个月，中位总生存期（OS）为7.1个月，1年无进展生存期（PFS）和总体生存期分别是12%和31.7%。联合治疗的耐受性良好，最常见的3/4级毒性反应包括中性粒细胞减少（39%）、无力（22%）、腹痛（22%）和血小板减低（17%），在所有等级的副作用中最常见的是痤疮样皮疹（87.8%）。

在2007年ASCO年会上，由西南肿瘤合作组（SWOG S0205研究）报道了一项对比吉西他滨联合西妥昔单抗和吉西他滨单药治疗的大型Ⅲ期临床试验结果。研究共入组766个局部晚期或转移性胰腺癌患者（735名合格），这些患者被随机分到2个处理组中，接受吉西他滨单药治疗或者吉西他滨和西妥昔单抗的联合治疗。吉西他滨单药治疗组的中位生存期为6个月，联合治疗组为6.5个月（*HR* 1.09，95% CI：0.93～1.27，*P*=0.14），然而无进展生存期（PFS）在2组中分别为3个月和3.5个月。该大型研究中EGFR抑制剂的联合治疗并未显示出统计学差异和临床获益。

在同一个会议上，东部合作肿瘤组（ECOG）报道了一项关于伊立替康/多西他赛加或不加西妥昔单抗治疗胰腺癌的Ⅱ期随机临床试验。之前，一项伊立替康和多西他赛联合治疗晚期胰腺癌的Ⅱ期研究中，患者中位生存期可达9个月，现在研究者想进一步探讨加用EGFR抑制剂后疗效是否有所增加。在公布研究结果时，单纯化疗组及化疗组联合西妥昔单抗的中位总生存期分别为6.5个月（95% CI：4.8～8.6）和7.4个月（95% CI：4.4～10.7），且2组中均还有患者存活。这些研究提示，伊立替康联合多西他赛加或不加西妥昔单抗可能是在晚期胰腺癌治疗中的另一个积极的选择方案，但是联合西妥昔单抗后3/4级毒性反应（中性粒细胞减少、腹泻等）会更常见。

目前，其他关于西妥昔单抗联用其他生物制剂（厄洛替尼、贝伐珠单抗）、细胞毒药物（奥沙利铂、吉西他滨、卡培他滨、环磷酰胺）、放疗或者疫苗的临床研究仍在进行中。

（三）VEGFR抑制剂

新生血管的生成对胰腺癌的进展、局部浸润及转移具重要的作用。在胰腺癌中血管内皮生长因子（VEGF）及其受体VEGFR1、VEGFR2及VEGFR3过度表达，导致了肿瘤新生血管的形成，促使肿瘤进展。如前文所述，在80%的胰腺癌病例中VEGF是过表达的。VEGF和VEGFR的过表达往往伴随着EGF、HER2/neu、转化生长因子α（TGF-α）和血小板衍生内皮细胞生长因子（PD-ECGF）的共表达，并且与分期后和预后差相关。抗血管生成药物亦可根据其作用的靶点大致分为单克隆抗体（如作用于VEGF的贝伐珠单抗）与酪氨酸激酶抑制剂（如axitinib、Vatalanib）。

1. 贝伐珠单抗 贝伐珠单抗（Avastin，阿瓦斯汀）是第一个人源化单克隆抗体，能与VEGF结合并阻断其生物活性，已在多种类型肿瘤的临床实践中显示出疗效。阿瓦斯汀已经被美国食品和药物管理局（FDA）批准上市，用于转移性结直肠癌（mCRC）和非小细胞肺癌（NSCLC）的治疗。

在一项胰腺癌的多中心Ⅱ期临床试验检测了贝伐珠单抗联合吉西他滨治疗的疗效（缓解率和总生存期）。共入组52例先前未接受过治疗的晚期胰腺癌患者，给予吉西他滨（在第1天、第8天、第15天按1 000 mg/ m^2静脉滴注，4周每循环）和贝伐珠单抗（在第1天、第15天按10mg/kg给药）治疗。疾病缓解率为67%（其中21%部分缓解，46%疾病稳定），中位生存期为8.8个月，中位无进展生存期为5.4个月。可观察到的毒性反应包括3/4级高血压（19%）、血栓栓塞（13%）、胃肠道穿孔（8%）和出血（2%）。

随后由Kindler等人进行的随机Ⅲ期临床试验中，采用双盲安慰剂对照，对比了吉西他滨联合贝伐珠单抗（GB）与吉西他滨（G）单药治疗的总生存期。在2007年ASCO会议上，该项研究期中分析的初步报告指出联合治疗组相对于单药治疗组并未显示出生存获益（GB组5.7个月vs. G组6.0个月）。

2. Vatalanib Vatalanib（PTK787，ZK222584）是一种选择性针对VEGF受体1、受体2、受体3的小分子TKI。在胰腺癌细胞L3.6pl转染裸鼠模型的临床前研究中，这种小分子制剂单药或联合吉西他滨治疗均能抑制肿瘤体积，抑制率分别为60%和81%。此外，联合治疗还能减少肝转移和淋巴结转移的发生率。同一组的研究人员确认了上述结果，并且表明Vatalanib与先前提及的EGF和VEGF 抑制剂PTK787和PKI166协同联用能获得较好的治疗效果。

2006年ASCO会议上提及了一项Ⅰ期试验的摘要，入组11名晚期胰腺癌患者，给予Vatalanib联合吉西他滨治疗，评估其剂量、耐受性和毒性反应。联合治疗耐受性良好，未出现明显的副反应。根据RECIST标准，2名患者（18%）显示出良好的反应，5名患者疾病稳定。而最新的I/II期研究结果更新提示，Vatalanib联合吉西他滨治疗的耐受性良好，大部分患者能达到SD。

（四）金属蛋白酶抑制剂（MMPs）

Marimastat是第一个在实体瘤治疗中研究得最多的MMP抑制剂，它具有拮抗MMP-1、MMP-2、MMP-3、MMP-7和MMP-9的活性。在英国进行的一项Ⅲ期临床试验中，共入组414名晚期肿瘤不可切除的胰腺癌患者，随机分配接受Marimastat（5 mg、10 mg或25mg，2次/天）和吉西他滨（每周1 000 mg/m^2）治疗，随后评估生存期、临床获益和安全性。研究者报道，吉西他滨治疗的中位生存期（167天）相对于5mg、10mg的低剂量Marimastat治疗（111天和125天）具有显著的统计学差异（$P<0 .003$），但相对于25mg Marimastat治疗（中位生存期125天）未显示出显著差异（$P<0.78$）。吉西他滨组和25mg Marimastat组（大约20%）1年生存率类似，但都较低剂量Marimastat组生存率高。2种药物耐受性良好，但在25mg Marimastat治疗时肌肉骨骼毒性发生率高达55%，其中3/4级毒性反应占12%。总的来说，这种新型制剂是一种可接受的药物，因为更多的治疗相关撤药事件发生在吉西他滨组（8%），而不是Marimastat组（3%）。

另一项由同一组研究者进行的Ⅲ期临床试验比较了Marimastat和吉西他滨联合治疗与吉西他滨单药治疗的疗效。239名患者被随机分配接受吉西他滨+Marimastat或吉西他滨+安慰剂治疗。就中位生存期（165.5天vs.164天）、总反应率（11% vs.16%）、1年生存率（18% vs.17%）、PFS（log-rank检验$P=0.68$）或TTF（log-rank检验$P=0.70$）而言，2种治疗无显著统计学差异。但Marimastat再一次地被证明耐受性良好，肌肉骨骼症状仍是最为常见的毒性反应。

虽然Marimastat似乎在胰腺癌治疗中并未添加任何显著的优势，但考虑到其具有的生物学活性，可能在未来联合其他药物会有显著的疗效。

（五）法尼基转移酶抑制剂（FTIs）

1. Tipifarnib Tipifarnib（R115777，Zanestra）是一种法尼基转移酶的竞争性抑制剂。法尼基转移酶是一类与细胞生存和凋亡信号调节有关的酶。该酶在p21（Ras）、RhoB和其他蛋白质（例如PI3K/Akt）功能体现中是必需的。未经法尼基化修饰的Ras是不能附着在细胞膜上的，而附着细胞膜这一过程是膜受体将信号转导致胞内蛋白质的重要步骤。许多临床前研究已显示出该生物制剂拮抗胰腺癌细胞和异种移植物模型的活性作用。2项II期临床试验均证明Tipifarnib单药在晚期胰腺癌的治疗中是无效的。随后在比利时、欧洲进行了一项设计良好的Ⅲ期临床试验，该试验探讨吉西他滨联合Tipifarnib后能否提高患者生存率和治疗效果。688名患者被随机分为2组进行治疗，一组为每周吉西他滨静脉输液（最初为输注7周后休息1周，之后为输注3周后休息1周）+200mg Tipifarnib口服，另一组为每周吉西他滨静脉输液+安慰剂。中位总生存期在联合治疗组为193天，而在吉西他滨单药治疗组为182天（$P< 0.75$），一年生存率在2组分别为27%和24%。研究者认为两治疗组发生的毒性反应均可接受，骨髓抑制毒性和药物相关死亡事件（联合治疗组10个，吉西他滨单药治疗组7个）更多地发生在联合治疗组。再一次地，Tipifarnib被证明与吉西他滨联合治疗并未增加获益。

2．Lonafarnib　Lonafarnib（SCH66336）是一种口服的FTI，已知其在鼠肿瘤模型和人体外异种移植模型中具有抑制肿瘤生长的作用。随后，在晚期实体瘤患者中进行了许多Ⅰ期临床试验，均显示该药安全性良好，推荐剂量为200～300mg，每天2次。在一项Ⅱ期研究中，晚期胰腺癌患者被随机分组接受口服200mg SCH66336或每周吉西他滨静脉输注治疗。结果显示，Lonafarnib（SCH66336）治疗组在总生存期（3.3个月vs. 4.4个月）和3个月无进展生存期比例（23% vs. 31%）上低于吉西他滨组。试验治疗组耐受性良好。基于上述试验结果，进一步进行联合治疗的相关研究是十分必要的。

（六）mTOR抑制剂

mTOR（mammalian target of rapamycin）为胞内丝氨酸蛋白激酶，在多种信号转导途径中起作用，mTOR在多种肿瘤细胞中表达增加。mTOR抑制剂替西罗莫司（temsirolimus）、依维莫司（everolimus）等已成为治疗肾细胞癌的一线药物，然而Wolpin等用其治疗吉西他滨耐药性胰腺癌的结果显示其对生存无益。

二、胰腺癌新型靶向治疗策略

（一）基质靶向

化疗药物要杀伤肿瘤细胞，首先必须能到达肿瘤细胞。然而很多在体外胰腺癌细胞、异种或同种移植鼠模型中证实有效的抗肿瘤药物，都无法在治疗胰腺癌患者的临床试验中取得成功。对于这种临床前试验与临床试验结果的矛盾，一种全新的解释是由于体外细胞培养系统和异种亦或同种移植鼠模型系统中缺乏基质，从而抗肿瘤药物更容易接触到肿瘤细胞而发挥杀伤肿瘤细胞的作用。胰腺癌具有纤维基质致密的特点，还含有活化的成纤维细胞/星形细胞、炎症细胞及其他种类细胞，如上皮细胞。这些细胞一起构成了一个对肿瘤发生发展起着重要作用的微环境。研究发现，胰腺癌基质在化疗耐药性中起着重要的作用。在应用更接近人胰腺癌特点的基质成分发育良好的基因工程鼠模型研究发现，化疗药物耐受性是由于药物未能穿过基质导致的药物无法有效抵达肿瘤细胞。目前对于改变基质属性从而促进化疗药物进入肿瘤的方法的研究正在迅猛发展。

基质SPARC（骨粘连蛋白）是一种参与细胞-基质连接的糖蛋白，它的过度表达与胰腺癌患者的预后不良相关。蛋白结合型紫杉醇是一种血清蛋白结合的纳米级紫杉醇，联合吉西他滨后能提高抗肿瘤疗效，该疗效依赖于SPARC在基质细胞中的表达。鼠异种移植人胰腺癌的临床前研究分析提示，无论是单用还是与吉西他滨联用，蛋白结合型紫杉醇都能减少肿瘤基质含量。一项对转基因小鼠胰腺癌模型的研究发现，用蛋白结合型紫杉醇处理小鼠后，胰腺癌中的基质未见明显变化。然而，这个研究中，吉西他滨联合蛋白结合型紫杉醇可能通过降低胞苷脱氨酶的水平来提高瘤内吉西他滨浓度，从而促进肿瘤的消退。

（二）*K-ras*

超过90%的胰腺癌发生了*K-ras2*癌基因的突变（*K-ras1*为假基因，*K-ras2*则为原癌基因，在很多肿瘤中均能检测突变），这导致了K-ras GTP酶的激活。在对癌前病变组织中的检测发现，K-ras在胰腺癌早期就已发生突变。基于在小鼠中K-ras对于胰腺癌发生、发展的重要性，K-ras可能成为胰腺癌治疗的具有前景的新靶点。但K-ras突变相当普遍，在患有慢性胰腺炎（胰腺癌危险因素之一）的患者或者健康人群中均可发现K-ras的突变，这提示了癌症的发生、发展是多的基因突变的结果。

Collins等人建立了诱导胰腺表达癌蛋白K-ras的转基因小鼠模型，该模型可以通过小鼠饮用含有或不含有多西环素的水来启动或关闭K-ras的表达。在铃蟾肽诱导的胰腺炎或p53突变的条件下，观察K-ras表达或失活的情况下小鼠的变化。经铃蟾肽处理的小鼠，在3周诱导K-ras表达后，胰腺出现了上皮内瘤变的形成和纤维基质的积聚。而3周后，使K-ras失活，胰腺病变也随之完全恢复。然而，如果K-ras的活化持续5周，就会使胰腺产生广泛的上皮内瘤变和基质活化，而K-ras的灭活只能导致上皮内瘤变组织的凋亡，纤维化却会存留下来。关键的是，p53突变患有肿瘤的小鼠中K-ras的失活可以导致肿瘤细胞凋亡和肿瘤消退，但不能逆转纤维化。K-ras的失活导致肿瘤细胞减少，提示胰腺癌的维持需要活化的K-ras存在。尽管直接靶向抑制K-ras靶点并没有成功，但Collins等人的工作成果巩固了这个潜在的癌蛋白和（或）它的下游因子作为重要的治疗靶点的地位。

（三）肿瘤干细胞

肿瘤干细胞（CSCs）概念的提出激发了研究者强烈的兴趣。Nguyen等人将肿瘤干细胞定义为存在于恶性克隆中的，具有繁殖成为肿瘤的少数细胞，并且肿瘤要得到治愈必须根除这些细胞。研究发现肿瘤干细胞负责肿瘤的自我更新和维持，并且参与肿瘤的转移。尽管抗肿瘤治疗能通过减少快速增殖细胞来减小肿瘤体积，然而处于休眠状态的肿瘤干细胞却能逃避治疗的攻击，直到治疗停止后再繁殖。因此，靶向针对肿瘤干细胞的治疗就成了成功治疗肿瘤的关键。有证据表明吉西他滨治疗后，胰腺癌肿瘤干细胞群增加。通过梯度升高吉西他滨浓度处理胰腺癌细胞系L3.6pl和AsPC-1诱导细胞耐药时发现，细胞发生了上皮间叶细胞转化，c-Met磷酸化表达增加，干细胞标志物CD24、CD44及上皮特异性抗原的表达亦上调。此外，Li等鉴定c-Met为胰腺癌的干细胞标志物之一，并且发现c-Met的表达对肿瘤的生长转移非常重要。通过c-Met或其他通路靶向针对肿瘤干细胞来治疗胰腺癌可能可以抑制肿瘤转移。

（四）Notch

在胚胎形成时期，Notch通路控制着细胞分化的命运。但它在肿瘤中的活性并不一致，在某些肿瘤中具有致癌作用而在另一些则却有抑制肿瘤的作用。胰腺癌中Notch通路异常激活在肿瘤的发生、发展和维持中有重要的作用，这使Notch成为治疗新靶点的可能。哺乳动物中的Notch有4种已知受体（Notch1-4），5种已知配体（JAG1、JAG2、DLL1，DLL3和DLL4）。当细胞间的Notch受体与配体结合后，Notch受体相继发生2次蛋白水解。首先，金属蛋白酶、肿瘤坏死因子转化酶导致细胞外蛋白水解而释放胞外区。接着，γ-促分泌酶复合体导致胞内发生蛋白水解，使活化的Notch胞内段从胞膜内释放，并转移到核内启动基因的转录或抑制靶基因。

Plentz等人研究发现，在体外γ-分泌酶抑制剂MRK0003对胰腺癌细胞株有明显的抑制作用，并且，MRK0003能够预防胰腺癌的基因工程小鼠胰腺癌的发生。2012年，Cook等为进一步明确MRK0003对已形成胰腺癌的转基因小鼠肿瘤是否有效，研究结果发现MRK0003能够明显抑制小鼠肿瘤中Notch信号通路。此外，MRK0003和吉西他滨的联合能杀伤肿瘤内皮细胞，导致肿瘤广泛的缺氧性坏死并且延长生存时间。

（五）Hedgedog

Hedgedog的信号转导在胚胎发展中起着关键作用。PTCH1和SMO这两个跨膜蛋白受体参与了Hedgedog信号转导。在缺少配体存在的情况下，PTCH1结合并抑制SMO。肿瘤细胞中，PTCH1与配体结合，减少了PTCH1-SMO的抑制效应，并且促进了下游胶质瘤相关癌基因同系家族转录因子的激活。Hedgedog通路的改变在胰腺癌中频繁发生，而且该通路与其他通路如KRAS、Wnt和twisted间具有密切的联系。证据表明，胰腺癌细胞分泌Hedgedog配体，激活周围基质Hedgedog通路，从而促进与疾病相关的结缔组织增生反应。研究还发现胰腺癌细胞分泌的Hedgedog配体能激活肿瘤干细胞中的Hedgedog通路，从而促使转移发生。环巴胺这一天然的甾体类SMO拮抗剂，被证实能有效延长胰腺癌转基因小鼠的生存时间。口服的Hedgedog抑制剂IPI-269609，已经在体外细胞系中显示出效果，并且在原位异种移植胰腺癌中有效地抑制了肿瘤转移。通过胰腺癌转基因小鼠模型，Olive等人发现潜在SMO抑制剂，在半合成环巴胺类似物IPI-926的作用下，促结缔组织增生基质减少而肿瘤血管密度增加。研究还发现IPI-926作用下的新生血管增加促使吉西他滨更多进入肿瘤组织，最终延长生存时间。2011年美国临床肿瘤年会报道了一项采用IPI-926联合吉西他滨作为一线药物治疗转移性胰腺癌的1b期研究。会上确定了IPI-926的最大耐受剂量，同时患者也能良好耐受IPI-926联合吉西他滨的治疗。但由于中期分析发现接受吉西他滨联合安慰剂治疗的患者的生存时间长于接受吉西他滨联合IPI-926的患者，因此停止了IPI-926治疗转移性胰腺癌的试验。

（六）CD40

CD40作为肿瘤坏死因子受体超家族的成员，它的活化在T细胞依赖的抗肿瘤免疫中起着重要作用。一项由21名晚期胰腺癌患者组成，以CD40单克隆抗体激活物CP-870893联合吉西他滨作为一线疗法的试验得到开展，目的是为了确定CD40的活化是否能增强对胰腺癌的抗肿瘤免疫。采用实体瘤疗效评价标准（RECIST）对19名患者（2名患者分别由于病情恶化及4级脑血管意外无法入选）进行疗效评价，发现4名患者PR，11名患者SD。患者的无进展中位生存时间为5.6个月，中位总生存时间为7.4个月。有趣的是，对治疗有反应的肿瘤样本进行分析未发现肿瘤浸润淋巴细胞，但却含有肿瘤浸润巨噬细胞。为了进一步研究这一现象，研究者采用胰腺癌基因工程小鼠模型来探讨CD40激活联合吉西他滨的作用。研究发现高达30%的小鼠胰腺癌肿瘤（30%）缩小，并且这一过程不依赖于T细胞的存在。FGK4545联合吉西他滨能诱导基质退化。当将小鼠的巨噬细胞去除以后，CD40的激活不再诱导肿瘤消退，而且基质亦不发生退化。因此，CD40的活化似乎是以巨噬细胞为靶点重建对肿瘤的免疫监视，从而破坏肿瘤基质。

（七）聚腺苷二磷酸核糖聚合酶的抑制剂

接近10%的胰腺癌患者有遗传史，这一比例与BRCA2种系突变有关。这些患者有望通过应用作用于BRCA突变的聚腺苷二磷酸核糖聚合酶（PARP）抑制剂获益。研究报道一个携带有种系BRCA2突变的胰腺癌患者中，应用PARP抑制剂iniparib（BSI-201）后得到了CR。PARP抑制剂应用于早期胰腺癌的试验已经展开，其中包括olaparib（AZD2281）联合吉西他滨治疗转移性胰腺癌（无论BRCA有无突变）患者的试验。

（八）RET抑制剂

RET（rearranged during transfection）是胶质源性神经营养因子（GDNF）家族的受体，能促进胰腺癌细胞系的增殖与侵袭。G691S RET多态性在胰腺癌细胞系中的过度表达与ERK磷酸化及细胞侵袭性的显著增加相关。65%的胰腺癌表达RET，43%的胰腺癌表达GDNF，而另外2个GDNF配体，neurturin和artemin在胰腺癌中的表达分别为65%和75%。凡德他尼作为一种RET抑制剂，也能显著抑制EGFR和VEGFR活性，并且证实能提高过表达RET的甲状腺髓样癌患者的生存率。一项多中心随机的II期临床试验比较吉西他滨单药和吉西他滨联合凡德他尼治疗胰腺癌的疗效，该试验同时评估伴随的预测疗效的生物标志物。

三、结论

目前胰腺癌的治疗仍面临着巨大挑战，随着对胰腺癌发病机制研究的逐渐深入，研究者通过设计一些分子靶向药物干扰胰腺癌发病机制中的主要信号通路。尽管这些生物制剂还在开发的后期阶段，但抗EGFR、VEGF单克隆抗体和酪氨酸激酶抑制剂的初期结果已很有应用前景，但疗效也仅仅达到疾病稳定。目前大部分研究仍处于实验或初期临床试验阶段，尚需大规模的临床试验以评估疗效。进一步的临床试验将以评估这些药物的不同组合方案治疗晚期或早期肿瘤的疗效为方向，并且识别出最有可能从这种新的治疗方案中获益的胰腺癌患者。

（罗荣城 李爱民 陈逢生）

参考文献

[1] Iannitti D, Dipetrillo T, Akerman P, et al. Erlotinib and chemoradiation followed by maintenance erlotinib for locally advanced pancreatic cancer: a phase I study[J]. American Journal of Clinical Oncology, 2005, 28（6）: 570-575.

[2] Dragovich T, Huberman M, Von Hoff D, et al. Erlotinib plus gemcitabine in patients with unresectable pancreatic cancer and other solid tumors: phase IB trial[J]. Cancer Chemotherapy and Pharmacology, 2007, 60（2）: 295-303.

[3] Moore M J, Goldstein D, Hamm J, et al. Erlotinib plus gemcitabine compared with gemcitabine alone in patients with advanced pancreatic cancer: A phase III trial of the National Cancer Institute of Canada Clinical Trials Group[J]. Journal of Clinical Oncology, 2007, 25（15）: 1960-1966.

[4] Wacker B, Nagrani T, Weinberg J, et al. Correlation between development of rash and efficacy in patients treated with the epidermal growth factor receptor tyrosine kinase inhibitor erlotinib in two large phase Ⅲ studies[J]. Clinical Cancer Research, 2007, 13（13）: 3913-3921.

[5] Knight L A, Di Nicolantonio F, Whitehouse P, et al. The in vitro effect of gefitinib（'Iressa'）alone and in combination with cytotoxic chemotherapy on human solid tumours[J]. BMC Cancer, 2004, 4: 83.

[6] Rosetti M, Tesei A, Ulivi P, et al. Modulation of drug cytotoxicity by Iressa（ZD1839）in pancreatic cancer cell lines[J]. Cancer Biology and Therapy, 2005, 4（10）: 1089-1095.

[7] Carneiro B A, Brand R E, Fine E, et al. Phase I trial of fixed dose rate infusion gemcitabine with gefitinib in patients with pancreatic carcinoma[J]. Cancer Investigation, 2007, 25（5）: 366-371.

[8] Ignatiadis M, Polyzos A, Stathopoulos G P, et al. A multicenter phase Ⅱ study of docetaxel in combination with gefitinib in gemcitabinepretreated patients with advanced/metastatic pancreatic cancer[J]. Oncology, 2006, 71（3-4）: 159-163.

[9] Safran H, Iannitti D, Ramanathan R, et al. Herceptin and gemcitabine for metastatic pancreatic cancers that overexpress HER-2/neu[J]. Cancer Investigation, 2004, 22（5）: 706-712.

[10] Xiong H Q, Rosenberg A, LoBuglio A, et al. Cetuximab, a monoclonal antibody targeting the epidermal growth factor receptor, in combination with gemcitabine for advanced pancreatic cancer: a multicenter phase Ⅱ Trial[J]. Journal of Clinical Oncology, 2004, 22（13）: 2610-2616.

[11] Burtness B A, Powell M, Berlin J, et al. Phase II trial of irinotecan/docetaxel for advanced pancreatic cancer with randomization between irinotecan/docetaxel and irinotecan/docetaxel plus C225, a monoclonal antibody to the epidermal growth factor receptor（EGF-r）: Eastern Cooperative Oncology[J]. Journal of Clinical Oncology, 2007, 25（18_suppl）: 4519.

[12] Kindler H L, Friberg G, Singh D A, et al. Phase Ⅱ trial of bevacizumab plus gemcitabine in patients with advanced pancreatic cancer[J]. Journal of Clinical Oncology, 2005, 23（31）: 8033-8040.

[13] Kindler H L, Niedzwiecki D, Hollis D, et al. A double-blind, placebo-controlled, randomized phase Ⅲ trial of gemcitabine（G）plus bevacizumab（B）versus gemcitabine plus placebo（P）in patients（pts）with advanced pancreatic cancer（PC）: A preliminary analysis of Cancer and Leukemia Group B CALGB[J]. Journal of Clinical Oncology, 2007, 25（18_suppl）: 4508.

[14] Solorzano C C, Baker C H, Bruns C J, et al. Inhibition of growth and metastasis of human pancreatic cancer growing in nude mice by PTK 787/ZK222584, an inhibitor of the vascular endothelial growth factor receptor tyrosine kinases[J]. Cancer Biother Radiopharm, 2001, 16（5）: 359-370.

[15] Baker C H, Solorzano C C, Fidler I J. Blockade of vascular endothelial growth factor receptor and epidermal growth factor receptor signaling

for therapy of metastatic human pancreatic cancer[J]. Cancer Research, 2002, 62 (7) : 1996–2003.

[16] Kuo T, Fitzgerald A, Kaiser H, et al. A phase I study of the VEGF receptor tyrosine kinase inhibitor vatalanib (PTK787/ZK 222584) and gemcitabine in patients with advanced pancreatic cancer[J]. Journal of Clinical Oncology, 2006, 24 (18_suppl) : 4122.

[17] Bramhall S R, Rosemurgy A, Brown P D, et al. Marimastat as first–line therapy for patients with unresectable pancreatic cancer: a randomized trial[J]. Journal of Clinical Oncology, 2001, 19 (15) : 3447–3455.

[18] Bramhall S R, Schulz J, Nemunaitis J, et al. A double–blind placebo–controlled, randomised study comparing gemcitabine and marimastat with gemcitabine and placebo as first line therapy in patients with advanced pancreatic cancer[J]. British Journal of Cancer, 2002, 87 (2) : 161–167.

[19] Cohen S J, Ho L, Ranganathan, S, et al. Phase Ⅱ and pharmacodynamic study of the farnesyltransferase inhibitor R115777 as initial therapy in patients with metastatic pancreatic adenocarcinoma[J]. Journal of Clinical Oncology, 2003, 21 (7), 1301–1306.

[20] Macdonald J S, McCoy S, Whitehead R P, et al. A phase Ⅱ study of farnesyl transferase inhibitor R115777 in pancreatic cancer: a Southwest oncology group (SWOG 9924) study[J]. Investigational New Drugs, 2005, 23 (5) : 485–487.

[21] Van Cutsem E, van de Velde, H. Karasek P, et al. Phase Ⅲ trial of gemcitabine plus tipifarnib compared with gemcitabine plus placebo in advanced pancreatic cancer[J]. Journal of Clinical Oncology, 2004, 22 (8) : 1430–1438.

[22] Eskens F A, Awada A, Cutler D L, et al. Phase I and pharmacokinetic study of the oral farnesyl transferase inhibitor SCH 66336 given twice daily to patients with advanced solid tumors[J]. Journal of Clinical Oncology, 2001, 19 (4) : 1167–1175.

[23] Awada A, Eskens F A, Piccart M, et al. Phase I and pharmacological study of the oral farnesyltransferase inhibitor SCH 66336 given once daily to patients with advanced solid tumours[J]. European Journal of Cancer, 2002, 38 (17), 2272–2278.

[24] Wolpin B M, Hezel A F, Ryan D P, et al. Phase Ⅱ study of RAD001 in previously treated patients with metastatic pancreatic cancer[J]. J Clin Oncol, 2008, 26 (15S) : 4614.

[25] Grippo P J, Tuveson D A. Deploying mouse models of pancreatic cancer for chemoprevention studies[J]. Cancer Prev Res (Phila), 2010, 3 (11) : 1382–1387.

[26] Von Hoff D, Ramanathan R K, Borad M J, et al. Gemcitabine plus nabpaclitaxel is an active regimen in patients with advanced pancreatic cancer: a phase Ⅰ/Ⅱ trial[J]. J Clin Oncol, 2011, 29 (34) : 4548–4554.

[27] Frese K K, Neesse A, Cook N, et al. nab–Paclitaxel potentiates gemcitabine activity by reducing cytidine deaminase levels in a mouse model of pancreatic cancer[J]. Cancer Discov, 2012, 2 (3) : 260–269.

[28] Collins M A, Bednar F, Zhang Y, et al. Oncogenic Kras is required for both the initiation and maintenance of pancreatic cancer in mice[J]. J Clin Invest, 2012, 122 (2) : 639–653.

[29] Nguyen L V, Vanner R, Dirks P, et al. Cancer stem cells: an evolving concept[J]. Nat Rev Cancer, 2012, 12 (2) : 133–143.

[30] Shah A N, Summy J M, Zhang J, et al. Development and characterization of gemcitabine–resistant pancreatic tumor cells[J]. Ann Surg Oncol, 2007, 14 (12) : 3629–3637.

[31] Li C, Hynes M, Dosch J, et al. c–Met is a marker of pancreatic cancer stem cells and therapeutic target[J]. Gastroenterology, 2011, 141 (6) : 2218–2227.

[32] Plentz R, Park J S, Rhim A D, et al. Inhibition of gamma–secretase activity inhibits tumor progression in a mouse model of pancreatic ductal adenocarcinoma[J]. Gastroenterology, 2009, 136 (5) : 1741–1749.

[33] Cook N, Frese K K, Bapiro T E. et al. Gamma secretase inhibition promotes hypoxic necrosis in mouse pancreatic ductal adenocarcinoma[J]. J Exp Med, 2012, 209 (3) : 437–444.

[34] Feldmann G, Fendrich V, McGovern K, et al. An orally bioavailable small molecule inhibitor of Hedgehog signaling inhibits tumor initiation and metastasis in pancreatic cancer[J]. Mol Cancer Ther, 2008, 7 (9) : 2725–2735.

[35] Olive K P, Jacobetz M A, Davidson C J, et al. Inhibition of Hedgehog signaling enhances delivery of chemotherapy in a mouse model of

pancreatic cancer[J]. Science, 2009, 324 (5933): 1457-1461.

[36] Stephenson J, Richards D A, Wolpin C, et al. The safety of IPI-926, a novel hedgehog pathway inhibitor, in combination with gemcitabine in patients (pts) with metastatic pancreatic cancer[J]. J. Clin. Oncol, 2011, 29: 4114.

[37] Beatty G L, Chiorean E G, Fishman M P, et al. CD40 agonists alter tumor stroma and show efficacy against pancreatic carcinoma in mice and humans[J]. Science, 2011, 331 (6024): 1612-1616.

[38] Fogelman D R, Wolff R A, Kopetz S, et al. Evidence for the efficacy of Iniparib, a PARP-1 inhibitor, in BRCA2-associated pancreatic cancer[J]. Anticancer Res, 2011, 31 (4): 1417-1420.

[39] Wells S A, Robinson B G, Gagel R F, et al. Vandetanib in patients with locally advanced or metastatic medullary thyroid cancer: a randomized, double-blind phase Ⅲ trial[J]. J Clin Oncol, 2012, 30 (2): 134-141.

第三十四章　胰腺癌生物治疗前景与未来

胰腺癌是一种常见的消化道肿瘤，近年来世界范围有明显的增加趋势，但其治疗仍旧以手术为主，鉴于其对放化疗有很高的耐受性，5年生存率不高。早期的基础研究表明胰腺癌对免疫刺激比较敏感，可延长患者的生存时间，改善生活质量。目前用于胰腺癌研究较多的生物治疗方法包括免疫治疗、基因治疗、分子靶向治疗。

第一节　免疫治疗

长期以来，免疫治疗始终是胰腺癌治疗研究中较为活跃的领域，包括肿瘤疫苗特异性主动免疫治疗、细胞因子治疗、单克隆抗体导向治疗、过继性细胞免疫治疗、免疫调节剂治疗等。

一、肿瘤疫苗特异性主动免疫治疗在胰腺癌治疗中的应用

肿瘤抗原是肿瘤疫苗治疗的基础。根据肿瘤抗原与肿瘤的关系密切程度，可将肿瘤抗原分为肿瘤特异性抗原（tumor specific antigens，TSA）和肿瘤相关抗原（tumor associated antigens，TAA）。根据其来源和特性，肿瘤抗原还可以分为5种类型：肿瘤特异性抗原、胚胎抗原、肿瘤相关抗原、组织特异性抗原和过度表达的抗原。

（1）肿瘤特异性抗原　大多数肿瘤特异性抗原是肿瘤细胞基因突变产生的，这些突变基因的表达产物在突变位点附近产生了新的抗原表位。例如，在胰腺癌肿瘤中存在的突变ras基因的表达产物。这些突变的基因产物一方面能诱导和维持肿瘤细胞的恶性表型，另一方面也为生物治疗（免疫治疗）提供了良好的靶目标。

（2）胚胎抗原　胚胎抗原是指一些在胚胎发育时期表达但成年期被封闭的基因表达产物，如癌胚抗原（carcino-embryonic antigen，CEA）和甲胎蛋白（alpha fetal protein，AFP）。

（3）肿瘤相关抗原　研究证实胰腺癌肿瘤相关抗原为其疫苗的制备提供了多靶点。如CEA、MUC1、K-ras、热休克蛋白（HSP）等。

（4）组织特异性抗原　正常情况下，这些抗原只在某些特定的组织中表达，而来源于其他组织的肿瘤细胞中却存在该类抗原的表达。虽然针对这类抗原的免疫治疗可以广泛应用于某一类肿瘤患者，但存在引起自身免疫反应的可能性。

（5）过度表达的抗原　这些抗原存在于机体的多种组织和细胞中，但在肿瘤细胞中存在过度表达，如各种生长因子受体、新生血管形成相关蛋白等。应用针对这类抗原的免疫治疗需要克服的问题是如何在激发有效的抗肿瘤免疫反应的同时降低对正常组织的毒副作用。

目前常见的肿瘤疫苗主要可分为以下几种：蛋白质/肽疫苗、基因疫苗、以树突状细胞为基础的肿瘤疫苗、肿瘤细胞疫苗等。特异性主动免疫治疗主要是对疫苗进行基因修饰，目前已试用于胰腺癌疫苗制备的肽类抗原有MUC1、CEA 以及突变的H-ras 多肽等。

（一）蛋白质/肽疫苗在胰腺癌治疗中的应用

有关蛋白多肽疫苗的研究较多，目前多以黏蛋白核心肽、突变的ras蛋白、p53蛋白、p16/CDKN2、Her22/

neu蛋白、癌胚抗原、胃泌素、端粒酶以及存活素等作为免疫原。

（1）K-ras肽疫苗　在胰腺癌肿瘤中*K-ras*基因突变较为常见，突变的ras基因产物是这些肿瘤的一种特异性抗原，可作为肿瘤疫苗进行免疫治疗。挪威奥斯陆大学Gjertsen MK等用合成的突变Ras肽疫苗在体外负载抗原递呈细胞（APC）后皮下免疫存在同样突变的进展型胰腺癌晚期患者，结果发现，部分原来不存在Ras特异性免疫的患者产生了抗Ras肽的T细胞免疫反应。在进一步的研究中，他们将合成的突变Ras肽与粒-巨噬细胞集落刺激因子（GM-CSF）作为佐剂一起对胰腺癌晚期患者行皮下注射免疫，在可衡量的43位晚期胰腺癌患者中58%产生了针对突变的Ras的特异性T细胞免疫反应，且存在较为长期的免疫记忆。与未产生免疫反应的患者相比，有免疫反应的患者中位生存期显著延长，并且无严重不良反应发生。Ludger等构建明矾沉淀重组GA733-2E蛋白质疫苗，对6例结直肠癌术后患者和6例晚期胰腺癌患者进行一期临床试验，其中6例观察到了明显的体液免疫反应，8例观察到了明显的细胞免疫反应，总概率达到83%，未出现明显的毒性反应或自体免疫。

（2）MUC-1肽疫苗　Mucin（MUC-1）是在导管上皮细胞及其肿瘤表面高表达的一种糖蛋白，可用于胰腺癌的免疫治疗。为了增强MUC-1的免疫源性，研究者们分别采用了与BCG、SB-AS2、不完全弗氏佐剂混合使用，或者与甘露聚糖偶联等方式。在用于胰腺癌治疗的几个I期临床试验中，受试者均显示出良好的耐受性，无严重毒副作用。在部分患者体内诱导出MUC-1特异的体液免疫反应和细胞免疫反应，并观察到初步疗效，更确切疗效评价还有待于Ⅱ期、Ⅲ期临床研究的结果。针对MUC1片段和SB-AS2佐剂组成的疫苗在可切除性和进展期胰腺癌患者中可以引起特异性的细胞和体液的免疫排斥反应。

（3）胃泌素肽抗原　在胰腺癌肿瘤中高表达胃泌素（gastrin）及其受体，因此胃泌素可充当胰腺癌肿瘤的生长因子。为了增强胃泌素免疫源性，有人将胃泌素G17氨基末端序列融合一个白喉类毒素（DT），构建了一种免疫交联物多肽疫苗G17白喉类毒素（G17-DT）。在用于胰腺癌的I/II期临床试验中，G17-DT肌内注射免疫3次，2个临床试验均显示，大部分（20/30或35/41）晚期胰腺癌患者体内产生G17特异性体液免疫反应，产生的抗体与G17具有高亲和力。常见的副作用为部分患者出现注射部位疼痛、脓肿，无发热以外的其他全身性毒副反应。在涉及30例晚期胰腺癌的治疗中，中位生存期为187天，出现抗体反应的患者中位生存期217天，显著优于无抗体反应患者（121天）。而另一个涉及41例晚期胰腺癌患者的研究中，中位生存期为204天，约25%的患者存活不超过97天，而约25%的患者存活超过305天。在另一个报道中，利用由G17-DT治疗154例不适合或不愿意接受化疗的进展期胰腺癌患者，结果显示治疗是安全的，治疗组与对照组中位生存期分别为151天和82天。

（4）其他肽疫苗　针对端粒酶反转录酶（hTERT）可作为肿瘤相关抗原被T细胞识别，并在95%以上的胰腺癌、85%的NSCLC过表达。丹麦Pharmexa公司研发了端粒酶疫苗-GV1001，其I/II期临床试验结果令人鼓舞，63%的患者诱发免疫反应，1年生存率为25%，并延长中位总生存期3个月（8.6个月vs. 5.6个月）。挪威Bernhardt医生采用皮内注射端粒酶肽GV1001联合GM-CSF免疫治疗48例无法手术切除的胰腺癌患者，在可评价的38例患者中24例产生了针对端粒酶的T细胞免疫反应；在3个剂量组中，中剂量组免疫反应阳性率最高（75%）；在27例完成研究的患者中位生存期（8.6个月）明显高于低剂量组和高剂量组，其1年生存率为25%。Memorial Sloan-Kettering癌症中心也证实一种以热休克蛋白（HSP）制备的癌症疫苗很可能具有预防胰腺癌的功效。

（二）基因疫苗在胰腺癌治疗中的应用

将DNA 疫苗以编码肿瘤抗原或相关分子的质粒进行肌内注射，其在胞内可合成抗原，而该抗原易被人类白细胞抗原分子递呈，从而诱导长期而有效的细胞免疫，将是新一代DNA疫苗的重要发展方向。随着胰腺癌发病分子机制的深入研究，与胰腺癌相关的某些关键基因已经被确认。几乎所有的肿瘤抗原基因均可用于制作肿瘤基因疫苗。有研究表明壳聚糖作为一种基因递送载体的MUC1基因疫苗能够有效诱导小鼠产生抗MUC1

特异性抗体及产生杀伤MUC1+细胞的CTL。凋亡抑制基因Survivin及其产物则因此可能成为抗肿瘤免疫治疗的一个新靶点，由于其是理想的肿瘤相关抗原，重组其DNA 疫苗可显著降低胰腺癌生长并延长荷瘤小鼠生存期，可能的机制是重组生存素DNA疫苗引起鼠肿瘤内淋巴细胞浸润增多，加强了抗肿瘤免疫。并有研究表明Antibodies against α-enolase（ENO1）DNA疫苗可以延长患胰腺癌的基因工程小鼠的生存期。

（三）树突状细胞疫苗在胰腺癌治疗中的应用

树突状细胞（dendritic cell，DC）是一类专职性抗原递呈细胞（APC）。将DC作为疫苗是一种具有很大吸引力的抗肿瘤治疗策略。DC诱导成功后需要通过负载抗原后才能作为DC疫苗用以刺激机体产生免疫反应。用于负载的肿瘤抗原可以是抗原表位肽、重组蛋白抗原、肿瘤细胞裂解物或灭活的肿瘤细胞等。

目前，转基因DC疫苗是DC疫苗研究的一个热点，也被认为是目前最有治疗前景的胰腺癌疫苗之一。将肿瘤抗原基因导入DC表达，能使其作为内源性抗原处理，被MHC-I类抗原递呈，因此产生CD8+的CTL反应。若同时将细胞因子、趋化因子或共刺激分子基因导入DC，能进一步增强DC疫苗诱导的免疫反应。刘文佳等在C58BL/6小鼠皮下接种Panc02胰腺癌细胞，第7天给予经Panc02细胞冻融抗原致敏后BCG促成熟的DC疫苗皮下注射或瘤内注射治疗，1周后加强给药1次，第2次给药15天后处死，结果，疫苗治疗组肿瘤明显小于对照组，且瘤类注射免疫治疗抗肿瘤作用更强。有研究者用肿瘤细胞溶解产物致敏的DC接种仓鼠后，结果发现肿瘤细胞生长与对照组相比较，抑制了82%。

有研究报道，将胰腺癌细胞总RNA导入DC制成的疫苗可诱导机体生成针对癌胚抗原（CEA）的特异性T细胞。Morse等报道给胰腺癌患者接种编码CEA的mRNA修饰的自体DC疫苗可以在其体内产生足够数量的DC。用腺病毒介导MUC4基因修饰的DC疫苗可诱导产生特异性CTL细胞，并获得有效的HLA限制性杀伤效应。

临床上单独应用DC 疫苗效果不佳，可能与患者体内微环境存在的某些细胞因子和可溶蛋白等不利于DC的功能发挥，或存在免疫抑制及DC本身功能的缺陷而不能分化成熟等原因有关。Kalady 等发现树突状细胞疫苗可激活人类白细胞抗原限制的多种抗原的T细胞克隆，而且外周血单核细胞来源的树突状细胞分化成熟能力明显增强，其分泌干扰素的功能均未受患者体内免疫抑制微环境的影响。有学者发现，采用DC 疫苗与其他治疗方法联合治疗可能会取得比单独使用DC疫苗更好的效果，如联合应用肿瘤坏死因子-α 可有效提高DC 疫苗活性，增强其特异性细胞毒T 细胞抗肿瘤免疫作用。

（四）肿瘤细胞疫苗在胰腺癌治疗中的应用

肿瘤细胞疫苗就是采用整个肿瘤细胞作为刺激物用以诱导机体对肿瘤的免疫排斥反应。其优势在于肿瘤细胞包含了肿瘤全部的抗原信息；其缺点就是肿瘤细胞免疫原性低，其刺激免疫反应的作用十分有限。早期的肿瘤细胞疫苗是通过放射、紫外线照射、热灭活、冷冻、药物处理等方法将肿瘤细胞灭活后加入佐剂而制成的。常用的佐剂有卡介苗（BCG）、detox佐剂等，但效果有限。细胞因子（如GM-CSF、IL-2、IL-7等）也可以作为肿瘤细胞疫苗的佐剂发挥作用。

将胰腺癌的肿瘤相关基因（ras基因）、细胞因子基因（GM-CSF）、协同刺激分子基因（B7）转染到DC细胞、胰腺癌肿瘤细胞或CD8+ CTL细胞内，增加机体免疫杀伤作用。Gvax胰腺癌肿瘤疫苗就是将GM-CSF基因转染进入照射灭活的胰腺癌细胞内制造而成。有研究显示，腺病毒介导的转SLC基因自体肿瘤疫苗对治疗胰腺肿瘤有效，与对照组比较，转染SLC基因组的肿瘤体积明显减小，微血管密度减少，而肿瘤内浸润淋巴细胞显著增多。

NewLink Genetics公司以所谓的“超急免疫排斥”（HyperAcute rejection）为平台开发了系列HyperAcute®肿瘤细胞疫苗（HyperAcute®-Pancreas、HyperAcute®-Lung、HyperAcute®- Melanoma），其中HyperAcute®-Pancreas（Algenpantucel-L）是经放射处理并转染表达鼠α-1,3半乳糖转移酶（α-GT）的肿瘤细胞疫苗。由于人体并不表达鼠α-GT抗原决定簇，当疫苗的鼠α-GT抗原簇与体内的抗α-GT抗体结合，α-GT抗原簇修饰的肿瘤细胞被辨识为异体组织，触发“超急免疫排斥”，引发抗体依赖细胞介导的细胞毒作用（ADCC）

杀灭癌细胞。据2010年ASCO会议公布的II期数据显示，标准化疗（含吉西他滨或含氟脲嘧啶方案）联合Algenpantucel-L治疗的中位疾病DFS为13.2个月（含22位随访周期仅11个月的患者），95%CI下限与传统治疗11个月的DFS数据相当，随访达1年患者的总生存率为90%。该疫苗安全性良好，主要反应为注射部位红斑和硬化。目前HyperAcute®-Pancreas已进入Ⅲ期研究，获得美国FDA的快速审批资格，签订特殊评估协议（SPA），并被批准为胰腺癌术后辅助治疗的孤儿药。

二、细胞因子和免疫细胞治疗在胰腺癌免疫治疗中的应用

（一）细胞因子在胰腺癌治疗中的应用

细胞因子（cytokine）是一类由活化的免疫细胞和非免疫细胞（如成纤维细胞、血管内皮细胞、上皮细胞及某些肿瘤细胞）所分泌的小分子蛋白质物质的统称。在抗肿瘤治疗中常用的细胞因子主要有干扰素（interferon，IFN）、白细胞介素（interleukin，IL包括IL-2、IL-6、IL-12等）、肿瘤坏死因子（tumor necrosis factor，TNF）、集落刺激因子（colony stimulating factor，CSF）、趋化因子（chemokine）、胸腺素（thymosin）等。

细胞因子诱导的机体主动性免疫治疗在胰腺癌免疫治疗中占有重要地位，依据其作用方法的不同可分为外源性细胞因子诱导的、细胞因子导向疗法诱导的及细胞因子基因疗法诱导的机体主动性免疫治疗3类。

外源性细胞因子诱导的机体主动性免疫治疗是指将具有抗肿瘤活性的各类细胞因子通过一定的途径直接注入荷瘤机体，发挥抗肿瘤效应。将GM-CSF基因转导在金仓鼠胰腺癌细胞株HPD2NR细胞内可产生抗肿瘤免疫原性。在体外，GM-CSF常用于和IL-4联合诱导DC，用于制备抗肿瘤DC疫苗。GM-CSF是所评价的基因产物中效力最强的，针对胰腺癌的GM-CSF疫苗已经进入临床试验阶段。Rentenaar等报道在肿瘤患者接受胰十二指肠切除术后，给予单次剂量的重组人干扰素-γ（IFN-γ）100 mg/m^{2}皮下注射，可上调抗原递呈细胞上T细胞受体的表达。Degrate等用高剂量（120 万U/d）重组IL-2治疗一组准备进行手术的胰腺癌患者，并分别检查了经IL-2治疗后，术前及术后第1天、第7天的外周血总T淋巴细胞（CD3$^+$）及其亚型（CD4$^+$，CD8$^+$，CD3$^+$/CD16$^+$CD56$^+$）的水平，发现术后CD3$^+$T细胞、CD4$^+$Th细胞和CD8$^+$CTL细胞有显著性增加，而CD3$^+$CD16$^+$CD56$^+$T细胞只在第7天才有显著性增加，这表明IL-2通过扩展T 细胞亚型来克服胰腺癌患者的无细胞免疫反应性。

细胞因子导向疗法诱导的机体主动性免疫治疗是指将各类细胞因子与各种毒素、放射性核素、化疗药物偶联制成“生物导弹”，可定向聚集于表达相应细胞因子受体的肿瘤细胞，发挥抗瘤作用。Kawakami等利用编码IL-13 Rα2链基因的质粒转染小鼠人胰腺癌模型，结果显示，IL-13细胞毒素在表达IL-13 Rα2链基因的肿瘤中显示了极高的抗瘤活性。

随着分子生物学技术的高速发展，细胞因子基因疗法诱导的机体主动性免疫治疗开始展现其良好的抗肿瘤效应，其将细胞因子基因直接导入肿瘤细胞内，使细胞自身分泌细胞因子，以发挥抗肿瘤效应。Sangro等利用编码IL-12基因的腺病毒瘤内注射治疗晚期消化道肿瘤（7例胰腺癌），用药剂量为$2.5 \times 10^{10} \sim 3 \times 10^{12}$个病毒颗粒，部分患者肿瘤部位效应性T细胞浸润明显增加，患者可以耐受治疗，没有观察到剂量限制性毒性及累积毒性。

（二）免疫细胞在胰腺癌治疗中的应用

免疫细胞是泛指所有参与免疫应答或与免疫应答有关的细胞及其前体细胞。具有抗肿瘤作用的免疫细胞主要分为非特异性免疫效应细胞和特异性免疫效应细胞2类。

非特异性免疫效应细胞包括自然杀伤细胞（NK）、巨噬细胞（Mφ）、淋巴因子激活的杀伤细胞（LAK）、细胞因子诱导的杀伤细胞（CIK）、CD3单抗激活的杀伤细胞（CD3AK）、自然杀伤性T细胞

（NKT）和γδT细胞等。由非特异性免疫细胞介导的天然免疫是机体监视细胞病变（包括细胞癌变）和防御外源性病原体入侵的第一道屏障。

NK细胞不需要预先致敏即可杀伤包括肿瘤细胞、病毒或细菌感染的细胞等靶细胞，且不受MHC限制。因此，NK在抗感染、免疫监视、免疫调节中起着重要作用。研究证实，IL-2能激活NK，并使其在体外大量增殖。在早期被定义为LAK的细胞中有95%为活化的NK。LAK细胞是最早用于肿瘤过继性免疫治疗的免疫细胞。LAK可识别并杀伤多种不同来源的肿瘤细胞，而不杀伤正常细胞。LAK具有广泛的靶细胞谱，能杀伤NK所不能杀伤的肿瘤细胞，对自身的、同种异体的或异种的肿瘤细胞均有杀伤作用。Chang等在8例晚期胰腺癌患者的Ⅰ期临床试验中，收集患者及健康供者外周血淋巴细胞并进行混合培养，在超声内镜引导下通过细针将其注射于肿瘤局部，结果发现副反应轻，2例患者部分缓解，中位生存期能有效延长13.2个月。

另一种过继性被动性免疫治疗是在体外用CD3单克隆抗体、IL-2等刺激人体外周血单个核细胞，经培养扩增而来的细胞因子诱导的杀伤细胞（cytokine induced kill cell，CIK）回输体内。CD3单抗激活的杀伤细胞（CD3AK）和细胞因子诱导的杀伤细胞（CIK）：CD3AK是抗CD3单抗和IL-2激活的杀伤细胞，后来在活化过程中增加了多种细胞因子（如IL-1β、IFN-γ等），逐渐发展成为CIK。CIK是从外周血单个核细胞（PBMCs）诱导而成的，其扩增效率比LAK高数十倍到数百倍。CIK也是多种细胞成分的混合体。与LAK一样，CIK的杀伤作用不受MHC分子限制，抗瘤谱比LAK更广。CIK对IL-2的依赖性明显降低（只需较低浓度即可），毒副作用明显小于LAK/IL-2治疗方案。Schmidt等利用胰腺癌患者外周血单个核细胞培养获得CIK，然后再与患者的DC共同培养，结果发现CIK对胰腺癌细胞的细胞毒性增强，提示CIK与DC共同培养后用于胰腺癌免疫治疗是更好的策略。

特异性免疫效应细胞包括特异性细胞毒性T淋巴细胞（CTL）、肿瘤浸润淋巴细胞（TIL）和B淋巴细胞。而在抗肿瘤免疫应答中以T细胞为基础的特异性细胞免疫起着主要作用。

随着免疫学研究的进一步深入，人们从肿瘤组织来源的CTL细胞发现了能特异识别肿瘤抗原的T细胞抗原受体（TCR），将这些抗原特异的TCR基因导入其他活化的免疫效应细胞，可使其特异地识别该肿瘤抗原，杀伤肿瘤细胞，而且这些TCR修饰的效应细胞还具有归巢的特性，能主动聚集到肿瘤组织中杀伤肿瘤。

嵌合抗原受体（chimeric antigen receptor，CAR）基因是由抗原特异性抗体可变区基因与TCR恒定区基因组成的融合基因，将CAR基因导入T细胞后其表达的融合蛋白锚定在T细胞表面，它通过抗原-抗体结合而识别靶细胞，且不受MHC的限制。

用于修饰免疫细胞的基因主要有细胞因子基因、抗凋亡分子基因、靶向性基因等。IL-2、IL-12、IFN-γ、TNF-α等细胞因子能促进T细胞增殖，增强其特异性杀伤作用，用这些细胞因子基因修饰T细胞有利于其体外的扩增和杀伤能力的增强。

肿瘤免疫逃逸的机制之一可能就是表达抑制性细胞因子和诱凋亡因子。将TGF-β抑制受体导入效应T细胞中可以避免TGF-β对其的抑制。此外，部分肿瘤细胞表达FAS-L，可通过FAS-L/FAS途径诱导活化的T细胞发生凋亡。若将抗凋亡基因（如BCL-2等）导入效应细胞可以抵抗肿瘤细胞诱导的凋亡。

（三）干细胞免疫治疗

干细胞是具有自我更新、高度增殖和多向分化潜能的细胞，其具有自我更新和永生性的特点，在体内能够重建结构和功能正常的相应组织。根据其来源，干细胞可分为胚胎干细胞（embryonic stem cell，ES）和成体干细胞（adult stem cell，AS）。目前进行的人体干细胞的研究和应用主要集中在AS，如造血干细胞、间充质干细胞、神经干细胞、上皮干细胞、肝脏干细胞等。成体干细胞在创伤修复、细胞替代治疗组织工程、基因治疗、免疫治疗及肿瘤靶向治疗等方面具有广阔的应用前景。

1. 造血干细胞在胰腺癌中的应用　造血干细胞（hematopoietic stem cell，HSC）是造血系统的起源细胞。HSC是研究最深入、应用最成熟的成体干细胞，已被广泛用于肿瘤治疗。

造血干细胞移植（HSC transplantation，HSCT）可分为自体造血干细胞移植（auto-HSCT）和异基因造血干细胞移植（allo-HSCT）。由于采集外周血干细胞（periphereral blood stem cell，PBSC）比较容易，故PBSC是目前HSC移植的主要来源。随着脐血库的建立，脐血逐渐成为HSC的主要来源之一。

2005年日本Kanda Y医生报道了异体造血干细胞移植治疗晚期胰腺癌的初步临床试验结果。7例局部晚期或转移性胰腺癌患者（无法手术）接受化疗（吉西他滨+氟达拉滨+白消安）联合异体造血干细胞移植（强度降低）（RIST），结果1例患者在RIST后100天以内死亡，总体中位生存期229天，2例患者出现肿瘤缩小，1例血清标志物降低。这些抗癌效应发生在化疗作用消退后，可能与移植物抗肿瘤（GVT）效应有关。Muta等报道了氟达拉滨和抗胸腺素细胞球蛋白联合非清髓异基因造血干细胞移植治疗6例胰腺癌和3例其他实体瘤，100天内T细胞达到完全嵌合。6例胰腺癌患者中，1例完全缓解，1例部分缓解，2例病情稳定，2例恶化。结肠癌1例部分缓解，肾癌和胃癌各1例恶化。Takahashi T 等将异体造血干细胞移植到胰腺癌患者体内生成淋巴细胞，产生免疫作用，使肿瘤显著缩小，从而对癌症产生抑制。异基因HSCT可能产生的毒副作用较大，作为一种治疗癌症的新方法，还要继续研究。

2. 间充质干细胞在胰腺癌中的应用　间充质干细胞（mesenchymal stem cell，MSC）是具有自我更新能力和向多种中胚层来源的间质细胞分化的能力的一种多功能干细胞。MCS缺乏特征性的表面标志，其表面抗原具有非专一性。

MSC能在体内发生迁移，受损组织对MSC具有趋化作用，因此MSC能“寻找”并定位于因炎症、创伤、肿瘤、缺血或其他原因导致损伤的组织。MSC的定向迁移在肿瘤治疗中具有重要意义。携带TRAIL的MSC与胰腺癌细胞株Panc-1细胞共培养之后，可诱导部分Panc-1细胞发生凋亡，凋亡率达（13.38 ± 3.42）%。而携带TRAIL的MSC与Panc-1细胞共培养之后可以增强吉西他滨的杀伤效果，与单独吉西他滨处理组相比差异显著［（52.10 ± 3.41）% vs.（29.68 ± 1.71）%，P=0.002］，MSC可能作为TRAIL的肿瘤靶向载体在胰腺癌的治疗中发挥作用。

但也有研究表明，MSC促进胰腺癌细胞增殖、迁移与侵袭能力、间质形成以及抑制凋亡等机制促进胰腺癌的生长与转移。MSC在胰腺癌发展中发挥促癌作用，应用BMSC作为载体对胰腺癌进行生物治疗的安全性有待进一步评估。

（四）抗体治疗

抗体（antibody，Ab）是机体在接受抗原刺激产生免疫应答的过程，由B淋巴细胞产生的一类糖蛋白，它能与相应的抗原特异性结合，产生一系列免疫效应的免疫球蛋白。抗体治疗是利用单克隆抗体及其偶联物与肿瘤的特异性结合而发挥治疗作用。前者主要依靠单克隆抗体特异性结合肿瘤抗原而产生抗体依赖细胞介导的细胞毒作用和补体依赖的细胞毒作用；后者通过生物工程技术将单克隆抗体与药物、毒素、放射性核素、前药酶等偶联，将杀伤因子特异地导向肿瘤细胞及基于抗体的导向治疗。下面主要介绍几种在消化道肿瘤治疗中常用或正在研制的抗体类药物。

1. 抗人表皮生长因子受体1抗体　人表皮生长因子受体（EGFR，又称HER-1或c-ErbB-1）在胰腺癌细胞中过度表达，与胰腺癌的多种恶性表型相关。针对EGFR信号通路的生物靶向治疗的单克隆抗体包括mAb-C225、IMC-C225、EKB-560等。西妥昔单抗（cetuximab、erbitux、C225）为人鼠嵌合型抗体，由小鼠抗人EGFR抗体的Fv区与人IgG1型抗体的重链和κ轻链的恒定区组成。大量研究表明C225单独使用，可抑制胰腺癌细胞株BxPC-3及其移植瘤的生长，并通过下调NF-κB表达促进胰腺癌细胞株MDA PANC-28的细胞凋亡。联用吉西他滨或5-Fu在体外诱导癌细胞凋亡能力强于吉西他滨或5-Fu单药。Ⅰ期临床研究提示C225单独使用及与放、化疗联用耐受性均较好。在多中心Ⅱ期临床研究中，C225联用吉西他滨组的胰腺癌患者一年生存率为31.7%，明显优于吉西他滨单药组的18%。C225联用吉西他滨作为进展期与转移性胰腺癌化疗的一线方案已经在Ⅲ期临床试验中取得较好的试验结果，目前C225已经在国内上市。其他正在研制的EGFR抗体药物还有panitumab、EMD7200、h-R3、ABX-EGF等，这些均为人源化单抗，其作用机制与C225相似。与C225相比，由于人源化程度更高，故HAMA作用更小、半衰期更长，其具体疗效尚有待临床试验的证实。Kindler等报道了给52例转移性胰腺癌患者联合输入重组人源性EGFR单抗bevacizumab和吉西他滨（gemcitabine），其中位生存期为8.8个月，半年生存率达到77%。

2．抗人表皮生长因子受体2抗体　人表皮生长因子受体2（human epidermal growth factor receptor 2，HER-2）高表达于上皮源性肿瘤细胞（如胰腺癌、结肠癌、肺癌、前列腺癌、膀胱癌、骨肉瘤等）表面，这与肿瘤细胞的恶性转化有关。曲妥珠单抗（trastuzumab）是研究最早的抗HER-2人源化IgG1单抗，于1998年由美国FDA批准上市，最初是用于乳腺癌的治疗，其商品名为赫赛汀（herceptin）。目前曲妥珠单抗已用于胰腺癌、结肠癌等消化道肿瘤的临床试验（大约20%的胰腺癌患者HER-2高表达）。一项Ⅱ期临床试验以曲妥珠单抗联合吉西他滨治疗31例HER-2高表达的转移性胰腺癌患者，客观有效率为22%，中位生存期7.5个月，24%的患者存活超过1年。曲妥珠单抗在患者体内抗肿瘤的机制主要包括下列几种：①通过抗体Fc段介导的ADCC作用来杀伤肿瘤细胞。②通过结合HER-2，阻断上皮生长因子所诱导的细胞增殖。③通过与HER-2结合，使其发生交联，激发信号转导引起细胞凋亡。

3．抗VEGF或VEGF受体的抗体　贝伐单抗（bevacizumab）商品名为avastin，是目前最有前景的一个作用于VEGF的人源化单克隆抗体。试验研究显示，贝伐单抗可与VEGF特异性结合，从而阻止VEGF同血管内皮细胞表面的VEGF受体（Flt-1和KDR）结合，抑制VEGF诱导的血管内皮细胞增殖，通过抑制肿瘤新生血管形成，阻断肿瘤的营养和氧气供应，诱导肿瘤细胞凋亡。一项Ⅱ期试验提示，与吉西他滨联用可延长进展期胰腺癌患者的生存时间。Crane等开展了贝伐单抗联用卡培他滨结合放疗对进展期胰腺癌的Ⅰ期临床研究，结果发现，贝伐单抗并未增加放化疗的不良反应，上述方案是相对安全的。但在其联合吉西他滨对早期胰腺癌治疗的Ⅲ期临床试验显示对患者生存率并没有显著提高。用贝伐单抗联合其他因子或治疗模式治疗胰腺癌患者，然而都无法证明其对胰腺癌的治疗有帮助。

抗VEGFR的单克隆抗体可与VEGFR结合，阻断VEGF对VEGFR的活化，从而抑制血管内皮细胞增殖，可以阻止肿瘤血管生成，抑制肿瘤生长。IMC-1121b是目前正在开发的一种针对KDR/FLK-1的嵌合型重组人源化单克隆抗体，现已进入Ⅰ期临床研究。初步结果显示，患者对IMC-1121b的耐受性较好，其临床疗效有待于进一步观察。

此外，采用可溶性VEGFR结合循环中的VEGF，也能起到抑制肿瘤血管生成的作用。目前正在研制的VEGF Trap是一种由人VEGFR1（FLT-1）及VEGFR2（KDR）胞外区结构域与人IgG1的Fc段融合而成的可溶性VEGFR，该药的Ⅰ期临床试验结果显示VEGF Trap具有很好的安全性及耐受性，其抗癌活性有待进一步证实。

以新生血管为靶点治疗肿瘤为人们提供了一个全新的视野。由于胰腺癌的高度侵袭性和转移性与诸多蛋白酶和血管生成因子的上调有关，如VEGF、TNF、TGF、MMPs、PDGF及其受体等，把这些信号元件作为靶点，可以进行胰腺癌的抗血管生成治疗。

4．抗胰腺癌特异抗原的抗体　CEA、CA125等是表达于胃癌、肠癌等消化道肿瘤的肿瘤相关抗原，采用抗CEA或CA125的抗体能通过诱导ADCC等作用治疗相关肿瘤，它们在动物实验中显示出较好的治疗效果。但这些抗体药物的研究还仅限于动物实验，目前尚未进入临床试验。Nishihara等利用碘标记的抗CEA单抗对胰腺癌模型进行体内特异性放射治疗，取得了一定的疗效。Gold等研究针对MUC1的单克隆抗体PAM4对于胰腺癌有很高的特异性，通过酶联免疫试验对比PAM4-MUC1在非浸润性胰腺癌损伤/Pan-IN/胰腺癌以及胰腺癌产黏液蛋白瘤（IPMN）表达，结果：在浸润性胰腺癌中阳性率达85%，早期上皮肉瘤中阳性率达94%，IPMN中阳性率达86%，总体胰腺癌敏感性和特异性分别达到82%和85%。针对CEACAM6的抗体免疫治疗可在体内外实验中显著抑制BxPC3及其裸鼠种植瘤的生长。

5．单抗偶联核素和生物毒素　利用抗体将放射性同位素（核素）或利用抗体融合蛋白将免疫毒素、细胞因子或免疫效应细胞等靶向导入肿瘤组织，特异性杀伤肿瘤细胞，是目前抗体药物研究和发展的一个新的方向。如吉姆单抗/奥佐米星注射液（gemtuzumab ozogamicin，商品名为mylotarg）是由人源化的抗人CD33的IgG4与刺孢霉素（calicheamicin）连接而成免疫毒素，主要用于白血病的治疗。由放射性90Y标记的MUC1单抗90Y-PAM4联用吉西他滨在胰腺癌动物模型体内实验中显示出了较为显著的疗效。

（刘然义　周玲）

第二节　基因治疗在胰腺癌肿瘤治疗中的应用

一、基因治疗概述

基因治疗（gene therapy）是指通过对人体遗传物质（核苷酸）进行修正、补充或改造以纠正或扰乱某些病理生理过程达到治疗疾病的目的，或者将遗传物质导入人体组织或细胞所进行的疾病治疗。出于伦理学上的考虑，到目前为止基因治疗只能用于人体体细胞，故现在的基因治疗又可称为“体细胞基因治疗（somatic cell gene therapy）”。基因治疗包括反义基因治疗、自杀基因治疗、免疫调节基因治疗、抗血管形成基因治疗、肿瘤裂解病毒基因治疗、突变抑癌基因的替代治疗等。近年来基因治疗的适应证已从遗传性疾病扩展至肿瘤、感染性疾病、心血管疾病、自身免疫性疾病等，并已在某些恶性肿瘤、遗传性疾病、艾滋病的临床试验性治疗中取得了一定疗效。

肿瘤是一种由多基因参与、多步骤形成的疾病，很快成为基因治疗研究的热点。胰腺癌基因治疗的研究起步较晚，初期发表的文献主要集中在临床前的体外研究和动物实验，1999年以后，欧洲和美国陆续批准了48个胰腺癌基因治疗项目进入临床试验，其中有3项进入Ⅲ期临床试验（1项已完成）。

如何将治疗基因高效地导入靶细胞并使之有效表达是基因治疗的基本问题之一。用于将治疗基因导入靶组织、细胞的载体可以分为非病毒载体（nonviral vector）和病毒载体（viral vector）2大类。用于基因治疗的非病毒载体主要是质粒载体，也有不借助任何表达载体而将mRNA或寡核苷酸直接导入靶细胞发挥作用的。后者主要用于将从肿瘤细胞中提取的未知肿瘤抗原基因（mRNA）导入抗原提呈细胞（APC细胞）实现肿瘤抗原的提呈。病毒载体（viral vector）是目前研究和使用最为广泛的基因转移载体。目前常用的病毒载体有逆转录病毒（retrovirus，RV）载体、腺病毒（adenovirus，AdV）载体、腺相关病毒（adeno-associated virus，AAV）载体、单纯疱疹病毒（herpes simplex virus，HSV）载体、痘苗病毒（vaccinia virus）载体、牛痘病毒（pox virus）载体、埃-巴病毒（Epstein-Barr virus，EBV）载体、慢病毒（lanti-virus）载体、乳头瘤病毒载体、新城鸡瘟病毒载体等。

二、常见胰腺癌肿瘤基因治疗

根据基因治疗所用目的基因不同分以下几个类型，下面对常见胰腺癌肿瘤基因治疗进行叙述。

（一）抑癌基因基因治疗

肿瘤的发生发展是一个多基因参与、多步骤形成的复杂病理生物学过程，在这种过程中某些癌基因（oncogene）的激活或者抑癌基因（tumor-suppressor gene）的失活可能起了关键作用。通过基因添加和基因补充策略恢复抑癌基因功能，或者通过基因封闭策略抑制癌基因功能，均能达到抑制肿瘤生长的效果。

在肿瘤组织中经常发现p53、p16、p21、p27、Rb、结肠腺瘤性息肉（APC）基因、结肠癌丢失（DCC）基因等抑癌基因突变或者功能异常。将野生型抑癌基因通过各种途径导入肿瘤细胞恢复或重建其功能，可恢复细胞的正常表型或者诱导肿瘤细胞凋亡，从而达到抑制肿瘤细胞异常生长的目的。

P16在胰腺癌中发生缺失、突变的概率几乎高达100%。Schreiber等在体外以及小鼠体内试验证实，腺病毒转导p16基因可抑制肿瘤细胞生长引起肿瘤细胞凋亡；Fujimoto等将p16融合肽体外转染胰腺癌细胞，可导致其停滞在G1期。Ghaneh等和Bouvet等将野生型的p53转染到胰腺癌细胞内，可导致细胞生长减慢或凋亡，而在大鼠体内实验中显示肿瘤生长受到抑制。

（二）癌基因基因治疗

癌基因（oncogene）是细胞中活化的原癌基因，通过反义治疗和RNA干扰抑制原癌基因表达可抑制肿瘤细胞生长，诱导凋亡。用K-ras反义抑制剂ISIS-2503联合吉西他滨治疗的早期和已有转移灶的胰腺癌患者显示出10.4% 的有效率，平均存活6.6个月。将癌基因或突变的抑癌基因导入树突细胞等抗原递呈细胞或与其他免疫相关基因共同导入肿瘤细胞，通过灭活后可作为肿瘤疫苗进行肿瘤的免疫治疗。有研究表明K-ras反义RNA能有效阻断K-ras蛋白合成，抑制胰腺癌细胞株生长。2005年年底华盛顿大学Whiting S开始了一项多中心、双盲、安慰剂对照的Ⅱ期临床试验，治疗对象为存在ras基因突变的R0、R1切除后的胰腺癌患者，治疗策略为用表达突变ras基因的酿酒酵母灭活后皮下免疫联合吉西他滨或安慰剂，结果有待观察。

（三）抗血管生成基因治疗

在正常组织中，多种血管生长刺激因子和抑制因子相互作用，达到平衡。而肿瘤血管形成是个复杂的过程，肿瘤组织中一般同时存在多种血管生成刺激因子上调和抑制因子的下调，导致其平衡严重失调，因而新生血管生长旺盛。实体肿瘤的发生、发展、转移与复发均有赖于新生血管的形成。目前，抑制肿瘤血管形成、阻断肿瘤组织血液供应的抗血管生成（anti-angiogenesis）治疗被认为是治疗实体瘤最有希望的新方法之一。血管抑制素（angiostatin）和内皮抑素（endostatin）等也显示出抑制内皮细胞生长、降低肿瘤血管密度的作用。中山大学研制的重组人Endostatin腺病毒在动物模型及Ⅰ期、Ⅱ期临床实验中显示出良好安全性和抗瘤效果，现已开始Ⅲ期临床试验。

VEGF是作用最强且专一的促血管生成因子。阻断VEGF/VEGFR（KDR）信号通路是抗血管生成研究的热点之一。将VEGF受体胞外段基因导入肿瘤组织表达可溶性VEGF受体，可通过中和VEGF取得抗血管生成效果；利用反义核酸、核酶或RNAi 技术封闭VEGF或VEGF受体表达，都可达到抗肿瘤血管生成的目的。此外，用异种的血管生成相关基因进行基因治疗，利用机体对异种抗原的排斥反应，通过交叉免疫反应，也能达到抗肿瘤血管的目的。

（四）免疫基因治疗

在肿瘤的发生发展过程中，机体免疫系统会出现对肿瘤细胞的免疫耐受状态，导致这种状态的原因主要有：肿瘤细胞低表达主要组织相容性复合体/人白细胞抗原分子、缺乏共刺激分子（如B7.1、ICAM-1等）的表达、肿瘤抗原调变以及分泌免疫抑制因子。

采用基因载体将细胞因子基因导入肿瘤局部表达，可增强其局部抗肿瘤反应，同时减小其毒性。西班牙Sangro B等采用瘤内注射表达人IL-12基因的重组细胞毒（Ad.IL-12）治疗晚期消化系肿瘤，剂量从2.5×10^{10} VP增加至3×10^{12} VP，21例患者（9例原发性肝癌、5例结肠癌、7例胰腺癌）共接受44次注射。结果，Ad.IL-12耐受性好（未达到剂量限制性毒性），仅出现一些与腺病毒载体相关的轻微的毒性，无累积毒性。也可将这些基因转染到免疫细胞（如TIL、CTL、LAK和树突状细胞），提高机体免疫系统对肿瘤细胞的识别和反应能力。或者将这些细胞因子基因转染肿瘤细胞，经照射后作为肿瘤细胞疫苗再输回体内，或者将细胞因子基因表达载体直接注射入肿瘤内，以增强肿瘤细胞免疫原性，提高机体对肿瘤的免疫排斥作用。

美国Therion Biologics公司研发的PANVAC-VF，由主疫苗PANVAC-F和强化疫苗PANVAC-V组成。PANVAC-F是表达肿瘤抗原MUC-1和CEA的痘病毒疫苗，可刺激机体产生对CEA和MUC-1的免疫反应，靶向表达癌胚抗原（CEA）和MUC-1的胰腺癌细胞；而PANVAC-V则是该公司的专利共刺激分子三联体TRICOM

（B7.1、ICAM-1和LFA-3），在PANVAC-F免疫后给药，能提高和维持靶向癌细胞的免疫反应。研究显示，62.5%的胰腺癌患者出现了抗体反应，中位生存期为6.3个月，其中出现CEA/MUC-1特异性反应的患者生存期有显著提高（15.1个月vs. 3.9个月，*P*=0.002），不良反应主要为注射部位反应。

从理论来讲，以上各种肿瘤免疫基因治疗的方法将有助于刺激机体系统或局部的肿瘤免疫反应，但在临床实践中的疗效并不肯定，还有待进一步研究加以改善。由于肿瘤细胞具有异质性和多种免疫逃避机制，而且人体免疫系统非常复杂，其产生的免疫反应是一个复杂的分子网络来调节的，因此近年来免疫基因治疗的研究多采用多种免疫基因共同作用或与其他基因治疗相结合的方式，希望能得到较好的效果。

（五）自杀基因基因治疗

所谓自杀基因（suicide gene）是指它的蛋白产物能使无毒性的化疗药物前体转变为毒性形式，对靶组织产生杀伤效应，或者提高肿瘤细胞对化疗药物的敏感性，充分发挥其细胞毒作用，杀灭肿瘤细胞。这类基因主要有单纯疱疹病毒胸苷激酶（thymidine kinase，TK，HSV-TK）、胞嘧啶脱氨酶（cytosine deaminase，CD）、细胞色素P450（cytochrome P450）、黄嘌呤-鸟嘌呤磷酸核糖转移酶（XGPRT）、脱氧胞苷激酶（dCK）、嘌呤核苷磷酸化酶（PNP）、硝基还原酶等。

通过转导细胞色素P450基因至肿瘤细胞可以大大提高其对环磷酰胺类药物的敏感性。为了减少异环磷酰胺在体内活化后对全身的毒副作用，Salmons B等采用微囊包埋的、表达细胞色素P450（2B1）的异体细胞＋药物异环磷酰胺局部治疗不能手术的胰腺癌患者（Ⅰ/Ⅱ期临床试验），使药物在肿瘤局部活化。在受试14例患者中4例肿瘤消退，10例稳定；中位生存期是对照组的2倍，1年生存率为36%（相当于对照组的3倍和吉西他滨治疗的2倍），进一步的临床试验正在进行中。

（六）溶瘤病毒治疗

有研究观察到具有溶瘤作用的病毒增殖对肿瘤细胞具有杀伤作用。Eisold等用腺相关病毒（adeno-associated virus，AAV）-2感染小鼠建立的胰腺癌模型（DSL6A型）中，不同部位再次注入DSL6A型胰腺癌细胞，仅有1/4的小鼠出现肿瘤复发。研究发现AAV-2 的感染激发了单核细胞、中性粒细胞数量的明显增长及炎性单核细胞趋化蛋白-1及IL-10 水平上调，而且AAV-2 治疗的胰腺肿瘤组织出现单核细胞浸润，而未用AAV-2感染的DSL6A型胰腺癌小鼠则表现为自然杀伤细胞不能非特异性地杀伤胰腺肿瘤细胞。Bortolanza等对人AVV-5的抗肿瘤作用进行了评估，发现其也有溶瘤作用，此项研究已用于临床晚期胰腺癌的治疗。选择性复制腺病毒ONYX-015能够感染有p53缺陷分裂增殖的胰腺癌细胞，但不影响正常细胞；利用超声内镜（EUS）注射该病毒载体并与吉西他滨化疗联用，在进展期胰腺癌患者的临床试验中取得了初步成绩，是一种有希望的基因治疗策略。

（七）其他基因治疗

基因治疗的目的基因除了上述几类外，还有其他一些基因也可用作基因治疗的目的基因。如将多药耐药（multiple-drug resistance，MDR）基因转导至肿瘤患者的造血干细胞，使其具有比肿瘤细胞更强的化疗药物耐受力，可以提高临床化疗剂量、延长化疗时间，而减轻化疗的主要副作用——对骨髓细胞的损害。

将能诱导、活化细胞凋亡通路的基因（如Fas受体基因）导入肿瘤细胞，可以诱导肿瘤细胞凋亡。此外，某些病毒基因可以诱导宿主细胞发生凋亡。利用这一性质，可将这些基因导入肿瘤细胞使其发生凋亡。这类基因有腺病毒E1A基因、鸡贫血病毒VP_3基因（Apoptin）等。

三、胰腺癌肿瘤靶向基因治疗

选择和发现更为有效的治疗基因，构建更高效、特异的基因转移和表达载体是基因治疗研究的基础。20世纪90年代以来，基因治疗研究发展迅速，已由理论探索走向临床试验，并且第一个基因治疗药物——p53重组腺病毒抗癌制剂已经上市。然而，如何实现肿瘤定向（靶向）基因治疗（tumor-targeted gene therapy），使基因治疗具有更好的选择性，一直是研究者们迫切希望解决的问题。近年来，已有许多方案用于肿瘤定向基因治疗。主要可分为以下几种方法：①构建靶向性基因转移载体，使其选择性感染肿瘤细胞。②利用特异性启动子和（或）增强子调控目的基因的表达，使其只在肿瘤细胞中表达和发挥作用。

（一）以靶向性基因转移载体为基础的靶向基因治疗

构建肿瘤靶向性转基因载体是实现肿瘤定向基因治疗的重要策略之一。该策略是利用肿瘤细胞表达的一些相对特异的受体或者抗原作为靶点来构建靶向性载体。方法主要有2种：①将某一靶向分子（肿瘤特异性受体的配体、肿瘤抗原的抗体或两者的部分片段）通过物理方法或化学方法与现有的基因治疗载体（病毒和非病毒载体）偶联，实现基因转移的靶向性。②通过改变病毒外壳或外膜蛋白的结构（如利用重组技术将靶向性分子片段以融合蛋白形式表达在病毒载体外壳上），使其对细胞的亲嗜性发生改变，或者采用其他病毒的外壳/外膜蛋白，重组构建成靶向性病毒载体。

在胰腺癌、头颈肿瘤、卵巢癌等细胞上高表达整合素，Kasono和Vanderkwaak等在腺病毒外壳纤维蛋白HI环中插入能特异识别整合素的Arg-Gly-Asp（RGD）肽模序，巧妙地改变腺病毒载体的自然嗜性，使其能有效地、特异地感染头颈肿瘤、胰腺癌、卵巢癌细胞。多种腺癌高表达EpCAM抗原，Heideman和Haisma等将抗EpCAM抗体与抗腺病毒纤维蛋白的抗体结合，成功地将腺病毒载体靶向性地导入了EpCAM高表达的肿瘤细胞。生长因子受体（如EGF受体、VEGF受体、FGF受体等）在多种肿瘤细胞中高表达，针对这些受体的配体或寡肽均可成为腺病毒载体定向基因转移的靶向分子。Kleeff J等用FGF与抗腺病毒纤维蛋白的抗体Fab段结合，成功将携带自杀基因的重组腺病毒特异地导入了FGF受体阳性的胰腺癌细胞。

（二）以特异性启动子为基础的靶向基因治疗

基因治疗除了需要解决目的基因的靶向性转移外，还需要实现目的基因的特异性表达，以达到局部选择性攻击肿瘤细胞的目的。通过特异性启动子调控序列可以实现目的基因的特异性表达。

癌胚抗原（carcinoembryonic，CEA）也是在人体胚胎时期表达的一种抗原，正常成人不表达，但是在肠癌、胃癌、胰腺癌等肿瘤细胞高表达CEA。用CEA启动子控制目的基因表达也可实现肿瘤特异性基因治疗。MUC-1高表达于胰腺癌、乳腺癌等肿瘤细胞，采用MUC-1启动子能使治疗基因特异性在MUC-1高表达的肿瘤细胞中表达。此外α_1抗胰蛋白酶启动子、hTER/hTERT启动子都可以作为胰腺癌特异性启动子控制目的基因的表达，用于胰腺癌特异性基因治疗。

此外，还可以借助一些外因来调控目的基因的时空特异性表达，如肿瘤局部的缺氧、放射线照射、四环素等。常见的启动子有：缺氧反应元件（HRE）（缺氧组织特异性）、Egr-1启动子（放射线特异性）、四环素控制系统（Tet-on/Tet-off）。

近年来胰腺癌的生物治疗研究取得了一些令人瞩目的进展，其中的许多免疫治疗方法都已由单纯的基础研究转入了应用基础研究和临床试验。然而，在临床试验中始终无法取得较为明显的突破性进展，可以说，目前胰腺癌的免疫治疗正处在一个十分关键的十字路口。但有一点是相当明确的，应用生物治疗联合手术、放疗和化疗（特别是新靶点化疗）将是胰腺癌综合治疗的一个发展方向。根据不同胰腺癌患者细胞化疗敏感性以及细胞内关键靶点分子的表达水平差异，制定出完全个体化的综合治疗方案，将是未来的治疗关键所在。相信随着科学技术的发展和广大医学工作者的不懈努力，胰腺癌的生物治疗应该可以取得更多的进展，有望在胰腺癌的治疗中取得更好的疗效。

（刘然义　周玲）

参考文献

[1] 姜文奇，张晓实，朱孝峰. 肿瘤生物治疗学[M]. 广州：广东科技出版社，2005.

[2] 曾益新. 肿瘤学[M]. 2版. 北京：人民卫生出版社，2003.

[3] 陈汝福，王捷. 消化系肿瘤的靶向治疗技术[M]. 北京：北京科学技术出版社，2007.

[4] 黄文林. 分子病毒学[M]. 2版. 北京：人民卫生出版社，2006.

[5] 邓洪新，田聆，魏于全. 基因治疗的发展现状、问题和展望[J]. 生命科学，2005，17：196-199.

[6] 赵晓姣，姚玮艳，袁耀宗. MUC1在胰腺癌早期诊断与治疗中的研究进展[J]. 国际消化病杂志，2009，29（5）：328-330.

[7] 谭广，任金帅，王忠裕，等. TNF-α增强树突状细胞诱导的抗胰腺癌免疫应答的实验研究[J]. 中国普外基础与临床杂志，2007，13（6）：689-692.

[8] 楼文晖. 胰腺癌治疗进展——2008ASCO回顾[J]. 中国实用外科杂志，2008，28（9）：743-745.

[9] 刘文佳，朱浩，吕瑛，等. 经卡介苗活化的树突状细胞疫苗治疗胰腺癌的基础及临床运用展望——暨向2011年诺贝尔医学奖得主Ralph Steinman教授致敬[J]. 临床肝胆病杂志，2012，8：592-597.

[10] 张太平，杜潇，赵玉沛. 多学科综合治疗胰腺癌现状及评价[J]. 中国使用外科杂志，2009，9（29）：771-773.

[11] 殷涛，魏洪吉，胡晓青，等. 携带TRAIL的骨髓间充质干细胞联合吉西他滨对人胰腺癌细胞Panc-1的杀伤作用[J]. 华中科技大学学报（医学版），2012，2：127-131.

[12] 崔凤鸣，朱海涛，包善华. 骨髓间充质干细胞作为胰腺癌基因治疗载体的实验研究[J]. 现代医学，2011，4：387-392.

[13] 廖恺，毕卓菲，何艳，等. 壳聚糖作为基因递送载体的MUC1基因疫苗治疗胰腺癌的实验研究[J]. 岭南现代临床外科，2013，1：38-40，45.

[14] Akashi H，Matsumoto S，Taira K. Gene discovery by ribozyme and siRNA libraries[J]. Nat Rev Mol Cell Biol，2005，6：413-422.

[15] Atencio IA，Grace M，Bordens R，et al. Biological activities of a recombinant adenovirus p53（SCH 58500）administered by hepatic arterial infusion in a Phase 1 colorectal cancer trial[J]. Cancer Gene Ther，2006，13（2）：169-181.

[16] Borkhardt A. Blocking oncogenes in malignant cells by RNA interference——new hope for a highly specific cancer treatment? [J]. Cancer Cell，2002，2：167-168.

[17] Butterfield LH，Ribas A，Dissette VB，et al. A phase Ⅰ/Ⅱ trial testing immunization of hepatocellular carcinoma patients with dendritic cells pulsed with four alpha-fetoprotein peptides[J]. Clin Cancer Res，2006，12（9）：2817-2825.

[18] Cavazzana-Calvo M，Thrasher A，Mavilio F. The future of gene therapy[J]. Nature，2004，427：779-781.

[19] Check E. Gene-therapy trials to restart following cancer risk review[J]. Nature，2005，434：127.

[20] Cowen RL，Williams KJ，Chinje EC，et al. Hypoxia targeted gene therapy to increase the efficacy of tirapazamine as an adjuvant to radiotherapy：reversing tumor radioresistance and effecting cure[J]. Cancer Res，2004，64：1396-1402.

[21] Giantonio BJ，Catalano PJ，Meropol NJ，et al. Bevacizumab in combination with oxaliplatin，fluorouracil，and leucovorin（FOLFOX4）for previously treated metastatic colorectal cancer：results from the Eastern Cooperative Oncology Group Study E3200[J]. J Clin Oncol，2007，25（12）：1539-1544.

[22] Gjertsen MK，Buanes T，Rosseland AR，et al. Intradermal ras peptide vaccination with granulocyte-macrophage colony-stimulating factor as adjuvant：Clinical and immunological responses in patients with pancreatic adenocarcinoma[J]. Int J Cancer，2001，92（3）：441-450.

[23] Gordon EM，Cornelio GH，Lorenzo CC 3rd，et al. First clinical experience using a 'pathotropic' injectable retroviral vector（Rexin-G）as intervention for stage Ⅳ pancreatic cancer[J]. Int J Oncol，2004，24（1）：177-185.

[24] Habib N，Salama H，Abd El Latif Abu Median A，et al. Clinical trial of E1B-deleted adenovirus（dl1520）gene therapy for hepatocellular carcinoma[J]. Cancer Gene Ther，2002，9（3）：254-259.

[25] Harris JE，Ryan L，Hoover HC Jr，et al. Adjuvant active specific immunotherapy for stage Ⅱ and Ⅲ colon cancer with an autologous tumor

cell vaccine: Eastern Cooperative Oncology Group Study E5283[J]. J Clin Oncol, 2000, 18 (1): 148-157.

[26] Huang BJ, Liu RY, Huang JL, et al. Long-term toxicity studies in canine of E10A, an adenoviral vector for human endostatin gene[J]. Hum Gene Ther, 2007, 18 (3): 207-721.

[27] Kanda Y, Komatsu Y, Akahane M, et al. Graft-versus-tumor effect against advanced pancreatic cancer after allogeneic reduced-intensity stem cell transplantation[J]. Transplantation, 2005, 79 (7): 821-827.

[28] Kimura K, Sawada T, Komatsu M, et al. Antitumor effect of trastuzumab for pancreatic cancer with high HER-2 expression and enhancement of effect by combined therapy with gemcitabine[J]. Clin Cancer Res, 2006, 12 (16): 4925-4932.

[29] Li Y, Yu DC, Chen Y, et al. A hepatocellular carcinoma-specific adenovirus variant, CV890, eliminates distant human liver tumors in combination with doxorubicin[J]. Cancer Res, 2001, 61: 6428-6436.

[30] Liu RY, Peng JL, Li YQ, et al. Tumor-specific cytolysis caused by an E1B55K-attenuated adenovirus in nasopharyngeal carcinoma is augmented by cisplatin[J]. Anatomical Record, 2013, 296 (12): 1833-1841.

[31] Morse MA, Clay TM, Hobeika AC, et al. Phase Ⅰ study of immunization with dendritic cells modified with fowlpox encoding carcinoembryonic antigen and costimulatory molecules[J]. Clin Cancer Res, 2005, 11 (8): 3017-3024.

[32] Ockert D, Schirrmacher V, Beck N, et al. Newcastle disease virus-infected intact autologous tumor cell vaccine for adjuvant active specific immunotherapy of resected colorectal carcinoma[J]. Clin Cancer Res, 1996, 2 (1): 21-28.

[33] Panyam J, Zhou WZ, Prabha S, et al. Rapid endo-lysosomal escape of poly (DL-lactide-co-glycolide) nanoparticles: implications for drug and gene delivery[J]. FASEB J, 2002, 16: 1217-1226.

[34] Reichle A, Bolder U, Bataille F, et al. A multimodal treatment approach including high-dose chemotherapy in very advanced gastric cancer: evidence for control of metastatic disease[J]. Bone Marrow Transplant, 2003, 32 (7): 665-671.

[35] Schlag P, Manasterski M, Gerneth T, et al. Active specific immunotherapy with Newcastle-disease-virus-modified autologous tumor cells following resection of liver metastases in colorectal cancer. First evaluation of clinical response of a phase Ⅱ-trial[J]. Cancer Immunol Immunother, 1992, 35 (5): 325-330.

[36] Sobol RE, Shawler DL, Carson C, et al. Interleukin 2 gene therapy of colorectal carcinoma with autologous irradiated tumor cells and genetically engineered fibroblasts: a Phase Ⅰ study[J]. Clin Cancer Res, 1999, 5 (9): 2359-2365.

[37] Starling N, Tilden D, White J, et al. Cost-effectiveness analysis of cetuximab/irinotecan vs active/best supportive care for the treatment of metastatic colorectal cancer patients who have failed previous chemotherapy treatment[J]. Br J Cancer, 2007, 96 (2): 206-212.

[38] Sung MW, Yeh HC, Thung SN, et al. Intratumoral adenovirus-mediated suicide gene transfer for hepatic metastases from colorectal adenocarcinoma: results of a phase i clinical trial[J]. Mol Ther, 2001, 4: 182-191.

[39] Ullenhag GJ, Spendlove I, Watson NF, et al. A neoadjuvant/adjuvant randomized trial of colorectal cancer patients vaccinated with an anti-idiotypic antibody, 105AD7, mimicking CD55[J]. Clin Cancer Res, 2006, 12 (24): 7389-7396.

[40] Xue G, Liu RY, Li Y, et al. Dendritic cells modified with 6Ckine/IFN fusion gene induce specific cytotoxic T lymphocytes in vitro[J]. Cancer immunol immunother, 2007, 56: 1831-1843.

[41] Van Cutsem E. Phase Ⅲ trial of gemcitabine plus tipifarnib compared with gemcitabine plus placebo in advanced pancreatic cancer[J]. J. Clin Oncol, 2004, 22: 1430-1438.

[42] Cascinu S. Cetuximab plus gemcitabine and cisplatin compared with gemcitabine and cisplatin alone in patients with advanced pancreatic cancer: a randomised, multicentre, phase Ⅱ trial[J]. Lancet Oncol, 2008, 9: 39-44.

[43] Munter M. Final results of a phase Ⅱ trial for patients with primary inoperable locally advanced pancreatic cancer combining intensity modulated radiotherapy with cetuximab and gemcitabine[J]. J Clin Oncol, 2008, 26: 4613.

[44] Spano JP. Efficacy of gemcitabine plus axitinib compared with gemcitabine alone in patients with advanced pancreatic cancer: an open-label randomised phase Ⅱ study[J]. Lancet, 2008, 371: 2101-2108.

[45] Kawasaki D. Effect of Z-360, a novel orally active CCK-2/gastrin receptor antagonist on tumor growth in human pancreatic adenocarcinoma cell lines in vivo and mode of action determinations in vitro[J]. Cancer Chemother. Pharmacol, 2008, 61: 883-892.

[46] Beltran PJ. Effect of AMG 479 on anti-tumor effects of gemcitabine and erlotinib against pancreatic carcinoma xenograft models[J]. J Clin Oncol, 2008, 26: 4617-4625.

[47] Kalady MF, Onaitis MW, Emani S, et al. Dendritic cells pulsed with pancreatic cancer total tumor RNA generate specific antipancreatic cancer T cells[J]. J Gastrointest Surg, 2004, 8 (2): 175-181.

[48] Akiyama Y, Maruyama K, Nara N, et al. Antitumor effects induced by dendritic cell-based immunotherapy against established pancreatic cancer in hamsters[J]. Cancer Letter, 2002, 184 (1): 37-47.

[49] Bharadwaj U, Li M, Zhang R, et al. Elevated interleukin-6 and G-CSF in human pancreatic cancer cell conditioned medium suppress dendritic cell differentiation and activation[J]. Cancer Res, 2007, 67 (11): 5479-5488.

[50] Giliam AD, Topu EG, Garin AM, et al. Randomised double blind placebo controled multi-centre group sequential trial of G17DT for patients with advanced pancreatic cancer unsuitable or unwiling to take chemotherapy[J]. J Clin Oncol, 2004, 22 (14S): 2511.

[51] Berzof JA, Terabe M, Oh S, et al. Progress on new vaccine strategies for the immunotherapy and prevention of cancer[J]. J Clin Invest, 2004, 113 (11): 1515-1525.

[52] Zhu K, Qin H, Cha SC, et al. Survivin DNA vaccine generated specific antitumor effects in pancreatic carcinoma and lymp homa mouse models [J]. Vaccine, 2007, 25 (46): 7955- 7961.

[53] Gardner TJ, Ito H, Ashley SW, et al. Autoantibody-mediated inhibition of pancreatic cancer cell growth in an athymic (nude) mouse model[J]. Pancreas, 2003, 27 (2): 180-189.

[54] Hassan R, Ho M. Mesothelin targeted cancer immuno-therapy [J]. Eur J Cancer, 2008, 44 (1): 46-53.

[55] Degrate L, Nobili C, Perego E, et al. Pancreatic cancer and immunosuppression: effects of interleukin-2 on T-lymphocytes subpopulations in the perioperative period [J]. J Pancreas, 2005, 6 (14): 483.

[56] Kawakami K, Kawakami M, Husain SR, et al. Potent antitumor activity 0f IL-13 cytotoxin in human pancreatic tumors engineered to express IL-13 receptor alpha2 chain in vivo[J]. Gene Ther, 2003, 10 (13): 1116-1128.

[57] Schmidt J, Eisold S, Buchler MW, et al. Dendritic cells reduce number and function of CD4+ CD25+ cells in cytokine-induced killer cells derived from patients with pancreatic carcinoma[J]. Cancer Immunol Immunother, 2004, 53 (11): 1018-1026.

[58] Eisold S, Schmidt J, Ryschich E, et al. Induction of an antitumoral immune response by wild type adenoassociated virus type 2 in an in vivo model of pancreatic carcinoma[J]. Pancreas, 2007, 35 (1): 63-72.

[59] Muta K, Ito T, Abe Y, et al. Normyeloablative allogeneic stem cell transplantation as immunotherapy for pancreatic cancer and other solid tumors[J]. J Clin Oncol, 2004, 22 (14S): 2539.

第六部分

前沿与争论聚焦

第三十五章　胰腺癌多学科诊治模式的探讨

胰腺是腹膜后位器官，因此胰腺疾病通常发病隐匿、定位困难，易被忽视或与其他器官疾病相混淆。随着近些年影像、分子诊断技术的进步和新的药物的研究和应用，胰腺疾病的诊疗水平已经获得了长足的进步。但是，目前胰腺疾病的诊治结果并不理想，这一方面与胰腺本身的解剖和生物学特点有关：胰腺肿瘤特别是胰腺癌易于早期侵犯周围组织器官和远处转移，未经手术治疗的患者5年生存率始终低于5%。另外，由于胰腺疾病缺乏特异性的早期诊断手段，胰腺肿瘤的手术和综合治疗方案存在很多值得争论的地方，使得胰腺疾病诊治过程难以完全规范化。

国内始于20世纪90年代的专科化在带来专科深入发展的好处的同时，也使人们陷入片面和管状思维：外科、内科站在各自的角度思考问题，影像学手段各有千秋又都有自己的局限性，患者就医的盲目性、就诊的偶然性、医疗的不确定性和局限性充分展露出来。有时良性肿瘤误判成恶性肿瘤了，恶性肿瘤又被漏诊了，不该做手术的做了，该做手术的被耽误了，上述情况在临床上时有发生。面对疑难病患者信息不充分、疾病丰富化、临床表现复杂化、各种检查结果相互矛盾的格局，仅靠单一学科已经不能满足胰腺疾病诊疗的需要，而多学科诊疗团队（multidisciplinary team，MDT）模式则可以集中多个学科的技术优势，通过合作讨论提供更为全面的解决方案。

第一节　MDT的概念及组成

多学科诊疗团队（MDT）模式，是指由2个以上的相关学科组成固定专家组，针对某一类疾病进行定期定时的临床讨论会议，提出最佳的临床诊断与治疗方案的医学形式。MDT一般包括多个学科的专家，形成相对固定的专家组，针对某一器官或系统疾病，通过定期、定时、定址的会议，提出诊疗意见的临床工作模式。随着医学的进步，临床科室逐渐分化，专业化程度越来越突出，专科医师往往难以了解其他学科的发展，进而无法满足患者整个治疗阶段的需求。通过MDT的讨论，则可以最大程度发挥多学科的学术优势：针对病例实际情况结合各自专业的临床经验，参照循证医学的证据，开展多学科病例讨论，就单个患者的诊断和治疗提出最佳的方案。

MDT最重要的4个方面包括：首席专家、对其他机构的评估、疾病的协同定位、信息与资源共享。MDT强调合作精神，各学科专家在团队中完全平等。高效的团队合作对于患者的利益至关重要，这需要团队中的成员通过提问、反省、回顾、反馈和及时的报告来完成。

传统的远程会诊与MDT诊疗模式在形式上虽然有一些类似，但二者有着本质的区别：传统的远程会诊主要依靠专家教授的个人经验，有一定的片面性和狭窄性，会诊的流程没有统一的临床诊疗标准，导致诊疗效率低。而MDT是以循证医学证据作为引导，并且参会的成员都是平等的，讨论结果是整个MDT小组的共同结论，而非专家个人意见，也不是传统治疗方法的机械性组合。

第二节 MDT的历史及国外胰腺癌MDT的发展

Junor于1994年回顾535例卵巢癌患者的资料时，发现影响患者5年生存率的因素包括首诊是否为妇科专家、手术是否为妇科专家实施、是否进行MDT讨论等，从而提出MDT可以影响患者预后。究其原因，在于患者是否在初次就诊时得到正确、合理的诊疗方案和系统的治疗方法。结直肠癌治疗专家Bill Heald在提出全直肠系膜切除术（TME）概念后，一直积极倡导结直肠MDT工作模式。Palmer G等对于直肠癌诊疗的研究表明，术前的影像分期和多学科诊疗团队评估对手术范围和肿瘤的可切除性有着重要的影响，并可明显地提高可切除肿瘤的比例。Rando K等在肝癌的研究中发现，MDT参与肝癌诊疗可以减少输血次数，提高术后患者生活质量。2007年Sharma等通过问卷的形式随访了253位结肠外科医师，96.5%的医师认为MDT对结肠癌患者有益。Morris等通过研究发现，参与MDT讨论的病理学家更容易从结肠癌标本中检测到12个以上的淋巴结。

美国Johns Hopkins等医院通过研究发现，对于胰腺癌患者多学科诊疗的综合评估更为准确，MDT使近1/4患者修改了其初始的治疗方案的同时也提高了诊疗效率，节约了医疗资源。MD Anderson Cancer Center的多学科诊疗经验表明：MDT能使可切除胰腺癌5年生存率从10%～18%提高至27%。2013版胰腺癌NCCN指南中，单独强调了MDT的重要性，明确提出：对于影像学有胰腺占位，疑似胰腺癌但尚未发现转移灶的病例，应参加多学科会诊讨论，制定下一步治疗方案。循证医学证明，多学科综合治疗是胰腺癌取得最佳疗效的重要因素，它包括规范化手术、围手术期辅助治疗，以及新型靶向药物治疗等跨学科治疗模式。这已经逐步成为近年来胰腺癌诊疗方面的一大进展。

第三节 我国胰腺癌MDT的建设历程和实施内容

随着我国医疗与国际的接轨，国内已有不少单位开展了胰腺癌MDT诊疗模式，其中北京协和医院的胰腺癌MDT诊疗模式起步早，建设完善，取得了良好的效果。下文就以北京协和医院为例介绍胰腺癌MDT诊疗模式的发展。

一、北京协和医院胰腺癌MDT的建设

早在20世纪70年代，北京协和医院就针对胰腺疾病开展了多科协作的尝试。在我国基本外科奠基人曾宪九教授的倡导下，协和医院建立了基本外科、消化内科、放射科、病理科每周联合会诊胰腺疑难疾病的模式，并建立胰腺专业病房和实验室。20世纪90年代，在赵玉沛院士的带领下，协和医院在既往胰腺疾病诊治协作组的基础上，整合多学科资源，对胰腺癌高危人群进行筛查诊断，提出并建立了胰腺癌诊治绿色通道，规范了胰腺癌诊治流程，缩短了确诊时间，为更多患者赢得了手术切除机会。经过30余年的发展，协和医院共诊治胰腺癌5 000余例，胰腺内分泌肿瘤1 500余例，胰岛素瘤800余例。2010年5月11日，在赵玉沛院士的牵头下，北京协和医院胰腺疑难病会诊中心正式挂牌成立。会诊中心集中了胰腺外科、消化内科、肿瘤内科、内分泌科、病理科、麻醉科、放射科、放疗科、核医学科、超声科等10个科室的20多位国内顶尖专家，采用科主任领衔，A、B角方式，通过集体阅片讨论，为每一位疑难病患者寻求最佳诊治方案。

二、北京协和医院胰腺癌MDT工作流程

每周一各科室结合前一周的情况对胰腺疾病进行初筛，门诊部对于胰腺疑难疾病患者进行预约登记。周

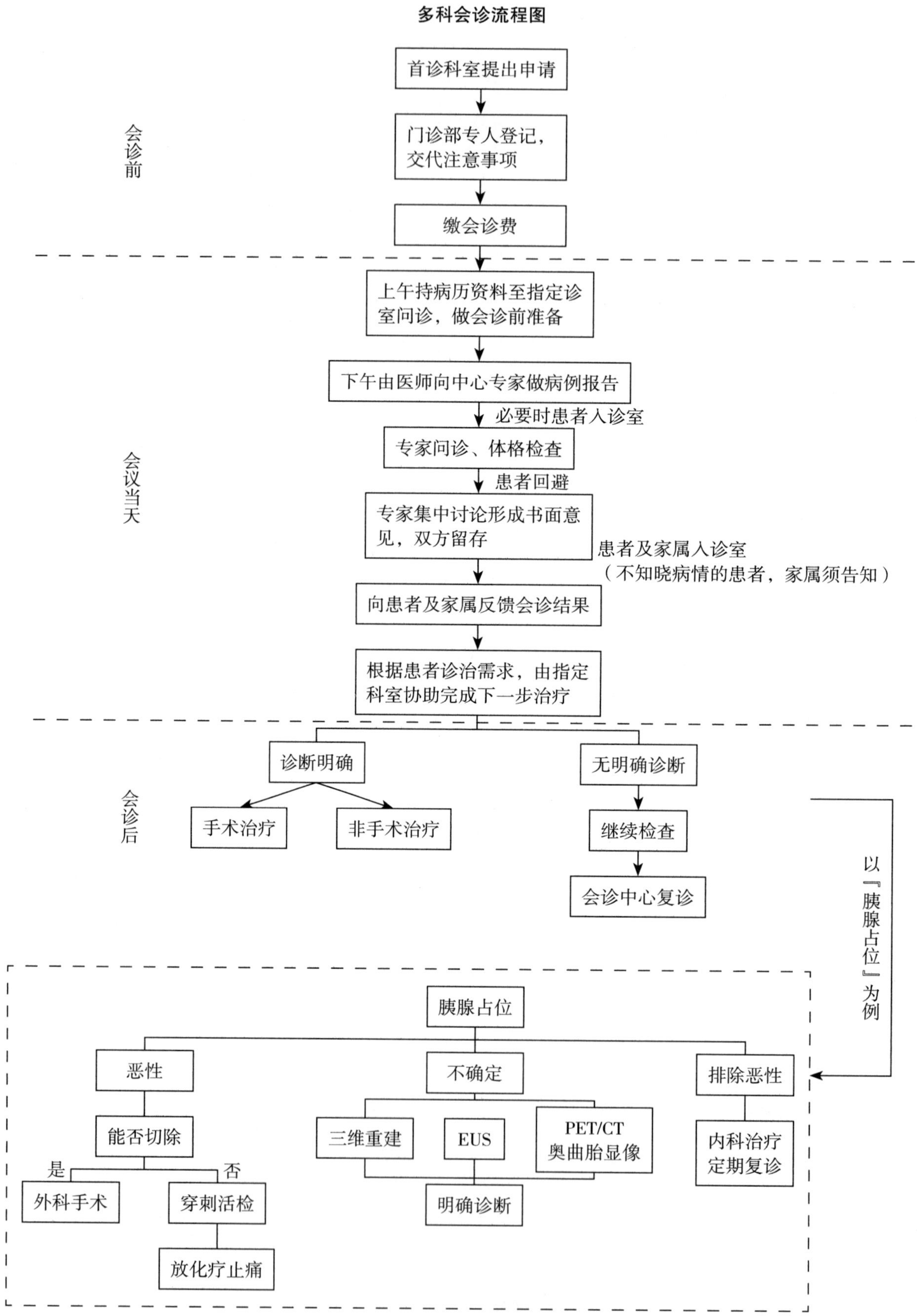

图35-1　北京协和医院多科会诊流程图

二上午首诊医师准备基本信息及检查资料，下午举行MDT会议。会议由胰腺外科赵玉沛院士主持，首先由首诊医师向会诊专家作病例报告，必要时将患者带入会诊室，由专家亲自问诊和查体。各科专家结合病史、查体及辅助检查资料对患者病情和治疗方案展开讨论，确定诊疗方案或方向，指定下一步诊疗科室。会诊后，对于诊断明确的患者，分别进入手术科室、非手术科室接受治疗；对于十分疑难、仍无法确诊的部分患者，进入指定科室作进一步检查，由会诊中心安排第二次免费复诊。如需预约检查、预留床位、预约随诊专家，均在当场拍板解决（图35-1）。

三、北京协和医院胰腺疾病MDT讨论内容

（1）对患者进行分类　在进一步评估之前，结合患者已有资料作初步归类。根据胰腺占位的情况，患者大致可分为恶性、不能确定、排除恶性3种情况。

（2）术前分期　对胰腺占位的患者，各相关科室密切合作，结合病史及影像学资料进行尽可能准确的术前分期，初步判断肿物切除的可能性。

（3）患者的耐受能力评估　采用WHO（0～4级）或ECOG（0～5级）对患者活动状况进行评分。此外，还需考虑患者的年龄、基础状况和心肺功能。

（4）拟定初步治疗模式　恶性占位患者参考TNM分期和患者耐受能力决定手术治疗或放化疗止痛；不确定占位者可行三维重建、PET-CT、奥曲肽显像、超声内镜等检查明确诊断；排除恶性占位的患者则建议内科治疗，定期复诊。

（5）是否采用辅助治疗　依据循证医学证据决定。

（6）确定治疗计划　包括治疗方式、实施时间、疗效评估和复诊计划。

由此可以看出，这种工作模式的优点在于MDT中不同专科的医生均为长期从事胰腺癌专业研究的专家，对胰腺疾病的研究能够跟踪国际上最新的研究进展，其诊治水平处于同行中的最高层次。经过多学科会诊和讨论，根据大家共同接受的治疗原则和临床指南，MDT可以做出适合具体患者的最佳治疗方案。在多学科会诊模式中，大量的工作都由医生完成。为了提高MDT的运行效率，避免组织工作的混乱，笔者建议将MDT讨论的时间、地点和时长固定，并且安排一个专职人员负责协调MDT的日常运行。在讨论开始前将病案初步筛选，在MDT讨论后，对执行的情况进行及时随访，关注患者的疗效、预后以及心理的变化等。而患者只需挂号、提供资料，避免了在多个科室间辗转求医的艰辛。MDT除了降低疑难病患的就诊难度，节省时间和费用，提高诊治效率外，更使患者获得了精准的评估和个体化治疗。

病例1：沙某，女，63岁，因“上腹胀10余年，加重1月余”于2011年6月来北京协和医院胰腺疾病疑难中心会诊。外院B超示：胰腺弥漫性增大，CT不能排除胰腺癌（图35-2）。外院考虑胰腺癌可能，对症处理效果不佳。北京协和医院CT及PET/CT：胰体占位并代谢增高（SUV平均4.0），慢性胰腺炎改变（图35-3）；胃镜示：胃底静脉曲张；CA19-9：14.8U/ml；IgG4：6040mg/L；胰淀粉酶脂肪酶均正常。

经MDT讨论后，各科专家倾向于自身免疫性胰腺炎，建议由消化内科行超声内镜穿刺活检。病理科报告：未见癌细胞。专家组明确诊断为自身免疫性胰腺炎，建议激素治疗，不需要手术。半年后复查，IgG4：310mg/L；PET/CT：代谢灶范围明显缩小，代谢活性明显降低，患者病情明显好转。再次多科会诊：建议激素减量维持1年。

病例2：张某某，男，52岁，因“体检发现肝多发占位半月”来协和医院。外院CT示：肝多发占位，胰尾占位，脾梗死。外院考虑胰腺癌肝转移，我院奥曲肽显像：肝多发生长抑素高表达灶（图35-4）。多科会诊意见：恶性神经内分泌瘤可能性大，建议肝穿刺活检，判断肿瘤性质。

B超引导下穿刺取病理示：异型细胞浸润，免疫组化Hepatocyte（-），CgA（+），Syn（+），转移性神

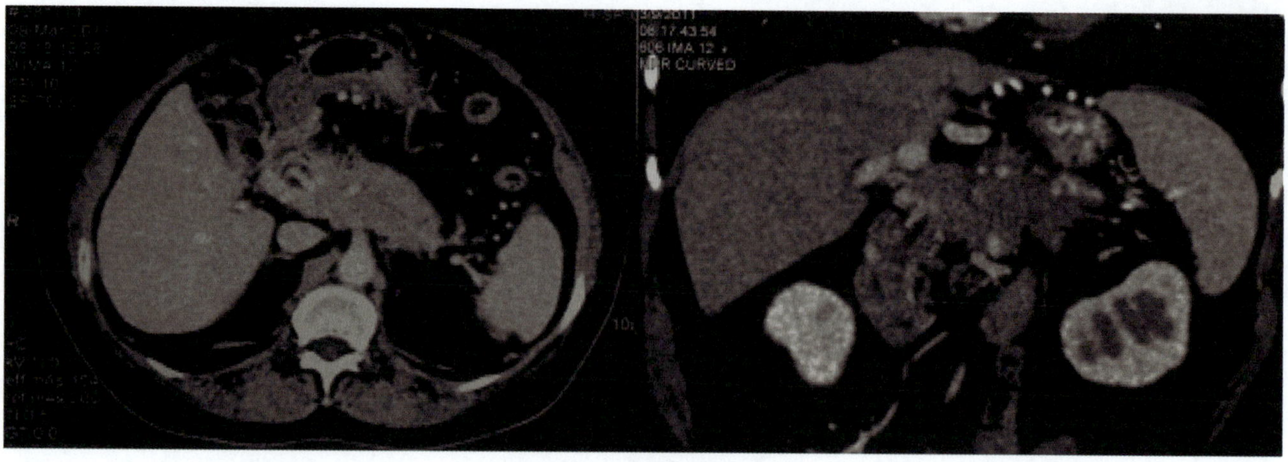

图35-2 沙某腹部CT图像

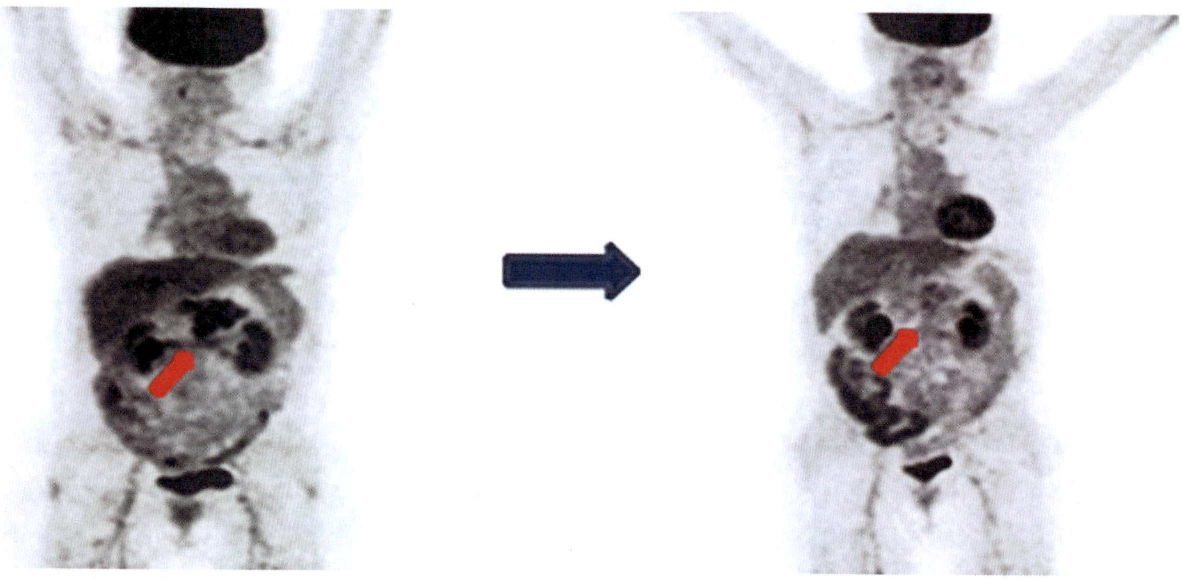

图35-3 沙某本院PET/CT图像

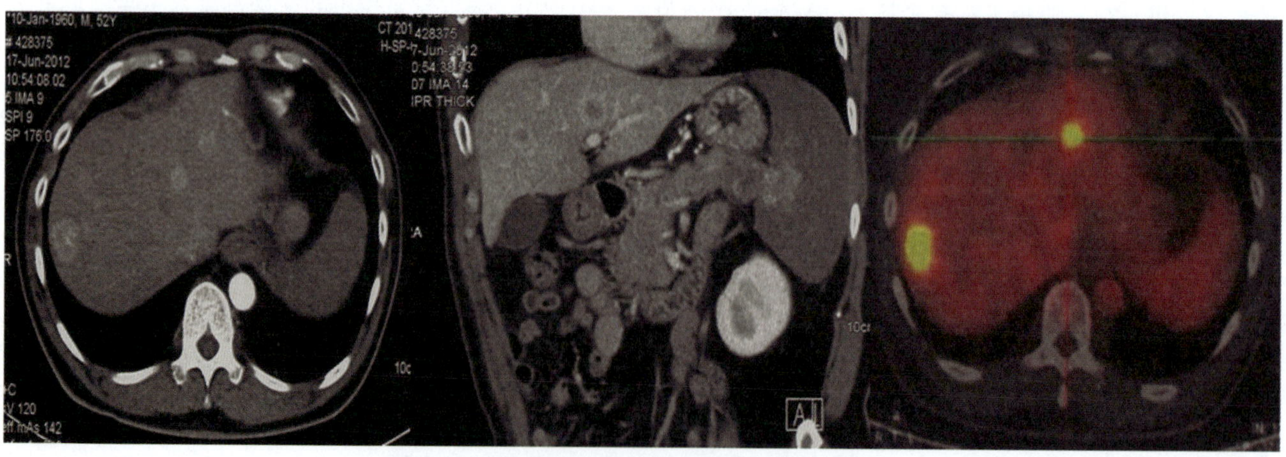

图35-4 张某某外院CT及本院奥曲肽显像图片

经内分泌肿瘤，考虑来自胰腺（WHO G2）。建议给予靶向药物索坦治疗。

病例3：富某，女，25岁，因“体检发现胆结石，腹腔占位”入院。CT示胰头占位，门静脉受压，右肺上叶片状影（图35-5A）。多科会诊意见：胰头占位，结合右肺病变，考虑结核可能性大，建议感染科抗结核治疗。感染科查淋巴细胞培养提示结核菌感染，抗结核药物治疗4个月后CT示门静脉形态尚可，腹腔多发肿大淋巴结已明显变小（图35-5B）。

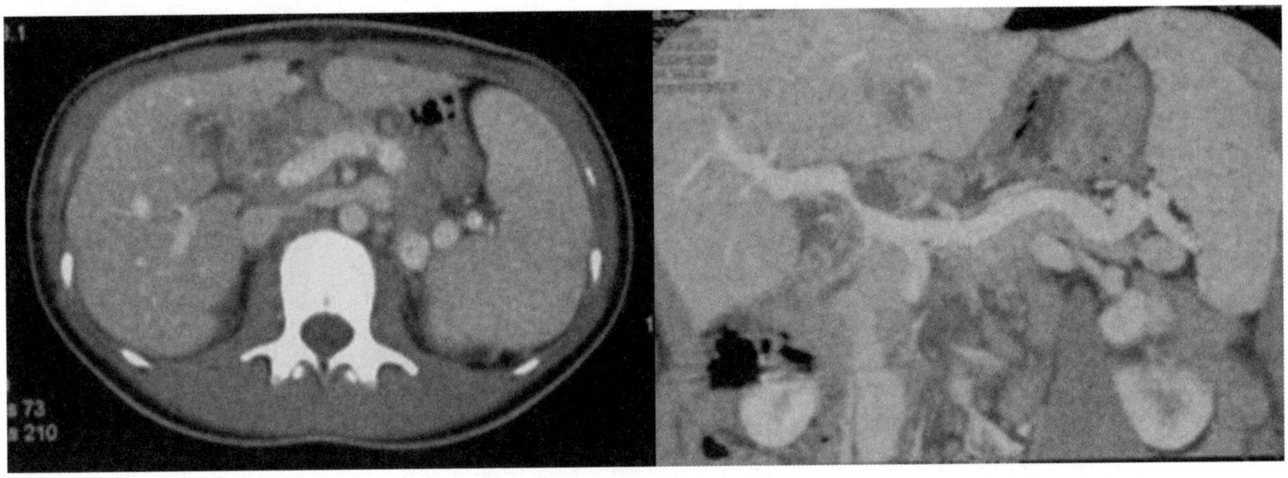

A B

图35-5 富某抗结核治疗前后腹部CT图片

A. 治疗前；B. 治疗后

以上病例外院难以确诊的原因，一方面由于专科医生对于罕见的胰腺疾病缺乏实际鉴别经验，另一方面，对于胰腺复杂疑难病例未能及时组织多学科会诊。这类病例要做出术前确诊，仅靠单一学科的信息往往是不够的。

北京协和医院胰腺疑难病会诊中心开诊3年以来，会诊967例胰腺疑难病例。其中胰腺癌占62%，胰腺炎11%，胰腺神经内分泌肿瘤9%，囊腺瘤6%，导管内乳头状黏液瘤及实性假乳头状肿瘤2%，其他如胰腺结核、不明原因的胰腺占位、继发性胰腺转移、单纯肿瘤学标记物升高等占到10%。会诊的患者来自全国18个省、直辖市及自治区，还有部分来自欧美国家，产生了较大的影响。

第四节 胰腺癌多学科会诊的意义

一、改善胰腺肿瘤的治疗方案，减少手术并发症

由于胰腺肿瘤的隐匿性和复杂性，提高胰腺肿瘤的早期诊断率和手术切除率是改善患者预后的关键。Cieslak KP等通过与传统诊疗模式对比发现：MDT除了能早期发现胰腺肿瘤外，还可以扩大手术适应证，使更多患者获得手术机会，同时降低术后并发症风险。

二、提高早期诊断率

近年来，胰腺手术水平有了长足的进步，然而疗效却没有明显改善，胰腺癌5年生存率没有显著提高，产生这一结果的原因是绝大多数患者在手术时属进展期患者，医生手术技术上的改进只能提高切除率，降低死亡率，要提高远期治疗效果一定要提高早期诊断才行。

Shin EJ等专家认为，多学科诊疗模式可以整合遗传学、消化科、外科、放射科、病理学专家的学术优势，是目前为止在高危人群中筛选出胰腺癌患者的最佳方式，MDT可以保证最大数目的患者得到最佳的诊疗方案。精准的早期诊断对于胰腺疾病的治疗方案有着决定性的作用，例如，对于不适宜手术切除的胰腺疾病患者，若因诊断不准确而盲目采取手术，将是十分糟糕的举措。

三、促进医院科学研究的发展

众多罕见或特殊病例，为临床研究提供了难得的资料，有助于更好地评价临床试验研究的疗效，也促进了基础研究与临床研究的结合。J.-L.Van Laethem等认为，多学科会诊可以完善病例资料，提高患者入组率，从而为手术、放化疗等一些临床相关性研究提供帮助。

四、有利于研究生教学及培养

研究生在多学科协作诊治模式实施过程中，通过各学科专家的讨论过程及临床决策，学习到不同患者的诊治方法，如何使患者得到规范化治疗，如何识别和应用不同级别的证据决定患者的诊治方案，并学会阅读文献评价不同质量的文献，了解文献的优缺点，提高了循证医学水平。查阅文献的同时也提高了研究生的英语水平，有利于培养具有国际化视野的新型医学人才。

五、提升诊疗效率，降低患者费用

Timothy B. Gardner等研究表明，MDT模式使胰腺癌患者平均确诊时间由29.5天缩减至7.7天，总住院日期减少30天。多学科诊治团队可以为患者一次性提供一对多的诊疗平台，使患者在最短的时间内获得最先进的诊疗方案，缩短就诊时间，节省诊疗费用。

六、拓宽专科医师视野，提升医院业务水平

21世纪的医学飞速发展，专科医师在提高本专业水平的同时难以兼顾其他学科的发展，然而MDT会议提供了一种多学科交互、医技与临床紧密结合的对话机制。作为全国最早开展胰腺疾病多学科诊疗机构，协和胰腺疾病会诊中心打破了过去以治疗手段分科的旧机制，建立了以病种为单位的新机制。临床和医技多科室共同阅片、集体讨论决策，在大幅提高诊疗效率、为患者带来切实利益的同时，加深了医生对疾病的认识和对其他专科最新进展的了解，开阔了视野，丰富了思路，培养了全面思维，直接推动了医疗水平的整体提升。

七、推动区域医疗中心的发展

在欧美国家MDT诊疗模式已经相当完善，并且成为医疗体系的重要组成部分，如英国多个癌症诊治指南均规定：全科大夫接诊的可疑肿瘤的患者在接受治疗前必须经过MDT会诊。在我国，MDT诊疗模式日趋受到重视，但还仅限于大型综合性医院，距离普及还有距离。大多数患者需要经过反复的转诊，直到找到适合患者治疗的专科后，才能获得治疗方案并且接受治疗。在这期间有可能因不同学科的意见不一致，使得患者对治疗的选择无所适从。随着医改的深化，区域医疗中心的建立为MDT的推广创造了新的机遇，MDT的普及也将大幅度加速区域医疗中心的建立。MDT模式可以充分利用多家医院的信息共享平台，实现不同级别医疗中

心间进行资料共享，从而使得患者在基层医院亦可以得到标准的MDT讨论。同时，这样的MDT模式可以使得不同医院的临床医务人员通过学习观摩专家的讨论，迅速提高诊断水平和能力，从而带动区域医疗质量的提升。

八、提高疑难病、罕见病确诊率，丰富国家疾病库

通过胰腺疑难病会诊，协和医院发现并确诊了多种胰腺疑难病例，包括腺泡细胞囊性瘤、混合性腺神经内分泌肿瘤、多发神经内分泌肿瘤综合征等世界范围内罕见的病例。例如：一个曾被高度怀疑为小导管型的IPMN病例，病理科在显微镜下发现其细胞学形态并不典型，虽有多发小囊但囊内未见小乳头，经多学科会诊，参阅相关文献后确诊为我国首例胰腺腺泡细胞囊性瘤。目前，协和医院正在着手整理胰腺疑难病会诊案例，《北京协和医院胰腺病疑难病案讨论精选》一书即将出版，这将为全国胰腺疾病领域提供宝贵的学习资料，有助于推动我国医疗水平的整体提升。

第五节　MDT诊疗模式是胰腺病学科发展的必然趋势

一、提高胰腺癌诊治水平需要多学科诊疗模式

胰腺癌可向周围组织、器官侵犯，又有存在于血道、淋巴道内的微转移和在远器官形成的转移灶，因此治疗时不仅需要针对胰腺癌局部，还需兼顾全身。胰腺癌有多种组织类型，即使同类型，由于具有不同的细胞学、分子生物学行为，也有不同耐药性，治疗方案也需有所不同，需要考虑到每个患者的实际情况，采取多学科治疗。胰腺癌发病时由于病变范围的不同，疾病分期不同，治疗方案也随之有变。TNM分类法有助于医生制订治疗计划、估计预后和评价疗效，是制定多学科治疗计划的基础。TNM的不同组合形成了胰腺癌的不同临床分期，同一胰腺癌不同的TNM分期，需要有不同治疗方案。

二、促进医疗资源优化需要多学科诊疗模式

学科发展的专业化和多学科诊疗模式这两者互不矛盾，密切相关，相辅相成。胰腺癌中涉及的相关科室专业化越分越精细，会使得研究在纵向发展上更加深入，对胰腺癌的本质认识更加透彻，诊疗也更加专业化。然而，实际工作中也存在学科专业化难以解决的问题。例如，随着医学的发展，诊疗手段也越来越加丰富，如何选择最佳治疗方案是较为棘手的问题；胰腺疾病多急、危重症和疑难杂症，这些往往是某一专科无法单独处理的；随着专业化的加深，医生的专业范畴越来越狭窄，许多医生的业务知识和技能仅局限于自己的专业，在处理一些涉及其他学科的疾病时就显得捉襟见肘，有时甚至没有整体大局观，只顾处理自己专业的问题，而忽略了其他专业更重要的问题，最终导致治疗上的失败。在多学科诊疗方案中各临床科室不再单独行事而是紧密配合，以患者为中心，为了达到最好的治疗效果并实现患者的利益最大化，及时、合理地开展多学科协作。多学科诊疗可使医生在诊疗中具有整体观和大局观，可以统筹兼顾，将各学科的治疗方案进行融会贯通，避免错误治疗、片面性治疗、治疗力度不足及过度治疗，从而提炼出最科学、合理、有效的综合治疗方案。胰腺学科专业化和多学科诊疗模式建立，是符合当代医学专业化和整体化相互交融共同发展的大体趋势和医院工作的实际情况，在该模式指导下临床诊疗工作会获得事半功倍的效果，医疗资源会得到更合理的配置和应用，医疗活动会变得更加一体化、高效化及人性化，医院的整体医疗实力会得到较大提高。

三、提高医疗服务质量需要多学科诊疗模式

目前诊疗现状中普遍存在的问题有：①对患者的心理、社会等因素关注较少。②过度强调患者诊疗数量，忽视治疗中最佳时机和最佳手段选择的问题。③专科治疗为主，综合治疗较少。④医生业务知识和技能狭窄，缺乏综合治疗和团队协作的意识。⑤患者对医疗水平和服务质量满意度不高。⑥各临床科室或亚专业水平普遍发展较高，但仍无法满足医患双方对高效率医疗流程和高质量整体疗效的需要。⑦医疗纠纷较多等。多学科诊疗可以从整体和全局把握患者的诊疗方案，更好地关注患者心理和社会因素，使得上述问题得到圆满解决。

为更好地融入生物- 心理-社会医学模式，也需要推广多学科诊疗，这要求医务工作人员：第一，要改变医学观念，摒弃单纯生物医学模式中只重视疾病而忽视人本身的理念，把患者放在首位。第二，医生要在学科专业顶尖化基础上主动去适应新的医学模式和多学科协作团队模式，拓宽医学知识广度，加强对医学相关知识的学习，提高自身综合能力。第三，要在临床工作中根据患者和疾病的不同情况合理地开展多学科协作诊疗，医院要有计划性和制度性地加快多学科诊疗团队的建设。

第六节 胰腺癌多学科诊疗模式的展望

胰腺疾病病情复杂，临床表现不典型，仅仅依靠某一种治疗手段很难为患者带来最大益处。诊断和治疗均需要多学科协同完成，这从根本上要求在诊断和治疗上必须遵循多学科协作、系统全面的原则。而我国目前多数医院的现状是各自为政的分科体制，按治疗手段分科室有利于手术、放疗、化疗等专科自身的纵向发展，但不得不承认各种治疗手段都有其局限性，在这种模式下相当一部分肿瘤患者的诊断、分期不规范，进而影响胰腺疾病整体治疗水平的提高。临床医生应该有将各种有效治疗手段作科学整合的意识，即有多学科综合治疗的理念。但综合治疗并不是将各种治疗手段简单叠加或随意轮番应用，而是要根据胰腺疾病的病理特征、患者的生理与机能状态、疾病的发展阶段，取各学科之长，达到有机的结合。它需要外科、放疗科、内科、病理科和肿瘤科等专家共同协作，平等参与。个体化治疗应建立在强有力的基础和临床研究基础上，是生物标记指导下治疗方案的个体化，其原则与综合治疗不相违背。

总之，胰腺多学科诊疗团队能够打破以往的以治疗手段分科的体制，建立以病种分类的新体系，通过各学科的交叉协作，可以最大限度地发挥医院的学科优势，为胰腺疾病患者提供最优化的治疗方案，带来最好的治疗效果。我们相信随着MDT的普及，将会有更多的胰腺癌患者受益。

（张太平　曹喆　赵玉沛）

参考文献

[1] Jemal A，Siegel R，Ward E，et al. Cancer statistics，2009[J]. CA Cancer J Clin，2009，59：225-249.

[2] Heinemann V，Boeck S，Hinke A，et al. Meta-analysis of randomized trials：evaluation of benefit from gemcitabine-based combination chemotherapy applied in advanced pancreatic cancer[J]. BMC Cancer，2008，8：82.

[3] Sultana A，Tudur Smith C，Cunningham D，et al，Meta-analyses of chemotherapy for locally advanced and metastatic pancreatic cancer：results of secondary end points analyses[J]. Br J Cancer，2008，99：6-13.

[4] Bilimoria KY，Bentrem DJ，Ko CY，et al. National failure to operate on early stage pancreatic cancer[J]. Ann Surg，2007，246：173-180.

[5] Shrikhande SV，Kleeff J，Reiser C，et al. Pancreatic resection for M1 pancreatic ductal adenocarcinoma[J]. Ann Surg Oncol，2007，14：

118–127.

[6] Loos M, Kleeff J, Friess H, et al. Surgical treatment of pancreatic cancer[J]. Ann N Y Acad Sci, 2008, 1138: 169–180.

[7] MacDermid E, Hooton G, MacDonald M, et al. Improving patient survival with the colorectal cancer multi–disciplinary team[J]. Colorectal Dis, 2009, 11 (3): 291–295.

[8] Doyle J. Barriers and facilitators of multidisciplinary team working: a review[J]. paediatr Nurs, 2008, 20 (2): 26–29.

[9] Junor EJ, Hole DJ, Gillis CR. Management of ovarian cancer: referral to a multidisciplinary team matters [J]. Br J Cancer, 1994, 70 (2): 363–370.

[10] Palmer G, Marting A, Cedermark B, et al. Preoperative tumour staging with multidisciplinary team assessment improves the outcome in locally advanced primary rectal cancer[J]. Colorectal Dis, 2011, 13 (12): 1361–1369.

[11] Rando K, Harguindeguy M, Leites A, et al. Quality standards in liver surgery: influence of multidisciplinary team work and patient centralization [J]. Acta Gastroenterol Latinoam, 2010, 40 (1): 10–21.

[12] Sharma A, Sharp D M, Walker L G, et al. Colorectal MDTs: the team's perspective[J]. Colorectal Disease, 2007, 10 (1): 63–68.

[13] Morris E J, Maughan N J, Forman D, et al. Identifying stage Ⅲ colorectal cancer patients: the influence of the patient, surgeon, and pathologist[J]. J Clin Oncol, 2007, 25 (18): 2574–2579.

[14] Pawlik TM, Laheru D, Hruban RH, et al. Evaluating the impact of a single–day multidisciplinary clinic on the management of pancreatic cancer[J]. Ann Surg Oncol, 2008, 15 (8): 2081–2088.

[15] Matthew H G Katz, Huamin Wang, Jason B. Fleming, et al. Long–term survival after multidisciplinary management of resected pancreatic adenocarcinoma[J]. Ann Surg Oncol, 2009, 16 (4): 836–847.

[16] Shin EJ, Canto MI. Pancreatic cancer screening [J]. Gastroenterol Clin North Am, 2012, 41 (1): 143–157.

[17] Cieslak KP, Besselink MG, Rijkers AP, et al. Pancreatoduodenectomy for suspected malignancy: indications, complications and survival[J]. Ned Tijdschr Geneeskd, 2012, 156 (44): A4449.

[18] Laethem JLV, Veslype C, Iovanna JL, et al. New strategies and designs in pancreatic cancer research: consensus guidelines report from a European expert panel[J]. Ann Oncol, 2012, Mar, 23 (3): 570–576.

[19] Timothy B. Gardner, Richard J. Barth Jr, Bassem I. Zaki, et al. Effect of initiating a multidisciplinary care clinic on access and time to treatment in patients with pancreatic adenocarcinoma[J]. J Oncol Pract, 2010, 6 (6): 288–292.

第三十六章　胰腺癌术前获取病理诊断的必要性及方法探讨

第一节　非病理方法确诊胰腺癌介绍

胰头部的肿物或占位性病变由于其解剖位置隐蔽、病理构成复杂等原因不仅在术前难以获得准确的定性诊断，即使术中快速冰冻活检也有较高的误诊率，误诊的结果之一是“假阴性”，即“漏”过了本应及时进行确定性手术切除的、较“早”的恶性肿瘤，错失手术良机。大多数胰头恶性肿瘤进展极快，一旦延误很少有再次手术的机会。结果之二是“假阳性”，即切除了本不必要手术的良性病变，而且胰十二指肠切除这一复杂的手术给患者带来了许多的影响生活质量的病理生理改变，更严重的是如果术后发生严重并发症将危及患者的生命，甚至死于本可以避免的手术。无论哪一种误诊都应该尽量避免，因此就引申出来“术前获取病理诊断的必要性”问题，或者更直接的问题：“未获得确切的病理诊断能否给怀疑为胰头恶性肿瘤的患者做胰十二指肠切除术”，要回答这个问题可以从以下2个方面考量。

一、影像学诊断

为减少“误诊”，理应在行确定性手术前获得定性诊断。目前推荐的胰腺占位性病变，术前定性诊断方法有“影像学诊断”“肿瘤标记物测定”和“病理学诊断”。随着影像学设备技术的不断完善，影像学在胰腺疾病诊断中占有越来越重要的地位，胰腺的常用影像学诊断方法包括CT、MRI/MRCP，部分患者需要进行内镜超声（EUS）、ERCP检查。

（一）规范的胰腺CT和MRI检查（pancreatic protocol CT and MRI）

不像其他恶性肿瘤，CT和MRI检查已成为胰腺癌诊断和分期的主要依据。CT检查对胰腺占位性病变有两大重要作用：一是发现肿瘤，二是评价可切除性。规范的胰腺CT（pancreatic protocol CT）被认为是目前应用最广也是最可靠的胰腺癌诊断和分期手段，不同文献报道CT对病灶的检出敏感性波动在93%～100%，检出肿瘤阳性预测值（positive predictive value，PPV）大于90%。CT对不可切除性评价的PPV波动在89%～100%，但对可切除性判断的准确率略低，CT影像认为可切除者，有近25%手术中发现不能切除，即CT认为可切除的病变与手术实际切除的符合率波动在70%～85%，误判的主要原因是血管侵犯、小的肝脏转移、小的腹膜转移以及淋巴结转移，提示CT对肝脏和腹膜小的转移灶敏感性有限。

规范的胰腺MRI在胰腺肿瘤诊断中的地位等同于CT，因此已将其作为CT检查的同等地位选项写入2012年NCCN胰腺癌诊治指南，并且MRI对胰外病灶的发现优于CT，因而两者结合更有利于分期。

规范的胰腺CT扫描很重要，标准的规范胰腺CT或MRI检查是指全腹部的薄层（3mm或更薄）平扫，然后动脉期、胰腺实质期和门脉期的增强多期扫描。该技术可准确显示原发肿瘤和肠系膜血管之间的比邻关系及小至3～5mm的转移灶，正常胰腺实质和腺癌组织之间增强显像之差在动脉后期最为明显。凭一份普通胰腺扫描CT片给肿瘤专家会诊时，如果质量高或许还可将就，否则应重新做一个规范的胰腺CT或MRI扫描检查。

（二）内镜超声（EUS）

NCCN将EUS定位于作为CT或MRI进行肿瘤分期的一种补充手段，特别是CT或MRI没发现病灶或在不明确血管或淋巴结是否受侵的情况下，一致认为EUS能准确评估门脉的受侵情况，但对肠系膜上动脉受侵情况的判断不够准确。

EUS还有助于甄别良性狭窄还是恶性狭窄，严重的狭窄伴近端胰管扩张多提示恶性。EUS也可用于壶腹部周围肿物的评估，区分浸润性和非浸润性。EUS对囊性胰腺病变有较好的特征性发现，恶性囊性病变呈现低回声的囊性/实性肿块或复杂性囊肿，通常伴主胰管扩张。

（三）ERCP，MRI/MRCP

ERCP多用于治疗性干预。但可用于胰腺未发现肿块、也未发现转移病灶并需要进行胆道减压和需通过EUS影像获得诊断的患者，NCCN指南推荐在做ERCP时应通过ERCP获得细胞病理学刷检。对于那些不选择手术切除或暂不手术的患者为缓解黄疸应经ERCP留置支架管。MRI/MRCP的指征与EUS/ERCP相同。

（四）PET/CT

一项回顾性研究显示标准的规范CT检查后再做PET/CT比单做规范CT或单做PET/CT能提高转移性病灶的发现，单做PET/CT、单做规范CT及规范CT与PET/CT结合对转移性病灶的敏感性分别为61%、57%和87%，其中11%的患者因PET/CT的结果改变了当初的治疗方案。尽管曾一度有人认为PET/CT是检查胰腺肿瘤的一种安全、简便而又无创伤的诊断方法，但2013年版NCCN指南指出PET/CT技术还在不断发展中，其作用尚待进一步证实，目前还不能取代高质量的规范CT或MRI检查。

（五）腹腔镜探查

腹腔镜探查是另外一种有潜在价值的诊断和分期方法，它能发现腹膜、被膜或浆膜以及那些规范CT检查都未能发现的肝脏转移病灶。腹腔镜探查的获益取决于存在转移性病灶的可能性大小及术前影像学检查的质量，虽然常规进行腹腔镜分期尚有争议，但的确可减少一些不必要的剖腹手术。有研究结果认为应选择性地对那些高获益患者进行腹腔镜探查，比如高质量影像学资料或临床提示有可能存在转移灶、CA19-9 ＞100U/ml且临床提示为较晚期的患者等。

二、肿瘤标记物诊断

尽管很多研究在寻找新的与胰腺癌相关的肿瘤标记物，但目前最可靠、临床应用最多的还是CA19-9。包括恶性肿瘤在内的各种胰腺及肝胆疾病都可导致CA19-9升高，因此CA19-9并不具有胰腺肿瘤特异性，但依据CA19-9升高的程度有助于区分胰腺癌与其他胰腺炎性疾病。

有资料显示，对有症状患者，CA19-9诊断敏感性为79%～81%，特异性82%～90%，但作为筛查手段CA19-9的阳性预测率太低。术前CA19-9升高的程度与AJCC分期和切除可能性相关，因此，在依据影像学、腹腔镜以及活检结果确定胰腺癌的分期和切除可能性时可参考CA19-9上升的水平。也有研究认为动态监测手术前后、化疗前后CA19-9水平有助于判断患者的预后，观察患者对化疗的反应性。

需指出的是Lewis抗原阴性患者不能检测出CA19-9，此外，有胆道良性或恶性梗阻时CA19-9检测不可靠，如要获取手术前CA19-9的基线水平应在胆道减压、胆红素完全正常后进行。

中华医学会外科学分会胰腺外科学组2007年版的《胰腺癌诊治指南》指出，CA19-9＞100U/mL，诊断胰腺癌的准确性大于90%。

第二节 术前病理确诊胰腺癌

尽管手术前有很多可获得病理学诊断的手段，但目前高度一致的观点是恶性肿瘤的活检证据并非手术切除前所必须，对明确可以切除或边界可切除（bolder-line）者，切除前没必要为了获得恶性的病理学证据而反复进行活检，同时对临床高度怀疑的患者不应该因非诊断性活检而推迟手术。

术前评估可切除的患者手术前不需要组织学诊断，但对拟进行新辅助化疗，以及分期为“局部进展”“不可切除”以及“远处转移”的患者则必须获得组织学诊断，包括转移灶的活检。获取的办法首推细针穿刺活检（FNA），EUS直接FNA由于其可获得较满意的诊断、安全以及较少腹膜种植，因此优于经皮途径的CT引导FNA 。没有黄疸的初诊患者诊断为恶性者准确率较高，有阻塞性黄疸及胆管狭窄者EUS-FNA准确率要差一些。EUS-FNA也有助于对囊性疾病的良、恶性鉴别，囊性占位病变难以靠影像学进行鉴别。在极少数的“边界可切除”和“不可切除”的未能通过EUS活检获得确诊的患者，可选择其他活检方法，包括胆道镜胆管内活检、经皮或经腹腔镜活检，如需做ERCP者胰管内刷检也能获得具有胰腺腺癌特征的细胞学诊断。

上述办法仍未明确诊断者，应在有多学科专家在场的中心用或不用core biopsy至少再做一次EUS-FNA。总之化疗之前必须获得阳性的病理学诊断。

我国的《胰腺癌诊治指南》（2007.07）也指出：“术前可以进行ERCP胰管细胞刷片或活检；超声内镜（首选）或CT引导下经皮细针穿刺活检；术中切割针（core biopsy）穿刺活检。不过不强求施行手术切除前必须获得恶性（阳性）的活检证据。虽然手术切除前不强调一定需要组织学诊断，但是新辅助化疗前应有组织学诊断。”

由此可见，合理选择各种影像学方法，尤其是进行一次高质量规范的CT多期扫描，能检出80%以上的胰腺占位病灶及对胰腺占位病变性质的判断，再辅以CA19-9检测可进一步提高术前定性诊断的准确率。为了给胰腺占位患者提供更高质量的诊治决策，2011版以来的NCCN指南一直强烈推荐所有诊断和手术处理决策应经多学科专家的会诊，理想条件下应组成由外科、影像诊断、肿瘤内科、放疗科和病理科等多学科专家参与的评估小组，对患者术前病期进行综合评估后做出治疗方案。对可手术切除的患者术前明确的病理诊断并非手术前所必须。

第三节 术中快速病理切片确诊胰腺癌

有研究对 159 例胰腺肿物进行251次胰腺活检冰冻切片，然后做常规病理，结果112例冰冻阳性者全部与常规病理结果一致，而另外47例冰冻阴性者全为假阴性，可见胰腺冰冻切片误判率可高达 30%。假阴性的原因分别为取材和判读错误。

取材错误：一方面与胰腺肿瘤的肿瘤细胞分布的非均质性有关，而且不同类型肿瘤的肿瘤细胞也多寡不一；另一方面胰头（包括胰勾突）的解剖位置深在，周围有众多的重要血管包绕，此外胰腺活检后容易导致迁延不愈的胰瘘。上述种种因素导致外科医师术中因害怕活检给患者带来严重的并发症而不敢过多、过深切取胰腺组织从而很难获得有意义的组织取材。

判读错误：判读错误并不是病理医师水平问题，而是因为胰腺癌的病理表现实在太复杂，著名的*SURGICAL PATHOLOGY OF THE GI TRACT，LIVER，BILIARY TRACT，AND PANCREAS*曾指出：“最常见的胰腺肿瘤—— 浸润性导管腺癌是出了名的难诊断，因为其许多特征与慢性胰腺炎难以鉴别。甚至有人指出：鉴于一些胰腺肿瘤具有宽泛的细胞异型性的特征，很难将其区分为良性还是恶性，建议用边界潜在恶性（borderline malignant potential）来描述这类病变，甚至用“胰腺肿瘤簇（fascicle on tumors of the pancreas）”

——一个仅简单描述其异行性的程度和分级命名系统，来诊断那些难以区分为良性还是恶性的胰腺肿瘤性病变，可见即使常规病理情况下要获得胰腺病变的准确诊断都如此之难，更何况快速冰冻切片。由此可见通过术中快速冰冻切片获得准确的病理诊断并不那么容易，或者这就是大多数专家并不强求在手术切除前一定要获得病理学诊断依据的原因所在。

术中活检主要应用于术中证实已不能手术切除的患者。

第四节 误切“胰腺癌”的思考

如果做胰十二指肠手术像做个“乳腺组织活检”那样简单、安全，那么即使为了以防万一“错切”了也不会给患者带来多大的伤害。早年备受关注的各种胰腺切除术相关的较高的手术死亡率问题，目前已明显降低，在有经验的中心手术死亡率<5%，在理想状况下手术切除后的中位生存期从15个月增加至19个月，实际5年生存率接近20%。近年国内外较大宗胰十二指肠切除术组报道的术后并发症率和手术相关死亡率分别为20%~40%和2%~5%，说明该手术还是一个风险较高的手术。

正因为手术中快速冰冻切片有较高的误判率，胰十二指肠切除术仍然是一个并发症发生率很高的高风险手术。为减少不必要的手术探查，减少“假阳性”的胰十二指肠切除，更有必要重视手术前的高质量影像学检查方法的选择，参考CA19-9检测值，依靠多学科专家组成的评估小组对患者进行综合诊断决策。当然也不能因噎废食，因为没有得到胰腺占位性病变的病理学诊断而放弃可切除的病例。2005年英国《壶腹周围胰腺癌和壶腹癌治疗指南》指出：“因为手术前未获得病理学诊断而行胰十二指肠切除的良性病变约占所有胰十二指肠切除病例的5%，如果能保证这些患者较低的手术死亡率和较低的并发症发生率，这种风险是可接受的。”因此，没有必要对那些考虑可能切除的、有可能从手术获益、即或是良性病变的患者进行反复的术前或术中穿刺活检，尤其是那些小的可能切除的病变。

（余小舫）

参考文献

[1] Poplin E，Feng Y，Bertin J，et al. Phase Ⅲ，randomized study of gemcitabine and oxaliplatin versus gemcitabine（fixed-dose rate infusion）compared with gemcitabine（30-minute infusion）in patients with pancreatic carcinoma E6201：a trial of the Eastern Cooperative Oncology Group[J]. J Clin Oncol，2009，27（23）：3778-3785.

[2] Ychou M，Conroy T，Seitz JF，et al. An open phase I study assessing the feasibility of the triple combination：oxaliplatin plus irinotecan plus leucovorin/ 5-fluorouracil every 2 weeks in patients with advanced solid tumors[J]. Ann Oncol，2003，14（3）：481-489.

[3] Conroy T，Paillot B，Francois E，et al. Irinotecan plus oxaliplatin and leucovorin-modulated fluorouracil in advanced pancreatic cancer--a Groupe Tumeurs Digestives of the Federation Nationale des Centres de Lutte Contre le Cancer study[J]. J Clin Oncol，2005，23（6）：1228-1236.

[4] Louvet C，Labianca R，Hammel P，et al. Gemcitabine in combination with oxaliplatin compared with gemcitabine alone in locally advanced or metastatic pancreatic cancer：results of a GERCOR and GISCAD phase Ⅲ trial[J]. J Clin Oncol，2005，23（15）：3509-3516.

[5] Von Hoff DD，Ramanathan R，Borad M，et al. SPARC correlation with response to gemcitabine（G）plus nab-paclitaxel（nab-P）in patients with advanced metastatic pancreatic cancer：A phase Ⅰ/Ⅱ study [abstract] [J]. J Clin Oncol，2009，27（suppl）：4525.

[6] Fine RL，Fogelman DR，Schreibman SM，The gemcitabine，docetaxel，and capecitabine（GTX）regimen for metastatic pancreatic

cancer: a retrospective analysis[J]. Cancer Chemother Pharmacol, 2008. 61 (1) : 167–175.

[7] Okino H, Maeyama R, Manabe T, Trans–tissue, sustained release of gemcitabine from photocured gelatin gel inhibits the growth of heterotopic human pancreatic tumor in nude mice[J]. Clin Cancer Res, 2003, 9 (15) : 5786–5793.

第三十七章　胰腺外科专科化思考

人体是由各个复杂系统形成的一个有机整体，胰腺作为一个消化器官，其本身是一个系统，由胰头、胰颈、胰体、胰尾构成，包括内、外分泌功能，在人体内发挥着举足轻重的作用。胰腺外科主要是针对部分胰腺疾病的外科治疗，主要包括各种胰腺肿瘤，特别是胰腺癌，内科治疗无效的慢性胰腺炎及各种胰腺囊肿。由于胰腺癌恶性程度极高，且胰腺自身的特性以及其在人体中的重要解剖毗邻关系，使胰腺外科成为一门专科性极强的学科。另外，随着中国经济的发展，与之相适应的医疗体系及专业医师培训、准入制度的建立与完善，这更进一步促进了胰腺外科向专科化方向发展。

一、外科专科化的发展史

纵观外科学的发展史，可以看到一个一个外科分支专业的发展壮大、自立门户的过程。外科学的初始阶段并没有细分专业，只是用手术方法治疗疾病的一门技艺。1809年Ephraim McDowell第1次进行剖腹手术，1881年Billroth进行胃部分切除、胃十二指肠吻合手术。1882年Langenbuch行胆囊切除术，1886年McBurney开创了阑尾切除术治疗急性阑尾炎。19世纪后期Bassini和Halsted几乎同时推出了合乎解剖生理的疝修复手术，瑞士的Theodor Kocher在1895年开展了大量的甲状腺手术治疗甲状腺结节和甲状腺功能亢进症，1909年德国Wahher Kausch进行第1例胰十二指肠切除术，Alexis Carrel因发明血管吻合技术于1912年获诺贝尔生理学和医学奖，1945年Whipple首先进行门腔分流手术，1951年发明体外循环技术，1954年Murray第1次进行成功的肾脏移植手术，1962年Sabiston用大隐静脉行冠脉搭桥手术，1963年Starzle第1次成功进行肝脏移植手术，1967年Barrard第1次进行心脏移植手术。在这一段外科历史中，我们看到了血管外科、胸心外科、泌尿外科、移植外科起源和发展的脉络。而普通外科似乎是各专科从大外科剥离后剩下的一个集合，所以有人戏称："普通外科是剩余外科"。

在我国的医疗专业划分体制下，多数医院的普通外科业务范围包含：腹部消化系统（胃、肠、肝、胆、胰）、甲状腺、乳腺、肛肠等疾病的诊治，某些医院普通外科同时还兼管烧伤、血管外科等专业。随着世界医疗水平的提高，传统普通外科疾病的基础研究和临床研究的进步，临床医学各亚科的技术的长足进步给从业医师的专业水平提出了新的、更高的要求。显然，作为个体的普通外科医生很难同时在胃、肠、肝、胆、胰、甲状腺、乳腺、感染、营养、创伤等各个领域都能有深入的造诣。现状迫使我们认真思考某一种疾病的专科化发展方向，例如对胰腺疾病外科治疗的专科化发展。

二、胰腺外科专科化发展的必然性

随着医疗卫生事业的发展，人民群众对就医的需求和要求越来越高，就诊专科化、住院舒适化是一个趋势。公众常常需要专科化信息及服务，诸如哪些疾病需要外科手术治疗？其结果怎样？结果的标准是什么？甚至想知道并发症发生的频率及类型？可能的住院时间及出院后休息多长时间才能恢复正常工作与生活？还有许多一般医务工作者想不到的问题。公众希望从专家的咨询、讲座、互联网了解到有关疾病的全面信息，这些往往只有专科人员才能回答。

医学是实践性很强的学科，随着社会进步与技术发展，多面手的外科医师时代已一去不复返，专业分工趋向细化。外科与解剖分离，外科又细分为普通外科与外科专科（如骨科、泌尿外科、胸心外科、神经外科等），普通外科又分为肝胆胰腺外科、胃肠外科、内分泌外科、血管外科等，均具有专科性质，而肝胆胰腺外科再细分为肝脏外科、胆道外科及胰腺外科也是医学发展的必然。目前国内北京协和医院、武汉协和医院、复旦大学附属肿瘤医院、上海瑞金医院等多家大医院均成立了胰腺疾病中心，使手术技术进一步提高，经验更加丰富，围手术期死亡率明显下降，由20世纪70年代的20%以上降至目前的3%以下。

三、胰腺外科发展的要求

由于胰腺解剖学位置上的特殊性及其兼有内、外分泌生理功能的复杂性，使得胰腺外科多数疾病的研究进展均落后于腹部其他脏器疾病的研究。随着外科手术技巧和围手术期处理技术的日益完善，腹腔内多数恶性肿瘤的预后均得到了不同程度的改善，而胰腺癌的预后却远远不能令人满意，其总体的5年生存率仍旧低于5%，每年的胰腺癌新发病例数与死亡病例数几乎相等。目前，对于胰腺疾病的外科治疗仍存在许多难点和争论，例如胰腺癌手术治疗采用何种术式，术后放化疗的方案价值问题，重症胰腺炎通过手术或非手术治疗的归属问题，这些均需要有大宗病例的前瞻性随机对照临床试验研究来进一步证实，因而迫切要求有胰腺外科专科完成这种大宗病例的研究。

目前，我国胰腺癌的诊治水平有了较大的提高，这在很大程度上受益于胰腺外科的专科化成果。许多大的医学院校和省级医院逐步建立了自己的胰腺外科队伍，成立了胰腺外科中心，并以此作为平台，开展多学科协作，对胰腺癌的流行病学、分子生物学特点、早期诊断、术前评估、手术方式、围手术期处理及综合治疗等各个方面展开了深入细致的研究，某些方面已初步形成了自己的特色，与国际胰腺癌的研究接轨。

四、胰腺外科专科化发展的益处

胰腺外科专科化有利于减少胰腺外科手术并发症。目前，外科手术切除仍是胰腺癌治疗的主要手段之一，也是胰腺癌患者获得长期生存的唯一希望。胰十二指肠切除术是治疗胰腺癌的经典术式，20世纪70 年代我国该手术的死亡率为20%～30%，且手术仅限于少数大医院。近20 年我国胰腺癌治疗的重要成就之一就是胰头十二指肠切除术的广泛开展以及手术切除率的提高、并发症和死亡率的显著下降，平均手术切除率从20世纪70年代的18.0%（7%～27%）提高至90 年代的24.4%（20%～29%）；5 年生存率在20世纪70年代、80年代和90年代分别为0%、9%和11%。我国外科治疗胰腺癌取得的成就，一个重要的因素是胰腺外科专业队伍的建立。胰腺外科的专科化能使得胰腺疾病更加集中，胰腺专科人员对疾病的诊治方法更加熟练，手术经验更加丰富，这无疑对于患者是非常有益的。胰腺癌的病例并不多见，一般医院1个月内不足4例，若大家轮流做，经验都很少，结果必然是切除率低，即使能切下来，也不可能进一步考虑淋巴结清扫、合理切除范围等问题。上海长海医院在20世纪90年代，胰腺专业组医师4年间连续实施常规的胰十二指肠切除术134例无死亡，而非专业组医师实施相同的手术27例，死亡6例（22%）。

胰腺癌的手术方式的改进要求胰腺外科专科化。手术是唯一的可以根治胰腺癌的治疗方法，20世纪40年代开始即以胰十二指肠切除术（PD，Whipple手术）治疗胰头癌，胰腺癌手术方式已经进行了多方面的探索。随着对胰腺癌的发病机制、淋巴结转移特点、对邻近器官侵犯的规律进行深入的研究，外科学者们逐步改进胰十二指肠切除手术（Whipple）方式，相应提出了胰头十二指肠切除加区域性淋巴结廓清术、保留幽门的胰十二指肠切除术（PPPD）、扩大的胰十二指肠切除（EPD）、区域性扩大切除术（RP）、全胰切除术（TP）等一些改进的术式以及胰腺移植（PT），为胰腺癌手术治疗进行了有益的探索。迄今，胰头癌的手术方式多达10余种，但胰腺癌患者术后长期生存时间改善并不明显，仍迫切需要一些新的手术方式以期提高胰腺癌患者预后，这要求开展大宗病例的临床随机对照研究。然而，胰腺癌能手术切除的病例仍较少，且目前这些有限的病例分散在普外科的各专科，肝胆外科、胃肠外科、腹部外科及胆胰外科均可进行胰腺癌的手术切除术。这些散在分布的胰腺癌病例非常不利于临床研究的开展，胰腺癌的临床研究发展迫切需要胰腺外科专科化发展，集中有限能手术切除病例，开展大宗病例的临床对照研究，这将有利于胰腺癌外科治疗的发展。目前，中山大学孙逸仙纪念医院胰腺外科，正在开展联合胰周后腹膜神经清扫治疗胰腺癌的大宗病例、多中心的随机对照研究，以期证明联合胰腺周围神经清扫对Ⅰ期、Ⅱ期胰腺癌患者的生存影响，这正是受益于胰腺外科专科化发展的结果。

微创外科的发展迫切需要胰腺外科的专科化。由于胰腺解剖位置和毗邻关系的复杂性，因此腹腔镜胰腺手术的开展远远落后于胆道和胃肠等腹腔其他脏器微创手术，早期仅局限于诊断性探查和分期上。近年来，随着手术器械的完善和手术经验的逐渐积累，胰腺微创手术在一些大的胰腺外科中心逐渐得到开展和应用。近期欧洲25个外科中心总结报告了共127例腹腔镜胰腺手术，其中良性肿瘤占87%（111例，包括胰岛细胞瘤22例、神经内分泌肿瘤20例、黏液性囊腺瘤26例、浆液性囊腺瘤21例、慢性胰腺炎11例、其他11例），13%为恶性肿瘤（16例），其中5 例术前诊断为良性肿瘤，而最终的病理诊断为恶性肿瘤。术后总的并发症发生率为31%，其中胰瘘发生率为17%，再手术率为6.3%，成功完成手术者的平均住院日为7天，低于中转开腹者；良性肿瘤的预后满意，而恶性肿瘤中，23%在随访的15 个月内复发。因此，腹腔镜胰腺手术较适合于良性胰腺疾病和胰腺远端（胰体尾）部的肿瘤，但胰腺残端的处理仍旧面临着巨大的挑战，对于恶性肿瘤而言尚存较多争议。鉴于上述胰腺微创外科手术的复杂性，更需要发展胰腺外科的专科化人才。

胰腺外科专科化有利于提高胰腺癌早期诊断率。胰腺癌早期诊断率低，是导致胰腺癌总体生存期低的重要原因之一。胰腺癌早期症状不明显，缺乏特异性，许多早期胰腺癌患者被误诊为胃病、胆囊炎、慢性胰腺炎等。对于一些胰腺癌前病变，由于非胰腺专科医生的不合理诊治，将会给患者带来巨大损失。胰腺疾病中，经常会遇到胰腺囊性病变的病例，这其中可能包含了胰腺假性囊肿、胰腺囊腺瘤等多种预后完全不同的疾病。很多普外科医生由于经验不足，对胰腺专科疾病缺乏更深层次的研究，不能意识到囊性病变的复杂性，而全当胰腺的一般囊肿处理，采取创伤小的穿刺引流的办法，其结果是部分患者肿瘤发生癌变，等到再次就诊时已是肝脏多发转移甚至是全腹转移，彻底丧失了治愈的机会。为此，胰腺外科专科化发展，开通胰腺疾病专科门诊，对胰腺癌发生的高危人群进行筛选，减少误诊或漏诊，这将有利于胰腺癌的早期确诊率。

五、胰腺外科专科化人才的要求

过去大部分观点认为胰腺外科就是胰腺疾病的手术治疗，随着对胰腺疾病的研究深入，这种观点显然是片面的。胰腺外科专科不能作为一种孤立的手术治疗个体，而应是作为胰腺疾病综合性治疗的一部分。作为一名胰腺外科医生，胰腺手术做好的同时，也不能忽略了其他治疗方法的价值。胰腺癌是一种恶性程度极高的全身性疾病，它的发生是一个多基因、多步骤、多因素的过程，因此不可能采用单一的方法就可以攻克它。胰腺癌的治疗方法包括手术、放疗、化疗及生物免疫治疗等多种方法，在单一方法不能达到治愈的情况下，应联合使用不同的方法以弥补各自的不足。胰腺癌的治疗手术切除仍是首选，主要解决原发病灶及其临近的亚临床灶；术后放疗则可针对明确的转移灶，对区域淋巴结的控制范围也超过手术之所能；对于手术和放疗均无法处理的微转移灶辅以化疗则显得十分重要，可以防止复发和转移；生物治疗则可提高机体免疫力，提高所谓的“抗癌”能力。如何综合应用各种治疗方法，取长补短，达到治疗胰腺疾病最优化的效果，这就需要胰腺专科化人才的培养。

六、胰腺外科专科中心的组成

胰腺外科专科中心是一个多学科交叉、多学科融合的综合体。现在医学的发展，分工越来越细的专科化和多学科交叉的全科化似乎是一个专业发展的两个极端方向，而胰腺外科专科中心就是这两个极端的完美结合。该中心不仅仅是由外科医生组成，还有其他学科的参与。①腹腔镜及内镜专家：腹腔镜及内镜治疗在胰腺外科方面也已经不是禁区，随着对该技术的不断掌握、操作技巧的不断娴熟，其微创化的优越性将得到更进一步的体现。②ICU专家：胰腺手术切除范围大，手术创伤大，术后恢复过程复杂，需要密切观察病情，随时调整治疗方案。同时，重症急性胰腺炎常常伴有呼吸功能衰竭、肾脏功能衰竭等多器官功能障碍，治疗过程中需要进行机械通气、血液透析等多种治疗方式，必须有ICU专家的支持。③消化内科专家 ：胰腺炎的治疗需要内、外科专家共同协商解决，单纯的内科治疗或外科治疗已经难以满足胰腺炎的治疗需要。④胰腺肿瘤学家：包括放疗及化疗专家。放化疗是胰腺癌综合治疗中的重要组成部分，如术前放化疗能减少术中种植、使肿瘤退缩及降低肿瘤分期从而增加手术切除的机会。而术后合理的放化疗又可以降低术后肿瘤复发的概率，延长患者的生存期。⑤放射科专家：从事胰腺疾病影像学图像分析及特殊检查，为临床诊断及治疗方案的选择提供最翔实、可靠的参考信息。⑥病理学专家：主要工作为从事胰腺疾病的病理报告及研究。⑦营养学家：由于胰腺是体内最复杂的消化酶外分泌器官，胰腺疾病常与饮食有密切关系，所以营养学家已不再是传统意义上的营养学家，还应进行TPN 及长期的肠内营养指导，以及提供进食及生活方式的咨询等。

（陈汝福　周泉波）

参考文献

[1] 赵玉沛．中国胰腺癌治疗20年的成绩和需研究的问题[J]．外科理论与实践，2007，12：193-195．

[2] 胡先贵，王本茂，唐岩，等．胰头癌的外科治疗[J]．外科理论与实践，1998，3：95-97．

[3] 宋彬，周颖奇．系统论在胰腺外科中的意义[J]．医学与哲学（临床决策论坛版），2007，28（3）：51-52．

[4] 刘玉村．普通外科专科化建设思考[J]．中华实验外科杂志，2010，27（12）：1767-1768．

[5] 赵玉沛，陈革．胰腺外科的新进展[J]，消化外科杂志，2006，5（2）：77 - 80．

[6] Gouma DJ，Geenen RC，Gulik TM，et al．Rates of complications and death after pancreaticoduodenectomy：risk factors and the impact of hospital volume[J]．Annals of surgery，2000，232：786-795．

[7] B Topal1，S Van de Sande，S Fieuws，et al．Effect of centralization of pancreaticoduodenectomy on nationwide hospital mortality and length of stay[J]．British Journal of Surgery，2007，94：1377-1381．

[8] G Balzano，A Zerbi，G Capretti，et al．Effect of hospital volume on outcome of pancreaticoduodenectomy in Italy[J]．British Journal of Surgery，2008，95：357-362．

第三十八章 胰腺癌辅助治疗中尚待解决的问题

第一节 放化疗是否都需要

可切除胰腺癌辅助化疗的必要性毋庸置疑，目前为止，至少已有两个被广泛认可的Ⅲ期临床试验证实胰腺癌术后辅助化疗较手术后观察能带来生存获益（ESPAC-1中的5-FU/亚叶酸钙和CONKO-001中的吉西他滨）。部分Ⅱ期和Ⅲ期临床试验显示，辅助放化疗可改善局部控制并提高生存率，但其在延长生存期方面的证据仍不充分，毕竟，很多患者在手术时其实已发生血液学微转移。辅助放疗的疗效及必要性仍存争议。

胰腺癌根治术后行辅助放疗的理论依据是：改善局部控制，减少局部复发。现代放疗技术日新月异，如近10年来出现的调强放射、CT引导下放射技术，可最大程度地增加靶区的照射剂量，同时减少对肿瘤周围组织的照射。很明显，对于胰腺癌这种易复发、易转移的恶性肿瘤，综合的、系统的治疗手段是必须的，因此，作为综合治疗的重要组成部分，放疗理应受到重视。放疗已在其他消化道肿瘤中被证实有效，这增强了胰腺癌专家探明辅助放疗疗效的信心，他们据此开展了多宗设计较严密的临床试验。

美国胃肠肿瘤研究组（GITSG）曾开展一项随机对照研究，比较2组胰腺癌完整切除后的患者，行5-FU为基础的放化疗与仅观察的结局差异。最终结论是前者较后者统计学差异明显，中位生存期20个月vs11个月，2年生存率42% vs.15%。该治疗方案为术后先5-FU化疗同期放疗，后5-FU维持治疗2年。该治疗方案被多个大样本回顾性研究支持，证明患者术后行5-FU为基础的放化疗较单纯手术生存获益明显（中位生存期21.1个月vs.15.5个月，2年生存率45% vs. 35%）。

但该项研究结论未能被EORTC证实。EORTC是一个与GITSG类似的随机对照试验，治疗策略同样是以5-FU为基础的辅助放化疗，对照组仅术后观察。最终的结论是，辅助治疗组较观察组2年生存率37% vs 23%（P=0.099），研究者不认为辅助治疗组较观察组更有效。长期随访结果在数年后公布，证实辅助放化疗未带来生存获益。同时，来自于欧洲胰腺癌研究组（ESPAC-1）的研究却认为辅助放化疗相对于化疗组和观察组，均不能改善生存期。尽管不少学者对该试验的设计方式、放疗方法等存在诸多疑问，且新辅助放化疗和辅助放化疗已成为其他胃肠道肿瘤治疗的标准治疗手段，但其结论已足以动摇医生在胰腺癌根治术后采用辅助放化疗的信心。

出于上述分歧，约翰霍普金斯医院和梅奥诊所联合开展了一项胰腺癌术后辅助放化疗对照观察的回顾性研究。这两所著名医疗机构出于以下背景开展此研究：美国每年有42 000例患者确诊胰腺癌，其中35 000例死亡。这其中的大部分患者确诊时已是晚期，没有有效的治疗手段，仅有10%～15%的患者可以接受唯一可能治愈该病的治疗方式——手术。但是，即使接受了胰腺癌根治术，也仅有不到20%的患者可以生存超过5年。局部复发和远处转移在胰腺癌根治术后都很常见，这意味着系统治疗和局部治疗都有必要。

其中，约翰霍普金斯医院入组了1993—2005年的794例胰腺癌根治术患者，梅奥诊所入组了1985—2005年的478例胰腺癌根治术患者，在这1 092例患者中，509例术后仅予观察，583例术后予行5-FU为基础的放化疗。该研究的最终结论是：胰腺癌根治术后，辅助放化疗组较观察组明显提高了患者生存率，无论年龄、肿瘤大小、切缘状况及淋巴结转移情况。经过校正偏倚，放化疗组将总生存期延长了33%（P<0.001），中位生存期21.1个月vs.15.5个月），2年生存率44.7% vs. 33.6%（P<0.001），5年生存率22.3% vs. 16.1%（P<0.001），且分层分析中，放化疗组死亡风险降低（RR 0.56～0.83）。辅助放化疗提高生存率的效应似乎与

肿瘤状态无关［淋巴结转移（RR=0.53，P<0.001）或者非转移（RR=0.71，P<0.063）］。

总的来讲，约翰霍普金斯医院和梅奥诊所联合开展的这一临床研究，强烈支持在胰腺癌根治术后行放化疗。这一结论在所有风险组里均成立，切缘状态不改变对辅助放化疗的推荐。这项研究与之前开展的GITSG结论一致，并对ESPAC-1的结论提出质疑。研究者认为ESPAC-1存在以下问题：患者选择的随机方法有争议，统计方法过于复杂等。

以上是该领域已公开的设计较严谨、规模较大的数个临床试验，相互矛盾的研究结论表明尚未找到问题的真正解决之道。关于以下3个问题的思考或许可以帮助大家早日走出困境。

（1）术中放疗　由于胰腺癌术后极高的复发率，术中放疗也应当考虑。术中放疗的一个明显优点是可以将肿瘤暴露在大剂量的射线之下，并可同时遮盖正常组织，使之避免被照射。但尽管其理论上存在优势，术中放疗的使用仍然很有限，原因在于缺乏证明其带来生存获益的随机对照试验。

（2）改进放疗技术　无论是可切除的患者还是不可切除的患者，研究人员都需要继续研究放射剂量、靶区及放疗技术，并且不仅以生存率来评估放疗效果，还要以局部控制和生活质量来评估。

（3）提高影像技术　影像医学的进步已明显提高了确定局部疾病侵犯范围的能力，胰腺癌的局部病变可分为可切除的、潜在可切除的和不可切除的。但精确地确定胰腺癌是否已发生转移，对现代影像技术是一个巨大的挑战，因为胰腺癌极易在肝和腹膜等位置形成微型转移灶，这些转移灶体积之小超出目前各种影像技术可甄别的极限。

第二节　放化疗的顺序

未来的研究应当分出些精力放在放疗、化疗及手术的顺序上，探索出最有效的治疗措施。目前，越来越多的证据显示对于可能要行R1或R2切除的胰腺癌患者（根据影像学检查结果确定），术前放化疗可能是防止复发和转移的更明智选择，毕竟，术后放化疗在控制肿瘤微转移灶方面已晚了一步。有些机构甚至对可切除胰腺癌患者施行新辅助化疗，尽管这一做法目前争议还较大。当前需要更多的证据来明确，究竟哪些患者更可能从术前辅助放化疗获益，哪些患者更易从术后辅助放化疗获益，以及辅助放化疗的药物选择、施行顺序、放疗剂量等诸多问题。下面将上述已公开的临床试验的放化疗顺序及药物剂量等简述如下，以供参考。

（1）GITSG放化疗方法　放疗分2程，每程剂量20Gy/10F，两程间休息2周。化疗5-Fu单药静脉滴注，每天500mg/m^2，从每程放疗当天起连用3天。放疗结束后，5-Fu每周1次，直至肿瘤复发或患者不能耐受。

（2）EORTC放化疗方法　术式须为胰腺癌根治术，Whipple术和保留幽门的胰十二指肠切除术为标准术式，不接受扩大的淋巴结清扫。辅助放化疗须在术后2～8周内开始，前提是患者术后恢复良好且已取得明确病理。放化疗组5-Fu和放疗同时给予，5-Fu采取持续泵入，而不是GITSG中的静脉注射或者静脉滴注。放疗时，照射在肝、肾和骨髓的剂量在其可耐受范围内。放疗剂量：每天放射吸收剂量2Gy，每周5天，持续2周。休息2周，重复上述放疗1次，总放疗剂量40Gy。首程放疗时，化疗在放疗前1天开始，5-Fu持续灌注，每24h 25mg/kg，每天最大剂量不超过1 500mg。第2程放疗时，5-Fu灌注的天数依据骨髓毒性而定，3～4度骨髓抑制的患者2程放疗时不联合化疗，1～2度骨髓抑制的患者5-Fu持续灌注3天，无骨髓抑制的患者2程放疗时5-Fu持续灌注5天。

（3）ESPAC-1放化疗方法　20Gy/10天，持续2周，后休息2周，重复一次，总放射剂量40Gy。5-Fu采用静脉滴注，500mg/m^2，从放疗开始当天起连用3天，放疗休息2周重复时，5-Fu同前重复。放疗共2程，40Gy，但化疗在放疗结束后再行4周期，2周1次，共6周期化疗。

（4）梅奥诊所　5-Fu同期放化疗；约翰霍普金斯医院：5-Fu泵同期放疗，后5-Fu维持2～6个月。约翰霍普金斯医院和梅奥诊所共1 092名患者入组了该试验，其中509（46.6%）人仅完成了根治术，术后未行辅助治疗。两个机构术后观察的患者生存率无明显差别（$P>0.35$）。其中前者的患者术后行5-Fu为基础的同期放化疗，5-Fu为静脉输注；后者的患者术后也行5-Fu为基础的同期放化疗，但5-Fu为持续灌注，后5-Fu维持2～6个月。放疗的总剂量50～60Gy，每天1.8～2Gy。多数患者完成了放疗，没有中断。

（5）最近，英国多家临床机构联合开展了一项纳入289例患者的多中心随机对照试验。其中，73例患者胰腺癌根治术后接受放化疗（20Gy/周，联合5-Fu），75例患者术后仅行5-Fu单药化疗，72例患者术后行放化疗，后化疗维持，69例患者术后观察。至观察终点，237例患者死亡（82%），中位生存期47个月（33～62个月）。最终的结论是，辅助化疗能带来明显生存获益，辅助放疗不利于提高生存率。该试验的放化疗方法是：放化疗同期，放疗每疗程20Gy，分10天照射，每天2Gy，每周5天，持续2周，休息2周后重复一次，总剂量40Gy。5-Fu静脉滴注，500mg/m^2，在每程放疗的前3天使用，总剂量3g/m^2。

（李志花　宋亚东）

参考文献

[1] Reni M. Evidences and opinions for adjuvant therapy in pancreatic cancer[J]. Curr Drug Targets, 2012, 13 (6) : 789-794.

[2] Maisonneuve P, A. B. Lowenfels. Adjuvant chemotherapy with gemcitabine for patients with resectable pancreatic cancer[J]. JAMA, 2007, 297 (23) : 2581-2582.

[3] Kalser M H, Ellenberg S S. Pancreatic cancer. Adjuvant combined radiation and chemotherapy following curative resection[J]. Arch Surg, 1985, 120 (8) : 899-903.

[4] Klinkenbijl J H, Jeekel J, Sahmoud T, et al. Adjuvant radiotherapy and 5-fluorouracil after curative resection of cancer of the pancreas and periampullary region: phase Ⅲ trial of the EORTC gastrointestinal tract cancer cooperative group[J]. Ann Surg, 1999, 230 (6) : 776-782, 782-784.

[5] Neoptolemos J P, Dunn J A, Stocken D D, et al. Adjuvant chemoradiotherapy and chemotherapy in resectable pancreatic cancer: a randomised controlled trial[J]. Lancet, 2001, 358 (9293) : 1576-1585.

[6] Merchant N B, Rymer J, Koehler E A, et al. Adjuvant chemoradiation therapy for pancreatic adenocarcinoma: who really benefits? [J]. J Am Coll Surg, 2009, 208 (5) : 829-838, 838-841.

[7] Morak M J, van der Gaast A, Incrocci L, et al. Adjuvant intra-arterial chemotherapy and radiotherapy versus surgery alone in resectable pancreatic and periampullary cancer: a prospective randomized controlled trial[J]. Ann Surg, 2008, 248 (6) : 1031-1041.

[8] Neoptolemos J P, Stocken D D, Friess H, et al. A randomized trial of chemoradiotherapy and chemotherapy after resection of pancreatic cancer[J]. N Engl J Med, 2004, 350 (12) : 1200-1210.

第三十九章　中晚期胰腺癌的治疗方法的选择

胰腺癌是一种发病率较低、死亡率较高的恶性肿瘤。根据2008年GLOBOCAN结果，在世界范围内，胰腺癌发病率为4.1/10万人，死亡人数266 669例，死亡率达到3.9/10万人。中国胰腺癌每年新发病例44 217例，发病率为3.3/10万人，每年死亡人数为39 817例，死亡率达3.0/10万人。根据2012年中国肿瘤登记年报结果，胰腺癌发病逐渐上升，已成为排名第7的恶性肿瘤，总体发病率为7.28/10万人，死亡率为6.61/10万人，其中男性发病率高于女性，城市远高于农村。统计可以看出，发病率与死亡率几乎持平。胰腺癌已成为严重威胁人类健康的恶性肿瘤。目前发现吸烟是诱发胰腺癌的唯一明确的危险因素。胰腺癌以胰头部多见，占大约80%，其次胰体尾部。胰腺癌早期症状不明显，尤其是位于胰体尾部的恶性肿瘤，早期诊断及早期治疗仍然存在较大的困难。多数患者就诊时已是中晚期，且多伴有恶病质，较大的限制了治疗方案的选择。

多年来，胰腺癌的治疗并无较大进展，5年存活率并无显著提高。早期胰腺癌首选手术治疗，但往往诊断时早已丧失根治性手术指征。目前多学科综合治疗已成为中晚期胰腺癌标准治疗手段，包括姑息手术、化疗、微创治疗、中医中药治疗，甚至基因治疗等。

第一节　治疗模式的转变

在人类征服癌症的历史上，传统外科手术、化疗、放疗无疑发挥了重要而积极的治疗和探索作用，但坦率地讲，传统的“根治性治疗”是以机体生理和免疫功能的巨大破坏甚至丧失为代价。尽管“根治性治疗”反映了抗癌医师们一种善良的愿望和治疗肿瘤的决心、信心，然而在某种意义上有悖于人性化、理性化的治疗理念，在某种程度上制约着肿瘤治疗的进步。例如，19世纪90年代，Halsted在病理解剖学的基础上创立了乳腺癌根治术，随后“扩大根治术”　“超扩大根治术”先后被广泛应用，然而其生存率并未提高。随之根治术的概念被广泛移植到其他肿瘤治疗领域，如头颈部肿瘤根治术、肺癌根治术等等。根治术给患者带来了过度的创伤。传统的反复过度的放化疗导致免疫力的损害和生活质量的降低。直到20 世纪 80 年代，美国著名的肿瘤外科学家Fisher总结了前人的经验教训，在循证医学的基础上，提出了大胆而又科学的学说：乳腺癌一开始就是一种全身性的疾病，原发灶和区域淋巴结的处理方式对患者的生存率无明显影响。从此，乳腺癌根治性切除的势头逐渐得以遏制。然而在此之前，数以百万计的乳腺癌患者已为此付出了巨大的心理、生理和生活质量的代价。如果说 Fisher 的理论和实践改变了乳腺癌治疗的历史，微创介入、无创治疗联合全身系统治疗特别是生物治疗又将进一步改变乳腺癌治疗的历史，引起乳腺癌治疗的第二次革命，使千千万万乳腺癌患者特别是早期乳腺癌患者受益。

随着对肿瘤分子生物学特性和肿瘤规律认识的深入，以及医学影像学和高新医疗科技的长足进步和发展，特别是肿瘤干细胞理论体系的创立，笔者在大量的临床实践的基础上结合国内外的不断循证，提出肿瘤建设性的治疗模式和治疗策略，即在有效清除或灭活肿瘤的同时，最大程度地保护人体的生理功能，最大程度地保护、提高患者的免疫功能，最大程度地减少患者的生理、心理创伤，改善患者的生活质量，把患者机体功能的保护放在重要地位或首选因素之一。与之相反，对患者生理功能、免疫功能和生活质量破坏大的治疗模式和策略称之为破坏性治疗模式和策略。在治疗方法的选择策略上，笔者主张由无创、微创到小创，尽量通过多学科综合治疗方法避免更大创伤。这种策略和模式有的已经被循证医学证明，如早期肝癌、前列腺癌等等，并被列入治疗指南；有的正在累积更多的循证医学证据。肿瘤微创治疗是在现代医学影像学的基础上，以影像设备和技术为导引，集先进的医学影像技术、药物治疗、生物、基因技术和高新医疗科技如射频、微波、海扶、冷冻、光动力、粒子植入、纳米刀等等治疗为一体，具有精准定位、精确治疗，创伤小、痛苦轻、疗效确切等优点。微创治疗继以全身水平的生物基因治疗、心理治疗和中医药治疗，是建设性肿瘤治疗模式的具体体现。微创治疗联合其他治疗方法，采用个体化的治疗策略，减少或避免了巨创、大创，保护了患者生理功能、免疫功能和生活质量。

肿瘤多学科综合治疗是指根据患者的身心状况、肿瘤的具体部位、病理类型、侵犯范围和发展趋向，结合细胞、分子生物学的改变，有计划地、合理地应用现有的多学科各种有效治疗手段，以最适当的费用取得最好的疗效，同时最大限度地改善患者的生活质量。特别是对于肿瘤转移和复发患者，多学科综合治疗对于患者生活质量的改善具有更为重要的意义。肿瘤的复发及转移是一个多步骤、多因素参与的复杂过程。肿瘤放化疗减瘤治疗后，复发和转移的重要原因之一是：肿瘤干细胞的比率明显升高，并在一定条件下继续不断分化与增殖，从而导致新瘤体的生长；且肿瘤的间质细胞与干细胞在一定条件下可以相互转化。因此，针对肿瘤干细胞的靶向治疗成为近年来研究的热点。Massard、Korkaya、Tang等均提出了靶向杀灭肿瘤干细胞的理论及进行前期的研究工作。Hart的研究显示利用现代影像学手段特别是分子影像学的方法可以检测到肿瘤干细胞，为肿瘤干细胞的靶向治疗提供了更多的依据。

以微创治疗为主的肿瘤多学科综合治疗的重要理论基础在于，肿瘤减负荷治疗（如放化疗）后通过微创治疗如消融治疗等直接灭活包括肿瘤干细胞在内的肿瘤残留病变，摧毁其生存的微环境，从源头上灭活肿瘤病灶并有效地预防肿瘤的复发与转移。以微创治疗为主的肿瘤多学科综合治疗充分依据肿瘤干细胞参与肿瘤复发与转移的机制及细胞分子生物学的相关理论，兼顾了局部与全身并重、成本与效果并重、生存与生活质量并重，以及分期治疗、个体化治疗和不断求证的原则。同其他肿瘤治疗方法一样，以微创治疗为主的肿瘤多学科综合治疗的适应证也逐渐系统化、规范化、科学化，利于避免大创、巨创。目前以微创治疗为主的肿瘤建设性治疗模式主要包括以下方面。

一、微创治疗联合放化疗

其主要适应证是：针对放化疗不敏感的肿瘤或放化疗后残留或复发的肿瘤。全身放化疗减负荷后肿瘤复发及转移的重要因素之一在于残留于瘤体内的肿瘤干细胞导致新瘤体的生长和转移。通过微创治疗的方法可直接灭活包括肿瘤干细胞在内的残留病变，避免了持续放化疗所致的毒副作用，明显提高了患者的生活质量。化疗耐药后，目前逆转耐药尚无有效手段，可在化疗耐药前或耐药后采用微创介入治疗，消灭耐药细胞。在治疗期间，适时联合微创介入治疗，灭活放化疗抗拒的肿瘤细胞，减少化疗次数或放疗剂量，以减轻人体生理功能和免疫功能被放化疗所破坏，也有助于患者免疫功能的恢复和生活质量的改善。

二、微创治疗联合外科治疗

微创治疗联合外科手术有助于术前减轻瘤负荷，可以有效地解决术后残留、复发的问题，最大程度保护患者生理功能。

（1）微创治疗联合外科手术治疗，可减少手术的破坏性，也可以使无法切除的较大的肿瘤病灶通过微创治疗方法使病灶缩小、局限，以创造手术切除的条件，如“肝癌Ⅱ期切除”，就是经介入微创治疗争取大肝癌的缩小再进行切除，提高了切除率。

（2）对于体质较差无法耐受手术以及拒绝手术的病例，微创治疗在灭活肿瘤的同时，对生理功能的破坏和患者的生活质量影响小，易被接受。

（3）外科切除术后肿瘤残留、复发或再发的病例，通过现代影像的精确导向，可对局部残留病变、复发病变或再发病变行微创治疗灭活肿瘤，并避免生理结构的进一步破坏。

（4）腔镜外科是微创治疗的组成部分，就其对生理功能的破坏程度，腔镜手术可以是微创的，减少了手术创伤，减轻了患者痛苦。但不是所有的腔镜外科手术均属微创治疗的范畴，如腔镜下的“根治术”、器官摘除术，对于生理功能的破坏性，仍属于巨大的创伤。

三、微创治疗联合生物免疫治疗和分子靶向治疗

肿瘤微创治疗联合生物治疗是笔者首先提出并积极倡导的肿瘤治疗的一种建设性新模式。采用微创治疗的方法充分灭活肿瘤或减轻肿瘤负荷，甚至达到临床治愈，然后联合肿瘤生物免疫治疗进一步消灭残留的微小病灶，巩固和提高疗效，预防肿瘤的局部复发和有效控制转移。微创治疗结合放化疗可避免反复、过度的放化疗给机体免疫功能带来的损害。较好的生理功能、免疫功能和生活质量，有利于癌症患者长期生存。

微创治疗是宏观或器官水平上的单器官单病变或多器官多病变的局部靶向治疗（笔者通常分次灭活3～5个以下的病变），而生物免疫治疗和分子靶向治疗主要是消灭宏观影像学无法显示的亚影像学肿瘤病变，也是一种微观的靶向治疗。现代影像导引下微创治疗是通过抗肿瘤血管治疗或局部直接的物理、化学破坏对肿瘤组织进行最大程度上的杀伤或灭活，然后进行基因、免疫治疗，调动或增强机体的免疫能力，消除残余癌细胞，尤其是肿瘤干细胞，以达到防止肿瘤复发和转移的目的，进一步提高肿瘤治疗疗效。当前，生物免疫治疗主要包括：①细胞因子疗法：如IL-2、IFN-γ、IFN-α、TNF-α和GM-CSF等，通常可改善免疫系统发挥抗肿瘤免疫效应的条件。②肿瘤疫苗疗法：应用体外负载肿瘤抗原的DC疫苗，通过优化抗原提呈来激活免疫系统，诱导机体产生特异性抗肿瘤免疫等。③抗肿瘤效应细胞疗法（细胞过继免疫治疗）：注入大量已经被激活的抗肿瘤活性细胞，可以产生特异性抗肿瘤免疫，也可以产生非特异性的抗肿瘤免疫细胞。抗肿瘤效应细胞主要包括：抗原激活的杀伤细胞（TAK）、细胞毒性T淋巴细胞（CTL）、激活的杀伤性单核细胞（AKM）、淋巴因子激活的杀伤细胞（LAK）、自然杀伤细胞（NK）、细胞因子诱导的杀伤细胞（CIK）等。生物免疫治疗是治疗微小转移灶和防止复发的有效手段。目前的分子靶向治疗药物包括抗肿瘤抗体、酪氨酸激酶的抑制剂、血管生成抑制剂、细胞分化诱导剂等，利用抗体或受体的特异性作为导向系统治疗肿瘤，如治疗胃肠间质瘤的格列卫等。

四、中医药在建设性的肿瘤治疗模式中的作用

中医源远流长，是祖国医学的宝贵财富，尽管其中不乏糟粕和值得改进、商榷之处，但其哲学思想和治疗理念、治疗方法至今仍然影响着医学的发展和进步。祖国医学最早提出个体化治疗理念，东汉末年医家张仲景在《伤寒杂病论》中结合其临床实践经验，创立了辨证施治的方法，即属于今天所讲的个体化治疗。辨证即是认证识证的过程，证是对机体在疾病发展过程中某一阶段病理反映的概括，包括病变的部位、原因、性质以及邪正关系，反映这一阶段病理变化的本质。施治，是根据辨证的结果，确定相应的治疗方法。中医认为，同一疾病在不同的发展阶段，可以出现不同的证型；而不同的疾病在其发展过程中又可能出现同样的证型。因此在治疗疾病时就可以分别采取“同病异治”或“异病同治”的原则，这是中医的精髓所在；中医提出的不伤元气、扶正祛邪，也是值得认真吸取的中医精髓。近年来分子检测及分子靶向治疗使肿瘤的治疗更趋于个体化和科学化。但现代医学所指的分子检测和分子靶向治疗，仅仅是个体化治疗的一部分，而不是全部。应根据患者的年龄、身体状况、免疫状况、遗传及表观遗传特征和疾病的不同时期，有针对性地制定

个体化的治疗方案。这种思想，同样可以用于建设性的肿瘤治疗模式。即针对不同的肿瘤，或是同一肿瘤不同患者，同一患者不同的肿瘤阶段，不同部位肿瘤，应该采取不同的肿瘤治疗策略。例如，不同消融技术的有机联合，以及不同微创介入技术与传统治疗手段的结合，应根据患者具体病情具体分析，以达到有效治疗肿瘤的同时，最大程度保护正常组织及生理功能的目的。中医中药诸多药物和治疗方式，有利于重建患者免疫力及改善生活质量，有利于减轻放化疗的毒副作用，延缓肿瘤进展。

肿瘤的微创介入治疗正推动着医学的进步与发展，在客观上将引发一种临床治疗思维模式的创新。伴随着科技的进步，医学观念的不断更新，创伤大的、对人体免疫功能损伤大的治疗方法将逐渐向微创和生物治疗方向发展。展望未来 5 ~ 10 年，随着研究的深入，高新科技的不断进步，涵盖微创介入治疗的建设性肿瘤治疗模式将在更多实体肿瘤的个体化治疗中展示出广阔的前景，并将不断更新、充实多种肿瘤治疗的指南。

（吴沛宏　董军）

第二节　影像引导下微创治疗

胰腺癌微创治疗是在现代医学影像学的基础上，以影像设备和技术为导引，集先进的医学影像技术、药物治疗、生物、基因技术和高新医疗科技如射频、微波、海扶、冷冻、光动力、粒子植入、纳米刀等治疗为一体，具有精准定位、精确治疗、创伤小、痛苦轻、疗效确切等优点。医学影像学的每次革新都会给影像导引下的微创治疗带来巨大的进步，因此，关注医学影像学的进步具有重要的意义。目前临床应用的影像引导主要包括超声、CT、MRI等。

一、超声

多普勒彩色超声是临床最常用的影像技术之一（图39-1）。在超声引导下进行微创治疗具有操作简单、价格低廉、实时监控的优点，适合于表浅的实体恶性肿瘤，如肝癌、乳腺癌、前列腺癌等。缺点是图像质量差，对于治疗效果的判断有待增强，尤其是深部脏器及含气器官部位的恶性肿瘤，显示效果更差。随着临床需要，超声技术的发展将面向宽频带化、数字化、多功能化、多维化和信息化发展。目前全数字化技术、三维超声成像技术、对比谐波和组织谐波显像等技术极大地促进了超声技术的发展，全数字化技术能够保证超声诊断设备图像更清晰、更准确，分辨率更高，大大提高超声诊断的准确率。目前三维超声成像技术包括静态三维超声、动态三维超声技术，使成像具有更高的空间分辨率。对比谐波和组织谐波显像可以接收来源于组织的微弱高频谐波信号，通过降低像素点大小，提高了对比分辨率，显示更加细微的组织特征。CCD（多普勒彩色速度能量图）是近年来开发的新的超声技术，对血流显像更简便、更敏感。QTV（定量组织速度成像）技术是近年兴起的新技术，以原始数据存储和超高帧频为基础，克服了传统多普勒心肌成像的局限性，主要应用于心脏疾病。全景超声成像技术通过移动探头获取一系列二维切面图像，再利用计算机重建的方法将一系列二维图像构建成连续超宽视野的切面图像。全景超声成像技术可以提供更好的结构层次与空间关系，清晰地显示病变位置、大小、范围、内部回声及其毗邻，定量准确地测量脏器大小和体积较大的病灶或肿物，较好地展示和延伸管道结构，存在的主要不足则是会受到组织或器官运动的干扰影像致使图像模糊。分子影像学是近年来提出的新的理论，是借助现代影像技术，以分子生物学为基础，在分子水平上研究和观察疾病的发生、发展中病理生理变化和代谢功能改变，即从细胞和分子水平上确定和描述活体生物过程的一种成像方法。分子影像学观察的是人体疾病中细胞和分子异常变化，而不是疾病发生后最终解剖组织结构异常。因此，通过分子影像技术可以更早地发现和诊断疾病，还可以对疾病的发生、发展和治愈过程建立起一个全新的科学性认识。

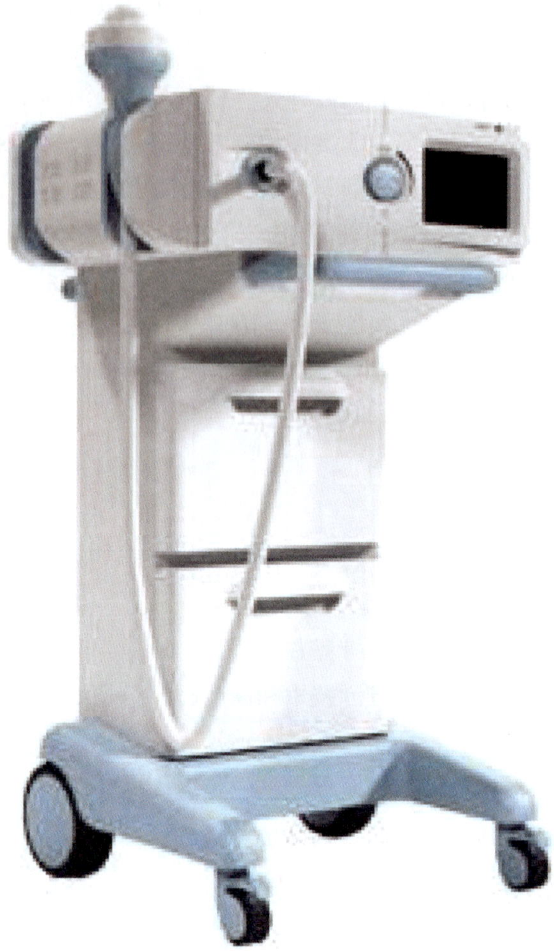

图39-1 多普勒彩色超声诊断仪（SEQUOIA512型，ACUSON生产）

二、CT

CT引导下进行微创治疗具有定位精确、成像清晰、适用范围广的优点，但CT最大的缺点是无法实时监控，而且存在电离辐射，操作时间长。组织分辨率是近年来引进影像学里的新概念，即区分组织成分的能力，这也是医学影像学发展的方向。双源CT成像利用相同能量的单能谱射线与某种物质相互作用时，其衰减值是固定不变的原理。当采用不同能谱对一种物质进行照射后，不同能谱之间存在辐射能衰减差，可利用衰减差完成双能图像的计算机系统重建。目前双源CT具有机架速度更快、探测器更宽的特点，可以显著提高检查中覆盖能力，完成苛刻检查。但双能量扫描时B球管的视野较小，对于体型较胖的患者不容易覆盖整个检查区域，特别是胸部和腹部，容易遗漏部分病变。目前CT扫描仪中探测器排数最多的是320排，由Toshiba公司推出，商品名称为Aquilion One（图39-2）。每排探测器的宽度为0.5mm，阵列纵向的物理总宽度达到160mm，扫描旋转一周时间是0.35s。主要用来满足心脏冠脉扫描成像的需要。但在实际扫描中，由于大探测器阵列的辐射剂量、对比剂注射流率和高速床移动的原

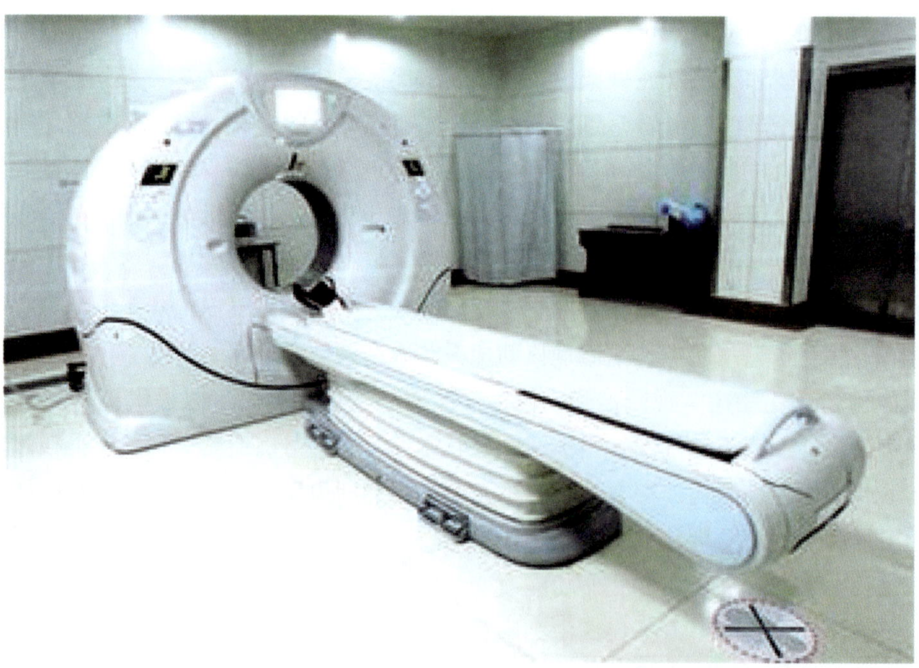

图39-2 320排CT扫描仪（Aquilion One，Toshiba产品）

因，一般只采用了其中的64排探测器阵列，即32mm的物理覆盖宽度。HDCT是CT技术的一次革命性的进步。HDCT采用宝石探测器，在宝石的结构基础上添加稀有元素组成，具有快速高效稳定的特性。HDCT将CT技术从黑白时代（相对 CT 值）带入了彩色时代（能谱和定量CT值），也将CT技术从模拟成像时代（低空间分辨率）带入了高清晰成像时代（高清晰低剂量）。HDCT 还引入能谱栅成像的新术，使得CT成像技术5维（X，Y，Z，时间和能量）成像，开创了新时代（图39-3）。

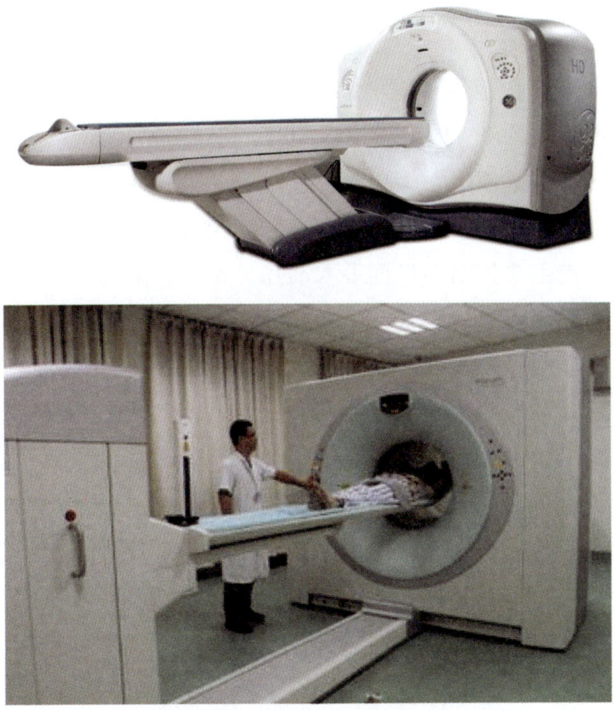

图39-3　HDCT原机及操作过程

三、MRI

MRI引导下微创治疗具有质量好，软组织分辨率高，三维图像更加直观，对消融范围显示清晰的优点，是目前显示治疗范围效果最好的影像方法，而且能够在术中进行实时监控，没有电离辐射。但价格较高，操作时间较长，且对手术器械有特殊要求。MRI的发展主要表现在设备硬件发展的基础上，成像速度的提高和成像方式的扩展。MRI磁场强度越高，信噪比越高，扫描时间越短。目前第3代3T磁共振技术具有更高的信噪比，功能和分子成像结果更加可靠，而且采用了双梯度技术，在实现最佳成像性能的同时大大提高了患者的流通量，减少了梯度场对人体的刺激，进一步提高梯度系统的性能（图39-4）。高场强的MRI逐渐被应用于临床检查及治疗过程中，如磁共振心血管成像技术、功能磁共振成像技术、磁共振图像与其他设备图像的相互融合、弥散和灌注成像技术、螺旋扫描技术、实时仿真内镜技术等。由于软硬件技术的不断改善，扫描速度越来越快，成像质量也越来越高，临床应用越来越广泛，已成为最广泛的辅助手段之一。

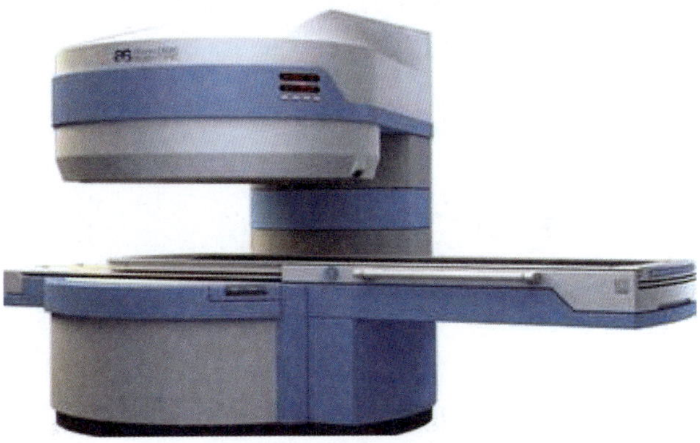

图39-4　3Ttrio Tim磁共振系统（3Ttrio Tim型号，西门子公司生产）

治疗方式的选择也是影像导引的选择，选择合适的影像导引对于微创治疗具有重要的影响。不同的影像技术都存在各自的优缺点，在临床实际应用中应当根据实际情况进行选择，包括患者肿瘤的部位、家庭经济情况、患者自身意愿、医院的设备条件等等多方面因素。在影像引导下的微创治疗是以影像技术为基础，精确的影像引导技术是微创治疗的保证。随着医学影像技术的进步，目前微创治疗基本都在医学影像技术进行术中实时或间歇性成像引导，大大提高了定位精度，减少了对周边正常组织或正常器官的损伤，减少微创治疗过程中的不良反应。随着新的影像技术的发展，相信影像引导下的微创治疗会发挥越来越重要的作用。

（吴沛宏　董军）

第三节　治疗方式的选择

尽管近年来医学影像学技术、医学检测技术及内镜技术得到了快速发展，但胰腺癌的早期诊断仍然困难。大约80%的患者在诊断时已是局部进展期，无法得到根治性手术治疗，尤其是位于胰头部位的肿瘤，常伴有胆道梗阻、十二指肠梗阻等。当肿瘤侵犯腹腔神经丛时，也会出现顽固性疼痛，严重影响终末期生活质量。因此选择治疗方案应该以综合治疗为主，以尽最大可能灭活肿瘤细胞，提高患者生存质量为目标。治疗方式主要包括姑息性手术治疗、化疗、微创治疗、中医中药治疗、基因治疗等。姑息性手术治疗主要包括姑息性切除术、胆管空肠吻合术、胃空肠吻合术、胆道支架置入术、腹腔神经丛切除术等，以解除胆道梗阻、肠道梗阻及顽固性疼痛，延长患者生存期，提高患者晚期生存质量。化疗也是中晚期重要的治疗手段，包括新辅助化疗、术中化疗和术后辅助化疗等。胰腺癌对化疗并不敏感，但随着新的化疗药物及化疗方案的出现，胰腺癌化疗的疗效得到提高，对于缩小肿瘤大小，预防远处转移，缓解患者症状，提高患者生存率有重要的作用。原来放疗并不推荐用于胰腺癌，因为胰腺癌位置比较深，周围覆盖重要脏器及血管，严重影响放疗的疗效。随着三维适形放疗、调强放疗、立体定向放疗、图像引导自适应放疗等新放疗手段的出现，胰腺癌放疗的疗效也得到了较大的提高，成为中晚期胰腺癌重要的局部治疗手段。微创治疗是近年来兴起的具有较大发展前景的新的治疗手段，在某些肿瘤的治疗上疗效已经能够与手术相媲美，能够以最小的创伤最大程度地灭活肿瘤细胞，提高患者的生存质量。胰腺癌具有特殊的生理结构，尤其是胰头周围包绕了许多重要的生理结构，包括胆总管、胰管、十二指肠以及重要的血管和神经等。目前在胰腺癌的微创治疗中，疗效比较肯定的是血管介入治疗和放射性粒子植入治疗，高能聚焦超声治疗效果有限，而且死亡率高，现已基本不用。射频消融、微波消融、冷冻治疗效果明显，但消融范围难以控制，尤其是位于胰头部位的恶性肿瘤，危险程度高，难以开展，一般仅适于胰体尾部的恶性肿瘤。中医中药在中晚期胰腺癌的治疗中也占有一席之地，在最大程度抗肿瘤治疗的同时也提高机体的机能状况，对机体损伤小，有一定的治疗疗效。现就几种常用的治疗方式作一介绍。

一、姑息性手术

（一）胆道梗阻

胆道梗阻发生率为65%～75%，是中晚期胰腺癌常见的并发症，常引起黄疸、皮肤瘙痒等。根据NCCN2011中国版指南，针对胆道梗阻、十二指肠梗阻及顽固性疼痛的姑息性手术治疗是重要的治疗手段，主要宗旨在于确保最佳生活质量的同时消除和缓解痛苦，延长患者寿命。患者出现胆道梗阻时，最佳姑息治疗为内镜下置入胆道永久支架，尤其是患者预期生存较短时。一项大型临床研究也证实，金属支架的胆道梗阻复发风险更低（*RR*=0.52，95%*CI*：0.39～0.69）。但当内镜无法通过梗阻的胃出口时，无法通过内镜置入胆道支架，可能需要经皮胆道引流继以内引流。如果剖腹术中发现肿瘤无法切除时，推荐行开放式胆–肠旁路手术，首选进行胆管空肠吻合或肝管空肠吻合术。专家推荐剖腹探查术中，发现肿瘤不可切除时，如果既往未行活检，应当通过活检证实为腺癌，为进一步治疗提供病理诊断依据。当胆管阻塞扩张时，有必要进行胆道减压，推荐置入支架或胆道旁路手术。当伴有黄疸的局部晚期或远处转移患者，首选置入永久性金属支架（图39–5）。

（二）胃出口梗阻

10%～25%的胰腺癌患者出现胃出口梗阻，常造成患者进食障碍，如果不进行解除对生存也有一定影响。对于中晚期胰腺癌预计生存期较短或者体力状况较差的患者，治疗推荐内镜下置入肠道支架获得缓解。预计生存期大于3个月的患者，可以考虑剖腹或腹腔镜下胃空肠吻合术。如果剖腹探查术中发现肿瘤无法切除，应该进行姑息性胃空肠吻合术。2项随机对照试验评估发现，预防性结肠后胃空肠吻合术均显著降低了胃出口梗阻的发生率，但并未延长住院时间或增加并发症的发生率。

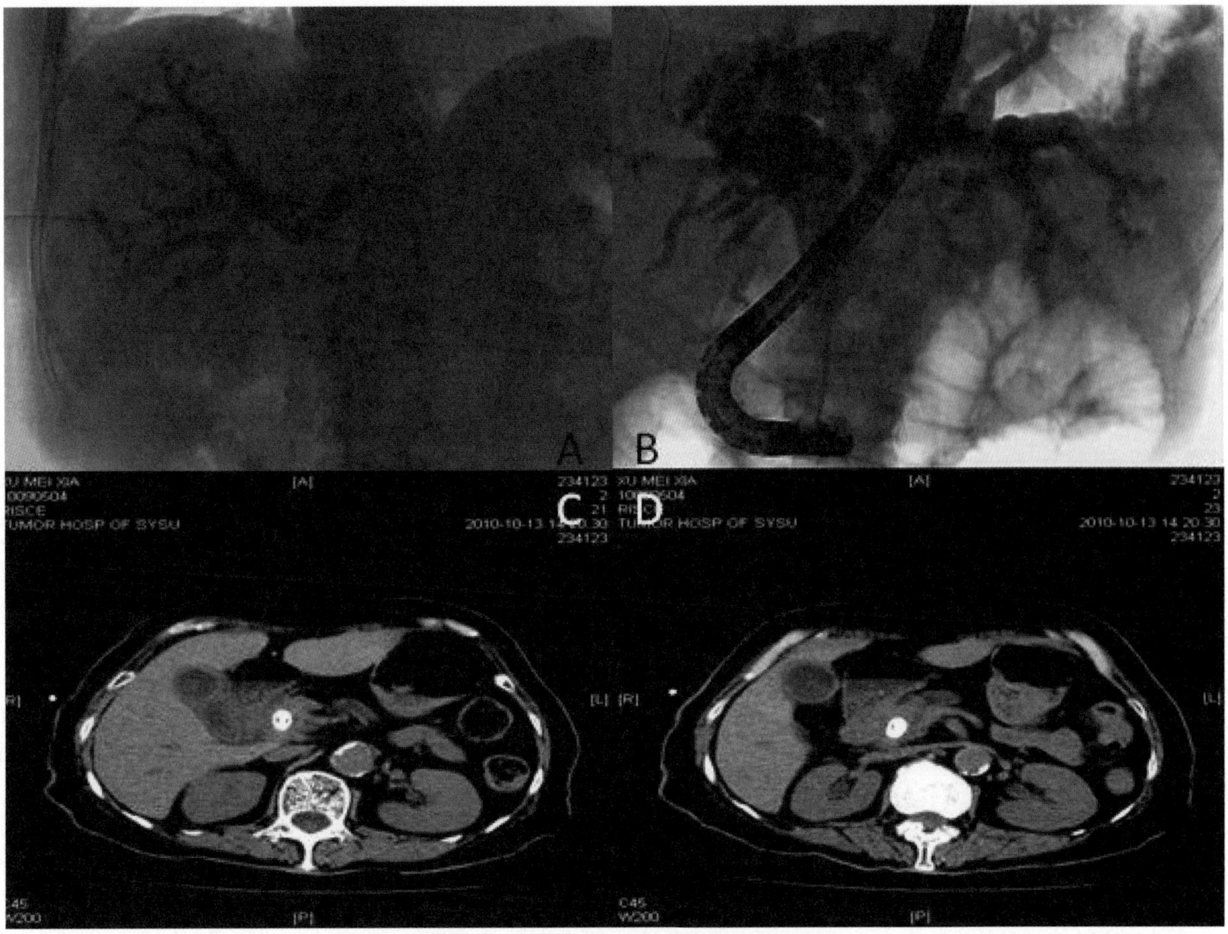

图39-5 不同方式胆道显影的影像学图

A. 为经皮肝胆道造影；B. 为经内镜下胆道逆行造影；C、D. 为永久性管胆道植入

（三）肿瘤相关性腹痛

晚期胰腺癌常常浸润至上腹部的腹膜后神经，疼痛剧烈，严重影响患者的生存质量。首选超声引导下腹腔神经丛毁损术，也可以行经皮X线或者CT引导下腹腔神经丛毁损术，也可以采用腹腔镜或者剖腹的办法。如果预计生存期较长，推荐行腹腔镜下腹腔神经丛毁损术以缓解肿瘤相关腹痛。腹腔镜下腹腔神经丛毁损术简单，操作方便，疗效确切，能有效地缓解晚期胰腺癌患者的疼痛。

（四）姑息性胰十二指肠切除术

对于局部进展胰腺癌患者，有文献指出即使无法获得R0切除，行姑息性胰十二指肠切除术（R1切除）也能显著延长生存期，但尚未见大型临床试验支持。姑息性手术作为中晚期胰腺癌的姑息性治疗手段，能够在一定程度上缓解患者的症状，提高患者的生活质量，可以作为综合治疗手段中的重要组成部分。

二、化疗

（一）全身化疗

化疗属于全身治疗手段中最重要的一种，晚期胰腺癌化疗的首要目的在于姑息治疗并延长生存期。体力状态较好的患者（ECOG评分为0～1，疼痛控制良好，胆道支架通畅以及充足的营养摄入）是化疗受益的最大人群。在活检证实为胰腺癌，接受过姑息性手术治疗后，体力状况良好，无远处转移者推荐接受化放疗。目前推荐的治疗方案为初始化放疗或优选的化疗序贯巩固性放疗。但开始化放疗前应该对患者的血液学和非血液学毒性恢复情况进行评估，根据评估状况决定单独化疗还是化放疗结合。化疗是中晚期胰腺癌的重要治疗方法，但研究证实胰腺癌属乏血供肿瘤，胰腺内部存在血胰屏障，限制化疗药物的进入，且存在多种耐药基因，因此化疗疗效较差。但随着新的化疗药物的出现，化疗的疗效得到了较大的提高。吉西他滨（gemcitabine，GEM）是首个由美国食品与药物管理局（FDA）批准用于胰腺癌治疗的化疗药物，目前已成为胰腺癌的标准化疗药物。最近的研究发现吉西他滨的输注速率可能对疗效有重要的影响。因为吉西他滨是一种前体药物，必须被磷酸化后才能发挥抗肿瘤活性。临床研究发现吉西他滨按照固定剂量速率给药[（FDR）350 mg/（m^2·min）]可将磷酸化吉西他滨的细胞内浓度最大化，获得更好的疗效。一项Ⅲ期、随机ECOG-6201试验也证实了吉西他滨FDR给药方式能获得更大的受益。

新近的研究已着眼于吉西他滨联合用药的选择上。目前新出现的联合用药方案包括FOLFIRINOX方案、吉西他滨联合白蛋白结合型紫杉醇、吉西他滨联合奥沙利铂等。

2003年，法国的一个研究组报道了一项开放性Ⅰ期研究的结果，由5-FU/亚叶酸钙加奥沙利铂和伊立替康组成的联合方案（FOLFIRINOX）治疗转移性胰腺癌与吉西他滨相比较，疗效更好，但不良反应更重，耐受性较差。使用时应严格掌握适应证，尤其是对患者的身体状况进行评估。一项晚期胰腺癌患者的多中心Ⅱ期试验也证实了伊立替康联合氟尿嘧啶/亚叶酸钙方案的有效性。GERCOR/GISCAD研究组将吉西他滨加奥沙利铂与单用吉西他滨进行比较，联合治疗组在中位无进展生存期和1年存活率上均明显优于单药组。

白蛋白结合型紫杉醇是近年来随着分子药物的发展出现的一种纳米微粒形式的紫杉醇，具有释放更加充分，吸收利用率更高，不良反应更小的优点。一项吉西他滨联合白蛋白结合型紫杉醇的Ⅰ/Ⅱ期试验中，23%的患者获得了完全缓解，55%获得部分缓解，8%获得了疾病稳定，显示出了良好的疗效，目前已成为二线治疗方案。另外一项转移性胰腺癌患者接受吉西他滨、多西他赛和卡培他滨（GTX）方案的研究中，总体缓解率为29%（所有的均为部分缓解），31%患者的肿瘤表现为疾病稳定状态。所有患者的中位生存期为11.2个月，而获得部分缓解的患者其中位生存期为13.5个月。但方案的毒性反应显著，3/4级白细胞减少的发生率为14%，3/4级血小板减少发生率为14%，3/4级贫血的发生率为9%。

（二）间质化疗

间质化疗是近年来出现的一种新的局部化疗方法，通过一定的方式将化疗药物与载体形成的缓释粒子植入肿瘤部位，使得化疗药物在局部持续释放，获得较高的肿瘤组织内浓度，增强化疗药物抗肿瘤效果，减少进入血液循环内药物剂量，减轻全身的血液毒性。小鼠人胰腺癌转移瘤模型试验也证实间质化疗能够有效抑制肿瘤的生长，并缩小了肿瘤体积。另外一项小样本对照研究发现，局部进展期胰腺癌术中5-氟尿嘧啶缓释剂植入治疗后取得了较好的疗效，生存时间得到显著延长，中位生存期9个月。间质化疗是一种有效的中晚期胰腺癌的治疗手段，但需要进一步研究。

（三）靶向治疗

吉西他滨联合靶向药物的（如贝伐珠单抗、西妥昔单抗）Ⅲ期临床试验发现，生物制剂并未增加局部晚期或者转移性胰腺癌患者的生存率。一项吉西他滨和厄洛替尼联合或不联合贝伐珠单抗治疗转移性胰腺癌的Ⅲ期试验发现贝伐珠单抗并未改善生存时间，不过带来了无进展生存期方面的显著获益。厄洛替尼联合吉西他滨已经被FDA批准用于局部晚期无法切除或转移性胰腺癌的一线治疗。NCCN推荐吉西他滨联合厄洛替尼作为体力状态良好的局部晚期或转移性胰腺癌的治疗选择之一，但与其他联合靶向药物的治疗方案尚需更多的临床试验证实疗效。

三、放疗

放疗也是控制中晚期恶性肿瘤进展的重要的局部治疗手段，但胰腺癌细胞对放疗敏感性较差，而且胰腺生理位置较深，周围存在许多重要的组织结构，包括脏器和血管等，常规放疗受放射剂量所限，达不到胰腺癌根治性剂量，导致临床疗效较差。

（一）调强放疗

调强放疗（intensity modulate radiation therapy，IMRT）是近年来放疗技术的重要进步，目前也逐渐被广泛应用于局部晚期胰腺癌患者的治疗。一项回顾性研究分析了15例接受IMRT而非三维适形放疗计划的局部晚期不可切除胰腺癌患者的临床资料，发现IMRT能显著增加靶区的照射量并减少局部器官的损伤，但目前IMRT的最大放射剂量仍未达成共识，进一步研究有待进行。

（二）体部立体定向放疗

体部立体定向放疗（stereotactic body radiation therapy，SBRT）是一种增加大体肿瘤放射剂量而减少邻近健康组织放射剂量的技术。一项样本量为77例的中晚期胰腺癌患者的回顾性分析显示，SBRT能有效地局部控制肿瘤的进展，但并未改善总生存期，而且存在剂量相关性毒性反应。目前SBRT也还没有确立标准的总剂量和分割剂量，NCCN推荐仅仅作为临床试验进行。

（三）三维适形放疗

三维适形放疗（three dimensional conformal radiation therapy，3D-CRT）是一种非共面、多角度、聚焦式照射。最大优点是定位准确，治疗精度高，与立体定向治疗相比，治疗范围更广。能最大限度地将照射剂量集中到靶区内，以杀灭肿瘤细胞，而周围正常组织和器官少受或免受不必要的照射。在提高肿瘤照射剂量的同时，能达到增加局部控制率和提高生存质量，并有望提高远期生存率。是目前除常规放疗外，应用最广的一种放疗方法。较单纯放化疗而言，局部晚期胰腺癌最为有效的治疗方法被认为是同步放化疗。

（四）图像引导的放疗

图像引导的放疗（image-guided radiotherapy，IGRT）是一种新型放疗技术。IGRT将影像学技术与放疗相结合，通过治疗前采集影像学信息来确定治疗靶区与治疗前计划靶区是否一致，以提高肿瘤放疗的精准性，达到最大程度杀灭肿瘤和保护正常组织器官功能。自适应放疗（adaptive Radiotherapy，ART）是IGRT发展后的一种形式，每个分次治疗开始时获取影像学图像，用离线方式测量每次摆位误差，然后根据最初5～9次的测量结果预测整个疗程的摆位误差，调整PTV和CTV的间距，修改治疗计划后实施后续分次治疗。图像引导下的自适应放疗是一项新兴的技术，目前尚存在较多问题，值得进一步研究。

四、介入治疗

对局部进展期胰腺癌通过介入治疗可以达到减轻症状，延长生存期的目的。局部动脉灌注化疗，能够提高胰腺局部血药浓度，达到最大程度杀伤肿瘤细胞的作用，且减少了全身化疗引发的不良反应。多种化疗药物已被证明对胰腺癌细胞有明显的杀伤和抑制作用，如吉西他滨、5-氟尿嘧啶、顺铂、多柔比星（阿霉素）等。胰腺的动脉血供主要来自于腹腔动脉干发出的肝动脉、脾动脉以及肠系膜上动脉（图39-6，图39-7），所以经腹腔动脉干或肠系膜上动脉灌注的化疗药物能覆盖整个胰腺。近年来采用吉西他滨和其他化疗药物如5-氟尿嘧啶联合应用，在腹腔动脉和肠系膜上动脉内同时灌注，取得了肯定的治疗效果。

（一）灌注动脉的选择

可根据肿瘤所在部位选择灌注动脉，但主要以动脉造影后肿瘤染色情况为依据，动脉灌注抗癌药物的基本原则为尽可能使导管头接近肿瘤供血区域（图39-8）。但因胰腺血供复杂，以及考虑肝转移可能，报道以肠系膜上动脉、脾动脉、胃十二指肠动脉居多（图39-9，图39-10）。

（二）PCS在胰腺癌动脉灌注中的应用

药盒导管系统（port catheter system，PCS）是应用介入的方法经皮穿刺股动脉或锁骨下动脉进行动脉插管

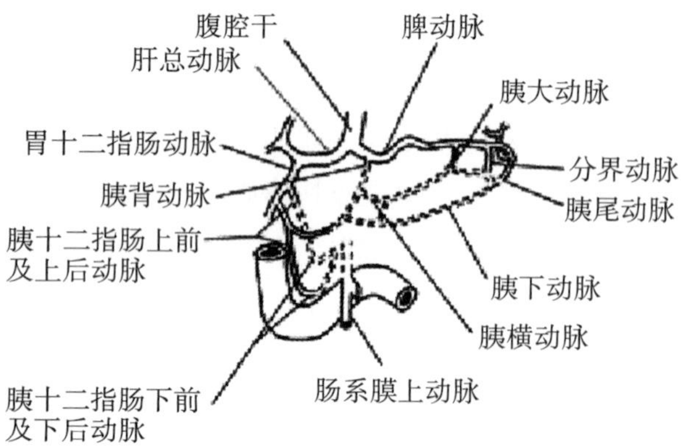

图39-6 胰腺动脉供血图

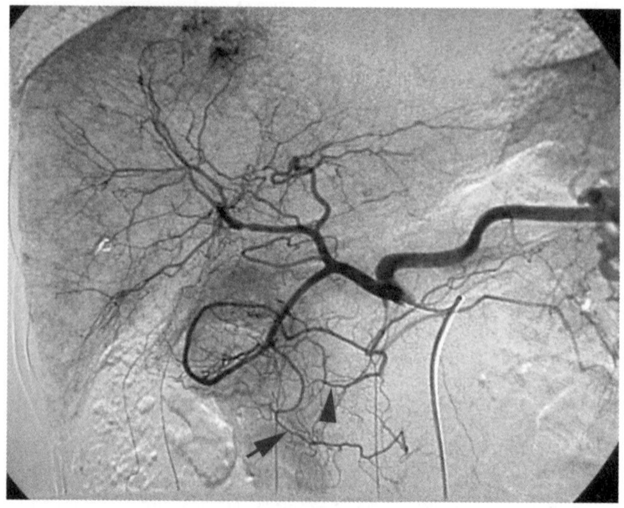

图39-7 DSA显示胰十二指肠动脉前弓（↑）、后弓（▲），供血胰头部

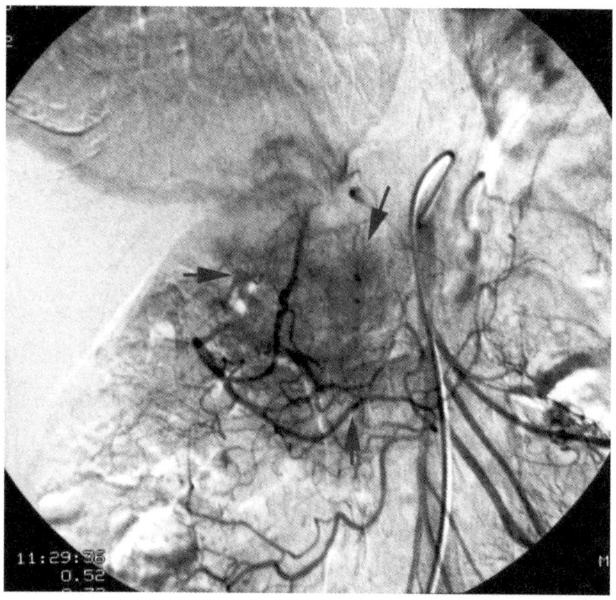

图39-8 胰头癌，肠系膜上动脉造影显示肿瘤染色（↑）

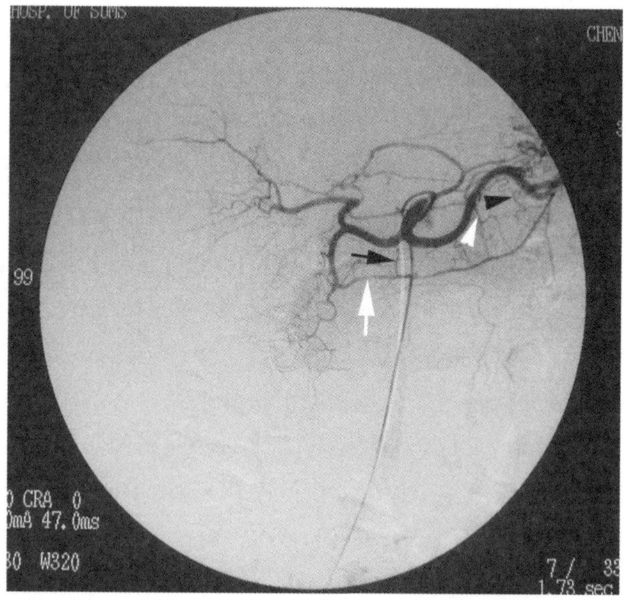

图39-9 DSA 显示胰横动脉（↑）、胰背动脉（→白色）、胰大动脉（△）、胰尾动脉（▲）

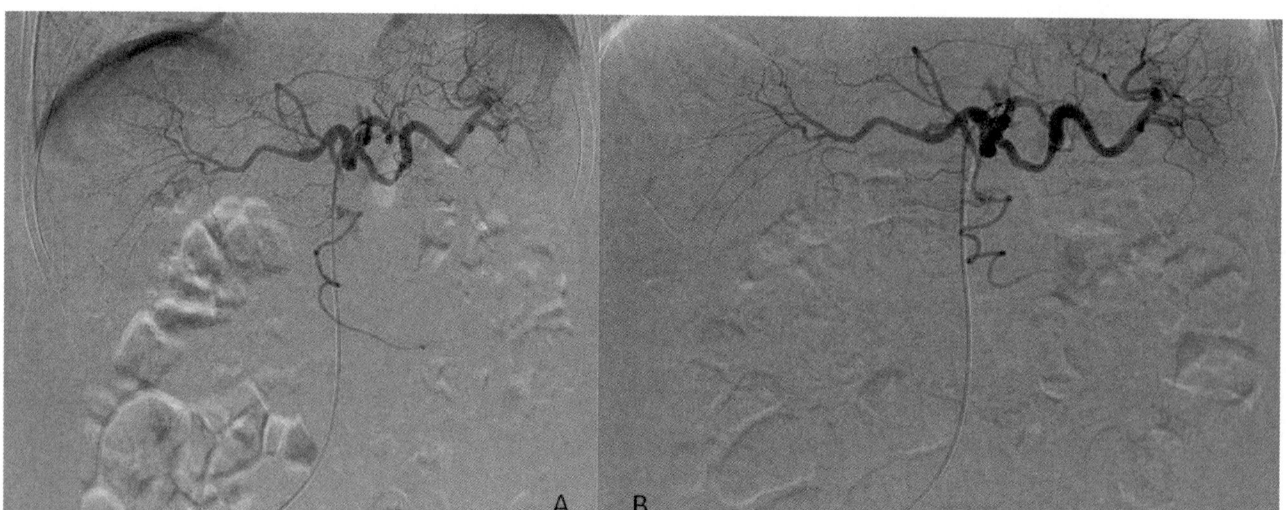

图39-10 经腹腔干动脉灌注化疗药物

植入PCS，并利用PCS进行化疗灌注。胰腺癌的药盒植入是应用导管进行腹腔动脉或/和肠系膜上动脉造影，再利用导丝交换药盒导管至肿瘤供血动脉，将导管与药盒连接，并将药盒埋植于穿刺点附近皮下。药盒植入后只需经皮穿刺药盒即可进行动脉化疗灌注。常用的化疗方案：ADM 50mg/m^2+NS 50mL（IA.pcs，dl）；DDP 30mg/ m^2+NS 100mL（IA.pcs，dl～d5）（ADF）；5-Fu 5 000mg/m^2+NS 170mL（IA.pcs，弹性压力泵连续5天）。

由于PCS在一次植入后可长期留置，克服了常规介入治疗需反复多次插管的缺点，这不仅方便患者，减少患者的医疗费用，也减少了临床医师的工作强度。而且，通过PCS可以按照肿瘤病理组织学类型和化疗药物药代动力学特点进行化疗，如时间依赖性化疗药物5-Fu，可通过外接弹性灌注泵连续数天持续灌注，增加了治疗效果。通过外接化疗灌注泵给药，不影响患者的日常生活，也可在门诊维持治疗。

PCS植入术有可能发生导管头移位、导管头堵塞等并发症。通过药盒灌注化疗药时，必须保证PCS系统通畅及药物不渗漏于皮下，以避免局部皮肤坏死、溃烂。药物应充分稀释，注药速度慢。

（三）术后处理

穿刺动脉下肢制动12 h，局部沙袋压迫6 h，注意观察患者足背动脉搏动及肢体的感觉、运动功能。术后应注意预防化疗副作用，使用大剂量顺铂的患者应给予水化3～5天，以减少顺铂对肾脏的损害。由于化疗引起胃肠道充血水肿，胃肠道抵抗致病菌的能力下降，术后应进行3～5天的抗感染治疗，以减少感染机会。

（四）术后副作用与并发症的处理

1. 造影剂过敏，严重的可导致休克。

2. 血管损伤、大出血，穿刺部位出血或血肿。

3. 动脉粥样斑块脱落、血栓形成导致正常组织供血动脉栓塞。

4. 化疗药的毒副作用如胃肠道反应、骨髓抑制、肝肾功能损害、发热、疼痛等。

（五）疗效评价

胰腺癌动脉灌注化疗的基本原理为大剂量冲击化疗，目的是以高浓度的抗癌药在短时间杀伤大量的癌细胞。因为局部灌注的药物浓度远远高于静脉给药，其杀伤癌细胞的作用亦应高于静脉给药。胰腺癌动脉灌注化疗的疗效，因选择的病例差异以及化疗药物的选择、用量及灌注次数不同有差异，各家报道不一。目前，《2012胰腺癌经动脉灌注化疗指南（草案）》中推荐可2～3周重复，或疼痛治疗缓解后再发时重复。

五、放射性粒子植入术

放射性粒子植入（radioactive seeds implantation）属于体内放射的范畴，也是一种更加完美的适形放疗（图39-11，图39-12）。^{125}I放射性粒子是目前临床治疗中最常用的放射性粒子。按照放射性粒子治疗计划系统（treatment planning system，TPS），在术中或超声、CT 引导下将放射性粒子源直接植入到肿瘤组织内，通过持续释放γ射线达到对肿瘤细胞杀伤的目的。胰腺癌属乏血供低氧性肿瘤，对放射线有较强的抵抗性，但在^{125}I 放射性粒子持续低剂量照射条件下乏氧细胞发生再氧合，其放射抵抗性降低。根据TPS确定肿瘤内植入粒子数目，尽量保证植入肿瘤组织内的放射性粒子源分布均匀，这样释放的γ射线才能有效地覆盖肿瘤以及亚肿瘤区域，对肿瘤起持续的放射治疗作用，而正常组织不受损伤或仅轻微受损。

（一）粒子植入剂量

^{125}I放射性粒子是将具有放射性的^{125}I核素制成颗粒源，外形为圆柱形钛合金封装体，长4.5mm，直径0.8 mm，临床使用粒子活度0.50～0.80 mCi，释放能量27～35 keV的低能γ射线，组织间穿透距离为1.7cm，放射半衰期为60.2天。术前先行胰腺CT扫描，将图像传送到放射性粒子计算机治疗计划系统（TPS）进行三维立体数字化影像重建，勾画靶区。根据肿瘤靶体积3个互相垂直的直径，计算肿瘤匹配周缘剂量（matched

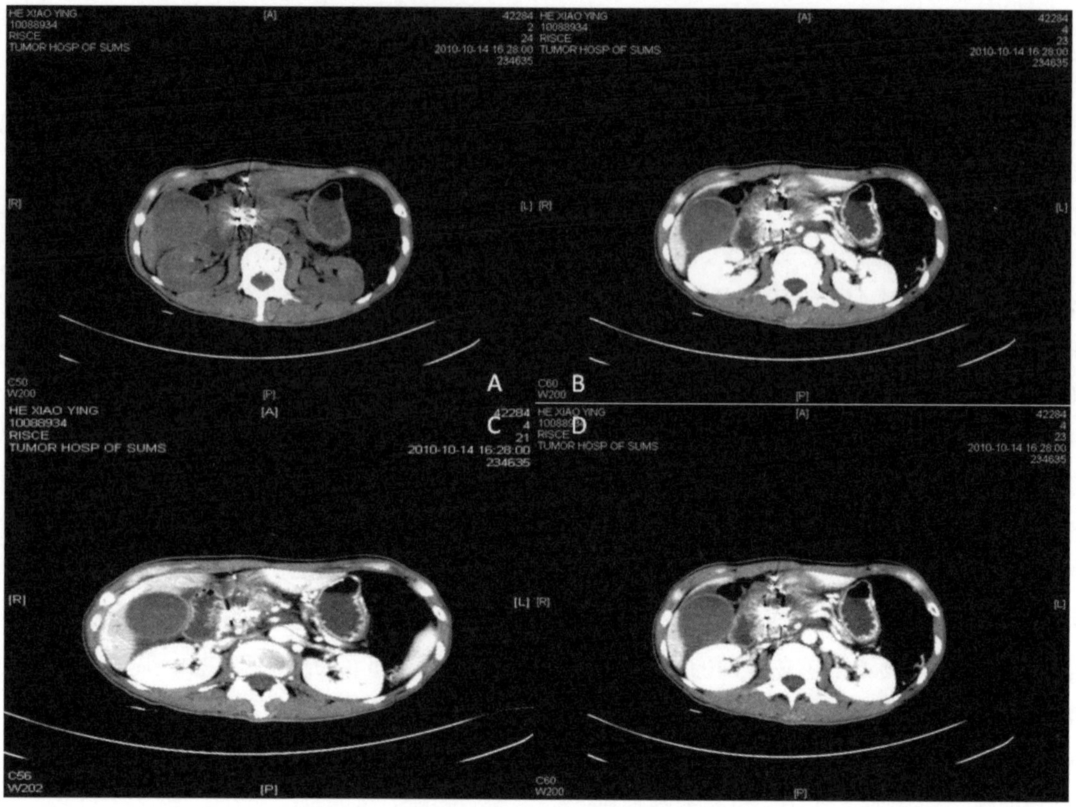

图39-11　胰头癌粒子植入术后CT扫描各期

A．平扫期；B．动脉期；C、D．门脉期，中间可见“小棒状”高亮影，即植入放射性粒子

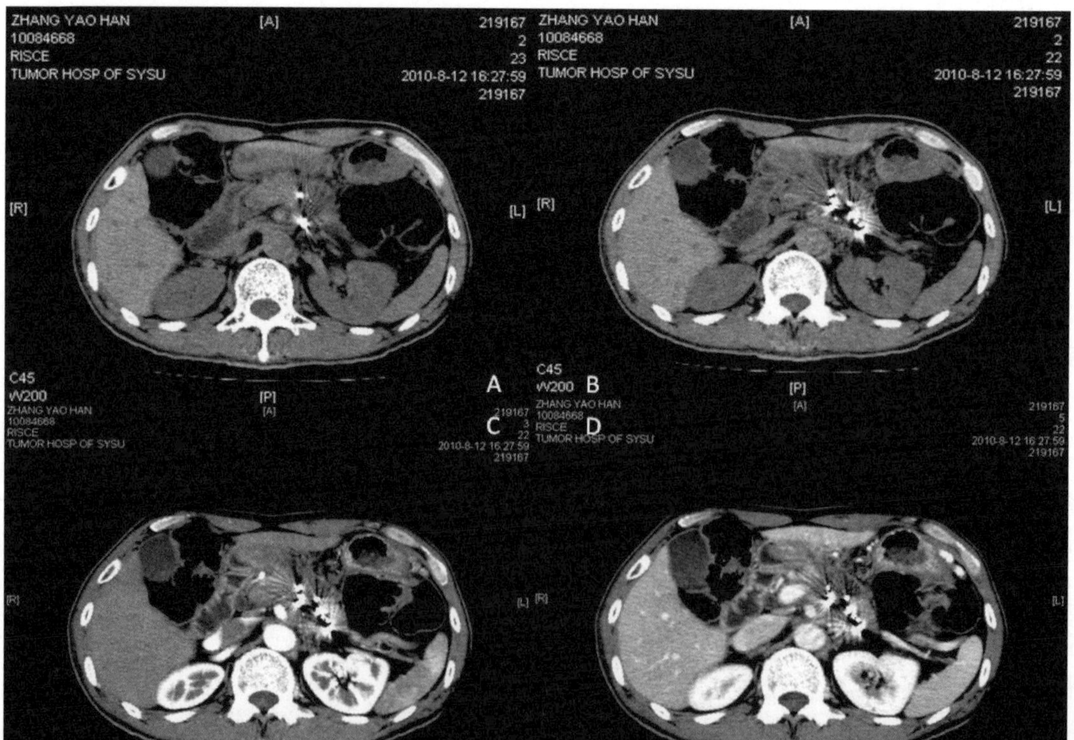

图39-12　胰尾部肿瘤粒子植入术后CT扫描各期

A．平扫期；B．动脉期；C、D．门脉期，中间可见“小棒状”高亮影，即植入放射性粒子

peripheral dose，MPD）、粒子放射性活度、所需粒子数、粒子的空间分布，由此确定植入导针的位置、方向及植入粒子的数目，初始剂量率一般为7 cGy/h。粒子植入间距0.5～1.0 cm，注意避开胰腺周围大血管、重要器官和胰管，MPD为80～130Gy。

（二）粒子植入术后防护

^{125}I放射性粒子用钛合金密封植入体内，不参与体液循环，因此不会排出体外。在空气中辐射半径为70～100 cm。^{125}I衰变产生的C射线穿透性较弱，在组织和铅中的半价层厚值分别为17mm和0.025 mm，因此1 mm厚的铅防护即可阻挡99%以上的^{125}I所产生的辐射。术后均让患者自行购买铅衣，平时穿戴，并减少到人群聚集的地方活动。^{125}I放射性粒子植入时有关医护人员会受到少量的放射线照射。根据放射卫生防护基本标准，非专职放射工作人员年限制标准为5mSv/年，^{125}I放射性粒子的治疗只要适当防护，经过3个半衰期后，对周围人群无害。

（三）粒子植入的疗效评价

目前植入体内的方式有3种：①模板种植；②超声、CT等影像引导下种植；③术中种植。由于其放射性辐射作用，术中植入对术者存在一定损伤，故一般采用医学影像学引导下植入。由于含气肠腔的干扰，超声显像质量较差，对肿瘤的边界及植入的范围的监测存在缺陷，限制了其应用。CT是目前中山大学肿瘤防治中心最常用的治疗引导方式，其具有定位准确，不受肠腔的影响，能够明确显示植入粒子的分布，随时调整植入的路径等优点（图39-12，图39-13）。吴沛宏教授专业团队是国内较早开展胰腺癌粒子植入治疗的团队之一，在粒子植入方面取得了较多的经验和成果。张福君等报道26例^{125}I 放射性粒子植入治疗胰腺癌患者，2例患者共3 粒^{125}I 放射性粒子迁徙至肝脏内，1 例患者白细胞轻度下降，未见胰瘘、胰腺炎、肠出血、腹腔内脓肿等严重并发症。高飞等报道放射性粒子植入治疗联合区域性动脉灌注化疗组的比例完全缓解+部分缓解（CR+PR）（75.0%）明显高于单纯动脉灌注化疗组（27.3%）；6个月、9个月生存率分别为83.3%、75.0%，单纯动脉灌注组6个月、9个月生存率分别为72.7%、45.5%，无统计学差异，但12个月生存率为50.0%（中位生存期13.1个月），明显高于单纯动脉灌注组9.1%（中位生存期8.7个月）；两组并发症无统计学差异。

总体而言，放射性粒子植入治疗是一种安全有效的局部治疗手段，能够有效抑制肿瘤的生长，一定程度上缓解临床症状，且不良反应小，不影响患者的生活质量，在中晚期胰腺癌的治疗中发挥了重要的作用。

六、冷冻治疗

（一）发展历史

随着物理技术的进步，美国神经外科医师Irving Cooper 在1913年与工程师Arnold Lee合作制作了一种应用于冷冻治疗中的探针（Probe），这就是现代冷冻探针的雏形。后来出现的冷冻消融针均在此基础上进行了改良。自20世纪70年代，现代影像技术得到了突破性的进展，出现了320排甚至更高排数的CT，1.0T甚至3.0T的高场强的MRI，实现了超快速扫描及强大的后期图像处理，标志着现代冷冻技术的建立。氩氦冷冻治疗系统是目前最先进的冷冻治疗技术，由美国ENDOCARE和以色列伽利略公司生产，1993年问世，现广泛应用于临床治疗各种恶性肿瘤。但目前为止，有关胰腺癌冷冻治疗方法及结果的报道仍然较少。

（二）治疗机制

胰腺癌冷冻治疗的机制比较复杂，目前认为主要包括以下几个方面：

1．冷冻治疗的物理作用　冷冻治疗能够显著降低肿瘤细胞的温度，在肿瘤中形成冰晶，造成肿瘤细胞死亡。据研究，冷冻消融探针最低温度能够达到-180° C，远远低于肿瘤细胞死亡的临界温度-40° C，从而造成肿瘤细胞膜脂质及膜蛋白发生变性，引起细胞膜的损伤。有研究报道称是由于细胞内冰的机械作用刺破细胞膜，造成细胞坏死。但也有人认为是细胞内由于类脂膜的保护而不会形成冰晶，仅仅细胞外液形成冰晶，造成高渗状态，大量水分通过破坏的细胞膜，造成细胞脱水萎缩。目前认为冷冻造成细胞死亡主要包括3种方式：①细胞内冰晶形成造成细胞膜的机械损伤，造成细胞破裂，引起细胞坏死。②溶质损伤，低温下，细胞内形成冰晶，致使细胞内电解质浓度升高，引起细胞中毒死亡。复温时由于细胞膜的损伤造成细胞内水分外流，细胞脱水萎缩，导致细胞坏死。③在冷冻治疗的边缘地带（温度>-15° C），冷冻温度不足以杀灭肿瘤细胞，肿瘤细胞会启动凋亡机制，发生凋亡。

2．微循环障碍　低温能够促使肿瘤组织周围血管收缩，血流减慢，加上肿瘤细胞释放的大量促凝血因子，血液黏稠度增高，另外细胞内外及血管内冰晶形成，造成血管内皮的损伤，共同促进了微血栓的形成，阻塞肿瘤组织周围小血管，造成肿瘤组织缺血缺氧，发生坏死。复温过程中，肿瘤细胞崩解坏死，形成碎片，加重血液高凝状态，促进血栓形成，加之复温过程中血管损伤加重，血管壁断裂，形成再灌注损伤，肿瘤组织大量坏死。

3．冷冻后免疫效应　冷冻治疗后能够激发人体免疫早已为临床及实验研究所证实，但具体机制尚不明确。有报道称冷冻治疗后数小时至几天内肿瘤组织周围出现炎症反应，淋巴细胞聚集，巨噬细胞的数量逐渐增加。大量肿瘤细胞被巨噬细胞吞噬，细胞崩解后产生大量肿瘤抗原，经过处理后被抗原呈递细胞（APC）呈递给T淋巴细胞，产生细胞免疫效应。也有报道称存在补体激活途径，肿瘤抗原诱导产生的抗体能够与肿瘤细胞表面膜蛋白结合，通过补体经典激活途径，产生补体依赖性细胞毒素作用引起残存肿瘤细胞发生坏死。肿瘤抗原也可以直接刺激B细胞及NK细胞，使B细胞产生专一性抗体，抗原抗体结合产生体液免疫反应及非特异性杀伤作用。也有报道冷冻治疗后肿瘤细胞、间质细胞、免疫细胞等可能产生大量细胞因子，如IL-12、IL-6等促进$CD4^+$T淋巴细胞分化形成Th1细胞；还可以诱导自然杀伤细胞、CTL增生，并增强其细胞毒性和分泌毒性介质的能力。也有报道称，冷冻治疗后具有负向免疫调节作用，但具体机制仍待明确。

4．疗效评价　目前关于冷冻治疗中晚期胰腺癌的报道较少，更缺少前瞻性临床研究报告。氩氦冷冻治疗系统是冷冻治疗技术发展中的最新成就，是超低温治疗学的基础和临床研究成果，但由于胰腺特殊的生理特性，尤其是晚期胰腺癌，与周围组织粘连，界限显示不清，多伴有黄疸、神经丛侵犯，因此受目前治疗手段所限，不推荐冷冻治疗应用于中晚期胰腺癌。随着冷冻治疗的发展，将来可能成为中晚期胰腺癌重要的治疗手段。

七、射频消融治疗

射频消融治疗（radiofrequency ablation，RFA）是一种物理热消融手段，早期在不可切除的肝癌治疗中取得了较好的疗效，逐渐应用于其他实体恶性肿瘤。目前的射频消融治疗主要经过了3个发展阶段：第一阶段，单电极实心射频针阶段。单电极实心射频消融针消融直径大约1.6cm，应用于不可切除的大肝癌时，难以满足临床治疗的需要，限制了其应用。第二阶段，出现了多电极射频针、冷凝电极针等，以Radiotherapeutics的LeVeen多电极针和Radionics的Internally-cooled electrodes中空水冷凝电极针为代表，消融直径在3.5 ~ 5.0 cm，进一步提高了消融的范围。第三阶段，也是目前临床应用的新一代的复合电极针，如集束冷凝电极针、双极盐水增强电极针等。以olympus 的 Celon Power为代表，融合多种电极针的优点，消融直径在5.0 ~ 7.0 cm。而且还可以使用多针，根据肿瘤的形状布针，获得最大程度的肿瘤完全消融灭活。电极针的发展及消融范围的不断扩大，使得射频消融治疗在实体肿瘤的治疗中发挥了越来越重要的作用。

（一）射频消融原理

1．RFA　是一种物理热消融技术，消融电极能够产生（450 ± 50）kHz的高频电磁波，产生高变电场，组织中的带电粒子在磁场的作用下发生移动，相互摩擦，产生热量，使局部温度达到90 ~ 120℃，从而使肿瘤组织细胞发生热凝固性变性和坏死，从而达到杀灭肿瘤的目的。产生热量的原理与微波不同，微波发热是利用天线产生规则的外电场。机体组织中极性分子受到外电场的作用发生急速转动，造成分子之间的相互碰撞，相互摩擦，产生热量。也有报道称高温使癌细胞浆内溶酶体的活性增高，并产生新的溶酶体酶而使其自溶。

2. 调节免疫作用　目前具体机制尚未阐明。热凝固使肿瘤释放出抗原，产生相应抗体，激活人体自身免疫。但也有人认为射频消融造成蛋白凝固，所谓的抗原无法释放到血液中。不过临床能够观察到射频消融治疗后患者免疫得到改善，免疫抑制情况得到改善。由于热消融治疗后，蛋白发生凝固，给具体机制的研究带来一定困难。

3. 微循环障碍　肿瘤组织中微血管呈不规则分布，阻力大，血流速度慢，且肿瘤细胞较正常细胞含水量高，加温后瘤组织升温较快，肿瘤细胞在高温下可发生血流停滞，瘀血缺氧，发生坏死。

（二）疗效评价

吴沛宏教授在国内率先开展经脾胰尾部恶性肿瘤的射频消融治疗，取得了良好的疗效，未出现严重的术后并发症，但由于病例数较少，未能形成系统观察，具体疗效有待进一步研究探索。Matsui等报道了20例不可切除胰腺癌采用RFA的治疗经验，治疗后并发症包括感染性休克和消化道出血，但治疗组和对照组的中位生存时间在统计学上没有差异。Spiliotis等报道了RFA治疗胰腺癌的对照研究，结果显示对照组平均生存期及中位生存期分别为13个月及11个月，两组生存期差异明显。但由于目前报道较少，具体疗效有待进一步验证。由于胰腺特殊的生理特性，尤其是胰头部位的中晚期恶性肿瘤，常常浸润性向周围生长，包绕血管、胆管及十二指肠等重要的生理结构，射频消融治疗胰头癌时，往往“玉石俱焚”，无法控制消融的范围，无法保护周围重要的器官、血管、神经等，所以胰头部位的中晚期恶性肿瘤一般不考虑给予射频消融治疗。胰体尾部的恶性肿瘤周围也存在脾动脉、胰背动脉等，必须考虑严格的适应证。

八、微波治疗

（一）发展历史

微波消融治疗是基于温热治疗的肿瘤微创治疗方法。微波是一种频率为300MHz～300GHz、波长为1mm～1m范围的高频电磁波，频率越高，波长越短，穿透力也越弱。临床上最常用的微波频率为2 450MHz，波长为12.25 cm。1986年，日本首先开展了微波消融在肝癌中的治疗研究。20世纪90年代，董宝玮在国内率先开展微波消融治疗肝癌的研究。随着医学影像学技术的进步及肿瘤治疗观念的转变，微波消融治疗逐渐被广泛应用于多种肿瘤的治疗。20世纪90年代最早使用的是第一代微波消融天线，无内置冷循环系统，容易出现中心碳化，消融横轴太短，形状不规则，且辐射器在前端，容易损伤。2000年以后，在第一代微波消融天线的基础上进行了改进，形成了第2代微波消融天线，加装了内置冷却装置，减少了消融灶的碳化，使消融范围更加规则椭圆形，可以更好地覆盖肿瘤，但仍然需要穿刺针引导。2003年，第3代微波消融针出现，实现了穿刺系统、辐射系统与水冷循环系统的融合，能够承受更大的功率输出，且消融范围进一步接近椭圆，更加符合临床需要。

（二）治疗机制

1. 生物物理效应　微波波束可被适当形态的天线聚焦，使能量集中，产生规则的外电场。机体组织中极性分子受到外电场的作用发生急速转动，造成分子之间的相互碰撞，相互摩擦，产生热量。另外组织中带电粒子会在外电场作用下发生振动，与周围离子或者分子相互碰撞而产热。在规则形状的外电场中的组织因为极性分子及带电粒子的相互碰撞而产生高温，形成与外电场范围相似的坏死形状。光镜下观察：坏死区正常胰腺结构小时，组织大片状坏死，细胞核固缩、核仁消失。也有报道称高温使癌细胞浆内溶酶体的活性增高，并产生新的溶酶体酶而使其自溶。

2. 调节免疫作用 目前具体机制尚未阐明。肿瘤患者普遍存在免疫抑制，自身抗肿瘤作用减弱。有报道称微波热凝固使肿瘤释放出抗原，产生相应抗体，激活人体自身免疫。但也有部分专家持不同意见，认为微波消融造成蛋白凝固，所谓的抗原无法释放到血液中。但有报道称微波固化术使热休克蛋白HSP70的表达上调，HSP能够刺激机体的单核巨噬细胞、DCs、NK细胞等固有免疫细胞活化，介导免疫细胞产生相关细胞因子，参与免疫细胞的成熟分化和免疫学信号途径优化等过程，从而提高抗肿瘤免疫作用。另外有报道称微波消融治疗可以逆转Th1/Th2比例失衡。正常机体的Th1/ Th2存在平衡，当Th1向Th2发生转化时，机体免疫处于抑制状态，肿瘤能够逃逸免疫的监控。也有固化瘤苗理论，称治疗后的肿瘤细胞膜、细胞质及细胞核中的抗原充分暴露，刺激机体产生免疫反应。另外消融周边未发生坏死的组织结构会发生凋亡。

3. 微循环障碍 肿瘤组织中微血管呈不规则分布，阻力大，血流速度慢，且肿瘤细胞较正常细胞含水量高，加温后瘤组织升温较快，肿瘤细胞在高温下可发生血流停滞，瘀血缺氧，发生坏死。

（三）应用评价

目前关于胰腺癌应用微波固化术进行治疗的临床报道极少，与胰腺癌特殊的生理结构有关；①解剖方面：胰头肿瘤周围包绕有胆总管、十二指肠、胃、横结肠及门静脉等重要脏器组织，微波固化术极有可能对它们造成热损伤。②胰腺癌的生物学特性：胰腺癌常包绕肠系膜上动脉等血管呈弥漫性生长，并向后腹膜浸润生长，因此彻底消融肿瘤组织显得不切实际。③热沉效应：胰腺周围血管丰富，血流往往带走一部分热，造成肿瘤消融不完全，并且有可能造成周围血管的损伤及胆总管的损伤。目前不推荐微波治疗在中晚期胰腺癌中应用，随着微波治疗的进一步发展，将来有可能成为中晚期胰腺癌重要的治疗手段。

九、高能聚焦超声

高能聚焦超声（high-intensity focused ultrasound，HIFU）是近年来出现的一种新的无创治疗方法，通过体外定位，无须创伤即可治疗体内恶性肿瘤，在其他一些恶性肿瘤治疗中取得了较好的疗效。

（一）治疗原理

1. 生物物理效应 利用超声波具有的可视性、组织穿透性和聚焦性等物理特性，将体外低能量超声波聚焦到靶目标处，焦点区产生的高热效应、空化效应、机械效应、声化学效应等致靶区内组织在0.5～1.0 s内骤升至65～100℃高温，从而导致靶区内的组织出现不可逆转的变性坏死，直接破坏体内深部肿瘤组织，使其细胞内蛋白质迅速凝固，引起肿瘤细胞的不可逆性死亡，从而起到杀灭肿瘤细胞，达到治疗目的。

2. 调节免疫作用 高能聚焦超声属于热消融治疗中的一种，也能够对人体免疫进行调节，解除免疫抑制，刺激机体产生特异性肿瘤抗体，提高对肿瘤的识别与杀灭能力。

（二）疗效评价

HIFU治疗时间较长，尤其是治疗较大肿物，而且由于超声通道、含气胃肠道、呼吸的移动等因素也能够影响治疗的疗效。但目前国内尚未见HIFU治疗胰腺癌的可信报道，本中心在全国最早开展HIFU消融治疗中晚期胰腺癌，但效果较差，治疗后患者均出现不同程度的并发症，并最终导致死亡。HIFU 在中晚期胰腺癌的治疗中还处于初级阶段，还有待于进一步的完善和提高。

十、生物治疗

肿瘤生物治疗（biotherapy）是以一种利用生物工程技术，通过相应的分子产物抑制或杀伤肿瘤细胞，提高机体免疫，从而达到消灭肿瘤的目的。目前主要包括免疫治疗、基因治疗等。基础研究显示早期胰腺癌对免疫刺激较为敏感，早期胰腺癌免疫治疗效果明显更佳，可延长患者的生存时间，改善生活质量。中晚期胰腺癌机体免疫抑制明显，因此生物治疗应该联合手术、化疗、微创治疗等，才能获得更好的疗效。目前，免疫治疗手段包括细胞因子治疗、单克隆抗体导向治疗、特异性主动免疫治疗、过继性细胞免疫治疗等。细胞因子治疗主要有白细胞介素（IL）、干扰素（IFN）、肿瘤坏死因子（TNF）和集落刺激因子（CSF）4大类，部分已应用于胰腺癌临床治疗中。Krastev等利用IL-2联合其他治疗中晚期胰腺癌患者，取得了85%的有效率，而且大大提高了存活率。Nukui等采用IFN-α联合放化疗（氟尿嘧啶、顺铂）治疗胰腺癌切除术后患者，患者2年存活率达84%。目前已试用于胰腺癌疫苗制备的肽类抗原有MUC1、CEA以及突变的H-ras多肽等。基因治疗方法多样，包括反义核酸技术和小干扰RNA技术抑制已激活的原癌基因（如*K-ras*、*LSM1*基因）、基因替代疗法替代已失活的抑癌基因（如*p53*、*CDKN2A*、*CDKN1A*基因）、调控细胞信号转导通路、基因介导的前体药物激活治疗以及溶瘤病毒的应用等。但目前生物治疗中晚期胰腺癌仅仅是初步试验阶段，广泛应用于临床还需要很长的路去探索。

十一、未来展望

胰腺癌是目前临床上治疗效果较差的恶性肿瘤之一，其发病率及死亡率逐年升高，在国内已成为排名第7的恶性肿瘤，发病率与死亡率几乎持平，严重威胁人类生命健康。胰腺癌的早期诊断及早期治疗仍然存在较大的困难，多数患者就诊时已是中晚期。但随着新技术、新药物的出现和大规模临床试验的开展，治疗效果已经较前有了明显的提高，并积累了丰富的治疗经验。目前多学科综合治疗已成为中晚期胰腺癌标准治疗手段，包括姑息手术、化疗、微创治疗、中医中药治疗甚至基因治疗等。姑息减症手术在一定程度上能够减轻患者症状，提高患者的生活质量。各种新的化疗方案也大大提高了化疗的疗效，随着放疗技术的进步，放疗对中晚期胰腺癌也取得了较大的进步。微创介入治疗是近年来出现的治疗史上的革命，是随着医学影像学的发展，医疗水平的提高以及人们对生活质量要求的提高而出现的一种创伤小、疗效高的治疗手段，包括了射频消融、微波消融、放射性粒子植入等等。但由于胰腺癌的特殊病理生理表现，血管介入治疗与放射性粒子植入治疗是目前比较常用的治疗手段，尤其是胰头部位的恶性肿瘤，具有安全、有效的特点。热消融与冷消融治疗强度大，治疗过程中极容易损伤胰头周围的重要生理结构，造成危险。但对于胰尾部位的恶性肿瘤，吴沛宏教授首先开展了经脾胰尾部恶性肿瘤的射频消融治疗，取得了较好的疗效。相信随着技术的进步，热消融与冷消融治疗将会发挥更大的作用。光动力治疗以及纳米刀是近年来出现的新的微创治疗技术。光动力治疗利用瘤内注射光敏剂后由激光照射激发，光敏剂产生活性氧造成肿瘤血管的内皮细胞损伤，导致肿瘤局部微循环障碍来达到治疗目的。纳米刀是利用电钻孔破坏细胞膜的完整性及通透性使肿瘤细胞死亡而达到治疗的目的。但由于其条件所限，难以应用于中晚期胰腺癌。生物治疗是随着生物工程技术的进步出现的一种全身性的治疗方法，能够有效弥补微创治疗存在微创消融不彻底的缺陷，联合微创消融治疗能大大提高治疗的疗效，目前已在临床上逐渐推广开来。中医中药传承五千年的精华，是值得发掘的宝库。中药具有提高机体自身调节能力和抗肿瘤的作用，而且毒性小，在临床上也取得了一定的疗效。

胰腺癌的治疗经历了几十年的演变、发展，目前仍是最难早期发现、恶性程度最高、预后最差的肿瘤之一。深入研究胰腺癌发生发展的基因分子生物学机制、积极探索新的治疗手段，以及正确合理地多种治疗手段综合治疗，是未来胰腺癌治疗的发展方向。

（吴沛宏　董军）

参考文献

[1] 吴沛宏，张福君，吴志荣．肝癌微创治疗与多学科综合治疗[M]．北京：军事医学科学出版社，2013．

[2] 王成锋，赵平，单毅，等，5–氟尿嘧啶缓释剂植入治疗局部进展期胰腺癌[J]．中华肿瘤杂志，2010，32（9）：706–708．

[3] 李槐，闫东．胰腺癌经动脉灌注化疗指南（草案）[J]．介入放射学杂志，2012，（5）：353–355．

[4] 张福君，吴沛宏，赵明，等．CT导引下125I粒子植入治疗胰腺癌[J]．中华医学杂志，2006（4）：223–227．

[5] 高飞，范卫君，顾仰葵，等．125I放射性粒子植入联合区域性动脉灌注化疗对中晚期胰腺癌的作用[J]．中山大学学报（医学科学版），2008（4）：459，461–464．

[6] Hart LS，WS El–Deiry．Invincible，but not invisible：imaging approaches toward in vivo detection of cancer stem cells[J]．J Clin Oncol，2008，26（17）：2901–2910．

[7] House MG，M A Choti．Palliative therapy for pancreatic/biliary cancer[J]．Surg Clin North Am，2005，85（2）：359–371．

[8] Soderlund C，S Linder．Covered metal versus plastic stents for malignant common bile duct stenosis：a prospective，randomized，controlled trial[J]．Gastrointest Endosc，2006，63（7）：986–995．

[9] Zervos EE，Rosemurgy AS，AL–Saif O，et al．Surgical management of early–stage pancreatic cancer[J]．Cancer Control，2004，11（1）：23–31．

[10] Grunewald R，A bbruzzese JL，Tarassoff P，et al．Saturation of 2'，2'–difluorodeoxycytidine 5'–triphosphate accumulation by mononuclear cells during a phase I trial of gemcitabine[J]．Cancer Chemother Pharmacol，1991，27（4）：258–262．

[11] Poplin E，Feng Y，Berlin J，et al．Phase Ⅲ，randomized study of gemcitabine and oxaliplatin versus gemcitabine（fixed–dose rate infusion）compared with gemcitabine（30–minute infusion）in patients with pancreatic carcinoma E6201：a trial of the Eastern Cooperative Oncology Group[J]．J Clin Oncol，2009，27（23）：3778–3785．

[12] Ychou M，Conroy T，Seitz JF，et al．An open phase I study assessing the feasibility of the triple combination：oxaliplatin plus irinotecan plus leucovorin/ 5–fluorouracil every 2 weeks in patients with advanced solid tumors[J]．Ann Oncol，2003，14（3）：481–489．

[13] Conroy T，Paillot B，Francois E，et al．Irinotecan plus oxaliplatin and leucovorin–modulated fluorouracil in advanced pancreatic cancer––a Groupe Tumeurs Digestives of the Federation Nationale des Centres de Lutte Contre le Cancer study[J]．J Clin Oncol，2005，23（6）：1228–1236．

[14] Louvet C，Labianca R，Hammel P，et al．Gemcitabine in combination with oxaliplatin compared with gemcitabine alone in locally advanced or metastatic pancreatic cancer：results of a GERCOR and GISCAD phase Ⅲ trial[J]．J Clin Oncol，2005，23（15）：3509–3516．

[15] Von Hoff DD，Ramanathan R，Borad M，et al．SPARC correlation with response to gemcitabine（G）plus nab–paclitaxel（nab–P）in patients with advanced metastatic pancreatic cancer：A phase Ⅰ/Ⅱ study [abstract] [J]．J Clin Oncol，2009，27（suppl）：4525．

[16] Fine RL，Fogelman DR，Schreibman SM，et al．The gemcitabine，docetaxel，and capecitabine（GTX）regimen for metastatic pancreatic cancer：a retrospective analysis[J]．Cancer Chemother Pharmacol，2008，61（1）：167–175．

[17] Okino H，Ryom，Tatsuya M，et al．Trans–tissue，sustained release of gemcitabine from photocured gelatin gel inhibits the growth of heterotopic human pancreatic tumor in nude mice[J]．Clin Cancer Res，2003，9（15）：5786–5793．

[18] Philip PA，Jacqueline B，Corless CL，et al．Phase Ⅲ study comparing gemcitabine plus cetuximab versus gemcitabine in patients with advanced pancreatic adenocarcinoma：Southwest Oncology Group–directed intergroup trial S0205[J]．J Clin Oncol，2010，28（22）：3605–3610．

[19] Kindler HL，Niedzwiecki DD，Sutherland S，et al．Gemcitabine plus bevacizumab compared with gemcitabine plus placebo in patients with advanced pancreatic cancer：phase Ⅲ trial of the Cancer and Leukemia Group B（CALGB 80303）[J]．J Clin Oncol，2010，28（22）：3617–3622．

[20] Allegra CJ，Greg Y，O'Connell MJ，et al．Phase Ⅲ trial assessing bevacizumab in stages Ⅱ and Ⅲ carcinoma of the colon：results of

NSABP protocol C-08[J]. J Clin Oncol, 2011, 29 (1): 11-16.

[21] Spalding AC, Jee KW, Vineberg K, et al. Potential for dose-escalation and reduction of risk in pancreatic cancer using IMRT optimization with lexicographic ordering and gEUD-based cost functions[J]. Med Phys, 2007, 34 (2): 521-529.

[22] Chang DT, Schellenberg D, Shen J, et al. Stereotactic radiotherapy for unresectable adenocarcinoma of the pancreas[J]. Cancer, 2009, 115 (3): 665-672.

[23] Matsui Y, Nakagawa A, Kami yand Y, et al. Selective thermocoagulation of unresectable pancreatic cancers by using radiofrequency capacitive heating[J]. Pancreas, 2000, 20 (1): 14-20.

[24] Spiliotis JD, Datsis AD, Michalopeulos NV, et al. Radiofrequency ablation combined with palliative surgery may prolong survival of patients with advanced cancer of the pancreas[J]. Langenbecks Arch Surg, 2007, 392 (1): 55-60.

[25] Krastev Z, Koltchakov V, Tomov B, et al. Non-melanoma and non-renal cell carcinoma malignancies treated with interleukin-2[J]. Hepatogastroenterology, 2003, 50 (52): 1006-1016.

[26] Nukui Y, V J Picozzi, L W Traverso. Interferon-based adjuvant chemoradiation therapy improves survival after pancreaticoduodenectomy for pancreatic adenocarcinoma[J]. Am J Surg, 2000, 179 (5): 367-371.

第四十章　新发糖尿病与胰腺癌关系的研究

胰腺癌是常见的消化系统恶性肿瘤，早期临床表现不明显，一旦发现多为晚期，而且发展迅速，转移率高，预后恶劣。流行病学研究表明，胰腺癌的发生是多种因素协同作用的结果，而在20世纪早期，人们就认识到胰腺癌和糖尿病（diabetes mellitus，DM）存在相互关系，但两者的因果关系一直存有争论。

一、胰腺癌相关糖尿病的定义

DM是一组以慢性血葡萄糖水平增高为特征的代谢性疾病，是由于胰岛素分泌和（或）作用缺陷所引起。目前认为，依据代谢和激素特点的不同可分为3种类型：1型DM（T1DM），患者胰岛素严重或者绝对缺乏，需要外源性胰岛素进行补充；2型DM（T2DM），多伴有肥胖，外周组织对胰岛素产生抵抗，致使血糖与胰岛素均升高；胰源性DM（T3cDM），以血糖调节激素严重缺乏为特点，与胰腺外分泌功能相关的良、恶性疾病有关，包括各种原因导致的急慢性胰腺炎、胰腺囊肿、胰腺创伤或胰腺切除术、囊性纤维化病、血色病、纤维钙化性胰腺病等。

近几年的研究表明某些糖尿病可看作胰腺癌的早期表现，并将其定义为新发糖尿病（new-onset diabetes），即大部分糖尿病发生在癌症诊断前2年内，发病年龄>55岁，非肥胖，尽管药物严格控制，糖尿病病情仍然恶化，体重下降。对于此类糖尿病，许多学者认为并将其命名为“胰腺癌相关糖尿病（pancreatic cancer associated diabetes mellitus，PCDM）”，并且这符合上述类型中的T3cDM。与普通糖尿病患者相比，PCDM有其相应的临床特点：①发病年龄相对比较大，约 1%的 50 岁以上糖尿病患者在确诊为糖尿病后的 3 年内被诊断为胰腺癌，明显高于一般糖尿病患者群。②多无糖尿病家族史。③患者常无多饮、多食、多尿的“三多”症状，但短期内常有明显的体重下降。④快速形成对胰岛素的周围拮抗作用。⑤肿瘤标志物CEA和CA19-9常有异常。

二、新发糖尿病与胰腺癌的相关性

胰腺癌和糖尿病的关联性一直存在争议。Huxley 等通过荟萃分析发现与非糖尿病患者比较，4 年以下糖尿病病史的患者，其胰腺癌患病危险较有 5 年以上糖尿病病史者高50%。这一研究认为糖尿病与胰腺癌明显相关，但其危险性反不与糖尿病病程相关。

在 Chari 等进行的一项回顾性研究中，将胰腺癌患者作为病例组，无胰腺癌者作为对照组，结果显示在胰腺癌确诊前 3 年，两组糖尿病的发病率相同，在出现黄疸、疼痛等胰腺癌常见症状到胰腺癌明确诊断期间，病例组糖尿病发生率明显增加而对照组仍在原先水平，在胰腺癌确诊时已有多于 40% 的胰腺癌患者并发糖尿病，而对照组则< 20%，这就意味着在胰腺癌患者中所诊断的糖尿病有近一半在 3 年内出现，并提示此种糖尿病是胰腺癌的早期表现。我国学者的相关临床研究结果表明，胰腺癌并发糖尿病的患者，糖尿病大多与胰腺癌同时发现或在诊断胰腺癌前 2 年内诊断为糖尿病，两者约占 78.6%，部分患者糖尿病则在胰腺癌诊断后被发现。有研究证实，胰腺恶性肿瘤的衍生影响葡萄糖代谢、胰岛素分泌，并最终导致胰腺癌早期阶段糖尿病的发生。

在Wang等进行的一项病例对照研究中，以532例胰腺癌患者作为病例组，1 701例正常人作为对照组，结果显示病例组中有糖尿病史者比例大于对照组，但病例组的糖尿病症状持续时间较短，需要使用胰岛素控制血糖的人数反而较多。研究显示，在糖尿病患者中，应用控糖药物5年以上者，用药与PC的发生无明显，但是应用时间小于5年者，胰腺癌发生的危险性则上升到6.8倍。另一项研究显示，开始采用口服降糖药就能较好控制血糖的糖尿病胰腺癌患者，口服降糖药疗效随着肿瘤病程的发展而降低，提示胰腺癌加剧糖尿病病程。

在一项对空腹血糖水平（fast-ing plasma glucose，FPG）的对照研究中发现，新确诊的胰腺癌患者FPG正常者较对照组明显降低，14% 的胰腺癌患者FPG正常，对照组59%患者FPG正常。研究还发现，胰腺癌患者中新发糖尿病的发病率远高于对照组，表明胰腺癌可引起患者糖代谢紊乱，导致新发糖尿病的发生。Gupta等所做的一项回顾性队列研究也证明，与无DM组相比，新发糖尿病组患者发生胰腺癌的危险性高2.2倍，且在DM诊断后2年内发病率最高。类似的结果也出现在1型DM（*OR*=2.0，95% *CI*：1.37～3.01）。

这些研究均使糖尿病与胰腺癌的因果关系更加清晰，也就是长期糖尿病是胰腺癌的危险因素，新发糖尿病可能是胰腺癌的并发症或者是早期的标志。这一点，也可以从胰腺癌的治疗效果进行论证。在胰腺癌临床表现出现前，胰腺癌患者可伴有糖代谢异常或者糖尿病，在切除胰腺肿瘤后，甚至是切除2/3胰腺后，糖代谢异常反而明显改善。在一项对比胰腺癌合并糖尿病患者手术前后FPG变化的研究中表明，将近60% 的胰头癌合并新发糖尿病患者在行Whipple术后，其FPG水平较术前明显下降，而胰腺癌合并长期糖尿病患者则变化不大。故认为新发糖尿病可能是胰腺癌的并发症或者是早期的标志，而且胰腺癌引起的胰岛素抵抗和胰腺癌相关的β细胞功能障碍导致糖尿病治疗过程中使用胰岛素的比例加大。

总之，目前的研究更倾向于将长期糖尿病作为胰腺癌的危险因素，而将病程较短的新发糖尿病看作胰腺癌的一种早期表现。

三、胰腺癌相关糖尿病的机制

胰腺癌相关糖尿病的机制目前仍不十分清楚，一般认为糖尿病如果是由于胰腺的损伤及其所致的β细胞减少引起的，则患者体内胰岛素和 C 肽浓度应与慢性胰腺炎相关糖尿病类似，其水平低于正常水平。然而，相关研究显示胰腺癌患者尤其是并发糖尿病的胰腺癌患者，其体内胰岛素和 C 肽浓度明显高于正常人群，这说明胰腺癌患者并发糖尿病可能同样是由于胰岛素抵抗所致，而并非是因为胰岛素的缺乏。胰腺 β 细胞受慢性刺激后，轻度的胰岛素抵抗即可使其功能受损，甚至失代偿，引起空腹血糖受损、糖尿病发生，而胰岛素抵抗亦会不断加重。这种胰岛素抵抗往往发生在胰腺癌的早期，是胰腺癌常见临床症状出现之前发生糖尿病的原因。此外，有研究者发现了一个特殊的基因，即Kruppel 样因子 11 基因，该基因表达的蛋白产物是一种细胞内的转录抑制蛋白，可以使细胞周期停滞于 S期，一旦其突变可能会导致胰腺癌的发生，同时增加糖尿病的患病倾向，进而引起胰腺癌相关糖尿病的发生。

有研究显示，一些可溶性介质通过干预胰腺β细胞的功能以及肝脏、肌肉组织的糖代谢过程，导致胰腺癌相关糖尿病的发生。胰腺肿瘤组织可以释放一些细胞因子如白细胞介素 1、白细胞介素 6 及肿瘤坏死因子等，其中白细胞介素 1 对胰腺 β 细胞具有细胞毒性作用，肿瘤坏死因子在高浓度下能抑制胰岛素的释放，而白细胞介素 6 不仅可以增强肿瘤细胞的增殖、存活和侵袭能力，而且对机体的抗肿瘤免疫反应具有抑制作用。此外，肿瘤细胞还会释放过多的胰淀素，使精氨酸依赖的胰岛素、胰高血糖素和生长抑素释放异常，引起糖代谢的改变。

研究发现，胰腺癌并发糖尿病患者的胰腺肿瘤组织中有一种包含 14 个氨基酸的低分子量肽，其 N 端为 S-100A8，与 S-100 钙结合蛋白有着完全的同源性，它可以显著减少葡萄糖的消耗以及乳酸的生成，导致体内高血糖状态，进而诱发糖尿病。亦有文献报道，胰腺 β 细胞分泌的一种激素因子即胰岛淀粉样多肽，在体内能够降低胰岛素的敏感性，在体外可以减少肝糖原的合成。胰腺癌患者血浆胰岛淀粉样多肽浓度明显升高，进而引起胰岛素抵抗，糖耐量降低，最终导致胰腺癌相关糖尿病的发生。

长期糖尿病是胰腺癌的致病因素，而新发糖尿病是胰腺癌的早期临床表现，对这种表现的解释为：①在肿瘤及其周围，因肿瘤的机械作用或化学作用，β细胞数量较正常减少，从而导致在葡萄糖或胰高血糖素刺激下释放的胰岛素减少，胰岛细胞逐渐失去原有内分泌功能，分化为带有糖类抗原（carbohydrate antigen，CA），如CA12-5/CA19-9等肿瘤标志的胰腺或胰腺外细胞。②肿瘤细胞的外分泌作用也能引起糖代谢改变。例如，肿瘤细胞可释放过多的胰淀素，使胰岛素、胰高血糖素和生长抑素释放减少从而引起血糖异常。③肿瘤外途径。胰腺癌细胞可使骨骼肌细胞糖酵解途径产生的乳酸盐增加，引起糖代谢异常。上述因素，最终引起胰腺癌相关糖尿病的临床表现。

四、新发糖尿病群体作为早期胰腺癌的筛查对象的探索

胰腺癌严重危害人类健康，目前尚无有效的治疗方法，且早期胰腺癌缺乏高度特异性及灵敏性的肿瘤标志物。临床上，胰腺癌伴常规的消化肿瘤指标升高时往往已属于中晚期。

物理诊断如超声、CT及MR是诊断胰腺癌的一线手段，但胰腺属于腹膜后位器官，周围邻近许多重要器官及血管，通过物理诊断早期筛查胰腺癌就变得困难。因此，肿瘤血清标志物检测在胰腺癌早期诊断中的地位就自然而然地奠定了。

常用的肿瘤标志物有肿瘤相关抗原、酶和激素3大类，CA19-9、CA12-5、CEA是筛查胰腺癌常用的肿瘤标志物，但其特异性、敏感性不尽人意。部分正常人和消化道肿瘤如胃癌、结肠、直肠癌患者血清CA19-9也可升高，可见，CA19-9对胰腺癌早期诊断价值不大。胰腺癌的*K-ras*基因突变率高达95%，78%的胰腺癌细胞株及70%的胰腺癌中存在p53基因突变，因此，通过腹腔镜活检、细针穿刺、腹腔冲洗、ERCP刷取等方法获取组织及细胞，或收集胰管内胰液、十二指肠液、血液、粪便，检测其中胰腺癌相关基因，成为胰腺癌早期诊断的新方法。这种基因诊断往往需要侵入性检查获得病理组织或特定分泌液，而通过血液检测胰腺癌突变基因效果欠佳，因此临床上推广困难。

新发糖尿病是胰腺癌的早期临床表现，这提示其可作为胰腺癌的早期预测指标。有学者建议将无糖尿病家族史、体形消瘦、年龄≥50 岁的新发糖尿病患者列为胰腺癌的高危人群，在胰腺癌的筛查过程中，将新发糖尿病作为初次过滤指标。新发糖尿病群体作为早期胰腺癌的筛查对象，很大程度上取决于发现能够将胰腺癌相关性糖尿病和普通 2 型糖尿病相鉴别的生物学标志物。目前，多数关于胰腺癌相关性糖尿病的研究属于回顾性研究，如何从新发糖尿病中鉴别出胰腺癌相关性糖尿病成为问题关键。

目前检测胰腺癌的肿瘤标志物众多，CA 19-9是最常用的血清学标志物。大量回顾性与前瞻性研究已对其应用价值进行了广泛的调查，2007 年的一项综合了 22 篇文献共 2 283 例患者的荟萃分析研究报道，CA 19-9 诊断胰腺癌的中位灵敏度为 79%（70%～90%），中位特异度为 82%（68%～ 91%），中位阳性预测值为 72%（41% ～ 95%），中位阴性预测值为 81%（65%～ 98%）。此外，CA 19-9的敏感性与胰腺癌的进展有关，不能满足胰腺癌的早期诊断，而且其特异性有限，容易产生假阳性。因此，寻找敏感性和特异性均令人满意的肿瘤标志物对胰腺癌的早期检测意义重大。

Guo 等回顾性分析了 308 例胰腺癌患者术前血清CEA和CA 19-9 水平，发现CEA≥5μg/L 和（或）CA 19-9≥500 U/mL的胰腺癌患者大多并发糖尿病。因此，对于无糖尿病遗传病史、体型消瘦、50岁以上的患者，一旦发现血糖升高，应尽早进行肿瘤标志物、腹部 B 超或 CT等检查，以期及早发现胰腺癌。Huang 等经病例对照研究发现合并糖尿病的胰腺癌患者血清中血管非炎性蛋白-1 和细胞金属蛋白酶-9 的浓度均较普通糖尿病患者

增高，通过联合检测 2 型糖尿病患者外周血血管非炎性蛋白-1和细胞金属蛋白酶-9 的浓度诊断胰腺癌的灵敏度、特异度可分别达 95.9% 和76%，这一发现有助于提高胰腺癌的早期诊断率。

有临床及实验数据显示，胰腺癌组织通过释放可溶性介质，改变胰岛功能，引起肝脏和骨骼肌的糖代谢紊乱，从而导致糖尿病的发生。Basso 等在胰腺癌合并糖尿病患者的胰腺癌组织中发现包含 14个氨基酸的低相对分子质量肽，与 S100 钙结合蛋白具有完全的同源性，而在癌旁组织及不伴糖尿病的胰腺癌组织中未找到。Basso 等还证实了这种物质通过降低骨骼肌对葡萄糖的摄取引起高血糖，可能为胰腺癌相关性糖尿病的始动因子。Huang 等应用蛋白质微阵列技术，在胰腺癌相关性糖尿病患者外周血中发现了 58 个标志性基因，其中泛酰巯乙胺酶-1 和基质金属蛋白酶-9 的敏感性和特异性最高，提示2种基因的联合检测可能成为从新发糖尿病中筛选胰腺癌相关性糖尿病的潜在方法。研究还观察到，基质金属蛋白酶-9 的蛋白质产物在血清和胰腺癌组织中均有表达，以胰腺癌相关性糖尿病表达密度最高，该报道不仅提出了胰腺癌相关性糖尿病的潜在基因标志物，也使血清学蛋白质标志物的发现成为可能。此外，一项体外实验利用胰腺癌细胞株制作培养液模拟胰腺癌的微环境，将大鼠的胰岛 β细胞培养于胰腺癌培养液中，观察胰岛 β 细胞的蛋白表达，发现HSP60，前信使 RNA 加工因子19 和外周蛋白表达增加，而重组人血红素氧合酶-1和葡萄糖调节蛋白-78 表达下降。已证实HSP60和外周蛋白与 1 型糖尿病发病有关，而前信使RNA 加工因子 19、重组人血红素氧合酶-1 和葡萄糖调节蛋白-78，作为调控胰岛功能的基因，可能参与了 1 型糖尿病和 2 型糖尿病的病理发展过程。这 5 种胰岛蛋白的发现将胰腺癌与糖尿病紧密联系起来，提供了检测胰腺癌相关性糖尿病标志物的可能性。

近来，对有学者报道一种由胰腺β细胞分泌的激素因子胰岛淀粉样多肽（isletamyloid polypeptide，IAPP）过度增加与胰腺癌患者的糖尿病发生有关，胰腺癌患者血浆IAPP浓度升高，引起胰岛素抵抗，但Katsumichi 等的研究却得到相反结果。运用MALDI-TOF的方法对胰腺肿瘤细胞进行分析，筛选出一种低分子量肽并命名为胰腺癌致糖尿病因子，之后又证明这种物质可以显著降低肌细胞对葡萄糖的摄取能力导致高血糖的发生，由此提出了该低分子量肽可能成为胰腺癌新发糖尿病患者中胰腺癌的早期诊断标志物。Tan 等报道了通过高通量技术对人胰腺癌组织进行基因谱分析，筛选出与胰腺癌相关糖尿病关系密切的8个候选表达分泌型蛋白，并鉴定出得分最高的MIF。之后，通过检测MIF在胰腺癌中的表达并将其与临床病理资料及糖尿病病史对比分析，结合血清学研究分析，最终测定MIF作为糖尿病相关胰腺癌标志物，在 18.1ng/mL时具有86%的灵敏度和60%的特异性，提示MIF可能是一种可行的胰腺癌相关新发糖尿病的特征性标志物。

（谭浪平　陈汝福）

参考文献

[1] 王东海，王农荣，林继敏．胰腺癌合并糖代谢异常临床分析[J]．中原医刊，2006，32（17）：49-50.

[2] 肖文斌，刘玉兰．胰腺癌合并糖尿病 24 例临床分析[J]．北京医学，2002，24（5）：298-300.

[3] 李青，刘芳．新发糖尿病和胰腺癌关联性研究的最新进展[J]．复旦学报（医学版），2008，35（6）：935-940.

[4] 张伟，于晓峰，孙皎，等．老年胰腺癌与糖尿病关系分析[J]．老年医学与保健，2008，14（1）：42-45.

[5] 金爱花，朴熙绪．胰腺癌与糖尿病相关性调查[J]．延边大学医学学报，2008，31（4）：284-285.

[6] 张柱花．以糖尿病为首发症状的胰腺癌 1 例[J]．中国误诊学杂志，2008，8（4）：1008.

[7] Cui Y F，Andersen D K．Pancreatogenic diabetes：special considerations for management[J]．Pancreatology，2011，11（3）：279-294.

[8] American Diabetes Association．Diagnosis and classification of diabetes mellitus[J]．Diabetes care，2008，31（Supplement 1）：S55-S60.

[9] Senior K．Late-onset diabetes and the link with pancreatic cancer[J]．The lancet oncology，2005，6（9）：641.

[10] Guo Q，Kang M，Zhang B，et al．Elevated levels of CA 19-9 and CEA in pancreatic cancer-associated diabetes[J]．Journal of cancer

research and clinical oncology, 2010, 136 (11): 1627–1631.

[11] Huxley R, Ansary–Moghaddam A, Berrington de González A, et al. Type–Ⅱ diabetes and pancreatic cancer: a meta–analysis of 36 studies[J]. Br J Cancer, 2005, 92 (11): 2076–2083.

[12] Chari S T, Leibson C L, Rabe K G, et al. Pancreatic cancer–associated diabetes mellitus: prevalence and temporal association with diagnosis of cancer[J]. Gastroenterology, 2008, 134 (1): 95–101.

[13] Wang F, Gupta S, Holly EA, et al. Diabetes mellitus andpancreatic cancer in a population–based case–control study in the San Francisco Bay Area, California[J]. Cancer Epidemiol Biomarkers Prev, 2006, 15 (8): 1458–1463.

[14] Gupta S, Vittinghoff E, Bertenthal D, et al. New–onset diabetes and pancreatic cancer[J]. Clinical Gastroenterology and Hepatology, 2006, 4 (11): 1366–1372.

[15] Pannala R, Leirness JB, Bamlet WR, et al. Prevalence and clinical profile of pancreatic cancer–associated diabetes mellitus[J]. Gastroenterology, 2008, 134 (4): 981–987.

[16] Pannala R, Basu A, Petersen G M, et al. New–onset diabetes: a potential clue to the early diagnosis of pancreatic cancer[J]. The lancet oncology, 2009, 10 (1): 88–95.

[17] Fernandez–Zapico M, Lomberk G, Tsuji S, et al. A functional family–wide screening of SP/KLF proteins identifies a subset of suppressors of KRAS–mediated cell growth[J]. Biochem. J, 2011, 435: 529–537.

[18] Chari S T, Zapiach M, Yadav D, et al. Beta–cell function and insulin resistance evaluated by HOMA in pancreatic cancer subjects with varying degrees of glucose intolerance[J]. Pancreatology, 2005, 5 (2–3): 229–233.

[19] Ding X, Flatt P R, Permert J, et al. Pancreatic cancer cells selectively stimulate islet β cells to secrete amylin[J]. Gastroenterology, 1998, 114 (1): 130–138.

[20] Mulcahy H E, Lyautey J, Lederrey C, et al. A prospective study of K–ras mutations in the plasma of pancreatic cancer patients [J]. Clinical cancer research, 1998, 4 (2): 271–275.

[21] Berrozpe G, Schaeffer J, Peinado M A, et al. Comparative analysis of mutations in the *p53* and *K-ras* genes in pancreatic cancer[J]. International journal of cancer, 1994, 58 (2): 185–191.

[22] Jemal A, Siegel R, Ward E, et al. Cancer statistics, 2008[J]. CA: a cancer journal for clinicians, 2008, 58 (2): 71–96.

[23] Goonetilleke K S, Siriwardena A K. Systematic review of carbohydrate antigen (CA 19–9) as a biochemical marker in the diagnosis of pancreatic cancer[J]. European Journal of Surgical Oncology (EJSO), 2007, 33 (3): 266–270.

[24] Huang H, Dong X, Kang M X, et al. Novel Blood Biomarkers of Pancreatic Cancer–Associated Diabetes Mellitus Identified by Peripheral Blood–Based Gene Expression Profiles[J]. The American journal of gastroenterology, 2010, 105 (7): 1661–1669.

[25] Basso D, Greco E, Fogar P, et al. Pancreatic cancer–derived S–100A8 N–terminal peptide: a diabetes cause? [J]. Clinica chimica acta, 2006, 372 (1): 120–128.

[26] Guo X, Cui Z. Current diagnosis and treatment of pancreatic cancer in China[J]. Pancreas, 2005, 31 (1): 13–22.

[27] Song G, Cui Y, Zhong N, et al. Proteomic characterisation of pancreatic islet β–cells stimulated with pancreatic carcinoma cell conditioned medium[J]. Journal of clinical pathology, 2009, 62 (9): 802–807.

[28] Permert J, Larsson J, Westermark GT, et al. Islet amyloid polypeptide in patients with pancreatic cancer and diabetes[J]. N Engl J Med, 1994, 330 (5): 313–318.

[29] Makimattila S, Hietaniemi K, Kiviluoto T, et al. In vivo glucose–stimulated amylin secretion is increased in nondiabetic patients with pancreatic cancer[J]. Metabolism, 2001, 5: 1036–1042.

[30] Katsumichi I, Pour P M. Diabetes mellitus in pancreatic cancer: is it a causal relationship? [J]. The American Journal of Surgery, 2007, 194 (4): S71–S75.

[31] Johnson K H, O'Brien T D, Betsholtz C, et al. Islet amyloid, islet–amyloid polypeptide, and diabetes mellitus[J]. The New England

journal of medicine，1989，321（8）：513–518.

[32] Basso D，Greco E，Fogar P，et al．Pancreatic cancer–derived S–100A8 N–terminal peptide：a diabetes cause？[J]．Clinica chimica acta，2006，372（1）：120–128.

[33] Tan L，Ye X，Zhou Y，et al．Macrophage migration inhibitory factor is overexpressed in pancreatic cancer tissues and impairs insulin secretion function of β–cell[J]．Journal of translational medicine，2014，12（1）：92.

第七部分

动物模型

第四十一章　胰腺癌实验动物模型

临床上很难获得新鲜的、不同时期的胰腺癌组织标本，更不可能在临床上观察其发生发展过程。通过建立胰腺癌实验动物模型，可为深入探讨胰腺癌的发生、发展、浸润转移机制及治疗奠定基础。理想的胰腺癌动物模型应具备的条件：①保留原发肿瘤生物学特性，癌肿形成过程与人胰腺癌自然发生过程相似，肿瘤酶学反应阳性。②具有客观而量化的指标，实验动物的大小、体重、寿命等适合实验。③实验方法简便易行，对人体无害或危害较少，对环境污染少；周期短，制备的模型具有可靠性、可重复性、有效性及实用性。④可对肿瘤生长和转移相关的细胞和分子现象进行研究。以下笔者将从实验动物、处理方法和构建不同的胰腺癌实验动物模型进行详细探讨。

一、按动物的种类分类

1．裸鼠　裸鼠是随着近代医学发展，特别是肿瘤学和免疫学研究的需要，在近几十年中发展起来的动物模型。它是先天性胸腺缺陷的突变小鼠，是由于第Ⅶ连锁群（linkage group）内裸体位点的等位基因发生纯合而形成的突变小鼠新品种。裸鼠的主要特征表现为无毛（hairless）、裸体（nacked）和无胸腺（athymus）。裸鼠由于无胸腺，因此缺乏免疫反应，在一定情况下，不排斥来自异种动物的组织和细胞移植，因此可作移植人类胰腺癌的接受体。

先天性无胸腺无毛裸鼠作为人异种实验动物在胰腺癌研究中已有30年之久，并且通过各种技术建立了裸鼠胰腺癌模型。肿瘤诱导的方法主要包括直接注射人胰腺癌细胞到胰腺和移植肿瘤组织碎片，这些肿瘤组织来自供体动物皮下肿瘤或是胰腺癌手术切除的肿瘤组织，另外也有通过其他方法诱导：亚硝酸盐类药［如N-亚硝酸2-双丙基胺（BOP）］或二甲基苯并蒽（DMBA），或者基因突变技术（如*K-ras*突变）。不过所有的技术都有潜在的缺点，肿瘤细胞直接注入胰腺可能导致细胞丢失或者腹膜腔播种。胰腺肿瘤碎片也不是很满意。缝线和缝合本身引起的炎症反应，也是有创的。

相比其他动物，裸鼠存在以下优点：①裸鼠体内免疫缺陷机制恒定，其他鼠类需另加去免疫措施，其条件恒定性受个体差异因素影响。②可以控制肿瘤的致癌性，使人体肿瘤移植后良好生长。③接种成功的瘤结构具有原肿瘤的结构特点，有利于体外培养的瘤细胞株的鉴定。④研究肿瘤在体内的生长行为与过程，探讨肿瘤与宿主免疫间的相互关系。⑤体内和体外研究互补配合进行观察。⑥可利用其建立稳定的动物模型，进行药物筛选。肿瘤细胞形态、染色体含量和同工酶水平与人体肿瘤一样，说明未发生细胞选择和细胞杂交现象，细胞动力学和生物化学特征也未改变。⑦在动物体内进行连续接种传代后的肿瘤细胞，在体外培养中也易于获得长期生存，可提高培养的成功率等。正是这些优点使得裸鼠在胰腺癌动物模型成为使用最广泛的动物。

2．小鼠　某些品系的小鼠自发性肿瘤与人体肿瘤在肿瘤发生学上相近，所以常选用小鼠自发的各种肿瘤模型进行抗癌药物的筛选。小鼠肿瘤发生率高，近交品系组织相容性好，肿瘤移植较易生长，因此应用广泛。可用小鼠自发性肿瘤筛选抗肿瘤药物。可诱发各种肿瘤，做成肿瘤模型，进行肿瘤病因学研究。近交小鼠有些属于高癌系，有些属于低癌系，对研究肿瘤的发生、比较方便而有利。小鼠的胰腺癌模型诱导方法主要是药物和基因工程技术。Aguirre 和 Bardeesy 领导的研究小组用精妙的生物工程方法控制小鼠胰腺中突变基因的活动，一个突变*K-ras*基因被激活，并在小鼠胰腺发育到胎儿阶段的过程中持续表达；另一个突变抑制了*INK4a/Arf*肿瘤抑制基因的正常功能。研究认为这两个"特征性"突变都是使正常细胞转变为癌变前期细胞并最终发育为浸润性胰腺肿瘤所必需的，只诱发小鼠其中一个基因的突变不能产生浸润性肿瘤。由于这个小鼠模型的胰腺癌开始和行进的路径与人类的患病过程极为相似，因此科学家认为这个模型对寻找小鼠中胰腺癌生物标记极为有用。

3. 仓鼠　仓鼠属哺乳纲啮齿目动物。仓鼠的颊囊是缺少组织兼容性抗原的免疫学特殊区，是进行组织培养、人类肿瘤移植和观察微循环改变的良好区域，仓鼠自身也好发肿瘤并且在某些形态学生物学以及免疫学等方面与人相似，因此成为研究肿瘤的重要对象。常用的肿瘤模型可分为诱发性肿瘤模型、自发性肿瘤及自发瘤可移植性肿瘤模型、人体肿瘤的异种移植性肿瘤模型。新生仓鼠幼仔更适宜用作人类肿瘤异种移植模型。由于仓鼠胚胎发育时间短，刚出生时幼仔的淋巴免疫系统尚未发育健全，需要在出生后的十几天至几十天以后才能够发育完善。因此，幼仔的淋巴免疫系统针对异体或异种移植的细胞组织具有较大的包容性。将少量的人类实体恶性肿瘤细胞（小于10^6～10^7个肿瘤细胞）移植到刚出生的仓鼠幼仔体内，此时该少量肿瘤细胞表达的异种抗原不足以激发幼仔的淋巴免疫系统，反而会逐渐诱导幼仔对它们的免疫耐受机制，从而会逐渐削弱对体内继续生长增殖的人类恶性肿瘤细胞组的免疫监控。当人类恶性肿瘤细胞在仓鼠幼仔体内的生长增殖速度超过幼仔的淋巴免疫系统对其损伤的速度时，肿瘤细胞在幼仔机体中就可以像在某些人类体内发生的小原位癌肿瘤细胞那样生长增殖。当实验动物幼仔生长到自身淋巴免疫系统逐渐分化发育健全，而移植的人类恶性肿瘤细胞组织在幼仔机体中生长增殖到大于10^8个肿瘤细胞时，该肿瘤细胞已能够表达出足够多的异种抗原，足以激发幼仔已趋向分化发育完善健全的淋巴免疫系统，产生针对异种移植的人类恶性肿瘤细胞/组织的淋巴免疫监控机制。白纪刚等用甲硝二胺诱导仓鼠发生胰腺导管癌，之后原代培养出PGHAM1细胞株，待细胞增殖旺盛时，于脾门较宽大处胰腺背膜下注射PGHAM1 细胞悬液后形成仓鼠胰腺癌模型。该模型的特点是潜伏期短、生长迅速、转移早且转移率高，同时还保持胰腺癌的生理和解剖特性，是较为理想的体内研究模型。而刘德纯等则直接将仓鼠胰腺癌肝转移细胞株悬液种于仓鼠脾尾叶，形成仓鼠胰腺癌肝转移模型。胰腺癌细胞株皮下移植模型、脾内注射肝转移模型和外科胰腺原位移植模型均为常用的动物模型。而脾内注射肝转移模型是研究胰腺癌肝转移的理想模型，其肝脏转移侵袭能力远优于另外2种模型。

仓鼠作为诱发肿瘤模型的实验动物，具备多方面优点：①饲养条件要求不高。②体重较大，寿命长。③温顺、依从性好。④口腔较大，颊囊可以拉出，易于观察，且观察时无须麻醉。⑤耐受性较好，麻醉状态下切除肿瘤，术后给予有效的抗生素后，仍然可以存活，便于观察肿瘤的转归情况。但是，诱发性肿瘤模型也存在一些缺点，使其应用受到限制。首先，模型成功率达不到100%，肿瘤发生的潜伏期又有较大的个体差异，不易同时获得。其次，诱癌过程需时较长，在此过程中动物经历季节和环境温度的变化，机体反应性可随之发生一定的改变而影响实验结果，环境温度低于 9 ℃时动物尚可出现冬眠，因此实验过程需密切关注环境的变化。此外，实验过程中还可能出现动物意外的死亡。不同品种、品系的动物对化学药物耐受量不同，有些化学药物代谢后易造成组织、器官损伤，在选择应用时也应加以注意。

4. 大鼠　建立经典的大鼠胰腺癌模型是给Lewis 大鼠腹腔注射重氮丝氨酸（azaserine），但是这种方法耗时长，成瘤率低，而且可能合并其他部位的肿瘤。美国学者Warshaw等采用DMBA经胰管内灌注或直接置入胰腺实质内诱发胰腺导管腺癌，后者致SD大鼠胰腺癌发生率为50%（3/6），但需6～12个月的时间。秦仁义等人通过暴露胰腺后，予胰体尾都切开胰腺被膜及部分胰腺实质（深1mm），置入9 mg的二甲基苯并蒽（DMBA），缝合胰腺被膜，在普通环境中饲养大鼠。可在3～5个月内诱发大鼠胰腺癌，癌症发生率为65%，并未发现同时伴有肝脏、肺等器官的肿瘤发生。采用较大剂量的DMBA直接置入胰腺被膜下的实质内，可在短期内获得较高发生率的鼠胰腺癌模型，如果该模型的基因突变类型符合人体胰腺癌，它将为人体胰腺癌发病机制和早期诊断及治疗的研究奠定基础。

5．斑马鱼　近年来，有学者将胰腺癌细胞注入斑马鱼的胚胎从而建立动物模型，但胰腺癌难以形成有效的血管，故而较少出现远处播散性转移。Mizgireuv 等通过二乙基亚硝胺（100×10^{-6}）诱导斑马鱼，8周后发生胰腺癌，可以分离出4种类型胰腺腺泡细胞癌，再将其注入同系的斑马鱼腹腔内，2周后内可在其腹腔内见浸润腹腔脏器的肿瘤结节，该模型经济、高效，可用于抗肿瘤药物的筛选。Park等将*K-ras*基因导入斑马鱼的胰腺干细胞建立ptfla：eGFP K-ras Gl2V模型，3个月后可从斑马鱼腹部观察到有eGFP的表达，9个月后超过半数的斑马鱼出现腹部弥漫的eGFP的表达，并通过病理检查证实其胰腺干细胞分化障碍，形成类似于人类胰腺癌的肿瘤，并且伴有肠管、肝脏、脾脏以及性腺的侵犯或转移。斑马鱼相比鼠类有诸多优点，如易获得，价格便宜，易观察，重要的是可以轻易获得大量胚胎，用于胰腺癌干细胞的研究将非常有前景。

6．其他动物　在豚鼠或犬饮水中加入甲基亚硝脲或（和）苯并芘，也有在兔的胰腺注入二甲基肼，但是这些动物模型一般耗时长，或成瘤率低，或同时合并其他肿瘤，因此没有得到广泛应用。

二、根据处理方式分类

1．药物　化学物质诱导法通过致癌物质进行造模是一种经实验检验可行的方法，但周期长、成瘤率低，此外手术导入致癌物质的操作较为麻烦，且在麻醉过程中会造成动物死亡，诱癌实验鼠需在清洁级实验室条件下饲养，一般条件的实验室无法复制模型，目前尚没有一种稳定可靠的模拟自然成癌的胰腺癌动物模型。致癌物诱导模型是基于使用某种化学物质使得细胞发生恶变而导致胰腺癌的发生。目前使用最为广泛的致癌剂是N-亚硝酸2-双丙基胺、重氮乙酰丝氯酸、二甲基苯并蒽等，实验动物多选择小鼠、仓鼠等啮齿类动物，给药途径可以通过喂食、皮下注射，也可将致癌物直接置入胰腺，一般需3～7个月才能建立模型。Wendt等研究还发现给予小鼠喂食乙醇会促进小鼠胰腺癌的发生，而咖啡因的摄入则与胰腺癌的发生无密切关系。这些模型可以在短时间内表现出肿瘤形成的全过程，从上皮不典型增生到胰腺癌，这与人类胰腺癌发生、发展的过程十分相似。然而致癌剂特异性差，在诱发胰腺癌的同时，也会引起肝细胞性肝癌等其他肿瘤。此外，由于种属的差异，实验动物体内发生的胰腺癌与人类胰腺癌并不完全一致，其生物学特性以及对药物的反应仍存在一定差异，由此限制了动物模型的广泛使用。

2．细胞　根据人胰腺癌细胞的各自特点进行不同实验。AsPC-1来自于一位62岁女性患胰头腺癌并转移到腹部几个器官。患者接受放疗和化疗但最终发展为腹水，2周后死亡。培养的腹水细胞产生丰富的黏液蛋白和癌胚抗原。BxPC-3来自一个61岁的女性胰体的腺癌，无转移。虽经放疗和化疗，患者仍于6个月后死亡。该细胞在裸小鼠成的瘤与原发灶相似。可以分泌癌胚抗原、人类胰腺癌症相关的抗原、人类胰腺特殊抗原和粘蛋白。Capan-1来自于一位40岁的男性患胰头癌肝转移癌灶，并在区域淋巴结转移出现。Capan-2起源于一个56岁男性胰头腺癌，肿瘤浸润十二指肠壁至远端壶腹。患者接受了胰腺切除术、胆囊切除术、部分胃切除术、大型和小型肠道网膜切除术和脾切除术。手术后接受化疗存活6.75年。CFPAC-1来自合并多发肝转移与囊性纤维化的26岁男性高分化胰头腺癌患者。囊性纤维化跨膜电导调节器（CFTR）的编码基因突变通常存在于一种特发性胰腺炎，是胰腺癌症的一个危险因素。此外，它也是青壮年（60岁之前）患胰腺癌的直接危险因素。不过CFPAC-1胰腺癌症细胞系可能是独立的分子事件，可能不代表大部分胰腺癌的基本病机。MIA PaCa-2来自65岁男性胰体尾癌并主动脉浸润，极少表达癌胚抗原和碱性磷酸酶。PANC-1来自56岁男性胰头癌并十二指肠壁和胰周淋巴结转移患者，该细胞较少分泌癌胚抗原。SU.86.86来自57岁女性中低分化胰头癌并明显的肝转移患者。SW1990为高转移人胰腺癌细胞株，1978年取自一名58岁胰尾癌并脾转移的男性患者，CEA阳性，1979年患者死于肝转移。

选取状态好的胰腺癌细胞，细胞数量约5×10^6个，1周可皮下成瘤，成瘤能力Capan-1、SW1990约100%，PANC-1约86%，MIA PaCa-2约66%。胰腺原位细胞成瘤率相对皮下较高，但需要时间较长（约10周）。细胞的直接注射通过手术暴露胰腺或在超声引导下直接将胰腺癌细胞注入小鼠胰腺，可以使肿瘤细胞在小鼠胰腺内生长，并且使肿瘤具有转移的潜能，可发生自发性肝转移。但该种技术可能会导致腹腔内出血、胰腺破裂以及肿瘤细胞落入腹腔导致播散性种植，从而影响了该种模型的应用。

3．肿瘤组织　Loukopoulos等提出将胰腺癌组织缝合于小鼠胰腺上建立胰腺癌动物模型，可在种植部位发现肿瘤生长，并且可以发生肝、肺、腹膜、淋巴结等转移，病理学检查证实肿块不仅保留了原胰腺癌的组织学表现，同时肿瘤相关抗原表达也与原始肿瘤一致，且肿瘤的转移与植入肿瘤组织的分化程度相关。然而，将肿瘤标本缝合于胰腺上是一项有创的操作，而且缝线本身也会引起炎性介质反应。另一种方法可以通过显微外科操作挖除部分胰腺组织来放置肿瘤标本，用胰腺组织自身包裹肿瘤标本，这样避免了手术缝合，同时可使肿瘤标本固定于胰腺上，成功率可接近100%，同时也避免了早期由于人为的操作而使肿瘤细胞落入腹腔。小鼠也可以表现出与人类相似的临床症状和组织学形态。

4．基因工程技术　通过基因工程技术插入或剔除实验动物的某些基因或改变特定的基因来诱发胰腺癌。Hruban等对基因工程动物模型的病理组织类型进行了划分，以病灶分化方向为基础，将其分为4大类：导管类、腺泡细胞类、多分化或不确定分化方向上皮肿瘤类及其他。并且发现原癌基因*K-ras*、表皮生长因子受体、*Her-2*和抑癌基因*CDKN2A*、*p53*、*DPCA*以及*BRCA2*的异常与胰腺癌的发生、发展密切相关，认为*K-ras*突变和端粒的缩短是胰腺癌发生的早期事件，继而出现抑癌基因*CDKN2A*的失活，而抑癌基因*p53*和*DPC4*的失活是胰腺癌发生的晚期事件。近年来越来越多的研究趋向于通过在某些组织特异性启动子的控制下，将癌基因引入小鼠的胚胎细胞或体细胞内，靶向作用于胰腺，诱导转基因鼠发生胰腺癌，同时探索多个基因的相互作用，建立与人类胰腺癌更为相似的动物模型。基因工程模型可以用于胰腺癌相关基因的研究，探索肿瘤细胞起源以及胰腺癌发生、发展的过程，尤其是胰腺癌早期的变化。但其建模周期长，价格昂贵，难以大量建立模型，而且转基因产物不一定符合要求，难以确保转基因产物不会对肿瘤浸润、转移等生物学行为产生影响。

三、实验成瘤模型分类

1．皮下成瘤　通过在免疫缺陷动物皮下植入胰腺癌细胞株或胰腺癌组织，一般经过2周左右即可建立胰腺癌动物模型。种植部位多选择在实验动物的背部或四肢根部，肿瘤的大小可以通过测量皮下肿块的直径来判断，实验结束后可以通过手术方便地取出肿块，进一步对其进行分析研究。其组织学形态以及表型上与原发肿瘤保持一致，而且肿瘤细胞的后代对抗癌药物的反应也不会改变。皮下种植模型也有其难以避免的缺陷，例如小鼠自身组织污染、细胞微环境的改变导致细胞基因表型的改变、忽略了宿主免疫系统对肿瘤生长的调节等，使其并不能真实反映肿瘤在人体内生长的情况。另有一些研究表明，肿瘤多次传代后其遗传不稳定性增加。此外，皮下种植的胰腺癌模型常表现为局部的浸润生长，可以侵犯周围神经组织，但罕有远处转移，也不表现出肿瘤侵犯血管和脏器所引起的症状，这与人体内胰腺癌的生长方式并不相符。

2．原位成瘤　目前已通过人胰腺癌细胞悬液注射法和胰腺癌患者手术标本移植法成功建立人胰腺癌原位移植瘤模型。Choi，EA等将人胰腺癌细胞悬液注射至裸鼠胰腺，细胞悬液注射法与组织块移植法相比具有成瘤率低，注射时细胞容易脱落人为造成腹腔及切口处广泛种植等缺点，因此目前以胰腺瘤块原位种植应用较广。裸鼠胰腺原位植癌动物模型的建立：皮下植瘤1个月长至1.5cm^{3}大小，颈椎脱位法处死皮下荷瘤鼠，选择生长良好、呈鱼肉状的瘤组织，剪成大小约1mm^{3}的小块供原位移植用。麻醉小鼠，刮除胰体尾处局部胰腺被膜，将1 cm^{3}的瘤块植入。术后禁食6 h后正常饮食。病灶发生在胰腺原位，可以完整模拟胰腺癌对胰腺功能及全身的病理生理影响。裸鼠胰腺原位移植癌动物模型是观察中、晚期胰腺癌肿瘤全身病理生理变化，进行活体肿瘤原位动态监测和活体动态体液取样检测等病情及治疗效果评估的理想动物模型。建模时间短、成功率高。原位移植模型是抗癌药物动力学、药效学研究的最佳动物模型。

3．肺转移瘤 尾静脉注射建立实验性肺转移模型：消化处于对数生长期的人胰腺癌细胞，用冰冷的无菌磷酸盐缓冲液（PBS）洗涤3次，最后用适量PBS重悬成密度为1×10^6个/mL单细胞悬液。对裸鼠进行尾静脉注射0.2ml的细胞悬液建立实验性肺转移模型，4周后可以长出直径约2mm大小的肿瘤。如果用绿色或红色荧光蛋白稳定标记胰腺癌细胞，在活体成像系统下可观察肿瘤的大小和部位。这种方法建立肺转移模型可能合并其他部位肿瘤形成，如肝脏。

4．肝转移瘤 脾脏注射建立实验性肝转移模型：消化处于对数生长期的人胰腺癌细胞，用冰冷的无菌PBS洗涤3次，最后用适量PBS重悬成密度为1×10^6个/mL单细胞悬液。1%戊巴比妥钠溶液（50 mg/kg）腹腔注射麻醉裸鼠，麻醉满意后以透明胶带将小鼠四肢固定于无菌操作盘中。75%乙醇常规消毒皮肤，腹正中线左侧0.5cm处行1 cm的纵行切口，将胃托出腹腔，暴露脾脏，以1 mL注射器（29G，0.33mm）抽取细胞悬液混匀，在脾脏下极缓慢注射上述肿瘤细胞悬液约0.1mL，每只注射时间约2min，可见脾被膜肿胀、变白，拔针后以乙醇棉球压迫止血防止肿瘤细胞外渗，无明显出血后将脾脏轻轻送入腹腔。6–0可吸收外科缝线单层缝合腹直肌层及皮肤，建立胰腺癌脾脏注射肝转移模型。但脾内注射胰腺癌细胞所致的动物模型本质上并非转移，而是旁路侵袭。也有直接将癌细胞种植到肝脏，优点是可以减少出血，加快肿瘤形成速度，需要动物量少，相对廉价，再现性好。缺点是转移灶生成率低，仅限于晚期转移的研究，对早期癌包括原发肿瘤的局部浸润，有血液和淋巴系统转移的研究则不适合。当然最好肝转移模型是将精选透亮“鱼肉状”肿瘤组织，切割成1mm × 1 mm × 2 mm瘤块，装入16号带针芯穿刺针内备用。2%戊巴比妥钠腹腔内注射（15mg/kg）麻醉后，裸鼠取平卧位，以左上腹纵行切口入腹，显露肝左叶。将准备好的瘤块通过穿刺针种植于裸鼠肝左叶被膜下，全层间断缝合裸鼠腹壁，制成人胰腺癌裸鼠肝移植瘤模型。

5．神经转移瘤 神经浸润（perineural invasion，PNI）是胰腺癌的典型表现，其发生率为50%～100%。PNI亦是肿瘤细胞侵犯周围神经及转移扩散的途径之一，疼痛的产生也与PNI密切相关。PNI的发生预示着胰腺癌的局部复发及胰腺癌患者较差的预后，但其发病机制目前仍未明确。由于缺乏有效的体内实验模型，既往针对PNI发病机制的研究多局限于体外实验。因此建立有效的PNI体内模型，模拟肿瘤细胞浸润神经时的体内微环境，为PNI发病机制的研究提供一定的实验基础是非常必要的。BALB/c裸小鼠称重后用1%戊巴比妥按照40 mg/kg体重剂量腹腔注射麻醉。待麻醉完全后，消毒裸鼠右下肢，在其股骨头下1～2 mm处沿股骨干走行方向切一个3～4 mm的小切口，钝性沿肌肉走行轻轻剥离肌肉，找寻并暴露坐骨神经，在坐骨神经周围分别注射约10^6个胰腺癌细胞，缝合切口。术后自由进食、水。动态观察成瘤情况、成瘤时间。待瘤块长至最长径约0.8 cm时，给予1%戊巴比妥钠麻醉裸鼠，沿股骨干剥离、切下肿瘤。给予冰PBS冲洗后将取下的肿瘤组织一分为二，一部分置–80℃冰箱冻存备用，另一部分置于4%多聚甲醛中固定48 h后常规行石蜡包埋、切片、HE染色，光镜下观察。胰腺癌神经浸润模型的成功构建为胰腺癌神经浸润的研究提供了很好的方法。Poul等构建了叙利亚仓鼠诱导和原位移植胰腺癌模型，2种肿瘤神经浸润的发生率均达到90%。而且，肿瘤通过神经不但可以侵犯胰腺外神经丛，还可以通过神经周隙发生远处转移，如淋巴结转移。Eibl等构建了另外一种动物模型，在裸鼠胰腺原位种植肿瘤4周、6周和8周后，切除移植瘤，观察肿瘤复发情况。移植6周后的胰腺癌，80%发生腹膜后神经浸润。而移植4周的胰腺癌，则没有明显复发，表明腹膜后神经转移可能发生于肿瘤晚期。这种模型对研究肿瘤的早期复发可提供有效的方法。其他研究神经浸润的动物模型包括Wistar大鼠的化学诱导前列腺癌模型，表明神经浸润发生率很高。裸鼠原位注射头颈部鳞状细胞癌神经浸润发生率可达100%。但是，原位癌模型存在操作困难、创伤大、死亡率高的风险。

6．淋巴结转移瘤 胰腺癌淋巴道转移特性研究越来越受到重视，构建胰腺癌淋巴道转移动物模型能够为相关研究提供理想的实验平台。建立一种具有淋巴道高转移活性的人胰腺癌细胞系，可为深入研究胰腺癌淋巴转移的机制，预防和治疗胰腺癌淋巴转移提供合适的实验平台。淋巴转移是胰腺癌的重要转移途径，笔者的前期研究也发现可切除胰腺癌的淋巴转移率高达70.8%，是影响胰腺癌预后的重要因素。虽然胰腺癌淋巴道转移特性研究越来越受到重视，但目前国内外都没有理想的胰腺癌淋巴道转移模型。本实验通过体内连续筛选法建立高淋巴转移细胞系，为胰腺癌转移机制的研究提供合适的实验平台。裸鼠6只，分别在右后肢爪垫皮下接种1×10^7个对数生长期的B×PC-3细胞，8～10周后待原位移植瘤最大径＞2cm时处死。在无菌条件下取得同侧腋窝、腹股沟、髂总动脉旁和肾门等处的转移淋巴结。取出肉眼可见的最大的淋巴结转移灶组织，将转移淋巴结制成单细胞悬液，200目筛洗滤收集细胞进行培养。病理切片证实挑选的淋巴结为转移淋巴结。将以上方法获得的培养细胞直接接种到另外一组裸鼠（部位和细胞数相同）。如此反复5次，即建立淋巴道转移模型。

总而言之，胰腺癌动物模型部分模拟了人类胰腺癌的疾病特点，尚没有一种胰腺癌动物模型可以满足所有研究的需要，需要通过综合各种模型的优缺点，才能更好地研究胰腺癌发生、发展的过程及其浸润与转移等生物学行为，此外，也可用于探索胰腺癌早期诊断、预防、治疗的方法，具有潜在的临床价值。

（陈汝福　付志强）

参考文献

[1] 白纪刚，吕毅，王浩华．仓鼠胰腺癌原位模型的建立及生物学特性[J]．第四军医大学学报，2005，26（24）：2216-2218.

[2] 刘德纯，党诚学，白纪纲，等．硫酸昆布多糖在仓鼠胰腺癌肝转移模型中抑制作用的研究[J]．中华肝胆外科杂志，2004，10（12）：831-834.

[3] 秦仁义，爱德，邹声泉，等．一种新型大鼠胰腺癌模型的制备[J]．中华实验外科杂志，2000，17（5）：462-463.

[4] 周家华，余泽前，胡亮，等．红色荧光蛋白标记的裸鼠胰腺癌转移模型的建立[J]．中华实验外科杂志，2009，26（5）：655-657.

[5] 解亦斌，王静，韩志凯，等．裸鼠胰腺癌肝转移模型脂质体阿霉素介入化疗实验观察[J]．中华医学杂志，2010，90（30）：2126-2129.

[6] 蒋永剑，傅德良，倪泉兴，等．胰头癌切除标本淋巴结检出方法的比较[J]．胰腺病学，2004，4（2）：90-93.

[7] Mohammad RM，Al-Katib A，Pettit G，et al．An orthotopic model of human pancreatic cancer in severe combined immunodeficient mice：potential application for preclinical studies[J]．Clin Cancer Res，1998，4（4）：887-894.

[8] Aguirre AJ，Bardeesy N，Sinha M，et al．Activated Kras and Ink4a/Arf deficiency cooperate to produce metastatic pancreatic ductal adenocarcinoma[J]．Genes Dev，2003，17（24）：3112-3126.

[9] Escobales N，M J Crespo．Early pathophysiological alterations in experimental cardiomyopathy：the Syrian cardiomyopathic hamster[J]．P R Health Sci J，2008，27（4）：307-314.

[10] Yanagi K，M Onda，E．Uchida．Effect of angiostatin on liver metastasis of pancreatic cancer in hamsters[J]．Jpn J Cancer Res，2000，91（7）：723-730.

[11] Jimenez RE，Hartwig W，Antoniu BA，et al．Effect of matrix metalloproteinase inhibition on pancreatic cancer invasion and metastasis：an additive strategy for cancer control[J]．Ann Surg，2000，231（5）：644-654.

[12] Longnecker DS，Animal model of human disease．Carcinoma of the pancreas in azaserine-treated rats[J]．Am J Pathol，1981，105（1）：94-96.

[13] Rivera JA，Graeme-Cook F，Werner J，et al．A rat model of pancreatic ductal adenocarcinoma：targeting chemical carcinogens[J]．Surgery，1997，122（1）：82-90.

[14] Marques IJ，Weiss Fu，Vlecken DH，et al．Metastatic behaviour of primary human tumours in a zebrafish xenotransplantation model[J]．BMC Cancer，2009，9：128.

[15] Mizgireuv IV, S Y Revskoy. Transplantable tumor lines generated in clonal zebrafish[J]. Cancer Res, 2006, 66 (6) : 3120–3125.

[16] Park SW, Davison JM, Jerry R, et al. Oncogenic KRAS induces progenitor cell expansion and malignant transformation in zebrafish exocrine pancreas[J]. Gastroenterology, 2008, 134 (7) : 2080–2090.

[17] Wendt LR, Osvaldt AB, Bersch UP, et al. Pancreatic intraepithelial neoplasia and ductal adenocarcinoma induced by DMBA in mice: effects of alcohol and caffeine[J]. Acta Cir Bras, 2007, 22 (3) : 202–209.

[18] Pour P, Althoff J, Krüger FW, et al. A potent pancreatic carcinogen in Syrian hamsters: N–nitrosobis (2–oxopropyl) amine[J]. J Natl Cancer Inst, 1977, 58 (5) : 1449–1453.

[19] Nuhn P, Künzli BM, Henning R, et al. Heme oxygenase–1 and its metabolites affect pancreatic tumor growth in vivo[J]. Mol Cancer, 2009, 8: 37.

[20] Loukopoulos P, Kengo K, Masaaki T, et al. Orthotopic transplantation models of pancreatic adenocarcinoma derived from cell lines and primary tumors and displaying varying metastatic activity[J]. Pancreas, 2004, 29 (3) : 193–203.

[21] Hotz HG, Hines OJ, Foitzik T, et al. Animal models of exocrine pancreatic cancer[J]. Int J Colorectal Dis, 2000, 15 (3) : 136–143.

[22] Hruban RH, Mansfeld ADV, Offerhaus GJ, et al. K–ras oncogene activation in adenocarcinoma of the human pancreas. A study of 82 carcinomas using a combination of mutant–enriched polymerase chain reaction analysis and allele–specific oligonucleotide hybridization[J]. Am J Pathol, 1993, 143 (2) : 545–554.

[23] Lynch TJ. The evolving story of the epidermal growth factor receptor as a target for non–small–cell lung cancer[J]. Clin Adv Hematol Oncol, 2004, 2 (12) : 786–787.

[24] Choi EA, Hanqin L, Maron DJ, et al. Combined 5–fluorouracil/systemic interferon–beta gene therapy results in long–term survival in mice with established colorectal liver metastases[J]. Clin Cancer Res, 2004, 10 (4) : 1535–1544.

[25] Pour P. M, H. Egami, Y. Takiyama. Patterns of growth and metastases of induced pancreatic cancer in relation to the prognosis and its clinical implications[J]. Gastroenterology, 1991, 100 (2) : 529–536.

[26] Eibl G, H. A. Reber. A xenograft nude mouse model for perineural invasion and recurrence in pancreatic cancer[J]. Pancreas, 2005, 31 (3) : 258–262.

[27] Cabanillas R, Secades P, Rodrigo JP, et al. Orthotopic murine model of head and neck squamous cell carcinoma[J]. Acta Otorrinolaringol Esp, 2005, 56 (3) : 89–95.

第八部分

附　录

附录1 胰腺领域专业网站、国内外期刊及投稿要求

第一节 国外胰腺领域相关期刊

一、*Pancreas*

（1）期刊官方网站 http：//journals.lww.com/pancreasjournal/pages/issuelist.aspx

（2）研究方向 胰腺癌；胰腺炎；胰腺外科

（3）出版社或管理机构 Lippincott Williams & Wilkins（LWW）出版或管理

（4）ISSN号 0885-3177

（5）最新影响因子 2.953

（6）出版国家 美国

（7）出版周期 双月刊

（8）杂志简介/稿件收录要求 *Pancreas*杂志由美国胰腺学会和日本胰腺学会合办，主要致力于外分泌、内分泌胰腺及相关疾病和两者关系的基础、临床研究的学术交流，是一本多学科交叉的国际性期刊，涵盖胰腺疾病基础科学、病因学、预防医学、病理生理学、诊断学、内科学、外科学、肿瘤学和临床医学管理等多个层次的研究内容。国际知名的医学相关数据库、检索系统均收录该杂志发表的文章。

二、*Journal of Hepato-Biliary-Pancreatic Sciences*

（1）期刊官方网站 http：//link.springer.com/journal/534

（2）研究方向 腹部外科；肝胆胰疾病；胃肠病学；肿瘤外科治疗

（3）出版社或管理机构 杂志由 Springer 出版或管理

（4）ISSN号 1868-6974

（5）最新影响因子 2.148

（6）出版国家 日本

（7）出版周期 双月刊

（8）杂志简介/稿件收录要求 *Journal of Hepato-Biliary-Pancreatic Sciences*是日本肝胆胰外科学会和亚洲肝胆胰外科协会和日本胆病协会的官方期刊，此刊继承了*Journal of Hepato-Biliary-Pancreatic Surgery*的16年历史与相伴的良好声誉。新命名的杂志承前启后，致力于更全面广泛地传播肝胆胰疾病多学科、多领域的核心知识，而不仅仅局限于外科手术领域的内容。此外，该刊也涵盖放疗学（包括介入放射学）、病理学、内镜检查、生物化学、生理学等肝胆胰疾病诸多领域研究内容。期刊内容包括原创文章、话题讨论、综述、技术说明、致编辑的信等栏目，旨在更好地推动肝胆胰疾病研究的国际科学合作与交流。

三、*Hepatobiliary & Pancreatic Diseases International*（*HBPD INT*）

（1）期刊官方网站 http：//www.hbpdint.com/EN/volumn/home.shtml

（2）研究方向 肝脏病学；胆胰病学

（3）出版社或管理机构 杂志由浙江大学医学院出版或管理

（4）ISSN号 1499–3872

（5）最新影响因子 1.259

（6）出版国家 中国

（7）出版周期 双月刊

（8）杂志简介/稿件收录要求 *Hepatobiliary & Pancreatic Diseases International*（*HBPD INT*）发表同行评审的原创论文、综述和评论等肝胆胰疾病相关的临床与基础研究内容。该期刊涵盖肝、胆、器官移植、特别报道、学科研究、医学评论、综述、扼要交流、临床总结、临床图文及病例报告等栏目，涉及医药卫生、手术、放疗学、病理学、生物化学、生理学、学科沿革、基础科学与实验等学术内容。

四、*Pancreatology*

（1）期刊官方网站 http：//www.karger.com/Journal/Home/224334

（2）研究方向 胰腺内外分泌相关疾病

（3）出版社或管理机构 杂志由KARGER出版或管理

（4）ISSN号 1424–3903

（5）最新影响因子 2.043

（6）出版国家 瑞士

（7）出版周期 双月刊

（8）杂志简介/稿件收录要求 *Pancreatology*是胰腺病学国际协会（IAP）和欧洲胰腺俱乐部（EPC）的官方杂志，该多学科期刊致力于认识和治疗胰腺内外分泌相关疾病。针对胰腺疾病及异常胰腺功能开展的新治疗学方法日渐紧密联系病因学与疾病演进过程，胃肠病学、肿瘤学、外科学、药理学、分子细胞生物学、内分泌学、免疫学、流行病学等诸多学科的交叉合作共同推动胰腺疾病研究的进步。*Pancreatology*涵盖原创文章、系统综述、病例报告等核心栏目，着重推广临床进展与基础研究的合作交流。

五、*International Journal of Pancreatology*（*INT J PANCREATOL*）

（1）期刊官方网站 http：//www.researchgate.net/journal/01694197_International_ journal_of_pancreatology_official

（2）研究方向 胰腺内外分泌相关疾病

（3）出版社或管理机构 杂志由 Humana Press 出版或管理

（4）ISSN号 0169–4197

（5）最新影响因子 1.54

（6）出版国家 美国

（7）出版周期 双月刊

（8）杂志简介/稿件收录要求 *International Journal of Pancreatology*是国际胰腺病学协会的官方刊物，主要致力刊发胰腺内外分泌相关疾病的原创文献，着重于胰腺癌的诊断、手术、化疗等主题内容。

六、*Gastroenterology*

（1）期刊官方网站　http：//www.sciencedirect.com/science/journal/00165085

（2）研究方向　胃肠病学；肝胆胰疾病

（3）出版社或管理机构　杂志由Elsevier Health出版或管理

（4）ISSN号　0016-5085

（5）最新影响因子　12.821

（6）出版国家　美国

（7）出版周期　月刊

（8）杂志简介/稿件收录要求　*Gastroenterology*是胃肠病学研究领域的重要刊物之一，为美国胃肠病学协会的官方期刊，其提供最新的、权威的、面向临床胃肠病学诸多领域的研究内容。涵盖原创权威研究专著、疾病诊治最新进展、独家通信交流等栏目，涉及胃肠肝胆胰疾病研究、病例报告、专题报道、系统综述、临床挑战等核心内容。

七、*Hepatology*

（1）期刊官方网站　http：//onlinelibrary.wiley.com/journal/10.1002/（ISSN）15273350；jsessionid=BAFC52A9B04AE19D3FE9A911243A3D5B.f04t02

（2）研究方向　肝脏相关临床及基础研究

（3）出版社或管理机构　杂志由 Wiley 出版或管理

（4）ISSN号　0270-9139

（5）最新影响因子　12.003

（6）出版国家　美国

（7）出版周期　月刊

（8）杂志简介/稿件收录要求　*Hepatology*是当前世界肝脏研究领域的核心刊物之一，主要发表肝脏研究领域的重要原创文献，涉及肝脏结构、功能、疾病诸多方面的同行评议文献。卓越的编辑委员会通过监督审查，只选择免疫学、慢性肝炎、病毒性肝炎、肝硬化、遗传和代谢相关肝病及并发症、肝癌及药物代谢等方面最新最佳的研究主题文献。

八、*Journal of Hepatology*（*J HEPATOL*）

（1）期刊官方网站　http：//www.journal-of-hepatology.eu/

（2）研究方向　肝脏相关临床及基础研究

（3）出版社或管理机构　杂志由 ELSEVIER 出版或管理

（4）ISSN号　0168-8278

（5）最新影响因子　9.858

（6）出版国家　英国

（7）出版周期　月刊

（8）杂志简介/稿件收录要求 *Journal of Hepatology*是欧洲肝病学会（European Association for the Study of the Liver，EASL）的官方刊物，由爱思唯尔国际出版集团版权所有并出版发行。J HEPATOL是国际权威性学术期刊，影响因子达到9.858，报道肝病领域同行评审的原创性成果、试验性研究、病例报道、综述和专家评论等。J HEPATOL对肝病学科的发展方向把握准确，受到全世界肝病医师的欢迎。

九、*GUT*

（1）期刊官方网站 http：//gut.bmj.com/

（2）研究方向 胃肠疾病；肝胆胰疾病

（3）出版社或管理机构 杂志由BMJ出版或管理

（4）ISSN号 0017-5749

（5）最新影响因子 10.732

（6）出版国家 英国

（7）出版周期 月刊

（8）杂志简介/稿件收录要求 *GUT*是英国胃肠病学协会的官方刊物，主要致力于发表消化系统疾病创新机制研究和治疗策略革新等方面的原创文献，包括在可预见的未来可显著影响临床实践的诊治进展。*GUT*是胃肠病学研究领域的重要先导国际刊物，因刊发胃肠、肝胆胰系统的一流基础临床研究而获得良好的声誉。其提供最新的、权威的、面向临床胃肠病学诸多领域的研究内容。涵盖原创权威研究专著、疾病诊治最新进展、综述与评论等栏目。该期刊拥有全球权威的编辑委员会和日渐庞大的国际性读者对象。

第二节 国内胰腺领域相关期刊

一、世界华人消化杂志

（一）期刊简介

《世界华人消化杂志（World Chinese Journal of Digestology，WCJD），ISSN 1009-3079（print）ISSN 2219-2859（online），DOI：10.11569》是一份同行评议和开放获取期刊（Open Access Journal，OAJ），创始于1993年1月15日，旬刊，每月8号、18号和28号出版。《世界华人消化杂志》编辑委员会成员由483位专家组成，分布在30个省市、自治区和特别行政区。

《世界华人消化杂志》的首要任务是出版胃肠病学、肝病学、消化系内镜学、消化系外科学、消化系肿瘤学、消化系影像学、消化系介入治疗、消化系病理学、消化系感染学、消化系药理学、消化系病理生理学、消化系病理学、消化系循证医学、消化系管理学、胰腺病学、消化系检验医学、消化系分子生物学、消化系免疫学、消化系微生物学、消化系遗传学、消化系转化医学、消化系诊断学、消化系治疗学和糖尿病等领域的原始创新性文章，综述文章和评论性的文章。最终目的是出版高质量的文章，提高期刊的学术质量，使之成为指导本领域胃肠病学和肝病学实践的重要学术性期刊，提高消化系疾病的诊断和治疗水平。

《世界华人消化杂志》被《中国科技论文统计源期刊（中国科技核心期刊 2012年版）》《中文核心期刊要目总览（2011年版）》、*Chemical Abstracts*、*EMBASE/Excerpta Medica*、*Abstracts Journals*和*Digital Object Identifier*收录。《世界华人消化杂志》于2012年12月26日获得RCCSE中国权威学术期刊（A+）称号。中国科学技术信息研究所2012年12月7日发布的2011年度《中国科技期刊引证报告（核心版）》统计显示，《世界华人消化杂志》总被引频次3 871次（他引率0.82），影响因子0.775，综合评价总分65.5分，分别位居内科学研究领域类52种期刊第5位、第7位和第5位，荣获2011年度中国精品科技期刊。

主要栏目：述评、基础研究、临床研究、焦点论坛、文献综述、研究快报、临床经验、循证医学、病例报告、会议纪要。

（二）期刊信息

中文名称：世界华人消化杂志

外文名称：World Chinese Journal of Digestology

期刊官网：http：//www.wjgnet.com/1009-3079/index.jsp

语言：中文，英文　类别：出版，医学期刊

主管单位：山西省科学技术厅　主办单位：太原消化病研治中心

编辑单位：世界胃肠病学杂志社　创刊时间：1993年

出版周期：旬刊　国内刊号：CN：14-1260/R

国际刊号：ISSN：1009-3079　出版地：北京市

二、中国肿瘤外科杂志

（一）期刊简介

《中国肿瘤外科杂志》是由中华人民共和国卫生部主管，中国医师协会、江苏省医学情报研究所、江苏省肿瘤医院共同主办。

主办单位：中国医师协会，江苏省医学情报研究所，江苏省肿瘤医院

办刊宗旨：为从事肿瘤临床、防治工作的专业人员提供学术交流园地，传递国内外肿瘤外科方面的研究动态及发展，提高我国肿瘤外科水平。

主要栏目：述评、专题论坛、临床研究、基础研究、短篇论著、综述与讲座、临床应用、病例报告与分析、肿瘤护理等。

读者对象：国内外高等医药院校教师、科研人员，医院的医、教、研工作者。

收录情况：目前已被“中国生物医学文献数据库”“中国核心期刊遴选数据库”“中国学术期刊（光盘版）中国知网”“中文科技期刊数据库”“美国《化学文摘》”“美国《乌利希期刊指南》”等检索系统全文收录。

征稿范围：肿瘤外科领域的疾病防治经验及科学研究进展；肿瘤外科领域的新理论、新技术以及与肿瘤外科临床有关的基础医学文稿；学术争鸣、业务评论性文稿；有实际指导意义的座谈会纪要、经验谈、讲座、综述、临床病例讨论等。

（二）期刊信息

中文名称：中国肿瘤外科杂志

外文名称：CHINESE JOURNAL OF SURGICAL ONCOLOGY

期刊官网：http：//www.zgzlwkzz.com/cn/dqml.asp

主管单位：国家卫生和计划生育委员会

出版地：江苏南京　创刊时间：2009年

刊期：双月刊　出版日期：双月20号

中国标准连续出版物号：ISSN：1674-4136；CN：32-1795/R

三、肝胆胰外科杂志

（一）期刊简介

《肝胆胰外科杂志》是肝胆胰外科专业的学术性期刊。办刊方针：贯彻党和国家的卫生工作方针政策，贯彻理论与实践、普及与提高相结合的方针，反映我国肝胆胰外科的新进展、新动向，促进学术交流。

报道内容：《肝胆胰外科杂志》主要刊登我国肝胆胰外科方面的理论研究、临床研究、实验研究成果的论文，临床病理讨论、病例分析、短篇报道、病例报告，以及有实际指导意义的述评、专题讲座、文献综述、国外期刊文摘等。

主要栏目：专家论坛、专题报道、临床研究、实验研究、临床经验、文献综述、病例报告等。

收录情况：为中国科技论文统计源期刊（中国科技核心期刊）。目前已被中国科技论文与引文数据库、中国生物医学数据库、中国核心期刊（遴选）数据库、中国学术期刊（光盘版）检索与评价数据库等国内10余家权威数据库收录。

（二）期刊信息

中文名称：肝胆胰外科杂志

外文名称：Journal of Hepatopancreatobiliary Surgery

语言：中文

类别：出版，医学期刊

主管单位：浙江省教育厅

主办单位：温州医科大学

编辑单位：肝胆胰外科杂志编辑部

创刊时间：1989年

出版周期：双月刊，单月出版

国内刊号：CN：33-1196/R

国际刊号：ISSN：1007-1954

出版地：浙江省温州市

四、中华肝胆外科杂志

（一）期刊简介

《中华肝胆外科杂志》是肝胆外科专业的高级学术期刊，1995年创刊，1998年进入中华医学会系列杂志。学术范围包括肝胆胰脾外科（含移植）、门脉高压、外科营养等的临床实验研究和临床防治研究。

办刊宗旨：依托基础研究，瞄准技术进步，发展与交流学术，提高我国肝胆外科水平。

报道内容：及时报道专业领域内的新进展、新观点、新成果、新经验、新技术、新方法，以及新药物、新器械的研制与应用，面向国内外高等医药院校、医院的高中级医、教、研人员。

主要栏目：设有述评、大视野、专家论坛及经验、论著、学术思考、热点聚焦、一线集萃、短篇论著、外刊摘译、继续教育、讲座、综述、临床病理（例）讨论、书刊评介以及国内外学术活动消息等。

（二）期刊信息

中文名称：中华肝胆外科杂志

外文名称：Chinese Journal of Hepatobiliary Surgery

期刊官网：http：//www.zhgdwkzz.com/CN/volumn/home.shtml

语言：中文

类别：出版，医学期刊

编辑单位：中华肝胆外科杂志编辑委员会

创刊时间：1995年

出版周期：月刊

国内刊号：CN：11-3884/R

国际刊号：ISSN：1007-8118

出版地：北京市

五、中华肝脏病杂志

（一）期刊简介

《中华肝脏病杂志》是中华医学会主办、重庆医科大学第二临床学院病毒性肝炎研究所承办的全国性学术期刊。

主要栏目：基础（实验）研究、临床研究、临床经验交流、诊疗技术、述评、专论、临床精粹（热点问题专家笔谈）、科研信息（因特网和研究生课题报告）、基层医院论坛、综述、讲座、国际交流、会议纪要、读者来信等。

读者对象：适合县以上医疗卫生机构从事肝病防治研究及临床实践的医务人员、预防工作者和基础学科科技人员。

收录情况：先后被ChinaInfo、中国科技论文统计源期刊、中国科学引文数据库（CSCD）、美国国立医学图书馆医学文献联机数据库（Medline）、医学文摘（IM）、美国化学文摘（CA）、中国生物医学文献数据库（CBMdsic）、中国期刊网、《中国学术期刊综合评价数据库》来源期刊、中国学术期刊光盘版等国内外多个权威数据库收录。

获奖情况：2001年进入中国期刊方阵，并被中国新闻出版总署评为双效期刊，同年被中华医学会评为优秀期刊。2002年影响因子升至1.858，在医学类中名列第3位，在1 447种中国科技论文统计源期刊中名列第6位。2004年《中华肝脏病杂志》影响因子继续稳居第四位，被引频次上升24%；2004年《中华肝脏病杂志》被确定为内科学类的核心期刊，被编入《中文核心期刊要目总览（2004年版）》，并被确定为中国科学引文数据库（CSCD）核心库来源期刊。

报道内容：《中华肝脏病杂志》主要反映中国肝脏病基础研究和临床实践的现实水平，报道国内最新研究成果，介绍国际学术动态，促进国际国内交流，努力使我国在肝病领域的研究达到国际先进水平。内容包括肝脏的生理、各种肝脏疾病的病原学、流行病学、病理、病理生理、免疫学、发病机制、临床诊断治疗及预防的实践经验和研究成果，以及新技术、新方法的重要进展。

（二）期刊信息

中文名称：中华肝脏病杂志

外文名称：Chinese Journal of Hepatology

期刊官网：http：//zhgbzz.qikann.com/cssci/introduce/

语言：中文

类别：出版，医学期刊

主管单位：中国科学技术协会

主办单位：中华医学会

编辑单位：《中华肝脏病杂志》编辑委员会

创刊时间：1993年

出版周期：月刊

国内刊号：CN：50-1113/R

国际刊号：ISSN：1007-3418

出版地：重庆市

六、中华普通外科杂志

（一）期刊简介

《中华普通外科杂志》主管单位是中国科学技术协会，主办单位是中华医学会，由北京大学人民医院承办，是中华外科学会会刊。面向广大高中级普通外科医师、外科各专业中青年医师、大专医学院校教师、科研人员、大学生、研究生等。

报道内容：《中华普通外科杂志》涵盖普通外科各个专业，包括肝、胆、胰腺、门静脉高压症及脾脏外科、胃肠道外科、腹腔镜外科、血管外科、感染及危重症外科、腹壁疝外科、乳腺、甲状腺及内分泌外科、外科营养、实验外科及局部解剖及外科学术学等。

栏目：专家论坛、论著、短篇论著、技术交流、经济交流、病例报告、综述、评论、争鸣园地、临床病理病例讨论等；不定期发布消息、会议征文、科研讨论会纪要、国内外其他学术活动消息等。

（二）期刊信息

中文名称：中华普通外科杂志

外文名称：Chinese Journal of General Surgery

期刊官网：http：//www.cjgs.org/

语言：中文

类别：出版，医学期刊

主管单位：中国科学技术协会

主办单位：中华医学会

编辑单位：中华普通外科杂志编辑委员会

创刊时间：1985年

出版周期：月刊

国内刊号：CN：11–3855/R

国际刊号：ISSN：1007–631X

出版地：北京市

七、中华胃肠外科杂志

（一）期刊简介

《中华胃肠外科杂志》是1998年5月创刊的我国唯一的胃肠外科专业学术期刊，原刊名为《中国胃肠外科杂志》，2001年3月正式更名为《中华胃肠外科杂志》。

办刊宗旨：贯彻执行理论与实践相结合、普及与提高相结合的方针，全面系统地反映国内外胃肠外科领域的学术动态，促进我国胃肠外科的学科发展和学术交流。

主要栏目：述评、专题论坛、专题论著、论著、短篇论著、经验交流、病例报告、手术技巧、诊治指南、文献综述、讲座、国外学术动态等。

读者对象：普通外科和胃肠外科及相关专业临床、科研、教学的高级、中级医师。

报道内容：重点刊登胃肠外科及相关学科的主要研究成果和最新进展方面的文章。整本杂志彩图随文、图文并茂，可读性强；具有较高的学术权威性和一定的学术导向性。

历史沿革：《中华胃肠外科杂志》现为全国中文核心期刊（为全国外科学类，北大2008版中文核心期刊目录），是中国科技论文统计源期刊（中国科技论文核心期刊）（2000、2008版科技论文统计源期刊目录期刊），被CA 化学文摘（美）（2009）、《中国学术期刊（光盘版）》、中国期刊网全文数据库收录，被国际医学领域最权威的Medline数据库在2005年3月收录，是中国学术期刊综合评价数据库来源期刊；同时被收录为《中国核心期刊（遴选）数据库》，还是中国生物医学核心期刊。

（二）期刊信息

中文名称：中华胃肠外科杂志

外文名称：Chinese Journal of Gastrointestinal Surgery

期刊官网：http：//www.china–gisj.com/

语言：中文，英文

类别：出版，医学期刊

主管单位：中国科学技术协会

国内刊号：CN：44–1530/R

主办单位：中华医学会；中山大学

国际刊号：ISSN：1671–0274

出版地：广东省广州市

出版周期：双月刊

编辑单位：《中华胃肠外科杂志》编辑委员会

创刊时间：1998年

八、中华消化外科杂志

（一）期刊简介

《中华消化外科杂志》原名《消化外科》，2007年正式加入中华医学会系列杂志，更名为《中华消化外科杂志》。该刊是由中国科学技术协会主管、中华医学会主办的国内唯一涵盖消化外科各领域的专业期刊。

办刊宗旨：传播国内外消化外科领域的新理论、新技术和新经验，立志成为联系国内外消化外科同道的纽带，推动我国消化外科学的发展。

报道内容：涵盖消化外科各领域的基础与临床研究，包括食管、胃、肠、肝、胆、胰、脾及其相关的血管、内镜、介入治疗、外科营养支持等研究。

栏目设置：专家论坛、述评、论著、短篇论著、今日外科、外科天地、影像集锦、病例报道、经验交流、大巡诊、会议纪要、综述、讲座、医学见闻、国外名家讲坛（译为中文）、读者来信等。

收录情况：《中华消化外科杂志》为中国科技论文统计源期刊、中国自然科学类核心期刊；已被中国科学引文数据库（CSCD）、中国学术期刊综合评价数据库（CAJCED）、中文生物医学期刊文献数据库（CMCC）、中国生物医学期刊引文数据库（CMCI）、万方数字化期刊群、美国《化学文摘》（CA）、美国《乌利希国际期刊指南》（Ulrich IPD）、美国《剑桥科学文摘》（CSA）、波兰《哥白尼索引》（IC）、英国《国际农业与生物科学研究中心》（CABI）、世界卫生组织西太平洋地区医学索引（WPRIM）等收录。

（二）期刊信息

中文名称：中华消化外科杂志

外文名称：Chinese Journal of Digestive Surgery

期刊官网：http：//www.zhxhwk.com/

语言：中文

类别：出版，医学期刊

主管单位：中国科学技术协会

主办单位：中华医学会

编辑单位：《中华消化外科杂志》编辑委员会

创刊时间：2002年

出版周期：双月刊

国内刊号：CN：11-5610/R

国际刊号：ISSN：1673-9752

出版地：重庆市

九、中华外科杂志

（一）期刊简介

《中华外科杂志》是中国科协主管、中华医学会主办并直接出版的外科综合性高级学术期刊，以反映我国外科临床工作及相关研究的重大进展，努力促进国内外学术交流为办刊宗旨。

收录情况：《中华外科杂志》自1979年起即被美国国立医学图书馆《生物医学分析和联机检索系统》（MEDLINE）收录，目前已被《生物学文摘》（BIOSIS PREVIEW）、《癌症数据库》（CANCERLIT）、《毒理学文摘》（TOXLINE）、《健康卫生计划与管理》（Health STAR）、《CAB健康》（CAB Health）、《中国科学引文索引数据库》（CSCD）、《中国生物医学文献分析和检索系统》（CBMDISC）、《中文生物医学期刊数据库》（CMCC）、《中国生物医学期刊引文查询系统》（CMCI）等多个国内外著名数据库收录。在中国科学技术信息研究所、中国科学院文献情报中心等机构发布的期刊引证报告中，《中华外科杂志》的期刊评价指标一直位居外科类期刊的前列，其中总被引频次一直位居外科类期刊首位。

报道内容：主要报道外科领域各学科（专业）领先的科研成果和临床诊治经验，以及密切结合外科临床实际、对外科临床工作有指导作用的基础理论研究。

读者对象：以各级外科医师及相关研究人员为读者对象。

（二）期刊信息

中文名称：中华外科杂志

外文名称：Chinese Journal of Surgery

语言：中文

类别：医学期刊

主管单位：中国科学技术协会

主办单位：中华医学会

编辑单位：中华外科杂志编辑委员会

创刊时间：1951年

出版周期：月刊

出版地：北京市

国内刊号：CN：11-2139/R

国际刊号：ISSN：0529-5815

十、中华胰腺病杂志

（一）期刊简介

《中华胰腺病杂志》是由中国科学技术协会主管、中华医学会主办的我国目前唯一的胰腺病学学术期刊，原名《胰腺病学》。

读者对象：以从事胰腺疾病诊治的临床医师及基础研究工作者为主要对象。

报道内容：及时反映国内在本领域的临床与基础研究成果。

主要栏目：述评、论著、论著摘要、经验交流、病例病理（病例）讨论、影像检查、讲座、综述、专家笔谈、学术动态等。

（二）期刊信息

中文名称：中华胰腺病杂志

外文名称：Chinese Journal of Pancreatology

语言：中文

类别：出版，医学期刊

主管单位：中国科学技术协会

主办单位：中华医学会

编辑单位：中华胰腺病杂志编辑委员会

创刊时间：2001年

出版周期：双月刊

国内刊号：CN：11-5667/R

国际刊号：ISSN：1674-1935

出版地：上海市

十一、中华肿瘤杂志

（一）期刊简介

《中华肿瘤杂志》为中华医学会主办的肿瘤专业学术期刊，以广大肿瘤专业医师为主要读者对象，报道肿瘤领域领先的科研成果和临床诊疗经验，以及对肿瘤临床有指导作用且与肿瘤临床密切结合的基础理论研究。

宗旨：贯彻党和国家的卫生工作方针政策，贯彻理论与实践、普及与提高相结合的方针，反映我国肿瘤专业临床科研工作的重大进展，促进国内外肿瘤界学术交流。

栏目：基础研究、临床研究、临床应用、专题综论、癌症论坛。

收录：中华肿瘤杂志自创刊以来，为众多国际和国内著名文献检索系统所重视。先后被国内外14个数据库、25个文摘期刊收录，包括Index Medicus、Excerpta Medica、美国《化学文摘》（CA）、美国《生物学文摘》（BA）、美国Medline（MED）、《中国生物学文摘》、中国生物学文献数据库、中国生物医学数据库、中国学术期刊综合评价数据库、《中国期刊网》、《中国学术期刊（光盘版）》等，是中国科技论文统计源期刊（中国科技核心期刊），中国科学引文数据库来源期刊。

（二）期刊信息

中文名称：中华肿瘤杂志

外文名称：Chinese Journal of Oncology

语言：中文　　类别：出版，医学期刊

主管单位：中国科学技术协会　　主办单位：中华医学会

编辑单位：中华肿瘤杂志编辑委员会　　创刊时间：1979年

出版周期：月刊　　出版地：北京市

国内刊号：CN：11-2152/R　　国际刊号：ISSN：0253-3766

（陈汝福　叶会霖）

“前沿科技研究”系列已出书目

序号	书名	作者简介	出版时间	备注
1	造纸纤维性能衰变抑制原理与技术	万金泉，华南理工大学环境与能源学院教授，博士生导师。 马邕文，华南理工大学环境与能源学院教授，博士生导师。 王艳，华南理工大学环境与能源学院副教授。	2015年12月	“十二五”国家重点图书出版规划项目 广东省原创精品出版资金扶持项目 广东省优秀科技专著出版基金会资助项目
2	Suizhou Meteorite: Mineralogy and Shock Metamorphism 随州陨石矿物学和冲击变质	谢先德，中国科学院广州分院院长兼广东省科学院院长（1988—1997），研究员，博士生导师，俄罗斯科学院外籍院士，国际欧亚科学院院士。 陈鸣，中国科学院广州地球化学研究所研究员，博士生导师。	2015年12月	广东省原创精品出版资金扶持项目 广东省优秀科技专著出版基金会资助项目 版权输出到Springer–Verlag Berlin Heidelberg
3	胰腺癌基础与临床：前沿与争论	陈汝福，中山大学孙逸仙纪念医院副院长，教授，主任医师，博士生导师。 李志花，中山大学孙逸仙纪念医院副教授，副主任医师，硕士生导师。 刘宜敏，中山大学孙逸仙纪念医院主任医师，硕士生导师。	2016年4月	广东省原创精品出版资金扶持项目 广东省优秀科技专著出版基金会资助项目